中华医学百科全书

中医药学

中西医结合医学

国家出版基金项目
NATIONAL PUBLICATION FOUNDATION

中国协和医科大学出版社

图书在版编目（CIP）数据

中华医学百科全书·中西医结合医学 ／ 吕爱平主编 . —北京：中国协和医科大学出版社，2020.6

ISBN 978-7-5679-1512-1

Ⅰ.①中… Ⅱ.①吕… Ⅲ.①中西医结合疗法—基本知识 Ⅳ.①R

中国版本图书馆 CIP 数据核字（2020）第 035680 号

中华医学百科全书·中西医结合医学

主　　编： 吕爱平

编　　审： 袁　钟

责任编辑： 陈　佩　李　慧　高青青

出版发行：中国协和医科大学出版社
（北京市东城区东单三条 9 号　邮编 100730　电话 010-6526 0431）

网　　址： www.pumcp.com

经　　销： 新华书店总店北京发行所

印　　刷： 北京雅昌艺术印刷有限公司

开　　本： 889×1230　1/16

印　　张： 27.25

字　　数： 750 千字

版　　次： 2020 年 6 月第 1 版

印　　次： 2020 年 6 月第 1 次印刷

定　　价： 310.00 元

ISBN 978-7-5679-1512-1

《中华医学百科全书》编纂委员会

总顾问　吴阶平　韩启德　桑国卫

总指导　陈　竺

总主编　刘德培

副总主编　曹雪涛　李立明　曾益新

编纂委员（以姓氏笔画为序）

丁　洁	丁　樱	丁安伟	于中麟	于布为	于学忠	万经海
马　军	马　骁	马　静	马　融	马中立	马安宁	马建辉
马烈光	马绪臣	王　伟	王　辰	王　政	王　恒	王　铁
王　硕	王　舒	王　键	王一飞	王一镗	王士贞	王卫平
王长振	王文全	王心如	王生田	王立祥	王兰兰	王汉明
王永安	王永炎	王华兰	王成锋	王延光	王旭东	王军志
王声湧	王坚成	王良录	王拥军	王茂斌	王松灵	王明荣
王明贵	王金锐	王宝玺	王诗忠	王建中	王建业	王建军
王建祥	王临虹	王贵强	王美青	王晓民	王晓良	王鸿利
王维林	王琳芳	王喜军	王晴宇	王道全	王德文	王德群
木塔力甫·艾力阿吉		尤启冬	戈　烽	牛　侨	毛秉智	毛常学
乌　兰	卞兆祥	文卫平	文历阳	文爱东	方　浩	方以群
尹　佳	孔北华	孔令义	孔维佳	邓文龙	邓家刚	书　亭
毋福海	艾措千	艾儒棣	石　岩	石远凯	石学敏	石建功
布仁达来	占　堆	卢志平	卢祖洵	叶　桦	叶冬青	叶常青
叶章群	申昆玲	申春悌	田家玮	田景振	田嘉禾	史录文
代　涛	代华平	白春学	白慧良	丛　斌	丛亚丽	包怀恩
包金山	冯卫生	冯学山	冯希平	冯泽永	边旭明	边振甲
匡海学	邢小平	达万明	达庆东	成　军	成翼娟	师英强
吐尔洪·艾买尔		吕时铭	吕爱平	朱　珠	朱万孚	朱立国
朱华栋	朱宗涵	朱建平	朱晓东	朱祥成	乔延江	伍瑞昌
任　华	任钧国	华　伟	伊河山·伊明		向　阳	多　杰
邬堂春	庄　辉	庄志雄	刘　平	刘　进	刘　玮	刘　蓬
刘大为	刘小林	刘中民	刘玉清	刘尔翔	刘训红	刘永锋
刘吉开	刘伏友	刘芝华	刘华平	刘华生	刘志刚	刘克良
刘更生	刘迎龙	刘建勋	刘胡波	刘树民	刘昭纯	刘俊涛

刘洪涛	刘献祥	刘嘉瀛	刘德培	闫永平	米 玛	米光明
安 锐	许 媛	许腊英	那彦群	阮长耿	阮时宝	孙 宁
孙 光	孙 皎	孙 锟	孙长颢	孙少宣	孙立忠	孙则禹
孙秀梅	孙建中	孙建方	孙建宁	孙贵范	孙晓波	孙海晨
孙景工	孙颖浩	孙慕义	严世芸	苏 川	苏 旭	苏荣扎布
杜元灏	杜文东	杜治政	杜惠兰	李 龙	李 飞	李 方
李 东	李 宁	李 刚	李 丽	李 波	李 勇	李 桦
李 鲁	李 磊	李 燕	李 冀	李大魁	李云庆	李太生
李曰庆	李玉珍	李世荣	李立明	李永哲	李志平	李连达
李灿东	李君文	李劲松	李其忠	李若瑜	李松林	李泽坚
李宝馨	李建初	李建勇	李映兰	李思进	李莹辉	李晓明
李继承	李森恺	李曙光	杨 凯	杨 恬	杨 健	杨 硕
杨化新	杨文英	杨世民	杨世林	杨伟文	杨克敌	杨国山
杨宝峰	杨炳友	杨晓明	杨跃进	杨腊虎	杨瑞馥	杨慧霞
励建安	连建伟	肖 波	肖 南	肖永庆	肖海峰	肖培根
肖鲁伟	吴 东	吴 江	吴 明	吴 信	吴令英	吴立玲
吴欣娟	吴勉华	吴爱勤	吴群红	吴德沛	邱建华	邱贵兴
邱海波	邱蔚六	何 维	何 勤	何方方	何绍衡	何春涤
何裕民	余争平	余新忠	狄 文	冷希圣	汪 海	汪 静
汪受传	沈 岩	沈 岳	沈 敏	沈 铿	沈卫峰	沈心亮
沈华浩	沈俊良	宋国维	张 泓	张 学	张 亮	张 强
张 霆	张 澍	张大庆	张为远	张世民	张永学	张华敏
张志愿	张丽霞	张伯礼	张宏誉	张劲松	张奉春	张宝仁
张宇鹏	张建中	张建宁	张承芬	张琴明	张富强	张新庆
张潍平	张德芹	张燕生	陆 华	陆 林	陆小左	陆付耳
陆伟跃	陆静波	阿不都热依木·卡地尔		陈 文	陈 杰	陈 实
陈 洪	陈 琪	陈 楠	陈 薇	陈士林	陈大为	陈文祥
陈代杰	陈红风	陈尧忠	陈志南	陈志强	陈规化	陈国良
陈佩仪	陈家旭	陈智轩	陈锦秀	陈誉华	邵 蓉	邵荣光
武志昂	其仁旺其格	范 明	范炳华	林三仁	林久祥	林子强
林江涛	林曙光	杭太俊	欧阳靖宇	尚 红	果德安	
明根巴雅尔	易定华	易著文	罗 力	罗 毅	罗小平	罗长坤
罗永昌	罗颂平	帕尔哈提·克力木		帕塔尔·买合木提·吐尔根		
图门巴雅尔	岳建民	金 玉	金 奇	金少鸿	金伯泉	金季玲
金征宇	金银龙	金惠铭	郁 琦	周 兵	周 林	周永学
周光炎	周灿全	周良辅	周纯武	周学东	周宗灿	周定标

周宜开	周建平	周建新	周荣斌	周福成	郑一宁	郑家伟
郑志忠	郑金福	郑法雷	郑建全	郑洪新	郎景和	房 敏
孟 群	孟庆跃	孟静岩	赵 平	赵 群	赵子琴	赵中振
赵文海	赵玉沛	赵正言	赵永强	赵志河	赵彤言	赵明杰
赵明辉	赵耐青	赵临襄	赵继宗	赵铱民	郝 模	郝小江
郝传明	郝晓柯	胡 志	胡大一	胡文东	胡向军	胡国华
胡昌勤	胡晓峰	胡盛寿	胡德瑜	柯 杨	查 干	柏树令
柳长华	钟翠平	钟赣生	香多·李先加		段 涛	段金廒
段俊国	侯一平	侯金林	侯春林	俞光岩	俞梦孙	俞景茂
饶克勤	姜小鹰	姜玉新	姜廷良	姜国华	姜柏生	姜德友
洪 两	洪 震	洪秀华	洪建国	祝庆余	祝𬱟晨	姚永杰
姚克纯	姚祝军	秦 川	袁文俊	袁永贵	都晓伟	晋红中
栗占国	贾 波	贾建平	贾继东	夏照帆	夏慧敏	柴光军
柴家科	钱传云	钱忠直	钱家鸣	钱焕文	倪 鑫	倪 健
徐 军	徐 晨	徐云根	徐永健	徐志云	徐志凯	徐克前
徐金华	徐建国	徐勇勇	徐桂华	凌文华	高 妍	高 晞
高志贤	高志强	高学敏	高金明	高健生	高树中	高思华
高润霖	郭 岩	郭小朝	郭长江	郭巧生	郭宝林	郭海英
唐 强	唐朝枢	唐德才	诸欣平	谈 勇	谈献和	陶·苏和
陶广正	陶永华	陶芳标	陶建生	黄 钢	黄 峻	黄 烽
黄人健	黄叶莉	黄宇光	黄国宁	黄国英	黄跃生	黄璐琦
萧树东	梅长林	曹 佳	曹广文	曹务春	曹建平	曹洪欣
曹济民	曹雪涛	曹德英	龚千锋	龚守良	龚非力	袭著革
常耀明	崔 蒙	崔丽英	庚石山	康 健	康廷国	康宏向
章友康	章锦才	章静波	梁 萍	梁显泉	梁铭会	梁繁荣
谌贻璞	屠鹏飞	隆 云	绳 宇	巢永烈	彭 成	彭 勇
彭明婷	彭晓忠	彭瑞云	彭毅志	斯拉甫·艾白		葛 坚
葛立宏	董方田	蒋力生	蒋建东	蒋建利	蒋澄宇	韩晶岩
韩德民	惠延年	粟晓黎	程 伟	程天民	程仕萍	程训佳
童培建	曾 苏	曾小峰	曾正陪	曾学思	曾益新	谢 宁
谢立信	蒲传强	赖西南	赖新生	詹启敏	詹思延	鲍春德
窦科峰	窦德强	赫 捷	蔡 威	裴国献	裴晓方	裴晓华
管柏林	廖品正	谭仁祥	谭先杰	翟所迪	熊大经	熊鸿燕
樊飞跃	樊巧玲	樊代明	樊立华	樊明文	樊瑜波	黎源倩
颜 虹	潘国宗	潘柏申	潘桂娟	薛社普	薛博瑜	魏光辉
魏丽惠	藤光生	B·吉格木德				

《中华医学百科全书》学术委员会

主任委员　巴德年

副主任委员（以姓氏笔画为序）

汤钊猷　　吴孟超　　陈可冀　　贺福初

学术委员（以姓氏笔画为序）

丁鸿才	于是凤	于润江	于德泉	马　遂	王　宪	王大章
王之虹	王文吉	王正敏	王邦康	王声涌	王近中	王政国
王晓仪	王海燕	王鸿利	王琳芳	王锋鹏	王满恩	王模堂
王德文	王澍寰	王翰章	毛秉智	乌正赉	尹昭云	巴德年
邓伟吾	石一复	石中瑗	石四箴	石学敏	平其能	卢世璧
卢光琇	史俊南	皮　昕	吕　军	吕传真	朱　预	朱大年
朱元珏	朱晓东	朱家恺	仲剑平	刘　正	刘　耀	刘又宁
刘宝林（口腔）		刘宝林（公共卫生）		刘桂昌	刘敏如	刘景昌
刘新光	刘嘉瀛	刘镇宇	刘德培	闫剑群	江世忠	汤　光
汤钊猷	阮金秀	纪宝华	孙　燕	孙汉董	孙曼霁	严隽陶
苏　志	苏荣扎布	杜乐勋	杨　莘	杨圣辉	杨宠莹	杨瑞馥
李亚洁	李传胪	李仲智	李连达	李若新	李钟铎	李济仁
李舜伟	李巍然	肖文彬	肖承悰	肖培根	吴　坤	吴　蓬
吴乐山	吴永佩	吴在德	吴军正	吴观陵	吴希如	吴孟超
吴咸中	邱蔚六	何大澄	余森海	谷华运	邹学贤	汪　华
汪仕良	沈竞康	张乃峥	张习坦	张月琴	张世臣	张丽霞
张伯礼	张金哲	张学文	张学军	张承绪	张洪君	张致平
张博学	张朝武	张蕴惠	陆士新	陆道培	陈子江	陈文亮
陈世谦	陈可冀	陈立典	陈宁庆	陈在嘉	陈尧忠	陈君石
陈育德	陈治清	陈洪铎	陈家伟	陈家伦	陈寅卿	邵铭熙
范乐明	范茂槐	欧阳惠卿	罗才贵	罗成基	罗启芳	罗爱伦
罗慰慈	季成叶	金义成	金水高	金惠铭	周　俊	周仲瑛
周荣汉	赵云凤	胡永华	胡永洲	钟世镇	钟南山	段富津
侯云德	侯惠民	俞永新	俞梦孙	施侣元	恽榴红	姜世忠
姜庆五	姚天爵	姚新生	贺福初	秦伯益	贾继东	贾福星
夏惠明	顾美仪	顾觉奋	顾景范	徐文严	翁心植	栾文明
郭　定	郭子光	郭天文	郭宗儒	唐由之	唐福林	涂永强
黄洁夫	黄璐琦	曹仁发	曹采方	曹谊林	龚幼龙	龚锦涵

盛志勇　康广盛　章魁华　梁文权　梁德荣　彭名炜　董　怡

温　海　程元荣　程书钧　程伯基　傅民魁　曾长青　曾宪英

裘雪友　甄永苏　褚新奇　蔡年生　廖万清　樊明文　黎介寿

薛　淼　戴行锷　戴宝珍　戴尅戎

《中华医学百科全书》工作委员会

主任委员　郑忠伟

副主任委员　袁　钟

编审（以姓氏笔画为序）

开赛尔	司伊康	当增扎西	吕立宁	任晓黎	邬扬清	刘玉玮
孙　海	何　维	张之生	张玉森	张立峰	陈　懿	陈永生
松布尔巴图	呼素华	周　茵	郑伯承	郝胜利	胡永洁	侯澄芝
袁　钟	郭亦超	彭南燕	傅祚华	谢　阳	解江林	

编辑（以姓氏笔画为序）

于　岚	王　波	王　莹	王　颖	王　霞	王明生	尹丽品
左　谦	刘　婷	刘岩岩	孙文欣	李　慧	李元君	李亚楠
杨小杰	吴桂梅	吴翠姣	沈冰冰	宋　玥	张　安	张　玮
张浩然	陈　佩	骆彩云	聂沛沛	顾良军	高青青	郭广亮
傅保娣	戴小欢	戴申倩				

工作委员　刘小培　罗　鸿　宋晓英　姜文祥　韩　鹏　汤国星　王　玲　李志北

办公室主任　左　谦　孙文欣　吴翠姣

中医药学

王硕仁　　北京中医药大学东直门医院

牛　欣　　北京中医药大学

卞兆祥　　香港浸会大学中医药学院

左铮云　　江西中医药大学

田　理　　成都中医药大学

吕爱平　　中国中医科学院

　　　　　香港浸会大学中医药学院

刘　平　　上海中医药大学

刘　锋　　中国中医科学院西苑医院

刘成海　　上海中医药大学肝病研究所

刘献祥　　福建中医药大学

李　平　　北京中日友好医院

李　健　　北京中医药大学基础医学院

李秀惠　　首都医科大学附属北京佑安医院

李红毅　　广东省中医院

吴伟康　　中山大学中西医结合研究所

吴效科　　黑龙江中医药大学附属第一医院

何清湖　　湖南中医药大学

宋春生　　中国中医科学院研究生院

张加多　　黑龙江中医药大学

张京春　　中国中医科学院西苑医院

陆付耳　　华中科技大学同济医学院中西医结合研究所

陈达灿　　广东省中医院

武密山　　河北中医药大学

段俊国　　成都中医药大学附属医院

姜　淼　　中国中医科学院中医临床基础医学研究所

凌昌全　　上海长海医院

高思华　　北京中医药大学

董福慧　　中国中医科学院骨伤科研究所

韩晶岩　　北京大学医学部微循环研究中心

程仕萍　　江西中医药大学附属医院

谢雁鸣　　中国中医科学院中医临床基础医学研究所

雷　燕　　中国中医研究院

谭　勇　　中国中医研究院中医临床基础医学研究所

蔡定芳　　复旦大学附属中山医院

薛汉荣　　江西中医药大学附属医院

主编助理

谭　勇　　中国中医研究院中医临床基础医学研究所

贾冬梅　　中国中医研究院中医临床基础医学研究所

前　言

　　《中华医学百科全书》终于和读者朋友们见面了！

　　古往今来，凡政通人和、国泰民安之时代，国之重器皆为科技、文化领域的鸿篇巨制。唐代《艺文类聚》、宋代《太平御览》、明代《永乐大典》、清代《古今图书集成》等，无不彰显盛世之辉煌。新中国成立后，国家先后组织编纂了《中国大百科全书》第一版、第二版，成为我国科学文化事业繁荣发达的重要标志。医学的发展，从大医学、大卫生、大健康角度，集自然科学、人文社会科学和艺术之大成，是人类社会文明与进步的集中体现。随着经济社会快速发展，医药卫生领域科技日新月异，知识大幅更新。广大读者对医药卫生领域的知识文化需求日益增长，因此，编纂一部医药卫生领域的专业性百科全书，进一步规范医学基本概念，整理医学核心体系，传播精准医学知识，促进医学发展和人类健康的任务迫在眉睫。在党中央、国务院的亲切关怀以及国家各有关部门的大力支持下，《中华医学百科全书》应运而生。

　　作为当代中华民族"盛世修典"的重要工程之一，《中华医学百科全书》肩负着全面总结国内外医药卫生领域经典理论、先进知识，回顾展现我国卫生事业取得的辉煌成就，弘扬中华文明传统医药璀璨历史文化的使命。《中华医学百科全书》将成为我国科技文化发展水平的重要标志、医药卫生领域知识技术的最高"检阅"、服务千家万户的国家健康数据库和医药卫生各学科领域走向整合的平台。

　　肩此重任，《中华医学百科全书》的编纂力求做到两个符合。一是符合社会发展趋势：全面贯彻以人为本的科学发展观指导思想，通过普及医学知识，增强人民群众健康意识，提高人民群众健康水平，促进社会主义和谐社会构建。二是符合医学发展趋势：遵循先进的国际医学理念，以"战略前移、重心下移、模式转变、系统整合"的人口与健康科技发展战略为指导。同时，《中华医学百科全书》的编纂力求做到两个体现：一是体现科学思维模式的深刻变革，即学科交叉渗透/知识系统整合；二是体现继承发展与时俱进的精神，准确把握学科现有基础理论、基本知识、基本技能以及经典理论知识与科学思维精髓，深刻领悟学科当前面临的交叉渗透与整合转化，敏锐洞察学科未来的发展趋势与突破方向。

　　作为未来权威著作的"基准点"和"金标准"，《中华医学百科全书》编纂过程中，制定了严格的主编、编者遴选原则，聘请了一批在学界有相当威望、具有较高学术造诣和较强组织协调能力的专家教授（包括多位两院院士）担任大类主编和学科卷主编，确保全书的科学性与权威性。另外，还借鉴了已有百科全书的编写经验。鉴于《中华医学百科全书》的编纂过程本身带有科学研究性质，还聘请了若干科研院所的科研管理专家作为特约编审，站在科研管理的高度为全书的顺利编纂保驾护航。除了编者、编审队伍外，还制订了详尽的质量保证计划。编纂委员会和工作委员会秉持质量源于设计的理念，共同制订了一系列配套的质量控制规范性文件，建立了一套切实可行、行之有效、效率最优的编纂质量管理方案和各种情况下的处理原则及预案。

《中华医学百科全书》的编纂实行主编负责制，在统一思想下进行系统规划，保证良好的全程质量策划、质量控制、质量保证。在编写过程中，统筹协调学科内各编委、卷内条目以及学科间编委、卷间条目，努力做到科学布局、合理分工、层次分明、逻辑严谨、详略有方。在内容编排上，务求做到"全准精新"。形式"全"：学科"全"，册内条目"全"，全面展现学科面貌；内涵"全"：知识结构"全"，多方位进行条目阐释；联系整合"全"：多角度编制知识网。数据"准"：基于权威文献，引用准确数据，表述权威观点；把握"准"：审慎洞察知识内涵，准确把握取舍详略。内容"精"："一语天然万古新，豪华落尽见真淳。"内容丰富而精练，文字简洁而规范；逻辑"精"："片言可以明百意，坐驰可以役万里。"严密说理，科学分析。知识"新"：以最新的知识积累体现时代气息；见解"新"：体现出学术水平，具有科学性、启发性和先进性。

《中华医学百科全书》之"中华"二字，意在中华之文明、中华之血脉、中华之视角，而不仅限于中华之地域。在文明交织的国际化浪潮下，中华医学汲取人类文明成果，正不断开拓视野，敞开胸怀，海纳百川般融入，润物无声状拓展。《中华医学百科全书》秉承了这样的胸襟怀抱，广泛吸收国内外华裔专家加入，力求以中华文明为纽带，牵系起所有华人专家的力量，展现出现今时代下中华医学文明之全貌。《中华医学百科全书》作为由中国政府主导，参与编纂学者多、分卷学科设置全、未来受益人口广的国家重点出版工程，得到了联合国教科文等组织的高度关注，对于中华医学的全球共享和人类的健康保健，都具有深远意义。

《中华医学百科全书》分基础医学、临床医学、中医药学、公共卫生学、军事与特种医学和药学六大类，共计144卷。由中国医学科学院/北京协和医学院牵头，联合军事医学科学院、中国中医科学院和中国疾病预防控制中心，带动全国知名院校、科研单位和医院，有多位院士和海内外数千位优秀专家参加。国内知名的医学和百科编审汇集中国协和医科大学出版社，并培养了一批热爱百科事业的中青年编辑。

回览编纂历程，犹然历历在目。几年来，《中华医学百科全书》编纂团队呕心沥血，孜孜矻矻。组织协调坚定有力，条目撰写字斟句酌，学术审查一丝不苟，手书长卷撼人心魂……在此，谨向全国医学各学科、各领域、各部门的专家、学者的积极参与以及国家各有关部门、医药卫生领域相关单位的大力支持致以崇高的敬意和衷心的感谢！

《中华医学百科全书》的编纂是一项泽被后世的创举，其牵涉医学科学众多学科及学科间交叉，有着一定的复杂性；需要体现在当前医学整合转型的新形式，有着相当的创新性；作为一项国家出版工程，有着毋庸置疑的严肃性。《中华医学百科全书》开创性和挑战性都非常强。由于编纂工作浩繁，难免存在差错与疏漏，敬请广大读者给予批评指正，以便在今后的编纂工作中不断改进和完善。

刘德培

凡　例

一、《中华医学百科全书》（以下简称《全书》）按基础医学类、临床医学类、中医药学类、公共卫生类、军事与特种医学类、药学类的不同学科分卷出版。一学科辑成一卷或数卷。

二、《全书》基本结构单元为条目，主要供读者查检，亦可系统阅读。条目标题有些是一个词，例如"麻黄"；有些是词组，例如"中药药理研究方法"。

三、由于学科内容有交叉，会在不同卷设有少量同名条目。例如《中药药理学》《中药学》都设有"大黄"条目。其释文会根据不同学科的视角不同各有侧重。

四、条目标题上方加注汉语拼音，条目标题后附相应的外文。例如：

zhōngxīyī jiéhé yīxué
中西医结合医学（integrated Chinese and western medicine）

五、本卷条目按学科知识体系顺序排列。为便于读者了解学科概貌，卷首条目分类目录中条目标题按阶梯式排列，例如：

中西医结合医学基础 ………………………………………………………

　中西医结合医学基础理论 ………………………………………………

　中西医结合诊断 …………………………………………………………

　　中西医结合病史采集 …………………………………………………

　　中西医结合体格检查 …………………………………………………

　　中西医结合辅助检查 …………………………………………………

　中西医结合治疗 …………………………………………………………

六、各学科都有一篇介绍本学科的概观性条目，一般作为本学科卷的首条。介绍学科大类的概观性条目，列在本大类中基础性学科卷的学科概观性条目之前。

七、条目之中设立参见系统，体现相关条目内容的联系。一个条目的内容涉及其他条目，需要其他条目的释文作为补充的，设为"参见"。所参见的本卷条目的标题在本条目释文中出现的，用蓝色楷体字印刷；所参见的本卷条目的标题未在本条目释文中出现的，在括号内用蓝色楷体字印刷该标题，另加"见"字；参见其他卷条目的，注明参见条所属学科卷名，如"参见□□□卷"或"参见□□□卷□□□□"。

八、《全书》医学名词以全国科学技术名词审定委员会审定公布的为标准。同一概念或疾病在不同学科有不同命名的，以主科所定名词为准。字数较多，释文中拟用简称的名词，每个条目中第一次出现时使用全称，并括注简称，例如：甲型病毒性肝炎（简称甲肝）。个别众所周知的名词直接使用简称、缩写，例如：B 超。药物名称参照《中华人民共和国药典》2015 年版和《国家基本药物目录》2012 年版。

九、《全书》量和单位的使用以国家标准 GB 3100~3102—1993《量和单位》为准。援引古籍或外文时维持原有单位不变。必要时括注与法定计量单位的换算。

十、《全书》数字用法以国家标准 GB/T 15835—2011《出版物上数字用法》为准。

十一、正文之后设有内容索引和条目标题索引。内容索引供读者按照汉语拼音字母顺序查检条目和条目之中隐含的知识主题。条目标题索引分为条目标题汉字笔画索引和条目外文标题索引，条目标题汉字笔画索引供读者按照汉字笔画顺序查检条目，条目外文标题索引供读者按照外文字母顺序查检条目。

十二、部分学科卷根据需要设有附录，列载本学科有关的重要文献资料。

目　录

中西医结合医学 …………………………… 1
中西医结合医学基础 ……………………… 3
　中西医结合医学基础理论 ……………… 4
　　病证结合 ……………………………… 4
　　　病 ………………………………… 5
　　　证 ………………………………… 5
　　　中西医结合辨证 ………………… 5
　中西医结合诊断 ……………………… 6
　　中西医结合病史采集 ……………… 7
　　中西医结合体格检查 ……………… 7
　　中西医结合辅助检查 ……………… 7
　中西医结合治疗 ……………………… 8
　　中西医结合治疗观 ………………… 8
　　中西疗法联用 ……………………… 10
　　　中西药相互作用 ………………… 10
　　　中西药协同作用 ………………… 11
　　　　减毒 …………………………… 11
　　　　增效 …………………………… 12
　　　中西药联用禁忌 ………………… 12
　　　中药西用 ………………………… 13
　　　西药中用 ………………………… 13
　　　针刺麻醉 ………………………… 14
　　　中西医结合正骨 ………………… 15
中西医结合临床 …………………………… 16
　传染病 ………………………………… 16
　　病毒感染性传染病 ………………… 16
　　　严重急性呼吸综合征 …………… 17
　　　获得性免疫缺陷综合征 ………… 18
　　　病毒性肝炎 ……………………… 19
　　　　急性病毒性肝炎 ……………… 20
　　　　慢性病毒性肝炎 ……………… 21
　　　　重症肝炎 ……………………… 22
　　　流行性出血热 …………………… 23
　　　流行性乙型脑炎 ………………… 24
　　　手足口病 ………………………… 25

　　　流行性感冒 ……………………… 26
　　　　人感染高致病性禽流感 ……… 27
　　　　甲型 H1N1 流感 ……………… 28
　　细菌感染性传染病 ………………… 29
　　　流行性脑脊髓膜炎 ……………… 30
　　　伤寒 ……………………………… 31
　　　细菌性痢疾 ……………………… 32
　　　肺结核 …………………………… 33
　　原虫感染 …………………………… 34
　　　疟疾 ……………………………… 35
　　蠕虫感染 …………………………… 36
　　　血吸虫病 ………………………… 37
　呼吸系统疾病 ………………………… 37
　　急性上呼吸道感染 ………………… 38
　　　普通感冒 ………………………… 38
　　急性气管-支气管炎 ……………… 39
　　慢性阻塞性肺疾病 ………………… 41
　　慢性肺源性心脏病 ………………… 43
　　支气管扩张症 ……………………… 44
　　慢性呼吸衰竭 ……………………… 45
　　特发性肺（间质）纤维化 ………… 46
　　睡眠呼吸暂停低通气综合征 ……… 48
　　支气管哮喘 ………………………… 49
　　肺癌 ………………………………… 50
　　　非小细胞肺癌 …………………… 51
　心血管系统疾病 ……………………… 53
　　心律失常 …………………………… 53
　　　室性期前收缩 …………………… 54
　　　室上性心动过速 ………………… 55
　　　心房颤动 ………………………… 57
　　心肌病 ……………………………… 58
　　　扩张型心肌病 …………………… 59
　　　肥厚型心肌病 …………………… 60
　　　病毒性心肌炎 …………………… 61
　　动脉粥样硬化 ……………………… 62

冠状动脉粥样硬化性心脏病 …………… 63

　心绞痛 …………………………………… 64

　急性心肌梗死 …………………………… 66

心力衰竭 …………………………………… 68

　收缩性心力衰竭 ………………………… 69

　舒张性心力衰竭 ………………………… 70

高血压 ……………………………………… 71

消化系统疾病 ……………………………… 73

胃食管反流病 ……………………………… 73

胃炎 ………………………………………… 75

　慢性胃炎 ………………………………… 75

消化性溃疡 ………………………………… 76

胃下垂 ……………………………………… 77

消化道出血 ………………………………… 78

　上消化道出血 …………………………… 78

功能性胃肠病 ……………………………… 79

　功能性消化不良 ………………………… 79

　功能性便秘 ……………………………… 80

　肠易激综合征 …………………………… 81

炎症性肠病 ………………………………… 82

　溃疡性结肠炎 …………………………… 83

肝硬化 ……………………………………… 84

　肝性脑病 ………………………………… 86

　肝肾综合征 ……………………………… 87

　肝硬化腹水 ……………………………… 88

　自发性细菌性腹膜炎 …………………… 90

药物性肝病 ………………………………… 91

慢性肝炎 …………………………………… 93

　自身免疫性肝病 ………………………… 94

　胆汁淤积性肝病 ………………………… 95

　酒精性肝病 ……………………………… 97

　非酒精性脂肪性肝病 …………………… 99

胆道感染 …………………………………… 101

　急性胆道感染 …………………………… 101

　慢性胆道感染 …………………………… 103

胆石症 ……………………………………… 104

食管癌 ……………………………………… 105

胃癌 ………………………………………… 107

大肠癌 ……………………………………… 108

胰腺癌 ……………………………………… 110

原发性肝癌 ………………………………… 111

胆管癌 ……………………………………… 113

急腹症 ……………………………………… 114

　肠梗阻 …………………………………… 114

　急性重症胆管炎 ………………………… 116

　肠源性内毒素血症 ……………………… 117

　急性胰腺炎 ……………………………… 118

　急性腹膜炎 ……………………………… 119

　急性阑尾炎 ……………………………… 120

泌尿系统疾病 ……………………………… 121

肾小球肾炎 ………………………………… 122

　急性肾小球肾炎 ………………………… 122

　慢性肾小球肾炎 ………………………… 124

　无症状性血尿和/或蛋白尿 …………… 125

IgA 肾病 …………………………………… 126

肾病综合征 ………………………………… 128

　原发性肾病综合征 ……………………… 128

间质性肾炎 ………………………………… 131

继发性肾病 ………………………………… 133

　乙型肝炎病毒相关性肾炎 ……………… 133

　高血压性肾损害 ………………………… 134

　药物性肾损伤 …………………………… 135

　过敏性紫癜性肾炎 ……………………… 137

　尿酸性肾病 ……………………………… 138

　狼疮性肾炎 ……………………………… 139

尿路感染 …………………………………… 141

　膀胱炎 …………………………………… 141

　急性肾盂肾炎 …………………………… 142

　慢性肾盂肾炎 …………………………… 144

尿石症 ……………………………………… 145

肾结石 ……………………………… 145
　输尿管结石 ……………………… 146
急性肾损伤 ………………………… 148
慢性肾衰竭 ………………………… 149
血液系统疾病 ……………………… 151
贫血 ………………………………… 152
　巨幼细胞性贫血 ………………… 152
　缺铁性贫血 ……………………… 153
　再生障碍性贫血 ………………… 154
紫癜性疾病 ………………………… 156
特发性血小板减少性紫癜 ………… 157
急性白血病 ………………………… 158
淋巴瘤 ……………………………… 160
骨髓增生异常综合征 ……………… 161
内分泌与代谢疾病 ………………… 163
糖尿病 ……………………………… 164
　糖尿病肾病 ……………………… 165
　糖尿病周围神经病变 …………… 166
　糖尿病足 ………………………… 168
　糖尿病视网膜病变 ……………… 169
　糖尿病胃轻瘫 …………………… 171
痛风 ………………………………… 172
肥胖症 ……………………………… 173
高脂血症 …………………………… 174
甲状腺炎 …………………………… 176
甲状腺功能亢进症 ………………… 177
甲状腺功能减退症 ………………… 178
甲状腺癌 …………………………… 179
骨质疏松症 ………………………… 180
风湿性疾病 ………………………… 182
系统性红斑狼疮 …………………… 182
类风湿关节炎 ……………………… 183
特发性炎症性肌病 ………………… 185
　多发性肌炎 ……………………… 186
原发性血管炎 ……………………… 187

贝赫切特综合征 …………………… 187
干燥综合征 ………………………… 188
系统性硬化病 ……………………… 189
脊柱关节炎 ………………………… 190
　强直性脊柱炎 …………………… 191
骨关节炎 …………………………… 192
神经系统疾病 ……………………… 193
特发性面神经麻痹 ………………… 193
脑血管疾病 ………………………… 195
　短暂性脑缺血发作 ……………… 195
　脑出血 …………………………… 196
　脑梗死 …………………………… 198
　蛛网膜下腔出血 ………………… 200
多发性硬化 ………………………… 201
癫痫 ………………………………… 203
头痛 ………………………………… 205
　偏头痛 …………………………… 206
帕金森病 …………………………… 207
重症肌无力 ………………………… 208
痴呆 ………………………………… 210
　血管性痴呆 ……………………… 210
　阿尔茨海默病 …………………… 211
抽动秽语综合征 …………………… 213
失眠 ………………………………… 214
脊髓炎 ……………………………… 215
肌萎缩侧索硬化 …………………… 217
精神病 ……………………………… 218
焦虑症 ……………………………… 218
抑郁症 ……………………………… 219
眼部疾病 …………………………… 221
屈光不正 …………………………… 222
　近视 ……………………………… 222
年龄相关性黄斑变性 ……………… 224
白内障 ……………………………… 225
病毒性角膜炎 ……………………… 227

视网膜静脉阻塞 …………………… 228
视神经萎缩 ………………………… 229
耳鼻咽喉疾病 ……………………… 231
突发性耳聋 ………………………… 231
梅尼埃病 …………………………… 233
鼻炎 ………………………………… 233
变应性鼻炎 ………………………… 234
鼻窦炎 ……………………………… 235
咽喉炎 ……………………………… 237
皮肤病 ……………………………… 240
细菌性皮肤病 ……………………… 241
脓疱疮 …………………………… 242
病毒性皮肤病 ……………………… 243
带状疱疹 ………………………… 244
真菌性皮肤病 ……………………… 245
特应性皮炎 ………………………… 246
荨麻疹 ……………………………… 248
银屑病 ……………………………… 249
白癜风 ……………………………… 251
骨伤疾病 …………………………… 252
骨折 ………………………………… 252
桡骨远端骨折 …………………… 253
椎间盘突出症 ……………………… 254
颈椎间盘突出症 ………………… 254
腰椎间盘突出症 ………………… 256
脊柱相关性疾病 …………………… 257
骨坏死 ……………………………… 258
周围血管疾病 ……………………… 259
动脉硬化性闭塞症 ………………… 260
下肢静脉炎 ………………………… 261
男性生殖系统疾病 ………………… 262
前列腺炎 …………………………… 263
慢性前列腺炎 …………………… 264
良性前列腺增生症 ………………… 265
勃起功能障碍 ……………………… 266

男性不育症 ………………………… 267
妇产科疾病 ………………………… 269
多囊卵巢综合征 …………………… 269
卵巢早衰 …………………………… 270
自然流产 …………………………… 271
围绝经期综合征 …………………… 272
子宫内膜异位症 …………………… 273
异位妊娠 …………………………… 274
免疫性不孕 ………………………… 275
子宫肌瘤 …………………………… 276
盆腔炎性疾病 ……………………… 277
盆腔炎性疾病后遗症 …………… 278
生殖道炎症 ………………………… 279
外阴硬化性苔藓 …………………… 280
功能失调性子宫出血 ……………… 281
月经病 ……………………………… 282
闭经 ……………………………… 282
原发性痛经 ……………………… 284
排卵障碍 ………………………… 285
儿科疾病 …………………………… 286
反复呼吸道感染 …………………… 286
小儿肺炎 …………………………… 287
小儿厌食症 ………………………… 289
婴幼儿腹泻 ………………………… 290
小儿急性肾小球肾炎 ……………… 292
小儿肾病综合征 …………………… 292
小儿感染性休克 …………………… 294
脑性瘫痪 …………………………… 295
儿童癫痫 …………………………… 296
新生儿黄疸 ………………………… 298
新生儿缺血缺氧性脑病 …………… 299
性早熟 ……………………………… 300
小儿遗尿症 ………………………… 301
中西医结合医学研究 ……………… 302
[中西医结合医学研究方法]

中西医比较 …………………………………… 303
定性研究 ……………………………………… 303
定量研究 ……………………………………… 303
系统生物学研究 ……………………………… 304
中西医结合医学基础研究 …………………… 304
藏象研究 ……………………………………… 304
　心藏象研究 ………………………………… 304
　肺藏象研究 ………………………………… 305
　肝藏象研究 ………………………………… 306
　脾藏象研究 ………………………………… 307
　肾藏象研究 ………………………………… 307
　脏腑关系研究 ……………………………… 309
经络研究 ……………………………………… 310
　经络生理物理特性研究 …………………… 310
　经络化学特性研究 ………………………… 310
　循经感传研究 ……………………………… 311
　经脉与脏腑相关研究 ……………………… 312
　经络与声研究 ……………………………… 312
气血研究 ……………………………………… 312
　气血生理研究 ……………………………… 313
　气虚研究 …………………………………… 314
　气滞研究 …………………………………… 315
　血虚研究 …………………………………… 317
　血瘀研究 …………………………………… 319
病因病机研究 ………………………………… 320
　病因理论研究 ……………………………… 322
　病机理论研究 ……………………………… 322
　六淫致病研究 ……………………………… 323
　七情致病研究 ……………………………… 325
　中医体质研究 ……………………………… 326
中西医结合医学临床研究 …………………… 328
诊法研究 ……………………………………… 328
　舌诊研究 …………………………………… 329
　　舌诊仪 …………………………………… 329
　脉诊研究 …………………………………… 330

　脉诊仪 ……………………………………… 331
证候量化诊断研究 …………………………… 331
　证候量表 …………………………………… 332
证候研究 ……………………………………… 332
　证候标准研究 ……………………………… 332
　证候实质研究 ……………………………… 333
疾病证候分类研究 …………………………… 335
　气虚证研究 ………………………………… 335
　气滞证研究 ………………………………… 337
　血虚证研究 ………………………………… 337
　血瘀证研究 ………………………………… 339
　气虚血瘀证研究 …………………………… 339
　气滞血瘀证研究 …………………………… 340
　血热血瘀证研究 …………………………… 341
　外伤血瘀证研究 …………………………… 342
　肝瘀血证研究 ……………………………… 343
　心气虚证研究 ……………………………… 344
　脾虚证研究 ………………………………… 345
　肾虚证研究 ………………………………… 346
　热证研究 …………………………………… 347
　寒证研究 …………………………………… 348
　虚证研究 …………………………………… 348
　实证研究 …………………………………… 350
　表证研究 …………………………………… 350
　里证研究 …………………………………… 351
治则研究 ……………………………………… 352
　方证对应研究 ……………………………… 352
　治未病研究 ………………………………… 352
　扶正祛邪研究 ……………………………… 353
　攻补兼施研究 ……………………………… 353
　标本兼治研究 ……………………………… 354
　同病异治研究 ……………………………… 355
　异病同治研究 ……………………………… 357
治法研究 ……………………………………… 359
　补气法研究 ………………………………… 359

行气法研究 …………………………………… 360

补血法研究 …………………………………… 362

补气活血法研究 ……………………………… 363

行气活血法研究 ……………………………… 364

清热凉血法研究 ……………………………… 365

活血化瘀法研究 ……………………………… 366

健脾益气法研究 ……………………………… 367

通里攻下法研究 ……………………………… 369

补心气法研究 ………………………………… 370

清热解毒法研究 ……………………………… 371

温经法研究 …………………………………… 372

中西医结合动物模型 ………………………… 373

证候动物模型 ………………………………… 374

肾虚证动物模型 ……………………………… 374

脾虚证动物模型 ……………………………… 375

肝郁证动物模型 ……………………………… 376

心虚证动物模型 ……………………………… 376

肺虚证动物模型 ……………………………… 377

气虚证动物模型 ……………………………… 377

血虚证动物模型 ……………………………… 378

血瘀证动物模型 ……………………………… 378

寒证动物模型 ………………………………… 379

热证动物模型 ………………………………… 379

痹证动物模型 ………………………………… 379

厥脱证动物模型 ……………………………… 380

病证结合动物模型 …………………………… 380

索引 …………………………………………… 383

条目标题汉字笔画索引 ……………………… 383

条目外文标题索引 …………………………… 390

内容索引 ……………………………………… 397

zhōngxīyī jiéhé yīxué

中西医结合医学 （integrated Chinese and western medicine）

综合运用中西医药学理论与方法，以及中西医药学互相交叉渗透运用中产生的新概念、新方法和新理论，研究人体结构与功能，人体与环境（自然与社会）关系等，探索并解决人类健康和生命问题的学科。是中医药现代化过程中重点发展的学科。有时也简称为中西医结合。中西医结合医学作为一种新的医学学科，自 20 世纪 50 年代建立以来，在中国获得了快速发展，已经成为医疗卫生系统不可或缺的组成部分。

简史 16 世纪初期，西方医学开始传入中国，与中国传统医学（中医学）相互接触。至 19 世纪中叶，随着西方医学的大量渗入，中国医学界已经形成中西医并存的局面。在中西两种医学的互存和竞争中，中国医学史上产生了"中西医汇通学派"，为促进中西医学的融合、结合起到了积极的作用。

20 世纪 50 年代，是中西医结合医学理念的形成时期。1956 年，中华人民共和国主席毛泽东提出"把中医中药的知识和西医西药的知识结合起来，创造中国统一的新医学、新药学"。1958 年 6 月 24 日，时任卫生部副部长徐运北在天津召开的家庭病床经验交流现场会议上，首次提出了中西医结合这一名词。同年，卫生部中医研究院首届西医离职学习中医班人员毕业。此后，在国家和政府的领导下，中国医学界开始了有组织、有计划的中西医结合医学研究。

20 世纪 60~70 年代，西学中人员开始在各学科开展中西医结合的临床研究与实验研究。运用中西医结合方法治疗肠梗阻、溃疡病穿孔、急性胰腺炎和宫外孕等急腹症以及烧伤、骨折等病证，均取得较好的疗效；开展了针刺麻醉临床研究，并深入研究了针刺镇痛的原理；开展了中药现代药理研究，发现了青蒿素、川芎嗪等药物的有效成分，扩大了药物应用范围；通过实验研究，发现了肾阳虚与下丘脑－垂体－靶腺轴的关系；用大剂量激素成功研制出世界上第一种阳虚动物模型；探讨了八纲辨证的病理生理基础，揭开了中医"证"本质的现代研究序幕。

20 世纪 80 年代以来，中西医结合医学逐渐成为独立学科，中西医结合研究也进入学科发展新阶段。1980 年，卫生部召开中医与中西医结合工作会议，明确提出了中医、西医、中西医结合三支力量都要大力发展、长期并存的方针。1981 年中国中西医结合研究会在北京成立，挂靠中国中医科学院，并创办《中西医结合杂志》。1982 年国务院学位委员会将"中西医结合"设置为一级学科，开始招收中西医结合研究生。此后，各地陆续创办了中西医结合医院及研究机构，各医学院校也逐渐增设中西医结合专业。1990 年经中国科学技术协会批准，中国中西医结合研究会更名为中国中西医结合学会，挂靠在中国中医科学院（原中国中医研究院）。至 1993 年，中华人民共和国国家标准（GB）学科分类与代码设置了"中西医结合医学"学科。1994 年陈士奎、陈维养主编的《中医药现代研究》首次论述了中西医结合医学的定义以及中西医结合学科建设和理论体系建设等问题。这一时期的中西医结合医学研究初步运用动物模型和实验研究为观察手段，把证和经络的研究推到一个更为深入的层次。

研究范围 涉及基础医学和临床医学的各个方面，基础研究主要包括理论概念研究、机制研究、方法和药物研究，临床研究的重点在于对疾病的认识、诊断和治疗方面。

中西医结合医学基础研究包括以下几个方面的研究。

新概念与新理论研究 先后提出了一些具有中西医结合特征的新概念或新理论。如"病证结合"这一涵盖诊断、治疗的相关概念和理论；"生理性肾虚""病理性肾虚""显性证""潜隐证""小儿感染后脾虚综合征""蕴热期阑尾炎""毒热期阑尾炎"等具有中医和西医双重特征的新病名和病理学概念；"宏观辨证与微观辨证相结合"诊断概念和理论。这些新概念、新理论的产生，推动了中西医结合理论研究的不断深入。

证候研究 20 世纪 80 年代之后，以病证结合、方证对应、证候动物模型、病证结合动物模型为切入点的证候研究十分活跃，并取得了成果。2003 年，由陈可冀院士领衔，中国中医研究院西苑医院课题组完成的"血瘀证与活血化瘀研究"获得国家科技进步一等奖，示范性诠释了以宏观与微观相结合的疾病证候分类和方证对应研究模式。研究重点集中于证候实质、证候分类及证候规范化等方面。①证候实质研究：学者对阴虚证与阳虚证、脾虚证、肾虚证、心气虚证以及寒热证和湿证均进行了深入研究。如沈自尹院士从内分泌调节等角度探讨肾阴、肾阳的本质，提出了"阴阳常阈调节论"观点；围绕类风湿关节炎开展的寒热证候研究，充分利用组学数据和生物信息分析方法，从证候分子网络、方证对应分子网络、病证结合分子网络分析了疾病证候分类的分子基础，同时结合临床试验，探索基于疾病证候分类指导下的治疗方案和药物发现。系统生物学与中医证候研究的有机结合，成为疾病证候分类研究的热点，有望从更系统的层面诠释"证""辨证论治"等概念和理论。②证候分类研究：以病证结合为核心的基础理论研究不断发展与完善，提出了疾病证候分类理论。如类风湿关节炎寒热证候分类的科学基础研究，系统性红斑狼疮证型与基因群相关性研究，皮肌炎和多发性肌炎证型与血清肌酶谱相关性研究等。对疾病进行中医证候分类不仅是中西医结合医学疾病诊断和中医辨证优势互补的表现，更为重要的是具有现实的临床价值，可能对医学的疾病分类产生影响，成为中西医结合医学对于人类健康的重要贡献。③证候规范化研究：王永炎院士带领"中医药基本名词规范化研究"课题组对于证候传统概念的界定得到了学术界的认同，为进一步探讨证候概念的深层次内涵奠定了基础。此后规范化研究在国标、行标、代码、主题词表、教科书等方面取得了进展。

四诊方法研究　诊法客观化是中医现代化中的关键问题，也是中西医结合基础研究的重点之一。其中舌诊及脉诊是诊法研究的重点，1981年开始开展了舌象研究，并调查了舌象正常值，为舌象的诊断学价值做了开创性的工作。也在同一时期，开展了基于脉搏压力波采集、规范、分析的系统的脉诊客观化研究。在融合多学科技术尤其是计算机技术的基础上，还相继开发出不同特征的舌诊和脉诊诊疗仪。到二十一世纪初，融合中医望、问、切的中医综合诊断仪问世，并投入临床研究使用。2019年国际标准化组织（ISO）发布中医舌诊仪舌色国际标准。

阴阳学说研究　阴阳学说的应用研究已经渗透到现代医学的多个领域，尤其是在阐述生物体内基因调控的对立统一、动态平衡的制约关系方面。1973年美国药理学家戈德堡（Goldberg）在《生命科学》（Life Sciences）报道银屑病患者显示减低的环磷酸腺苷（cAMP）与升高的环磷酸鸟苷（cGMP），呈不平衡性和拮抗性，有共同参与调节细胞功能的作用，提出了生物控制的"阴阳学说"；之后生物医学界相继发表了cAMP和cGMP相关与阴阳对立消长的研究。随着阴阳研究不断深入，在抗癌药物设计、体重的阴阳调控、补体与阿尔茨海默病的关系研究中均应用了阴阳学说。

针灸机制研究　①针刺机制研究：针刺镇痛脊髓机制、针刺治疗休克机制、电针足三里抑制胃气上逆的机制、电针内关对心肌缺血的影响等研究广泛开展。②经络实质研究：20世纪70年代末，通过万人普查筛选经络敏感者，首先肯定了经络现象和循经传感现象的存在。时任中医研究院院长季钟朴提出十六字方略："肯定现象，探索规律，提高疗效，阐明本质"，为针对经络研究具体问题而进行的关于中西医结合研究思路提供了有益的方向。

中西医结合医学方药研究　研究重点主要在于开发高效、低毒的中药复方制剂，或从单味中药中研究开发先导化合物、有效成分，并进而纯化合成形成新的药物。药物方面，2015年10月屠呦呦教授因为发现了青蒿素，获得诺贝尔生理学或医学奖，理由是这种药品可以有效降低疟疾患者的死亡率。另外，亚砷酸注射液作为国际治疗急性早幼粒细胞白血病的首选药物，国际研究仍在继续深入。从中药五味子研究中开发出联苯双酯和双环醇抗肝炎创新药，成为临床常用药物。同时，基于疾病证候分类的中药复方作用机制探索和中药复方药物研发已成为中西医结合基础研究的重点。

病证结合临床治疗模式研究　病证结合临床治疗模式是指西医辨病与中医辨证相结合进行的中西医临床治疗。病证结合治疗模式发挥中西医各自优势，相济为用。在中医理论指导下，通过对病因、病位、症状、体征等的辨识，结合西医检测方法，拓宽中医四诊的视野，分析疾病的病因病机和内在规律，从而指导临床治疗。

中西医结合医学临床研究　自20世纪80年代以来，开展了大量的随机对照临床研究，其中不乏大样本多中心的研究，为推动中西医结合临床研究的发展起到了非常重要的作用。从起初的中药复方治疗一种疾病，到一种疾病的一类证候，再到一种疾病的几类证候，对患者进行了随机对照临床试验，产生了一批有说服力的临床研究数据。20世纪80年代初陈可冀院士团队开展的精制冠心片双盲法治疗冠心病心绞痛疗效分析研究，被认为开创了中西医结合随机对照多中心临床研究的先河。随着流行病学方法的引入，针对疾病的证候分布进行了大量的流行病学调查研究，

为中西医结合临床研究和新药研发中证候选择提供了进一步的数据支持。随着循证医学、转化医学、精准医学等概念和方法的引入，对中西医结合临床研究的方法学提出了更高的要求，疾病证候分类指导下的中西结合临床研究质量也逐步提高。疾病证候分类下的中药与西药合用也成为中西医结合临床研究中的主要干预措施。随着中西医结合基础与临床研究的相互协同，探索和发现疾病证候分类指导下的更安全有效的中西药组合治疗方案，成为中西医结合精准医学的重要研究方向。

中西医结合临床实践指南的制定、评价、应用是中西医结合医学临床研究的重要内容。中国中西医结合学会及其分会先后制定了多种疾病的中西医结合临床实践指南，部分指南随着临床运用经验的不断积累，进行了修订完善，并以此带动了中西医结合医学标准化建设。2013年成立了全国中西医结合标准化技术委员会，重点负责对中西医结合医学领域国家标准草案和行业标准草案的审定工作。

研究方法　中西医结合医学的研究方法主要包括传统的中医学研究和经典的西医学研究方法，也包括医学研究过程中所利用的现代科技方法。既有关注中医药整体、宏观、动态优势的观察、比较、类比、调查等方法，也有充分运用西医研究方法和相关的现代科学技术，如临床流行病学方法、循证医学方法、数理统计方法、计算机科学方法、系统生物学研究方法等，形成中西医和现代科技方法的整合，并能有效应用于中西医结合医学研究。除利用整合的研究方法外，中西医

结合医学研究思路和理念更加重要，利用研究方法时，既要反映中医学的优势，又要凸显西医学的长处。

与邻近学科的关系　中西医结合医学与中医学、西医学是邻近学科。

中医学是研究祖国医学的基础理论及临床医疗技能的科学，是起源于中国的成熟的学科，有系统的理论和广泛的应用，更有悠久的历史。其特点是：辨证论治和整体观念。主要是在整体观的指导下，对患者进行辨证论治，也就是进行证候分类和复方干预（包括针灸等非药物疗法）。西医学（简称医学），也称现代医学，是起源于西方的成熟的学科，有系统的理论和广泛的应用。中西医结合医学则是一门新兴的学科，一门正在成长的学科，有广泛的临床实践，并有系统的概念和基本的理论框架。中西医结合医学的发展仍需要中医、西医、中西医结合医学工作者的不断交流、相互合作，不断努力，逐步形成相对成熟的一门学科。

存在问题　中西医结合医学作为一门新兴学科，其学科框架体系日臻成熟，但是距离形成完整的理论体系，仍然任重道远。回顾既往，存在的问题主要有以下几点：①中西医兼通、精通的人才相对较少，中西医结合医学人才培养机制不够完善；中西医交流合作制度和环境也有待改善。②缺乏高质量、自身特点显著的系统和深入的研究结果，特别是缺乏高质量、能推广的基于中西医结合的精准医学和转化医学的研究结果。③缺乏对研究结果的深入总结和分析。对于围绕一个主题开展的系列研究较少，导致研究难以深入总结。④缺乏系统

的中西医结合医学的标准化研究，缺乏推动"病证结合和方证对应"中西医结合诊疗模式的办法和证据。⑤从保健、预防、临床和康复全过程评价中西医结合医学的卫生经济学亟需深入。

（吕爱平　程仕萍　贾冬梅）

zhōngxīyī jiéhé yīxué jīchǔ
中西医结合医学基础（basis of integrated Chinese and western medicine）　综合应用现代医学研究技术与方法，以及现代生命科学技术与方法，在病证结合思想指导下，研究中医病因病机、证候特征、辨证规律，探讨中医基础理论、中医诊断学、针灸经络、中药学、方剂学等与现代医学生理学、病理学、诊断学及药理学等的关系，逐步阐述并形成中西医结合医学的基础理论。

中西医结合医学基础对中西医结合临床、中医药学的基础及临床研究以及医学新理论新方法的发现均具有支撑作用。中西医结合基础学科的主要任务是在病证结合思想的指导下，利用现代医学方法，阐明中医基础理论的特征，发现新概念、新理论，并最终建立中西医结合理论体系，发展中西医结合医学。中西医结合医学基础主要包括中西医结合医学基础理论、中西医结合诊断和中西医结合治疗三个方面的研究。

中西医结合基础研究进展主要包括：利用系统研究方法和组学数据，对寒热证候、常见疾病的证候分类及异病同证、方证对应的生物学基础进行了系统深入的探索；针对使用常用干预措施无反应的患者进行中医证候再分析，找到组合治疗方案，形成了有较大影响的中西医结合精准治疗学；同时利用类似的研究思路，探索中药复方的重新组合（包括

中成药的组合治疗）以及组合药物的新药发现。

（吕爱平　程仕萍）

zhōngxīyī jiéhé yīxué jīchǔ lǐlùn

中西医结合医学基础理论

（basic theory of integrated Chinese and western medicine）运用中医学和西医学的思维方式、认知方法以及技术手段，融会贯通中医药学和西医药学各自认知的生命变化、疾病形成、疾病预防、疾病治疗、健康维护等人体生命科学领域的相关知识而构建的新的结合医学的基础理论。

在半个多世纪的中西医结合医学实践研究中总结得出，中西医结合医学的重要基础理论就是病证结合思想，以及在病证结合思想指导下，针对中医基础理论进行现代医学诠释过程中产生的新概念、新理论。由于认识生命、健康和疾病的思维方式不同，中医学和西医学基础与临床诊断分类和干预治疗等核心内容是不同的，西医以疾病诊断为基础，中医以证候分类（辨证）为基础。中西医两种理论的重要交叉融合点就是西医疾病诊断与中医辨证相结合，这也是中西医结合医学学科发展的重要理论基础。病证结合作为中西医结合医学的重要思想，事实上正在逐步成为中西医结合的重要创新理论，也已然成为中国临床的重要诊疗模式之一。

在病证结合思想指导下，对疾病的证候分类并指导治疗方案的选择和发现，以及中医传统基础理论与西医的整合和融合，是中西医结合医学基础理论的框架。比如阴阳学说与肿瘤血管的抑制及增殖，血瘀证候与微循环紊乱等。

在不同时代和文化背景下，中医学和西医学分别从不同的角度，采用不同的方式方法研究并探索了人类生命活动的客观规律。中医重宏观整体辨证，西医重微观局部辨病，中西医结合医学基础理论将是基于融合中医学整体意象、辨证思维和现代医学还原分析、系统整合所产生的新的系统理论。

（高思华　卞兆祥）

bìngzhèng jiéhé

病证结合（combination of disease and syndrome）借助现代科学技术，结合现代医学理论和思维方法对疾病做出明确诊断，弥补中医学在诊断判定和疗效评判标准方面缺乏规范的不足，同时运用中医的辨证思维，进行辨证分型、确定治则治法、遣方用药，从而达到防治疾病目的的理论。是中西医结合医学的主要思想和诊疗模式。即所谓"察西医之病，辨中医之证"。

研究内容 中医证候分类（辨证）与西医疾病诊断结合的基础和临床研究，既包括以证候分类为主的西医疾病基础和临床研究，也包括以疾病诊断为基础的证候分类的基础与临床研究，以及疾病与证候关系研究。

病证结合基础研究 主要包括以下几个方面。

证候研究 证候是中医学基础理论的核心，"有诸内必形诸外"，证候形之于外的是四诊宏观信息，其内在物质基础尚不清楚。以中医证候为中心，利用西医研究方法并结合西医疾病诊断，开展中医证候实质研究不仅是病证结合基础研究的重要内容，也是使中医辨证论治更加科学化和客观化，实现现代研究的必由之路。如中医肾本质的研究和寒热证候科学基础研究；以疾病诊断为主

开展的中医证候分类科学基础研究也是病证结合基础研究的重要内容，如类风湿关节炎寒热证候分类科学基础研究。

证候动物模型研究 由于人体和疾病的复杂性，无论是医学基础研究还是应用研究，动物模型已经成为医学研究的重要工具。建立证候动物模型，特别是建立病证结合动物模型是病证结合基础研究的重要工具。如肾虚证与类风湿关节炎、脾虚证与慢性胃炎的病证结合动物模型研究。病证结合动物模型为病证结合关系、方证病对应机制研究提供了一些数据支持。鉴于证候判断主要来自四诊的信息，病证结合动物模型研究仍需要更多的方法学支撑。

中医基础理论诠释研究 在病证结合理论指导下，充分利用现代医学方法，对传统中医基础理论，包括阴阳、五行、脏腑、经络、气血、津液、病因、病机等学说等进行诠释研究，以发现其现代医学基础和发现新概念、新理论。比如，中医气血理论与西医微循环理论的结合研究，不仅诠释中医基础理论，同时也有新的发现。

方证病对应研究 复方是中医干预措施的重要方法，其利用与辨证密切相关。在病证结合思想指导下，结合疾病诊断，开展复方-证候-疾病对应的科学基础研究，以发现复方的药效物质基础，明确复方的作用机制和作用靶点，为安全有效利用复方提供理论基础，也为复方新药开发提供技术支撑。

病证结合临床研究 主要包括以下几个方面。

疾病证候分布研究 利用流行病学方法，对常见疾病进行大样本临床调查，发现其中医证候

分布规律，确定其常见中医证候类型，为病证结合治疗提供证候分类基础。由于中医证候界限不是十分清楚，常见疾病中医证候分类标准多是临床调查结合专家共识而制定。

疾病证候分类疗效评价研究 在明确疾病诊断的基础上，根据其中医证候特征，开展病证结合为基础的临床疗效评价研究，成为病症结合临床研究的重点。以往多数临床研究是针对疾病诊断而忽视中医证候分类。病证结合临床研究有利于更加准确地对患者进行分类（疾病诊断和证候分类的结合），为中西医结合精准医学发展提供了思路。如类风湿关节炎寒证和热证患者的不同治疗方案等。

病证结合临床实践指南研究 临床实践指南是指根据特定的临床情况，系统制定出的帮助临床医生和患者做出恰当处理的指导意见。制定病证结合临床实践指南是中西医结合临床研究的重要部分。通过中国中西医结合学会和政府机构，制定和发布了常见疾病病证结合的中西医结合临床实践指南。有些指南经过多年临床使用，得到再次修订。另外，针对主要适应证是疾病的中成药（包括中药新药），利用循证医学和数据挖掘技术，在专家共识的基础上，发展了能帮助西医使用中成药的临床应用指南，其特点主要是疾病诊断基础上同时具有中医症状特征。

同病异证研究 就疾病与证候关系来看，疾病证候分类研究属于同病异证研究，并进一步指导对应的治疗（同病异治）。同病异证研究中的证候转化指特定疾病中医不同证候之间的转变，其分子机制得到初步认识。比如，

类风湿关节炎寒证转变为热证的分析机制研究。

异病同证研究 异病同证是指不同疾病在其发展变化过程中有时出现相同或相似的病机，从而表现出相同或相似的证候。不同的疾病，由于病机和证候相同，可用同一种方法进行治疗，即异病同治。如冠心病、脑梗死、慢性肾炎、痛经、肿瘤等疾病皆可出现"血瘀证"，反映这些疾病存在某一阶段的共性，均可采取活血化瘀法进行治疗。利用系统生物学方法和技术，开展异病同证分子网络基础研究不仅拓展了中医证候的现代医学基础，也拓展了对西医疾病的再认识。比如，已经报道的类风湿关节炎、骨性关节炎、强直性脊柱炎和痛风性关节炎四种不同关节炎的共同代谢网络，以及 2 型糖尿病和类风湿关节炎、冠心病和类风湿关节炎共同的分子网络基础等。随着同病异证、异病同证分子网络基础的进一步深入，病证结合为基础的医学分类方法也将得到新的提高。

（吕爱平　程仕萍）

bìng

病（disease） 机体（包括躯体和心理）平衡失调的状态。又称疾病。病与中医证候相关，具体表现为疾病的若干特定的和不同阶段的相应证候。

研究内容 研究病与中医证候相关的科学基础，包括异病同证和同病异证的科学基础；研究疾病的证候分类方法和临床指导作用，以及不同疾病相同证候对治疗方法选择的影响；研究疾病证候与复方的对应关系。

意义 结合中医证候分类，拓宽对疾病的再认识；用中医方证对应理念，进一步拓展疾病证

候复方的关系，提高中西医结合临床疗效。

（卞兆祥　程仕萍）

zhèng

证（syndrome） 对疾病的病因和病理、病变的部位和性质，以及疾病发展过程中某一阶段的各种症状、体征和正邪盛衰等情况的综合与概括。也称证候。中西医结合医学中证候与疾病密切相关。

研究内容 研究证候的现代医学基础，以及证候与疾病诊断的关系，包括不同证候在相同疾病中的现代医学特征和相同证候在不同疾病中的现代医学特征；研究证候对疾病疗效的影响，包括不同证候对一种特定疾病治疗效果的影响和一种特定证候对不同疾病治疗效果的影响；也研究中药复方对证候影响的现代医学基础。

意义 "证"是中医学的最重要概念和理论，与西医疾病诊断和治疗理论的结合，对中西医结合医学诊断分类和治疗有重要意义。

（吕爱平　刘玉祁）

zhōngxīyī jiéhé biànzhèng

中西医结合辨证（syndrome differentiation of integrated Chinese and western medicine）

将中医学四诊所收集的症状、体征与西医学运用现代科学技术所得到的检查检测结果相综合，辨清疾病病因、性质、部位，以及邪正之间的关系，最终作出西医病名加中医证型诊断的思维过程。传统的辨证也叫中医证候分类，中西医结合医学的辨证，是中医学传统辨证与疾病诊断的有机结合，中西医结合医学的主要诊断分类方法。

研究内容 包括疾病诊断模式下的进一步辨证，也包括辨证

模式下的进一步疾病诊断，分别与同病异证和异病同证相对应。随着传统辨证与疾病诊断结合研究的不断深入，传统辨证信息与疾病诊断信息的不断融合，有人将辨证分为宏观辨证和微观辨证。传统辨证就属于宏观辨证，它是建立在宏观认识问题的基础之上，着重从宏观的外在表象上认识机体，用抽象的、比类的模式综合辨别证候的态势、趋向，概括性高，容易把握事物的共性，着重运用运动的、整体的观点去认识人和疾病的关系，故在宏观、定性、动态方面的研究有独到之处。随着与疾病诊断的结合，特别是疾病诊断信息的不断丰富，传统宏观辨证就可能受到其模糊性和缺少客观量化指标等的局限。在20世纪80年代，随着中西医结合诊断研究的深入，提出了微观辨证，旨在引入现代科学技术，特别是现代医学的检测手段，扩展中医四诊内容，期望在微观层面上阐释证候的物质基础及传变规律。微观辨证具有直观、微观以及定性、定位、定量的特点。将宏观辨证与微观辨证相结合，则既能充分发挥中医整体观念指导下的治疗学特长，又能结合现代科学技术，深入研究和总结疾病微观变化的规律。

宏观辨证 传统的中医辨证。主要依据是患者诉说的自觉症状、病史的描述和医生通过对患者望闻问切所搜集到的患者的神、色、舌、脉等各类体征。这种辨证方法是根据患者总体的外在表现及其与自然界的相互关联对疾病做出的综合分析判断，属于建立在宏观认识问题基础上的"由外揣内"的整体辨析。这种辨证方法以中医的整体恒动观为指导，着眼于人的功能和天地人的整体相

关性来系统分析各种疾病证据，概括性高，容易从整体上把握患者的疾病本质、病变特点和转归趋势。宏观辨证以人为中心，着眼于人与自然、社会三者的紧密联系来探讨人的生命过程和疾病过程，因时、因地、因人制宜地辨析各种疾病证据，体现了中医独特的认识论和方法论，是中医有别于西医的鲜明特点。但是，宏观辨证侧重功能与整体的病变，对局部结构的变化则认识不够。

微观辨证 基于现代医学微观现象的中医证候分类。主要是运用影像学、生理、生化、生物和系统生物学等各种现代科学方法，对各类中医证型患者进行检查分析，弥补"由外揣内"之不足，为脏腑、气血病变提供更加精细可靠诊疗依据的辨证过程。微观辨证一定是在宏观辨证的基础上，运用现代科学技术检测、分析患者体内各种微观征象的变化，探寻其与不同中医证型间的联系，以丰富证候的微观指标内涵，揭示疾病证候分类的物质基础，探讨其在不同证候间的变化规律，从而使人们对中医证候的病理生理有较直观而清晰的认识。微观辨证丰富了传统中医的辨证模式，它针对的是人体内在微观征象的改变，是中西医结合诊断的重要方法，也有助于中医现代化。

微观辨证可以补充传统宏观辨证的疾病信息，进一步细化临床诊断，并期望进一步更有效地指导临床治疗。微观辨证的依据是现代影像学和实验室检查所见，因而更有利于深入阐明证候的内在微观机制，探讨其发生发展的物质基础，同时为传统辨证提供潜在的客观量化指标，提高证候分类的客观性和科学性。将微观

指标纳入中医辨证，探寻各种证候的微观指标，实现宏观辨证和微观辨证相结合，不仅可以促进中西医结合医学诊断的客观化、规范化，完善辨证内容，提高诊断水平；更可以揭示脏腑、气血的本质，探讨中医证候的生物学基础，并促进中西医结合医学的不断发展。

微观辨证不能脱离宏观辨证而独立存在，二者应有机结合，互相补充，互相参照，在宏观辨证原则下发展微观辨证，在微观基础上丰富宏观辨证。

意义 与疾病诊断相结合的辨证是中西医结合医学诊断的重要方法，是指导中西医结合医学治疗学的重要理论基础。宏观辨证和微观辨证相结合还可促进辨证诊断标准化和规范化，以及促进临床疗效评价的客观化。

（高思华　吕爱平）

zhōngxīyī jiéhé zhěnduàn

中西医结合诊断（diagnosis of integrated Chinese and western medicine）

综合运用中医辨证、西医诊断的理论和方法，诊察病情、判断疾病、辨别证候的诊断方法。中西医结合诊断可发挥中、西医诊断的优势，为治则治法的确定和遣方用药提供依据。

简史 自西医学传入中国以来，中西医学的诊断学便在不断碰撞融合。20世纪70年代，学者提出了中西医结合诊断疾病的思路，即西医病名诊断加中医证候（证型）诊断，中西医结合诊断开始在临床运用。到了20世纪90年代，中医病名诊断与中医辨证的诊断模式、西医病名+中医辨病（中医病名）和辨证的诊病模式、西医病名+中医辨证的诊病模式逐步形成，同时也带来了中医病名不统一，辨证分型标准不统一的

问题。到 21 世纪初，证候诊断出现了宏观到微观，定性到定量的研究思路，将现代医学知识及研究方法运用到中医证候本质及证候诊断的研究中，促进了中医证候与西医诊断结合研究的发展。

基本内容　中西医结合诊断是以西医的疾病为诊断框架，在西医诊病的基础上辅以中医辨证，即在西医疾病概念的普遍性规律的前提下，参考中医辨证分型的动态性、阶段性与个体化特征。其目的是指导临床的中西医结合治疗，从而达到优势互补。现在临床上大多是按此中西医结合诊断思路指导临床。随着研究的深入，在疾病诊断的前提下，加以中医的诊法与辨证为基本框架，结合现代医学与科学的方法、技术、指标，在中医宏观辨证的基础上，融入现代医学与科学的微观诊断指标，将西医学的诊断检验纳入中医学证候诊断体系内，使中医证候诊断在发挥自己优势的前提下，进一步融入现代医学的指标体系。中西医结合医学诊断方法已在临床广泛使用，国家中医药管理局发布的《中医病证诊断疗效标准》即是这一方面的体现。未来的研究将集中在疾病诊断指标与中医证候分类指标之间的相互关系，以及这种关系在诊断学中的指导意义。

意义　中西医结合医学诊断是指导中西医结合临床的基本前提，也是中西医结合医学理论的重要组成部分。

（王　伟　吕爱平）

zhōngxīyī jiéhé bìngshǐ cǎijí

中西医结合病史采集（medical history collection of integrated Chinese and western medicine）

通过问诊的方式获得可以全面系统、真实可靠反映疾病动态变化及患者个体特征信息的方法。

基本内容　采集内容包括西医诊断所需的内容，一般情况、主诉、现病史、既往史、个人生活史、家族史等。询问时应根据就诊对象的具体情况，有重点地进行询问，主要分为针对住院患者的全面系统的问诊和针对门急诊的重点问诊。同时，开展中医问诊，具体问诊内容为："一问寒热二问汗，三问头身四问便，五问饮食六问胸，七聋八渴俱当辨，九问旧病十问因，再兼服药参机变，妇人尤必问经期，迟速闭崩皆可见，再添片语告儿科，天花麻疹全占验"。中医问诊中也包含许多重要的非症状信息，如地域、饮食、劳逸、情志、发病季节、加重因素等。中医某些症状表述模糊，不统一，且问诊受主观因素影响大，症状定义规范化及症状计量诊断方面的工作，促进了问诊客观化的进程。

意义　病史采集是医生诊治患者的第一步，详尽而完整的病史对诊断具有极其重要的意义，也是体格检查和各种辅助检查安排的重要依据，是医患沟通、建立良好医患关系的最重要时机，对诊断和治疗疾病有重要价值。

（王　伟）

zhōngxīyī jiéhé tǐgé jiǎnchá

中西医结合体格检查（physical examination of integrated Chinese and western medicine）

医生用自己的感官或传统的辅助器具（听诊器、叩诊锤、血压计等）对受检对象进行系统的观察和检查，获得受检对象的正常和异常信息的方法。简称体检。

基本内容　中医体格检查包括望诊、闻诊、切诊。闻诊包括听和嗅。西医包括视诊、触诊、叩诊、听诊和嗅诊。体格检查要按一定顺序进行，避免重复和遗漏，避免反复翻动患者。通常首先进行生命体征和一般检查，然后按头、颈、胸、腹、脊柱、四肢和神经系统的顺序进行检查，必要时进行生殖器、肛门和直肠检查。体格检查应当全面、有序、有重点、规范和正确。望诊中的望舌，切诊中的脉诊和腹诊是体格检查的重点，辨证的重要依据。

意义　通过体格检查，再结合病史即可完成中医证型诊断，同时也为进一步明确西医疾病诊断提供了非常有用的信息。体格检查的过程既是基本技能的训练过程，也是临床经验的积累过程，是与患者交流、沟通、建立良好医患关系的过程。

（王　伟）

zhōngxīyī jiéhé fǔzhù jiǎnchá

中西医结合辅助检查（assistant examination of integrated Chinese and western medicine）

通过疾病诊断设备（包括西医诊断设备及中医脉象、舌诊设备），获得受检对象生理活动、病理变化相关信息的方法。

基本内容　辅助检查项目包括心电图、肺功能、各种内镜、X线片、CT、磁共振成像等项目。临床应当依据具体情况，合理选择辅助检查手段，不可滥用或过度依赖辅助检查。相关方法和设备发展迅猛，如正电子发射计算机断层显像（positron emission tomography-computed tomography，PET-CT）、4D 超声。结合现代辅助检查，将西医学的辅助检查指标纳入中医证候诊断体系内，是中西医结合诊断的一个发展方向。中医脉象设备和舌诊设备等也在不断发展。望舌已由单纯的肉眼望诊，拓展为从舌苔蛋白质组学，舌苔微生物组学等新视角探索疾病与舌诊的关系，并发展出多种基于计算机图像处理技术的采集与分析技术和设备。脉诊现代研究主要涉及压力脉图、超声脉图等数字化研究，这些都推动了体格检查的客观化进程。

意义　辅助检查是病情观察、诊断疾病、预后观察的主要手段和依据，检查结果也可以反映正常生理现象和病理改变。现代辅助检查手段与中医四诊相结合，能丰富诊断疑难病的方法，提高诊断水平，有助于辨证与辨病相结合。

（吕爱平　王　伟）

zhōngxīyī jiéhé zhìliáo

中西医结合治疗（therapeutics of integrated Chinese and western medicine）

在中西医结合诊断指导下，使用中医诊疗技术和方法，和西医诊疗技术和方法，以及两种方法相结合的治疗方式。

中西医结合治疗是中西医结合医学的重要组成部分，区别于单纯基于中医辨证的中医药治疗和单纯基于疾病诊断的西医治疗。它不是简单地将中医和西医治疗技术叠加在一起，而是在中西医结合诊断基础上的中医和西医治疗方法的科学结合、合理结合、优势互补。

中西医结合治疗疾病的核心是利用好中西医结合诊断理论和方法，处理好疾病与证候的关系。中医重视整体的辨证论治，注意调整全身功能状态，但对病因及病所的针对性不强；西医重视局部辨病论治，治疗针对病变局部和病因，针对性较强。中西医结合治疗就是要将辨病论治和辨证论治相结合，形成一套中西医结合的治疗方案，以此达到取长补短、提高临床疗效的目的。根据

临床具体情况，如患者、病种、诊疗条件、疗效分析等，按不同的思路，灵活采用中医辨证论治和/或西医辨病论治。临床常采用以下结合治疗方案。①若西医病因明确，中医辨证清楚，则中医辨证论治和西医病因治疗并举。②若中医辨证清楚，西医病因未明或无特殊疗效，则以中医辨证论治为主，兼西医对症治疗。③若病因病理明确，辨证不典型，则以病因治疗为主，兼用经验方或协定方。④若病情好转，病因未除，一时无证可辨，则继续进行病因治疗、康复治疗、经验方调理。⑤若有通过临床与实验研究确实有疗效的针对西医病证的专病专方，则直接辨西医之病。

由于疾病发展过程具有阶段性的特征，因此在具体治疗疾病时需抓住各阶段病证发展的主要矛盾或矛盾的主要方面，分析中西医具体方法在不同阶段治疗上的实际效果以及中、西医药配合疗效的优势，灵活运用中、西医具体方法，彼此有机结合，以期取得最佳治疗效果。

（陆付耳　王定坤）

zhōngxīyī jiéhé zhìliáoguān

中西医结合治疗观（therapeutic principle of integrated Chinese and western medicine）

在中西医结合诊断理论基础上形成的治疗疾病的理念和原则。

基本内容　中西医结合治疗观包括现在中医和西医的治疗观内容，但其运用的理论基础不是单纯中医理论或单纯西医理论，而是中西医结合医学。主要包括以下几个方面。

治未病　治未病源自中医治疗观，包括未病先防和早治防变。在中西医结合医学中，未病先防是指在健康未发现疾病时，采取

各种措施，做好预防工作，以防止疾病的发生。措施既包括中医传统的养生保健方法，如气功、太极拳、五禽戏、保健按摩、保健灸、食疗等，也包括西医的预防方法，如营养，疫苗等。早治防变，又称即病防变，是指针对已经发生的疾病，早期进行中西医结合治疗，截断病传，防止疾病的深入发展和并发症发生，防止合并其他疾病，以促进患者早日康复。

治病求本　在治疗疾病时，必须寻找出疾病的本质，并针对其本质进行治疗。治病求本是贯穿于中医治疗学、西医治疗学和中西医结合医学治疗学始终的重要观念。机体内在的病理变化，不管是西医疾病的病理，还是中医证候的病机，总会表现出一定的症状、体征。但病理和病机变化的本质，有显而易见者，有幽隐难明者，有真假疑似者，有症见于彼而病在乎此者，有内在微观病理改变而症状体征暂缺如者，因此，临床就必须借助望闻问切及现代检测手段，仔细收集资料，并根据中西医结合医学理论，准确辨析。只有抓住并解决病变的根本机制，才能做到治病求本。

知常达变　常与变反映了矛盾的普遍性与特殊性、共性与个性的关系。临床上，各种疾病和证候演变过程，其表现和机制是错综复杂的，有时又掺杂着多种特殊变因。面对错综复杂的疾病过程，在抓住疾病共性的同时，还要做到"药贵全宜，法当应变"。即在知常的同时，还要考虑不同患者和疾病的具体特点，如患者年龄、性别、体质、证候的差异，所处的空间与时间环境的区别，以及不同个体可能存在和主病相关的其他病变与并发症等，

而灵活权变。中医基本治则中的治标与治本、三因制宜等，在中西医结合医学中，也都体现着知常达变的精神。

因势利导 顺应疾病和证候发生发展过程中邪正斗争的势态，及时地导邪外出，保存正气的一种治疗原则。中西医结合医学因势利导需综合考虑各种因素，顺应病程、病位、病势特点，以及阴阳消长、脏腑气血运行的规律，把握最佳时机，采取最适宜的方式加以治疗，以最小的治疗成本达到最佳的疗效。此外，因势利导尚需考虑人体气机升降、脏腑苦欲喜恶、经气运行、天时阴阳消长、天时五行变化、月相盈亏变化、地理差异以及患者体质情欲之势，充分调动和利用机体"阴阳自和"的抗病、祛病、愈病的机制和能力，推动其自主进行自我调节，使阴阳、气血由失衡态转化为正常态。

以平为期 所谓疾病就是人体在邪正斗争作用下阴阳出现失衡状态，医生的治疗就是调整阴阳的偏盛偏衰和病理过程中致病和抗病的强弱，通过扶强抑弱、补虚泻实、温寒清热和相应的西医治疗方法来调理气血、疏通经络、和调脏腑，以及去除病因和纠正病理等西医方法，以期达到新的平衡。中西医结合治疗疾病的手段也同样需要调理阴阳，保持平衡的正负反馈，通过促进"阴阳自和"的自我调节机制，以达到"阴平阳秘"。

整体调治 临床治疗要有整体的观点、联系的观点，正确处理好局部与整体的关系，不能只见树木，不见森林，头痛医头，脚痛医脚。中医认为，天地万物是以气为一元而不可分割不断变化的自然整体，以天地阴阳之气

的运转为整体，人与天地是一个统一的整体，人体是一个以脏腑为中心，经络气血相联系的形神合一的统一体，它主要表现为形体与神气、脏腑之间，脏腑与组织器官之间相互联系，相互影响。西医的社会生物医学模式也十分强调人与自然的关系，也重视系统观点。因此，中西医结合在临床上也必须利用上述整体调治为治疗服务。

三因制宜 疾病不是孤立存在的，它要受到人的体质禀赋、性情习惯、地域环境、时令气候等多种因素的制约影响。所谓"三因制宜"，即是要充分考虑到人、时、地三方面因素的作用和影响，从而做到因人、因时、因地制宜。中医讲"天人相应"，强调治病"必先岁气，毋伐天和"。西医强调环境，体质。人的体质有厚薄，禀赋有强弱，年龄有长幼，性别有男女，所以疾病的相同是相对的，不同是绝对的，故治疗用药当区别对待。

病治异同 包括同病异治、异病同治。中西医结合医学诊治模式是疾病诊断治疗和辨证论治的结合。同病异治，是指相同的疾病诊断，但不一样的中医证候分类，因此中医治疗不一样；异病同治，是指不同的疾病诊断，但一样的中医证候分类，因此中医治疗可以一样。从辨病的角度来看，是属于不同的病，但从辨证的角度来看，则属于同一性质的证候，是为异病同证；从辨证的角度来看，是属于不同性质的证候，但从辨病的角度来看，则属于相同的疾病，这是同病异证。因此，临床治疗不能被疾病诊断所惑，需要结合中医辨证，合理使用中西医结合治疗方法。

对抗性治疗 西医主要利用

对抗的办法针对外在因素侵袭人体、内在因素或活性因子产生过多造成的组织器官功能损坏（或紊乱）的一类疾病的治疗。西医对抗性治疗决策具有明显的规范化、逻辑化和程序化的特征。在疾病诊断明确的情况下，一般采用对因、对症、对病理环节进行治疗，从而促进患者康复。中医的寒者热之和热者寒之也是常用的治疗观。

对病因治疗 针对引起疾病的致病因素，包括西医疾病的致病因素和中医引发证候的病因要素，进行针对性的治疗，或消除致病因素，阻止或延缓致病因素对机体的危害；或根据致病因素的致病特点进行针锋相对、有预见性的治疗。

对症治疗 利用中西医结合治疗方法，重点在于减轻或消除不良症状对身体和心理的创伤和苦楚的治疗。症状是疾病过程中机体内的一系列功能、代谢和形态结构异常变化所引起的患者主观上的异常感觉或某些客观病态改变。症状的表现有多种形式，有的只有主观才能感觉到；有些不仅能主观感觉到，客观检查也能发现；也有主观无异常感觉，通过客观检查才发现。还包括了一些异常变化引起的现象，需要用客观检查（体格检查）方法检出的体征。一般说的症状是广义症状，包含症状和体征两个方面，指疾病引起患者的主观不适、异常感觉、功能变化或明显的病态改变。

对发病环节治疗 对发病环节中的特殊病理特征进行治疗。有些疾病，病因或症状表现比较明了，但针对病因和对症治疗没有合适的治疗手段，需要针对发病环节进行治疗，以从根本上抑

制疾病的进展。如甲状腺功能亢进症，临床上 80% 由弥漫性毒性甲状腺肿（Graves 病）引起，而 Graves 病是甲状腺的自身免疫性疾病，治疗手段十分有限。针对甲状腺疾病表现出来的高代谢症状进行对症治疗也不能根本解决问题。甲亢由于甲状腺激素过高引起，临床上针对这一因素进行抗甲状腺治疗，包括使用抗甲状腺药物和碘剂抑制甲状腺合成、放射性 ^{131}I 破坏甲状腺细胞或手术切除甲状腺，才能从根本上改善甲亢症状。

　　支持性治疗　与对抗性治疗相对，对由于某些因素缺乏引起的发病或疾病治疗过程中出现的其他症状或者副作用或心理的认识和承受不足而进行的治疗。与对抗性治疗采取的拮抗方式相反，它采取的是一种补充、替代的激动方式帮助机体恢复健康状态。支持性治疗实质上也可分为对因治疗、对症治疗、对发病环节的治疗。如恶性肿瘤患者，经过放化疗及手术治疗后，患者整体功能低下、免疫力下降、电解质紊乱等，通过对症支持疗法保护肝肾功能、补液以纠正电解质紊乱、用升白药促进白细胞的成熟释放或使用一些保健用品促进功能的恢复，改善一些因治疗引起的不良反应。同时，要给予患者心理支持，深入了解患者的人格特征、心理状态、家庭与社会环境，对患者表示积极的关注，给予足够的尊重和温暖，缓解患者对疾病的紧张和恐惧。对于疾病晚期的患者，要给予合理的营养支持，促进食欲、改善饮食、逆转恶病质，维持患者的基础代谢和生理活动需求，改善生活质量。

　　意义　中西医结合医学治疗观高度概括了疾病诊断和辨证思

想指导下中、西医治疗观的有机结合，为中西医结合医学治疗疾病提供了重要的指导原则。

（陆付耳　王定坤）

zhōngxī liáofǎ liányòng

中西疗法联用（combinatory treatment of TCM and western medicine）

在疾病诊断和证候分类理论指导下，综合中医和西医两种疗法的优势，联合使用的治疗方法。联用也被称合用、配伍。

　　中医治疗方法包括药物疗法和非药物疗法，中药药物治疗具有药物形式多样、剂型各异、给药途径多样化的特点。其中常用的药物剂型有丸、散、膏、汤、酒、丹，此外尚有胶囊剂、灸剂、熨剂、灌肠剂、气雾剂等，临床应用也较为广泛。非药物治疗包括针灸、推拿、按摩、刮痧、拔罐、导引等。西医治疗方法根据治疗手段的不同分为物理疗法、药物疗法、手术疗法、免疫疗法、心理疗法、饮食疗法、自然疗法、作业疗法、血液净化疗法、介入疗法等。在中西医结合医学理论指导下，联合使用上述中西医疗法，以达到更有效、更安全和更经济的临床效果。主要联用方式包括：①按照中西医各自理论把中药与西药分别放于不同处方中，施用于同一患者同一疾患的模式，临床应用最普遍。②根据患者在发病过程中不同阶段，按照中西医结合医学理论使用中药和西药的模式。

　　在临床中，根据患者的病情需要选择一种或多种适合的中西医疗法联合使用，可增强疗效，缩短疗程。同时，中西医结合疗法联用对于某些难治性疾病多了一种处理手段。对于术后或肿瘤放化疗后的患者，配合中医疗法可以减少并发症，促进康复。

　　中西药联用并非中西药临床上的简单叠加使用，而是在中西医结合医学理论指导，发挥联用的协同作用。同时，中西药联用应该重视中西药联用禁忌，详细了解西药及中药药理作用，充分利用中西药相互作用研究成果，合理有效进行中西药联用。不确定中西药是否有具体的相互作用时，一般情况中西药服用时间间隔建议为 1~3h，防止中西药物在胃里发生理化反应等，确保用药安全有效。对于西医西药毒副作用比较大的，中西医疗法联用可以减少毒副反应，具有减毒、增效的作用。

（陆付耳　王定坤）

zhōngxīyào xiānghù zuòyòng

中西药相互作用（drug interaction between Chinese herbal medicines and western drugs）

患者同时或在一定时间内由先后服用中药和西药所产生的复合效应。可使药效加强或副作用减轻，也可使药效减弱或出现不应有的毒副作用。可发生在药物的吸收之前、体内转运过程中，亦可发生在体内生物转化及排泄过程中，或体外配伍变化等方面。可概括为药代动力学及药效学两方面。

　　药代动力学　中药与西药能使彼此在体内吸收、分布、代谢、排泄的过程发生改变，影响药物在体内的浓度从而使药效发生一定改变。包括以下几个方面的影响。①对吸收影响：包括影响胃肠道的酸碱度、影响胃肠蠕动和胃排空时间、形成螯合物或复合物。②对分布影响：如中药硼砂可使氨基糖苷类抗生素排泄减少、脑组织血药浓度升高。枳实与庆大霉素合用，理气中药枳实可松弛胆道括约肌，使胆道内压力下降进而升高胆道内庆大霉素浓度。

③对代谢影响：中西药在肝脏代谢，可抑制或增强肝微粒体酶的含量和活性，对体内许多物质的代谢、作用时间和作用强度产生影响。肝药酶诱导剂可以使微粒体细胞色素 P450 酶蛋白合成增多及酶破坏速率降低，加速药物代谢，如甘草便是肝药酶诱导剂。肝药酶抑制剂可使某些药物代谢延缓、血中浓度升高、半衰期延长、疗效提高。④对肾脏排泄影响：药物及代谢产物主要经肾脏排泄，排泄方式包括肾小球滤过、肾小管对滤过液中药物重吸收及肾小管细胞对药物的主动排泄。许多中药或制剂能酸化或碱化肾小管内尿液，影响西药的解离，使重吸收增加或减少，可致排泄较慢或较快。如酸性中药五味子可酸化尿液，增加酸性西药如阿司匹林的重吸收。

药效学　中西药物相互作用发生于药物作用部位，可以改变效应器官对相同浓度药物的敏感性，表现在同一受体部位或相同的生理系统上作用的相加、增强或拮抗。主要包括相同受体上的中西药相互作用，即同一受体上受体激动剂和受体阻断剂之间的拮抗作用。

（吕爱平　卞兆祥）

zhōngxīyào xiétóng zuòyòng

中西药协同作用 （synergism of TCM and western drugs）　联合使用中药与西药，使药效增强的现象。包括相加作用和增强作用，相加作用指两药合用时的作用等于单用时作用之和，增强作用指合用时作用大于单用时作用之和。中药成分复杂，与西药之间存在复杂的相互作用，通过影响吸收、理化反应、药效学及药代学等相互作用，产生有益的治疗作用或有害的不良反应。中西

药协同作用主要体现在增强药效、延长药效时间及减轻毒副反应等多个方面。

（陆付耳　陈刚）

jiǎndú

减毒 （reducing toxicity；attenuation effect）　中西药联用时，在保持或者提高治疗作用的同时，使毒、副作用减弱的现象。中西药联用达到减毒效果，主要有以下几个方面。

抗感染性疾病用药　链霉素既可抗革兰阴性菌，又用于结核病治疗，但其对第八对脑神经有毒性，中药甘草中甘草酸可使其毒副作用减低或消除。使用利福平与异烟肼，可延缓结核杆菌的耐药性，但肝脏毒性明显增加，如果加用护肝中药柴胡、栀子、龙胆草、赤芍、垂盆草等，可明显减轻肝脏损害。

抗寄生虫用药　锑剂可用于血吸虫的治疗，但毒性反应较多，与中药半夏、甘草合用，可预防不良反应。同时五味子亦可防治锑剂造成的肝、肾功能损害。

神经系统及精神疾病用药　临床证明，中西药物合用治疗癫痫，不仅提高疗效，尚可减少不良反应。如中药地龙与小剂量抗癫痫药物合用，可避免久服西药引起的齿龈增生。抗精神分裂症用药氯丙嗪，如大剂量久服可引起肝功能损害、阻塞性黄疸等，若联用中药珍珠粉，可拮抗氯丙嗪所造成的肝损害，改善患者肝功能，扩大氯丙嗪适应范围。

心血管系统用药　老年慢性心房颤动患者，由于心肌及肝、肾等脏器均有一定损害，常规剂量的奎尼丁往往无法耐受，甚至发生致命的不良反应，而与中药配伍后，可抑制异位起搏点，对控制心衰以及预防血栓、感染的

发生均有益处。抗凝中药（如白术、丹参、莪术、红花、金钱草、肉桂、三七、茵陈等）及抗血小板积聚中药（如白菊、生姜、银杏、人参、益母草、姜黄等）能减少西药华法林、阿司匹林的用量，从而减轻消化道出血等副作用。

呼吸系统用药　祛痰药与中药联用可减少不良反应。如玉屏风散可双向调节免疫功能，联用糖皮质激素能增强支气管哮喘患者的疗效，减轻糖皮质激素的副作用。逍遥散有保肝作用，与西药抗结核药联用，能减轻西药对肝脏的损害。

消化系统用药　胃或十二指肠溃疡患者，服用抗酸药氢氧化铝胶时易引起便秘，而氧化镁则易引起腹泻，合用黄芪建中汤可促进溃疡愈合，减少便秘或腹泻发生。甘草及其制剂可降低呋喃妥因对胃肠道的刺激。甘草、白芍、冰片与促胃液素受体拮抗剂谷丙胺联用，治疗胃和十二指肠溃疡，有利于局部调节或全面调整，增强制酸作用，促进溃疡愈合。

泌尿系统用药　肾病综合征糖皮质激素疗法中，会引起水钠潴留、高血压、精神异常、溃疡病活动、糖耐量下降、低血钾、并发感染、股骨头坏死等副作用，当糖皮质激素与中药联用，其副作用可减弱，如泼尼松与滋阴药生地、知母等联用，副作用明显减轻。甘草与呋喃唑酮合用治疗肾盂肾炎，既可以防止其胃肠道反应，又可保留呋喃唑酮的杀菌作用。

内分泌系统及代谢性疾病用药　甲状腺功能亢进患者用硫脲类药，如丙基硫氧嘧啶及甲巯咪唑等，最严重的不良反应为粒细胞缺乏症，联用中药参芪枣汤能

预防白细胞减少。中药尚能减轻硫脲类药物的过敏反应。

耳鼻喉、皮肤及其他病用药 脓疱型银屑病顽固难治易复发，若将中药雷公藤与转移因子联用，可获得较满意疗效。神经性耳聋治疗效果不理想，报道中若中药磁石、铁剂与维生素 B_1、维生素 C 联用，治疗爆震性耳聋、突发性及原因不明耳聋疗效突出。过敏性鼻炎，泼尼松与复方辛夷注射液联用治疗过敏性鼻炎，可产生抗过敏、抗菌消炎协同作用，亦可减弱激素副作用。

抗肿瘤药物 肿瘤主要治疗手段包括化疗。化疗药物在杀灭肿瘤细胞同时，也损伤机体正常的细胞及组织。其毒性反应包括消化道反应、造血系统反应、口腔黏膜反应、泌尿系统反应、脱发与皮肤炎症等。化疗药物与中药联合应用治疗肿瘤，能降低或减少化疗药物的不良反应，提高患者抵抗力，改善症状，延长生存期，如人参、黄芪、女贞子等中药单药，小柴胡汤、人参汤、贞芪扶正胶囊、固元颗粒、复方斑蝥胶囊、健脾益肾颗粒及复方阿胶浆等中药复方在减轻化疗毒副作用尤其是骨髓抑制方面均获得了临床实验研究的证实。恶性肿瘤患者本身，尤其在化疗期间处在免疫抑制状态，扶正中药具有增强细胞免疫功能的作用。应用抗癌解毒中药如白花蛇舌草、灵芝、人参等有利于患者正气恢复、增强肝脏解毒功能，对化疗有减毒作用。甘草可减轻抗癌药喜树碱引起的腹泻和白细胞下降。

（陆付耳　陈　刚）

zēngxiào
增效（enhancing efficacy; synergistic effect） 中西药联用使治疗效应增强的现象。

临床运用 包括提高治疗效果、减少药物剂量、扩大应用范围、延长作用时间。

提高治疗效果 中药与西药合理联用后，可以通过相同或相类似甚至完全不同的作用机制呈现出协同增效作用。如中药黄连、黄柏与四环素等联合应用治疗痢疾，疗效增强。青蒿素单独应用治疗疟疾，速效低毒，但易反复，与磷酸伯氨喹联用则可相互增效。

减少药物剂量 西药大多成分单一，针对性强；中药大多成分复杂，能宏观调节（多功能、多环节、多层次调节）。两者合理结合后，有时很显著地呈现协同作用，使疗效提高。如中药黄连、黄芩、黄柏等具有较强的抗菌作用，与抗生素联用增强疗效。镇静安眠药有嗜睡副反应，联用苓桂术甘汤可降低治疗剂量，并减轻嗜睡副反应。

扩大应用范围 部分西药因肝损害而被限制应用范围，联用护肝中药可预防毒副作用，从而扩大西药应用范围。抗菌药物治疗失败原因可能是机体防御机制缺乏，当与灵芝等补虚强壮的中药联用，可增强机体自身的免疫抗菌机制，起到协同增效作用。

延长作用时间 西药针对性强，药效时间短，中药往往针对性较差，药效时间长，配合使用可起到取长补短的作用。

注意事项 当中西药含相同成分，使疗效加强的同时，极易产生中毒反应。应该加强随访观察，及早发现，及时减量或停药。

（陆付耳　陈　刚）

zhōngxīyào liányòng jìnjì
中西药联用禁忌（contraindication between TCM and western drugs） 中西药联用可能会产生难溶性物质，影响吸收和疗效，或者形成有毒化合物；也可能产生酸碱中和，降低疗效。此类作用是临床工作中应该尽量避免的中西药联用禁忌。

机制 包括以下两个方面。

理化性质导致的配伍禁忌 包括产生难溶性物质，影响吸收和疗效；形成有毒化合物；酸碱中和，降低疗效。如四环素类抗生素因其含有酰胺基和酚羟基，能与钙离子形成难溶的络合物难以被人体吸收。含黄酮的中成药（如黄芩、槐米、芫花、陈皮等）若与含铝、钙、镁等金属离子合用，会形成金属螯合物，从而性质改变，疗效降低。酸性中药如山楂与碱性西药如碳酸氢钠同用，疗效降低。

药理作用导致的配伍禁忌 包括引起生理效应的拮抗作用，降低疗效；增强酶促作用，降低药效。如乙醇是肝酶诱导剂，若含乙醇的中药制剂与西药胰岛素、苯巴比妥等联用，加快西药在体内的代谢，降低疗效；增加不良反应等。

常见配伍禁忌 ①含糖苷中药（如柴胡、山楂）体内代谢产生槲皮素，与钙、铁、镁等金属离子联用会形成螯合物；含氰苷中药（如杏仁、桃仁）在酸性条件下生成氢氰酸，有一定呼吸抑制作用，不宜与镇静催眠、中枢止咳药联用。②含有机酸的中药可酸化尿液，使大环内酯类、磺胺类药物肾脏排泄率降低，增加磺胺类肾毒性、大环内酯类药物肝毒性；碱性中成药会使氨基糖苷类抗生素半衰期延长，耳毒性增强。③含生物碱中药，如黄连，与酶制剂、碘化物、重金属等联用可以产生沉淀，使药效降低。④活血制剂，如丹参，与止血药联用作用抵消。⑤含硫化砷中药，如雄黄，其所含硫化砷可被硝酸盐、硫酸盐氧化而产生剧毒。⑥含钙中药制剂与喹诺酮类、四环素类分子中酚羟基等合用形成螯合物，降低疗效；钙能增强强心苷类的心脏毒性作用。⑦乙醇能抑制中枢、扩张血管、诱导肝药酶等，含乙醇中药制剂与头孢类抗生素合用发生双硫仑反应。⑧甘草与多元环碱性较强的生物碱，如奎宁、麻黄碱配伍，产生沉淀从而较少被吸收。

（陆付耳 陈 刚）

zhōngyào xīyòng

中药西用 （application of TCM drugs in the theory of western medicine）

在使用中药时不依据中药的性味归经理论和中医辨证论治体系，凭借中药或中药复方中所含某些化学成分的药理作用来使用中药的理论。即用西医理论指导中药应用。如治疗细菌或病毒感染用清热解毒药，治疗肿瘤用攻毒破血的药物，退热用柴胡注射液等。

中药西用之所以出现，主要有以下两个方面的原因：一是由于中医临床科研中将中药的功效与西医诊断直接对应起来，如抗病毒口服液、清开灵注射液、乙肝宁颗粒、参芪降糖胶囊、冠脉宁片、头痛灵片、肾炎消肿片、宫瘤清、利胆化瘀片等；二是中医人员参照单味中药的现代药理研究推而广之，如用黄连素治疗腹泻，五味子提取物联苯双酯降低转氨酶，葛根素及丹参酮治疗心脑血管病，青蒿素治疗疟疾等，上述中药提取物的功效常常扩大到中药饮片及其复方的作用。

中药西化过程有三种形式，即中药研究西化、中药自身西化、中药理论西化。药物研究西化是在研究新的药物时，运用了西药的现代研究程序、方法、手段和模式。如川芎有效成分川芎嗪的提取与分离及其药效学、药代学研究等。药物自身西化是将研究中药的结果应用于西医，这类药物往往来自中药却作为西药使用。例如，中药延胡索中提取的左旋延胡索乙素（罗痛定），镇痛效果好，而且镇痛作用机制与脑内阿片受体无关，无成瘾性。中药理论西化是运用现代药理学研究的中药研究结果指导应用中药，如中药大黄属苦寒攻下代表药，中医传统上将其运用在阳明腑实证，而现代药理研究表明大黄主要含大黄酸、大黄酚、大黄素等蒽醌衍生物，除有泄下作用外，还有抗病原微生物、抗肿瘤、降血黏度、降血脂、降胆固醇、止血等多种药理作用，因而临床上被广泛用于消化不良、便秘、急性胃肠感染、出血、血小板减少、烧伤、皮肤病、肿瘤、老年病等多种疾病。

中药西用具有广泛的实用性：一是促进中药普及，让西医医生同样会使用中药；二是弥补中西医病因、病机、病理、治病原则之缺憾，提升中西医结合的优势；三是改变配方理论基础，提高疗效。其亮点在于可以激发西医使用中药的兴趣，可帮助他们使用中药。

中药西用虽然具有方便临床使用的优点，但尚存在争议。包括中药西用的疗效常常不理想；中药西用有时会延误病情，甚至产生药物毒性反应等。另有学者认为，中药西用对发展中医药事业不利，可能导致中医药理论逐步异化和退化。在未来发展趋势方面，中药西用的研究方向应该是充分运用西医科学的实验方法，明确中药的成分以及药理、毒理作用，包括单剂和复方，通过对中药作用机制的明确逐步形成一套指导中药现代应用的中西医结合理论，再通过中西医结合理论，指导中药西用的实践。这不是将中医与西医简单地进行排列组合，而是真正形成一套科学体系。一方面，应当鼓励西医将新药研究拓展到中药领域，另一方面，医生应在中医理论指导下辨证用药的同时，参考中药的现代药理研究成果进行药物选择，正确处理中医辨证论治和中药现代研究之间的主次关系。

（陆付耳 黄召谊）

xīyào zhōngyòng

西药中用 （application of western drugs in the theory of TCM）

运用中医理论归纳西药的中医属性，包括四气五味、归经、升降浮沉、功能与主治及禁忌，并在中医辨证体系指导下应用西药的理论。又称为 西药中药化。

西药中用最早起源于清代中末期，随着资本主义国家寻找市场而进入中国的同时，西方传教士带来了一些当时欧洲较为先进的科学文化知识，其中就包括了一部分医药知识，在中华民族兼容并蓄、开拓创新的精神影响下，中国人对西方传入的科学文化知识并不排斥，清代中医学家张锡纯在其《医学衷中参西录》中提出"采西人之所长，以补吾人之所短"的观点，他总结了西药阿司匹林的中药学特性，称阿司匹林"性凉而能散，善退外感之热"，用于外感热证，开创了西药中用的先河。20世纪末期，西药中用的研究逐渐引起重视，有学者提出在中医辨证指导下应用西药的研究思路和方法，并取得了一些成果。如抗生素类药物一般性多寒凉，味多苦，多具清热解毒之功，适用于实热证细菌感染者，如果对虚寒证细菌感染的患者使用，疗效不佳，且易致菌群失调及二重感染；洋地黄类药物性大热，属大毒之品，有强大鼓舞心气的功效；糖皮质激素具有升散的作用；阿托品类药物性多温燥，多有燥湿敛汗、解痉止痛作用，适用于因寒凉导致的内脏痉挛性疼痛、腹泻稀水样便、盗汗等；维生素 B 族多具健脾养胃作用，适用于脾胃虚弱病证；助消化药有调理气机之功，对中焦气机逆乱所致的病证有较好作用；解热镇痛药有发表之功，适用于表证；利尿药有利水渗湿之功，适用于水湿内停之证。

对西药的性味功效进行临床观察，归纳整理，使西药也能用中医理论阐释药理并整体、辨证地应用，同样可以减少毒副作用，扩大治疗面，标本并重，提高治愈率。西药虽然多为合成药物，但其中大多数常用药也已开发良久，疗效稳定，临床资料翔实，具备了用中药理论进行性味功效辨识归纳的现成素材，为西药中用研究打下了良好的基础。西药在中医方剂学特有的"君、臣、佐、使"组成原则指导下配伍应用，发挥综合作用，将有利于提高其效果和降低毒副作用。西药组合应用成为临床实践的基本方式，提高了疗效，又减轻了副作用，可视为西药方剂配伍的雏形，如果西药组合应用能充分利用中药方剂理论，将进一步发挥中西药联用的优势。

西药中用研究主要基于文献数据分析。首先搜集各类文献数据库及学术著作来源的关于西药性味功效的信息数据，然后将具体的西药与相关联的中药进行对应、关联等数据分析，进而归纳

出有关西药的性味功效及主治病证，逐步搭建起揭示中西药相互关系的数据平台，赋予西药以中药的性味特点，找出具有典型性、普遍性的规律所在，指导临床应用。也可动员各科中医师，用中医的眼光和方法对临床接触到的常用西药进行性味、功效、归经、升降浮沉、禁忌等方面的细致观察研究，按照先单味后复方的顺序，挖掘、整理、归纳出各科常用西药的中药性能。有些学者在文献评价和实地观察的同时，引入现代数学的算法，利用其强大的数据分析、处理、加工能力，通过对样本数据的分析，挖掘证候指标与药物变量之间的相关关系，推敲出相关西药剂量，并对药方进行优化和验证，开发出相应的西药复方或中西药复方治疗方法。

西药中用不但保留了西药原有的精确性，更增加了对人体作用的准确性，从而避免或减少了不良反应，有利于疾病防治。西药中用标志着西药也具备中药的基本内容，明确了西药的中药特性，就能明确其与机体相对应的中医证型，使中医证型进一步得以用现代科学的指标和术语表达，从而使中西医结合医学更加充满生命力。

（陆付耳　黄召谊）

zhēncì mázuì

针刺麻醉（acupuncture anesthesia）　利用针刺镇痛原理用针刺代替药物麻醉进行外科手术中麻醉的方法。简称针麻。运用针刺麻醉时，要根据手术部位、手术病种等，按照循经取穴、辨证取穴和局部取穴原则进行针刺。针刺麻醉是继承和发展中医学所取得的一项新成就。

发展简史　针灸治疗疼痛可

追溯到砭石时期，"帛书"中已有灸法镇痛的记载，《黄帝内经》中涉及疼痛的篇章有十余篇。痛证是针灸治疗的典型病证。针刺麻醉是在针刺镇痛的基础上发展而来的，始于 1958 年。针刺麻醉自 20 世纪 50 年代起应用于临床以来，几乎各种类型的手术均采用过针刺麻醉。1971 年，新华社首次向全世界宣布了中国的这一伟大成就。这一消息的发布，不仅推动了国内的针刺麻醉研究和应用热潮。1972 年，美国总统尼克松访华期间，亦为神奇的针刺麻醉倾倒，促使美国很快形成了"针灸热"，并因此传播到全世界。然而由于针刺麻醉本身存在镇痛不全、肌松不良和内脏牵拉反应抑制不足等问题，针麻逐渐从高峰走向了低谷。2011 年，韩济生院士提出"针刺辅助麻醉（acupuncture-assisted anesthesia，AAA）"的概念，代替针刺麻醉成为主流，并形成了"术前诱导－术中麻醉－术后镇痛"的全新模式。针刺麻醉研究成果被世界卫生组织确认为中国医学科学研究 5 项重大成果之一。

选穴　选穴主要考虑经脉循行和脏腑相关性与手术部位的关系，结合局部与远端取穴，适当配合耳针的使用。如胸部手术常选取内关和郄门两穴为主进行针刺麻醉，腹部手术通常选取足三里、三阴交和阳陵泉进行针刺麻醉，头颈部手术选取合谷和扶突两穴为主，牙科手术选取合谷为主，妇科手术选取太冲和三阴交为主。

针刺类型　分为侵入性方式和非侵入性方式。

侵入性方式　一般包括针灸针穿透皮肤的传统运针手法、电针术及皮内针植入、合并药物借

助穿刺针向穴位注入。传统运针手法较为消耗体力，刺激强度难以固定而在临床运用中受到限制。电针术以一定的频率对穴位进行电刺激，有操作方便、便于标准化等诸多优点，不同频率的电针因为刺激强度的不同会产生不同的镇痛效应。

非侵入性方式　包括指压法、经皮穴位电刺激法等。

临床应用　①用于术前准备。针麻进行术前准备可减少患者术前焦虑，诱导内源性阿片类物质的释放。以针麻行术前准备虽不能提供手术中和手术后的镇痛，却可以使患者明显放松而处于睡眠状态，达到镇静效果，以电针刺激经典穴位可以产生深度的镇静作用。②术中针刺辅助麻醉。减少术中挥发性麻醉剂和阿片类药物的需求量是针麻在临床上的重要成果，因为这可以减少麻醉剂的毒性作用及术后患者的恢复时间。③术后疼痛治疗及恶心、呕吐的防治。针麻用于术后镇痛效果确切，不但可以减少阿片类药物的用量、减轻副作用，并且对术后恶心、呕吐也有防治作用，从而有利于患者的术后恢复。

作用机制　主要是通过针刺穴位，经神经和体液调节，达到痛觉阈值的改变，调节机体某个特定的控制机制而抑制痛觉信息向大脑的传递，使得大脑对痛觉信息的反应发生迟钝，而起到麻醉作用。具体主要包括以下几个方面：①针刺直接刺激肌肉中的Ⅰ型和Ⅱ型传入神经纤维，神经冲动经此类纤维传至脊索的前外侧束，刺激脊髓释放脑啡肽和强啡肽，在突触前间隙阻滞疼痛神经冲动的传递，从而阻滞了疼痛信号在脊髓丘脑束的向上传导。②针刺通过激动导水管周围灰质

细胞和脊核，兴奋中脑结构，它们依次传递下行信号通过背外侧束，促进脊髓内去甲肾上腺素和5-羟色胺的释放，这些神经递质通过抑制脊髓丘脑束中的信号传导在突触前和突触后间隙，从而抑制疼痛刺激。③在垂体-下丘脑系统中针刺信号促使腺垂体释放β-脑啡肽及促肾上腺皮质激素进入血液。此外，针刺主要穴位获得镇痛效应可能与激动下行抗伤害神经，减轻与疼痛相关的边缘系统的活动有关。

优势及不足　针刺麻醉与单纯的药物麻醉相比，其优势主要集中在：辅助镇痛，减少麻醉药用量，降低手术应激反应，患者苏醒迅速，使机体保持动态平衡，自我稳定，促进肾上腺皮质功能，有利于提高手术过程中脑部的供血与供氧，减少脑部功能的损伤，有利于对脑的保护作用。但针刺麻醉本身存在镇痛不全、肌松不良和内脏牵拉反应抑制不足等问题，它不能完全代替药物麻醉，而且其疗效有着较大的个体差异性。此外，对于针刺麻醉穴位的选取，电针频率的设定，以及疗效评判标本方面也存在许多亟待解决的问题，需继续潜心研究，让其在现代麻醉中有更大的作为。

（陆付耳　黄冬梅）

zhōngxīyī jiéhé zhènggǔ
中西医结合正骨（bone setting of integrated Chinese and western medicine）　借用西医解剖学知识和现代检查技术，运用中医正骨手法，使移位的骨折端正确的复位，并治疗软组织损伤的治疗技术。中西医结合正骨是能够较好体现中西医结合诊断和治疗优势的领域之一。

运用原则　充分利用西医解剖学知识，借助现代检查技术，

开展中医正骨手法，以达到以下作用：①使痉挛的肌肉得到充分的缓解，促进局部组织的新陈代谢反应，使炎症消除；②使突出的髓核组织发生形变、位移，从而减轻或解除髓核对神经根的压迫；③纠正小关节的错位，使得神经根管的容积扩大，松解小关节的粘连；④改善局部的血液循环，使血液、淋巴回流增加，从而促进炎症、水肿的吸收。

注意事项　①明确西医诊断。复位之前，医者应根据病史、受伤机制和X线检查结果作出明确诊断，同时分析骨折发生移位的机制，选择有效的整复手法。②密切注意全身情况变化。一般来讲，为患者使用正骨手法治疗的前提是要求患者的健康状况属于良好。对多发性骨折、严重骨盆骨折发生出血性休克以及脑外伤重症等，均应暂缓整复，而采用临时固定。③掌握复位标准。在治疗骨折时，良好的复位是第一要素。对每一处骨折，都应争取达到解剖对位。若某些骨折不能达到解剖对位，也应根据患者年龄、职业及骨折部位不同，达到功能对位。不能达到功能复位者，应采用手术复位。④抓住整复时机。只要全身情况允许，整复时间越早越好。骨折后半小时内，局部疼痛，肿胀较轻，肌肉尚未发生痉挛，最易复位。伤后4~6小时内局部瘀血尚未凝结，复位也较易。一般成人伤后7~10天内均可考虑手法复位，但时间越久复位难度越大。⑤在正骨手法治疗有效后，患者应加强功能性锻炼，功能性锻炼是巩固治疗疗效及防治复发的有效措施。当正骨手法无法解决问题时，应考虑为患者选择其他更有利的治疗方法，比如手术。

传统脊柱正骨手法有很多种，如扳法、推法、压法、牵法、旋转法等，近代医家根据脊柱解剖学、生物力学、运动力学，在原来手法基础上研究总结出很多新的正骨手法，极大地丰富了其内容，提高了临床治疗效果、减少了并发症的发生。有学者利用模式识别技术，将传统中医正骨手法与虚拟现实技术、电子技术、计算机技术、模式识别以及信号处理等现代化技术有机结合起来，将抽象的正骨操作过程转换为可视化、数量化的信号，并对信号进行分类识别，制定更加科学、准确的手法衡量标准，为骨伤科临床治疗中手法的选择提供参考，提高医疗过程中的治愈率。也有学者根据经典的正骨手法和现有的医学技术，研制出正骨辅助医疗机器人来辅助医生进行正骨治疗，减少了正骨手术所需的时间，也减轻了患者的痛苦。

总之，中西医结合正骨是在中医伤科特色疗法的基础上，辨析骨关节生理解剖特点、创伤后的具体伤情，并结合手法原理及生物力学关系，从而为具体患者进行手法整复治疗。

(陆付耳　黄冬梅)

zhōngxīyī jiéhé línchuáng

中西医结合临床 （clinical intergrated Chinese and western medicine）

运用中西医结合医学研究疾病的病因、诊断、治疗和预后，促进人体健康的医疗实践。中西医结合临床研究为临床疾病治疗提供给了较好的临床疗效证据，为临床医疗带来新的亮点和希望，创造了一些既优于中医也优于西医的治疗效果。

中西医结合临床是将传统的中医药知识和方法与现代医学知识和方法结合起来，并用中西医诊疗技术，应用中西药的配伍，力求取长补短、优势互补，提高临床疗效，并在此基础上阐明其疗效作用机制，达到传承、创新、发展中西医结合的根本目的，即最大程度地提高临床治疗效果，保障人民身体健康。

(吕爱平　程仕萍)

chuánrǎnbìng

传染病 （infectious disease）

由病原微生物（病毒、衣原体、支原体、立克次体、细菌、真菌、螺旋体等）及寄生虫感染人体所致的具有传染性的疾病。古医籍中对这类疾病称疫、疠、瘟疫、疾疫、温疫、异气、病气等。

中医特征　此类疾病多属于外因引起的外感病类。风、寒、暑、湿、燥、火为外感病的病因，统称外邪。《黄帝内经》中就有寒邪致疫、六淫致疫、疠气致疫、时行之气致疫等记载。东汉·张仲景《伤寒杂病论》强调寒邪。金元时期，刘河间创立"六气皆从火化"的学说。如果从传染病学的病因病机来看，清·吴鞠通《温病条辨》已比较完整地提出了中医的认识，即传染病的发生是由气候环境因素、人体内在因素和戾气、时行之气共同作用的结果。中医学认为传染病的发生、发展过程，是由于外邪侵犯人体，由体表入里，或由口鼻入内自上而下，由浅表深入内脏的病变过程，同样有相应"分期"和针对各分期的治疗方法。中医对传染病的诊断是抓住作为致病物质的"邪"（包括多种细菌与病毒）进入人体之后，引发患者各种反应特点而作为辨证依据的。

治疗特点　治疗上采取开门除贼、直接清除毒邪、扶正等多种方法，通过辛凉清解、清热解毒、芳香化湿等治法达到治疗目的。具体来说，用辛凉清解法以使毒热之邪从汗出而解；用清热解毒法直接清除毒邪；用利尿法使湿热毒邪从尿排出；用宣肺化痰法以利毒邪排出；用芳香化湿法以祛湿邪，湿邪不与热邪结合，使热邪孤立，便于清除；用理气开郁法解除郁结之邪；用通下法排除肠中燥屎，或釜底抽薪，泻热存阴；用消导法消除胃肠食滞，使停滞之食不与湿热结合，便于清除湿热；用活血化瘀法散瘀通络，以利气血运行；用补气养阴生津法以扶正，增强机体抗病能力。中医不仅重视"邪气"在发病中的作用，更重视从正、邪关系的演变转化来认识、治疗传染病，注重权衡感邪轻重、正气盛衰的情况，辨证用药。因此，中医药治疗传染病并非只针对病原体，而是通过整体治疗，既注重祛邪，也注重调护患者的正气，并使邪有出路。

中药的抗炎药理研究表明，有些中药在其抗炎基础上还有提高血清溶菌酶的作用。中药抗炎分子机制研究发现，中药抑制核因子活性，影响细胞因子等的表达，进而阻断炎症的关键过程。一些体外或动物实验证明一些中药对敏感菌有抑杀作用的同时对耐药菌也有作用。

(李秀惠　许文君)

bìngdú gǎnrǎnxìng chuánrǎnbìng

病毒感染性传染病 （virus infectious diseases）

由能在人体寄生繁殖，并致病的病毒感染引起的传染性疾病。

疾病范围　包括传染性非典型肺炎、获得性免疫缺陷综合征、病毒性肝炎、流行性出血热、流行性乙型脑炎、手足口病、流行性感冒等。对中医学而言，主要对应的病证有瘟疫、黄疸、疫斑、时行感冒、时气等。

中医特征　见传染病。

治疗特点　见传染病。

（李秀惠　许文君）

yánzhòng jíxìng hūxī zōnghézhēng

严重急性呼吸综合征（severe acute respiratory syndrome, SARS）

感染冠状病毒引起的以发热、头痛、肌肉酸痛、乏力、干咳少痰、呼吸窘迫等为主要表现的急性呼吸系统传染性疾病。俗称传染性非典型肺炎。该病为呼吸道传染性疾病，主要传播方式为近距离飞沫传播或接触患者呼吸道分泌物。属于中医学肺毒疫、瘟疫、热病范畴。

病因病机　病因属疫毒之邪，由口鼻而入，以发热为首发症状，伴极度乏力、干咳、呼吸困难。起病急，病情重，传变快，主要病位在肺，亦可累及其他脏腑。基本病机为邪毒壅肺、湿痰瘀阻、肺气郁闭、气阴亏虚。

证候诊断　分早期、进展期和恢复期。

早期　一般为病初的 1~7 天。起病急，以发热为首发症状，体温一般>38℃，半数以上的患者伴有头痛、关节肌肉酸痛、乏力等症状，部分患者可有干咳、胸痛、腹泻等症状，但少有上呼吸道卡他症状，肺部体征多不明显，部分患者可闻及少许湿啰音。胸片肺部阴影早在发病第 2 天即可出现，平均在 4 天时出现，95% 以上的患者在病程 7 天内出现阳性改变。该期以发热、乏力、干咳为主要临床表现。

进展期　多发生在病程的 8~14 天，个别患者可更长。此期，发热及感染中毒症状持续存在，肺部病变进行性加重，表现为胸闷气促、呼吸困难，尤其在活动后明显。胸片检查肺部阴影发展迅速，且常为多叶病变。少数患者（10%~15%）出现急性呼吸窘迫综合征而危及生命。该期以呼吸困难，高热为特征。

恢复期　进展期过后，体温逐渐下降，临床症状缓解，肺部病变开始吸收，多数患者经 2 周左右的恢复，可达到出院标准，肺部阴影的吸收则需要较长的时间。该期多见气短、乏力、咳嗽、胸闷、动则尤甚，或见心悸、胁痛、骨痛、腰膝酸软、肢体沉重等症状。

辨证主要有 5 型。①疫毒犯肺证：多见于早期。临床表现为初起发热，或有恶寒，头痛，身痛，肢困，干咳，少痰，或有咽痛，乏力，气短，口干，舌苔白或黄或腻，脉滑数。②疫毒壅肺证：多见于早期、进展期。临床表现为高热，汗出热不解，咳嗽，少痰，胸闷，气促，腹泻，恶心呕吐，或脘腹胀满，或便秘，或便溏不爽，口干不欲饮，气短，乏力，甚则烦躁不安，舌红或绛苔黄腻，脉滑数。③肺闭喘憋证：多见于进展期及重症 SARS。临床表现为高热不退或开始减退，呼吸困难，憋气胸闷，喘息气促，或有干咳、少痰、痰中带血，气短，疲乏无力、口唇紫暗，舌红或暗红，苔黄腻，脉滑。④内闭外脱证：见于重症 SARS。临床表现为呼吸窘迫，憋气喘促，呼多吸少，语声低微，躁扰不安，甚则神昏，汗出肢冷，口唇紫暗，舌暗红苔黄腻，脉沉细欲绝。⑤气阴亏虚，痰瘀阻络证：多见于恢复期。临床表现为胸闷气短，神疲乏力，动则气喘，或见咳嗽，自觉发热或低热，自汗，焦虑不安，失眠，纳呆，口干咽燥。舌红少津，舌苔黄或腻，脉象多见沉细无力。

治疗方法　包括以下几种治疗方法。

西医治疗　包括一般对症治疗、氧疗、应用糖皮质激素、防治细菌感染、抗病毒等。其中应用糖皮质激素应有以下指征之一：①有严重中毒症状，高热持续 3 天不退；②48h 内肺部阴影面积扩大超过 50%；③有急性肺损伤（ALI）或出现急性呼吸窘迫综合征（ARDS）。

辨证论治　病程、热势、呼吸困难程度、胸片变化、气阴损伤情况等为辨证要点。治疗原则：早治疗、重祛邪、早扶正、防传变。①疫毒犯肺证：治以清肺解毒、化湿透邪，常用中药有银花、连翘、黄芩、柴胡、青蒿、白蔻（打）、杏仁（炒）、生薏苡仁、沙参、芦根等。加减方法为无汗加薄荷；热甚加生石膏、知母；苔腻甚者加藿香、佩兰；泻者加黄连、炮姜；恶心呕吐者加制半夏、竹茹。②疫毒壅肺证：治以清热解毒、宣肺化湿，常用中药有生石膏（先煎）、知母、炙麻黄、银花、炒杏仁、生薏苡仁、浙贝母、太子参、生甘草等。加减方法为烦躁、舌绛口干有热入心营之势者，加生地、赤芍、丹皮；气短、乏力、口干重者去太子参，加西洋参；恶心呕吐者加制半夏；便秘者加全瓜蒌、生大黄；脘腹胀满、便溏不爽者加焦槟榔、木香。③肺闭喘憋证：治以清热泻肺、祛瘀化浊、佐以扶正，常用中药有葶苈子、桑白皮、黄芩、郁金、全瓜蒌、蚕沙（包）、萆薢、丹参、败酱草、西洋参等。加减方法为气短疲乏喘重者加山萸肉；脘腹胀满、纳差加厚朴、麦芽；口唇紫绀加三七、益母草。④内闭外脱证：治以益气敛阴、回阳固脱、化浊开闭，常用中药有红参（另煎兑服）、炮附子、山萸肉、麦冬、郁金、三七等。加减方法为神昏者上方送服安宫牛黄丸；冷汗淋漓加煅龙牡；肢冷者加桂枝、干姜；喉间痰鸣者加用猴枣散。⑤气阴亏虚，痰瘀阻络证：治以益气养阴、化痰通络，常用中药有党参、沙参、麦冬、生地、赤芍、紫菀、浙贝、麦芽等。加减方法为气短气喘较重、舌暗者加三七、五味子、山萸肉；自觉发热或心中烦热、舌暗者加青蒿、山栀、丹皮；大便偏溏者加茯苓、白术；焦虑不安者加醋柴胡、香附；失眠者加炒枣仁、远志；肝功能损伤、转氨酶升高者加茵陈、五味子；骨质损伤者加龟板、鳖甲。

中成药治疗 应当辨证使用中成药，可与中药汤剂配合应用。①退热类：适用于早期、进展期发热，可选用瓜霜退热灵胶囊、紫雪颗粒、新雪颗粒、小柴胡片（或颗粒）、柴银口服液等。②清热解毒类：适用于早期、进展期的疫毒犯肺证、疫毒壅肺证、肺闭喘憋证。注射剂可选用清开灵注射液、鱼腥草注射液、双黄连粉针剂、复方苦参注射液等；口服剂可选用清开灵口服液（或胶囊）、清热解毒口服液（或颗粒）、双黄连口服液、金莲清热颗粒、苦甘颗粒、葛根芩连微丸、梅花点舌丹、紫金锭等。③活血化瘀、祛湿化痰类：适用于进展期和重症 SARS 的肺闭喘憋证。注射剂可选用丹参注射液、香丹注射液、川芎嗪注射液、灯盏细辛注射液等，口服剂可选用血府逐瘀口服液（或颗粒）、复方丹参滴丸、藿香正气口服液（或胶囊）、猴枣散等。④扶正类：适用于各期有正气亏虚者。注射剂可选用生脉注射液、参麦注射液、参附注射液、黄芪注射液等。口服剂可选用生脉饮、百令胶囊、金水宝胶囊、宁心宝胶囊、六味地黄丸、补中益气丸等。

现代研究 2003 年 SARS 大流行之后，研究人员为防控 SARS 冠状病毒（SARS-CoV）的传播，研制了多种不同形式的候选疫苗，这些疫苗多是利用 SARS-CoV 表面的一种或多种结构蛋白制备。SARS-CoV 病毒样颗粒是具有较好的应用前景的一种候选疫苗。2012 年夏天，在中东地区发现的类似 SARS-CoV 的病毒可能不仅仅感染人类。有报道在云南蝙蝠体内检测出了新型 SARS-CoV，全基因组序列测定与抗原性分析表明该病毒具备感染人的能力，推断其很可能是 SARS 病毒的祖先或亲属，为理清 SARS 来源提供了重要数据。

（李秀惠　胡建华）

huòdéxìng miǎnyì quēxiàn zōnghézhēng

获得性免疫缺陷综合征 (acquired immunodeficiency syndrome, AIDS)

由感染人类免疫缺陷病毒（HIV）导致的以非特异性发热、乏力、咳嗽、盗汗、皮疹、慢性腹泻、进行性消瘦、多发性持续性全身淋巴结肿大、肝脾肿大等为主要表现的严重传染性疾病。俗称艾滋病。该病是由于 HIV 的反转录病毒感染人体后，破坏免疫系统，使人体逐渐成为许多伺机性疾病的攻击目标，促成多种临床症状，统称为症候群，而非单纯的一种疾病。属于中医学中的疫病、瘟疫、伏气温病、虚劳等范畴。

病因病机 中医普遍认为艾滋病的发病外因为"邪侵"，内因为"正虚"，为虚实夹杂之证，病位涉及肝、脾、肾等脏器。五脏气血阴阳俱虚，一方面，卫外功能不固，易受外邪之侵，而外邪又有风寒暑湿燥火之不同；另一方面，五脏功能受损，则易产生痰饮水湿，气滞血瘀，化风化火等病机变化。

证候诊断 分急性期、无症状期和艾滋病期。

急性期 患者近期内有流行病学史和临床表现，结合实验室 HIV 抗体由阴性转为阳性即可诊断，或仅实验室检查 HIV 抗体由阴性转为阳性也可诊断。80%左右 HIV 感染者感染后 6 周初筛试验可检出抗体，几乎 100%感染者12 周后可检出抗体，只有极少数患者在感染后 3 个月内或 6 个月后检出。

无症状期 有流行病学史，结合 HIV 抗体阳性即可诊断，或仅实验室检查 HIV 抗体阳性也可诊断。

艾滋病期 原因不明的持续不规则发热 38℃以上，超过 1 个月；慢性腹泻次数多于 3 次/日，超过 1 个月；6 个月之内体重下降10%以上；反复发作的口腔白念珠菌感染；反复发作的单纯疱疹病毒感染或带状疱疹病毒感染，肺孢子菌肺炎（PCP）；反复发生的细菌性肺炎，活动性结核或非结核分枝杆菌病或深部真菌感染；中枢神经系统占位性病变；中青年人出现痴呆；活动性巨细胞病毒感染；弓形虫脑病；青霉菌感染；反复发生的败血症；皮肤黏膜或内脏的卡波西肉瘤、淋巴瘤。

常见证型有九型。①气血两虚证：体质虚弱，畏风寒，易感冒，声低气怯，时有自汗。舌质淡，脉虚弱或细弱。②脾气虚弱证：精神萎靡，乏力，面色萎黄，大便时溏，脘腹胀满。舌质淡，苔薄白，脉细无力。③肝郁气滞证：平素性格内向，情感脆弱、易抑郁，得知自己感染 HIV 后，更是焦虑恐惧，胸胁胀闷，失眠多梦，不能控制自己的情绪，甚至产生轻生的念头；妇女可有月经不调，乳房少腹结块，查体可较早出现淋巴结肿大。舌苔薄白，脉弦。④气虚夹湿证：面色萎黄，乏力，形体肥胖，胸脘痞闷，肠鸣泄泻。舌淡苔白腻，脉虚缓。⑤阴虚内热证：午后潮热或夜间发热，五心烦热，午后颧红，失眠盗汗，口干咽燥，大便干结，尿少色黄。舌质干红或有裂纹，无苔或少苔，脉细数；或伴有口腔溃疡反复发作，疼痛，伴头昏、腰酸乏力等。⑥气虚血瘀证：乏力气短，躯干或四肢有固定痛处或肿块，甚至肌肤甲错，面色萎黄或暗黑；口干不欲饮，午后或夜间发热，或自感身体某局部发热，或热势时高时低，遇劳而复发或加重，自汗，易感冒，食少便溏，或脱发。舌暗红，或有瘀点瘀斑，脉涩。⑦气阴两虚证：低热，乏力，气短，自汗或盗汗，干咳，咽干，五心发热，失眠多梦，皮肤瘙痒，脱发。舌红，少苔，脉细弱。⑧脾肾阳虚证：面色白，畏寒肢冷，腰膝酸软，腹中冷痛，腹胀，久泻久痢，甚或五更泄泻，下利清谷，小便不利，面浮肢肿，或见小便频数，余沥不尽。舌质淡胖有齿痕，苔白滑，脉沉细弱。⑨热毒内蕴证：壮热，或伴寒战，皮肤红疹或斑块或疱疹，或口疮，或有脓疱，或躯干四肢有固定痛处或肿块，伴红肿热痛，或痰涕稠黄，口苦口臭。舌质红或绛，苔黄腻，脉滑数。

治疗方法 仍缺乏根治药物。现阶段的治疗目标是：最大限度降低病毒载量；获得免疫功能重建和维持免疫功能；提高生活质量；降低与 HIV 相关疾病的发病率和死亡率。该病的治疗强调综合治疗，尤其中西医结合往往能控制病情恶化，并有效减轻临床症状，提高生活质量。

西医治疗 包括一般治疗、抗病毒治疗、恢复或改善免疫功能的治疗及机会性感染和恶性肿瘤的治疗。其中抗病毒治疗是艾滋病治疗的关键。随着采用高效抗逆转录病毒联合疗法的应用，大大提高了抗 HIV 的疗效，显著改善了患者的生活质量和预后。

辨证论治 ①气血两虚证：治以气血双补，方用归脾汤加减。②脾气虚弱证：治以健脾益气，方用四君子汤加减。③肝郁气滞证：治以疏肝理气，方用加味柴胡疏肝散加减。④气虚夹湿证：治以益气健脾、渗湿止泻，方用参苓白术散加减。⑤阴虚内热证：治以养阴清热，方用六味地黄丸加减。⑥气虚血瘀证：治以益气活血，方用补中益气汤合血府逐瘀汤加减。⑦气阴两虚证：治以益气养阴，方用生脉散和百合固金汤加减。⑧脾肾阳虚证：治以温补脾肾，方用真武汤加减。⑨热毒内蕴证：治以清热解毒，方用升降散加减。

中成药治疗 应结合辨证使用中成药。①气血两虚证：可用人参归脾丸。②脾气虚弱证：可用归脾丸。③肝郁气滞证：可用加味逍遥丸。④气虚夹湿证：可用参苓白术散丸。⑤阴虚内热证：可用六味地黄丸。⑥气虚血瘀证：可用补中益气丸、血府逐瘀汤胶囊。⑦气阴两虚证：可用养阴清肺丸。⑧脾肾阳虚证：可用金匮肾气丸。

现代研究 阐明艾滋病的基本病机为外邪致病，元气虚损，其演变规律是气虚→气阴两虚→阳虚的变化过程。AIDS 患者感染途径不同，证候分布有差异：有偿供血者以脾气虚弱、脾肾阳虚证为主；性传播者以肝肾阴虚、肝郁气滞证为主；静脉吸毒者以气阴两虚、湿热蕴结证为主；采供血者以肝胃不和、脾虚湿盛证为主。建立了中医药治疗艾滋病临床疗效评价的指标体系，为中医药治疗艾滋病疗效的判定提供了统一的标准和应用工具。

（李秀惠 胡建华）

bìngdúxìng gānyán

病毒性肝炎（viral hepatitis）

多种嗜肝细胞病毒引起的，以肝脏损害为主的一组传染病。是法定乙类传染病，具有传染性较强、传播途径复杂、流行面广、发病率高等特点。

疾病范围 按病原学分类有甲型肝炎、乙型肝炎、丙型肝炎、丁型肝炎和戊型肝炎。甲型肝炎和戊型肝炎主要经粪－口途径传播，乙型肝炎、丙型肝炎、丁型肝炎主要经血液、体液等肠外途径传播，部分乙型、丙型和丁型肝炎患者可演变成慢性，并可发展为肝硬化和原发性肝细胞癌。病毒性肝炎临床分型又可分为急性病毒性肝炎、慢性病毒性肝炎、重症肝炎。急性病毒性肝炎分为急性黄疸型病毒性肝炎、急性无黄疸型病毒性肝炎。对中医学而言，古代文献中虽无病毒性肝炎之称，但根据其病因病机、病理及临床特征，该系统疾病主要对应于肝胆疾病，主要对应的病证包括黄疸、胁痛、积聚、臌胀等。

中医特征 病毒性肝炎主要涉及中医学的脾、胃、肝、胆、肾等脏腑。致病因子是湿、热、疫、毒。外感湿热疫毒，当人体正气不足无力抗邪时，常因外感、情志、饮食等因素诱发该病，湿热蕴结于中焦，脾胃运化失常，湿热困伤脾胃，累及肝胆，迫使胆液不循常道，随血泛溢，外溢肌肤，上注眼目，下注膀胱，使身目小便俱黄。疫毒较重者，热毒炽盛，伤及营血，内陷心包，发为急黄。是以脾肾阳（气）亏虚、肝肾阴虚为本，湿热毒邪、肝郁血瘀为标的本虚标实证。

治疗特点 预防为主，对甲型和戊型肝炎以切断粪−口传播途径为主，对乙型和丁型肝炎以接种乙型肝炎疫苗为主，丙型肝炎则以控制肠道外传播为主，做到早发现、早诊断、早隔离、早报告、早治疗。治疗目标为恢复或改善肝的生理功能以及生化、病毒或组织学等客观指标，改善证候，阻断肝病的传变和演变，从而提高生活质量和延长存活时间。病毒性肝炎西医治疗包括对因治疗和对症治疗两方面。对因治疗主要指慢性病毒性肝炎的抗病毒治疗，如治疗慢性乙型肝炎的干扰素、拉米夫定、阿德福韦酯、替比夫定、恩替卡韦、替诺福韦酯等，治疗慢性丙型肝炎的干扰素＋利巴韦林。对症治疗包括保肝降酶等，如进展到肝硬化失代偿期阶段，对症治疗包括降血氨、降低门脉压、利尿、补充白蛋白等。

急性肝炎黄疸型：湿热蕴蒸证治疗原则是清热利湿，寒湿困脾证治疗原则是健脾和胃；急性肝炎无黄疸型：湿浊中阻治疗原则是芳香化湿，肝郁气滞证治疗原则是疏肝理气；慢性肝炎：湿热中阻证治法是清热利湿，肝郁脾虚证治法是疏肝健脾，肝肾阴虚证治法是滋补肝肾，瘀血阻络证治法是活血化瘀，脾肾阳虚证治法是温补脾肾；淤胆型肝炎治法是清热利湿、凉血活血、疏肝利胆。

现代研究 中西医结合治疗治疗病毒性肝炎标准化工作、疗效评价取得明显的进展，1991年12月制定了《病毒性肝炎中医辨证标准》，为辨证施治提供了标准规范；2000年制定的《病毒性肝炎防治方案》，对病毒性肝炎的预防、诊断标准、临床分型、治疗原则提供了依据；随着对乙型和丙型病毒性肝炎基础和临床研究的进一步深入，2004年和2005年相继出台了《丙型肝炎防治指南》和《慢性乙型肝炎防治指南》，对病毒性肝炎抗病毒治疗起到了推动作用；2010年对慢性乙型肝炎防治指南进行了更新，2012年1月制定了《慢性乙型肝炎中医诊疗专家共识》，进一步规范了中医药治疗慢性乙型肝炎的诊疗方案。随着丙肝直接抗病毒药物 NS3/4A 蛋白酶抑制剂的上市，国外有关慢性丙型肝炎治疗指南也进行了相应更新，而且不断有直接抗病毒药物新药临床研究结果公布，为临床治疗丙型肝炎提供了更有效、更安全的手段。

（李秀惠 丁剑波）

jíxìng bìngdúxìng gānyán

急性病毒性肝炎 （acute viral hepatitis） 特异的嗜肝细胞病毒引起的，以肝脏急性损害为主要病变的传染性疾病。多为自限性疾病，多有流行病学史，属于中医学的黄疸、胁痛等范畴。

病因病机 该病是由于外感湿热毒邪，蕴结中焦，脾胃运化失常，湿热熏蒸肝胆，以致肝失疏泄，胆汁外溢；或湿阻中焦，脾失健运，胃失和降。该病病位在脾胃、肝胆。

证候诊断 临床表现为乏力、食欲不振、恶心、肝区疼痛、发热、黄疸等，急性病毒性肝炎病理表现为弥漫性肝细胞肿大、水样变性及气球样变，同时健存肝细胞呈现再生，肝内无明显纤维化。可分为急性黄疸型病毒性肝炎与急性无黄疸型病毒性肝炎。

急性黄疸型病毒性肝炎①湿热蕴蒸证：身目俱黄，色泽鲜明，口干、口苦，恶心，纳呆，脘腹痞满，乏力，大便干，小便黄赤，苔黄腻，脉弦滑数。②寒湿困脾证：身目发黄，色泽晦暗，恶心厌油，呕吐不止，纳呆腹满、头身困重，倦怠乏力，大便溏薄，舌体胖，舌质淡，苔白滑，脉沉缓无力。

急性无黄疸型病毒性肝炎①湿浊中阻证：脘闷不饥，肢体困重，怠惰嗜卧，口中黏腻，大便溏泻，舌苔腻，脉濡缓。②肝郁气滞证：胁肋胀满，偏于右胁，胸部满闷，精神抑郁，善太息，恶心纳呆，厌食油腻，咽中如有物梗阻，经行乳房胀痛，或月经不调，痛经，舌苔薄白，脉弦。

治疗方法 急性病毒性肝炎一般为自限性，以一般治疗及对症支持治疗为主，平时注意充足休息和合理营养，避免饮酒、使用肝毒性药物及其他对肝脏不利的因素，多采用中西医综合治疗，药物不宜太多。急性丙型肝炎容易转为慢性，故需早期应用抗病毒治疗降低转为慢性肝炎的概率，其余病毒性肝炎一般不采用抗病毒治疗。

西医治疗 ①抗氧化剂，外源性谷胱甘肽及前体药物 S-腺苷蛋氨酸，有助于改善肝细胞的抗氧化能力，如还原性谷胱甘肽、注射用丁二磺酸腺苷蛋氨酸；②磷脂酰胆碱，如多系磷脂酰胆碱可稳定肝细胞膜；③抗病毒药物，急性丙型肝炎确诊后应争取早期抗病毒治疗，可应用干扰素联合利巴韦林。

辨证论治 分为以下两种类型进行辨证论治。

急性黄疸型病毒性肝炎 ①湿热蕴蒸证：治以清热利湿，方选龙胆泻肝汤加减，常用中药有龙胆草、黄芩、栀子、泽泻、木通、车前子、当归、生地、柴胡、茵陈等。②寒湿困脾证：治以醒脾除湿，方选三仁汤加减，常用中药有藿香、黄芩、杏仁、橘红、生薏苡仁、白蔻仁、荷叶、苏梗、苏叶等。

急性无黄疸型病毒性肝炎 ①湿浊中阻证：治以祛湿运脾，方选香砂六君子汤，常用中药有柴胡、白芍、党参、茯苓、炒白术、陈皮、半夏、焦三仙等。②肝郁气滞证：治以疏肝理气，方选柴胡疏肝散加减，常用中药有柴胡、制香附、枳壳、郁金、白术、茯苓、白芍、炙甘草等。

中成药治疗 包括口服中成药和静脉中药注射液。①垂盆草冲剂：清利湿热，对降低谷丙转氨酶有显著疗效，对肝炎患者的口苦、纳差、小便黄等湿热症状有减轻或消除的效果。②苦黄注射液：清热利湿、疏肝退黄，用于湿热内蕴，胆汁外溢，黄疸，胁痛，乏力，纳差等症。③茵栀黄注射液：清热解毒、利湿退黄，用于肝胆湿热，面目俱黄，胸胁胀痛，恶心呕吐，小便黄赤。

中医辅助疗法 ①中药保留灌肠：通腑泻浊，凉血解毒，用于黄疸明显，消退缓慢，大便秘结不通者。②针灸治疗：根据病情需要，辨证取穴。③其他疗法：根据病情需要，可选用生物信息红外肝病治疗仪等进行治疗。

现代研究 药物研究表明大黄能促进肝细胞摄取及排泌功能，能保护肝细胞膜及细胞器的结构完整，减少其变性坏死，减少细胆管纤毛损伤。药理研究显示赤芍具有抑制血小板聚集，减少血栓素 A2 合成，利于胆汁排泄的作用。以茵陈蒿汤为基础增加数味凉血清热之中药的茵栀清肝汤，可抑制白细胞介素（IL）-19、IL-18 和 IL-6 等炎性细胞因子分泌，促进 IL-18 保护性细胞因子表达，可降低血清 C 反应蛋白、丙二醛含量，增强血清超氧化物歧化酶（SOD）的活性。

（李秀惠 丁剑波）

mànxìng bìngdúxìng gānyán

慢性病毒性肝炎（chronic viral hepatitis）

由不同肝炎病毒引起、病程超过半年、肝脏组织病理学呈现不同程度的肝细胞坏死炎症和纤维化的疾病。发病日期不明确的，可根据临床表现、实验室检查、影像学及病理检查综合分析作出相应诊断。该病属于中医学黄疸、胁痛等范畴。

病因病机 多因人体正气不足，感受湿热疫毒之邪，侵入血分，内伏于肝，影响脏腑功能，损伤气血，导致肝脏气血郁滞，病情的发生发展可与饮食不节、思虑劳欲过度有关。病程日久，缠绵难愈。病位主要在肝，多涉及脾、肾两脏及胆、胃、三焦等腑。病性属本虚标实，虚实夹杂。

证候诊断 ①湿热中阻证：胁胀，脘闷，恶心厌油，纳呆，身目发黄而色泽鲜明，尿黄，口黏口苦，肢体困重，倦怠乏力，舌苔黄腻，脉象弦数或弦滑数。主证为身目发黄，色泽鲜明，苔黄腻。次证为恶心，厌油，纳呆，胁胀脘闷，尿黄。②肝郁脾虚证：胁肋胀痛或窜痛，急躁易怒，胸闷太息，纳差或食后胃脘胀满，口淡乏味，便溏，舌质淡有齿痕，苔白，脉沉弦。主证为胁肋胀痛，腹胀便溏。次证为抑郁烦闷，身倦乏力，舌淡有齿痕。③肝肾阴虚证：腰酸腿软，胁肋隐痛，眼干涩，五心烦热或潮热，耳鸣、耳聋，头晕，口干咽燥，劳累加重，小便短赤，大便干结，舌体瘦，舌质红，少津，有裂纹，少苔，脉细数无力。主证为头晕目涩，腰膝酸软，舌红少津。次证为五心烦热，少寐多梦，胁肋隐痛，遇劳加重，脉沉细数。④瘀血阻络证：面色晦暗，胁痛如刺，肝脾肿大，质地较硬，肝掌，蜘蛛痣，舌质暗或有瘀斑瘀点，脉沉细涩。主证为面色晦暗或见赤缕红斑，肝脾肿大、质地较硬。次证为舌质暗或有瘀斑，肝掌、蜘蛛痣，两胁刺痛，女子行经腹痛、经水色暗有块。⑤脾肾阳虚证：畏寒喜暖，四肢不温，精神疲乏，食少便溏或五更泻，小便不利或余沥不尽或尿频失禁，下肢或全身浮肿，阴囊湿冷或阳痿，舌质淡胖，有齿痕，苔白或腻或滑，脉沉细或沉迟。主证为畏寒肢冷，神疲脉弱。次证为少腹腰膝冷痛，食少便溏晨泻，下肢浮肿，阴囊湿冷或阳痿。

治疗方法 接种乙型肝炎疫苗是预防乙型肝炎病毒感染最有效的方法，尚无有效的疫苗用来预防丙型肝炎，控制传播途径尤为重要。慢性病毒性肝炎治疗的主要目标是通过抑制肝炎病毒的复制，减轻肝细胞炎症坏死及肝纤维化，使肝的生理、生化、组织学得到改善，阻止疾病向肝硬化、肝癌进展，从而提高患者生活质量、延长生存期，其中抗病毒治疗是关键，只要有适应证且条件允许，就应进行规范的抗病毒治疗。

西医治疗 ①抗病毒治疗：慢性乙型肝炎抗病毒治疗的药物主要有干扰素 α 和核苷（酸）类

似物，干扰素 α 有普通干扰素 α（2a、2b 和 1b）和聚乙二醇干扰素 α（2a 和 2b），核苷（酸）类似物有拉米夫定、阿德福韦酯、替比夫定、恩替卡韦、替诺福韦酯；慢性丙型肝炎抗病毒药物主要为干扰素 α 联合利巴韦林。②免疫调节治疗：胸腺肽 α 可增强机体非特异性免疫功能从而发挥抗病毒作用。③一般药物治疗：保护肝细胞、稳定肝细胞膜、改善肝功能的药物，如还原性谷胱甘肽、多烯磷脂酰胆碱等药物。

辨证论治 ①湿热中阻证：治以清热利湿，方选龙胆泻肝汤合小柴胡汤加减。②肝郁脾虚证：治以疏肝健脾，方选逍遥散加减，常用中药有柴胡、当归、白芍、白术、茯苓、薄荷、甘草等。③肝肾阴虚证：治以滋补肝肾，方选一贯煎加减，常用中药有北沙参、麦冬、生地、枸杞子、玄参等。④瘀血阻络证：治以活血通络，方选膈下逐瘀汤加减，常用中药有当归、桃仁、红花、川芎、赤芍、丹参、鳖甲等。⑤脾肾阳虚证：治以温补脾肾，方选附子理中汤合金匮肾气丸加减，常用中药有党参、白术、制附子、桂枝、菟丝子、肉苁蓉、干姜、山药、牡丹皮等。

中成药治疗 主要包括清热利湿解毒类、疏肝解郁健脾类、滋补肝肾类、活血化瘀类。①双虎清肝颗粒：清热利湿、化痰宽中、理气活血，用于湿热内蕴证。②和络舒肝胶囊：疏肝理气、清化湿热、活血化瘀、滋养肝肾，用于慢性迁延性肝炎、慢性活动性肝炎及早期肝硬化。③舒肝止痛丸：舒肝理气、和胃止痛，用于肝胃不和，肝气郁结，胸胁胀满，呕吐酸水，脘腹疼痛。④复方鳖甲软肝片：软坚散结、化瘀

解毒、益气养血，用于瘀血阻络、气血亏虚兼热毒未尽证。

中医辅助疗法 根据病情选择中药穴位注射、中药穴位敷贴疗法、生物信息红外肝病治疗仪等、直流电药物离子导入治疗等治疗方法。

现代研究 包括证候研究与药物研究。

证候研究 T 淋巴细胞和免疫球蛋白的改变按肝郁脾虚→湿热中阻→瘀血阻络→肝肾阴虚→脾肾阳虚的顺序逐渐加重。谷丙转氨酶、谷草转氨酶、谷氨酰转肽酶正常的患者以肝郁脾虚证为主，重度升高者以肝胆湿热证为主。临床研究表明慢性病毒性肝炎病变早期以湿热中阻、肝郁脾虚为主证，随着肝脏病理损害加重，病变部位及主导证型渐由气分至血分，以血瘀血热为主证。血清可溶性细胞间黏附因子-1 的水平按肝郁脾虚→湿热中阻→肝肾阴虚→脾肾阳虚→瘀血阻络证型顺序递增。血清透明质酸、层黏蛋白、Ⅲ 型前胶原和 Ⅳ 型胶原水平以肝郁脾虚型升高幅度最小，湿热中阻型和瘀血阻络型升高最为明显。

药物研究 辨证运用柴芍六君汤联合拉米夫定对改善慢性乙型肝炎患者肝功能有良好的作用，并可提高拉米夫定抑制病毒复制的作用，减少病毒 YMDD 变异（YMDD 是位于乙肝病毒 DNA 聚合酶上的 4 个氨基酸的缩写，是拉米夫定的主要作用位点。如果某个位点发生突变，就称为 YMDD 变异）。临床研究表明肝苏颗粒具有较好的改善患者症状、降酶退黄、促进肝功能恢复的作用，对乙肝表面抗原（HBeAg）和乙肝病毒脱氧核糖核酸（HBV-DNA）有一定的转阴作用。苦参

素能够改善慢性乙型肝炎患者临床症状，具有抑制 HBV-DNA 复制及抗纤维化作用。

（李秀惠 丁剑波）

zhòngzhèng gānyán

重症肝炎（severe hepatitis）

以大量肝细胞坏死为主要病理特点的病毒性肝炎。病情危重、并发症多、预后差。分为急性肝衰竭、亚急性肝衰竭、慢加急性肝衰竭以及慢性肝衰竭。肝衰竭者其肝脏合成、解毒、排泄和生物转化等功能发生严重障碍或失代偿，出现凝血功能障碍、黄疸、肝性脑病、腹水等。在中国引起肝衰竭的主要病因是肝炎病毒（主要是乙型肝炎病毒），肝脏组织学可见广泛的肝细胞坏死。该病属于中医学的黄疸、急黄、瘟黄等范畴。

病因病机 外感湿热邪疫毒，侵犯肝胆，热毒炽盛，灼伤津液，故发热烦渴，身目呈深黄色，热入营血，逆传心包，迫血妄行，蒙蔽心窍，故见衄血便血，皮下紫斑，神昏谵语，疫毒壅遏三焦，气机不畅，气滞血瘀水停，则脘腹胀满，疼痛拒按，浊气上逆，则恶心呕吐。阳黄者若体质差，邪毒重，黄疸日渐加重，可出现热毒炽盛症状转为急黄。病因为毒、热、湿、瘀、虚，病位在肝胆、脾胃，可累及肾、心、脑、三焦。

证候诊断 ①毒热炽盛证：身目俱黄，黄疸鲜明，纳差，呕吐，尿黄，大便秘结，烦热口干，衄血，皮下紫斑，舌红绛，脉数。②热入心包证：神昏谵语或昏愦不语，身体灼热，四肢厥冷，汗多气短，舌色鲜绛，脉细数。③痰蚀内闭证：黄疸欠鲜明，神志昏蒙，时清时昧，纳呆，脘痞胀满，喉中痰鸣，舌苔厚腻，脉

濡滑。④瘀血发黄证：身目俱黄，色泽晦暗，胁下痞块，便黑，蜘蛛痣、肝掌，腹部青筋暴露，舌紫有瘀斑，脉弦涩。⑤寒湿发黄证：身目发黄，呈暗晦色，神疲，畏寒，脘腹胀闷，大便不实，小便短少，舌淡苔腻，脉沉濡。⑥肝肾阳衰证：意识不清，气短息促，口臭，汗多，二便失禁，衄血，腹部胀满，舌淡苔白，脉促无力欲绝。

治疗方法　预后差，死亡率高，内科治疗尚缺乏特效药物和治疗措施，有条件者可早期进行人工肝治疗，视病情进展情况进行肝移植前准备。中西医结合治疗适用于该病的整个病程。

西医治疗　①内科综合治疗：一般支持治疗，包括卧床休息、营养支持、补充血浆等治疗；病因治疗，如乙型肝炎病毒导致肝衰竭，使用核苷（酸）类药物抗病毒治疗；其他治疗，如肾上腺皮质激素、促肝细胞生长素、肠道微生态制剂；防治并发症的治疗，如降血氨、抑酸、利尿、维持电解质平衡等治疗。②人工肝支持治疗：通过体外的装置清除胆红素等有害物质，补充必需物质，暂时替代衰竭肝脏的部分功能，为肝细胞再生创造条件或等待机会进行肝移植。③肝移植：治疗中晚期肝衰竭最有效的挽救性治疗手段。

辨证论治　①早期：湿热壅盛、热毒炽盛，治以清热解毒、凉血开窍，方选千金犀角散，常用中药有犀角、黄连、升麻、山栀、茵陈等。若热毒炽盛，急以通涤胃肠热毒为主，宜加大剂量清热解毒药，或用五味消毒饮，重加大黄。②中期：邪入营血，正邪交争，虚实相兼，常见肝脾血瘀、瘀热互结、肝肾阴虚、脾

肾阳虚等证，治以扶正祛邪兼顾，给予活血化瘀、清热凉血、滋养肝肾、温补脾肾、行气利水、通络退黄等方法辨证施治。③晚期：邪气极盛，正气极虚，邪陷正脱，病邪侵及血分及心肾等脏腑，则兼证丛生，或浊水停聚，或邪陷心包，或热迫营血，或肾水枯竭，治以开闭、固脱、救逆等。

中成药治疗　①安宫牛黄丸：清热解毒、镇惊开窍，用于湿热蒙蔽心神，神志时清时昧。②紫雪丹：清热开窍、止痉安神，用于躁扰不宁，肝风内动。③至宝丹：化浊开窍、清热解毒，用于谵语或昏愦不语者。④苦黄注射液：清热利湿、疏肝退黄，用于湿热内蕴，胆汁外溢，黄疸胁痛，乏力，纳差等症。

中医辅助疗法　①中药灌肠：结肠透析机能够进行中药全结肠的清洁灌肠、结肠透析、中药保留等序贯治疗，对口服中药困难、大便不调、肠源性内毒素血症、高血氨患者，可有效清理肠道，通导大便，改善临床症状，减少内毒素血症的发生和发展，防治肝性脑病。②针灸疗法：针刺治疗对黄疸及胁痛、消化道症状，有较好疗效；艾灸疗法可扶助元气、温中散寒，促进肝脏循环。通过对不同穴位、部位的艾灸或热熨治疗，对重型肝炎的纳差、腹胀、肝区不适等症状有明显的改善。

现代研究　包括证候研究和药物研究。

证候研究　慢性乙型重型肝炎的证候按出现频率从高到低次序依次为肝脾血瘀证、肝阴虚证、肾阴虚证、肝胆热毒炽盛证、肝气虚证、脾气虚证、肾气虚证。生存率实证组高于虚证组，中性粒细胞百分比及腹水发生率虚证

组高于实证组。虚证为主者病情重、预后差，特别是气阴皆亏损者预后更差。

药物研究　运用"截断逆挽法"联合西药治疗慢性重型肝炎能够降低病死率，具有较好的改善患者症状、促进肝功能恢复的作用。中药益气养阴汤口服或灌肠治疗可改善重型肝炎患者临床症状和肝功能。中医中药在治疗重型肝炎方面有明显的优势，大量的临床研究显示联合中医药治疗提高患者的存活率、改善预后，可能与降低重型肝炎患者体内的内毒素，从而减少对肝脏二次打击有关。

（李秀惠　丁剑波）

liúxíngxìng chūxuèrè

流行性出血热（epidemic hemorrhagic fever）　流行性出血热病毒（汉坦病毒）引起的经由老鼠（黑线姬鼠）传染给人类的致命传染病。又称汉他病或肾综合征出血热。以发热、出血、肾脏损害为三大主要特征。属于中医学疫斑范畴。按病因及病变性质可分为温热疫斑和湿热疫斑；按发病类型可分为新感疫斑和伏邪疫斑。

病因病机　温热疫斑为感受温热疫毒所致，来势急，传变快，热象较重；湿热疫斑为感受湿热疫毒之邪所致，起疫缓，变化较少；新感疫斑感而即发；伏邪疫斑非感而即发，乃邪伏入里，逾时而发。

证候诊断　典型临床病程分为五期：发热期、低血压休克期、少尿期、多尿期及恢复期。

发热期　主要表现为感染性病毒血症和全身毛细血管损害引起的症状。起病急，有发热（38～40℃）、三痛症（头痛、腰痛、眼眶痛）以及恶心、呕吐、

胸闷、腹痛、腹泻、全身关节疼痛等症状，皮肤黏膜三红（脸、颈和上胸部发红），眼结膜充血，重者似酒醉貌。口腔黏膜、胸背、腋下出现大小不等的出血点或瘀斑，或呈条索状、抓痕样的出血点。

低血压休克期 多发生在发热4~6日，体温开始下降时或退热后不久，主要为失血浆性低血容量休克的表现。患者出现低血压，重者发生休克。

少尿期 24小时尿量少于400ml，少尿期与低血压期常无明显界限。

多尿期 肾脏组织损害逐渐修复，但由于肾小管重吸收功能尚未完全恢复，以致尿量显著增多。第8~12日多见，持续7~14天，尿量每天4 000~6 000ml左右，极易造成脱水及电解质紊乱。

恢复期 随着肾功能的逐渐恢复，尿量减至3 000ml以下时，即进入恢复期。尿量、症状逐渐恢复正常，复原需数月。

中医常见证型有五型。①气营（血）两燔证：高热，酒醉貌，三痛症，口渴，恶心呕吐，腹痛腹泻，斑疹隐隐或衄血，舌红苔白或黄腻，脉弦数或洪数。②热厥证：体温下降，瘀斑及出血症状加重，四肢厥冷，皮肤潮湿，脉沉细无力，或见烦躁不安，神昏谵语等。③肾瘀证：少尿，尿血，甚或尿闭，腰痛如被杖，全身多发性出血，舌质红绛，苔黄腻或光剥，脉弦数。④水毒泛溢证：面浮身肿，胸闷咳喘，气急痰鸣，心悸心痛，余症同肾瘀型。⑤肾虚失固证：多尿夜尿，尿量多达每日3 000~10 000ml，诸症趋向好转。

治疗方法 包括西医治疗及中医辨证论治。

西医治疗 ①一般原则：早发现、早休息、早治疗和就地隔离治疗。按乙类传染病上报，密切观测生命体征，针对五期的临床情况进行相应综合治疗。发热期可用物理降温或肾上腺皮质激素等。发生低血压休克时应补充血容量，常用的有低分子右旋糖酐、平衡盐液和葡萄糖盐水、血浆、蛋白等。如有少尿可用利尿剂（如呋塞米等）静脉注射。无尿者可口服20%甘露醇、硫酸镁、大黄导泻。多尿时应补充足够液体和电解质（钾盐），以口服为主。进入恢复期后注意防止并发症，加强营养，逐步恢复活动。②对症治疗：有明显出血者应输新鲜血，以提供大量正常功能的血小板和凝血因子；血小板数明显减少者，应输血小板；对合并有弥散性血管内凝血者，可用肝素等抗凝药物治疗；心功能不全者应用强心药物；肾性少尿者，可按急性肾功能衰竭处理，限制入液量，应用利尿剂，保持电解质和酸碱平衡，必要时采取透析疗法；肝功能受损者可给予保肝治疗。重症患者可酌情应用抗生素预防感染。

辨证论治 ①气营（血）两燔型：治以清热解毒、凉血散血，方用清瘟败毒饮加减。②热厥型：治以清热凉血、养津透营，方用犀角地黄汤和生脉饮加味。③肾瘀型：治以泻热逐瘀、疏通肾络，方用加味桃仁承气汤。④水毒泛溢型：治以峻下逐水，方用自拟葶苈承气汤。⑤肾虚失固型：治以补肾固摄，方用参麦地黄汤加味。

现代研究 流行性出血热少尿期以中医通下法为主进行治疗，有较好的疗效。肾脏超声检查及血、尿常规检测对该病的早期诊断有重要参考价值。血液透析治疗该病所导致的急性肾功能衰竭取得了显著的临床疗效。流行性出血热无论从发病季节、传染性、还是传变特点，演变历史等方面均表现出与仲景"伤寒"的高度一致性。

（李秀惠 胡建华）

liúxíngxìng yǐxíng nǎoyán

流行性乙型脑炎（epidemic encephalitis B） 乙型脑炎病毒导致的以脑实质炎症为主要病理表现的急性中枢神经系统传染病。属于血液传染病。简称乙脑，该病病原体于1934年在日本被发现，因此又名日本脑炎。主要分布在亚洲远东和东南亚地区，经蚊传播，多见于夏秋季，临床上急起发病，有高热、意识障碍、惊厥、强直性痉挛和脑膜刺激征等，重型患者病后往往留有后遗症。属于中医学暑温、伏暑、温疫等范畴。

病因病机 外因是夏时天气酷热所产生的暑热疫毒，常兼有湿邪，乘虚而入。内因是正气内虚、饮食起居失节，特别是小儿脏腑娇嫩、气血未充、卫外力弱，更易染病。基本病机为夏季感受暑热邪毒，循卫气营血传变，化火、生痰、动风。病机传变方面，多认为暑热邪毒、先伤气分。在其发展演变过程中，暑热疫毒易伤津耗气，化火生风，易出现气营两燔、痰闭清窍、风火相煽等证，甚则造成内闭外脱的危象。该病后期热邪渐退而津气未复，大多表现为正虚邪恋，病情严重者邪毒留恋，伤津耗气，伤及肝肾阴精或痰瘀阻络可后遗抽搐、瘫痪。

证候诊断 潜伏期10~15天。大多数患者症状较轻或呈无症状的隐性感染，仅少数出现中枢神经系统症状，表现为高热、意识障碍、惊厥等。证候分型如下。①毒蕴肺胃证（轻型）：全病程表现为卫分和气分症状，尤其是以气分症状为主。发热，体温在38～39℃，微恶寒或不恶寒，头痛，或有烦躁不安，神志恍惚，伴恶心，口渴，喜饮，少有抽搐；或有颈强，舌质红，苔薄白或薄黄，脉浮数或洪数。婴幼儿可有高热抽搐，指纹红紫。②毒损脑络证（普通型）：全病程以气分和营分症状为主，但气分及营分症状可有所侧重。发热，体温在39～40℃，头痛，颈强，呕吐，口渴或胸闷，烦躁不安，嗜睡昏蒙，肌肉眴动，偶有抽搐发作，舌质红，苔黄或腻，脉数，指纹红紫或紫暗。③毒陷心包证（重型）：发病急骤，以营分、血分症状为主。高热，体温迅速上升至40℃以上，剧烈头痛，呕吐、颈强明显，呼吸急促，躁动或狂躁，昏迷，剧烈抽搐，舌质红绛，苔黄或燥，或厚腻，脉细数或弦，指纹紫滞，纹达气关。④正虚邪恋证（恢复期）：主要为余毒未尽，气阴两伤。低热多汗，心烦不寐，精神软弱，或精神异常，痴呆、失语，或消瘦，瘫痪，扭转痉挛，震颤，舌质干绛少苔，脉细无力。

治疗方法　住院治疗，病室应有防蚊、降温设备，密切观察病情，细心护理，防止并发症和后遗症。

西医治疗　①一般治疗：注意饮食和营养，供应足够水分；高热、昏迷、惊厥患者易失水，故宜补足量液体，成人一般每日1 500～2 000ml，小儿每日50～80ml/kg。但输液不宜多，以防脑水肿，加重病情。对昏迷患者宜采用鼻饲。②对症治疗：高热者予以降温；惊厥者予以镇静止痉

剂；呼吸障碍者保持呼吸道通畅；因脑水肿、脑疝而致呼吸衰竭者，予以脱水剂、肾上腺皮质激素等。

辨证论治　①毒蕴肺胃证（轻型）：治以辛寒清气、清热解毒，方选白虎汤和银翘散加减，常用中药有生石膏、知母、连翘、金银花、板蓝根、栀子、六一散、粳米、丹参等。胸闷、呕吐等湿重者，加鲜佩兰、鲜藿香、鲜荷叶；嗜睡者，加鲜菖蒲、郁金；躁动者，加钩藤、地龙。②毒损脑络证（普通型）：治以清热解毒、气营两清，方选清营汤加减，常用中药有生地、丹皮、玄参、金银花、连翘、大青叶、黄连、生石膏、知母、紫草等。嗜睡者，加石菖蒲、郁金；痰盛、呼吸急促者，加胆南星、天竺黄、鲜竹沥、苏合香丸；壮热不退，加安宫牛黄丸化服；壮热、抽搐者，加至宝丹化服；痰盛闭窍者，加苏合香丸化服；抽搐者，加羚羊角粉。③毒陷心包证（重型）：治以清热解毒、凉血息风，方选清瘟败毒饮和止痉散加减，常用中药有羚羊角、生地、黄连、大青叶、栀子、黄芩、紫草、生石膏、知母、赤芍、玄参等。抽搐者，加紫雪丹或羚羊角粉；神昏者，加安宫牛黄丸。④正虚邪恋证（恢复期）：治以清解余毒、益气生津，偏气虚津伤者，方选沙参麦冬汤和竹叶石膏汤加减，常用中药有沙参、石膏、麦冬、竹叶、桑叶、天花粉、半夏、玉竹、生扁豆、丹皮、生甘草；偏肝肾精亏者，方选黄连阿胶鸡子黄汤加减，常用中药有黄连、阿胶、黄芩、鸡子黄、芍药。痉挛、震颤者，加天麻、钩藤、石决明；邪留脉络，肢体瘫痪者去滋腻之品，加红花、石菖蒲、僵蚕、地龙。

现代研究　标实〔暑、毒、

湿、热（火）〕本虚（阴虚、阳虚）是流行性乙型脑炎的主要病机特点，以夹湿、易动风、喜内陷、伤气阴、亡阴、亡阳等表现形式特点，变化为病。络脉是乙脑及其暑热之邪深入营血的主要途径，络脉病变亦是乙脑营血证的病理基础，故"通"络的治则贯穿于乙脑营血证的治疗中，对乙脑极期治疗可有新的探索。

（李秀惠　胡建华）

shǒu-zú-kǒu bìng

手足口病（ hand-foot-mouth disease，HFMD）　由肠道病毒引起的以手、足、口腔等部位斑丘疹、疱疹为主要临床表现的急性传染病。引发手足口病的肠道病毒有20多种（型），其中以柯萨奇A组16型（Cox A16）、肠道病毒71型（EV71）最常见。多发生于学龄前儿童，尤以3岁以下年龄组发病率最高。患者和隐性感染者均为传染源，主要通过消化道、呼吸道和密切接触等途径传播。主要临床表现为手、足、口腔等部位的斑丘疹、疱疹。少数病例可出现脑膜炎、脑炎、脑脊髓炎、肺水肿、循环障碍等，多由EV71感染引起，致死原因主要为脑干脑炎及神经源性肺水肿。多见于婴幼儿，且婴幼儿系稚阴稚阳之体，宜早发现、早治疗、防变证，该病重症传变迅速，应密切观察、积极救治。属于中医学的瘟疫范畴。

病因病机　疫毒经口鼻而入，湿热侵袭脾肺，外发四肢，上熏口咽，发为疱疹，并见发热、咽痛、流涎、纳差、便秘等症状，重症者邪毒炽盛，湿热生风，表现为高热、易惊、肌肉眴动、瘛疭，甚则内陷厥阴，导致神昏、厥脱。

证候诊断　中医临床分为普

通型、重型、危重型和恢复期。

普通型　脾肺湿热证。手、足、口等部位出现丘疹、疱疹，发热或无发热，倦怠，流涎，咽痛，纳差，便秘，舌质淡红或红，苔腻，脉数，指纹红紫。

重型　湿热动风证。高热，易惊，肌肉瞤动，瘈疭，或见肢体痿软，无力，呕吐，嗜睡，甚则昏蒙，舌暗红或红绛，苔黄腻或黄燥，脉弦细数，指纹紫滞。

危重型　厥、脱证。壮热，神昏，手足厥冷，面色苍白，口唇紫绀，喘促，口中可见粉红色泡沫液（痰），舌质紫暗，脉细数或沉迟，或脉微欲绝，指纹紫暗。

恢复期　气阴不足、余邪未尽证。乏力，纳差，或伴肢体痿软，舌淡红，苔薄腻，脉细。

治疗方法　该病如无并发症，多在一周内痊愈。一般治疗主要是隔离、对症、抗病毒治疗，结合中医辨证施治，加强支持治疗，积极预防并发症。

西医治疗　分为普通病例和重症病例。

普通病例　注意隔离，避免交叉感染。适当休息，清淡饮食，做好口腔和皮肤护理；发热等症状采用中西医结合方法对症治疗。

重症病例　①神经系统受累：控制颅内高压，酌情应用糖皮质激素治疗，酌情应用静脉注射及免疫球蛋白，降温、镇静、止惊等其他对症治疗，严密观察病情变化，密切监护。②呼吸、循环衰竭：保持呼吸道通畅、吸氧，确保两条静脉通道通畅、监测生命体征，呼吸功能障碍时及时气管插管使用正压机械通气，在维持血压稳定的情况下限制液体入量，头肩抬高15～30度、保持中立位，留置胃管、导尿管，保护重要脏器功能，维持内环境稳定，

监测血糖变化、严重高血糖时可应用胰岛素，抑制胃酸分泌，继发感染时给予抗生素治疗。③恢复期：促进各脏器功能恢复，进行功能康复治疗。

辨证论治　①普通型（脾肺湿热证）：治以清热解毒、化湿透邪，方选甘露消毒丹加减，常用中药有黄芩、藿香、连翘、金银花、滑石、牛蒡子、佩兰、白茅根、生薏苡仁、通草、青蒿、生甘草等。②重型（湿热动风证）：治以解毒化湿、息风定惊，方选清瘟败毒饮合羚角钩藤汤加减，常用中药有生石膏、大黄、生栀子、黄连、钩藤、天麻、菊花、生薏苡仁、羚羊角粉、全蝎、白僵蚕、生牡蛎等。③危重型（厥、脱证）：治以解毒开窍、益气固脱、回阳救逆，方选安宫牛黄丸合参附汤或生脉散加减，常用中药有羚羊角、天竺黄、石菖蒲、郁金、红参、麦冬、制附子等。④恢复期（气阴不足、余邪未尽证）：治以益气养阴、化湿通络，方选生脉散加减，常用中药有人参、五味子、麦冬、玉竹、青蒿、木瓜、生地、威灵仙、当归、丝瓜络、炙甘草等。

中成药治疗　①普通型（脾肺湿热证）：金莲清热泡腾片、抗病毒口服液、金振口服液、蓝芩口服液、小儿豉翘清热颗粒、喜炎平注射液、热毒宁注射液等。②重型（湿热动风证）：喜炎平注射液、热毒宁注射液、痰热清注射液、醒脑静注射液、安宫牛黄丸、紫雪丹或新雪丹等。③危重型（厥、脱证）：参附注射液、生脉注射液、醒脑静注射液等。

中医辅助疗法　①中药灌肠：普通型（脾肺湿热证），可选用藿香、败酱草、黄芩、青蒿、栀子、生薏苡仁等药物煎剂进行灌肠；

重型（湿热动风证），可选用酒大黄、生石膏、生薏苡仁、钩藤、天麻、桂枝等药物煎剂进行灌肠。②外治法：咽部疱疹可选用青黛散、双料喉风散、冰硼散等吹敷。③神经系统后遗症期可使用针灸、直流电离子导入等辅助疗法。

现代研究　包括证候研究和药物研究。

证候研究　采用文献学和理论思维方法及初步的临床流行病学调查，提出手足口病的"肌表-经脉-脏腑"传变模型，浓缩为"温邪外感，首犯太阴，顺传脾肺，逆传心肝"等十六字表述；"不传、顺传、逆传"等三种传变模式是手足口病患者的不同归属。

药物研究　生药浓度为5g/ml的金线莲喷雾剂应用于手足口病的治疗，能改善普通型手足口病患儿口腔疼痛及缩短口腔疱疹/溃疡消退时间。

（李秀惠　许文君）

liúxíngxìng gǎnmào

流行性感冒（influenza）　流感病毒引起的急性呼吸道传染病。是一种传染性强、传播速度快的疾病。简称流感。主要通过空气飞沫、人与人之间的接触或与被污染物品的接触传播。典型临床表现：急起高热、全身疼痛、显著乏力和轻度呼吸道症状。流行病学最显著特点为：突然暴发，迅速扩散，造成不同程度的流行，呈季节性，发病率高但病死率低（除外人感染高致病性禽流感）。属于中医学时行感冒、重伤风等范畴。

病因病机　该病初期病位于表（肺卫），按"伤寒"（六经）则属于太阳经表证（表热）；按"温病"（卫、气、营、血、三焦），卫分相当于人体的肌表、皮肤、上呼吸道、头部，故称"温

邪上受"，即"卫分热证"。该病多因体虚邪凑，外感疫疠之邪所致。最根本的病因是正气不足，素体元气虚弱，表疏腠松，略有不慎，即感风邪疫毒。亦有饮食劳倦伤及脾胃，致脾肺气虚；中虚卫弱，不能输精于肺，肺气虚则不能输精于皮毛，致表卫不固，腠理疏松，易感风邪疫毒而发病。亦有素体阳虚、阴虚或病后、产后调摄不慎阴血亏损，复感外邪而发病。

证候诊断 该病有轻症和危重症之分。

轻症 ①风热犯卫证：发病初期，发热或未发热，咽红不适，轻咳少痰，微汗，舌质红，苔薄或薄腻，脉浮数。②风寒束表证：发病初期，恶寒，发热或未发热，身痛头痛，鼻流清涕，无汗，舌质淡红，苔薄而润。③热毒袭肺证：高热，咳嗽，痰黏咯痰不爽，口渴喜饮，咽痛，目赤，舌质红苔黄或腻，脉滑数。

危重症 ①热毒壅肺证：高热，咳嗽咯痰，气短喘促；或心悸，躁扰不安，口唇紫暗，舌暗红，苔黄腻或灰腻，脉滑。②正虚邪陷证：呼吸急促或微弱，或辅助通气，神志淡漠甚至昏蒙，面色苍白或潮红，冷汗自出或皮肤干燥，四肢不温或逆冷，口燥咽干，舌暗淡，苔白，或舌红绛少津，脉微细数，或脉微弱。

治疗方法 包括西医治疗、中医辨证论治、中成药治疗及中医辅助疗法。

西医治疗 ①根据病情严重程度确定治疗场所，非住院患者居家隔离，保持房间通风，充分休息，多饮水，饮食应易于消化和富有营养，密切观察病情变化，尤其是老年和儿童患者；②在发病36小时或48小时内尽早开始

抗流感病毒药物治疗；③避免盲目或不恰当使用抗菌药物，仅在流感继发细菌性肺炎、中耳炎和鼻窦炎等时才有使用抗生素的指征；④重症病例的治疗原则：积极治疗原发病，防治并发症，并进行有效的器官功能支持。

辨证论治 中医治疗该病，会在驱邪的同时给予扶正，提高机体自身对病毒的清除能力，具体治法及主方如下。

轻症 ①风热犯卫证：治以疏风清热，常用中药有银花、连翘、桑叶、菊花、炒杏仁、浙贝母、荆芥、牛蒡子、芦根、薄荷、生甘草等。②风寒束表证：治以辛温解表，常用中药有炙麻黄、炒杏仁、桂枝、葛根、炙甘草、羌活、苏叶等。③热毒袭肺证：治以清肺解毒，常用中药有炙麻黄、杏仁、生石膏、知母、芦根、牛蒡子、浙贝母、金银花、青蒿、薄荷、瓜蒌、生甘草等。

危重症 ①热毒壅肺证：治以清热泻肺、解毒散瘀，常用中药有炙麻黄、生石膏、炒杏仁、知母、全瓜蒌、黄芩、浙贝母、生大黄、桑白皮、丹参、马鞭草等。②正虚邪陷证：治以扶正固脱，偏于气虚阳脱者选用人参、制附子、干姜、炙甘草、山萸肉等；偏于气虚阴脱者可选用红人参、麦冬、五味子、山萸肉、生地、炙甘草等。

中成药治疗 轻症患者：①风热犯卫证，常用疏风解毒胶囊、银翘解毒类、双黄连类口服制剂等；②风寒束表证，常用九味羌活颗粒、散寒解热口服液等；③热毒袭肺证，常用连花清瘟胶囊、莲花清热泡腾片、小儿豉翘清热颗粒等。危重症患者持续高热，神昏谵语者加服安宫牛黄丸。

中医辅助疗法 取大椎、少

商（双）、合谷（双）、扁桃体穴（双）等穴位，用三棱针快速刺入大椎、少商，点刺放血，大椎拔罐，合谷针刺用泻法，咽喉痛加扁桃体穴，强刺激不留针。

现代研究 实验表明葛根汤中，葛根不仅能抗流感病毒、提高干扰素的活性、促进白细胞介素（IL）-12 和 γ 干扰素（IFN-γ）的产生，诱导 Th1 免疫系统应答，增强机体免疫功能，而且能抑制 IL-1α 的产生，抑制流感异常亢进的病理反应，使流感早期症状减轻，并能明显减轻发热反应。但此剂不宜用于流感恢复期和体质虚弱患者。实验表明，玉屏风散可促进小鼠的体液免疫、细胞免疫和巨噬细胞吞噬功能，并对流感病毒有抑制和灭活作用，可用于年迈或体弱多病者的流感预防。

（李秀惠 许文君）

rén gǎnrǎn gāozhìbìngxìng qínliúgǎn
人感染高致病性禽流感（human infection of highly pathogenic avian influenza A）

禽甲型流感病毒某些亚型中的一些毒株引起的人类急性呼吸道传染病。简称人禽流感。人们先后获得了 H7N7、H5N1、H9N2、H7N2、H7N3 等亚型禽流感病毒感染人类的证据，其中感染 H5N1 的患者病情重，病死率高。尽管人禽流感只是在局部地区出现，但是，考虑到人类对禽流感病毒普遍缺乏免疫力、人类感染 H5N1 型禽流感病毒后的高病死率以及可能出现的病毒变异等，世界卫生组织认为该疾病可能是对人类存在潜在威胁最大的疾病之一。属于中医学的疫、疫疠、天行、时气、瘟疫等范畴。

病因病机 由流感病毒变异而致。中医认为该病发热时间较长，具有起病急、来势猛、传变

快、变化多的瘟疫病特点，高致死率与疠气致病特点相似。发病过程具备了毒、热、湿、瘀、虚的证候要素：毒者，疫疠之邪为患，符合毒邪感染的特点，可致发热、恶寒、头身疼痛；热者，毒热侵及脏腑，致窍闭、神昏、厥脱；湿者，湿浊之邪伤及脾胃，可见有呕吐、腹泻、胃肠不适、苔腻、脉滑；瘀者，热伤血络，出现咯血、血性胸水、窍闭神昏；虚者，气阴受损，肺及其他脏腑正气衰败，阴阳绝脱。中医学认为疫毒传播途径为从"口鼻而入"，邪入体内潜伏发病。

证候诊断　根据疾病阶段、病邪轻重、病位深浅，综合脏腑辨证、卫气营血辨证，将该病分为四型。①毒邪犯肺证：发热，恶寒，咽痛，头痛，肌肉关节酸痛，咳嗽，少痰，苔白，脉浮滑数。②毒犯肺胃证：发热，或恶寒，头痛，肌肉关节酸痛，恶心，呕吐，腹泻，腹痛，舌苔白腻，脉浮滑。③毒邪壅肺证：高热，咳嗽少痰，胸闷憋气，气短喘促，或心悸，躁扰不安，甚则神昏谵语，口唇紫暗，舌暗红，苔黄腻或灰腻，脉细数。④内闭外脱证：高热或低热，咳嗽，憋气喘促，手足不温或肢冷，冷汗，唇甲紫绀，脉沉细或脉微欲绝。

治疗方法　防治人高致病性禽流感关键要做到"四早"：早发现、早报告、早隔离、早治疗。确诊后予以隔离、对症、抗病毒治疗，结合中医辨证施治，加强支持治疗，积极预防并发症。

西医治疗　①对疑似病例、临床诊断病例和确诊病例应进行隔离治疗。②对症治疗：可应用解热药、缓解鼻黏膜充血药、止咳祛痰药等，儿童忌用阿司匹林或含阿司匹林以及其他水杨酸制剂的药物，避免引起儿童瑞氏综合征。③抗病毒治疗：应在发病48小时内试用抗流感病毒药物，即神经氨酸酶抑制剂，如奥司他韦等新型抗流感病毒药物；离子通道M2阻滞剂，如金刚烷胺和金刚乙胺等。

辨证论治　中医治疗总则为清热、解毒、化湿、扶正祛邪。具体治法及主方如下。①毒邪犯肺证：治以清热解毒、宣肺透邪，常用中药有柴胡、黄芩、炙麻黄、炒杏仁、银花、连翘、牛蒡子、羌活、茅根、芦根、生甘草等。②毒犯肺胃证：治以清热解毒、祛湿和胃，常用中药有葛根、黄芩、黄连、鱼腥草、苍术、藿香、姜半夏、厚朴、连翘、白芷、白茅根等。③毒邪壅肺证：治以清热泻肺、解毒化瘀，常用中药有炙麻黄、生石膏、炒杏仁、黄芩、知母、浙贝、葶苈、桑白皮、蒲公英、草河车、赤芍、丹皮等。④内闭外脱证：治以扶正固脱，常用中药有生晒参、麦冬、五味子、炮附子、干姜、山萸肉、炙甘草等。

中成药治疗　①退热类：适用于高热、喘憋期发热，如瓜霜退热灵胶囊、紫雪颗粒、新雪颗粒等。②清热解毒类：口服剂可选用清开灵口服液（胶囊）、双黄连口服液、清热解毒口服液（颗粒）、银黄颗粒、板蓝根冲剂、抗病毒胶囊（口服液）、藿香正气丸（胶囊）、葛根芩连微丸、羚羊清肺丸、蛇胆川贝口服液等；注射剂可选用清开灵注射剂、鱼腥草注射剂、双黄连粉针剂。

中药预防　可采用辨证施防，基本原则：益气解毒，宣肺化湿。适用于高危人群，应在医生指导下使用。①芦根、连翘开水浸泡，小量频饮。适应人群：儿童（3～12岁）。②白茅根、藿香、菊花、北沙参开水浸泡，小量频饮。适应人群：成人（高龄体弱，慢性病气虚人群可加用玉屏风散）。

（李秀惠　许文君）

jiǎxíng H1N1 liúgǎn

甲型 H1N1 流感（A H1N1 influenza）

新型的甲型H1N1流感病毒引起的人畜共患的呼吸系统传染疾病。简称甲流，早期被称作人感染猪流感。与以往或现今的季节性流感病毒不同，甲型H1N1流感病毒毒株包含有猪流感、禽流感和人流感三种流感病毒的基因片段。人群对甲型H1N1流感病毒普遍易感，并可以人传染人，人感染甲流后的早期症状与普通流感相似，包括发热、咳嗽、喉痛、身体疼痛、头痛、发冷和疲劳等，有些还会出现腹泻或呕吐、肌肉痛或疲倦、眼睛发红等。2009年开始，甲型H1N1流感在全球范围内大规模流行。2010年8月世界卫生组织宣布甲型H1N1流感大流行期已经结束。属于中医学的疫病、瘟疫等范畴。

病因病机　基本病因为风热毒邪。病邪有较强的传染性、流行性，致病力强，被染后病情重，传变快，符合疫邪致病的特点。邪盛谓之毒，故命名为风热毒邪，是杂气，有特异性，属疫病之气。风热毒邪致病初期的特点是偏重于肺之里症，卫分、表分之恶寒、头痛、身痛、鼻塞、流涕等症状不重。轻症患者正可胜邪，短期内可热退咳减而自愈。重症患者则因毒邪继续深入，在一天左右加重，继而发生传变。

证候诊断　该病临床分为轻症、重症与危重症。

轻症　①风热犯卫证：发病初期，发热或未发热，咽红不适，轻咳少痰，无汗。舌质红，苔薄或薄腻，脉浮数。②热毒袭肺证：高热，咳嗽，痰黏咯痰不爽，口渴喜饮，咽痛，目赤。舌质红，苔黄或腻，脉滑数。

重症 ①毒热壅肺证：高热不退，咳嗽重，少痰或无痰，喘促短气，头身痛；或伴心悸，躁扰不安。舌质红，苔薄黄或腻，脉弦数。②毒热闭肺证：壮热，烦躁，喘憋短气，咳嗽剧烈，痰不易咯出，或伴咯血或痰中带血，咯粉红色血水，或心悸。舌红或紫暗，苔黄腻，脉弦细数。

危重症 ①气营两燔证：高热难退，咳嗽有痰，喘憋气短，烦躁不安，甚至神识昏蒙，乏力困倦，唇甲色紫，舌质红绛或暗淡，苔黄或厚腻，脉细数。②毒热内陷、内闭外脱证：神识昏蒙、淡漠，口唇爪甲紫暗，呼吸浅促，咯粉红色血水，胸腹灼热，四肢厥冷，汗出，尿少，舌红绛或暗淡，脉沉细数。

恢复期 气阴两虚、正气未复证：神倦乏力，气短，咳嗽，痰少，纳差，舌暗或淡红，苔薄腻，脉弦细。

治疗方法 主要是隔离、综合对症支持治疗、抗病毒治疗和预防为主。根据中国国家卫生和计划生育委员会和世界卫生组织的推荐，抗甲流首选西药是磷酸奥司他韦和扎那米韦，中成药是连花清瘟胶囊。单纯中医药疗法是治疗甲型H1N1流感轻症病例的一种安全有效的方法，中药与达菲合用对于重症病例的应用具有潜在价值。

西医治疗 ①一般治疗：休息，多饮水，密切观察病情变化；②抗病毒治疗：神经氨酸酶抑制剂奥司他韦、扎那米韦等；③对症治疗：高热者予退热治疗；④对于重症和危重病例，也可以考虑使用甲型H1N1流感近期康复者恢复期血浆或疫苗接种者免疫血浆进行治疗。

辨证论治 具体治法及常用中药如下。

轻症 ①风热犯卫证：治以疏风清热，常用中药有银花、连翘、桑叶、杭菊花、桔梗、牛蒡、竹叶、芦根、薄荷、生甘草等。②热毒袭肺证：治以清肺解毒，常用中药有炙麻黄、杏仁、生甘草、生石膏、知母、浙贝母、桔梗、黄芩、柴胡等。

重症 ①毒热壅肺证：治以解毒清热、泻肺活络，常用中药有炙麻黄、生石膏、杏仁、知母、鱼腥草、葶苈子、金荞麦、黄芩、浙贝母、生大黄、赤芍、牡丹皮、青蒿、生甘草等。②毒热闭肺证：治以解毒开肺、凉血散瘀，常用中药有炙麻黄、生石膏、桑白皮、葶苈子、马鞭草、大青叶、生茜草、丹皮、生大黄、西洋参、生甘草等。

危重症 ①气营两燔证：治以清气凉营、固护气阴，常用中药有羚羊角粉、生地、元参、黄连、生石膏、栀子、赤芍、紫草、丹参、西洋参、麦冬、竹叶等。②毒热内陷、内闭外脱证：治以益气固脱、清热解毒，常用中药有生晒参、炮附子、黄连、金银花、生大黄、青蒿、山萸肉、枳实、郁金、炙甘草等。

恢复期 气阴两虚、正气未复证：治以益气养阴，常用中药有太子参、麦冬、五味子、丹参、浙贝母、杏仁、青蒿、炙枇杷叶、生薏苡仁、白薇、焦三仙等。

中成药治疗 常用的中成药如下。

轻症 ①风热犯卫证：使用疏风清热类中成药，如疏风解毒胶囊、香菊胶囊、银翘解毒类、桑菊类、双黄连类口服制剂、藿香正气、葛根芩连类制剂等；儿童可选儿童抗感颗粒、小儿豉翘清热颗粒、银翘解毒颗粒、小儿感冒颗粒、小儿退热颗粒等。②热毒袭肺证：使用清肺解毒类中成药，如连花清瘟胶囊、银黄类制剂、莲花清热类制剂等，儿童可选小儿肺热咳喘颗粒（口服液）、小儿咳喘灵颗粒（口服液）、羚羊角粉等。

重症与危重症 喜炎平注射液、热毒宁注射剂、丹参注射液、参麦注射液、参附注射液、生脉注射液等。

现代研究 现代医学治疗手段对中医证候有一定影响，临证需综合分析。中医治疗应根据危重症患者的不同病理阶段进行辨证论治。

（李秀惠　许文君）

xìjūn gǎnrǎnxìng chuánrǎnbìng

细菌感染性传染病 （bacterial infectious diseases） 各种细菌感染所引起的传染性疾病。

疾病范围 细菌感染致呼吸道、消化道传播的传染病。包括流行性脑脊髓膜炎、伤寒、细菌性痢疾、肺结核等。主要对应中医学中风温、温疫、湿温、滞下、赤沃、赤白痢、肺痨等病证。

中医特征 见传染病。

治疗特点 见传染病。

现代研究 中药抑杀致病菌的机制是其直接作用于致病菌，干扰细菌的代谢过程，影响细菌的结构与功能，如干扰致病菌细胞壁的合成、影响胞浆膜的功能、阻碍菌体内蛋白质的合成、抑制核酸代谢及干扰其他代谢途径等。同时中医药的临床及实验证实，许多中药均具有良好的抗炎作用，它们在防治急慢性炎症、脓毒症或腹腔感染性疾病方面有明显疗效，中药可抑制细胞因子的产生和释放、抑制炎性介质的产生、释放和激活。有些中药在其抗炎基础上还有提高血清溶菌酶含量的作用。对核因子的研究是中药抗炎分子机制研究的新领域，中药对其作用机制主要是抑制其活性，从而影响细胞因子等的表达，进而阻断炎症的关键过程。一些体外或动物实验证明，某些中药对敏感菌有抑杀作用的同时对耐药菌也有作用。

（李秀惠　谢玉兰）

liúxíngxìng nǎojǐsuǐmóyán

流行性脑脊髓膜炎（epidemic meningitis）

脑膜炎奈瑟菌（脑膜炎球菌）引起的急性化脓性脑膜炎。又称流行性脑膜炎，简称流脑。主要临床表现为突起高热、头痛、呕吐、皮肤黏膜瘀点及脑膜刺激征。患者最初表现为发热、咳嗽、流涕等感冒症状，与一般的感冒不易区别。病情如未控制，细菌就进入血液循环，形成菌血症。表现为高热、恶心、呕吐，皮肤出现瘀点、瘀斑，主要分布于肩、肘、臀等易于受压的部位。病原菌最终可侵及脑膜，发展成脑膜炎，出现脑膜刺激征和颅内压增高，暴发型流脑由于肾上腺皮质出血，可出现急性肾上腺皮质功能不全症状。该病遍及世界各地，冬春季多见，儿童发病率高。该病属于中医学温病范畴，与风温、温疫类似。

病因病机　由人体正气内虚，在冬春季节感受瘟疫之毒邪而发病。初起可兼有表证，若邪伏于里则起病即见里热炽盛诸证，或热入营血，耗血动血，或热入心包，神昏谵语；该病后期，则多见气阴两虚之证。其病位在脑，与胃、肠、胆、心有关。辨证当辨病在卫气营血和病情之虚实。

证候诊断　根据卫气营血辨证分为以下证候。

卫气同病证　发热，恶寒或寒战，头痛项强，全身酸痛，恶心呕吐，口微渴，或见咳嗽，嗜睡，或烦躁不安，皮下斑疹隐隐。舌质红，苔薄白或微黄，脉浮数或滑数。

气营两燔证　壮热不安，头痛剧烈如劈，颈项强直，呕吐频繁，或夺口而出，神昏谵语，手足抽搐，全身斑疹，大便秘结，尿黄而少。舌质红绛，苔黄燥，脉弦数。

热入营血证　高热不退，神昏谵语，躁扰不宁，肌肤灼热，抽搐频频，角弓反张，皮肤大片瘀斑，色紫暗，或鼻衄吐血，唇燥口干，舌质红绛，少苔，脉弦细数。

内闭外脱证　高热，神昏谵语，面色苍白，皮下瘀斑紫暗，冷汗淋漓，唇甲青紫，四肢厥冷，唇指发绀，气息微弱。舌质淡暗，脉微欲绝。

气阴两虚证　热势已退或低热，形体消瘦，神情倦怠，少气懒言，口渴多汗，纳呆食少，大便干结，小便短赤。舌红少津，苔少，脉细数。

治疗方法　该病好发于冬春季，儿童为主，常呈散发流脑病情轻重不等，发展急骤，可很快转为暴发型，严重者可有败血症休克和脑实质损害，常可危及生命。故需尽早治疗，分一般治疗、病原治疗及支持对症治疗。中医方面治疗根据卫气营血辨证分期分别采用不同方药。同时预防非常关键，包括管理传染源、切断传播途径、保护易感人群等。

西医治疗　普通型流脑予一般支持对症治疗及病原治疗，病原治疗选用青霉素、氨苄西林或头孢曲松钠为首选抗生素。也可选用磺胺类药物等。暴发型流脑需紧急抢救，抗休克、防治弥散性血管内凝血（DIC）、抗感染等，抗感染选用两种药物联合。对于脑膜脑炎型需减轻脑水肿，防治呼吸衰竭和脑疝。

辨证论治　①卫气同病证：治以清气和卫、泻热解毒，方选银翘散（《温病条辨》）合白虎汤（《伤寒论》），常用中药有金银花、连翘、石膏、知母、甘草、粳米、薄荷、荆芥、竹叶、牛蒡子、芦根、桔梗等。备选方剂为竹叶石膏汤加减，常用中药有麻黄、苦杏仁、生石膏、金银花、连翘、薄荷、荆芥、芦根、甘草、淡竹叶、法半夏、麦冬、粳米。中成药有芩翘口服液。②气营两燔证：治以清气凉营、泻热解毒，方选清瘟败毒饮（《疫诊一得》）加减，常用中药有石膏、生地黄、水牛角、黄连、栀子、桔梗、黄芩、知母、赤芍、玄参、牡丹皮、连翘、甘草、竹叶。中成药有清瘟解毒丸。③热入营血证：治以清营泻热、凉血解毒，方选犀角地黄汤（《备急千金要方》）加减，常用中药有生地黄、水牛角、牡丹皮、赤芍。中成药有安宫牛黄丸。④内闭外脱证：治以益气固脱、回阳救逆，方选生脉散（《内外伤辨惑论》），常用中药有人参、麦冬、五味子、炮附子、生龙骨、生牡蛎。中成药有生脉饮。⑤气阴两虚证：治以益气养阴、清透余热，方选青蒿鳖甲汤（《温病条辨》），常用中药有青蒿、鳖甲、生地黄、知母、牡丹皮。

中医辅助治疗　流行性脑脊髓膜炎治疗还可使用针灸、推拿等辅助疗法。针灸疗法：取手太阴、手阳明、手厥阴、督脉经穴为主。常用穴位有肺俞、列缺、合谷、大椎、内关等。毫针用泻法，每日 1 次。推拿疗法：拇指分推前额 10~12 次；指揉太阳、阳白、睛明、攒竹、鱼腰、迎香等穴各 6~9 遍；勾点风池 3 遍；按揉风府、大椎、风门、肺俞、百会、曲池各 1~2 分钟；一指禅推法自印堂至上星、风府至大椎各 3~6 分钟，每日 1~2 次，以凉水为介质。

现代研究　中国流脑流行仍以 A 群和 C 群为主，不同地区优势流行血清群和克隆群存在差异性。由于细菌自身的变异以及中国脑膜炎球菌疫苗的广泛接种，流脑的流行菌群势必会发生变迁。中国自主研发和已上市的脑膜炎球菌疫苗包括 A 群多糖疫苗、A+C 群多糖疫苗、ACYW135 多糖疫苗以及 A+C 群多糖蛋白结合疫苗，也有疫苗企业在研发 B 群流脑疫苗。中国地域辽阔，不同省市间流脑流行存在主要流行血清群的地域差异性。

（李秀惠　谢玉兰）

shānghán
伤寒（typhoid）　由伤寒沙门菌引起的急性消化道传染病。伤寒以持续高热、全身中毒症状、消化道症状、相对缓脉、肝脾肿大、玫瑰疹、白细胞和嗜酸性粒细胞减少为主要临床特征，以肠出血、肠穿孔为主要并发症。属于中医学湿温范畴。

病因病机　外感湿热病邪是湿温病的主要致病因素。湿热之邪的形成，有因湿邪蕴遏而成，也有因湿邪与热邪结合而成。该病的发生与时令气候有密切关系，有明显的季节性。由于夏秋之交，雨多湿重，气候炎热，日气煦照，湿浊上蒸，故易于酿成湿热而导致湿温的发生。湿温病除外感湿热之邪外，还与脾失健运有着密切关系。脾为中焦湿土之脏，司运化，如素体中虚脾弱，或过食生冷肥甘，辛辣厚味，或饮食不节，损伤脾胃，脾失健运则水湿内停，湿热之邪乘虚而入，与内湿之邪相合酿成湿热。脾胃是该病病变的中心。湿热浊邪阻滞气机，郁遏清阳，是该病的主要特点。

证候诊断　①邪在卫分证：身热不扬，恶寒，头痛身重，倦怠乏力，胸脘痞闷，或有咳嗽，口不渴，小便短赤，苔白腻，脉濡缓。②邪在气分证：发热，汗出不解，朝轻暮重，胸闷，恶心呕吐，渴不欲饮，或喜热饮，小便短赤，大便溏泻或不爽，舌边尖红，苔白或黄腻，脉濡数。③邪入营血证：发热烦躁，有时谵语或神昏不语，或手足抽搐，斑疹隐隐，便下鲜血，或吐血、鼻出血，舌绛少苔，脉细数；若出血不止，可见身热骤退，面色苍白，汗出肢冷，呼吸急促，舌淡无华，脉象细数急促等危重证候。④气阴两伤，余热未清证：倦怠乏力，面色萎黄，气短，或懒言，或头晕目眩，或不思饮食，舌淡红，苔薄黄，脉细数或虚弱。

治疗方法　主要包括西医治疗和辨证论治。

西医治疗　①一般治疗：隔离与休息。②对症处理：高热者可用物理降温；便秘者可灌肠或使用开塞露，禁用泻药；烦躁不安者可用地西泮等镇静；腹胀者可用松节油热敷或肛管排气等。③病原治疗：第三代喹诺酮类药物为首选。④并发症治疗：肠出血、肠穿孔、中毒性心肌炎等的对应治疗。⑤带菌者治疗：服用抗生素，可选用氧氟沙星、左氧氟沙星、环丙沙星等。⑥预防：控制传染源、切断传播途径、保护易感人群。

辨证论治　①邪在卫分证：治以芳香化湿、疏邪解热，方选三仁汤（《温病条辨》）加减，常用中药有杏仁、白豆蔻、薏苡仁、厚朴、半夏、通草、滑石、竹叶等。②邪在气分证：治以化湿清热、宣气透邪，方选王氏连朴饮（《霍乱论》）加减，常用中药有厚朴、川连、石菖蒲、制半夏、炒香豉、焦栀、芦根等。③邪入营血证：在营分者，治以清营泻热；入血者治以凉血散血。邪在营分方选清营汤（《温病条辨》）或犀角地黄汤（《外台秘要》）加减，常用中药有犀角（水牛角代替）、生地、银花、连翘、元参、黄连、竹叶心、丹参、麦冬、芍药、丹皮等。入血并见出血者，投以凉血止血之剂；症见神疲、腹痛、便溏等虚寒证候者，以黄土汤（《金匮要略》）治之，常用中药有甘草、干地黄、白术、炮附子、阿胶、黄芩、灶心黄土等；出血不止以致气随血脱者，急予独参汤或加味生脉散益气固脱。④气阴两伤，余热未清证：治以补气养阴，方选竹叶石膏汤（《伤寒论》），常用中药有竹叶、石膏、人参、麦冬、半夏、甘草、粳米等。

现代研究　有学者提出湿热治肺大法，重点突出宣、散之治。湿热在上焦肺卫或中上焦者，主以治肺，而湿热侵入中下焦者佐以治肺，湿热郁久、耗气伤津者，及湿热蕴结兼血瘀或痰阻者，宜在治肺同时辅以补气、滋阴增津、补益肝肾、化瘀及化痰之法。一般忌用收敛肺气之品，以免闭门留寇，唯湿热证后期邪去或气阴大伤，可用收敛之法。利用健运脾胃、益气养阴的方法，有助于增强机体的抵抗力及免疫力，利于患者的病后恢复。

甘露消毒丹为治疗湿温时疫

的主方，适用于湿热交蒸，留恋气分，弥漫三焦之证。实验发现甘露消毒丹可降低肿瘤坏死因子（TNF）-α、白细胞介素（IL）-1β 水平，减少发热、内毒素血症的发生。

（李秀惠　谢玉兰）

xìjūnxìng lìjí

细菌性痢疾（bacillary dysentery）

由痢疾杆菌引起的急性肠道传染病。简称菌痢。临床上以腹痛、腹泻、里急后重及排黏液脓血便为特征，可伴有发热及全身中毒症状。治疗不当可转为慢性，少数严重者可表现为感染中毒性休克和/或中毒性脑病。好发于夏秋季，以儿童发病率最高，其次为中青年。在中国属于乙类传染病，具有流行范围广、传播快、发病率高的特点。属于中医学滞下、赤沃、赤白痢范畴。

病因病机　多由外受湿热、疫毒之气，内因饮食生冷，损伤脾胃，发病多与季节有关。病位在大肠，与脾、胃相关，可涉及肾。基本病机为邪蕴肠腑，气血壅滞，传导失司，脂络受伤而成痢。病理性质初期多为实证，因湿热或寒湿所致。下痢日久，可由实转虚或虚实夹杂。病理演变：湿热疫毒内侵，毒盛于里，熏灼肠道，耗伤气血，为疫毒痢。如痢疾失治，迁延日久，或收涩太早，关门留寇，正虚邪恋，可发展为下痢时发时止，日久难愈的休息痢。

证候诊断　首先需辨寒热、辨虚实。①湿热痢：腹部疼痛，里急后重，痢下赤白脓血，黏稠如胶冻，腥臭，肛门灼热，小便短赤，舌苔黄腻，脉滑数。②疫毒痢：起病急骤，壮热口渴，头痛烦躁，恶心呕吐，大便频频，痢下鲜紫脓血，腹痛剧烈，后重

感显著，甚者神昏惊厥，舌质红绛，舌苔黄燥，脉滑数或微欲绝。③寒湿痢：腹痛拘急，痢下赤白黏冻，白多赤少，或为纯白冻，里急后重，口淡乏味，脘胀腹满，头身困重，舌质或淡，舌苔白腻，脉濡缓。④阴虚痢：痢下赤白，日久不愈，脓血黏稠，或下鲜血，脐下灼痛，虚坐努责，食少，心烦口干，至夜转剧，舌红绛少津，苔腻或花剥，脉细数。⑤虚寒痢：腹部隐痛，缠绵不已，喜按喜温，痢下赤白清稀，无腥臭，或为白冻，甚则滑脱不禁，肛门坠胀，便后更甚，形寒畏冷，四肢不温，食少神疲，腰膝酸软，舌淡苔薄白，脉沉细弱。⑥休息痢：下痢时发时止，迁延不愈，常因饮食不当、受凉、劳累而发，发时大便次数增多，夹有赤白黏冻，腹胀食少，倦怠嗜卧，舌质淡苔腻，脉濡软或虚数。

治疗方法　防治方面应采取切断传播途径为主的综合措施。管理传染源；搞好饮食、饮水卫生；搞好个人及环境卫生；保护易感人群。祛邪导滞是痢疾的中医治本之法。常用祛湿、清热、温中、解毒、消食、导滞、通下等法，以达祛邪导滞之目的。兼调气和血，恢复肠道传送功能，促进损伤之脂膜血络尽早修复，以改善腹痛、里急后重、下痢脓血等临床症状。

西医治疗　急性普通型、轻型菌痢的治疗分一般支持对症治疗及抗菌药物治疗，一般选用喹诺酮类药物口服。中毒型菌痢的治疗采用降温退热、解除血管痉挛、扩充血容量、纠正酸中毒、维持水和电解质平衡、抗感染、抗休克等治疗方法。慢性菌痢需注意饮食，合理使用抗菌药物，治疗肠黏膜病变及处理肠功能

紊乱。

辨证论治　总的治疗原则为热痢清之，寒痢温之，初痢实则通之，久痢虚则补之。寒热错杂，清温并用；虚实夹杂者，通涩兼施。初痢多见实证，久痢多见虚证，如反复发作之休息痢，则多见本虚标实证。具体治法及主方如下。①湿热痢：治以清肠化湿、调气和血，方选芍药汤加减，常用中药有芍药、当归、甘草、木香、槟榔、大黄、黄芩、黄连、肉桂、金银花等。②疫毒痢：治以清热解毒、凉血除积，方选白头翁汤加减，常用中药有白头翁、黄连、黄柏、秦皮、银花、地榆、牡丹皮、芍药、甘草、木香、槟榔等。③寒湿痢：治以温中燥湿、调气和血，方选胃苓汤加减，常用中药有苍术、厚朴、陈皮、甘草、生姜、大枣、桂枝、白术、泽泻、茯苓、猪苓等。④阴虚痢：治以养阴和营、清肠化湿，方选驻车丸加减，常用中药有黄连、阿胶、当归、干姜等。⑤虚寒痢：治以温补脾肾、收涩固脱，方选桃花汤或真人养脏汤，常用中药有人参、白术、干姜、肉桂、粳米、炙甘草、诃子、罂粟壳、肉豆蔻、赤石脂、当归、白芍、木香等。⑥休息痢：治以温中清肠、调气化滞，方选连理汤加减，常用中药有人参、白术、干姜、茯苓、甘草、黄连、枳实、木香、槟榔等。

中成药治疗　湿热痢：可选用复方黄连素片、香连丸（片）、葛根芩连胶囊（口服液）；寒湿痢：可选用附子理中丸（片）、黄芪建中丸；虚寒痢：可选用四神丸、附子理中丸、桂附理中丸。

中医辅助疗法　慢性菌痢还可应用中药敷脐、针灸等方法进行治疗。

现代研究 痢疾杆菌的致病机制复杂，能通过抑制炎症反应在肠上皮细胞中有效繁殖播散，避免了在细胞外和循环免疫细胞下暴露；同时能利用细菌Ⅲ型分泌系统（T3SS）分泌的效应子调节多种细胞信号途径，降低宿主的固有免疫活性，逃逸宿主的免疫杀伤作用，甚至可诱导巨噬细胞凋亡而逃逸吞噬。痢疾杆菌可能还拥有一些未知的感染和存活策略，对其新的致病效应和致病分子的进一步研究，揭示痢疾杆菌和宿主之间错综复杂的相互作用，将会为痢疾杆菌的预防和治疗提供基础依据。

芍药汤能调和气血、清热解毒，为治疗湿热泻痢之方，现代药理研究发现，芍药水煎剂对多种细菌都有显著抗菌作用，可使细胞免疫功能由低下状态恢复正常，还有很好的解痉镇痛效果。黄芩、黄连、大黄对多种细菌有较强抑制作用，黄芩能抑制肠管蠕动，黄连具有抗溃疡作用。

（李秀惠 谢玉兰）

fèijiéhé

肺结核 （pulmonary tuberculosis） 结核分枝杆菌引起的慢性肺部感染性疾病。占各器官结核病总数80%以上。中医学认为该病是由于体质虚弱，气血不足，感染痨虫，侵蚀肺脏所致的具有传染性的慢性虚弱性疾患。临床主要以咳嗽、咯血、潮热、盗汗及身体逐渐消瘦等为其特征。肺痨之病，历代医家命名甚多，如有尸疰、虫疰、传尸、骨蒸、劳嗽、急痨、痨瘵等，由于劳损在肺，故现今一般通称肺痨。

病因病机 肺痨的致病因素，分内因和外因两个方面。外因是指痨虫传染，内因是指内伤体虚，气血不足，阴精耗损。病理性质主要在于阴虚，病位主要在肺，易累及脾肾，甚则传及五脏。该病主要在于痨虫为患，正虚是发病的关键。正气旺盛，虽然感染痨虫但不一定发病，正气不强则感染后易于致病。同时病情的轻重与内在正气的强弱，也有很大关系；另一方面感染痨虫，既是耗伤人体气血的直接原因，同时又决定发病后病变发展的规律，这也是有别于其他疾病的特点。肺主气，司呼吸，受气于天，吸清呼浊。若肺脏本体虚弱，卫外功能不强，或因其他脏腑病变耗伤肺脏，导致肺虚，则"痨虫"极易犯肺，侵蚀肺脏而发病。该病的病理性质以阴虚为主，临床上多见干咳，咽燥，痰中带血以及喉痛声嘶等肺系症状。由于脏腑之间有互相资生和制约的关系，因此肺脏病变，也必然会影响其他脏腑。脾为肺之母，肺虚耗夺脾气以自养，则致脾虚，脾虚不能化水谷为精微而上输以养肺，则肺脏易弱，导致肺脾同病，症见神疲懒言、四肢乏力等；肾为肺之子，肺虚则肾失滋生之源，或肾虚相火灼金，上耗母气，可致肺肾两虚，伴见骨蒸、潮热、男子失精等肾虚症状；若肺虚不能制肝，肾虚不能养肝，肝火偏旺，上逆侮肺，可见性急善怒、胁肋掣痛等症；如肺虚心火乘客，肾虚水不济火，还可伴见虚烦不寐、盗汗等症，甚则肺虚不能佐心治节血脉之运行，而致气虚血瘀，出现气短、心慌、唇紫、浮肿等症。概括而言，初起肺体受损，肺阴受伤，肺失滋润，病位在肺，继则肺脾同病，导致气阴两伤，或肺肾同病，而致阴虚火旺。后期脾肺肾三脏皆损，阴损及阳，元气耗伤，阴阳两虚。

证候诊断 中医对肺结核的辨证，须按病理属性，结合脏腑病机进行分证。区别阴虚、阴虚火旺、气虚的不同，掌握肺与脾、肾的关系。临床总以肺阴亏损为多见，如进一步演变发展，则表现为阴虚火旺，或气阴耗伤，甚至阴阳两虚。病位主要在肺，肺阴虚为主，常易及肾，并可涉及心肝，而致阴虚火旺；肺气虚者，常易及脾，而致气阴耗伤，久延症重，由气虚而致阴虚，则可病损及肾，表现为阴阳两虚之候。①肺阴亏损证：干咳，咳声短促，少痰或痰中有时带血，如丝如点，色鲜红，午后手足心热，皮肤干灼，或有少量盗汗，口干咽燥，胸闷隐痛，舌质红，苔薄少津，脉细或兼数。②阴虚火旺证：咳呛气急，痰少质黏，反复咯血，量多色鲜，五心烦热，颧红，心烦口渴，或吐痰黄稠量多，急躁易怒，胸胁掣痛，失眠多梦，男子梦遗，女子月经不调，骨蒸潮热，盗汗量多，形体日渐消瘦，舌质红绛而干，苔薄黄或剥，脉细数。③气阴耗伤证：咳嗽无力，痰中偶夹有血，血色淡红，气短声低，神疲倦怠，午后潮热，热势一般不剧，身体消瘦，食欲不振，面色㿠白，盗汗颧红，舌质嫩红，边有齿印，苔薄，脉细弱而数。④阴阳两虚证：痰中或见夹血，血色暗淡，咳逆喘息少气，形体羸弱，劳热骨蒸，面浮肢肿，潮热，形寒，自汗，盗汗，声嘶失音，心慌，唇紫，肢冷，五更腹泻，口舌生糜，男子滑精、阳痿，女子经少、经闭，舌光质红少津，或舌质淡体胖，边有齿痕，脉微细而数，或虚大无力。

治疗方法 补虚培元和治痨杀虫为肺痨治疗的基本原则，故治疗遵循《医学正传·劳极》提出的"一则杀其虫，以绝其根本，一则补其虚，以复其真元"的两大治则。根据患者体质强弱而分别主次，但应重视补虚培元，增强机体正气，以提高抗病能力。调补脏腑，重点在肺，兼顾脾肾，并应注意脏腑整体关系。治疗大法根据"阴虚"的病理特点，以滋阴为主，火旺者兼以降火。如合并气虚、阳虚者，又当同时兼顾。杀虫主要是针对病因治疗。治疗避免过用燥热、苦寒、升散、克伐的方药，因燥烈易动火，苦寒易化燥，升散克伐易耗气伤阴，对该病不利。

西医治疗　遵循早期、规律、全程、适量、联合五项原则。整个治疗方案分为强化和巩固两个阶段。方案中至少包含 3 种杀菌药物，异烟肼和利福平是最重要的基本药物，再加吡嗪酰胺和其他药物联用。由于临床上患者对抗结核药物的耐受性不一样，肝肾功能情况不同（尤其是老年患者）和存在耐多药结核患者，这时进行治疗要注意化疗方案制订的个体化，以确保化疗顺利完成及提高耐药结核痰菌阴转率。

中医药治疗　需按其肺阴亏虚、阴虚火旺、气阴两虚、阴阳两虚等不同证候，予以治疗。①肺阴亏损证：治以补虚杀虫、滋阴镇咳、化痰止血，方选月华丸加减（《医学心悟》），常用中药有天冬、麦冬、生地、熟地、山药、百部、沙参、川贝、茯苓、阿胶、三七、獭肝、菊花、桑叶等。②阴虚火旺证：治以补益肺肾、滋阴降火，方选百合固金汤（《医方集解》）合秦艽鳖甲散（《卫生宝鉴》）加减，常用中药有百合、麦冬、玄参、生地、熟地、鳖甲、知母、秦艽、银柴胡、地骨皮、青蒿、川贝母、百合、甘草、桔梗、当归、白芍、白及、

百部、龟板、阿胶、五味子等。③气阴耗伤证：治以养阴润肺、益气健脾，方选保真汤（《十药神书》）加减，常用中药有太子参、白术、黄芪、茯苓、炙甘草、麦冬、天冬、生地、五味子、当归、白芍、熟地、地骨皮、黄柏、知母等。④阴阳两虚证：治以温补脾肾、滋养精血，方选补天大造丸（《医学心悟》）加减，常用中药有黄芪、人参、山药、枸杞子、龟板、鹿角、紫河车、地黄、当归、酸枣仁、远志、白芍等。

现代研究　肺结核诊断之所以面对众多的技术难点，主要是因为其呈现的胸部 X 线表现复杂，同时有相当一部分患者病理学变化不在典型人员当中，例如老年患者、糖尿病患者或者免疫系统缺陷患者，都有较高的概率出现非典型症状，对诊断带来了较大的影响，容易出现误诊、漏诊等不良情况。一些学者发现使用 γ-干扰素释放试验（IGRA）能够实现潜在结核菌感染（LTBI）检测，即使 LTBI 缺乏有效的诊断标准，但是经过一系列的试验还是证明使用 IGRA 能够得到比常规的结核菌素试验（PPD 试验）和结核菌素皮肤试验（TST 试验）更高的特异性，可以分辨出健康免疫者与 LTBI 之间的差别，从而能够为 LTBI 诊断提供更加真实的依据。痰结核病菌诊断还出现了液体培养基等培养技术，能够有效地提高检出率，其中主要包括 MGIT 系统、Biphase 系统、Bactec-9000 系统等，这种方式的特点在于培养时间相比传统培养时间得到有效地缩短，但是其成本较高，并且存在一定的污染。

多项研究表明，结核分枝菌耐异烟肼的产生与过氧化氢酶-过氧化物酶的编码基因 KatG

基因的缺失和突变有关，KatG 基因导致的结核分枝杆菌触酶-过氧化物酶活性降低或缺失可以解释 90%以上的异烟肼耐药。经肺痨康（自拟药方）、异烟肼干预治疗后，肺痨康组存在"基因多态性"现象，肺痨康在治疗耐药结核分枝杆菌上可能有类似于异烟肼的作用，但对耐异烟肼等耐药结核分枝杆菌有抗菌作用。

(李秀惠　谢玉兰)

yuánchóng gǎnrǎn

原虫感染 （protozoan infection）

原虫侵入人体所致的感染性疾病。又称原虫病。原虫是由一个细胞构成具有运动能力的单细胞真核动物，属于原生动物亚界，分布在海洋、土壤、水体或腐败物内。医学原虫约四十余种，寄生在人体管腔、体液、组织或细胞内，一部分为共栖性的，而另一部分是致病性的。该病可经口或媒介生物等不同方式传播。属于中医学的疟疾、痢疾范畴。

疾病范围　一般根据虫体寄生的部位，将原虫病分为：①肠道原虫感染，如肠阿米巴病等。临床上常表现有腹痛、腹泻，排稀便或脓血便，粪便中常可找到滋养体或包囊。②肝脏及胆道原虫感染，如阿米巴肝脓肿等。临床上常表现有发热、肝区疼痛、肝脏肿大并有压痛等。③血液及淋巴系统原虫感染，如疟疾、巴贝虫病等。常可有局部或全身性淋巴结肿大、贫血、发冷、发热等。④神经系统原虫感染，如原发性阿米巴脑膜脑炎、非洲锥虫病、脑型疟等。常有发热、头痛、颅内压增高、癫痫、昏迷等。⑤皮肤和肌肉原虫感染，如皮肤阿米巴病、皮肤利什曼原虫病等。常可出现皮肤红肿、溃疡等。⑥肺部原虫感染，如阿米巴肺脓

肿等。常有发热、胸痛、咳嗽、干咳或咳出脓痰，痰中有时可找到虫体。⑦眼部原虫感染，如眼弓形虫病。表现虹膜睫状体炎、视网膜脉络膜炎等。⑧泌尿生殖系原虫感染，如滴虫性阴道炎等。临床上有尿道炎或阴道炎的征象。值得注意的是有些原虫所致病变常不局限于一个脏器，而是数脏器同时受累。

中医特征 中医古籍中没有原虫的概念，但对"痢疾、疟疾"的病因病机、症状、辨证论治进行了详细的描述。疟疾由感受疟邪，邪正交争所致，《素问·疟论》曰："夫痎疟皆生于风，疟之始发也，阴阳上下交争，虚实更作，阴阳相移也，此皆得之夏伤于暑，热气盛，藏于皮肤之内，肠胃之外，皆荣气之所食也。"《景岳全书·疟疾》进一步明确疟疾因感受疟邪所致，并非痰、食引起。阿米巴痢疾因外感时行疫毒，内伤饮食而致邪蕴肠腑，气血壅滞，传导失司所致，以下利不爽，腹部疼痛，里急后重，脓血便为特征。

(李秀惠 张 纯)

nüèji

疟疾（malaria） 人类感染疟原虫所引起的寄生虫病。多发于夏秋季节，临床以反复发作的间歇性寒战、高热，继之出大汗后缓解为特点。该病属于中医学的疟疾范畴。

病因病机 中医对于疟疾的病因认识，多推崇《黄帝内经》，以风、寒、暑、湿为主，后世医家通过临床实践，逐步认识到疟邪是该病的重要致病因素。疟疾病机有虚有实，实以痰、湿、气滞为主，其次为瘀血；虚以脾胃虚弱为主。少阳为枢，疟邪与阴争则寒，出于阳则热，故寒热交

作，起伏有时。新疟：多由感受疫疠之气，兼受风寒暑湿等邪，伏于少阳半表半里，内传脏腑，横连募原，正邪交争，营卫相搏，而发病。久疟：久病不愈，耗伤气血，正气日衰，不能抗邪外出，则时作时止，成为久疟。疟母：疟邪久留，寒热频作，可使气血痰瘀，壅阻胁下发为癥积而成。

证候诊断 该病临床大致可分为正疟、温疟、寒疟、瘴疟、劳疟。各期证候诊断要点如下。①正疟：寒战壮热，休作有时，先有呵欠乏力，继则寒战，寒热交替，头痛面赤，口渴引饮，终则遍身汗出，热退身凉。②温疟：热多寒少，汗出不畅，头痛，骨关节酸痛，口渴引饮，便秘尿赤。③寒疟：热少寒多，口不渴，胸脘痞满，神疲体倦。④瘴疟分热瘴和冷瘴。热瘴可见热甚寒微，或壮热不寒，头痛，肢体烦疼，面红目赤，胸闷呕吐，烦渴饮冷，大便秘结，小便热赤，神志神昏谵语。冷瘴可见寒甚热微，或但寒不热，或呕吐腹泻，甚则神昏不语。⑤劳疟：倦怠乏力，短气懒言，食少，面色萎黄，形体消瘦，遇劳则复发疟疾，寒热时作。

治疗方法 疟疾治疗不仅是解除患者的疾苦，同时也是为了控制传染源、防止传播。现症患者要及时发现，及时根治。疟疾作为专病论述较早见于《金匮要略》，其所载治疟方法有6种，即汗、吐、下、温、针灸和饮食调理。此后，经过历代医家的实践，进一步补充了清、和、消、补以及截疟法。

西医治疗 抗疟药种类很多，按其对疟原虫生活史各期作用的不同。间日疟采用氯喹和伯喹治疗。恶性疟可单服氯喹。对间日疟患者，抗复发治疗可用伯喹。

在恶性疟对氯喹产生抗性的地区（如海南省、云南省），宜采用几种抗疟药合并治疗的方案，如青蒿素、喀萘啶与磺胺多辛和乙胺嘧啶合用。

辨证论治 ①正疟治法：和解达邪。方选柴胡截疟饮化裁，常用中药有柴胡、半夏、常山、红参、草果、大枣、黄芩、生姜、槟榔。若表实少汗而恶寒重者，加桂枝、防风、羌活以解表发汗；口干欲饮加葛根、石斛生津止渴；湿热偏盛，胸脘满闷，可去人参，加苍术、厚朴、青皮以理气化湿。②温疟治法：清热解表。方选白虎加桂枝汤加减，常用中药有石膏（先煎）、知母、桂枝、柴胡、青蒿、生地黄、麦冬、太子参、甘草。若热多寒少，气胸闷，汗多，无骨节烦疼者为热盛而津气耗伤，可用清热生津益气之白虎加人参汤加味治疗，津伤较甚，酌加石斛、玉竹养阴生津。③寒疟治法：辛温达邪。方选柴胡桂枝干姜汤合七宝截疟饮，常用中药有柴胡、桂枝、厚朴、干姜、炙甘草、陈皮、瓜蒌根、牡蛎、黄芩、草果、常山、槟榔。若汗出不畅者去牡蛎；寒湿内盛，胸脘痞闷者加青皮；泛吐痰涎者加蜀漆、附子以温散寒痰。④瘴疟之热瘴治法：辟秽除瘴，清热保津。方选柴胡桂枝干姜汤合七宝截疟饮，常用中药有柴胡、桂枝、厚朴、干姜、炙甘草、陈皮、瓜蒌根、牡蛎、黄芩、草果、常山、槟榔。若汗出不畅者去牡蛎；寒湿内盛，胸脘痞闷者加青皮；泛吐痰涎者加蜀漆、附子以温散寒痰。还可选用清瘴汤加减，常用中药有青蒿、玉竹、茯苓、生地黄、柴胡、半夏、知母、陈皮、竹茹、黄芩、黄连、枳实、常山、益元散。瘴疟之冷瘴治法：芳香

化浊，辟秽理气。方选加味不换金正气散，常用中药有藿香、佩兰、苍术、茯苓、厚朴、半夏、槟榔、陈皮、石菖蒲、草果、鲜荷叶。⑤劳疟治法：扶正祛邪，调和营卫。方选何人饮加减，常用中药有何首乌、当归、白术、红参、大枣、生姜、陈皮、炙甘草、茯苓、生地黄；或用补中益气汤，在疟发之时，加青蒿、常山祛邪截疟。此外，久疟不愈，气机郁滞，血行不畅，瘀血痰浊，结于左胁之下，形成痞块，治宜软坚散结，祛瘀化痰，方用鳖甲煎丸。

中成药治疗　治疗疟疾的常用中成药包括两种：根据传统方剂研制的中药复方制剂以及从单味中药中提取有效成分制成的中成药，如柴胡截疟饮、白虎加桂枝汤、柴胡桂枝干姜汤合截疟七宝饮、清瘴汤、加味不换金正气散、何人饮。有严重心血管病和老年患者慎用，孕妇禁用。

中医辅助疗法　①刺灸法：治则和解少阳，祛邪截疟；选用大椎、后溪、间使；随证配穴有热重配曲池，点刺商阳；汗不出配合谷，呕吐配内关，头痛配风池，腹痛配足三里，疟母配痞根、章门。毫针刺，用泻法。发作前1～2小时针刺。②穴位注射法：选穴大椎、陶道、间使。③压椎法：于胸椎第1～6间找明显压痛点，选好压痛最明显的棘突，以拇指做旋转或左右滑动按压，使患者感到最痛为度，按压后局部皮肤呈潮红色，并有轻度浮肿。

现代研究　长期以来化学治疗是控制疟疾的主要方法，但像抗生素一样，抗疟药的广泛应用加速了恶性疟耐药株的产生，如抗疟药氯喹将很快被淘汰，而新的抗疟药的研究由于各种原因而发展迟缓。中国科学家研制的青

蒿素及其衍生物属短半衰期的速效、高效抗疟药，与长半衰期的药物比较，在延缓抗药性方面具有明显的优势，正被广泛地用作一线治疗药物，但是作为一种长期的治疗或预防用药，在人群中大规模地反复使用，必然会导致抗药虫株的产生，而新药的研发和疟疾疫苗的研究离临床应用还存在着一定的距离。因此，联合用药便是对抗药物抗性的一条有效途径。双氢青蒿素－哌喹（DHA-PPQ）是一种含青蒿素的复方制剂，在很多国家获得了较好的疗效；青蒿琥酯+甲氟喹方案是泰国进入21世纪后治疗疟疾的首选方案，在东南亚和非洲等地区进行推广和研究；蒿甲醚－本芴醇，以其固定比例组方具有增效、互补、不增毒、明显延缓单药抗性的产生的特点，2006年世界卫生组织最新疟疾治疗指导文件被推荐为首选用药。

青蒿素是从菊科植物黄花蒿中提取的过氧缩酮倍半萜内酯化合物。对红细胞内期的疟原虫有强大的杀灭作用。抗疟作用与干扰疟原虫表膜及线粒体功能相关，阻断氨基酸的摄取，迅速形成自噬细胞，使原虫失去大量胞质而死亡。退热时间和疟原虫的转阴时间均比氯喹所用时间短，但服用后复发率高，这可能与该品在体内迅速代谢有关，对抗氯喹、抗哌喹恶性疟具有同样的药效。2011年9月，屠呦呦因成功提取了青蒿素，获得被誉为诺贝尔奖"风向标"的拉斯克奖，并于2015年10月获诺贝尔生理学或医学奖。

（李秀惠　张　纯）

rúchóng gǎnrǎn

蠕虫感染（helminthic infection）　蠕虫侵入人体所致的感染性疾病。又称蠕虫病。蠕虫为多

细胞无脊椎动物，依赖身体的肌肉收缩而作蠕动状运动。在动物分类学史上，蠕虫曾被认为是独立的，具有特殊性的一类动物。但在分类学研究不断发展之后，人们发现蠕虫实际上包括了环节动物门、扁形动物门、线形动物门和棘头动物门所属的各种动物，因此"蠕虫"这个名称在分类学上已无意义，但习惯上仍沿用。其中寄生人体的蠕虫称医学蠕虫，主要包括吸虫、绦虫和线虫三大类。中医古籍虽无蠕虫的概念，但《诸病源候论·九虫病诸候》对"九虫"的形态和致病性作了详细的描述，九虫病是指各种人体寄生虫病的统称，九虫指伏虫、蛔虫、白虫、肉虫、肺虫、胃虫、弱虫、赤虫、蛲虫等九种寄生虫。

疾病范围　主要包括以下几种类型。①吸虫感染：血吸虫病、姜片吸虫病、片形虫病、华支睾吸虫病及猫后睾吸虫病、并殖（肺）吸虫病；②绦虫感染：牛带绦虫病（又称牛肉绦虫病）、猪带绦虫病（又称猪肉绦虫病）、短膜壳绦虫病、棘球蚴病（俗称包虫病或囊型包虫病）、囊尾蚴病；③线虫感染：异尖线虫病、广州管圆线虫病、颚口线虫病、类圆线虫病、龙线虫病、旋毛虫病、鞭虫病（又称毛首线虫病）、钩虫病、蛔虫病、蛲虫病、丝虫病、罗阿丝虫病、盘尾丝虫病、皮下幼虫移行症、内脏幼虫移行症。

中医特征　《证治准绳·杂病》记载："九虫皆由脏腑不实，脾胃皆虚，杂食生冷甘肥油腻盐藏等物，节宣不时，腐败停滞，所以发动。又有神志不舒，精魄失守，及五脏劳热，又病余毒气血积郁而生，或食瓜果，与畜兽内脏遗留诸虫子类而生。"治宜驱虫、健脾。

现代研究 使君子在体外试验中对蚯蚓、水蛭、猪蛔等均有较强的抑制效果，而在临床被用于驱除蛔虫。对于自然感染鼠蛲虫的小鼠的实验结果表明，使君子粉、使君子和百部粉合用均有一定的驱蛲作用，对于幼虫，单用使君子粉剂无效，但使君子粉剂和百部粉剂合用，则稍有效果。

（李秀惠 张 纯）

血吸虫病（schistosomiasis）

xuèxīchóngbìng

裂体吸虫属血吸虫引起的慢性寄生虫病。又称裂体虫病、曼氏病。血吸虫病主要分两种类型，一种是肠血吸虫病，主要为曼氏血吸虫和日本血吸虫引起；另一种是尿路血吸虫病，由埃及血吸虫引起。它有可能感染尿道或消化系统，出现腹痛、下痢、血便或血尿等症状。长期感染者可导致肝脏受损、肾衰竭、不孕或膀胱癌。该病属于中医学的臌胀、黄疸、积聚等范畴。

病因病机 该病病位在肝，累及脾肾。因蛊毒侵袭而起病，以致肝失疏泄，肝络阻塞，气滞血瘀；继则肝病传脾，脾失健运，气血生化无源，加重血瘀；久而肝脾益损，累及肾脏，命门火衰，久病入络，瘀阻更甚。

证候诊断 ①气滞湿阻：胸闷，脘腹作胀，食后尤甚，嗳气则舒，胁痛或有腹痛，大便溏薄或带脓血，排便不爽，苔腻，脉濡缓。②肝郁脾虚：胁肋胀痛，胸闷腹胀，食欲减退，大便不实或溏，精神不振，舌苔薄白，脉细弦。③气滞血瘀：胁肋疼痛或刺痛，脘腹闷胀，纳少嗳气，面黑唇紫，舌质暗红，苔薄腻，脉弦数。④肝肾阴虚：腹胀胁痛，口干尿少，心烦失眠，牙龈出血，面色晦滞，形体消瘦，舌质红或绛，少津，脉弦细数。⑤脾肾阳虚：腹大胀满，神倦乏力，脘闷纳呆，肢冷畏寒，食少便溏，腰酸膝软，面色㿠白，舌质淡白，脉沉细。⑥瘀血阻络：病延日久，肝脾肿大，面黄色暗，疲劳乏力，食少腹胀，形体消瘦，面颈红痣，唇舌紫暗，苔薄白，脉细涩。⑦湿热蕴结：腹大坚满，两胁撑急，烦热口苦，小便赤涩，大便或硬或溏，面目或皮肤黄染，舌红苔黄腻，脉弦数。

治疗方法 包括以下西医和中医治疗方法。

西医治疗 吡喹酮为首选药物，蒿甲醚和青蒿琥酯也可用于治疗该病。根据病情选择支持、对症和中医辨证施治。预防血吸虫病尤为重要，如不接触被病虫污染的水源、消灭钉螺、不喝生水等。

辨证论治 ①肝肾阴虚证：治以滋补肝肾，方选一贯煎加白茅根、仙鹤草等。②脾肾阳虚证：治以温补脾肾、利水消肿，方选实脾饮加减。③瘀血阻络证：治以化瘀通络、软坚散结，方选活络效灵丹加三七、土鳖虫、马鞭草、鳖甲等。④湿阻肠道证：治以燥湿行气，方选藿朴夏苓汤加木香、黄连、仙鹤草等。⑤肝郁脾虚证：治以疏肝健脾，方选逍遥散加减。⑥肝郁血瘀证：治以疏肝化瘀，方选血府逐瘀汤加鳖甲，或柴胡疏肝散合桃红四物汤加减。

现代研究 血吸虫病DNA疫苗作为一种新型疫苗，同时兼有减毒活疫苗诱导全面免疫应答的能力和分子疫苗的安全性；从单价疫苗到多价复合疫苗及免疫佐剂的联合应用，已取得一定的研究进展。

（李秀惠 张 纯）

呼吸系统疾病（respiratory system disease）

hūxīxìtǒng jíbìng

呼吸系统脏器发生的功能性和器质性疾病。

疾病范围 呼吸系统主要由呼吸道、肺、胸膜组成，主要包括鼻、咽、喉、气管、支气管、肺等，凡这些脏器发生功能性和器质性疾病都属于呼吸系统疾病。对中医学而言主要对应于肺系疾病，包括感冒、咳嗽、喘证、哮病、肺痈、肺痨、肺痿、肺胀等病症。

中医特征 肺主气司呼吸，开窍于鼻，外合皮毛，六淫外邪易从口鼻而入，首先犯肺，又因肺居胸中，其位最高，覆盖诸脏之上，其气贯百脉而通他脏，故内伤诸因，他脏有病亦可影响到肺。常见病因有外感六淫、饮食不当、情志所伤、久病体虚等几类，证候主要表现为肺气宣降失常，病性不外乎虚实两大类。临床表现多有咳、痰、喘，治疗注重止咳、化痰、平喘等对症治疗，适时兼顾本虚。

治疗特点 呼吸系统疾病的西医治疗主要包括针对病因和对症等方面治疗。中医的辨证论治应根据于肺脏疾病的病性，分虚实对待。实证者宜疏邪祛痰利气，虚证者应辨其阴虚、气虚而补之，气阴并虚者，治当兼顾。常用治法较多，包括宣肺、肃肺、清肺、通腑、泻肺、润肺、化痰、补肺、温肺、养肺、敛肺、止血等。除内治法外，还有针灸、推拿、敷贴、埋线等中医辅助治疗。

现代研究 中医药防治呼吸系统疾病有独特的内涵和优势，现代研究多从病因病机、辨证论治、名中医治疗经验等方面进行。

（薛汉荣 左铮云）

急性上呼吸道感染

jíxìng shànghūxīdào gǎnrǎn

急性上呼吸道感染（acute upper respiratory tract infection）局限在鼻腔和咽喉部呼吸道黏膜的急性炎症。约80%由病毒引起，4%～5%由支原体感染引起，仅1%～2%为细菌感染所致。

疾病范围　急性上呼吸道感染的临床表现不一，从单纯的鼻黏膜炎到广泛的上呼吸道炎症轻重不等。临床表现有以下类型：普通感冒、急性病毒性咽炎和喉炎、急性疱疹性咽峡炎、急性咽结膜炎、急性咽扁桃体炎。

中医特征　急性上呼吸道感染是人体感受六淫之邪、时行毒邪所致，六淫之中以风为主导，常兼夹寒、热、暑、湿、燥邪相合伤人。非时之气夹时行邪毒伤人，则更易引起发病，且不限于季节性，病情多重，往往互为传染流行。内因多为饮食不当、情志失调、过度疲劳等因素损伤人体正气，导致御邪能力减弱，极易为外邪所客，内外相互影响而发病。外邪入侵的途径多由肺卫而入，其病变部位也常局限于肺卫。肺主呼吸，气道为出入升降的通路，喉为其系，开窍于鼻，外合皮毛，司职卫外，性属娇脏，不耐邪侵。若卫阳被遏，营卫失和，邪正相争，可出现恶寒、发热、头痛、身痛等卫表之证。外邪犯肺，则气道受阻，肺气失于宣肃，则见咳嗽、鼻塞、咽痛等肺系之症。而时邪感冒，因其感受时邪较重，故全身症状比较明显。

治疗特点　西医治疗包括非药物治疗和药物治疗。非药物治疗主要包括戒烟、注意休息、多饮水、保持室内空气流通和防治继发细菌感染等。药物治疗上无特效药物，以对症处理为主，所用药物按作用机制分为：减轻鼻黏膜充血药物、解热镇痛药物、抗病毒药物、抗菌药物。中医认为该病邪在肺卫，多为表实证，表实当区别六淫的性质。治疗采取解表达邪的原则，风寒治以辛温发汗，风热治以辛凉清解，暑湿杂感者当清暑祛湿解表。体虚感邪则应扶正与解表并施，不可专行发散，重伤肺气。

现代研究　很多临床试验肯定了中医药治疗急性呼吸道感染的疗效但与西医治疗相比较尚无明显的优势，如果联合西医治疗则疗效更为显著，同时可以减少西药尤其是抗生素的用量，降低不良反应及细菌耐药的产生。

中医学者在中药抗流感病毒方面做了大量研究工作，结果表明中医药对病毒性疾患，特别是流感有良好的治疗作用，如麻黄、桂枝、板蓝根、大青叶、虎杖、金银花、连翘、黄芩、牛蒡子、贯众、柴胡、鱼腥草、羌活、射干、七叶一枝花等中药，对流感病毒均有一定抑制作用。

总之，继承中国传统中医药的优势，在中医理论的指导下，通过辨证论治立法组方，充分利用中药多部位、多环节调节的优势，采用个体化的治疗方案，把握急性呼吸道感染的病程，力争在疾病的各个环节予以防治。

（薛汉荣　左铮云）

普通感冒

pǔtōng gǎnmào

普通感冒（common cold）病毒感染引起的急性上呼吸道疾病。以打喷嚏、鼻塞、流鼻涕、咳嗽、咽喉不适、乏力等呼吸道卡他症状为特征的自限性疾病。该病属于中医学感冒范畴。

病因病机　该病多因卫外功能减弱，肺卫失调，六淫之邪从口鼻或皮毛侵入以致卫表不和，肺失宣降而发病。病位主要在卫表与肺系，病性有虚实两端，可相互夹杂或转化。六淫中以风邪为主导，常夹杂寒、热、燥、暑、湿邪气为患；体虚之人，卫表不固，更易感受外邪而为病，最终导致卫表不和及上焦肺系症状。

证候诊断　该病临床可分为实证感冒和体虚感冒两大类。实证感冒以风寒、风热、暑湿、风燥证常见；体虚感冒以气虚、阴虚、阳虚常见。各类证候诊断要点如下。

实证感冒　①风寒感冒：鼻塞声重或鼻痒喷嚏，流涕清晰，咽喉痒，咳嗽，痰多稀薄，甚则发热恶寒，无汗，头痛，肢体酸痛，舌苔薄白，脉浮数或浮紧。②风热感冒：发热，微恶风寒，或伴汗出，头痛，鼻塞，流黄脓涕，咳痰黄稠，口干欲饮，咽喉嫩红疼痛，苔薄黄，脉浮数。③暑湿感冒：发热，身热不扬，汗出不畅，头重如裹，肢体困重，胸闷，纳呆，口黏腻，恶寒，无汗或汗出不彻，头痛，心烦，口渴，鼻塞，流涕，大便或溏，小便短赤，舌质红，舌苔黄腻，脉濡数或滑数。④风燥感冒：发热，头痛，恶风，无汗，不渴，鼻燥咽干，脉不数为凉燥；少汗，唇鼻干燥，咽干，咽痛，干咳，发热，口渴，脉浮或浮数为温燥。

体虚感冒　①气虚感冒：恶寒发热，热势不盛，自汗，头痛鼻塞，咳嗽痰白，语声低怯，气短倦怠，舌苔白，脉浮而无力。②阴虚感冒：发热，微恶风寒，无汗或微汗，或盗汗，头痛，心烦，口干，咽干，手足心热，干咳少痰，或痰中带血，舌质红，脉细数。③阳虚感冒：恶寒，或发热，无汗或自汗，汗出恶寒更甚，头痛，肢冷酸痛，面色白，语言低微，舌质淡胖，苔白，脉沉细无力。④血虚感冒：身热，微恶寒，头痛，无汗或少汗，面色少华，唇淡，指甲苍白，头晕，心悸，舌质淡，苔白，脉细或无力。

治疗方法 治疗原则为解表达邪，实证感冒当以解表祛邪为主，给予辛温发汗、辛凉透表、解暑祛湿、祛风润燥；体虚感冒当扶正祛邪，给予益气解表、滋阴解表、助阳解表、养血解表。

西医治疗 包括非药物治疗和西药治疗，非药物治疗主要是通过多饮水、休息、保持空气流通的方式来改善症状，西药治疗药物按作用机制分类，主要分为抗过敏药、减轻鼻黏膜充血药、解热镇痛药、镇咳药、抗病毒药五类。

辨证论治 中医治疗普通感冒首先要辨别虚实，实证感冒当以攻邪为主，体虚感冒当攻补兼施。具体治法及主方如下。①风寒感冒：治以辛温发汗，方选荆防达表汤（《时氏处方》）或荆防败毒散（《外科理例》），常用中药有荆芥、防风、紫苏叶、葱白、生姜、杏仁、白前、桔梗等。②风热感冒：治以辛凉解表，方选银翘散（《温病条辨》）或葱豉桔梗汤（《重订通俗伤寒论》）加减，常用中药有银花、连翘、豆豉、薄荷、荆芥、防风、竹叶、芦根、牛蒡子、瓜蒌皮、前胡、桔梗、甘草等。③暑湿感冒：治以清暑祛湿解表，方选新加香薷饮（《温病条辨》）加减，常用中药有香薷、扁豆、厚朴、银花、连翘、鲜荷叶、鲜芦根、藿香、佩兰、陈皮、滑石等。④风燥感冒：凉燥者治以辛温润燥，方选杏苏散（《温病条辨》）加减，常用中药有紫苏叶、杏仁、法半夏、陈皮、白前、枳壳、桔梗、茯苓、

甘草等；温燥者治以辛凉祛燥，方选桑杏汤（《温病条辨》）加减，常用中药有桑叶、杏仁、薄荷、北沙参、梨皮等。⑤气虚感冒：治以益气解表，方选参苏饮（《奇效良方》），常用中药有党参、茯苓、炙甘草、苏叶、陈皮、法半夏、枳壳、防风、白术、黄芪等。⑥阴虚感冒：治以滋阴解表，方选加减葳蕤汤（《通俗伤寒论》），常用中药有玉竹、白薇、薄荷、桔梗、甘草、葱白等。⑦阳虚感冒：治以助阳解表，方选再造散（《伤寒六书》）加减，常用中药有桂枝、芍药、附子、人参、防风、羌活、川芎、甘草等。⑧血虚感冒：治以养血解表，方选葱白七味饮（《外台秘要》），常用中药有葱白、淡豆豉、葛根、生姜、麦冬、干地黄等。

中成药治疗 ①感冒清热颗粒、正柴胡饮颗粒：祛风散寒解表，适用于风寒感冒。②银翘解毒片：辛凉解表清热，适用于风热感冒。③藿香正气水：解暑化湿，适用于暑湿感冒。④玉屏风颗粒、参苏丸：益气解表，适用于气虚感冒。

中医辅助疗法 针灸可以帮助祛除病邪，实证用泻法，虚证用补法。如风寒感冒可刺风池、迎香、列缺、外关；风热感冒可刺风池、大椎、曲池、合谷；暑湿感冒可刺足三里、胃脘；气虚感冒可灸足三里、气海；阴虚感冒可灸肾俞、太溪。

现代研究 以临床研究和实验研究为主。

临床研究 研究发现取炒白芥子适量，与甘遂、延胡索、细辛各等份研成细末，加生姜汁调为药膏，贴于风门、膏肓、大椎、肺俞、膈俞、肾俞，这种穴位贴敷治疗能减少虚寒型体虚易感者

发生外感的次数，同时能减轻临床症状并缩短症状持续时间。柴胡滴丸由北柴胡精制而成，主要有效成分为柴胡皂苷和总挥发油，具有解表退热的功效，用于外感发热，症见身热面赤、头痛身楚、口干而渴，该制剂有效成分溶出快，直接经黏膜吸收入血，生物利用度高。金银花、连翘、柴胡、黄芩具有抗菌、抗病毒、解热的药理作用，多用于治疗风热感冒。

实验研究 主要体现在中医药对普通感冒的发病机制的研究。芪众颗粒（组成：黄芪、贯众、防风、苍术、生甘草）能提高大鼠白细胞介素（IL）-2和γ干扰素（IFN-γ）水平，从而增强机体的免疫功能，达到预防流感的目的。熊胆牛黄胶囊（组成：熊胆粉，人工牛黄、黄连、麻黄等）能显著减轻柯萨奇B族病毒4型（CoxB4）的细胞病变，能提高小鼠单核吞噬细胞的吞噬功能，具有良好的抗病毒、抑菌、解热、增强机体免疫功能、止咳、发汗的作用。

（薛汉荣　左铮云）

jíxìng qìguǎn-zhīqìguǎnyán

急性气管-支气管炎（acute tracheobronchitis） 由微生物感染、物理化学性刺激或过敏因素等引起气管-支气管黏膜的急性炎症。临床表现以咳嗽为主，常持续1~3周，起病常先有鼻塞、流涕、咽痛、声音嘶哑等上呼吸道感染的症状和发热、畏寒、头痛、全身酸痛等全身症状。是一个独立病症，与慢性支气管炎不存在内在联系。该病属常见病、多发病，尤以小儿和老年多见。多为上呼吸道病毒感染引起，常见于寒冷季节或气温突然变冷时。该病属于中医学外感咳嗽范畴。

病因病机 外感咳嗽属于邪实，为外感六淫犯肺，肺气壅遏不畅所致。因于风寒者，肺气失宣，津液凝滞；因于风热者，肺气不清，热蒸液聚为痰；因于风燥者，燥邪灼津生痰，肺气失于润降，则发为咳嗽。若外邪未能及时消散，还可发生演变转化，如风寒久郁化热，风热灼津化燥，肺热蒸液成痰。主要病机为邪犯于肺，肺气上逆。

证候诊断 急性气管-支气管炎大致可分为风寒袭肺证、风热犯肺证、风燥伤肺证、痰热郁肺证等四型，以风热犯肺证最为常见。①风寒袭肺证：以咳嗽声重，气急，咽痒，咯痰稀薄色白，常伴鼻塞，流清涕，头痛，肢体酸楚，或见恶寒发热，无汗等表证，舌苔薄白，脉浮或浮紧为特征。②风热犯肺证：以咳嗽频剧，气粗或咳声嘶哑，喉燥咽痛，咳痰不爽，痰黏稠或黄，咳时汗出，常伴流黄涕，口渴，头痛，身楚，或见恶风，身热等表证，舌苔薄黄，脉浮数或浮滑为特征。③风燥伤肺证：以干咳，连声作呛，喉痒，咽喉干痛，唇鼻干燥，无痰或痰少而黏，不易咯出，或痰中带有血丝，口干，初起或伴鼻塞，头痛，微寒，身热等表证，舌质红干而少津，苔薄白或薄黄，脉浮数为特征。④痰热郁肺证：以咳嗽、气粗息促，痰多质黏厚或稠黄，咯吐不爽，或夹血痰，胸胁胀满，咳时引痛，口干而黏，欲饮水，鼻塞流浊涕，咽痛声哑，舌质红，苔薄黄或腻，脉滑数为特征。

治疗方法 西医治疗上主要以对症治疗为主，病毒感染的患者多采用抗病毒药物，对细菌感染的患者多采用抗菌药物和平喘止咳药物治疗。中医治疗该病，

有较好疗效，中医以宣肺祛邪为主，重视化痰顺气法的应用，使痰清气顺，肺气得宣。

西医治疗 有慢性心、肺基础疾病者，流感病毒引起的急性气管-支气管炎导致严重缺氧或通气不足时，需住院接受呼吸支持和氧疗。对症治疗主要是镇咳、祛痰、解痉、抗过敏。对有家族史的患者，如查体发现哮鸣音，可吸入支气管扩张药。伴支气管痉挛时可用氨茶碱或 β_2 受体激动剂。全身不适及发热为主要症状者应卧床休息，注意保暖，多饮水，促进排痰，酌情使用退热剂。及时应用抗生素药物以控制气管-支气管内的炎症。

辨证论治 ①风寒袭肺证：治以疏风散寒、宣肺止咳，方选三拗汤（《太平惠民和剂局方》）合止嗽散（《医学心悟》）加减，常用中药有炙麻黄、杏仁、桔梗、白前、紫菀、款冬花、陈皮、炙百部、金沸草、甘草等。②风热犯肺证：治以疏风清热、宣肺止咳，方选桑菊饮（《温病条辨》）加减，常用中药有桑叶、菊花、薄荷、连翘、前胡、牛蒡子、杏仁、桔梗、大贝母、枇杷叶等。③风燥伤肺证：治以疏风清肺、润燥止咳，方选桑杏汤（《温病条辨》）加减，常用中药有桑叶、薄荷、豆豉、杏仁、前胡、牛蒡子、南沙参、大贝母、天花粉、梨皮、芦根等；或杏苏散（《温病条辨》）加减，常用中药有苏叶、杏仁、前胡、紫菀、款冬花、百部、甘草等；或清燥救肺汤（《医门法律》）加减，常用中药有桑叶、石膏、阿胶、麦冬、胡麻仁、杏仁、枇杷叶、半夏、北沙参等。④痰热郁肺证：治以清热肃肺、豁痰止咳，方选清金化痰汤（《医学统旨》）加减，常用中药有桑白皮、

黄芩、栀子、瓜蒌皮、浙贝母、橘红、前胡、黛蛤散、桔梗、甘草等；或千金苇茎汤（《备急千金要方》）加味，常用中药有苇茎、薏苡仁、冬瓜仁、桃仁、黄芩、桑叶、前胡、射干、桑白皮、浙贝、桔梗、甘草等。

中成药治疗 治疗急性气管-支气管炎的常用中成药，需辨证应用于临床。①止喘灵口服液、冬菀止咳颗粒：适用于风寒袭肺型。②急支糖浆、清宣止咳颗粒：适用于风热犯肺型。③强力枇杷露、润肺止咳合剂：适用于风燥伤肺型。④肺力咳合剂、复方甘草口服液、镇咳宁胶囊、复方鲜竹沥口服液：适用于痰热郁肺型。

中医辅助疗法 急性气管-支气管炎还可使用体针、拔火罐、耳针、热敏化腧穴灸、耳穴压豆等辅助疗法。①体针：取肺俞、中府、尺泽、合谷、风门、天突等穴。针刺均用泻法。痰多加丰隆；气喘加定喘穴；发热加大椎、曲池。②拔火罐：一般在肺俞、大椎、命门穴处拔火罐。③耳针：取肺、气管、肾上腺等穴，可针刺，也可贴敷。④热敏化腧穴灸：选用患者背部特定体表部位（风门、肺俞、尺泽等）进行热敏化腧穴灸。

现代研究 证素是通过对证候（症状、体征等病理信息）的辨识，而确定的病位和病性，是构成证名的基本要素。证素不等于证候和证名，病性的概念中包含了病因。急性气管-支气管炎辨证的主要病性/病因证素以热、痰、风、寒、燥、湿为主，病位证素（证候靶点）以肺为主，其次为表、里、卫分。从证素分布看，急性气管-支气管炎的临床病机特点以邪实为主。从其证候组合规律并结合临床病机特点分析，

该病以实证为主，风热、风寒等邪气侵袭肺卫，或风热、风寒之邪入里化热，酿生痰热，壅阻于肺，而表现出咳嗽、咯痰、喘息、发热等症状。

（薛汉荣）

mànxìng zǔsèxìng fèijíbìng

慢性阻塞性肺疾病（chronic obstructive pulmonary disease, COPD）

以持续呼吸症状和气流受限为特征的肺部慢性疾病。其气流受限不完全可逆，呈进行性发展，然而这种疾病是可以预防和治疗的。COPD的形成是由多因素引起的，医学界主要认为，与大气中的有害气体（如烟草、烟雾、有害颗粒等）在气道和肺组织，造成肺部慢性炎症刺激有关。中医认为COPD属咳嗽、喘证、肺胀等范畴。

病因病机 该病的发生多因久病肺虚，痰瘀伏肺，肺气壅滞，肺不敛降，气还肺间，胸膺胀满而成，逐渐损及脾肾与心，每因复感外邪诱使病情发作或加剧。

久病肺虚 内伤久咳、久哮、久喘、肺痨等慢性肺系疾患是引起肺胀的原发病。肺病迁延失治，一方面引起宣降失常，津液不布，或久病肺气虚损，气不布津，津液凝聚为痰浊，或肺阴虚火旺，灼津成痰，痰浊潴留，伏于肺间，肺气壅滞，久则气还肺间，肺气胀满，不能敛降，而成肺胀；另一方面痰浊潴留日久，气滞血瘀，或肺虚不能助心主治节而血行不畅，致痰浊与瘀血互结，痰瘀滞留于心肺，进一步加重肺气胀满，不能敛降，而成为肺胀。此外，长期吸烟、吸入粉尘，亦是损伤肺脏，肺失宣降的重要因素。

感受外邪 久病肺虚，卫外不固，易致六淫外邪反复乘袭。肺中痰瘀内结也是外邪入侵的重要因素，因外邪每借有形质者为依附，易于形成内外相引。外邪犯肺，愈加闭郁肺气，损伤肺脏，加重痰、瘀的形成。反复感邪诱发该病，是肺胀日益加重的主要原因。六淫之中以风寒、风热多见，尤以风寒常见，故肺胀冬春寒冷时节最易复发。

证候诊断 临床常见证候中各证候可单独存在也常兼见，如肺肾气虚兼痰热壅肺证、肺脾气虚兼痰浊阻肺证等。血瘀既是COPD的主要病机环节，也常兼于其他证候中，兼于痰浊阻肺证则为痰浊瘀肺证，兼于痰热壅肺证则为痰热瘀肺证，兼于肺肾气虚证则为肺肾气虚血瘀证。急性加重期以实证为主常兼见虚证，稳定期以虚证为主常兼见血瘀、痰浊，临床诊断时应予以注意。

虚证类 ①肺气虚：以咳嗽或喘息，气短，神疲乏力，或自汗，恶风，舌质淡苔白，脉沉细或细弱为特征。②肺脾气虚：以咳嗽或喘息，气短，神疲乏力，纳呆，腹胀或便溏，舌体胖大或有齿痕，舌苔薄白或白腻，脉沉细或沉缓为特征。③肺肾气虚：以喘息，气短，乏力或自汗，动则加重，腰膝酸软，耳鸣，夜尿频多，舌质淡苔白，脉沉细或细弱为特征。④肺肾气阴两虚：以喘息，气短，动则加重，自汗或乏力，腰膝酸软，耳鸣，盗汗，舌质淡或红，舌苔薄少或花剥，脉沉细或细弱或细数为特征。

实证类 ①风寒袭肺：以咳嗽或喘息，咳痰白稀，发热恶寒，肢体酸痛，舌苔白，脉浮或浮紧为特征。②外寒内饮：以咳嗽或喘息，恶寒无汗，痰白稀薄或兼泡沫，喉中痰鸣，舌苔白滑，脉弦紧或浮弦紧为特征。③痰热壅肺：以咳嗽或喘息气急，痰多色黄或白黏，发热或口渴喜冷饮，舌质红、舌苔黄或黄腻，脉数或滑数为特征。④痰浊阻肺：以咳嗽或喘息，痰多白黏或呈泡沫状，胃脘痞满或腹胀，纳呆，舌苔白腻，脉滑或弦滑为特征。⑤痰蒙神窍：以神志异常，或肢体抽搐，喘息气促，喉中痰鸣，舌质淡或红、舌苔白腻或黄腻，脉滑或数为特征。

兼证类 即血瘀证，以面色紫暗或唇甲青紫，舌质紫暗或有瘀斑或瘀点，舌下络脉迂曲、粗乱为特征。

治疗方法 慢性阻塞性肺疾病治疗分急性加重期和稳定期，急性加重期西医主要以控制感染、祛痰镇咳、解痉平喘为主，中医当以清热、涤痰、活血、宣肺降气、开窍为法，兼顾气阴。稳定期西医主要采取加强体质锻炼，提高自身抗病能力，也可使用免疫调节剂等方式。中医当益气养阴、祛痰活血为主。

西医治疗 ①支气管扩张剂：β_2受体激动剂、抗胆碱能药物及甲基黄嘌呤类药物。②激素：吸入激素和β_2受体激动剂联合应用较单用效果好。③磷酸二酯酶4（PDE-4）抑制剂。④祛痰药（黏液溶解剂）。⑤氧疗。⑥通气支持：无创通气已广泛用于极重度慢阻肺稳定期患者。⑦康复治疗：康复治疗对进行性气流受限、严重呼吸困难而很少活动的慢阻肺患者，可以改善其活动能力，提高生命质量，如呼吸生理治疗、肌肉训练、营养支持、精神治疗和教育等多方面措施。

辨证论治 肺脏感邪，迁延失治，痰瘀稽留，损伤正气，肺、脾、肾虚损，正虚卫外不固，外邪易反复侵袭，诱使该病发作，其病理变化为本虚标实。急性加重期以实为主，稳定期以虚为主。治疗应遵"急则治其标，缓则治其本"的原则，急性加重期以清热、涤痰、活血、宣肺降气、开窍而立法，兼顾气阴。稳定期以益气（阳）、养阴为主，兼祛痰活血。具体治法及主方如下。①风寒袭肺：治以宣肺散寒、止咳平喘，方选三拗汤（《太平惠民和剂局方》）合止嗽散（《医学心悟》）加减，常用中药有麻黄、杏仁、荆芥、紫苏叶、白前、百部、桔梗、枳壳、陈皮、炙甘草等。②外寒内饮：治以疏风散寒、温肺化饮，方选小青龙汤（《伤寒论》）加减，常用中药有麻黄、桂枝、干姜、白芍、细辛、法半夏、五味子、炙甘草等。③痰热壅肺：治以清肺化痰、降逆平喘，方选清气化痰丸（《医方考》）合贝母瓜蒌散（《医学心悟》）加减，常用中药有全瓜蒌、法半夏、浙贝母、栀子、桑白皮、黄芩、杏仁、白头翁、鱼腥草、麦冬、陈皮等。④痰浊阻肺：治以燥湿化痰、宣降肺气，方选半夏厚朴汤（《金匮要略》）合三子养亲汤（《皆效方》）加减，常用中药有法半夏、厚朴、陈皮、薤白、茯苓、枳壳、芥子、紫苏子、莱菔子、豆蔻、生姜等。⑤痰蒙神窍：治以豁痰开窍，方选涤痰汤（《奇效良方》）加减，常用中药有法半夏、天南星、天竺黄、茯苓、陈皮、枳实、丹参、人参、石菖蒲、细辛、生姜等。⑥肺气虚：治以补肺益气固卫，方选人参胡桃汤合人参养肺丸（《太平惠民和剂局方》）加减，常用中药有党参、黄芪、白术、核桃仁、百部、川贝母、杏仁、厚朴、紫苏子、地龙、陈皮、桔梗、炙甘草等。⑦肺脾气虚：治以补肺健脾、降气化痰，方选六君子汤（《医学正传》）加

减，常用中药有党参、白术、茯苓、法半夏、陈皮、黄芪、杏仁、厚朴、淫羊藿、紫菀、款冬花、炙甘草等。⑧肺肾气虚：治以补肾益肺、纳气定喘，方选人参补肺饮（《症因脉治》）加减，常用中药有人参、黄芪、枸杞子、山茱萸、五味子、淫羊藿、浙贝母、紫苏子、赤芍、地龙、陈皮、炙甘草等。⑨肺肾气阴两虚：治以补肺滋肾、纳气定喘，方选保元汤（《种痘新书》）合人参补肺饮（《症因脉治》）加减，常用中药有人参、黄芪、黄精、熟地黄、枸杞子、麦冬、五味子、肉桂、紫苏子、浙贝母、牡丹皮、地龙、百部、陈皮、炙甘草等。

中成药治疗 慢性阻塞性肺疾病中成药的治疗亦辨证分为急性加重期和稳定期两个类型。①通宣理肺丸：解表散寒、宣肺止咳，适用于风寒束表、肺气不宣证。②小青龙颗粒：解表化饮、止咳平喘，适用于风寒水饮证。③蛇胆川贝液：祛风止咳、除痰散结，用于痰热壅肺证。④痰热清注射液：清热、化痰、解毒，适用于痰热阻肺证。⑤苏合香丸：芳香开窍、行气止痛，用于痰浊蒙窍证。⑥安宫牛黄丸或局方至宝丸：清热解毒、镇惊开窍，适用于痰热蒙窍所致的高热、惊厥、神昏、谵语等。⑦生脉饮口服液：益气复脉、养阴生津，用于肺肾气阴两虚所致的气短而喘、五心烦热、脉微自汗等症。⑧百令胶囊：补肺肾、益精气，用于肺肾两虚引起的咳嗽、气喘、神疲乏力、腰背酸痛等。

中医辅助疗法 ①针刺：主穴为肺俞（双）、大椎、风门（双）。②灸法：气虚、阳虚者，宜灸或针灸并用。③穴位贴敷：主穴选取大椎、肺俞、膏肓俞、

心俞等穴。常选用白芥子、甘遂、细辛、延胡索等药物。

现代研究 随着传统中医药结合现代医学的发展，近代医家在临床与实验两方面进行了大量的研究。

临床研究 参芪补肺汤（黄芪、党参、补骨脂、丹参、桑白皮、百部、紫菀）、黄芪建中汤（黄芪、白芍、饴糖、桂枝、生姜、炙甘草、大枣），能改善临床咳、痰、喘症状、改善患者生活自理能力，对治疗COPD稳定期具有较好疗效。血府逐瘀汤（桃仁、红花、当归、生地黄、川芎、赤芍、牛膝、桔梗、柴胡、枳壳、甘草）可除胸中血瘀，使气血通畅，改善肺功能。

实验研究 现代医学普遍认为呼吸气道、肺实质和肺部血管的慢性炎症为COPD最主要的特征，炎症发生时在肺的不同部位有大量的肺泡巨噬细胞、T淋巴细胞以及中性粒细胞聚集，而部分患者表现为嗜酸性粒细胞的增多，这些细胞的增加与COPD患者气流受到阻塞的程度密切相关。这些被激活的炎症细胞能释放出多种介质，包括白三烯B4（LTB4）、白细胞介素（IL）-8、肿瘤坏死因子（TNF）-α及其他介质。这些炎症介质不但能使肺的结构遭到破坏，还可能促发中性粒细胞炎症反应，从而使得COPD症状进行性加重。正常人体内存在着氧化-抗氧化平衡，吸烟、环境污染等可使这一平衡失调，导致肺内气道上皮及组织破坏、抗蛋白酶失去活性、肺内中性粒细胞大量浸润、增多并被活化、黏膜表现出高分泌状态等，进一步导致肺部炎症反应，这是COPD慢性损伤的重要机制。除炎症外，肺部的蛋白酶-抗蛋白酶

平衡失调、自主神经系统功能紊乱表现出的呼吸的深度和频率的变化等也在 COPD 的发生、发展过程中发挥关键的作用。

（薛汉荣）

mànxìng fèiyuánxìng xīnzàngbìng

慢性肺源性心脏病 （chronic pulmonary heart disease；chronic cor pulmonale）

肺组织、肺血管、胸廓等慢性疾病引起肺组织结构和/或功能异常，肺血管阻力增加，肺动脉压增高，引起右心扩张、肥厚等，并排除先天性心脏病和左心病变引起，伴或不伴右心衰竭的心脏病。简称慢性肺心病。中国绝大多数慢性肺心病患者是在慢性支气管炎或肺气肿基础上发生的。该病属于中医学肺胀、喘证、心悸、水肿等范畴。

病因病机　该病多由于肺脏疾患迁延失治，痰瘀稽留，正虚卫外不固，外邪易反复侵袭，诱使该病反复发作。该病证候要素以痰、火（热）、水饮、瘀血、阳虚、气虚为主，病位以肺、肾、心为主。该病的病机为本虚标实、虚实夹杂，本虚多为肺、心、肾的阳气虚损，邪实为痰、火、瘀血。病情发作时的病机以痰（痰热、痰浊）阻或痰瘀互阻为关键，壅阻肺系，时或蒙扰心脑而致窍闭风动；邪盛正衰，可发生脱证之危候。病情缓解时，痰、瘀、水饮减轻，但痰、瘀稽留，正虚显露而多表现为肺、心、肾虚损，见于心肺气虚、肺肾气虚、心肾阳虚，多兼有痰瘀。

证候诊断　该病的证候大致为实证类（寒饮停肺证、痰热壅肺证、痰湿阻肺证、阳虚水泛证、痰蒙神窍证）；虚证类（心肺气虚证、肺肾气虚证、肺肾气阴两虚证）；兼证类（血瘀证）三类九证候。各期证候诊断要点如下。

实证类　①寒饮停肺证：以咳逆喘满不得卧或气短，咳痰、色白、清稀或呈泡沫状，恶寒或发热，遇寒加重，舌苔白或白滑，脉紧或弦紧为特征。②痰热壅肺证：以喘促或胸闷气短、甚者不能平卧，动则加重，或咳嗽，痰色黄或黏稠，咯痰不爽，发热或口渴，舌质红，舌苔黄或黄腻，脉数或滑数为特征。③痰湿阻肺证：以喘促或胸闷气短，甚者不能平卧，动则加重，或咳嗽，痰多、色白或清稀或黏稠，胃脘痞满或腹胀，舌苔白腻，脉滑或弦滑为特征。④痰蒙神窍证：以神志异常（恍惚、嗜睡、谵妄、昏迷），或伴瘛疭甚则抽搐，头痛，或烦躁，喘促，动则加重，喉中痰鸣，舌苔白腻或黄腻，脉滑或脉数为特征。

虚证类　①心肺气虚证：以喘促或气短，动则加重，心悸、怔忡，神疲乏力或自汗，舌质淡、舌苔白，脉沉细或细弱为特征。②肺肾气虚证：以胸闷气短，动则加重，甚则喘促，神疲乏力或自汗，腰膝酸软，头昏或耳鸣，小便频数，或夜尿增多，咳时遗尿，舌质淡、舌苔白，脉沉细或细弱为特征。③阳虚水泛证：以喘促或胸闷气短，甚者不能平卧，动则加重，或咳嗽，肢体浮肿，心悸，动则尤甚，肢冷或畏寒，舌苔白或白滑，脉沉滑或沉弦为特征。④肺肾气阴两虚证：以胸闷气短或喘促，动则加重，甚则不能平卧，神疲乏力或自汗，动则加重，腰膝酸软，干咳或少痰，咯痰不爽，盗汗，舌质淡或红，或舌苔薄少或花剥，脉沉细或细弱或细数为特征。

兼证类　血瘀证：以面色紫暗或唇甲青紫，舌质紫暗有瘀斑或舌下脉络迂曲、粗乱为特征。

治疗方法　中医治疗乃遵循"急则治其标，缓则治其本"的原则，急则以清热、涤痰、活血、化饮利水、宣肺降气、开窍立法而兼顾正气；缓则以补肺、养心、益肾为主，并根据气虚、阳虚之偏而分别益气、温阳，兼顾祛痰活血。

西医治疗　按作用机制分类，主要分为支气管舒张药、消除气道非特异性炎症药、呼吸兴奋药、利尿药四类。

辨证论治　具体治法及主方如下。

实证类　①寒饮停肺证：治以疏风散寒、温肺化饮，方选小青龙汤（《伤寒论》）加减，常用中药有炙麻黄、桂枝、干姜、细辛、白芍、五味子、法半夏、厚朴、茯苓、泽泻、紫苏子、苦杏仁等。②痰热壅肺证：治以清热化痰、宣降肺气，方选清气化痰丸（《医方考》）加减，常用中药有瓜蒌、胆南星、法半夏、浙贝母、栀子、桑白皮、黄芩、苦杏仁、玄参、陈皮、桔梗等。③痰湿阻肺证：治以燥湿化痰、宣降肺气，方选半夏厚朴汤（《金匮要略》）合三子养亲汤（《韩氏医通》）加减，常用中药有姜半夏、厚朴、茯苓、葶苈子、白芥子、紫苏子、莱菔子、薤白、枳壳、生姜等。④痰蒙神窍证：治以豁痰开窍醒神，方选涤痰汤（《奇效良方》）加减，常用中药有胆南星、法半夏、橘红、郁金、天竺黄、枳实、人参、川芎、细辛、石菖蒲、远志等。

虚证类　①心肺气虚证：治以补益心肺，方选养心汤（《医方集解》）加减，常用中药有人参、黄芪、肉桂、茯苓、麦冬、远志、五味子、僵蚕、浙贝母、赤芍、陈皮、炙甘草等。②肺肾气虚证：

治以补肾益肺、纳气平喘，方选人参补肺饮（《症因脉治》）加减，常用中药有人参、黄芪、麦冬、山萸肉、五味子、补骨脂、浙贝母、紫苏子、赤芍、枳壳、陈皮等。③阳虚水泛证：治以温补心肾、化饮利水，方选真武汤（《伤寒论》）合五苓散（《伤寒论》）加减，常用中药有炮附片、肉桂、细辛、茯苓、白芍、白术、猪苓、泽泻、防己、赤芍、生姜等。④肺肾气阴两虚证：治以补肺滋肾、纳气定喘，方选人参补肺汤（《证治准绳》）合生脉散（《内外伤辨惑论》）加减，常用中药有人参、黄芪、熟地黄、山萸肉、麦冬、五味子、浙贝母、百部、牡丹皮、当归、陈皮、炙甘草等。

兼证类　血瘀证：治以活血化瘀，常用中药有川芎、赤芍、桃仁、红花、莪术等。

中成药治疗　常用的中成药有以下几种。①济生肾气丸：温肾化气、利水消肿，适用于肺肾气虚证。②固肾定喘丸：温肾纳气、健脾利水，适用于肺脾气虚，肾不纳气证。

中医辅助疗法　针灸、穴位注射、直流电离子导入等辅助该病治疗。①针灸疗法：主穴取肺俞、肾俞、足三里、脾俞、气海、内关、神门，中强刺激，年老体弱者用弱刺激或灸膏肓俞。②穴位注射：取定喘、肺俞穴，适用于肺心病虚喘者。

现代研究　包括证候研究和实验研究两个方面。

证候研究　①痰浊贯穿于肺心病的始终。痰浊是肺心病的病理产物，也是影响肺心病发展变化的病理因素；痰浊的形成与肺、脾、肾脏腑功能失调有密切的关系。痰饮内生，随气行而无处不至，痰阻于肺，气道不利，则咳

嗽、痰多；若素体阳虚则痰从寒化成寒痰证；若阴虚体质或阳亢，或寒邪入里化热，或感热邪，则痰从热化而成痰热证。②痰瘀为其发病之标，本虚为其致病之本。并提出"肺实多咳，脾虚生痰，肾虚致喘，心瘀成悸，多脏合病"的观点。③痰瘀伏肺，宗气虚衰为肺心病的关键病机，它贯穿肺心病的各个阶段。④慢性肺源性心脏病初期为肺虚，久则及肾，终致气虚血瘀。肺主气，司呼吸，气能行血，气虚无力行血，则血瘀；肾阳虚不能温煦，无力推动血液运行，故出现血瘀。久病入血，瘀血既成使气血运行受阻，故出现动则喘促、心悸、紫绀等。瘀血不去，新血不生，故使症状加重。这与现代医学研究认为慢性肺源性心脏病患者都存在血液黏度增高，血小板聚集性及凝血功能异常相类似。

实验研究　慢性肺源性心脏病患者长期慢性缺氧可导致血管内皮损伤，胶原组织暴露，血小板附着和积聚，激活凝血反应，使血液处于高凝状态，易形成肺小动脉血栓。肺小动脉血栓形成为慢性肺源性心脏病急性发作期极为突出和常见的病理改变。益肺活血颗粒治疗该病的作用机制可能是通过降低血中相关血管细胞因子含量，从而抑制血管收缩，促进血管舒张，保护血管内皮、修复血管损伤，降低血管阻力来实现防治慢性肺源性心脏病的效果。趋化因子Fractalkine（FKN）、肿瘤坏死因子（TNF）-α等也与慢性肺源性心脏病的发病相关。

（薛汉荣）

zhīqìguǎn kuòzhāngzhèng

支气管扩张症（bronchiectasis）　直径大于2mm的近端支气管由于管壁肌肉和弹性组织的破

坏出现异常扩张的疾病。主要症状有慢性咳嗽，咯大量脓痰和/或反复咯血。有些患者同时有喘鸣与杵状指。主要致病因素为支气管感染、阻塞和牵拉，部分有先天性遗传因素。患者多在儿童时期患有麻疹、百日咳和支气管肺炎等疾病。属于中医学肺络张范畴。

病因病机　该病病位在肺，而痰湿、火热、瘀血是主要病理因素。外邪的侵入与机体正气的虚损相关，肺虚贯穿病程始终。由于该病常与幼年麻疹、百日咳或体虚之时感受外邪有关，因正气虚损，致痰湿留伏于肺，若再次感受外邪，或肝火犯肺，引动内伏之痰湿，致肺气上逆而出现咳嗽、咯吐脓痰；热伤血络，则见痰中带血或大咯血；久病入络或离经之血不散而形成瘀血，又可成为新的致病因素。该病具有本虚标实，虚实夹杂的病机，主要以肺脾两虚为本，外邪侵袭为标。该病初起时病位在肺，继之可渐及肝脾，久之累及心肾，导致病情反复发作，迁延难愈，使正气日渐耗损，因此晚期易见喘促、虚劳等变证。

证候诊断　①痰热蕴肺证：反复咳嗽，咯吐脓痰，痰中带血或大量咯血，重者有发热，咯脓臭痰，胸痛胸闷，口干苦，舌暗红，苔黄腻，脉滑数。②肝火犯肺证：咳嗽阵作，反复痰中带血或少量咯血，或大咯血不止，胸胁胀痛，烦躁不安，口干苦，大便干结，舌质红，苔薄黄少津，脉弦数。③气阴两伤证：咳嗽日久，形体消瘦，痰少或干咳，咳声短促无力，痰中带血，血色鲜红，口干咽燥，五心烦热，舌红少津，脉细数。④肺脾气虚证：面色少华，少气懒言，纳差，神

疲乏力，胸闷气短，咳嗽痰量较少，或痰中带血，舌暗淡，苔白，脉沉细。

治疗方法　西医治疗主要是控制感染，充分引流排痰，保持支气管通畅。对反复呼吸道感染或大咯血危及生命，经药物治疗不能控制，且病变范围比较局限的患者，可作肺段或肺叶切除术。中医认为该病急性期的主要病机是热毒损伤肺络，肺气上逆，迫血妄行，故清热解毒、降火凉血为该病的治疗大法。因肺络损伤，气逆血瘀贯穿与该病始终，故治疗还应配合宣肺通络，调气化瘀的方法，以利于缓解症状。中医除在急性期分型辨证论治，加强止咳、排痰、止血外，更应侧重于缓解期从扶正固本，增强机体免疫力入手，以促进疾病恢复，减少复发，控制支气管扩张进一步发展。

辨证论治　①痰热蕴肺证：治以清热化痰、宣肺止咳，方选清金化痰汤（《医方考》）合千金苇茎汤（《外台秘要》）加减，常用中药有苇茎、桃仁、薏苡仁、瓜瓣、陈皮、杏仁、枳实、瓜蒌仁、黄芩、茯苓、胆南星、法半夏、甘草等。②肝火犯肺证：治以清肝泻火、凉血止血，方选黛蛤散（《中国药典》）合泻白散（《小儿药证直诀》）加减，常用中药有地骨皮、桑白皮、粳米、甘草、青黛、蛤壳等。③气阴两伤证：治以滋阴养肺、化痰止血，方选百合固金汤（《慎斋遗书》）加味，常用中药有百合、麦冬、贝母、生地、熟地、当归、玄参、桔梗、白芍、生甘草等。④肺脾气虚证：治以补肺健脾、润肺止咳，方选补肺汤（《永类方》）加减，常用中药有人参、黄芪、熟地、五味子、紫菀、桑白皮等。

中成药治疗　①鲜竹沥：清热化痰，适用于肺热咳嗽痰多、气喘胸闷。②痰咳净：通窍顺气、化痰镇咳，适用于咳嗽痰多、气促、气喘等症。

中医辅助疗法　针灸疗法主要用于支气管扩张缓解期或支气管扩张合并感染，病情得到控制后的治疗。①取肺俞、三阴交、膻中、天突，每日 1 次，可减少发作。②取肺俞、三阴交、足三里、命门，隔日 1 次，可增强体质，提高免疫力。

现代研究　近代医家从临床与实验两方面进行研究。

临床研究　该病的主要病理因素是痰湿、火热、瘀血，虚实夹杂的病机。也有医家认为该病主要病理特点是气阴两虚、瘀热内伏于肺。外感风热、燥、气、火邪，思及内因七情所郁，常为该病的诱发因素。痰瘀为本，热郁为标，病程迁延，郁热伤阴，可出现肺热阴虚。

实验研究　随着现代科学技术的发展和中医药治疗水平的不断提高，中医药对支气管扩张发病机制的研究逐步深入，主要体现在以下几个方面。①氧自由基的代谢产物丙二醛（MDA）可以反映脂质过氧化的程度，而超氧化物歧化酶（SOD）可以反映机体清除氧自由基的能力。研究表明中医药能使 MDA 的含量下降，SOD 的活性上升，抑制脂质过氧化反应，从而保护支气管上皮细胞，促进支气管壁炎症恢复。②支气管扩张症气道炎症反应以中性粒细胞移行及继发分泌多种引起组织损伤的炎症介质为特征。中性粒细胞弹性蛋白酶（neutrophilelastase，NE）是中性粒细胞释放的重要炎症介质之一。支扩宁合剂能够显著减少支气管扩张

症动物模型气道中的中性粒细胞弹性蛋白酶释放，抑制其蛋白分解活性。

（薛汉荣）

mànxìng hūxī shuāijié

慢性呼吸衰竭（chronic respiratory failure）　各种原因引起的肺通气和/或换气功能严重障碍，以致不能进行有效的气体交换，导致缺氧伴（或不伴）二氧化碳潴留，从而引起的一系列生理功能和代谢紊乱的临床综合征。最常见的导致 CRF 的病因是慢性阻塞性肺疾病。该病属于中医学的肺衰、喘证、喘脱、闭证等范畴。

病因病机　该病多由肺系疾病迁延不愈，致肺气虚损，病久损及脾、肾、心诸脏，肺失通调、脾失运化、肾失开阖，则三焦决渎失司，水泛滥肌肤，凌心射肺，最终可致阳微欲脱。该病病位在肺，发生发展与脾、肾、心密切相关。病机总属本虚标实，本虚为肺、脾、肾、心虚，标实为痰浊、瘀血、水饮。肺、脾、肾、心虚损为该病发生的主要内因，感受外邪是该病的主要诱因，痰浊、瘀血、水饮是产生变证的主要根源。

证候诊断　①痰浊阻肺证：呼吸急促，喉中痰鸣，痰涎黏稠，不易咯出，胸中窒闷，面色暗红或青紫，唇舌紫暗，舌白或白腻，脉滑数。②肺肾气虚证：呼吸短浅难续，甚则张口抬肩，不能平卧，胸满气短，心悸，咳嗽，痰白如沫，咯吐不利，形寒汗出，舌淡或暗紫，脉沉细无力或结代。③脾肾阳虚证：咳嗽，心悸怔忡，不能平卧，动则尤甚，腹部胀满，浮肿，肢冷尿少，面青唇绀，舌胖紫暗，苔白滑，脉沉细或结代。④痰蒙神窍证：呼吸急促，或伴

痰鸣，神志恍惚，谵语，烦躁不安，嗜睡，甚则抽搐、昏迷，面紫绀，舌暗紫，苔白腻，脉滑数。⑤阳微欲脱证：喘逆剧甚，张口抬肩，鼻翼煽动，面色苍白，冷汗淋漓，四肢厥冷，烦躁不安，面色紫暗，舌紫暗，脉沉细无力或脉微欲绝。

治疗方法　慢性呼吸衰竭的中医治疗应当根据症状和舌脉情况进行辨证，对证型分类、正气的强弱、邪气的程度进行辨证施治。慢性呼衰应当急则治其标，缓则固其本，虚实夹杂当以标本兼治为原则，总以补虚固本为主。

西医治疗　主要包括四个方面，首先要保持呼吸道通畅，使用氧疗、呼吸兴奋剂等改善通气、纠正缺氧及二氧化碳潴留，其次要纠正呼吸性酸中毒、电解质紊乱与酸碱失衡，再次要控制感染，最后要积极防治肺性脑病、消化道出血、休克等并发症的发生。缓解期病情稳定可服扶正固本中药或中成药以巩固疗效。

辨证论治　①痰浊阻肺证：治以化痰降气、活血化瘀，方选二陈汤（《太平惠民和剂局方》）合三子养亲汤（《韩氏医通》）加减，常用中药有半夏、陈皮、茯苓、炙甘草、苏子、白芥子、莱菔子等。②肺肾气虚证：治以补益肝肾、纳气平喘，方选补肺汤（《永类钤方》）合参蛤散（《普济方》）加减，常用中药有人参、黄芪、熟地、五味子、紫菀、桑白皮、蛤蚧等。③脾肾阳虚证：治以温肾健脾、化湿利水，方选真武汤（《伤寒论》）合五苓散（《伤寒论》）加减，常用中药有茯苓、芍药、甘草、生姜、白术、炮附子、桂枝、猪苓、泽泻等。④痰蒙神窍证：治以涤痰开窍、息风止痉，方选涤痰汤（《济生方》）、

安宫牛黄丸（《温病条辨》）、至宝丹（《太平惠民和剂局方》）加减，常用中药有制半夏、制南星、陈皮、茯苓、人参、石菖蒲、竹茹、甘草、生姜、牛黄、郁金、犀角、黄连、朱砂、冰片、珍珠、山栀、雄黄、黄芩、麝香、金箔衣、安息香、琥珀、玳瑁、龙脑等。⑤阳微欲脱证：治以益气温阳、固脱救逆，方选独参汤（《景岳全书》）灌服，常用中药有人参、麦冬、生地黄、炮附子等。

中成药治疗　①黑锡丹：升降阴阳、坠痰定喘，适用于肾阳虚衰患者。②补肾防喘片：温阳补肾，适用于喘促、胸闷患者。③六神丸：清热解毒、消炎止痛，用于急性喘促、痰多患者。④苏合香丸：芳香开窍、行气止痛，对晚期呼吸衰竭有一定作用。

中医辅助疗法　主要有针灸、穴位注射、穴位敷贴疗法。①针灸疗法：主穴选足三里、人中、肺俞、会阴等。②穴位注射：曲池、足三里、三阴交、膻中、中府、肺俞。③穴位敷贴：应用白芥子（炒）、甘遂、延胡索、细辛等药研面，用生姜汁调涂背部大椎、肺俞、心俞、膏肓等穴位，可改善咳、痰、喘症状。

现代研究　主要包括临床和药物研究两个方面。

临床研究　现代医家对慢性呼吸衰竭的病机认识基本一致，即本虚标实。本虚为肺、脾、肾虚，累及心、肝；标实为痰浊瘀血内停。外感六淫、内伤七情、饮食劳倦、嗜食烟酒等病因致肺肾心脾俱虚，水湿、瘀血、痰浊、热毒内生、肺气郁闭而成该病。该病"标实"（痰、瘀）不仅损害脏腑的生理功能，还决定着疾病的预后，治疗时以攻邪为急，兼顾其本。尽管该病病变过程中

存在着由肺及脾、肾、心、肝之演变和病理性质的虚实之分，但痰邪和瘀血始终贯穿在该病的发病过程中，痰邪是慢性呼吸衰竭的发病之由，瘀血是慢性呼吸衰竭发生的重要病理基础。参麦注射液能有效改善慢性呼吸衰竭急性加重患者的血流动力学指标，提高患者体内的氧气供应，降低并发症的发生。研究认为，活血化瘀法对慢性呼吸衰竭治疗有很好疗效。

药物研究　中药复方治疗慢性呼吸衰竭的药理学机制得到进一步证实。研究表明三子养亲汤能改善气道炎症，降低肺组织中白细胞介素（IL）-5mRNA 表达及血清 IgE、血清炎性细胞含量，能抑制 IL-3mRNA 的表达水平，减少嗜酸性粒细胞的聚集，促进嗜酸性粒细胞凋亡。

（薛汉荣）

tèfāxìng fèi (jiānzhì) xiānwéihuà
特发性肺（间质）纤维化
(idiopathic pulmonary fibrosis, IPF)　原因不明的以肺间质纤维化为特征表现的慢性、进行性呼吸道疾病。又称特发性间质性肺炎（idiopathic interstitial pneumonia, IIP）。病变局限在肺脏，好发于中老年男性，主要表现为进行性加重的呼吸困难，伴限制性通气功能障碍和气体交换障碍，低氧血症，甚至呼吸衰竭，预后差。肺组织学和胸部高分辨率 CT 表现为普通型间质性肺炎（UIP）。该病属于中医学的肺痿范畴。

病因病机　该病的发病机制，总缘肺脏虚损，津气严重耗伤，以致肺叶枯萎。病位主要在肺，与脾、胃、心、肾等脏密切相关。脾气虚弱，无以生化、布散津液，或胃阴耗伤，胃津不能上输养肺，土不生金，均可致肺燥津枯，肺

失濡养；久病及肾，肾气不足，气不化津，或因肾阴亏耗，肺失濡养，亦可发为肺痿。病理性质有肺燥伤津（虚热）、肺气虚冷（虚寒）之分。清·尤在泾《金匮要略心典·肺痿肺痈咳嗽上气病脉证治》说："盖肺为娇脏，热则气灼，故不用而痿；冷则气沮，故亦不用而痿也。"病理因素有痰浊和瘀血。

证候诊断 该病临床中可分为虚热、虚寒、上热下寒、肾虚血瘀四个证型。①虚热证：以咳吐浊唾涎沫，其质较黏稠，或咳痰带血，咳声不扬，甚则音嘎，气急喘促，口渴咽燥，形体消瘦，或潮热盗汗，手足心热，腰膝酸软；或皮毛干枯，心悸虚烦，失眠多梦，舌红而干，脉虚数为特征。②虚寒证：以咳吐涎沫，清稀量多，不渴，短气不足以息，头眩形寒，或神疲乏力，纳少便溏，小便数或遗尿，或腰膝酸软酸，舌质淡，脉虚弱为特征。③上热下寒证：以咯吐涎沫，或咳吐脓血，咽干而燥，或气急喘促，下利泄泻，肢凉，形寒气短，舌淡红，苔薄白，脉虚数为特征。④肾虚血瘀证：以咯吐涎沫，喘促短气，呼多吸少，动则尤甚，胸胁胀痛憋闷，唇青面紫，舌质暗红或有瘀斑、瘀点，脉虚而涩为特征。

治疗方法 主要包括以下几种方法。

西医治疗 自 2011 年以来，关于 IPF 治疗的新药及新的研究证据不断涌现，2016 年中华医学会呼吸病学分会间质性肺疾病学组发布《特发性肺纤维化诊断和治疗中国专家共识》，治疗上有非药物治疗和药物治疗两个方面。除肺移植外，尚无治疗 IPF 的有效药物，但肺移植患者预后需要

进一步研究。

辨证论治 中医治疗肺痿首辨寒热，治疗以补肺生津为主。①虚热证：治以滋阴清热、润肺生津，方选麦门冬汤（《金匮要略》）合清肺救燥汤（《医门法律》）加减，常用中药有太子参、甘草、大枣、粳米益气生津，甘缓补中；桑叶、石膏清泄肺经燥热；阿胶、麦冬、胡麻仁滋肺养阴；杏仁、枇杷叶、半夏化痰止咳，下气降逆。②虚寒证：治以温肺益气，方选甘草干姜汤（《伤寒论》）或生姜甘草汤（《千金》）加减，常用中药有甘草、干姜温脾肺；人参、大枣、白术、茯苓甘温补脾，益气生津。③上热下寒证：治以寒热平调、温清并用，方选麻黄升麻汤（《伤寒论》）加减，常用中药有麻黄、升麻发越郁火；当归、桂枝、生姜散其寒；知母、黄芩寒凉清其上热；茯苓、白术补脾；白芍敛逆气；玉竹、天门冬、石膏、甘草润肺除热。④肾虚血瘀证：治以纳气定喘、活血化瘀，方选七味都气丸（《症因脉治》）合血府逐瘀汤（《医林改错》）加减，六味地黄汤滋补肾阴；五味子摄纳肾气；血府逐瘀汤活血化瘀。

中成药治疗 ①化纤胶囊：益气养阴、清肺化痰、活血祛瘀，适用于肺脾肾气阴虚，痰瘀阻络的特发性肺（间质）纤维化。②参芎葡萄糖注射液：适用于特发性肺（间质）纤维化之气滞血瘀证。③丹参酮ⅡA 磺酸钠注射液：适用于特发性肺（间质）纤维化之血瘀证。

中医辅助疗法 ①针灸治法：选取肺俞、膏肓俞进行艾灸（麦粒灸），配合少商、商阳以刺络放血，艾灸与刺血结合的方法联合激素口服治疗 IPF。②中药贴敷

法：中药药膏（由麝香、细辛、吴茱萸等药物适量，黄酒调成糊状）贴敷涌泉穴达到补肾益脾固肺、未病先防的效果。

现代研究 近代从临床与实验两方面研究为主。

临床研究 肺痿的病因病机中医学认为总由肺虚，津气大伤，失于濡养。近代医家观点如下：①认为该病以虚证为主，病机转化由气及血，由肺及肾，最终导致肺叶痿弱不用，临床以气阴两虚、肺肾亏虚，气滞血瘀多见。益气养阴，调补肺肾，纳气平喘，兼活血化瘀的治疗大法取得了较好临床疗效。②认为该病病机总以虚痰瘀为关键，本虚为肺脾肾气虚、阴虚或气阴两虚、阴阳两虚，标实一方在痰浊（包括痰饮或痰热）、瘀血，治疗原则为在益肺肾、化痰瘀、通肺络基础上进行辨证论治。③认为该病以阳虚、痰凝、血瘀为病理基础，治疗上主张全程运用温法，制定了温肺化纤汤加减以温阳、祛痰、行瘀。

实验研究 补肾益肺消癥方（熟地黄、当归、黄芪、水蛭、浙贝母、半夏、陈皮、炙甘草）可能通过抑制肺纤维化早期 Th2 型促纤维化细胞因子白细胞介素（IL）-4 的表达，干预 IL-4 信号传导通路来缓解炎症反应及细胞外基质的沉积从而抗肺纤维化。抗肺纤胶囊可能通过干预肺组织核因子 κB（NF-κB）mRNA、细胞间黏附分子（ICAM）-1 及肿瘤坏死因子（TGF）-β 等重要致纤维化细胞因子来减少细胞外基质的沉积从而抗肺纤维化。川芎嗪对肺间质纤维化模型大鼠的肺泡炎及病理学表现有明显改善作用。

（薛汉荣）

shuìmián hūxī zàntíng dītōngqì
zōnghézhēng

睡眠呼吸暂停低通气综合征

(sleep apnea hypopnea syndrome, SAHS) 各种原因导致的睡眠状态下反复出现呼吸暂停和/或低通气、高碳酸血症以及睡眠中断，从而使机体发生一系列病理生理改变的临床综合征。睡眠呼吸暂停是指睡眠过程中口鼻呼吸气流消失或明显减弱（较基线幅度下降≥90%），持续时间≥10秒；低通气是指睡眠过程中口鼻气流较基线水平降低≥30%并伴动脉血氧饱和度（SaO₂）下降≥4%，持续时间≥10秒；或者是口鼻气流较基线水平降低≥50%并伴 SaO₂ 下降≥3%，持续时间≥10秒；呼吸暂停低通气指数（AHI）是指平均每小时呼吸暂停加低通气的次数。该病分为中枢型、阻塞型、混合型三类。该病属中医学的鼾眠范畴，现多以"鼾证"命名。

病因病机 由于素体痰湿内盛，加之饮食不当，多食少动或恣食膏粱厚味，"以酒为浆，以妄为常"，以致脾肾功能失调；脾气亏虚，运化失健，则痰湿内生，进一步导致了气阴两虚、肾阳亏虚；肾者主水，肾阳不足，气化无权，则水液代谢失衡。阳气不足则推动无力，血脉为之瘀滞；阴虚则脉涩，加之痰浊内阻，故该病每见痰瘀内阻之候，甚则表现为肾阳虚损、痰瘀水湿内停。肺主气、司呼吸，脾肾不足，痰湿、瘀血内阻，壅塞气道，故睡眠打鼾，甚至呼吸中断。病理因素主要以痰、瘀为主，与肺、脾、肾相关。现代中医学研究表明，鼾眠主要病因病机有：①外邪侵袭，卫气不利；②饮食不节，聚湿生痰；③肾气亏损，摄纳无权；④脾胃虚弱，痰湿困结；⑤禀赋缺损，痰瘀互结。

证候诊断 中医临床鼾眠主要有外邪侵袭，卫气不利证、痰热内壅证、痰湿内阻证及痰瘀互结证四型。各证候诊断要点如下。①外邪侵袭，卫气不利证：以外感风温热邪或外寒内热为特征。②痰热内壅证：眠时有鼾声，鼾声响亮，时断时续，气粗，夜寐不安，晨起口干，咯痰黄而黏稠，便秘，易出汗，乏力，舌红，苔黄或黄腻，脉弦滑数为特征。③痰湿内阻证：眠时有鼾声，鼾声响亮，时断时续，夜寐不安，形体肥胖，晨起口干不明显，胸闷，咯痰白稀，神疲嗜睡，睡不解乏，健忘，脘痞，舌淡红边有齿痕，舌苔白或白腻或白滑，脉弦滑或濡缓为特征。④痰瘀互结证：眠时有鼾声，鼾声响亮，时断时续，夜寐不实，时时憋醒，口干但不欲饮，晨起头痛，胸闷，面色晦暗，舌质暗红或有瘀斑瘀点，苔薄润，脉细涩为特征。

治疗方法 西医无特殊治疗方法。中医药依据鼾眠肺脾肾虚损、痰瘀互结的病理基础，治以健脾益肾、涤痰行瘀为法。

西医治疗 西医内科包括一般治疗、口服药物治疗、持续正压通气、口腔矫治器等内科治疗；外科治疗有上气道重建手术、悬雍垂腭咽成形术、腺样体切除术和/或扁桃体摘除、软腭前移术、颏前徙术、牵引成骨及气管切开术等。

辨证论治 鉴于鼾证以痰、瘀为主，与肺脾肾相关的中医病理基础，中医治疗多以健脾益肾、涤痰行瘀，具体治法及主方如下。①外邪侵袭，卫气不利证：治以清解救阴，方选《千金方》葳蕤汤（《重订通俗伤寒论》）加减，常用中药有生葳蕤（玉竹）、白薇、淡豆豉、生姜、桔梗、甘草、大枣、薄荷；外寒内热证，治以清热散寒、开喉利咽，方选清咽利膈汤（《幼科金针》）加减，常用中药有前胡、防风、荆芥、连翘、大力子、山豆根、元参、山栀、桔梗、甘草。②痰热内壅证：治以清肺化痰、顺气开窍，方选温胆汤合半夏泻心汤（《三因极病证方论》）加减，常用中药有制半夏、陈皮、枳实、竹茹、黄芩、黄连、茯苓、生姜、甘草。③痰湿内阻证：治以健脾化痰、顺气开窍，方选二陈汤（《太平惠民和剂局方》）加减，常用中药有制半夏、陈皮、茯苓、苍白术（各）、石菖蒲、姜竹茹、桃仁、红花、川芎、当归、生山楂、泽泻、绞股蓝、生甘草。④痰瘀互结证：治以活血行瘀、除痰开窍，方选血府逐瘀汤（《医林改错》）加减，常用中药有当归、生地、桃仁、红花、枳壳、赤芍、柴胡、桔梗、川芎、牛膝、石菖蒲、胆南星、天竺黄、生甘草。

中成药治疗 ①蠲哮片，泻肺除壅、涤痰祛痰、利气平喘，适用于鼾眠痰瘀互结证。②牛黄清心丸，适用于痰热内壅证。

中医辅助疗法 鼾证还可运用针灸等辅助疗法。①体针：以迎香、印堂、风池、合谷、安眠等穴为主。②耳针：以交感、皮质下、肺、心、肝、胃等穴为主。

现代研究 近代医家从病因病机与临床治疗两方面进行研究。

病因病机研究 鼾证多为虚实夹杂，以肺脾肾虚损、痰瘀互结为病理基础，近代医家提出以下观点。①该病是由先天禀赋异常（先天性鼻中隔偏曲、小颌畸形等上气道解剖结构异常等），后天调摄失当（饮食不当所致肥胖、嗜烟成性致痰气搏击气道、外感六淫引动痰湿、体虚病后聚津成痰）所致。②鼾证多因长期饮食不当或久病失治，以致脾肾二脏功能失调，痰浊阻滞，气机不利，上蒙清窍，伤及神志所致。③该病主要病机为虚实兼夹，多为本虚标实，虚为肺脾肾气虚或阳虚，实为痰浊、瘀血。该病虚实可相互转化，认为痰湿和瘀血为主要病理因素，与肺脾肾三脏关系密切，即肺不能布津、脾不能运化、肾不能蒸化水液，以致津液气化失司而形成痰湿，阻于喉间；痰湿日久，形成血瘀，以致痰瘀互结而成。

中医临床治疗研究 基于清热化痰、活血消瘀法，运用七味消毒饮辨治肺热壅郁、血滞痰阻型 SAHS，均痊愈并未见复发。用化痰祛瘀法治疗 SAHS，对夜间胸闷憋醒的治疗效果显著，同时可改善 AHI、夜间 SaO$_2$ 等指标，减轻临床症状，延缓病情发展。以化痰祛瘀法治疗重度阻塞型 SAHS 具有较好的临床疗效，对于无力承担经鼻持续气道正压通气（nC-PAP）治疗的患者是一个有效的替代治疗方法。

（薛汉荣）

zhīqìguǎn xiàochuǎn

支气管哮喘（bronchial asthma）

以慢性气道炎症为特征，包含随时间不断变化和加剧的呼吸道症状如喘息、气短、胸闷和咳嗽，同时具有可变性呼气气流受限的疾病。该病属于中医学的哮病等范畴。

病因病机 该病的发生由于宿痰伏肺，遇诱因或感邪引触内伏之宿痰，以致痰阻气道，肺失肃降，肺气上逆，气道挛急而发病。病位主要在肺，涉及脾肾。其病理因素以痰为主，哮病发作时的基本病理变化为内伏之痰，

遇感引动，痰随气升，气因痰阻，相互搏结，壅塞气道，肺气宣降失常，气道挛急狭窄，通畅不利，而致哮鸣如吼，咳痰喘促。常见发病诱因有外邪、情志、饮食、劳累等，其中尤以气候变化为主。发作时以邪实为主，由于体质差异及诱因不同，证型有寒热虚实之分。若病因于寒，或素体阳虚，痰从寒化，则发为寒哮；若病因于热，或素体阳盛，痰从热化，则发为热哮；如痰热内郁，风寒外束引起发作者，则表现为外寒内热的寒包热哮；痰浊伏肺，肺气壅实，风邪触发者则表现为风痰哮；发作迁延不愈，正气耗伤，可表现为虚哮。

证候诊断 该病临床可分为急性发作期、慢性持续期和缓解期。急性发作期寒哮、热哮、寒包热哮、风痰哮、虚哮证常见；慢性持续期、缓解期以肺脾气虚、肺肾两虚证常见。各期证候诊断要点如下。

急性发作期 ①寒哮：以喉中哮鸣，痰色白而多泡沫，舌苔白滑，脉弦紧或浮紧为特征。②热哮：以喉中痰鸣如吼，咯痰色黄或白，黏浊稠厚，舌红苔黄腻，脉弦滑或滑数为特征。③寒包热哮：以喉中哮鸣，发热恶寒，舌红苔白黄，脉弦紧为特征。④风痰哮：以喉中痰涎壅盛，声如拽锯，喘急胸满，舌苔厚浊，脉滑实为特征。⑤虚哮：以喉中哮鸣如鼾，声低，气短息促，脉沉细或细数为特征。

慢性持续期、缓解期 ①肺脾气虚证以气短声低，喉中时有轻度哮鸣，苔薄腻或白滑，脉象细弱为特征。②肺肾两虚证以短气息促，动则为甚，吸气不利为特征。

治疗方法 对发病有确切诱

因，如有过敏原接触或其他非特异性刺激因素，因立即脱离过敏原接触。急性发作期以西医治疗为主，应用支气管舒张剂以迅速缓解支气管痉挛，纠正缺氧；应用抗炎药，控制气道炎症。中医药可减少炎症介质对气道的浸润，拮抗炎症细胞释放的炎症介质。另外，中医药治疗在提高免疫力方面具有优势，慢性持续期及缓解期以中医治疗为主，通过补益肺脾肾，达到提高机体免疫力，预防和减少哮喘发作的效果。

西医治疗 ①支气管舒张剂：β$_2$ 受体激动剂、茶碱类、抗胆碱药物。②抗炎：糖皮质激素是当前防治哮喘最有效的药物；非激素类吸入性抗炎药包括色甘酸钠、白三烯抑制剂等。

辨证论治 中医治疗哮喘首辨虚实。急性发作以邪实为主，当分寒、热、寒包热、风痰、虚哮之不同；慢性持续期多本虚标实，应分清本虚标实的主次；缓解期以正虚为主，应辨阴阳之偏虚。①寒哮证：治以宣肺散寒、化痰平喘，方选射干麻黄汤（《金匮要略》）加减，常用中药有射干、麻黄、半夏、款冬花、紫菀、五味子、细辛、生姜、大枣等。②热哮证：治以清热宣肺、化痰定喘，方选定喘汤（《摄生众妙方》）加减，常用中药有白果、麻黄、桑白皮、款冬花、半夏、杏仁、苏子、黄芩、甘草等。③寒包热哮证：治以解表散寒、清化痰热，方选小青龙加石膏汤（《金匮要略》）加减，常用中药有麻黄、桂枝、芍药、甘草、干姜、细辛、半夏、五味子、石膏等。④风痰哮证：治以涤痰利窍、降气平喘，方选三子养亲汤（《韩氏医通》）加减，常用中药有苏子、白芥子、莱菔子等。⑤虚哮证：治以补肺

纳肾、降气化痰，方选平喘固本汤（《南京中医学院附院验方》）加减，常用中药有党参、五味子、冬虫夏草、胡桃肉、沉香、灵磁石、坎脐、苏子、款冬花、法半夏、橘红等。⑥肺脾气虚证：治以健脾益气、补土生金，方选六君子汤（《医学正传》）加减，常用中药有人参、炙甘草、茯苓、白术、陈皮、制半夏等。⑦肺肾两虚证：治以补肺益肾，方选生脉地黄汤（《医宗金鉴》）加减，常用中药有人参、麦冬、五味子、地黄、山萸肉、山药、茯苓、丹皮、泽泻等；或金水六君煎（《新方八阵》）加减，常用中药有当归、茯苓、半夏、熟地、陈皮、炙甘草等。

中成药治疗 ①蠲哮片：泻肺除壅、涤痰祛痰、利气平喘，适用于以气喘痰壅瘀滞为主要表现的哮病实证。②桂龙咳喘宁胶囊：止咳化痰、降气平喘，适用于寒哮及风痰哮。③喘可治注射液：适用于哮病属肾阳虚证。

中医辅助疗法 支气管哮喘还可使用穴位敷贴、穴位注射、热敏化腧穴灸、中药雾化、耳穴压豆、督灸等辅助疗法。①穴位敷贴："冬夏并治"穴位敷贴，白芥子、甘遂、细辛、延胡索按一定比例共研末，常用穴位有大椎、肺俞、心俞、膏肓等。②穴位注射：适用于哮喘慢性持续期及缓解期。③热敏化腧穴灸：用艾条在患者背部特定体表部位（风门、肺俞、至阳、次髎等区域）选用6~7个热敏穴。

现代研究 近代医家从临床与实验两方面进行研究。

临床研究 哮喘的病因病机中医学认为宿痰伏肺，近代医家在继承前人基础上，依据长期的临床经验，提出以下观点：风邪是哮病的发作的重要因素，风盛痰阻、气道挛急是哮病急性发作的主要病机，祛风解痉是治疗哮病的根本治法，具有祛风解痉、宣肺化痰平喘作用的黄龙平喘汤临床疗效显著。瘀血内阻是哮喘反复发作或急性发作期的重要病机特点，川芎平喘合剂临床效果明显。痰瘀伏肺是哮病发病的宿根，气阳虚弱是哮病发病的内因，外感风寒是哮病发病的外因，依据哮病发病"三因学说"设立益气温阳护卫（益气温阳护卫汤）、涤痰行瘀（蠲哮汤）法达到阳气复，寒邪（痰、瘀、寒）除、经络通、哮喘平的目的。

实验研究 随着现代技术的进步和中医药治疗水平的发掘，中医药对支气管哮喘发病机制的研究逐步深入，主要体现在以下几个方面：控制气道炎症（抑制炎性细胞和调节炎性介质、诱导细胞凋亡、阻断趋化因子表达、抑制黏附分子的分泌）、延缓气道重建和改善免疫与神经内分泌系统。这些研究成果用现代科学技术证实了中医药治疗哮喘的有效性，为今后哮喘的中医药临床治疗与科学研究提供了宝贵经验。①研究表明，嗜酸性粒细胞是哮喘气道炎症的主要的效应细胞。益气温阳护卫汤能有效减低支气管肺泡灌洗液（BALF）中的白细胞介素（IL）-4、IL-5水平，提高γ干扰素（IFN-γ）水平，促进Th1细胞分泌IFN-γ，抑制Th2细胞分泌IL-4、IL-5。②以嗜酸性粒细胞浸润为主，多种细胞参与（如：肥大细胞、淋巴细胞、中性粒细胞）的慢性气道炎症是哮喘的主要特征。活化的嗜酸性粒细胞（EOS）可通过释放炎性介质，直接损伤气道上皮细胞，引起气道高反应性；还可释放细胞因子，影响其他细胞的功能。通过诱导EOS的凋亡，清除聚集在气道内的EOS，已成为治疗哮喘的重要路径。研究表明射干麻黄汤能促进EOS凋亡，从而达到防止哮喘的目的。③支气管哮喘的重要病理过程之一是嗜酸性粒细胞向炎症部位趋化、募集，趋化因子参与这一过程，其中以EOS趋化因子（Eotaxin）关系密切。EOS向炎症部位趋化、激活都与Eotaxin有关。而气道黏膜Eotaxin表达在哮喘时显著增强，表达强度与支气管壁EOS数及与哮喘的严重程度呈显著正相关。中医药研究发现可通过阻断或降低Eotaxin的表达，达到减轻炎症的目的。④可溶性细胞间黏附因子（sICAM）-1由气道上皮细胞分泌，参与哮喘炎症的发生发展过程，如炎性细胞募集、炎性介质的释放等，均可致靶细胞的损害，是免疫性疾病的标志黏附分子之一。研究者通过动物实验运用蠲哮片能有效降低血浆sICAM-1含量。⑤支气管哮喘反复发作，长期的慢性炎症存在，易导致以气道弹性减退、管腔变窄、气道阻力增加为特征表现的气道重塑。气道重塑的病理基础主要表现在炎症细胞浸润和腺体增生肥大，细胞外基质沉积、基底膜增厚及气道平滑肌增厚，同时伴有非特异性的气道高反应性。研究结果显示，小青龙汤能降低大鼠气管平滑肌、黏膜、基底膜的厚度，从而有效抑制哮喘大鼠气道结构重塑。

（薛汉荣）

fèiái

肺癌（lung cancer） 起源于支气管上皮、支气管腺体、细支气管上皮和肺泡上皮的恶性肿瘤。又称原发性支气管肺癌。

疾病范围 肺癌分小细胞肺

癌（包括以往的燕麦细胞癌）、混合性癌（即小细胞癌与鳞或腺癌的混合型）和非小细胞肺癌。其中小细胞肺癌约占肺癌的 20%，恶性程度高；非小细胞型肺癌包括鳞状细胞癌（鳞癌）、腺癌、大细胞癌，与小细胞癌相比其癌细胞生长分裂较慢，扩散转移相对较晚。非小细胞肺癌约占所有肺癌的 80%，约 75% 的患者发现时已处于中晚期，5 年生存率很低。对中医学而言，本系统疾病主要对应于肺脏，主要对应的病证包括咳嗽、肺痛、肺胀、肺痿、虚劳、癌病等。

中医特征 中医认为肺癌是由于正气虚损，阴阳失调，邪毒乘虚入肺，邪滞于肺，导致肺脏功能失调，肺气敛郁，宣降失司，气机不利，血行瘀滞，津液失于输布，津聚为痰，痰凝气滞，瘀阻络脉，造成瘀毒胶结，日久形成肺部积块。因此，肺癌是因虚而得病，因虚而致实，是一种全身属虚，局部属实的疾病。肺癌的虚以阴虚、气阴两虚为多见，实则不外乎气滞、血瘀、痰凝、毒聚之病理变化。其病位在肺，但因肝主疏泄，脾主运化水湿，肾主水之蒸化，故与肝、脾、肾关系密切。肺癌的证候复杂，常因癌肿发生的部位、大小、种类、发展阶段及有无转移或并发症而有所不同。

治疗特点 肺癌的治疗应当采取综合治疗的原则，即根据患者的机体状况，肿瘤的细胞学、病理学类型，侵及范围（临床分期）和发展趋向，采取多学科综合治疗（MDT）模式，有计划、合理地应用手术、化疗、放疗和生物靶向治疗等手段，以期达到根治或最大程度控制肿瘤，提高治愈率，改善患者的生活质量，

延长患者生存期的目的。肺癌治疗仍以手术治疗、放射治疗和药物治疗为主。中医治疗中晚期肺癌有一定疗效，能够有效改善生存质量，延长生存时间。

中医药可以与西医放化疗等治疗手段有机结合，发挥减毒增效的作用。对于晚期、老年、不适合于放化疗的患者，中医药存在疗效优势，不良反应轻，中医药整体调节和局部治疗相结合，扶正祛邪相结合，辨病辨证相结合，能够实现带瘤生存，在稳定病灶、改善症状、提高生存质量的同时，延长患者生存期，可以在实现规范化治疗的框架下，充分体现个体化辨证的中医特色。

现代研究 肺癌的中西医结合防治历经多年研究不断取得进展。首先是肺癌正虚邪实的复杂病因病机逐步获得现代医学证据支持。中医认为肺癌因虚致实，涉及气滞、痰凝、毒聚等多种病理因素，这与现代医学研究证实的肿瘤是一种全身性疾病的观念相同。多位学者研究显示肺癌患者不同基因特点、免疫特点等和中医证型存在相关性，肺癌病因病机的复杂形态需要开展中医病因与现代医学不同角度和不同层次客观指标的关联规律研究，并且要对复杂调控网络的关系、动态演变进行研究。其次是肺癌辨证诊断逐渐客观化、规范化。辨证论治是体现中医医个体化诊疗优势的关键，但同时存在着客观性、量化、标准化方面的不足。中国学者借鉴现代多学科的技术、思路和方法，从临床术语、诊断手段、微观量化指标等多方面开展了大量研究工作，取得了一定的进展。针对中医证候具有高维性，提出建立多维多阶的辨证方

法新体系，采用"降维"的办法，把复杂的证候系统分解成较为简单的证候要素，再采用"升阶"的办法，进行证候要素之间的组合，以符合证候复杂、多变、动态的特点。学者通过证候要素的研究，使得肺癌辨证诊断相对客观，标准化。同时，也在疗效评价领域做出重要贡献，使得中医治疗肺癌疗效评价从单一指标向综合指标发展。

（凌昌全）

fēixiǎoxìbāo fèiái

非小细胞肺癌（non-small cell lung carcinoma，NSCLC） 起源于支气管黏膜上皮的恶性肿瘤。包括鳞状细胞癌、腺癌和大细胞癌，约占肺癌总数的 80%~85%。与小细胞癌相比，非小细胞癌细胞生长分裂较慢，扩散转移相对较晚。早期表现为胸部胀痛、咳吐血痰、低热等，晚期可见到疲乏、体重减轻、食欲下降，并出现呼吸困难、咯血等呼吸系统症状。对中医学而言，该病属于肺积、息贲、虚劳、咯血等范畴。

病因病机 该病由外来邪毒、七情、饮食不节、脏腑功能失调等多因素共同作用的结果。病机是由多个病理过程交织在一起的综合反映。正虚邪蕴是肺癌的主要病机，贯穿于肺癌发病的始终。正气的不足是肺癌正虚的关键，肺脏虚损为主，与脾胃、肾脏相关；正气不足又与邪实的产生和发展密切相关。痰瘀毒结是肺癌的主要病理表现，亦是导致正气内虚、脏腑功能失调的关键致病因素。

证候诊断 正虚邪蕴是肺癌的主要病机，辨证的关键为辨明正虚和邪实。正虚需辨明性质及所属脏腑疾病，标实需注意气滞、痰凝、毒聚及血瘀等不同。正虚

以肺脾气虚证、阴虚内热证、气阴两虚证、阴阳两虚证、脾肾两虚证常见；邪实则多为气滞血瘀证。

虚证 ①肺脾气虚证：咳嗽痰多，胸闷气短，腹胀纳少，神疲乏力，面色无华，大便溏薄。舌淡胖有齿印，舌苔白腻，脉濡缓或濡滑。②阴虚内热证：咳嗽无痰或痰少而黏，或泡沫痰，或痰中带血，口干、气急、胸痛、低热、盗汗、心烦失眠。舌红或暗红，少苔或光剥无苔，脉细数。③气阴两虚证：咳嗽少痰，咳声低微，痰中带血或咯血，神疲乏力或气短，面色苍白，自汗，盗汗，口干咽燥。舌淡红或舌红有齿印，舌苔薄，脉细弱。④阴阳两虚证：咳嗽气急，动则喘促，胸闷，腰酸耳鸣，神疲乏力，畏寒肢冷，或心烦盗汗，夜间尿频。舌质红或暗红，苔薄白，脉沉细。

实证 气滞血瘀证：咳嗽不畅，痰血暗红夹有血块，胸胁胀痛或刺痛，痛有定处，颈部或胸壁青筋显露，唇甲紫暗，舌暗红或青紫，有瘀点、瘀斑，苔薄黄，脉细弦或涩。

治疗方法 该病尚无特效的治疗方法，因此宜采用综合治疗，中西医结合治疗适用于该病的整个病程。西医多采用手术、放疗、化疗，以及靶向治疗。中医中药则应该注意辅助正气，顾护胃气，以益气、养阴、温肾；祛邪则以清热解毒、行气活血化痰为主。辨证与辨病相结合，祛邪与扶正并举。

西医治疗 根据临床分期、肿瘤侵犯部位制定包括手术或者手术联合放疗、化疗等方案进行治疗。①手术治疗：适用于早期、中晚期未出现侵犯纵隔、心脏等或远处转移者，以彻底切除原发灶和胸腔内有可能转移的淋巴结，且尽可能保留正常的肺组织为原则，也可以与放疗、化疗联合应用。②化疗：治疗非小细胞肺癌的主要手段，肿瘤缓解率为40%~50%。一般无法治愈，仅能延长患者生存和改善生活质量。根据临床分期、肿瘤组织学类型不同选用不同的化疗药物和不同的化疗方案。有一线、二线和辅助化疗方案的不同。主要有移植骨髓造血的副作用。③放疗：对不同组织学类型效果不同，鳞状细胞癌较好，腺癌较差。照射野包括原发灶、淋巴结转移的纵隔区。有根治治疗、姑息治疗、术前新辅助放疗、术后辅助放疗及腔内放疗等，同时需辅以药物治疗或者化疗。可发生放射性肺炎、食管炎、肺纤维化等并发症。④靶向治疗：主要以肿瘤表皮生长因子受体抑制剂应用最为广泛，可缓解病情、延长生存期。

辨证论治 非小细胞肺癌临床表现虚实互见，治疗也须结合症候特点扶正祛邪并举。虚证注意益气、养阴、温阳；驱邪则行气活血化痰为主，具体治法及主方如下。

虚证 ①肺脾气虚证：治以益气健脾、化痰散结，方选六君子汤（《丹溪心法》）加减，常用中药有党参、黄芪、白术、茯苓、半夏、陈皮、全瓜蒌、鱼腥草、铁树叶、白虎蛇舌草、半枝莲、石上柏、炙甘草等。②阴虚内热证：治以养阴清热、润肺化痰，方选沙参麦冬汤（《温病条辨》）和百合固金汤（《慎斋遗书》）加减，常用中药有南北沙参、玉竹、甘草、桑叶、麦冬、生扁豆、天花粉、百合、地黄、玄参、知母、金银花、鱼腥草、铁树叶、半枝莲、白虎蛇舌草、石上柏等。

③气阴两虚证：治以益气养阴、清热化痰，方选生脉饮合沙参麦冬汤加减，常用中药有太子参、黄芪、南北沙参、石斛、麦冬、天冬、五味子等。④阴阳两虚证：治以滋阴温肾、消肿散结，方选沙参麦冬汤合赞育丹（《景岳全书》），常用中药有熟地、白术、当归、枸杞、仙茅、杜仲、山茱萸、淫羊藿、巴戟肉、肉苁蓉、韭子、附子、肉桂、铁树叶、半枝莲、白虎蛇舌草、石上柏等。

实证 气滞血瘀证：治以活血化瘀、理气消肿，方选复元活血汤（《医学发明》）加减，常用中药有柴胡、瓜蒌根、当归、红花、穿山甲、大黄、桃仁、三棱、莪术、石上柏、炙甘草等。

中成药治疗 治疗非小细胞肺癌常用中成药主要分为口服药和静脉制剂。①平消胶囊：活血化瘀、散结消肿、解毒止痛，适用于毒瘀内结所致的肺癌患者，可以缓解症状、缩小瘤体、提高机体免疫力、延长患者生存时间。②参丹散结胶囊：益气健脾、理气化痰、活血祛瘀，可联合化疗应用，可提高患者化疗期间的生活质量，延长生存时间。③康莱特注射液：益气养阴、消癥散结，适用于不宜手术的气阴两虚、脾虚湿困型非小细胞肺癌。配合放、化疗有一定的增效作用。对中晚期肿瘤患者具有一定的抗恶病质和止痛作用。④消癌平注射液：清热解毒、化痰软坚，适用于不宜手术的热壅痰阻型非小细胞肺癌，也可以配合放、化疗应用。

现代研究 包括证候研究和药物研究。

证候研究 肿瘤细胞极速扩散、转移，负荷较大，导致热休克蛋白90α（HSP90α）大量分泌。研究发现，肺癌发展过程中，阴虚毒热证患者的 HSP90α 水平较气虚痰湿证和气阴两虚证患者高，其中气虚痰湿证患者的 HSP90α 水平较气滞血瘀证患者低，提示 HSP90α 水平变化与中医证型变化之间可能存在一定规律。血管内皮生长因子（VEGF）是肿瘤生长的最关键刺激因子，研究发现气滞、痰凝、瘀血证，即具有暗舌、腻苔、弦或是涩脉的患者 VEGF 明显高于其他。证实了痰和瘀在非小细胞肺癌发病过程的重要性。

药物研究　现代医学研究已经证实，非小细胞肺癌的发生发展是多种原因导致的细胞生理功能的失控，包括增殖、凋亡、分化、信号传递的调节失控等。实验研究发现，中草药有效成分、单味药，或是中药复方都可以在上述过程中起到多种调节作用，从而达到控制和治疗非小细胞肺癌的作用。如麦冬皂苷 B 有效抑制 A549 细胞黏附、侵袭和迁移，其作用与下调基质金属蛋白酶（MMP）-2/9 mRNA 和蛋白水平的表达及抑制其上游 Akt 的磷酸化有关；白花蛇舌草注射液可促进 A549 细胞凋亡，其机制可能与减少凋亡相关基因 Bcl-2 和 Survivin 的表达有关。复方如益肺方（太子参、麦冬、石斛、南沙参、鱼腥草、猫爪草等组成）通过调控血管形成、细胞凋亡和细胞衰老、侵袭转移、信号传导等肿瘤相关生物学通路的基因表达水平，从而抑制人肺癌细胞生长。

（凌昌全）

xīnxuèguǎn xìtǒng jíbìng
心血管系统疾病（cardiovascular system disease）
发生于心脏和心脏血管的疾病。具有器官和组织学的多层次结构和功能的病理改变。

疾病范围　传统中医的心系疾病涵盖了心主血脉和心主神明两大系统的疾病。现代医学中的心血管系统疾病包括了血脂异常、动脉粥样硬化、冠状动脉粥样硬化性心脏病、高血压病、心力衰竭、心律失常、心肌病、肺动脉高压以及抑郁和焦虑。

中医特征　心血管系统疾病的病位在心之本脏，也会联及肺肝脾肾脏之一或全部。病因为机体禀赋和心之气血虚损，还有体内外痰湿、瘀毒、情志伤、邪气犯心等多病因作用；其基础病机是气血失和、阴阳偏倾，包括气滞血瘀、气（阳）虚血瘀和气血两虚，涉及的相关病机还有痰瘀互结、瘀毒从化、神明失养、络气瘀滞和络脉瘀阻等。同时心系疾病病机的发生、发展与心之母脏（肝）、本脏、子脏（脾）的生克、心肾相济等均有内在联系和影响。

治疗特点　现代医学针对多数心血管病发病急、死亡率高而强调救治的高效、快速，提出时间就是心肌、时间就是生命，对于慢性、高发的心血管疾病（如高血压、血脂异常）则强调诊断的危险分层与治疗管理，在用药过程中倡导个体化原则和采用循证医学原则，并规律性间隔若干时期更新诊疗的全国指南。具体的治疗方法包括了药物、介入、电治疗和手术治疗。现代中医学对心血管疾病既进行传统的辨证论治，也采用辨病与辨证相结合的治疗。其中理气活血、益气活血、益气活血通络治则分别代表了冠心病、心衰、心律失常治疗的三阶段发展，并且冠心Ⅱ号、麝香保心丸、通心络胶囊、芪苈强心胶囊、参松养心胶囊和血脂康胶囊均经随机、对照、盲法和大样本的临床试验被证实有效、安全，成为相关领域内的代表性治疗药物和标志性的中西医结合临床成果。

现代研究　对疾病诊断研究方面，采用现代医学国内外标准的疾病诊断与国家颁布的同一疾病的中医证候诊断标准相结合，即辨病与辨证相结合的诊断模式。对于临床治疗的研究方法和疗效的评价引入循证医学模式。通心络胶囊、参松养心胶囊、稳心颗粒、芪苈强心胶囊和血脂康胶囊即是中西医结合在疾病诊断、治疗方法和疗效评价领域的成果代表。

（王硕仁）

xīnlǜ shīcháng
心律失常（arrhythmia）
心脏冲动起源异常（窦房结激动异常或激动起源于窦房结以外）和/或冲动传导异常（传导缓慢、阻滞或经异常通道传导）所引起的心脏搏动节律、频率或激动顺序异常的疾病。这种心脏电生理功能紊乱的实质是心脏组织、细胞等结构的先天异常或后天病理损伤的结果。持续或严重的心律失常可致心力衰竭，也是心源性猝死的重要原因。心律失常属于中医学的心悸、怔忡等范畴，其脉搏特点与中医促脉、结脉、代脉、迟脉、涩脉等一致。

疾病范围　按其发生原理，区分为冲动形成异常和冲动传导异常两大类。按照心律失常发生时心率的快慢，可将其分为快速性心律失常与缓慢性心律失常两大类。如窦性心律失常（窦性心动过速、窦性心动过缓、窦性心律不齐、窦性停搏）；异位心律：逸搏（房性、房室交界区性、室性）、逸搏心律（房性、房室交界区性、室性）；主动性异位心律：期前收缩（房性、房室交界区性、室性）；阵发性心动过速（房性、房室交界区性、房室折返性、室性）；心房扑动、心房颤动；心室扑动、心室颤动等。

中医特征 中医认为该病的发生既有体质因素，也有饮食劳倦、情志所伤，以及感受外邪或药物中毒所引发。病位在心，发病与脾、肾、肺、肝功能失调均有关联，病性属于本虚标实，临床表现多为虚实夹杂，人体素虚、机体内阴阳偏倾是其病机演化的内在条件。心血不足，心失所养，神气不守，惊悸怔忡发生；肝肾阴虚、心血亦虚，肝肾虚火、上扰心神，发为心悸怔忡；心肾阳虚、气化不利、水气凌心、致惊悸怔忡。痰饮内停、心血瘀阻、邪毒犯心都是常见的致心气、心阳受损的实邪，它们本身具有不同阴阳寒热属性，遇人体内环境的阴阳偏颇而发生从化或转化，从热者引发快速型心律失常多，从阴寒者引发缓慢型心律失常多，即"迟寒数热"。

治疗特点 心律失常的治疗应包括发作时治疗与预防发作治疗。除病因治疗外，尚可分为药物治疗和非药物治疗两方面。西医治疗原则包括：治疗诱因和病因；控制心率和恢复窦性节律；预防心律失常复发。治疗方法包括如下：①正确应用四类抗心律失常药物治疗快速型心律失常；②应用抗缓慢型心律失常药，常用的如 M-胆碱受体阻滞剂（阿托品、山莨菪碱）及 β 肾上腺能受体兴奋剂（肾上腺素、异丙肾上腺和麻黄碱）和非特异性兴奋窦房结、改善房室传导功能的药物；③非药物治疗（心脏电复律、导管射频消融、心脏起搏治疗）。中医治疗方法分为药物、针灸及耳穴电针治疗等。

现代研究 合理应用和评价已有的四类抗心律失常药是临床研究主要内容。1987 年心律失常抑制试验（CAST）显示原具有抗心律失常作用的恩卡尼、氟卡尼治疗心肌梗死后左室射血分数减低，无症状和有轻微症状的室性早搏者死亡率显著高于对照组，莫雷西嗪也增加了早期死亡率。由此产生了循证医学，并成为心律失常研究的重要内容。对于遗传性心律失常的基因通道研究，已成为一些致死性心律失常的病因学研究进展，如长 QT 综合征、短 QT 综合征、布鲁加达（Brugada）综合征等。

参松养心胶囊对于治疗室性早搏、阵发性房颤有良好的效果，对尚无有效药物治疗的窦性心动过缓、病态窦房结综合征、传导阻滞、慢快综合征等缓慢型心律失常也具有较好疗效，其药理机制是对钠、钙、钾等多种心脏离子通道的综合调节作用，改善心肌细胞代谢紊乱，而且能调整心脏起搏传导系统和自主神经功能，改善心肌供血。稳心颗粒对多种心律失常（房早、室早和房颤）有效，其对心房肌和心室肌的多种离子通道有作用，通过调控 CaMKⅡ信号转导通路相关蛋白的表达，改善心肌细胞内钙瞬变，增加细胞舒张期肌质网的钙容量，抑制异丙肾上腺素（ISO）诱发钙瞬变幅度，减少心衰细胞慢频率刺激引起早后除极和晚后除极的发生。

（王硕仁）

shìxìng qīqián shōusuō

室性期前收缩（premature ventricular beat） 窦房结冲动尚未抵达心室之前，由心室中的任何一个部位或室间隔的异位节律点提前发出电冲动引起心室除极的心律失常。又称室性早搏（ventricular premature complexes, VPCs），是最常见的心律失常之一。其在体表心电图的典型特征是提前发生的宽大畸形 QRS 波群。室性早搏可以表现为单个或成对的 VPCs，也可连续出现，成为短阵的室性心动过速，后者常常被认为是 VPCs 的严重类型。VPCs 在临床上可以无症状或仅表现为心悸，也可以触发持续性室性心动过速或室颤，引起晕厥甚至猝死。其临床意义与其发作的频繁程度、自身形态特点以及潜在的心脏疾病有关。该病属于中医学的惊悸、怔忡等范畴，其脉象与中医促脉（脉数而不齐）、结脉（脉缓不齐）、代脉（止有定数的联律早搏）相一致。

病因病机 室性早搏常常发生于下列疾病：①器质性心脏病，如心肌缺血、心肌梗死、左心室肥厚等；②离子通道病或原发性心电异常，如长 QT 综合征、心室预激综合征等；③药物的毒副作用，如洋地黄过量、抗心律失常药物的致心律失常和抗抑郁药物等；④电解质紊乱和酸碱平衡紊乱；⑤医源性心律失常；⑥物理化学因素，如电击伤、农药、蛇毒；⑦非心源性疾病，如甲状腺功能减低或亢进等；⑧心脏的肿瘤和寄生虫病；⑨特发性室性心律失常。上述多种危险因素造成了心律失常基质的形成（如：心内膜下瘢痕纤维化、交感张力增高、复极的各向异性加大等）以及在该基质条件下产生的触发活动、折返形成和自律性增强，最终发生室性早搏。

中医认为，惊悸常因情绪激动、惊恐、劳累而发，怔忡是终日心中悸动不安，稍劳加重，病情较重。惊悸日久不愈，可发展为怔忡。发生惊悸怔忡既有体质因素、饮食劳倦或情志所伤，亦有因感受外邪或药物中毒所致。其中体质素虚是发病的内因，病机的演化和结果则缘于病性的虚实夹杂，虚为气血阴阳亏虚，引起心神失养；实为痰浊、瘀血、水饮致心神不宁。惊悸怔忡病位在心，发病与脾、肾、肺、肝功能失调有关，病性属于本虚标实，临床表现多为虚实夹杂。

心虚胆怯，遇事不能自主，惊悸不已，渐次加剧，发作心悸；心血不足，心失所养，神气不守，致惊悸怔忡；肝肾阴虚、虚火上扰，可致心神不宁；痰饮内停、水气凌心、心血瘀阻、邪毒犯心都是实邪损伤心气、心阳，引发惊悸怔忡发生。

证候诊断 发生室性早搏的临床证候常可表现为以下五种类型。①气阴两虚证：以心悸怔忡、五心烦热、气短乏力主症，兼见头晕口干、失眠多梦等症，舌红，少苔，脉细促或结或代。②心阳不振证：以心悸怔忡、形寒肢冷为主症，兼见胸闷气短、面色白、畏寒喜温，或伴心痛等症，舌淡，苔白，脉沉迟而结或代。③心脉瘀阻证：以心悸怔忡、心前区刺痛、入夜尤甚为主症，兼见面色紫暗、唇甲青紫等症，舌质紫暗或有瘀斑，脉弦或促或结或代。④肝气郁结证：以心悸怔忡、胸闷胁胀、情绪变化可诱发或加重为主症，兼见嗳气叹息、心烦失眠、大便不畅等症，舌质暗红，苔薄黄，脉弦或结或代。⑤痰湿阻滞证：以心悸怔忡、胸脘胀满为主症，兼见口黏纳呆、大便黏而不爽等症，舌质暗红，苔白厚腻或黄腻，脉弦滑结。

治疗方法 从西医治疗、辨证论治、中医辅助疗法三方面叙述如下。

西医治疗 包括：药物治疗、装置治疗、导管消融及外科手术治疗。药物治疗原则，首先强调病因治疗和有助于减少心律失常的上游治疗；其次，根据心律失常的危险程度和四类抗心律失常药物的循证评价选用药物；对于心律失常的急诊处理需要依据血流动力学稳定程度、基础疾病、诱因和心律失常性质考虑用药。不伴有器质性心脏病的室性期前收缩，不建议常规应用药物治疗。

辨证论治 按以下五个证型进行辨证施治。①气阴两虚证：治以益气养阴、宁心安神，方选生脉散加味，常用中药有党参、麦冬、五味子、黄芪、炙甘草、生地黄、当归、茯苓（或茯神）、炒酸枣仁；也可以选用稳心颗粒、生脉胶囊。②心阳不振证：治以温补心阳，方选桂枝甘草龙骨牡蛎汤加减，常用中药有桂枝、甘草、龙骨（先煎）、牡蛎（先煎）、附子（先煎）、党参、丹参等；也可以选用复心宁胶囊。③心脉瘀阻证：治以活血化瘀通脉，方选桃仁红花煎加减，常用中药有桃仁、红花、丹参、赤芍、川芎、延胡索、牡丹皮、香附、生地黄、当归、龙骨（先煎）、牡蛎（先煎）、三七粉（冲服）等；也可以选用血府逐瘀口服液、稳心颗粒。④肝气郁结证：治以疏肝解郁、调畅气机，方选柴胡疏肝散加减，常用中药有柴胡、枳壳、白芍、当归、郁金、川芎、香附、炙甘草、玫瑰花等；也可选用舒肝止痛丸。⑤痰湿阻滞证：治以燥湿健脾、化痰通络，方选瓜蒌薤白半夏汤合温胆汤加减，常用中药有瓜蒌、薤白、法半夏、陈皮、枳实、竹茹、茯苓、白术、党参等；也可选用温胆宁心颗粒。

中医辅助疗法 ①针刺（体针）：主穴内关、神门、心俞、厥阴俞、巨阙、膻中。气阴两虚者，加百会、太溪；心阳不振者，加关元、足三里；心脉瘀阻者，加曲泽、膈俞；肝气郁结者，加行间、太冲；痰湿阻滞者，加丰隆。实证针用泻法，虚证针用补法。②耳针：取穴心、交感、神门等。发作期采用毫针轻刺激，每日1次，两耳交替；症状缓解后可用王不留行籽贴压，每2~3日1次，两耳交替。③推拿：选内关、神门、足三里、心俞、肝俞、厥阴俞、肾俞穴位。患者取坐位或仰卧位，术者用拇指抵住穴位，用力揉捻各1分钟。

现代研究 临床研究结果显示：参松养心胶囊治疗心脏室性早搏疗效优于西药美西律。基础实验研究显示，参松养心胶囊改善心肌梗死模型大鼠左室重量指数、左室舒张末期内径、室间隔舒张末期厚度、射血分数、延长动作电位时程（APD），降低心脏不同部位 APD90 的离散度，从而在心室重构和电生理两方面有利于消除折返，减少心肌梗死后心律失常的发生。

（王硕仁）

shìshàngxìng xīndòng guòsù
室上性心动过速 （supraventricular tachycarrhythmias） 起源于心房或房室交界区的因折返激动、自律性增加和/或触发活动引起的心律失常。是房性和房室交界处两类心动过速的简称。该病属于中医学的惊悸、怔忡范畴，其脉诊为疾脉。

病因病机 折返机制和自律性与触发活动异常是室上性心动过速的主要发病机制，绝大多数室上速的机制是折返，包括房室折返性心动过速（AVRT）、房室结折返性心动过速（AVNRT）、持续性交界区折返性心动过速

（PJRT）和房扑。而房速则以自律性或触发活动机制多见，器质性心脏病是房速的常见病因，缺血、增大的心房肌、炎症和瘢痕的心肌是房速发生的重要基质。

室上性心动过速患者的主要特征是"疾脉"。疾脉脉来急疾，一息七八至，疾脉快于数脉（数脉，一息脉来五至以上）。疾脉主阳热亢盛，代表着该类心律失常的阳热属性。热盛是疾脉发生的关键，血脉瘀阻是疾脉发生的基础环节。因心脏亏虚类型不同、涉及的脏腑各异，可经多种途径发生血脉瘀阻：心气虚血瘀、或心阴损耗、血脉瘀阻；心脾不足、湿热闭阻、气机不利致血瘀；气滞阻络、血脉瘀阻。湿、瘀、郁是因心之本脏、心之母脏（肝）和心之子脏（脾）的虚损失和而发生。瘀郁生热、湿郁生热，热成为疾脉猝发的关键。

证候诊断 分为发作期和缓解期。

发作期 中医证候有心肝火旺证和心阳不足证。①心肝火旺证：心悸、脉疾，舌尖红，苔薄或黄。②心阳不足证：室上性心动过速发作频繁且持续，患者面色无华或苍白，脉疾无力，或脉弱不易判断疾数（需心电图确定）、自汗、尿频数，舌淡，苔薄白。

缓解期 ①气阴亏耗、脉瘀血热证：心悸，乏力，气短，胸闷或胸痛，心烦少寐，手足心热，口燥咽干，大便干结，舌红或嫩红或暗红，舌有裂纹，舌苔薄白，或少苔或光剥；脉细无力或小数。②心脾不足、生湿郁热证：心悸，乏力，气短，胸闷或胸痛，吐痰白黏，脘腹胀满，纳差，大便黏而不爽，口苦心烦，舌质暗红，苔白腻厚或兼淡黄腻，脉滑数或弦小数，数而有力或无力。③肝郁气滞、脾失健运证：多因情志因素诱发心悸，平时情绪急躁，纳呆食少，大便秘结或溏泄，舌淡略红，苔薄，脉弦或小数。④心血瘀阻、心神失养证：心悸、怔忡反复发作，胸痛胸闷，痛有定处，舌质暗红，脉弦或小数，腭黏膜征阳性，舌下脉瘀张。

治疗方法 室上性心动过速的治疗分为发作期治疗、缓解期的预防复发治疗和/或射频消融术治疗。

西医治疗 分为发作期和缓解期。

发作期 房性心动过速：心脏功能正常者可选用胺碘酮、普罗帕酮、维拉帕米或地尔硫䓬等静脉注射。对心脏功能不正常者，则要选择胺碘酮或洋地黄类药物静脉注射。非阵发性房室交界性心动过速的治疗不需特殊处理，主要是针对基本病因，如洋地黄过量引起，应立即停用该药，同时给予氯化钾。房室结折返性心动过速：在急性发作期的处理主要是恢复窦性心律，缓解患者症状。对于心功能和血压稳定者，青年患者可首先尝试迷走神经刺激方法，无效且患者血流动力学仍稳定时可选用静脉抗心律失常药，而血流动力学不稳定时，则直接进行电复律治疗。

缓解期 预防室上性心动过速复发：可应用Ⅰ类抗心律失常药普罗帕酮、氟卡尼，而不宜常规选用Ⅲ类抗心律失常药；对于有器质性心脏病、心功能衰竭患者的预防发作只能选择胺碘酮。

辨证论治 分为发作期和缓解期。

发作期 ①心肝火旺证：治以清心凉肝、重镇安神，方选三黄泻心汤加减，常用中药有黄连、黄柏、苦参、珍珠母、龙齿、莲子心、酸枣仁、丹皮。发作时，以上方药急煎一剂，频服，中病即止；然后按缓解期辨证调养服药。②心阳不足证：治以益气温阳、养心安神，方选保元汤加减，常用中药有人参、黄芪、当归、干姜、龙骨、牡蛎、炙甘草。发作时，以上方药急煎一剂，频服，中病即止；然后按缓解期辨证调养服药。

缓解期 中医采用辨证论治方法预防该病复发。①气阴亏耗、脉瘀血热证：治以益气养阴、清热凉血、活血通脉，常用中药有太子参、麦冬、五味子、丹参、川芎、白芍、沙参、香附、香橼、佛手、丹皮、赤芍、黄连。②心脾不足、生湿郁热证：治以健脾祛湿、清热凉血、益气通脉，常用中药有苏梗、陈皮、半夏、白术、茯苓、川朴、香附、乌药、太子参、川芎、丹皮、赤芍。③肝郁气滞、脾失健运证：治以疏肝理气、健脾安神，方选逍遥散加减，常用中药有柴胡、白芍、白术、茯苓、薄荷、当归、生甘草。④心血瘀阻、心神失养证：治以活血化瘀、养心安神，方选血府逐瘀汤加减，常用中药有生地、当归、桃仁、红花、川芎、赤芍、生甘草、丹参、夜交藤、鸡血藤、郁金、酸枣仁。

中医辅助治疗 可采用针刺疗法（含耳针）或/和中药针剂（如丹参注射液）穴位注射终止室上性心动过速发作，针刺疗法终止急性发作疗效显著。双侧内关穴针刺治疗是针刺疗法的常用方法，也可以内关穴与三阴交、合谷穴联合，手法为泻法或平补平泻；发生脱证时，选用内关、神门、人中、足三里。内关穴为手厥阴心包经之络穴，八脉交会穴之一，通于阴维脉，有宁心安神、活血通络之效。

现代研究　关附甲素是从关白附子中提取的有效化学成分，属二萜类生物碱，为中国研制的国家一类新药。临床前药理研究表明它能减慢心率，电生理试验进一步证明它对窦房结起搏细胞的电活动有抑制作用，延长房室传导时间，其抗心律失常作用的主要离子机制为抑制快 Na^+ 通道。有研究表明临床采用参附注射液治疗阵发性室上性心动过速，取得良好疗效。其机制可能为改善血流动力学，提高心脏缺氧细胞的耐受力，在此基础上，增加心脏代谢和冠状动脉的血流量，从而改善窦房结、房室结及心室肌的传导功能，纠正快速型心律失常的发生。

（王硕仁　程仕萍）

xīnfáng chàndòng

心房颤动（atrial fibrillation, AF）

过快而极不规则的心房异位搏动。心房呈无序激动和无效收缩的房性节律，是最常见的心律失常之一。又称心房纤颤，简称房颤。2012 年中国房颤的发生率经年龄标化后为 0.61%。房颤可发生于所有的有器质性心脏病患者，在非器质性心脏病患者也有发生，房颤在老年人中常见。房颤的心电图特征是窦性 P 波消失，而代之快速不规则的房颤波或 f 波，频率达 350～500 次/分，QRS 波群节律不规则。可有心室内功能性束支阻滞而使 QRS 波群宽大畸形，也可在心室率慢时出现大于 2 秒的窦性停搏。房颤发病率高，持续时间长，并可引起严重的并发症，如心力衰竭和动脉栓塞，成为致残或致死的重要原因。该病属于中医学的惊悸、怔忡等范畴，其代表性的脉象是涩脉，即脉细而迟、叁伍不调，往来艰涩不畅，如轻刀刮竹。

病因病机　经临床流行病学研究，心房颤动的发生原因与年龄和伴发疾病，如高血压病、冠心病、器质性心脏病、心力衰竭、代谢综合征、睡眠呼吸暂停综合征、甲状腺功能亢进和某些室上性心动过速有关。其发病机制经历多子波折返和局灶激动的经典学说之后，现认为，房颤的发生和维持有两个方面因素，即房颤的触发因素和维持基质。其中起源于肺静脉的电活动触发房颤是触发因素中最常见情况，而肺静脉肌袖心肌细胞的离子通道的发现及其电传导特性、心房扩张、心房纤维化和迷走及交感神经张力增高等一系列结构重构及有效不应期缩短为特征的电重构都成为房颤维持的重要条件。

中医学认为惊悸怔忡的病因复杂，包括了体质因素、饮食劳倦、情志所伤、感受外邪或药物中毒等。对病机的认识，包括了虚实两方面，虚为气血阴阳亏虚，致心神失养；实者多由痰火扰心，或水气凌心，或心血瘀阻，致心神不宁；虚实之间相互转化，实证日久，正气亏耗，而兼见气、血、阴、阳亏损；虚证又兼见实象：阴虚易致火旺或夹痰热，阳虚易夹水饮、痰湿，气血不足易见气血瘀滞。该病的病位主要在心，但其发病与脾肾肺肝四脏功能有密切关系。

涩脉特征是脉细而迟、叁伍不调、如轻刀刮竹状；该脉象特征与房颤的脉搏短绌体征高度一致。热是涩数脉发生的重要机制，热可致急；湿和瘀则可致乱，涩脉的乱、迟、叁伍不调也反映了房颤的病因病机。

证候诊断　临床中房颤患者常见以下证候类型，但由于该病发生原因和机制的复杂，无论是涩数脉或典型的涩脉患者，其中医证候常常是两种或三种证候的混合，临症时需注意辨析。①气阴两虚、心神失宁证：心悸怔忡，头晕，气短乏力，面色少华，胸闷，自汗盗汗，口干少津，舌偏红或有齿印，脉细涩。②痰热扰心、心神不安证：心悸不宁，易受惊扰，失眠多梦，胸闷，痰少黏稠，口干苦，小便黄赤，大便秘结，舌红苔黄腻，脉涩弦滑或脉涩而数。③气滞血瘀、心脉痹阻证：心悸怔忡，短气喘息，胸胁胀闷，或心痛时作，舌紫暗或瘀斑，苔白，脉弦涩。④心肾阴虚、虚火妄动证：惊悸怔忡，头晕耳鸣，失眠多梦，潮热盗汗，腰酸乏力，舌红少苔或剥，脉细数而涩。⑤心肾阳虚、水饮凌心证：心悸怔忡，动则尤甚，气短或气喘，畏寒肢冷，尿少足肿，胸闷，唇甲淡白或紫暗，舌淡或紫暗，苔白滑，脉沉细涩。

治疗方法　对于房颤的治疗目标，现已从改变症状为主转变为降低死亡率、减少致残率和改善心功能三大目标。随之的治疗措施也有相应改变，当前各国心血管学界都明确提出房颤治疗的三大策略：抗血栓治疗、（节）律（心）率治疗和上游治疗。其中，抗血栓治疗和上游治疗可降低患者的死亡率、改善预后，而律率治疗具有改善患者症状的作用。

抗栓治疗　采用 2010 年欧洲心律学会房颤相关症状分级（EHRA 分级）、房颤卒中危险分层 $CHADS_2$ 积分或 $CHA_2DS_2VAS_c$ 积分评估房颤患者缺血性中风的危险性，无禁忌证者，所有 $CHADS_2$ 评分 ≥2 分者，均应长期口服华法林等抗凝药并注意定期检测凝血指标；律率治疗应用药物复律和/或经导管消融治疗；上游治疗是对机体合并高血压、冠心病、心衰或合并糖、脂代谢异常、心脏自主神经活动异常的房颤患者，进行旨在预防、治疗和延缓其心脏结构重构和电重构的治疗。

辨证论治　①气阴两虚、心神失宁证：治以益气养阴、宁心安神，方选炙甘草汤、生脉饮加减，常用中药有人参、桂枝、炙甘草、生地黄、五味子、大枣、麦冬、生姜、酸枣仁、红景天。②痰热扰心、心神不安证：治以清火涤痰、镇心安神，方选黄连温胆汤、小陷胸汤加减，常用中药有川连、竹茹、枳实、法半夏、橘红、甘草、生姜、茯苓、瓜蒌、莲子心。③气滞血瘀、心脉痹阻证：治以活血化瘀、泄浊通络，方选血府逐瘀汤、瓜蒌半夏汤加减，常用中药有桃仁、红花、当归、生地黄、牛膝、川芎、桔梗、赤芍、枳壳、甘草、柴胡、瓜蒌、法半夏。④心肾阴虚、虚火妄动证：治以滋阴降火、养心安神，方选六味地黄汤加减，常用中药有熟地黄、山茱萸、牡丹皮、山药、茯苓、泽泻、菟丝子、知母、丹参、珍珠母。⑤心肾阳虚、水饮凌心证：治以温补心肾，方选桂枝甘草龙骨牡蛎汤、真武汤加减，常用中药有桂枝、龙骨、牡蛎、茯苓、芍药、生姜、附子、白术、炙甘草、仙茅、淫羊藿。

中成药治疗　应用中成药治疗房颤有两种模式。①专病专药：参松养心胶囊和稳心颗粒。②辨证施治与辨病（房颤的多重发生及维持机制）的中成药联合治疗，如安神剂与活血化瘀剂和/或化痰剂中成药的联合应用。

中医辅助疗法　临床针刺以单用内关和以内关为主穴、配伍其他穴治疗房颤。内关穴是手厥阴心包经之络穴，八脉交会穴之一，通于阴维脉，有宁心安神、活血通络之效。内关穴与灵台、神道、百会穴组成调心安神组穴或内关穴与灵台、神道、百会、足三里、三阴交穴组成健脾调心组穴治疗阵发心房颤动，临床组穴治法较单用内关穴治疗有效。

现代研究　主要是临床常用中成药的疗效机制研究。见心律失常现代研究部分。

（王硕仁）

xīnjībìng
心肌病（cardiomyopathy）　具有机械和/或电功能障碍，在结构上表现为异常心肌肥厚或扩张的异质性心肌疾病。心肌病的病因以基因异常为常见。心肌病既可局限于心肌，也可以是全身系统性疾病的一部分，经常导致心血管性死亡或进行性心力衰竭。该病属于中医学的心悸、心胀证、喘证、水肿等范畴。

疾病范围　对于心肌病的临床分类，经历了 1995 年世界卫生组织和国际心脏病学会对心肌病分为扩张型、肥厚型、限制型、致心律失常性右室心肌病和未分类心肌病五类；2006 年美国心脏病学会（AHA）发表科学声明发布了心肌病的新分类：原发性心肌病分为遗传性、混合性和获得性三大类；2008 年欧洲心脏病学会（ESC）对心肌病分为肥厚型、扩张型、限制型、致心律失常性右室心肌病和未分类心肌病，对于每一类又再分为家族性/遗传性和非家族性/非遗传性。

中医特征　中医学界通过临床观察和治疗研究，认为心肌病病位在心，病因或缘于心脾肾先天不足，或为后天失养。基本病机是本虚标实，表现有心气虚血瘀、气阴两虚、痰浊痹阻、心肾阳虚水泛。

在心肌病的发展演化过程中，早、中、晚期本虚标实各有不同：心肌病早期，患者表现症状不明显，其正气尚充盛；疾病中期，基本病机是心、脾、肾气亏虚，瘀血、痰饮、水湿为患，本虚标实二者相当，病情可相对稳定一、二十年；但扩张型心肌病以心气虚、心阳虚及痰饮、水湿为著，而肥厚型心肌病则以心血瘀阻、严重心悸、甚则阴阳气血不相顺接；至该病晚期，本虚标实发展为心、脾、肾之阳气虚衰，水湿泛滥，正不敌邪，以至阳气欲脱、阴阳离绝，或发生厥脱。

治疗特点　西医对于扩张型心肌病（dilated cardiomyopathy, DCM）的治疗目标在于：消除可以去除的病因和诱因，改善症状，有效控制心力衰竭和心律失常，预防栓塞和猝死，提高扩张型心肌病患者的生活质量和生存率。西医对于肥厚性心肌病（hypertrophic cardiomyopathy, HCM）的治疗目标是降低该病的猝死危险性，缓解症状、控制并发症。中医根据心肌病或缘于心脾肾先天禀赋不足，或为后天失养的病因和本虚标实的基本病机，以及中医的五大治疗原则，该病的早中期治疗应采用标本兼治、扶正驱邪、脏腑补泻和三因制宜进行养心、健脾、补肾和活血、化痰、利水，如对于气虚血瘀型扩张型心肌病注重益气活血行水，常用黄芪、人参、桂枝、川牛膝、泽兰、茯苓等；对肥厚型心肌病的治疗，在温阳化气行水的基础上，加强活血化瘀治疗，常用药物有丹参、桃仁、红花、川芎、赤芍、三七、水蛭等。

在心肌病进入到晚期、病情

危重时，采用中西医结合治疗与抢救，实施"急则治标、缓则治本""间者并行、甚者独行"的原则，方药选用参附汤、四逆汤等扶阳救逆之品，匡复正气，挽救患者生命。

现代研究　黄芪总皂苷和黄芪甲苷能够增加心肌环磷酸腺苷（cAMP）的含量，抑制心肌细胞膜 Na^+-k^+-ATP 酶活性发挥正性肌力作用，改善心肌缺血再灌注损伤。研究证实黄芪皂苷可能是治疗病毒性心肌炎的有效成分，其机制可能与心肌肌质网 $Ca^{2+}-ATP$ 酶活力增加有关。此外，黄芪皂苷可以抑制氧自由基的生成，从而促进超氧化物歧化酶（SOD）含量的增加，减少再灌注期氧自由基对心脏功能的影响，以达到保护心脏的收缩、舒张功能的作用。

（王硕仁）

kuòzhāngxíng xīnjībìng

扩张型心肌病（dilated cardio-myopathy，DCM）　以单侧或双侧心腔扩大和心室收缩功能障碍为主要特征的一类复合型心肌病。既有遗传因素又有非遗传因素，该病用已知心血管疾病的心脏负荷状态或缺血程度均不能解释其心脏的扩大和心肌功能的损害。该病经超声心动图可以明确诊断。DCM 多数情况下是散发疾病，也有呈家族性发病趋势。其病因呈多样性：有家族遗传因素和各种继发因素，如感染、中毒、药物、代谢内分泌、营养性疾病和自身免疫异常等。研究证实，DCM 的主要发病机制包括遗传机制、抗体介导的心肌免疫损伤和心肌能量代谢紊乱，而家族遗传缺陷在DCM 发病过程中占有主导地位，约 20%～35% 的 DCM 患者存在显著的遗传基础，同时又存在遗传上的高度异质性，即不同基因突

变可引起 DCM 相同的临床表型，同一基因突变也可能导致不同的临床表型。该病属于中医学的心胀证、喘证、水肿等范畴。

病因病机　扩张型心肌病的基本病因为先天不足，或后天失养，导致心气虚成为该病的始发因素。总病机是气虚血瘀、阳虚水泛、五脏同病。心气虚是该病病理基础，气虚血瘀是其中心病理环节，痰饮和水湿是主要病理产物。

发生扩张型心肌病可由心脏自身疾病发展而来，也可因他脏疾病损及心本脏所致。其病位在心，但不局限于心，与肺脾肝肾均有密切相关。①外邪伤心，外感风热疫毒之邪，内陷心包，损及心体，致心阴耗伤，心气衰竭，成为心衰；②心病迁延，始时病轻，年盛不觉，或已觉之后，未得有效治疗，疾病迁延，日久病深，心体受损，心气衰弱，气不行血，血不利则为水，瘀水互结，损及心阳，气血衰败，成为心衰之病；③脏腑相传，五脏生克乘侮，正虚邪犯，脏腑受损，疾病传变，五脏受累，可发生心肺同病，心脾同病，心肝同病，心肾同病，而发为"喘症"，或变生"痰湿""水肿"成为"心衰病"。心体失气血濡养，心动变异，发为"惊悸"和"怔忡"。

证候诊断　扩张型心肌病的发展演化过程可分为初期、稳定期和晚期。在初期，患者表现症状不明显，其正气尚无明显虚损，或仅表现心气、心阴亏虚的轻证，病情也相对稳定；表现为较轻的气阴两虚证：胸闷、气短、乏力，或偶有心悸等气虚症状，舌淡，苔薄白，脉弦细少力。随病情发展，心、脾、肾多脏气虚、阳虚加重，血瘀、痰饮、水湿渐次发

生，出现气虚血瘀证、阳虚水泛证、痰饮阻肺证。①气虚血瘀证：神疲乏力，心悸怔忡，胸闷气短，甚则咳喘，面白或暗红，自汗，唇紫暗，胁痛积块，舌紫暗有瘀斑，脉涩或结或代。②阳虚水泛证：心悸怔忡、气短喘促、动则尤甚、不得平卧，乏力懒动，腰膝酸软，肢体浮肿，尿少，舌淡苔白，脉沉弱或迟。③痰饮阻肺证：咳喘气急，张口抬肩，不得平卧，痰多色白或黄稠，心悸烦躁，胸闷脘痞，面青汗出，口唇紫绀，舌紫暗，舌苔厚腻或白或黄，脉弦滑而数。④阳气欲脱证：心悸喘重，虚烦不宁，频出虚汗，四肢厥冷，不能平卧，尿少肿重，面色灰白，脉微欲绝。

治疗方法　西医对于扩张型心肌病的治疗目标在于：消除可以去除的病因和诱因，改善症状，有效控制心力衰竭和心律失常，预防栓塞和猝死，提高扩张型心肌病患者的生活质量和生存率。在中医基础理论指导下进行辨证论治。

西医治疗　对于 DCM 的药物治疗包括：早期对患者病因和发病机制采用 β 受体阻断剂、血管紧张素转换酶抑制剂和改善心肌代谢药物。当患者逐渐出现心力衰竭症状，应按照 2014 年中国心力衰竭诊断和治疗指南进行常规药物治疗，合并心律失常者需针对性选择抗心律失常药物。DCM 患者在心腔扩大合并心力衰竭时，需对该类且无禁忌证患者口服阿司匹林预防附壁血栓形成，对已经合并栓塞者推荐长期抗凝治疗。根据临床情况，适当应用辅酶Q10、辅酶 A、三磷酸腺苷、极化液、曲美他嗪等药物改善心肌能量代谢。对于 DCM 伴顽固性终末期心力衰竭和/或恶性心律失常

者，药物无法改善症状时，建议考虑心脏再同步治疗，植入心脏复律除颤器，甚至心脏移植等非药物治疗控制病情、预防猝死的发生。

辨证论治 根据扩张型心肌病基本病机是气虚血瘀，并贯穿于疾病始终的特点，益气活血是该病的基本治法。对该病初期和稳定期采用标本兼治、扶正祛邪、脏腑补泻和三因制宜进行养心、健脾、补肾和活血、化痰、利水的祛邪治疗。①气虚血瘀证：治以养心补肺、益气活血，方选保元汤合桃红饮加减，常用中药有人参、黄芪、桂枝、甘草、桃仁、红花、当归、川芎、丹参。②阳虚水泛证：治以温阳利水，方选真武汤合五苓散加减，常用中药有附子、干姜、桂枝、茯苓、白术、泽泻、猪苓、赤芍、白芍。③痰饮阻肺证：治以温化痰饮、泻肺逐水，方选苓桂术甘汤合葶苈大枣泻肺汤加减，常用中药有桂枝、茯苓、白术、葶苈子、大枣、甘草、黄芪。④阳气欲脱证：治以回阳救逆，方选参附龙牡汤加减，常用中药有红参、炮附子、煅龙骨、煅牡蛎、干姜、甘草、麦冬、五味子、山茱萸。

中成药治疗 通心络胶囊、麝香保心丸、黄芪注射液治疗扩张型心肌病有效。通过对 353 例扩张型心肌病患者的疗效观察，黄芪注射液联合西医基础治疗不论在改善扩张型心肌病患者的临床症状、体征、理化检查等方面，均有明显的优势。参麦注射液和银杏叶注射液也都有临床报告对扩张型心肌病伴心力衰竭的患者有效。

现代研究 中药复方和单体对扩张型心肌病均有一定的治疗作用。研究表明抗纤益心方可抑制扩张型心肌病大鼠动物模型的心室重构，改善心功能。抑制心肌细胞凋亡、抑制细胞因子、抑制神经内分泌是其主要作用机制。黄芪甲苷可改善柯萨奇病毒 B3（CVB3）扩张型心肌病小鼠左室重构，其药理机制与降低磷酸化 p38 丝裂原活化蛋白激酶（MAPK）活性相关。

（王硕仁）

féihòuxíng xīnjībìng

肥厚型心肌病（hypertrophic cardiomyopathy，HCM） 以无心室腔扩张的左室肥厚（心脏超声提示左室厚度≥15 mm）为特点的原发性心肌疾病。该病并没有导致心室肥厚的心脏疾病或系统性疾病的证据，或基因型为阳性、而临床表现型为阴性（即无明显心肌肥厚表现）。该病是最常见的遗传性心血管病，该病的主要临床症状有：呼吸困难、胸痛、心慌、乏力、头晕，甚至昏厥。心源性猝死是 HCM 最严重的并发症。45% 的 HCM 患者存在猝死危险因素，猝死的原因主要是心室颤动。根据心脏血流动力学状况，以超声心动图检查左室流出道（LVOT）有无压力阶差，HCM 分为非梗阻性和梗阻型；根据心肌肥厚的部位不同，HCM 分为心室间隔肥厚、心尖肥厚和全心肥厚；根据家族史和遗传学规律，HCM 又分为家族性 HCM 和散发性 HCM。该病在中医学中与胸痹、喘证、厥脱等病证相关。

病因病机 中医学认为 HCM 的病因病机为：肾元亏虚、心失所养，其病位在心，病本在肾，属本虚之证。心肾相济、气血相关是正常生理规律，肾之阴阳虚致心之气血失和，发生气虚血瘀，又属本虚标实之证。心失气血濡养，心动变异，发为"惊悸"和

"怔忡"；肾居下焦，为气之根，主纳气，肾虚摄纳无权，则呼多吸少，动则喘急。真元耗损，发生胸闷、短气、气促和乏力诸症；血脉瘀阻于内，阴阳之气不相顺接，气机逆乱，致阴阳不相维系，阳气虚而骤越即发生厥脱。

证候诊断 HCM 的发展演化过程可分为早期、中期和晚期。在该病的早期，HCM 患者或病变轻者可无任何不适；随疾病发展，患者出现心气（阳）虚证或心血瘀阻证和心虚心血瘀阻证，而且血瘀证随病程发展而加重；心气（阳）虚证的气短、乏力等症状也日益加重。在中晚期 HCM 患者有晕厥、猝死等体内阴阳不能顺接而离绝的厥逆发生。①心气虚证：心悸气短，动则加甚，乏力自汗，易外感，心神不宁，舌淡苔白，脉沉弱，或结或代或涩。②心肾阳虚证：心悸气喘，动则尤甚，畏寒肢冷，腰膝酸软，面色苍白，舌淡胖有齿痕，苔白滑，脉或迟缓或促涩、或结或代且少力。③心血瘀阻证：胸闷胸痛，心悸气短，胸胁胀闷不舒，或痛如针刺，疼痛部位固定不移，入夜痛甚，口唇青紫，舌质紫暗有瘀斑、瘀点，苔薄，脉弦，或涩或结代。

治疗方法 中医治疗原则以扶正补心为主，兼顾调理肺、脾、肾为辅，标本兼顾，因此可起到标本兼治的效果。而西医对该病主要采取对症处理和支持疗法，虽然可降低心肌收缩力，减轻左心室流出道梗阻，改善左心室壁顺应性、左心室充盈及心室舒张功能等，但未从根本上改变病症，且易出现不良反应。中西医结合治疗该病疗效显著，具有单用西药或中药无法比拟的效果。

西医治疗 西医对于 HCM 的治疗目标在于：降低该病的猝死

危险性、缓解症状、控制并发症。HCM 的治疗主要与患者是否并发左心室流出道梗阻及心律失常有关。非梗阻性 HCM 患者主要以药物治疗为主，常用的药物包括 β 受体阻滞剂和非二氢吡啶类钙离子拮抗剂（维拉帕米），并发心律失常者可采用抗心律失常药物和起搏器治疗，应避免使用正性肌力药物及减轻心脏前负荷的药物。

辨证论治 ①心气虚证：治以益气养心，方选保元汤加减，常用中药有人参、黄芪、肉桂、甘草。②心肾阳虚证：治以益气养心、补益心肾，方选金匮肾气丸加减，常用中药有生地黄、熟地黄、山药、山茱萸、泽泻、茯苓、丹皮、桂枝、附子、菟丝子等。③心血瘀阻证：治以理气活血，方选血府逐瘀汤加减，常用中药有桃仁、红花、川芎、赤芍、当归、丹参、牛膝、桔梗、柴胡、枳壳、延胡索、甘草。

中成药治疗 针对肥厚型心肌病的左室肥厚，重点选用活血化瘀药物，并能较长期服用，如血府逐瘀胶囊、丹七片、复方丹参片；在发生心律失常时可选用参松养心胶囊、稳心颗粒、宁心宝胶囊等。

现代研究 现代研究发现的 HCM 致病基因大约有 20 个，包含了 450 余种突变。由于大部分突变与肌节蛋白有关，故 HCM 被公认为是一种由编码与肌节蛋白有关的基因突变所致的常染色体显性遗传病。其最主要的基因突变包括心脏肌球蛋白重链基因、肌球蛋白结合蛋白 C 基因、心肌肌钙蛋白 T 基因，均为编码肌原纤维粗、细肌丝蛋白的基因，这些蛋白参与心脏的结构、收缩或调节功能。

（王硕仁 程仕萍）

bìngdúxìng xīnjīyán

病毒性心肌炎（viral myocarditis，VMC）

嗜心性病毒感染引起的非特异性间质性心肌炎症。属于感染性心肌病；其病变呈心肌局限性或弥漫性，病程为急性或慢性。30 余种病毒均可引起心肌炎，其中以引起肠道和上呼吸道感染的病毒最为多见（柯萨奇病毒感染引起者约占 40%）。该病发病机制主要有病毒直接作用和免疫反应两种。该病发病早期以病毒直接作用为主，以后则以免疫反应为主。该病患者的临床表现差别很大，轻者可无症状，一般表现为心慌、胸闷、气短，甚至出现心律失常，重者可发生心力衰竭甚至猝死。根据典型的前驱感染病史，相应的临床表现，心电图、心肌损伤标志物、超声心动图显示的心肌损伤证据考虑诊断该病，确诊有赖于心内膜心肌活检。该病属于中医学的心瘅、心悸、胸痹等范畴。

病因病机 中医总结病毒性心肌炎的病因是"温邪上受，首先犯肺，逆传心包"。外感温热病邪，内舍于心，损伤心之肌肉、内膜。外邪袭内，治不得法，气阴损伤，邪气内陷，成为伏邪。伏邪是导致病毒性心肌炎发病的另一重要原因。病毒性心肌炎的病机是本虚标实、正虚邪恋。热毒恋结，消灼气阴，致气阴两虚，阴虚血灼，血脉瘀阻，气血运行失调；正气损伤导致邪毒留恋，气阴两虚贯穿该疾病始终，成为该病本虚的特点；其标实主要为津液代谢失常，痰饮内生，热毒与瘀血为标，初期热毒较为突出，病至中、末期，大气下陷成为病毒性心肌炎的常见病因病机。大气下陷，清阳不升、心肺失养，表现为心悸怔忡、神昏健忘、喘

促等症；三焦气化失职，痰浊内生，气机阻滞，不能升举固摄。病机变化呈虚-陷-竭，即由轻至重的递进过程，且轻重差异表现大，重则心阳暴脱。

证候诊断 中医诊断病毒性心肌炎主要有分急性期、恢复期或慢性期。

急性期 ①热毒侵心证：发热身痛，鼻塞流涕，咽痒喉痛，咳嗽咯痰或腹痛泄泻，肌痛肢楚，继之心悸惕动，胸闷气短，舌质红，苔薄黄或腻，脉细数或结代。②阳虚气脱证：起病急骤，喘息心悸，倚息不得卧，口唇青紫，烦躁不安，自汗不止，四肢厥冷，舌质淡白，脉微欲绝。

恢复期或慢性期 ①肺气不足证：气短乏力，胸闷隐痛，自汗恶风，咳嗽，反复感冒，舌淡红，苔薄白，脉细无力。②痰湿内阻证：胸闷憋气，头重目眩，脘痞纳呆，口黏恶心，咯吐痰涎，苔白腻或白滑，脉滑。③气滞血瘀证：心区刺痛，痛有定处，胸闷胁胀，心烦易怒，唇色紫暗，舌质暗红或有瘀斑、瘀点，脉弦涩。④阴虚火旺证：心悸不宁，五心烦热，潮热盗汗，失眠多梦，颧红口干，舌红，少苔，脉细数。⑤心脾两虚证：心悸怔忡，肢体倦怠，自汗短气，面色无华，舌淡，苔薄，脉细数。⑥阴阳两虚证：心悸怔忡，面色白，四肢厥冷，大便溏薄，腰酸乏力，舌质淡胖，脉沉细无力或结代。

治疗方法 包括西医治疗、辨证论治及中医辅助疗法。

西医治疗 尚无特异性治疗，主要针对病毒感染和心肌炎症进行治疗。①休息和饮食：应尽早卧床休息，减轻心脏负荷，食用易消化和富含蛋白质的食物。②抗病毒治疗：主要用于疾病的

早期。③营养心肌：急性心肌炎时应用自由基清除剂，包括静脉或口服维生素 C、辅酶 Q10、复合维生素 B、ATP、肌苷、环腺苷酸、细胞色素 C、丹参等。④糖皮质激素：仅对治疗效果不佳者，可考虑在发病 10～30 天使用。⑤对症治疗：当出现心源性休克、心力衰竭、缓慢性心律失常和快速心律失常时进行相应对症治疗。

辨证论治　分为急性期、恢复期（或慢性期）。

急性期　①热毒侵心证：治以清心解毒，方选银翘散加减，中成药用清热解毒口服液。②阳虚气脱证：治以回阳救逆、益气固脱，方选参附龙牡汤加减，中成药选用生脉胶囊口服。

恢复期（或慢性期）　①肺气不足证：治以益气清肺、固护卫气，方选参苏饮加减，中成药用玉屏风散口服。②痰湿内阻证：治以祛湿化痰、温通心阳，方选瓜蒌薤白半夏汤加减，中成药用二陈丸口服。③气滞血瘀证：治以疏肝理气、活血化瘀，方选柴胡疏肝散加血府逐瘀汤加减，中成药用血府逐瘀口服液口服。④阴虚火旺证：治以滋阴降火、养心安神，方选天王补心丹加减，中成药选用天王补心丸口服。⑤心脾两虚证：治以健脾益气、养心安神，方选归脾汤加减，中成药用人参归脾丸口服。⑥阴阳两虚证：治以温阳益气、滋阴通脉，方选参附养营汤加减，中成药用金匮肾气丸口服。

中医辅助疗法　①针刺。体针：邪毒犯心高热者，取穴曲池；咽痛者，取穴少商、合谷，以上穴位采用泻法；心悸脉促者，取穴内关、郄门、厥阴俞、心俞、三阴交；过早搏动者，取穴阴郄；心动过缓者，取穴通里、素髎、列缺；心动过速者，取穴手三里、下侠白；心绞痛者，取穴神门、内关、膻中；高血压者，取穴曲池、风池、太溪；慢性心衰水肿者，取穴肾俞、三焦俞、阳陵泉透阴陵泉、三阴交、复溜，针用补法。耳针：取穴心、皮质下、交感、小肠，毫针轻刺激，每日 1 次。②推拿。先按揉内关、神门、心俞、膈俞、脾俞、胃俞，反复数次，再推拿内关、神门穴，对心悸、怔忡有效。

现代研究　有学者研究病毒性心肌炎证候分类及演变规律发现，大气下陷证是病毒性心肌炎的常见证候；咽中拘急或心前坠胀是病毒性心肌炎大气下陷证的证候特征；益气升陷是病毒性心肌炎大气下陷证的基本治疗法则；对病毒性心肌炎给予益气升陷治疗有显著疗效。

（王硕仁）

dòngmài zhōuyàng yìnghuà

动脉粥样硬化（atherosclerosis）

以动脉内膜下脂质沉积，并伴有平滑肌细胞和纤维基质成分的增殖，逐步发展形成动脉粥样硬化斑块为主要病变特征的疾病。最常见、最重要的一种动脉硬化性血管病变，为多种心脑血管疾病的病理生理基础。动脉粥样硬化斑块的突然破裂，可导致血小板的激活和血栓形成，继而引起动脉局部闭塞或远端栓塞，其病变广泛，主要可累及冠状动脉、脑动脉、下肢动脉、颈动脉等，严重危害着人类健康。该病属于中医学的瘀证、痰证、脉痹等范畴。

病因病机　饮食劳倦、起居失宜等导致肺、脾、肾三脏运化输布水湿不利，气化失常，精微不化，而致痰湿内聚；或年老久病，肝肾亏虚；或心脾两虚，失于滋养而血脉损伤，痰瘀内滞；或七情内伤，气滞血瘀，阻滞脉络，痰瘀互结而发为该病。该病病位在血脉，病性属本虚标实，本虚主在脾、肾，标实以痰浊、瘀血、气滞为主。

证候诊断　①痰浊内阻证：形体肥胖，少动嗜卧，口中黏腻乏味，舌淡胖或淡暗，边有齿痕，苔白腻，脉沉缓或滑。②气滞血瘀证：平素心烦易怒，时感胸胁胀闷不适，时有头晕，舌质暗或有瘀点、瘀斑，舌下脉络迂曲，脉弦或涩。③肝肾亏虚证：眩晕头痛，失眠健忘，腰膝酸软，早衰，发脱齿摇，耳聋耳鸣，动作迟缓，精神呆钝，舌淡暗，苔薄白，脉细。

治疗方法　该病治疗重点在于积极预防。

西医治疗　包括一般防治措施、药物治疗、介入或外科手术治疗等。一般防治措施包括合理膳食、减脂、适当体力活动、戒烟限酒等；药物治疗包括调脂药物如他汀类、贝特类等，抗血小板药物如阿司匹林、氯吡格雷等，以及溶栓或抗凝药物等；介入或外科手术治疗包括冠脉介入、外周血管介入、冠脉搭桥治疗等。

中医治疗　①痰浊内阻证：治以化痰降浊，方选导痰汤（《济生方》）加减，常用中药有半夏、橘红、茯苓、枳实、甘草、泽泻、茵陈等。②气滞血瘀证：治以行气活血，方选血府逐瘀汤（《医林改错》）加减，常用中药有桃仁、红花、当归、生地、川芎、赤芍、牛膝、桔梗、柴胡、枳壳、甘草等。③肝肾亏虚证：治以补肾填精，方选六味地黄丸（《小儿药证直诀》）加减，常用中药有熟地、山药、山茱萸、枸杞、鹿角胶、菟丝子、杜仲、益智仁等。常用中成药有血脂康胶囊、月见草油胶囊、绞股蓝总苷胶囊、丹蒌片、复方丹参片等。此外还可采用针灸疗法，取穴百会、风池、内关、足三里、三阴交，其中百会穴采用温和灸法，余穴用毫针针刺，平补平泻法。

现代研究 主要包括证候研究与药物研究两方面。

证候研究 证候研究涉及动脉粥样硬化的证型、证型间比较等各方面，内容包括血管超声等辅助检查、蛋白组学及分子机制研究等。有研究采用蛋白质组学方法比较动脉粥样硬化不同痰瘀证候患者血浆蛋白差异表达谱，获得了可显著区分血脂异常及动脉粥样硬化不同痰瘀证候（包括痰证、瘀证、痰瘀互结证、非痰非瘀证）间及痰瘀类证候与非痰瘀类证候间可能的标志蛋白群组合，为中医辨证提供了一定的客观依据。

药物研究 活血通络、理气化痰法是治疗动脉粥样硬化的重要治疗法则。研究证明，具有理气、活血、化痰、通络功效的中药具有保护血管内皮、抗炎、抗凝、调节脂代谢、抗脂质过氧化、稳定动脉易损斑块、抑制动脉壁微血管滋生等作用，从而产生抗动脉粥样硬化的效果。

（张京春 刘玥 马林沁）

guānzhuàng dòngmài zhōuyàng
yìnghuàxìng xīnzàngbìng

冠状动脉粥样硬化性心脏病

（coronary atherosclerotic heart disease，CHD） 冠状动脉粥样硬化致使血管腔狭窄或闭塞，和/或冠状动脉功能性改变（痉挛）导致心肌缺血缺氧或坏死而引起的心脏病。简称冠心病。临床主要症状表现为心绞痛，随病情进展可出现低血压、心律失常、心力衰竭、休克，甚至猝死。根据发病特点和治疗原则可分成慢性冠脉病（CAD，也称慢性心肌缺血综合征）及急性冠脉综合征（ACS），前者包括稳定型心绞痛、缺血性心肌病和隐匿性冠心病等；后者包括不稳定型心绞痛（UA）、非 ST 段抬高型心肌梗死（NSTE-MI）和 ST 段抬高型心肌梗死（STEMI）。该病属于中医学的胸痹、心痛、厥心痛、真心痛等范畴。

病因病机 寒邪侵袭、情志所伤或内伤劳倦等因素导致心脉瘀阻、心失所养引起的在两乳之中、鸠尾之间或虚里部位疼痛，甚则胸痛彻背、喘息不得卧。该病的病位在心，与肝、脾、肾等脏腑功能失调相关。病性属本虚标实，本虚以心、肾、脾胃等脏腑气血亏损、功能失调为主；标实与痰浊、血瘀、寒凝、热毒等痹遏胸阳、阻滞心脉相关。主要可概括为以下几个方面：寒邪内侵，以致脉络不通、气血瘀阻；或七情内伤，心气逆乱而郁结致心脉瘀阻；或饮食不节，脾失健运，心失所养；或痰瘀互结，气血运行不畅，阻滞经脉。

证候诊断 详见心绞痛、急性心肌梗死。

治疗方法 冠心病的治疗目的是改善冠状动脉的供血和减轻心肌的耗氧，同时预防冠状动脉粥样硬化的发展。治疗原则为早发现、早治疗，并严格控制血压、血糖、血脂等危险因素。防治冠心病的基础环节为治疗性生活方式的改善，包括戒烟、限酒、合理饮食、控制体重、有计划地适当运动、积极控制高血压及糖尿病等冠心病危险因素等方面。西医治疗的方法有药物治疗、再灌注治疗、心脏移植等。中医治疗应结合患者症状、病因、体质特点、发病情况和舌脉，四诊合参，分清轻重缓急，辨证论治。中西医结合治疗可在控制冠心病危险因素、改善预后、提高患者生存质量等方面发挥作用。

西医治疗 主要包括以下几种方法。

常规药物治疗 ①抗血栓药物，包括抗血小板聚集药物如阿司匹林、氯吡格雷、替罗非班等和抗凝药肝素、低分子肝素等。②他汀类药物，包括辛伐他汀、阿托伐他汀、瑞舒伐他汀等。③β受体拮抗剂，如阿替洛尔、美托洛尔或比索洛尔等。④血管紧张素转换酶抑制剂和血管紧张素受体拮抗剂，如卡托普利、福辛普利、培哚普利、氯沙坦、缬沙坦等。⑤硝酸酯类药，如硝酸甘油、二硝酸异山梨酯和单硝酸异山梨酯等。

再灌注治疗 ①内科溶栓治疗：可选用阿替普酶、尿激酶等溶栓药物。②内科经皮冠状动脉介入治疗：包括经皮腔内冠状动脉成形术（PCTA）和支架植入术。③外科：冠状动脉旁路移植术（CABG）。

辨证论治 详见心绞痛、急性心肌梗死。

中成药治疗 根据患者病情轻重缓急和证候类型，可辨证选用相应中成药和中药静脉制剂治疗。对于心绞痛急性发作属于气滞血瘀型患者，常用血府逐瘀制剂、速效救心丸、复方丹参滴丸，能够行气活血、祛瘀止痛；对于寒凝心脉者，可用麝香保心丸、冠心苏合胶囊等以芳香温通、宽胸止痛；心血瘀阻明显兼有气虚者用通心络、愈心痛胶囊、振源胶囊等以益气活血、通络止痛；痰瘀互结者适用丹蒌片以化痰散结、活血化瘀。常用静脉制剂包括用于心血瘀阻之心痛的川芎嗪注射液、丹参制剂、三七制剂，以及用于气阴两虚者的生脉类注射液等。

中医辅助疗法 冠心病可使用针灸、穴位贴敷、耳针等辅助疗法治疗。①针灸疗法：常取内关、膻中、心俞、厥阴俞等主穴，并辨证选取配穴。②穴位贴敷：可用心舒散（檀香、制乳香、川郁金、醋炒延胡索、制没药、冰片、麝香）置于二甲基亚砜制成的软膏中心，贴敷膻中、内关穴。③耳针：取心、小肠、皮质下、交感为主，辅以脑点、肺、肝、胸、降压沟、兴奋点等，每次选3~5穴。

现代研究 主要包括证候研究和药物研究两个方面。

证候研究 对冠心病住院患者的证候分布特点进行归纳发现，较常见的证候要素依次为血瘀、气虚、痰浊、阴虚，不同冠心病合并症患者间证候分布特点亦有不同，合并心律失常患者阳虚、痰热证候比例较高，合并心功能不全患者阳虚、痰浊、水饮证候明显，合并高脂血症者气虚、痰浊较多，而合并糖尿病者阴虚证候常见。而与冠心病总体证候分布趋势相似，急性心肌梗死患者常见中医证候亦为血瘀、痰阻、气虚、心阴虚。

药物研究 中药治疗冠心病有着深厚的实验研究及临床实践基础，丹参、当归、红花、川芎、黄芪、赤芍、延胡索等均为冠心病治疗的常用药物。在全国范围内对冠心病不同中医证型的常用的中药汤剂及口服中成药、中药静脉制剂的应用情况进行专家调查发现，血府逐瘀汤、瓜蒌薤白半夏汤是治疗冠心病的最常用汤

剂，常用中成药有通心络胶囊、复方丹参滴丸、麝香保心丸、丹参注射液、丹红注射液、参麦注射液等。有学者倡导以芳香温通、宣痹通阳、活血化瘀、补肾和补气血，即通补治则为冠心病的治疗大法，并围绕冠心病"血瘀"的核心病机，对赤芍、川芎等经典活血化瘀药物及其复方进行了大量临床及基础研究，在此基础上形成的芎芍胶囊已被证实具有降低介入治疗后冠状动脉狭窄程度、增加病变血管的最小管腔直径、减少心绞痛复发，改善患者的血瘀状态等作用。亦有学者倡导五脏相关理论，认为冠心病以气虚、血瘀、痰浊为核心病机，提出调脾护心的治疗大法，运用橘红、枳壳、半夏、竹茹、豨莶草、茯苓、丹参、甘草、党参等药物为主的方剂，在临床获得良效。

（张京春 刘 玥 马林沁）

xīnjiǎotòng

心绞痛（angina pectoris） 心肌的需氧与冠状动脉的供氧失去平衡引起急性、暂时性心肌缺血缺氧，而出现的以发作性胸闷或胸痛为主要表现的临床综合征。其特点为阵发性前胸压榨样疼痛或憋闷感，主要位于胸骨后部，可放射至心前区、左上肢尺侧、颈部和下颌部，持续数分钟，休息或使用硝酸酯制剂后疼痛可缓解或消失。劳累、情绪波动、饱餐、受寒或天气骤变等为其常见诱因。该病属于中医学的胸痹、心痛、心痹等范畴。

病因病机 该病病机为心脉痹阻，病位在心，涉及肝、肺、脾、肾等脏。病性为本虚标实，虚实夹杂，虚者多见气虚、阳虚、阴虚、血虚，尤以气虚、阳虚多见；实者不外气滞、寒凝、痰浊、血瘀，且可相兼为病，尤以血瘀、

痰浊多见。该病多因年老体虚、饮食不节、情志失调、寒邪侵袭、劳逸过度等引起，常在心气、心阳、心阴不足或肝、脾、肾功能失调的基础上，兼夹痰浊、气滞、血瘀、寒凝等病变，产生不荣则痛和不通则痛的表现。

证候诊断 该病根据症状表现可分成心血瘀阻证、气滞心胸证、痰浊闭阻证、寒凝心脉证、气阴两虚证、心肾阴虚证、心肾阳虚证7种基本证型。①心血瘀阻证：心胸疼痛，如刺如绞，痛有定处，入夜为甚，甚则心痛彻背，背痛彻心，或痛引肩背，伴有胸闷，日久不愈，暴怒或劳累后加重，舌质紫暗，有瘀斑，苔薄，脉弦涩，或结、代。②气滞心胸证：心胸满闷，隐痛阵作，痛无定处，时欲太息，遇情志不遂时诱发或加剧，脘胀，或得嗳气、矢气则舒，苔薄或薄腻，脉细弦。③痰浊闭阻证：胸闷重而心痛微，痰多气短，肢体沉重，形体肥胖，遇阴雨天诱发或加重，倦怠乏力，纳呆便溏，咯吐痰涎，舌体胖大边有齿痕，苔浊腻或白滑，脉滑。④寒凝心脉证：卒然心痛如绞，心痛彻背，喘不得卧，多因气候骤冷或骤感风寒而发病或加重，伴形寒，手足不温，冷汗自出，胸闷气短，心悸，面色苍白，苔薄白，脉沉紧或沉细。⑤气阴两虚证：心胸隐痛，时作时止，心悸气短，动则益身甚，伴倦怠乏力，声低气微，面色㿠白，易于汗出舌淡红，舌体胖且边有齿痕，脉虚细缓或结代。⑥心肾阴虚证：心痛憋闷时作，心悸盗汗，虚烦不眠，腰膝酸软，头晕耳鸣，口干便秘，舌红少津，苔薄或剥，脉细数或促代。⑦心肾阳虚证：心悸而痛，胸闷气短，动则尤甚，自汗，面色㿠白，神倦

怯寒，四肢欠温或肿胀，舌淡胖，边有齿痕，苔白或腻，脉沉细迟。

治疗方法 心绞痛的治疗目的在于改善冠脉血供和降低心肌耗氧以改善患者症状，提高生活质量；稳定斑块、防止冠脉血栓形成，预防心肌梗死和猝死，以延长生存期。治疗时针对发作期和缓解期，分别采用不同的处理方法，中西医结合治疗适用于该病的整个病程。发作时应立即休息，一般患者休息后症状可缓解或消除，较重发作时可予以硝酸酯制剂或联合使用具有芳香温通、行气活血等作用的中成药制剂以迅速控制病情、缓解心痛。缓解期的治疗应尽量避免各种诱发因素，如体力劳动、情绪波动、饱餐等；注意保暖；合理膳食，控制过于油腻食物的摄入；戒烟，不提倡过量饮酒；控制伴随的危险因素，如高血压、糖尿病等；积极使用改善预后、减轻症状和缓解缺血的各类药物，西药如抗血小板聚集药、血管紧张素转化酶抑制剂、调脂药等，中药则重在根据不同证型予以活血化瘀、补气养阴、疏通心脉等治疗；对于病情较为严重或药物治疗不满意者，可考虑冠状动脉血运重建治疗。

西医治疗 发作期常用药物：①硝酸甘油片，舌下含服；②硝酸甘油或硝酸异山梨酯注射液，症状严重或不稳定型心绞痛患者可采用持续静脉滴注或微量泵输注。缓解期干预性治疗采用以下几种药物。①药物治疗：a. 改善心肌缺血、减轻症状的药物，β受体拮抗剂，如阿替洛尔、美托洛尔和比索洛尔等；硝酸酯类药，如硝酸甘油、二硝酸异山梨酯和单硝酸异山梨酯等；非二氢吡啶类钙通道阻滞剂，如地尔硫䓬。

b. 预防心梗、改善预后的药物，如阿司匹林；β受体拮抗剂；他汀类药物如辛伐他汀、阿托伐他汀、瑞舒伐他汀等；血管紧张素转化酶抑制剂或血管紧张素Ⅱ受体拮抗剂，如福辛普利、依那普利、氯沙坦、缬沙坦等。②血运重建治疗：a. 经皮冠状动脉介入治疗；b. 冠状动脉旁路移植术。

辨证论治 ①心血瘀阻证：治以活血化瘀、通脉止痛，方选苏合香丸（《太平惠民和剂局方》）合血府逐瘀汤（《医林改错》）加减，常用中药有桃仁、红花、川芎、赤芍、柴胡、桔梗、枳壳、川牛膝、当归、生地、郁金、降香等。②气滞心胸证：治以疏肝理气、活血通络，方选柴胡疏肝散（《景岳全书》）加减，常用中药有柴胡、枳壳、白芍、陈皮、炙甘草、香附、川芎等。③痰浊闭阻证：治以通阳泄浊、豁痰宣痹，方选瓜蒌薤白半夏汤（《金匮要略》）合涤痰汤（《济生方》）加减，常用中药有瓜蒌、薤白、半夏、胆南星、竹茹、人参、茯苓、甘草、石菖蒲、陈皮、枳实等。④寒凝心脉证：治以辛温散寒、宣通心阳，方选枳实薤白桂枝汤（《金匮要略》）合当归四逆汤（《伤寒论》）加减，常用中药有枳实、薤白、瓜蒌、桂枝、细辛、当归、芍药、甘草、厚朴等。⑤气阴两虚证：心治以益气养阴、活血通脉，方选生脉散（《医学启源》）合人参养荣汤（《太平惠民和剂局方》）加减，常用中药有人参、黄芪、炙甘草、肉桂、麦冬、玉竹、五味子、丹参、当归、熟地、白术、茯苓等。⑥心肾阴虚证：治以滋阴清火、养心和络，方选天王补心丹（《校注妇人良方》）合炙甘草汤（《伤寒论》）加减，常用中药有生地、

玄参、天冬、麦冬、人参、炙甘草、茯苓、柏子仁、酸枣仁、五味子、远志、丹参、当归、芍药、阿胶等。⑦心肾阳虚证：治以温补阳气、振奋心阳，方选参附汤（《妇人良方》）合右归饮（《景岳全书》）加减，常用中药有人参、附子、肉桂、炙甘草、熟地、山萸肉、淫羊藿、补骨脂等。

中成药治疗 ①速效救心丸：行气活血、祛瘀止痛，适用于气滞血瘀型患者。②麝香保心丸：芳香温通、益气保心，适用于心气不足、寒凝心脉的心痛。③冠心苏合胶囊：理气、宽胸、止痛，用于气滞寒凝的心痛。④通心络胶囊：益气活血、通络止痛，气虚血瘀型胸痹适用。⑤振源胶囊：益气通脉、宁心安神、生津止渴，适用于气阴不足型胸痹心痛。⑥丹红注射液：活血化瘀、通脉舒络，用于血瘀痹阻的心痛。⑦川芎嗪注射液：活血行气、通脉止痛，用于心血瘀阻的心痛。

中医辅助疗法 心绞痛还可使用针灸、推拿按摩等辅助疗法。①针灸疗法：主穴常取膻中、内关、心俞、厥阴俞等，气滞血瘀者，加太冲、阴郄；寒凝心脉者，加关元、太溪；心阳不振者，加百会、气海；气阴两虚者，加足三里、三阴交；痰浊痹阻者，加中脘、丰隆；②推拿按摩：以拇指或手掌按揉心俞、膈俞、厥阴俞、内关、间使、三阴交、心前区阿是穴等。

现代研究 主要包括证候研究和药物研究两个方面。

证候研究 有关心绞痛证型证候的研究涵盖了证型分布、证候表现及证型与现代医学理化检查标志物之间相关性等方面。冠心病心绞痛患者的常见中医证型有气阴两虚兼血瘀、痰瘀互结、

心血瘀阻、心肾阳虚、阳虚血瘀5种，而证素以血瘀、痰浊、气虚、阴虚居多。在瘀血证的基础上，研究进一步发现了"瘀毒"的病机转化要点，冠心病稳定期患者"瘀毒"临床表征可大致归纳为胸骨后疼痛、头痛、脉涩或结代及平素经常咽痛、超敏C反应蛋白（hs-CRP）增高，在西医常规治疗基础上加用活血解毒药物可降低介入治疗后不稳定型心绞痛患者的hs-CRP水平，改善心绞痛症状及预后。另有研究显示冠心病心绞痛患者hs-CRP水平在不同中医证型中存在差异，hs-CRP水平由高到低依次为心血瘀阻证、痰浊内阻证、寒凝心脉证、心肾阴虚证、心肾阳虚证，炎症反应与中医证型间存在相关性。

药物研究　长期的临床实践和现代药理学研究表明中医药能通过多靶点、多途径治疗冠心病心绞痛，延缓病情进展。如中药丹参，无论是单味中药、丹参有效成分制成的注射剂及含丹参的复方等均在心绞痛的治疗中广泛应用，它具有舒张冠状动脉、提高冠脉血流量、促进侧支循环的建立、改善微循环、扩张微血管、减慢心率、增加缺氧耐受力、保护缺血心肌、缓解微血管痉挛等效用。其他中药如川芎、赤芍等，有研究证实，川芎嗪与芍药苷协同应用对聚集、活化后的血小板有明显抑制作用，同时能够明显降低活化后血小板凝溶胶蛋白的含量。

（张京春　刘玥　马林沁）

jíxìng xīnjī gěngsǐ

急性心肌梗死（acute myocardial infarction，AMI）

冠状动脉急性、持续性缺血缺氧所引起的心肌坏死。该病典型的临床表现为剧烈而持久的胸骨后疼痛，持续时间常在30分钟以上，休息及服用硝酸酯类药物不能完全缓解，心电图特征性动态演变和血清心肌酶动态变化，常伴发心律失常、心力衰竭或心源性休克，可危及生命。根据冠状动脉病理生理改变分为ST段抬高型和非ST段抬高型心肌梗死，前者提示冠状动脉急性完全闭塞，后者则由于冠状动脉未完全闭塞或闭塞后迅速再通或有侧支循环替代的结果。该病属于中医学的真心痛、厥心痛、卒心痛等范畴。

病因病机　该病的发病涉及外感和内伤两个方面，即外感六淫、内伤七情、饮食失调、肾元渐衰等因素，导致血瘀痰浊，闭塞心脉，心脉不通或胸阳不振而发病。病理性质为本虚标实，本虚主要为气（阳）虚、阴虚，标实为瘀血、痰浊、寒凝、气滞。本虚是发病基础，标实是发病条件，在该病的发病过程中，虚实的先后可因病情而变化，若病情进一步发展可猝然心胸大痛，发作真心痛，在急性期尤以标实为主。病位在心，其本在肾，与肝、脾、肺密切相关。该病常并发其他变证，如心气不足，帅血无力，心血亏虚，可见心动悸、脉结代；若心肾阳虚，水气凌心射肺，可出现水肿、喘促不得卧；严重者可出现心阳暴脱之危重症；甚者阴阳俱脱，导致阴阳离决。

证候诊断　临床上最常见的急性心肌梗死的中医证型主要有气滞血瘀证、寒凝心脉证、痰瘀互结证、气虚血瘀证、气阴两虚证、阳虚水泛证、心阳欲脱证。①气滞血瘀证：胸中痛甚，胸闷气促，烦躁易怒，心悸不宁，脘腹胀满，唇甲青紫，舌质紫暗或有瘀斑，脉沉弦涩或结代。②寒凝心脉证：心痛如绞，胸痛彻背，胸闷气短，形寒肢冷，四肢不温，冷汗自出，心悸不宁，舌质紫暗，苔薄白，脉沉细或沉紧。③痰瘀互结证：胸痛剧烈，如割如刺，胸闷如窒，气短痰多，心悸不宁，腹胀纳呆，恶心呕吐，舌苔浊腻，脉滑。④气虚血瘀证：胸闷心痛，动则加重，神疲乏力，气短懒言，心悸自汗，舌体胖大有齿痕，舌质暗淡，苔薄白，脉细弱无力或结代。⑤气阴两虚证：胸闷心痛，心悸不宁，气短乏力，心烦少寐，自汗盗汗，口干耳鸣，腰膝酸软，舌红，苔少或剥脱，脉细数或结代。⑥阳虚水泛证：胸痛胸闷，喘促心悸，气短乏力，畏寒肢冷，腰部、下肢浮肿，面色苍白，唇甲淡白或青紫，舌淡胖或紫暗，苔水滑，脉沉细。⑦心阳欲脱证：胸闷憋气，心痛频发，四肢厥逆，大汗淋漓，面色苍白，口唇发绀，手足青至节，虚烦不安，甚至神志淡漠或突然晕厥，舌质青紫，脉疾数无力，脉微欲绝。

治疗方法　急性心肌梗死的治疗目的在于挽救濒死心肌，改善供血，保护和维持心脏功能，防止梗死面积扩大；及时处理严重心律失常、泵衰竭和各种并发症，防止猝死；以期患者平稳的度过急性期，逐渐康复。中医治疗急性心梗的原则为急则治其标，根据邪实闭阻心脉的病机特点，以急开闭阻之脉窍为法，首选速效止痛、宣散瘀结、活血解毒或化浊消瘀的方药，以迅速缓解心痛，心痛缓解后再针对不同病机采用相应治法，常以补气活血、温阳通脉、透毒生肌为法，以减少心肌破坏范围，防止或减少各种并发症。

西医治疗　一般治疗措施包括建立静脉通道、镇静、吸氧、持续心电血压监测；及时发现和处理致命的心律失常；维持血流动力学稳定等。对于急性 ST 段抬高型心肌梗死的治疗主要是及早再通闭塞的冠状动脉，使心肌得到再灌注。再灌注治疗方法主要有包括：溶栓治疗；冠脉介入治疗；冠状动脉旁路移植手术（CABG）。对于急性非 ST 段抬高性心肌梗死的治疗目标是稳定斑块、治疗残余心肌缺血和并发症，进行长期的二级预防。①抗栓治疗：包括抗血小板药物、抗凝药物的规范使用；②抗心肌缺血治疗：包括硝酸酯类药物、β 受体阻断药物、镇痛剂、血管紧张素转换酶抑制剂（ACEI）或血管紧张素转换酶受体拮抗剂（ARB）及他汀类药物的规范使用。右心室心肌梗死引起右心衰竭伴低血压，而无左心衰竭的表现时，主要处理原则为维持右心室前负荷，应避免使用利尿药和血管扩张剂，宜积极静脉扩容，监测中心静脉压。对于并发症的治疗主要包括以下几个方面。①抗心律失常治疗：发生室颤或持续多形性室速伴有血流动力学不稳定时，应尽快采用非同步直流电除颤或同步直流电复律；严重的缓慢性心律失常者，可考虑使用临时人工心脏起搏器治疗。②抗心源性休克治疗：包括补充血容量、应用升压药、应用血管扩张药及纠正酸中毒、保护肾功能等，必要时可行主动脉内球囊反搏术（IABP）或左心室辅助装置。③抗心力衰竭治疗：主要针对急性左心衰减轻左心室负荷等治疗。④机械性并发症治疗：出现左室游离壁破裂、室间隔穿孔、乳头肌功能不全或断裂等情况，必要时应采取外科手术治疗。

　　辨证论治　①气滞血瘀证：治以活血化瘀、通络止痛，方选血府逐瘀汤（《医林改错》）加减，常用中药有生地、桃仁、红花、枳壳、当归、川芎、赤芍、柴胡、桔梗等。②寒凝心脉证：治以散寒宣痹、芳香温通，方选当归四逆汤（《奇效良方》）合苏合香丸（《太平惠民和剂局方》）加减，常用中药有当归、白芍、桂枝、细辛、通草、苏合香、木香、冰片、香附等。③痰瘀互结证：治以豁痰活血、理气止痛，方选瓜蒌薤白半夏汤（《金匮要略》）合桃红四物汤（《玉机微义》），常用中药有瓜蒌、薤白、半夏、当归、熟地、川芎、白芍、桃仁、红花等。④气虚血瘀证：治以益气活血、祛瘀止痛，方选补阳还五汤（《医林改错》），常用中药有黄芪、赤芍、川芎、当归尾、地龙、土鳖虫、桃仁等。⑤气阴两虚证：治以益气滋阴、通脉止痛，方选生脉散（《丹溪心法》）合左归饮（《景岳全书》）加减，常用中药有人参、五味子、麦冬、熟地、山药、枸杞子、茯苓、山茱萸等。⑥阳虚水泛证：治以温阳利水、通脉止痛，方选真武汤（《伤寒论》）合葶苈大枣泻肺汤（《金匮要略》）加减，常用中药有炮附子、茯苓、芍药、人参、白术、葶苈子等。⑦心阳欲脱证：治以回阳救逆、益气固脱，方选参附龙牡汤（《世医得效方》）加减，常用中药有熟附子、人参、生姜、大枣、龙骨、牡蛎等。

　　中成药治疗　常用中成药主要分为口服药和静脉制剂。①通心络胶囊：益气活血、通络止痛，适用于心气不足、瘀血阻络者。②复方丹参滴丸：活血化瘀、理气止痛，适用于心痛有瘀者。③麝香保心丸：芳香温通、益气保心，适用于寒凝血脉瘀阻者。④丹蒌片：宽胸通阳、化痰散结、

活血化瘀，适用于痰瘀互结者。⑤丹参类注射液：包括丹红注射液、丹参酮Ⅱa磺酸钠注射液、丹参多酚酸盐等，具有活血化瘀的功效。⑥生脉类注射液：包括参麦注射液、生脉注射液和益气复脉冻干粉等，具有益气固脱、养阴生津的功效。⑦参附注射液：回阳救逆、益气固脱，适用于该病心阳亏虚，伴有心力衰竭或心源性休克者。

　　中医辅助疗法　心肌梗死也可通过针灸、穴位贴敷等辅助方法改善预后，预防并发症。针灸取主穴：膻中、内关、心俞；气滞血瘀者加太冲、阴郄，寒凝心脉者加关元、太溪，气阴两虚者加足三里、三阴交。穴位贴敷：取穴心俞、膻中、虚里，酒精消毒后将冠心膏贴于穴位上。

　　现代研究　主要包括证候研究和药物研究两个方面。

　　证候研究　证候研究围绕心梗的中医证型、不同证型间理化检查指标、预后、死亡率等差异展开。对真心痛患者冠状动脉造影情况进行观察研究，发现不同证型患者间血管病变部位及程度有差异，其中气阴两虚、心脉痹阻证病变血管多见于前降支，心阳欲脱证三支病变多见。急性心梗患者不同中医证型之间 N 端脑钠肽前体、超敏 C 反应蛋白（hs-CRP）等指标亦有差异，心血瘀阻证与二者水平升高关系密切。

　　药物研究　许多研究表明中药治疗在改善心梗预后、预防并发症等方面具有优势。经验方愈梗通瘀汤用于心肌梗死急性期及康复期，具有促进梗死心肌愈合，改善心功能的功效。有学者观察芪参益气滴丸对急性心梗模型大鼠的影响，发现其可抑制炎症因子的表达，减轻心室重构。另有

研究通过对比活血解毒配伍中药及单纯活血化瘀中药对急性心肌梗死模型大鼠的干预效应发现，活血解毒中药可从抗血小板活化、改善高凝状态及抑制炎症反应等不同作用环节发挥疗效，明显优于单纯的活血化瘀中药。

（张京春　刘　玥　马林沁）

xīnlì shuāijié

心力衰竭（heart failure，HF）

心脏的收缩及舒张功能发生障碍，使心排出量绝对或相对减少，以致不能满足组织代谢需求的病理生理过程。根据病程缓急可分为急性心力衰竭和慢性心力衰竭；根据病变部位可分为左心衰竭、右心衰竭和全心衰竭；根据心排血量多少可分为高排血量心力衰竭和低排血量心力衰竭；根据心肌收缩与舒张功能障碍分为收缩性心力衰竭和舒张性心力衰竭。收缩性心力衰竭是由于心室泵血功能低下，心排血量不能满足机体代谢的需要，组织、器官血液灌注不足，导致肺循环和/或体循环淤血甚至水肿，伴有神经内分泌系统激活的表现，传统称之为充血性心力衰竭。舒张性心力衰竭是患者有典型的心力衰竭的症状和/或体征和理化检查证据（如胸部 X 线检查提示肺淤血），舒张功能减低而左室射血分数（LVEF）正常或保留的一种临床综合征，亦称之为射血分数保留的心力衰竭。心力衰竭常见于各种心脏疾病的中晚期，各种原因导致心肌损害或心脏负荷过重，均可以导致心力衰竭的发生。该病以肺循环和/或体循环淤血，器官、组织血液灌注不足为典型特征，临床主要表现为呼吸困难、体力活动受限和体液潴留。该病属于中医学的心悸、怔忡、喘证、水肿等范畴，中医学病名统称为心衰病。

病因病机　该病病因复杂，包括先天禀赋不足、外邪入侵、久痹入心、久咳伤肺损心、情志失调及年老体衰等，导致心之气血阴阳受损，脏腑功能失调，血脉通行受阻，瘀血水湿内停而发为心衰病。病机主要包括：心气不足，鼓动无力，则不能帅血运行而致气虚血瘀；气虚日久影响津液的化生，或长期应用温阳、渗利之剂伤及津液，导致气阴两虚或阴阳并损；气虚或患病日久损及肾阳，或脾胃受损影响气血精津液的化生无以充养，心脾肾阳俱虚而不能化气行水，出现阳虚水泛的表现；心之气血阴阳不足均可致瘀血内停，气阳不足不能化津又可见痰湿内蕴，痰瘀等病理产物阻于脉络则更加重瘀血，血不利则为水，加之肺脾肾亏虚则加重水液内聚，故可见血瘀水停表现。该病病位在心，但实与脾、肾、肺、肝各脏腑密切相关。

证候诊断　心衰中医证型可概括为气虚血瘀、气阴两虚、阳虚水泛、痰饮阻肺四种基本证型，均可兼见痰饮证。①气虚血瘀证：心悸怔忡，胸闷气短，甚则喘咳，动则尤甚，神疲乏力，面白或暗红，自汗，口唇青紫，甚者胁痛积块，颈脉怒张，舌质紫暗或有瘀斑，脉虚涩或结代。②气阴两虚证：心悸气短，身重乏力，心烦不寐，口咽干燥，小便短赤，甚则五心烦热，潮热盗汗，眩晕耳鸣，肢肿形瘦，唇甲稍暗，舌质暗红，少苔或无苔，脉细数或促或结。③阳虚水泛证：心悸怔忡，气短喘促，动则尤甚，或端坐而不得卧，精神萎靡，乏力懒动，腰膝酸软，形寒肢冷，面色苍白或晦暗，肢体浮肿，下肢尤甚，甚则腹胀脐突，尿少或夜尿

频多，舌淡苔白，脉沉弱或迟。④痰饮阻肺证：喘咳气急，张口抬肩，不能平卧，痰多色白或黄稠，心悸烦躁，胸闷脘痞，面青汗出，口唇紫绀，舌质紫暗，舌苔厚腻或白或黄，脉弦滑而数。

治疗方法　心力衰竭治疗需分轻重缓急，根据不同的病因及诱因、发病情况、病变部位及病变类型分别进行对症与对因治疗。急性心衰发作时以西医治疗为主，需迅速纠正低氧和异常血流动力学状态，消除肺淤血、肺水肿，及时给予利尿、扩血管和强心等治疗，适当情况下可以配合中医学温阳固脱之剂辅助治疗。慢性心衰或心衰的稳定期，可在规范使用针对基础心脏疾病及改善心室重构西药的基础上，配合中医疗法，中西医结合综合干预。中医治疗以补虚泻实、攻补兼施为常，同时要注意顾护阳气、五脏同治，补虚有益气、温阳、滋阴等不同，攻实又有利水、活血、化痰、通腑等侧重，体现中医治疗辨证论治、用药灵活及个体化施治的优势。

西医治疗　治疗目的为缓解心力衰竭的症状，减少住院次数，增加运动耐量，改善生活质量和预后。对因治疗包括基础心脏疾病的治疗及消除诱因的治疗，如针对高血压、冠心病、糖尿病、心肌病、感染等的治疗，对症治疗包括强心、利尿、扩血管、解痉平喘等治疗。具体治疗方法包括药物治疗和手术治疗。药物治疗包括以下几个方面。①利尿药：能减轻或消除体、肺循环淤血或水肿，减轻心脏负荷，常选用呋塞米、托拉塞米、氢氯噻嗪、布美他尼等。②肾素－血管紧张素－醛固酮（RAAS）系统抑制剂：扩张血管，改善心室重构，

利于远期预后,代表药物有福辛普利、依那普利、氯沙坦、缬沙坦、螺内酯等。③β 受体阻滞剂:能拮抗和阻断心衰时交感神经系统异常激活的心脏毒性作用,代表药物有比索洛尔、美托洛尔、卡维地洛等。④正性肌力药:适用于心脏收缩功能不全者,可选用地高辛、毛花苷 C、多巴胺等药物。⑤血管扩张药:能够减轻心脏负荷、延缓心衰进展,可供选用的药物包括硝酸酯类药物、硝普钠、乌拉地尔等。⑥其他药物:如左西孟旦、伊伐布雷定等。手术治疗包括主动脉内球囊反搏(IABP)、心脏再同步治疗(CRT)、植入性心律转复除颤器(ICD)、血液超滤治疗(CRRT)、左室辅助装置(LVAD)及心脏移植(CTX)。

辨证论治 ①气虚血瘀证:治以养心补肺、益气活血,方选保元汤(《博爱心鉴》)合桃红饮(《类证治裁》)加减,常用中药有人参、黄芪、桂枝、甘草、桃仁、红花、当归、川芎、威灵仙等;若饮停喘咳者,合用葶苈大枣泻肺汤(《金匮要略》)。②气阴两虚证:治以益气养阴、活血化瘀,方选生脉散(《丹溪心法》)合血府逐瘀汤(《医林改错》)加减,常用中药有人参、五味子、麦冬、黄芪、生地、桃仁、当归、川芎、赤芍等;若兼肝肾阴虚者,合用六味地黄丸(《小儿药证直诀》);若心动悸、脉结代者,合用炙甘草汤(《伤寒论》)。③阳虚水泛证:治以温阳利水,方选参附汤(《圣济总录》)、五苓散(《伤寒论》)合葶苈大枣泻肺汤、丹参饮(《时方歌括》)加减,常用中药有人参、附子、桂枝、茯苓、白术、葶苈子、芍药、当归、川芎、丹参等;若心肾阳虚突出,而水肿轻微

者,合用金匮肾气丸(《金匮要略》)。④痰饮阻肺证:治以温化痰饮、泻肺逐水,方选苓桂术甘汤(《金匮要略》)、葶苈大枣泻肺汤合保元汤、丹参饮加减,常用中药有人参、黄芪、茯苓、桂枝、白术、炙甘草、葶苈子、大枣、丹参等;若痰郁化热,出现喘急痰黄难咯、舌红苔黄者等症状者,可用苇茎汤(《外台秘要》)合温胆汤(《三因极一病证方论》)。

中成药治疗 口服中成药包括芪苈强心胶囊、生脉口服液、芪参益气滴丸、心宝丸等,中药静脉制剂如生脉注射液、参麦注射液、参附注射液、黄芪注射液、丹红注射液等。

中医辅助疗法 可使用针灸、外敷等辅助疗法。①针灸疗法:针刺主穴常取内关、间使、通里、少府、心俞、神门、足三里等,水肿者可配水分、水道、阳陵泉、中枢透曲骨或三阴交、水泉、飞扬、复溜、肾俞;咳嗽痰多可配曲池、丰隆;嗳气腹胀可配中脘;气促者配穴可选膻中、肺俞、合谷、天突。灸法常取神阙、气海、关元以回阳固脱。②耳针:取肾上腺、皮质下、心、肺、内分泌。

现代研究 主要包括证候研究和药物研究两个方面。

证候研究 慢性心力衰竭患者中医证候要素发生率由高到低依次为气虚、血瘀、水停、阴虚、痰浊、阳虚、血虚、气滞,其中以气虚痰浊或兼血瘀为主要表现形式,痰浊贯穿舒张性心衰的始终。合并高血压或脑血管意外的患者中气虚证和阳虚证出现的可能性较小;合并糖尿病患者中水停和痰浊等证型多见;合并高脂血症患者中较少出现气虚证和水停证,而多见血瘀证、阴虚证及痰浊证多种中医证型兼夹。

药物研究 中药干预心力衰竭具有多靶点、多途径的特点,包括干预心肌细胞凋亡、改善心室重构、改善心肌细胞能量代谢等机制。针对气虚、阳虚、血瘀这些基本病理环节,在西药常规治疗基础上联合应用益气、温阳、活血的中药,可在一定程度上延缓临床心力衰竭病程的进展。心衰治疗中,益气治法的代表药物黄芪就具有改善心肌能量代谢、抑制心肌细胞凋亡、改善血流动力学异常等作用,从而能够改善心室重构、缓解心衰症状、改善预后。温阳治法的代表药物附子,其水溶性生物碱能提高心衰细胞的细胞活性,调节心衰细胞内酶的活力与离子浓度使之趋于正常。活血化瘀的代表药物丹参,其主要作用成分丹参多酚酸盐具有干预心肌细胞氧化损伤、防治心肌细胞重构的作用,认为其机制可能与转化生长因子 β(TGF-β)/Smad 信号通路有关。

现代药理学研究发现中药复方制剂可通过不同机制改善舒张功能不全。具有益气滋阴、养血活血、化痰利水功效的抗心衰颗粒能提高心肌细胞 Na^+-K^+-ATP 酶和 Ca^{2+}-ATP 酶活力,降低胞内 Ca^{2+} 浓度,并减轻心肌线粒体病变,其机制与心肌细胞钙离子转运和能量代谢相关;而益气温阳中药能够降低腹主动脉缩窄大鼠的外周血压,改善压力负荷超载诱导的舒张性心衰,如附子水溶性生物碱能提高心衰细胞的细胞活性,调节心衰细胞内酶的活力与离子浓度使之趋于正常。

(张京春 刘 玥 马林沁)

shōusuōxìng xīnlì shuāijié

收缩性心力衰竭(systolic heart failure) 由于心室泵血功能低下,心排血量不能满足机体代谢的需

要、组织、器官血液灌注不足，导致肺循环和/或体循环淤血甚至水肿，伴有神经内分泌系统激活的疾病。传统称之为充血性心力衰竭。根据病变的解剖部位可分为左心衰竭、右心衰竭和全心衰竭。其中左心衰竭常见于冠心病、高血压病、主动脉（瓣）狭窄及关闭不全等，以外周动脉供血不足及肺循环淤血、肺水肿为特征表现；右心衰竭常见于肺部疾患引起肺微循环阻力增加或肺动脉狭窄、肺动脉高压及某些先天性心脏病引起肺大血管阻力增加者，以体循环淤血或水肿及肺动脉血流减少为主要表现。该病属于中医学的心悸、喘证、水肿等范畴，体循环或肺循环淤血导致胸腔积液、腹腔积液时又可归于中医学悬饮、臌胀等范畴。

病因病机 参见心力衰竭。

证候诊断 参见心力衰竭。

治疗方法 收缩性心衰的治疗当分轻重缓急，中西医结合治疗综合干预。急性心衰发作时需迅速纠正低氧和异常血流动力学状态，消除肺淤血、肺水肿，及时予吸氧、镇静、利尿、扩血管和强心等治疗。慢性心衰可采用中西医结合疗法，西医治疗以改善症状、提高生活质量及改善心室重构和延缓心衰进展为目标；中医治则包括补虚泻实、权衡缓急、顾护阳气、平衡阴阳，养心为本、兼治五脏，消除病因、防治结合等。该病重在补益心气、温补心阳，而治疗时根据本虚标实偏重不同选用益气、温阳、滋阴、活血、利水、化痰等药物或补、或攻、或攻补兼施；同时需根据脏腑病位不同采用不同治法，如气短咳喘常需心肺同治，水肿者需兼顾脾肾，胁痛腹胀注意兼调肝脾等。临证用药时还需针对

复杂病机注意阴中求阳、补肾固本、顾护脾胃、条畅肺腑等治法的综合应用。

西医治疗 参见心力衰竭。

辨证论治 参见心力衰竭。

中成药治疗 可辨证选用中成药或中药静脉制剂。对于中成药的选择，偏气虚者可应用芪参益气滴丸，或麝香保心丸，或脑心通胶囊，或通心络胶囊等；气阴两虚者可选用生脉胶囊等；阳气亏虚者可选用芪苈强心胶囊，或参附强心丸，或心宝丸等；血瘀明显者可加用血府逐瘀胶囊等。静脉制剂多用于失代偿的急性加重期患者，偏气虚或阴虚者给予生脉注射液或参麦注射液等，偏阳虚者给予参附注射液，兼血瘀者可给予丹红注射液等。

中医辅助疗法 收缩性心衰还可使用针灸、外敷等辅助疗法。①针灸疗法：主穴常取内关、间使、少府、心俞、神门、足三里等，气促者配穴可选膻中、肺俞，尿少者配穴可选肾俞、三阴交，腹胀者可配中脘。②外敷：将葶苈子、苏子、莱菔子等药物组成的药包外敷在背部两侧的肺俞穴上并固定，以缓解气短、心悸、咳喘、水肿等症状。③神阙穴中药超声导入法：予神阙穴超声导入中药葱白和胡椒的水煎剂，以改善心衰患者的水潴留及利尿剂抵抗。

现代研究 主要包括证候研究和药物研究两个方面。

证候研究 现代研究中所涉及的慢性心力衰竭主要即指收缩性心衰，证型分布研究显示，在不同性别、年龄层、原发病中慢性心力衰竭证型分布有一定规律，随着心功能分级的加重、B型尿钠肽的增加，中医证型由心气亏虚证、心阳不足证等逐渐向水气

凌心证、阳虚水泛证等转变。观察慢性心力衰竭患者舌象分布特点与心功能分级的相关性的研究发现，随着心功能分级的增加，心力衰竭患者的证型呈现由以气虚血瘀证为主逐渐向以阳虚水泛夹痰瘀互阻证为主转化的趋势，舌色由淡红逐渐向暗红转变，苔质由薄苔逐渐向稍厚苔转变，舌下络脉颜色由淡紫向青紫转变。

药物研究 现代药理学研究发现，治疗收缩性心衰的单味中药或复方可通过调控 PI3K/AKT、p38 丝裂原活化蛋白激酶（MAPK）、心肌细胞外信号调节激酶（ERK2）等分子机制或调控含半胱氨酸的脱天蛋白酶（Caspase）等心肌细胞凋亡过程的关键蛋白来发挥减轻神经内分泌反应的心脏毒性、增强心肌收缩力、改善心室重构等心脏保护作用。多中心随机、双盲、安慰剂平行对照试验证实，与标准化药物治疗加安慰剂组相比，中成药芪苈强心胶囊能显著降低氨基末端脑钠尿肽（NT-proBNP）的含量，改善心功能、左室射血分数，提高运动耐力和生活质量，故适用于慢性心力衰竭的中西医结合治疗；实验研究表明它具有保护压力超负荷大鼠心肌毛细血管内皮、提高心脏能量负荷水平、改善能量代谢的作用，其机制可能与激活 AMPK/eNOS 通路有关。

（张京春 刘玥 马林沁）

shūzhāngxìng xīnlì shuāijié

舒张性心力衰竭（diastolic heart failure） 以舒张功能障碍，左心室收缩功能尚未减低，心室压力增高、肺淤血为主要病理改变的临床综合征。又称射血分数保留的心力衰竭（heart failure with preserved left ventricular ejection fraction，HFPEF）。简称舒张

性心衰。该病常见于高血压、冠心病、心肌肥厚等患者，由于左心室舒张期主动松弛能力受损和/或心肌顺应性降低，亦即僵硬度增加（心肌细胞肥大伴间质纤维化），导致左心室在舒张期的充盈受损、心搏量（即每搏量）减少、左心室舒张末期压增高而发生的心衰。舒张性心力衰竭的临床表现与收缩性心力衰竭相似，主要表现为肺循环及体循环淤血的症状和体征，具体包括劳累性呼吸困难、疲劳、肺部啰音、肺水肿、踝部水肿以及肝大等，辅助检查中的胸部 X 线可显示肺淤血，心脏超声可见左室射血分数（LVEF）≥45%，而左心室舒张功能减低（E 峰值升高，A 峰值回落，E/A 比值增大等）。该病属于中医学的喘证、水肿等范畴。

病因病机　参见心力衰竭。

证候诊断　胸痹、心悸等各种心系疾病均可发展至舒张性心衰，因此舒张性心衰证候较为复杂，其中医辨证与收缩性心衰类似。证候诊断见心力衰竭。

治疗方法　舒张性心衰通常为慢性病程，亦可见急性发作而见肺水肿者，宜采用中西医结合治疗综合干预。急性肺水肿时可给予氧疗、吗啡、利尿药、硝酸甘油等。慢性舒张性心衰的西医治疗目的与收缩性心衰相似，旨在缓解心衰的症状、减少住院次数、增加运动耐量、提高生活质量及改善预后，需注意原发疾病的治疗。因该病病程中气虚、血瘀作为重要机制贯穿始终，治疗时需注重益气活血；当辨明本虚、标实之偏重，本虚当辨气、血、阴、阳之不同，标实当明瘀、痰、水、阳亢等侧重；尚需结合脏腑辨证，辨别病位，分型而治。

西医治疗　单纯舒张性心力衰竭比较罕见，通常会伴发不同程度的收缩功能不全，其治疗措施包括对症治疗、纠正病因和诱因治疗及针对病理生理机制治疗三个方面。其药物治疗可包括以下几个方面。①β 受体阻滞剂：减慢心率，延长舒张期。②血管紧张素转换酶抑制剂（ACEI）和血管紧张素 Ⅱ 受体阻滞剂（ARB）：改善心肌的弛缓性和心肌扩张性，通过改善心肌肥厚和降低血压长期获益。③钙通道阻滞剂：改善心肌的舒张功能和舒张期充盈，并能减轻后负荷和心肌肥厚，维拉帕米、地尔硫䓬等还具有减慢心率的作用。④利尿剂：有体液潴留时使用，但应避免过量使用过度降低前负荷，从而降低心搏量和心输出量。⑤血管扩张药：有效降低心脏后负荷，对周围血管阻力增加的患者能有效改善心室舒张功能。

辨证论治　参见心力衰竭。

中成药治疗　不同程度的血瘀均可使用川芎嗪注射液、丹红注射液、丹参多酚酸盐等静脉制剂。另外还可根据辨证不同选用相应的中成药或中药静脉制剂，如气虚血瘀者可联合参麦注射液、通心络胶囊，气阴两虚者可用益心舒胶囊、生脉胶囊等，阳气亏虚者可选用参附注射液、芪苈强心胶囊等。

中医辅助疗法　可使用针灸、外敷等辅助疗法。参见心力衰竭。

现代研究　包括证候研究和药物研究两个方面。

证候研究　对舒张性心衰患者的中医证候及其分布规律进行研究发现，该病以气虚、痰浊、气滞、血瘀、水停、阳虚和阴虚为常见证候，且常多证同见，以气虚痰浊或兼血瘀为主要表现形式，而痰浊是贯穿舒张性心衰病理生理的重要环节。亦有研究通过对舒张性心衰患者症状、舌、脉进行聚类分析，将舒张性心衰归纳为心脾两虚、气血亏虚证，心肾阳虚、痰瘀水互结证，肝肾阴虚、肝阳上亢证，脾胃气虚、痰浊中阻证四种证型。

药物研究　现代药理学研究发现中药复方制剂可通过不同机制改善舒张功能不全。动物实验表明，具有益气滋阴、养血活血、化痰利水功效的抗心衰颗粒能提高心肌细胞 Na^+-K^+-ATP 酶和 Ca^{2+}-ATP 酶活力，降低胞内 Ca^{2+} 浓度，并减轻心肌线粒体病变，其机制与心肌细胞钙离子转运和能量代谢相关；而益气温阳中药能够降低腹主动脉缩窄大鼠的外周血压，改善压力负荷超载诱导的舒张性心衰，如附子水溶性生物碱能提高心衰细胞的细胞活性，调节心衰细胞内酶的活力与离子浓度使之趋于正常。

（张京春　刘玥　马林沁）

gāoxuèyā

高血压（hypertension）　以体循环动脉压升高、周围小动脉阻力增高同时伴有不同程度的心排血量和血容量增加为主要表现的临床综合征。在未使用降压药物的情况下，平均收缩压（systolic blood pressure，SBP）≥18.7 kPa（140mmHg）和/或平均舒张压（diastolic blood pressure，DBP）≥12.0 kPa（90mmHg），可诊断为高血压。根据发病原因，高血压可分为原发性高血压和继发性高血压，前者病因不明确，占高血压患者的 95%，后者指由某些明确的疾病或病因引起的血压升高，约占所有高血压的 5%。部分患者起病隐匿，症状不明显；部分患者可出现头晕、头痛、心悸、后颈项强痛不适、后枕部及颞部搏动感、情绪易波动或发怒等。病程后期，心脑肾等靶器官受损或有合并症时，可出现相应症状。该病多属于中医学的眩晕、头痛等范畴，后期可涉及胸痹、水肿、中风等病症。

病因病机 该病主要病位在肝、肾，兼及心、脾。病性为虚实夹杂，早、中期以实证或本虚标实为主，后期以虚证为主。病理因素有风、火、痰、瘀等。该病多因先天禀赋不足、年老肾虚，加之情志失调、饮食不节、劳倦内伤等致人体阴阳失衡、气血失调、肝之疏泄失常，而动风、化火、酿痰、成瘀，风、火、痰、瘀上扰清窍，阻于脉络，清窍失养而见眩晕、头痛等症。病变日久不愈，虚实向两极分化，阴虚于下，阳亢于上，肝风痰火升腾，冲击气血，气血逆乱，阻塞窍络，则突发昏厥卒中之变；或风痰入络，血瘀络痹，而致肢体不遂，言语不利；或因心脉阻络而致胸痹、心痛。

证候诊断 该病临床以肝阳上亢证、痰湿中阻证、瘀血阻窍证、肝肾阴虚证、肾阳虚衰证常见。①肝阳上亢证：头晕头痛，口干口苦，面红目赤，烦躁易怒，大便秘结，小便黄赤，舌质红，苔薄黄，脉弦细有力。②痰湿中阻证：头晕头痛，头重如裹，困倦乏力，胸闷，腹胀痞满，少食多寐，呕吐痰涎，肢体沉重，舌胖，苔白腻，脉濡滑。③瘀血阻窍证：头痛经久不愈，固定不移，头晕阵作，偏身麻木，胸闷，时有心前区痛，口唇发绀，舌暗有瘀斑，脉涩或弦细涩。④肝肾阴虚证：头晕耳鸣，目涩，咽干，五心烦热，盗汗，不寐多梦，腰膝酸软，大便干涩，小便热赤，舌红少苔，脉细数或细弦。⑤肾

阳虚衰证：头晕眼花，头痛耳鸣，形寒肢冷，心悸气短，腰膝酸软，遗精阳痿，夜尿频多，大便溏薄，舌淡胖，脉沉弱。

治疗方法 高血压的治疗目的为有效控制血压，防止靶器官损害，最大限度地降低高血压患者心脑血管并发症及肾脏并发症的发生，降低致残率和病死率。因此，在降压的同时要消除各种可逆性危险因素、适当处理并存的靶器官损害，结合相应的临床表现而进行非药物干预和药物治疗，提高生活质量。对于轻度高血压患者，可考虑中医药治疗，同时注意治疗性生活方式的干预，如减脂、低盐低脂饮食、戒烟限酒、适当运动、调畅情志、充足睡眠等；对于中度和重度高血压患者，应以西药治疗为主，降压药物的选择要考虑血压水平、并发症、药物相互作用、患者耐受性等因素，可考虑配合中医治疗。

西医治疗 药物治疗原则为小剂量开始逐渐加量、联合用药、选择长效制剂平稳降压、个体化治疗。常用降压药物包括：①利尿剂，如氢氯噻嗪、吲达帕胺等；②β受体阻滞剂如美托洛尔、比索洛尔、普萘洛尔等；③钙通道阻滞剂，如硝苯地平、氨氯地平、非洛地平等；④血管紧张素转换酶抑制剂（ACEI），如卡托普利、福辛普利、培哚普利等；⑤血管紧张素Ⅱ受体拮抗剂（ARB），如氯沙坦、缬沙坦、厄贝沙坦、替米沙坦等；⑥α受体阻滞剂，如哌唑嗪、特拉唑嗪等；⑦固定剂量的复方降压制剂，如氯沙坦-氢氯噻嗪、厄贝沙坦-氢氯噻嗪等。

辨证论治 ①肝火上炎证：治以平肝潜阳，方选天麻钩藤饮（《中医内科杂病证治新义》）加

减，常用中药有天麻、石决明、钩藤、牛膝、杜仲、桑寄生、黄芩、栀子、菊花、白芍等。②痰湿中阻证：治以祛痰降浊，方选半夏白术天麻汤（《医学心悟》）加减，常用中药有半夏、白术、天麻、橘红、茯苓、胆南星、石菖蒲、延胡索、砂仁、木香等。③瘀血阻窍证：治以活血化瘀，方选通窍活血汤（《医林改错》）加减，常用中药有川芎、赤芍、桃仁、红花、麝香、老葱、鲜姜、黄芪、川牛膝等。④肝肾阴虚证：治以滋补肝肾、平肝潜阳，方选杞菊地黄丸加减，常用中药有枸杞子、菊花、熟地、山药、山萸肉、泽泻、茯苓、丹皮等。⑤肾阳虚衰证：治以温补肾阳，方选济生肾气丸（《济生方》）加减，常用中药有熟地、山萸肉、丹皮、山药、茯苓、泽泻、肉桂、炮附子、牛膝、车前子等。

中成药治疗 临床上常用的具有高血压适应证的上市中成药主要有以下几种。①松龄血脉康：平肝潜阳、镇心安神，适用于高血压患者症见头痛、眩晕、急躁易怒、心悸失眠等肝阳上亢表现及血脂异常者。②牛黄降压片：清心化痰、镇静降压，适用于肝火旺盛、痰火壅盛等类型的高血压患者，严重者可服用牛黄清心丸，血压骤升、出现卒中等征象者尚可选择安宫牛黄丸以清热解毒、镇惊开窍。③清肝降压胶囊：清热平肝、补益肝肾，用于肝火亢盛、肝肾阴虚者。

中医辅助疗法 高血压还可使用针灸法、穴位注射法等辅助疗法。①体针：针刺足三里、内关、素髎，用补法；灸百会、神阙、关元、足三里、涌泉。②耳针：取穴皮质下、神门、心、交感、肾上腺、内分泌、降压沟、

肾、脾等。每穴取 1~3 对，用皮肤针针刺或穴位埋针，或王不留行籽用胶布固定在穴位上。③穴位注射：选取足三里、内关；合谷、三阴交；太冲、曲池等三组穴位，交替使用，注射 0.25% 的盐酸普鲁卡因，注射前应做皮试，阴性可用。

现代研究　包括证候研究和药物研究两个方面。

证候研究　痰湿壅盛证各期血压均值最高，各期血压负荷值最大；肝肾阴虚证与痰湿壅盛证昼夜节律异常频数最高；肝阳上亢证晨峰血压比例最高。在靶器官损害方面，有学者发现不同高血压证型间血管硬化、心肌肥厚及肾损害程度有所不同。高血压病合并血脂异常和/或糖尿病时常表现为痰瘀夹杂，且痰瘀夹杂证可能与白细胞介素-6（IL-6）水平升高有着密切关系。肝阳上亢患者与阴阳两虚患者代谢物差异较大，为高血压的中医证候辨别提供了客观依据。

药物研究　使用中药辅助降压治疗，可以更好地控制血压，有效保护靶器官，改善临床症状及预后，提高生活质量。其中经典方剂如天麻钩藤饮、温胆汤、血府逐瘀汤等，实验研究证实它们能够明显降低自发性高血压大鼠的心肌组织中血浆醛固酮和血管紧张素Ⅱ的含量，有一定的抗心肌纤维化作用，认为其机制可能与抑制肾素-血管紧张素-醛固酮系统的激活有关。另有研究认为，具有补肾清肝功效的清眩颗粒可改善高血压患者的内皮功能，平衡内皮舒张因子和收缩因子的比例，抑制血管紧张素Ⅱ过度激活，具有辅助降压与靶器官保护的作用。

（张京春　刘　玥　马林沁）

消化系统疾病（digestive system disease）

发生于消化系统脏器的功能性和器质性疾病。

疾病范围　消化系统由消化道和消化腺两部分组成，主要包括食管、胃、肠等和腮腺、肝、胆、胰等，其基本生理功能是摄取、转运、消化食物和吸收营养、排泄废物。凡这些脏器发生的功能性和器质性疾病都属于消化系统疾病。对中医学而言，主要对应的病证包括噎膈、呕吐、呃逆、痞满、嘈杂、胃脘痛、腹痛、泄泻、便秘、黄疸、胁痛、积聚、臌胀等。

中医特征　消化系统疾病主要涉及中医学的脾、胃、肝、胆、小肠、大肠等脏腑。脾胃同属中焦，脾主运化，胃主受纳腐熟，脾升胃降，燥湿相济，共同完成水谷的消化、吸收与输布，为气血生化之源。脾胃升降失常，可见呕吐、呃逆、泄泻、腹胀等病证。肝主疏泄，调畅气机，协助脾胃之气的升降，且与胆汁分泌有关；胆附于肝，贮藏排泄胆汁以助消化。肝郁气滞，可乘侮脾胃，致呕吐、呃逆、胃痛、腹痛、黄疸、臌胀等病证；肝体阴用阳，肝气郁结，瘀血停着，肝阴虚损，可致胁痛、积聚等病证。小肠受盛胃中水谷，主转输清浊，大肠职司传送糟粕。肠道传导失司，可见泄泻、腹痛、便秘等病证。上述各脏腑生理上相辅相成，病理上相互影响，一脏受损，常可累及其他脏腑。消化系统疾病病因主要有感受外邪、饮食所伤、情志不遂、脏腑失调及先天禀赋不足，病性不外虚实两端，虚为脾、胃、肝之气血阴阳不足，实为寒凝、气滞、食积、水停、血瘀等。

治疗特点　消化系统疾病的西医治疗包括针对病因或病理环节的治疗和对症治疗两个方面。对于某些内科不能治疗或疗效不佳的疾病应采用手术治疗。

根据脏腑的生理特点，治脾宜升、宜补、宜温，治胃宜降、宜泄、宜通，治肝宜柔、宜疏，治胆宜清、宜利。病程较长，久病应注意活血化瘀。

现代研究　在病因病机探讨，疾病诊断和治疗，以及实验研究方面均有新的开拓。例如肝胃不和与幽门括约肌舒缩功能障碍和胆汁反流之间的关系，脾胃虚弱与胃肠功能减弱及胃黏膜屏障功能降低之间的关系，肝脾气虚血瘀与肝纤维化病理变化的关系等；将内镜检查、组织活检等相关功能试验等客观指标充实到中医四诊所见中，提高了诊断水平；应用中药或中西药结合治疗消化系统道疾病，疗效稳定且副反应少；运用现代实验研究技术，对于临床验证有确切疗效的中医方药进行了效应机制的研究。但仍有许多问题有待于进一步的研究，如慢性非感染性和功能性消化系统疾病，消化系统的癌前病变等疑难疾病的防治是中西医结合研究的重点。

（刘　平　唐志鹏）

胃食管反流病（gastroesophageal reflux disease，GERD）

胃十二指肠内容物反流至食管，引起烧心、反流等症状或食管损伤抑或咽喉和气管等食管外表现的慢性疾病。包括食管内和食管外两类综合征。GERD 可分为非糜烂性反流病（non-erosive reflux disease，NERD）即存在反流相关症状，但内镜下未见食管黏膜破损；反流性食管炎（reflux esophagitis，RE）即内镜下可见食管黏膜破损及巴雷特食管（Barrett e-sophagus，BE）即食管远段的鳞状上皮被柱状上皮取代。其典型症状主要有烧心、反流（胃内容物在无恶心和不用力的情况下涌入咽部或口腔）等，可伴发食管外症状，如咳嗽、哮喘等。部分患者可无症状，但有反流性食管炎和巴雷特（Barrett）食管。该病属于中医学吐酸、食管瘅等范畴。

病因病机 多因饮食失调，损伤脾胃，湿热内生；或郁怒伤肝，逆乘脾胃；或思虑伤脾，中阳不足，浊阴内聚；或受寒饮冷，寒湿内停；或久病劳倦，脾胃受损，转输失职，寒湿饮浊内停，均可导致脾胃失和，酿成吐酸。该病证有寒热之分，热证多见，属热者多因肝郁化热犯胃；属寒者多因脾胃虚弱，肝气犯胃而成。肝气犯胃，胃失和降为基本病机。

证候诊断 ①肝胃不和证：反酸，烧心，胸骨后疼痛，牵及两肋，嗳气，纳差，情志不畅则加重，呃逆、恶心，舌质淡红，舌苔白或薄白，脉弦。②肝胃郁热证：反酸，嘈杂，胸骨后灼痛，两肋胀满，心烦、易怒，口干口苦，大便秘结，舌质红，舌苔厚或黄腻，脉弦滑。③中虚气逆证：反酸，泛吐清涎，嗳气呃逆，胃脘隐痛，食少纳差，胃脘痞满，神疲乏力，大便稀溏，舌质淡红，舌苔白薄或白腻，脉沉细或细弱。④痰湿内阻证：咽喉不适如有痰阻，情志不畅则加重，胸膺不适，烧心，反酸，吞咽不利，嗳气或反流，声音嘶哑，夜半呛咳或气喘，神情忧郁，舌质淡红，舌苔腻或白厚，脉弦滑。⑤气虚血瘀证：反酸日久，胸骨后刺痛，吞咽困难，咽中有异物感，面色无华，倦怠乏力，形体消瘦，口干舌燥，舌质暗红或有瘀斑，舌苔

白厚，脉弦细或弦涩。⑥寒热错杂证：胸骨后或胃脘部烧灼不适，反酸或泛吐清水，胃脘隐痛，喜温喜按，或饥则脘痛，得食痛减，神疲乏力，大便溏薄，手足不温，舌质红，苔白，脉弱。

治疗方法 GERD 的治疗目标：首先是缓解症状，提高生活质量，预防并发症。其次对于 RE 则在缓解症状的基础上，治愈食管炎，修复损伤，预防复发。对 Barrett 食管，以延缓其病变发展，预防并发症为主，尚无足够的循证医学依据，证实 BE 能否逆转。改善生活方式是 GERD 的基础治疗，包括抬高床头，睡前 3h 不进食，避免高脂肪和刺激性食物（如巧克力、薄荷、咖啡、洋葱、大蒜等），戒烟酒，减肥。体重指数增高是危险因素，减轻体重可减少反流症状。根据病情，标本结合，采用综合性和个体化的治疗原则。

西医治疗 主要药物包括：①抑酸剂，抑酸剂是治疗反流性食管炎的主要药物；起始用 6~8 周使食管炎愈合，以后减量维持，防止复发。常用药物有质子泵抑制剂，如奥美拉唑、埃索美拉唑、雷贝拉唑、泮托拉唑、兰索拉唑；H_2 受体阻滞剂，如西咪替丁、雷尼替丁、法莫替丁。②抗酸剂，如硫糖铝、铝碳酸镁。③促动力药，如多潘立酮。药物治疗无效或有食管狭窄者，可行球囊扩张术或外科治疗。对 Barrett 食管疑有癌变者，应进行手术治疗。

辨证论治 ①肝胃不和证：治以疏肝理气、和胃降逆，方选柴胡疏肝散（《证治准绳》）加减，常用中药有柴胡、白芍、陈皮、枳实、香附、川芎、炙甘草。②肝胃郁热证：治以清肝泻火、和胃降逆，方选左金丸（《丹溪心

法》）合化肝煎（《景岳全书》）加减，常用中药有黄连、吴茱萸、栀子、丹皮、白芍、陈皮、半夏、乌贼骨、浙贝母、煅瓦楞子。③中虚气逆证：治以疏肝理气、健脾和中，方选四逆散（《伤寒论》）合六君子汤（《医学正传》）加减，常用中药有柴胡、白芍、枳壳、党参、茯苓、炒白术、茯苓、半夏、陈皮、生姜、炙甘草。④痰湿内阻证：治以化痰祛湿、和胃降逆，方选温胆汤（《三因极一病证方论》）加减，常用中药有陈皮、半夏、茯苓、生姜、竹茹、枳实、旋覆花、炙甘草。⑤气虚血瘀证：治以益气健脾、活血化瘀，方选四君子汤（《保命集》）合丹参饮（《时方歌括》）加减，常用中药有太子参、茯苓、丹参、佛手、浙贝母、郁金、薤白、桃仁、苏梗、丝瓜络。⑥寒热错杂证：治以辛开苦降、和胃降气，方选半夏泻心汤（《伤寒论》）加减，常用中药有法半夏、黄连、黄芩、干姜、煅瓦楞子、陈皮、茯苓、炒吴茱萸、枳实。

中成药治疗 ①气滞胃痛颗粒：适于肝气犯胃证。②达立通颗粒：适于肝胃郁热证。③荆花胃康胶丸：适于肝气犯胃证或气滞血瘀证。④越鞠丸：适于气郁痰阻证。⑤左金丸：适于肝胃郁热证。

现代研究 一过性食管下括约肌松弛、而非持续性食管下括约肌松弛是导致胃食管反流发生的主要机制；食管内酸清除时间延长、而非频繁的胃酸反流事件是引起食管炎症及相关后遗症的主因等。动力异常是胃食管反流发病的基础，具有和胃降逆作用的中药如枳壳、木香、半夏等可显著改善胃动力异常，从而改善症状。

（刘 平 唐志鹏）

wèiyán

胃炎（gastritis）

各种致病因子引起的胃黏膜炎性病变。胃炎可因酒精、药物、应激、感染、幽门螺杆菌、十二指肠液反流、胃黏膜缺血、缺氧、食物变质和不良的饮食习惯、腐蚀性化学物质以及放射损伤或机械损伤等引起。

疾病范围　胃炎分为急性胃炎和慢性胃炎，后者包括非萎缩性胃炎、萎缩性胃炎和特殊类型胃炎。慢性萎缩性胃炎伴有肠化生及异型增生者为胃癌前病变，与胃癌发生有明显的关系。临床表现为上腹痛、腹胀、嗳气、食欲减退、出血、呕吐等。胃镜检查是诊断胃炎的主要方法，结合病理检查、实验室检查等辅助检查手段。

中医特征　该病属于中医学的胃脘痛、痞满等范畴。多因饮食伤胃、肝气犯胃、脾胃虚弱等引起。该病病位在胃，与肝、脾两脏关系密切，基本病机是中焦气机不利，脾胃升降失和，治疗总以调理脾胃升降、行气除痞消满为基本法则。

治疗特点　该病辨证应分清缓急、寒热、虚实、气血及所涉及的脏腑。胃炎的预防，自我调护是关键，包括饮食调摄，调畅情志，增强体质等。胃炎一般治疗可通过戒烟忌酒、避免使用损害胃黏膜的药物、合理的饮食、积极治疗慢性口、鼻、咽部感染病灶。西药治疗包括抑酸剂和制酸剂、胃黏膜保护剂、胃动力药、消化酶和根除幽门螺杆菌感染。

（刘　平　唐志鹏）

mànxìng wèiyán

慢性胃炎（chronic gastritis, CG）

不同病因所引起的胃黏膜慢性炎症性病变。是多种因素综合作用的结果。如幽门螺杆菌（Hp）感染、酗酒、吸烟、十二指肠液反流、自身免疫、药物及饮食因素等与慢性胃炎关系密切。慢性胃炎一般分为浅表性胃炎（非萎缩性胃炎）和萎缩性胃炎两大类。伴有肠化生及异型增生者为癌前病变，与胃癌发生有明显的关系。该病属于中医学的胃脘痛、痞满等范畴。

病因病机　多因感受外邪、内伤饮食、情志失调等引起。该病病位在胃，与肝、脾密切相关。中焦气机不畅，脾胃升降失职是导致该病发生的关键病机。病性为虚实两端，实邪如食积、痰湿、外邪、气滞等，虚者有脾胃气虚及脾胃阴虚，虚实夹杂者则两者兼而有之。实邪多与中虚不运，升降无力有关，而中焦转运无力，最易招致病邪内阻。

证候诊断　辨证应分清缓急、寒热、虚实、气血及所涉及的脏腑。①肝气犯胃证：胃脘胀痛或痛窜两胁，每于情志因素而痛作，嗳气频繁，胸闷喜太息，不思饮食，情志抑郁，舌质淡红，苔薄白，脉弦。②肝胃郁热证：胃脘灼痛，痛势急迫，嘈杂泛酸，嗳气频繁，烦躁易怒，口干口苦，渴喜冷饮，舌质红，苔黄，脉弦滑数。③脾胃湿热证：胃脘痞胀或疼痛，灼热，口苦口臭，恶心呕吐，大便黏滞，舌质红，苔黄腻或黄厚，脉滑数或濡数。④胃络瘀阻证：痛有定处，拒按，胃痛日久不愈，大便色黑，面色晦暗，舌质暗红或紫暗，有瘀点瘀斑，脉弦涩。⑤脾胃虚寒证：胃脘隐痛，喜按喜暖，食后胀满，纳呆少食，大便稀溏，神疲乏力，舌质淡有齿痕，苔薄白，脉沉细。⑥胃阴不足证：胃脘隐痛，灼痛，嘈杂似饥，饥不欲食，口干舌燥，大便干结，舌质红、少津、无苔或剥苔或有裂纹，脉细数或弦细。

治疗方法　慢性胃炎的治疗目的是缓解症状和改善胃黏膜组织学变化，包括抗炎症，改善萎缩和肠化等。治疗应尽可能针对病因，遵循个体化治疗。

西医治疗　主要药物包括以下六类。①抑酸或制酸剂，适用于黏膜糜烂或以烧心、反酸、上腹痛等症状为主者。可根据病情或症状严重程度选用H_2受体阻断剂（西咪替丁、雷尼替丁、法莫替丁等）、质子泵抑制剂（奥美拉唑、兰索拉唑、泮托拉唑、雷贝拉唑、埃索美拉唑等）、制酸剂（复方氢氧化铝、碳酸氢钠等）。②胆汁结合剂，适用于各类胃炎伴胆汁反流者；有考来烯胺、甘羟铝、铝碳酸镁等，后者兼有抗酸、保护胃黏膜作用。③根除Hp，由铋剂、质子泵抑制剂加两种抗生素组成的四联方案用于根除Hp感染。④黏膜保护剂，适用于胃黏膜糜烂、出血或症状明显者。常用的药物有铋剂、硫糖铝、米索前列醇、替普瑞酮、瑞巴派特等。⑤促动力剂，适用于上腹饱胀、早饱、嗳气、呕吐等症状为主者；常用药物有多潘立酮、莫沙比利、盐酸伊托必利、马来酸曲美布汀等。⑥助消化药，适用于食欲减退等症状为主者；常用药物有复方阿嗪米特肠溶片、胰酶肠溶胶囊等。

辨证论治　①肝郁气滞证：治以疏肝理气、和胃降逆，方选柴胡疏肝散（《证治准绳》）加减，常用中药有柴胡、白芍、枳壳、川芎、制香附、陈皮、佛手、苏梗、甘草等。②肝胃郁热证：治以清肝泻热、和胃止痛；方选化肝煎（《景岳全书》）合左金丸（《丹溪心法》）加减，常用中药有丹皮、栀子、青皮、陈皮、泽泻、浙贝母、白芍、黄连、吴茱萸、川楝子、延胡索、炙甘草等。③脾胃湿热证：治以清热化湿、和中醒脾，方选连朴饮（《霍乱论》）加减，常用中药有黄连、厚朴、法半夏、石菖蒲、茯苓、陈皮、芦根、蒲公英、生薏苡仁、炙甘草等。④胃络瘀阻证：治以理气活血、化瘀止痛，方选失笑散（《证类本草》）合丹参饮（《时方歌括》）加减，常用中药有五灵脂、蒲黄、丹参、檀香（后下）、砂仁（后下）、三七粉（冲服）、延胡索、郁金、枳壳、炙甘草等。⑤脾胃虚寒证：治以温中健脾、和胃止痛，方选黄芪建中汤（《金匮要略》）加减，常用中药有生黄芪、桂枝、白芍、生姜、大枣、炙甘草等。⑥胃阴不足证：治以养阴健脾、益胃止痛，方选益胃汤（《温病条辨》）合芍药甘草汤（《伤寒论》）加减，常用中药有北沙参、麦冬、生地、玉竹、白芍、香橼皮、佛手、炙甘草等。

中成药治疗　常用的中成药如下。①荆花胃康胶丸：适用于肝胃不和，寒热错杂与胃络瘀阻证。②气滞胃痛颗粒：适用于肝胃不和或脾虚气滞证。③达立通颗粒：适用于肝气犯胃证。④温胃舒胶囊：适用于脾胃虚寒证。

中医辅助疗法　①针灸治疗：主穴中脘、内关、足三里、公孙；肝气犯胃者，加期门，太冲；寒邪客胃者，加神阙、梁丘；饮食伤胃者，加梁门、建里；湿热蕴胃者，加内庭、厉兑；瘀血内停者，加膈俞、血海；脾胃虚寒者加神阙、气海、脾俞、胃俞；胃阴亏虚者加胃俞、太溪、三阴交；实证用泻法，虚证用补法，寒邪客胃和脾胃虚寒者加灸法。②耳针：取穴神门、胃、交感、十二指肠、肝、脾，每次选用3～5

穴，用毫针轻中度刺激，也可用王不留行籽贴压。

现代研究　研究表明，Hp感染多从胃角和胃窦开始，形成早期的非萎缩性胃炎，Hp阳性但无萎缩患者的胃癌危险性远高于Hp阴性患者。因此Hp感染是肠化生，萎缩和胃癌前病变的基础，必须及早发现和治疗。中西医结合治疗通过对病证结合的探索，实行对每一个患者进行病证合参的个体化治疗。肝郁气滞证患者常有烦躁、焦虑、易怒等情志变化、胃肠运动功能失调、胆汁反流等改变，给予疏肝解郁、理气导滞与心理疏导抗抑郁、调节胃肠动力、抗胆汁反流等相结合的治疗；肝胃郁热证多有胃黏膜明显充血水肿，可见糜烂或散在出血点，予以清肝泻热、和胃止痛、生肌与止血相结合的治疗。

（刘　平　唐志鹏）

xiāohuàxìng kuìyáng
消化性溃疡（peptic ulcer，PU）

发生在胃和十二指肠的慢性溃疡。即胃溃疡和十二指肠溃疡。在各种致病因子的作用下，消化道黏膜发生炎症与坏死的缺损性病变，病变深达黏膜肌层。临床表现为起病缓慢，病程迁延，上腹痛具有周期性、节律性等特点。伴反酸、嗳气、上腹部有局限性压痛。该病属于中医学的胃脘痛、嘈杂等范畴。

病因病机　该病病因为调摄不当、饥饱失常、六淫伤中、饮食不节、食滞伤胃、忧思恼怒、肝气犯胃、脾胃虚弱等。以上因素使脾失健运，胃受纳腐熟水谷功能失常，胃失和降，不通则痛。由于胃与脾以膜相连，互为表里，共主升降；脾与肝是木土乘克关系，肝主疏泄有调畅脾胃气机功能，所以胃病可以影响脾、肝两

脏，脾、肝两脏有病也可影响及胃。出现脾胃、肝胃、脾胃肝同病。因此，该病病位在胃，涉及肝、脾二脏。

证候诊断　①肝胃不和证：胃脘胀痛，情志不遂则加重，嘈杂、嗳气、反酸，舌质淡红，舌苔薄白或薄黄，脉弦。②脾胃虚弱证：胃脘隐痛，喜暖喜按，饥则痛甚，得食痛减，畏寒肢冷，倦怠乏力，泛吐清水，纳呆食少，便溏，舌质淡胖、边有齿痕，舌苔薄白，脉沉细或迟。③脾胃湿热证：胃脘灼热疼痛，口干口苦，身重困倦，恶心呕吐，食少纳呆，舌质红，苔黄厚腻，脉滑。④胃阴不足证：胃脘隐痛或灼痛，饥不欲食，纳呆干呕，口干，大便干燥，舌质红，少苔，脉细。⑤胃络瘀阻证：胃脘胀痛或刺痛，痛处不移，夜间痛甚，口干不欲饮，可见呕血或黑便，舌质紫暗或有瘀点、瘀斑，脉涩。

治疗方法　该病的治疗目的在于通过消除病因、解除症状、促进溃疡愈合，防止复发和避免并发症。

西医治疗　治疗消化性溃疡的主要方法包括：根除Hp感染，采用由铋剂、质子泵抑制剂加两种抗生素组成的四联方案；抗酸分泌，包括质子泵抑制剂如奥美拉唑、兰索拉唑、泮托拉唑、雷贝拉唑等，H_2受体拮抗剂如西咪替丁、雷尼替丁、法莫替丁等；胃黏膜保护剂，常用有硫糖铝、胶体次枸橼酸铋、米索前列醇、替普瑞酮、瑞巴派特等。

辨证论治　①肝胃不和证：治以疏肝理气、和胃止痛，方选柴胡疏肝散（《景岳全书》）加减，常用中药有柴胡、制香附、川芎、陈皮、枳壳、白芍、炙甘草、木香、麦芽。②脾胃湿热证：治以

清利湿热、和胃止痛，方选连朴饮（《霍乱论》）加减，常用中药有黄连、厚朴、石菖蒲、制半夏、淡豆豉、栀子、芦根、茯苓、生薏苡仁。③胃阴不足证：治以养阴益胃，方选益胃汤（《温病条辨》）加减，常用中药有生地黄、沙参、麦冬、当归、枸杞子、百合、玉竹、佛手、白芍、炙甘草。④脾胃虚弱证：治以温中健脾、和胃止痛，方选黄芪建中汤（《金匮要略》）加减，常用中药有炙黄芪、白芍、炙桂枝、炙甘草、高良姜、制香附、党参、白术、茯苓、陈皮、乌贼骨、白及。⑤胃络瘀阻证：治以活血化瘀、行气止痛，方选失笑散（《太平惠民和剂局方》）合丹参饮（《时方歌括》）加减，常用中药有生蒲黄（包）、五灵脂（包）、丹参、檀香、砂仁（后下）、当归、白芍、川芎、制香附、延胡索、炙甘草。

中成药治疗　①气滞胃痛颗粒：适于肝郁气滞证。②香砂六君丸：适于脾胃虚弱证。③元胡止痛片：适于气滞血瘀证。④健胃愈疡片：适用于肝胃不和，肝郁脾虚证。

中医辅助疗法　针灸治疗胃溃疡、十二指肠溃疡的选穴基本相同。实证用中脘、上脘、梁门、内关、合谷、胃俞、章门，用泻法；虚证用足三里、脾俞、三阴交、公孙，用补法。

现代研究　精神心理因素同样会影响消化性溃疡的发生和愈合。精神因素可直接使胃酸分泌增加，长期的情绪紧张可使消化性溃疡患病的相对危险系数从1.4上升到2.9。表皮生长因子家族是参与黏膜修复的重要因素，转化生长因子（TGF）-α 对胃肠道黏膜修复和保护作用尤为重要。研究指出，脾胃虚弱是 Hp 感染的基础

病机，气滞、血瘀、湿热等病理因素为 Hp 的附着、致病提供条件。予黄芪建中汤健脾益气后，可显著降低 Hp 的检出率。

（刘　平　唐志鹏）

wèixiàchuí

胃下垂（gastroptosis）　站立时胃下缘达盆腔，胃小弯弧线最低点低于髂嵴连线水平的病症。多发生于瘦长体形、久病体弱、长期卧床少动者，常伴有其他脏器下垂。凡能造成膈肌下降的因素如膈肌活动动力降低，腹腔压力降低，腹肌收缩力减弱，与胃连接的韧带过于松弛等均可导致胃下垂。一般预后较好，个别患者因体质、慢性疾病影响及治疗不及时可发生胃扩张、胃扭转等。属于中医学的痞满、胃脘痛、胃缓等范畴。

病因病机　多因饮食不节、过度劳倦、情志所伤和禀赋不足等原因以致身体羸瘦而成。病位主要在脾胃，与肝胆有关。其证候表现以虚证为多，或虚实夹杂。其病机为本虚标实，在本为脾胃虚弱、中气下陷；在标为食滞、饮停、气滞和血瘀。

证候诊断　①脾虚气陷证：脘腹坠胀，食后、站立或劳累后加重，不思饮食，面色萎黄，精神倦怠，舌质淡有齿痕，苔薄白，脉细或濡。②脾虚饮停证：脘腹胀满不舒，胃内振水声或肠间水声辘辘，呕吐清水痰涎，或伴头晕目眩，心悸气短，舌质淡胖有齿痕，苔白滑，脉弦滑或弦细。③胃阴不足证：胃脘痞满，隐隐作坠疼痛，饥不欲食，口燥咽干，烦渴喜饮，纳呆消瘦，大便干结，舌质红或有裂纹，少津少苔，脉细数。④肝胃不和证：胃脘痞胀，甚则胀及胸胁，嗳气频频，食后尤甚，舌苔薄白，脉细弦。⑤胃

络瘀阻证：脘腹坠胀疼痛，固定不移，形体消瘦，面色晦暗，食后或入夜痛甚，呕血或黑便，舌质紫暗或有瘀斑，苔薄，脉涩。

治疗方法　胃下垂的治疗尚无特异方法。西医除对症处理和必要时进行手术治疗外，并无针对胃下垂治疗的特效药物，中医以补中益气理气药物为主，结合辨证加减用药。

西医治疗　上腹不适、隐痛、消化不良等可参照慢性胃炎治疗。腹胀、胃排空缓慢者，可给予多潘立酮、莫沙必利片等促胃动力药。必要时放置胃托。

辨证论治　①脾虚气陷证：治以补气升陷、健脾和胃，方选补中益气汤（《内外伤辨惑论》）加减，常用中药有党参、炙黄芪、白术、当归、升麻、柴胡、陈皮、枳壳、炙甘草。②脾虚饮停证：治以健脾和胃、温阳化饮，方选苓桂术甘汤（《金匮要略》）合小半夏汤（《金匮要略》）加减，常用中药有茯苓、桂枝、白术、姜半夏、生姜、甘草等。③胃阴不足证：治以滋阴养胃、和胃降逆，方选益胃汤（《温病条辨》）加减，常用中药有北沙参、麦冬、生地黄、玉竹、石斛、陈皮、甘草等。④肝胃不和证：治以疏肝和胃、升降气机，方选四逆散（《伤寒论》）加减，常用中药有柴胡、白芍、枳壳、制香附、延胡索、炙甘草。⑤胃络瘀阻证：治以活血化瘀，方选失笑散（《证类本草》）合丹参饮（《时方歌括》）加减，常用中药有五灵脂（包煎）、蒲黄（包煎）、丹参、砂仁（后下）、檀香、莪术。

中成药治疗　①补中益气丸：适用于脾虚气陷证。②胃苓丸：适用于脾虚饮停证。③阴虚胃痛冲剂：适用于胃阴不足证。④气

滞胃痛颗粒：适用于肝胃不和证。

中医辅助疗法 艾灸可辅助胃下垂的治疗，常取穴梁门、中脘、关元、气海、足三里。胃脘胀痛者，加太白、公孙。每日施灸1次，每次5~10壮。此外还可配合推拿治疗，推拿分为腹部推拿和背部推拿。常用穴位有中脘、气海、鸠尾、关元、脾俞、胃俞、关元俞、肝俞等。手法可采用一指禅推法、摩法、揉法、托法、振法等。

现代研究 研究显示，补中益气丸联合多潘立酮效果优于单用多潘立酮，二者合用可增强胃动力和吸收功能，调节神经内分泌功能，加速胃排空，促进胃壁肌肉弹性回缩。温针灸联合中药辨证分型治疗胃下垂的临床疗效优于单一疗法。

（刘　平　唐志鹏）

xiāohuàdào chūxuè

消化道出血（hemorrhage of digestive tract） 发生于食管、胃、十二指肠、空肠、回肠、盲肠、结肠、直肠、胆道或胰管的出血性疾病。消化道出血可因消化道炎症、机械性损伤、血管病变、门静脉高压引起的食管胃底静脉曲张破裂、肿瘤等因素引起，也可因邻近器官的病变和全身性疾病累及消化道所致。临床表现可因出血部位、出血量、出血速度不同而各异。临床可通过实验室检查如血、尿、便常规，凝血功能，肝、肾功能等；内镜检查如胃镜、十二指肠镜、小肠镜、胶囊内镜等；及其他如CT、MRI等影像学检查辅助诊断。

疾病范围 消化道以屈氏韧带为界，其上的消化道出血称为上消化道出血，其下的消化道出血称为下消化道出血。消化道急性大量出血，临床表现为呕血、

黑粪、血便等，并伴有血容量减少引起的急性周围循环障碍，是临床常见急症，病情严重者，可危及生命。

治疗特点 消化道出血的治疗因原发疾病不同、出血量及速度不同，治疗原则各异。西医治疗主要包括止血、补充血容量、纠正休克、内镜止血、微创介入、手术治疗等。消化道出血具有反复发作的特点，预防十分重要。要做到生活有规律，饮食有节，不酗酒和进食粗糙食物；忌用损害胃肠黏膜的药物；积极治疗原发病。

中医特征 该病属中医呕血、便血范畴。发病较急，病情危重，随时可出现亡阴、亡阳之"脱证"，危及生命。主要与饮食不节、情志内伤和劳倦过度有关。胃热炽盛，热伤胃络；或忧思恼怒，肝火横逆犯胃，灼伤胃络而吐血，损伤肠络而为便血。或禀赋不足，脾气虚弱，气不摄血，而发生该病。

（刘　平　唐志鹏）

shàngxiāohuàdào chūxuè

上消化道出血（upper gastrointestinal hemorrhage，UGH） 屈氏韧带以上的消化道，包括食管、胃、十二指肠或胰胆等病变引起出血的疾病。胃-空肠吻合术后的空肠病变出血亦属这一范围。可分非静脉曲张性出血、静脉曲张性出血两大类。其中非静脉曲张性上消化道出血占80%~90%。常表现为急性大量出血，大出血指在短时期内的失血量超过1000ml或循环血容量的20%，多以呕血、黑粪、失血性周围循环衰竭为主要表现，是临床常见急症。临床最常见病因为消化性溃疡出血及肝硬化所致食管、胃底静脉曲张破裂出血。该病属于中

医学的呕血、吐血、便血范畴。

病因病机 该病多因饮食所伤，情志失调，劳倦过度，或久病、热病之后，致胃热内炽，扰动血络，迫血妄行；或阴虚火旺，血溢脉外；或脾虚、气虚不摄，血逆而上而发为该病。病理性质可见虚证、实证、虚实夹杂证。

证候诊断 ①胃热壅盛证：脘腹胀闷，嘈杂不适，甚则作痛，吐血色红或紫暗，常夹有食物残渣，口臭，便秘，大便色黑，舌质红，苔黄腻，脉滑数。②肝火犯胃证：吐血色红或紫暗，口苦胁痛，心烦易怒，少寐多梦，舌质红绛，脉弦数。③气虚血溢证：吐血缠绵不止，时轻时重，血色暗淡，神疲乏力、心悸气短，面色苍白，舌质淡，脉细弱。

治疗方法 对急性出血，当以迅速止血为要。继当分清患者证候虚实而分别论治。虚者补之，以益气摄血为主；实者泻之，以清热、泻火、凉血为主；如虚实夹杂，本虚标实者，采用"急则治标，缓则治本"的原则。

西医治疗 ①一般急救措施：卧位休息，保持呼吸道通畅，避免呕血时血液吸入引起窒息，必要时吸氧；活动性出血期间禁食。严密监测生命体征，观察呕血与黑粪情况；定期复查血红蛋白浓度、红细胞计数、血细胞比容与血尿素氮；必要时进行中心静脉压测定，对老年患者根据情况进行心电监护。②积极补充血容量：血红蛋白低于70g/L或血细胞比容低于25%，考虑输血。③止血：食管、胃底静脉曲张破裂大出血包括药物止血如生长抑素及其类似物，或者血管加压素及其类似物，气囊压迫止血和内镜下止血，外科手术或经颈静脉肝内门体静脉分流术；非曲张静脉上消化道

大出血包括抑制胃酸分泌、内镜治疗，手术治疗及介入治疗。

辨证论治 ①胃热壅盛证：治以清胃泻火、化瘀止血，方选泻心汤合十灰散（《金匮要略》《十药神书》）加减，常用中药有黄芩、黄连、大黄、丹皮、栀子、大蓟、小蓟、侧柏叶、白茅根、棕榈皮等。②肝火犯胃证：治以泻肝清胃、凉血止血，方选龙胆泻肝汤（《太平惠民和剂局方》）加减，常用中药有龙胆草、柴胡、黄芩、栀子、泽泻、车前子、生地、当归等。③气虚血溢证：治以健脾益气摄血，方选归脾汤（《济生方》）加减，常用中药有党参、白术、茯苓、甘草、当归、黄芪、木香、阿胶等。

现代研究 质子泵抑制剂通过抑制胃黏膜壁细胞的氢钾离子ATP酶的活性从而抑制胃酸的分泌，治疗上消化道出血的有效率较高。H_2受体拮抗剂通过降低胃黏膜对食物和促胃液素等物质刺激的反应，降低胃酸的分泌，从而降低酸度。在急危重症患者中，尽早使用质子泵抑制剂能够有效预防消化道出血的发生，避免加重急危重症患者的病情。奥美拉唑联合中药的云南白药和康复新液的中西医结合的治疗方法可取得同凝血酶相同的止血效果，云南白药活血化瘀止血、康复新液属动物虫体性寒凉，具有活血止血、养阴生肌的功效。

（刘　平　唐志鹏）

gōngnéngxìng wèi-chángbìng
功能性胃肠病（functional gastrointestinal disorders，FGIDs）

无器质性病变的慢性或反复发作性的胃肠道综合征。是心理-社会因素以及胃肠道功能紊乱等通过脑-肠轴相互作用的临床表现。FGIDs患者常伴有胃肠道外症状，

如呼吸困难、心悸、失眠、慢性头痛、肌痛等。功能性胃肠病的检查目的是排除器质性疾病。

疾病范围 根据FGIDs的罗马Ⅲ分类体系，成人FGIDs可分为以下六大类。A. 功能性食管病：A1. 功能性烧心；A2. 疑似食管源性功能性胸痛；A3. 功能性吞咽困难；A4. 癔球症。B. 功能性胃十二指肠病：B1. 功能性消化不良（B1a. 餐后不适综合征，B1b. 上腹痛综合征）；B2. 嗳气（B2a. 吞气症，B2b. 非特异性过度嗳气）；B3. 恶心和呕吐症（B3a. 慢性特发性恶心，B3b. 功能性呕吐，B3c. 周期性呕吐综合征）；B4. 成人反刍综合征。C. 功能性肠病：C1. 肠易激综合征；C2. 功能性腹胀；C3. 功能性便秘；C4. 功能性腹泻；C5. 非特异性功能性肠病。D. 功能性腹痛综合征。E. 胆囊和奥迪（Oddi）括约肌功能障碍：E1. 胆囊功能障碍；E2. 胆管Oddi括约肌功能障碍；E3. 胰管Oddi括约肌功能障碍。F. 功能性肛门直肠病：F1. 功能性大便失禁；F2. 功能性肛门直肠疼痛，F2a. 慢性肛门直肠疼痛，F2a1. 提肛肌综合征，F2a2. 非特异性功能性肛门直肠疼痛；F2b. 痉挛性肛门直肠疼痛；F3. 功能性排便障碍：F3a. 不协调性排便，F3b. 排便推进力不足。

中医特征 该病可属于中医梅核气、胃脘痛、腹痛、痞满、嘈杂、呕吐、便秘、泄泻等范畴。多因感受外邪、内伤饮食、情志失调等因素引起。治疗时应根据其虚、实分治，实者泻之，虚者补之，虚实夹杂者补消并用。

治疗特点 其治疗包括宣传教育、对症治疗和心理治疗。该病是良性疾病，预后良好。需要

注意与器质性疾病鉴别，注意跟踪随访。

（刘　平　唐志鹏）

gōngnéngxìng xiāohuà bùliáng
功能性消化不良（functional dyspepsia，FD）

一种或多种消化不良症状但缺乏器质性、系统性或代谢性疾病证据的功能性胃肠病。主要症状包括上腹痛、上腹灼热感、餐后饱胀和早饱等，属于中医学痞满、胃脘痛、积滞等范畴。

病因病机 该病多因情志不畅，肝郁气滞，饮食不节，脾胃虚弱、湿热蕴结导致脾胃升降失常，运化失职引起。该病的病位主要在胃、肝脏和脾脏。病性主要是本虚标实，虚实夹杂。脾虚气滞为该病的基本病机，贯穿了疾病的全过程。

证候诊断 ①肝气郁结证：脘胁胀痛，痛无定处，脘闷嗳气，急躁易怒，精神抑郁，善太息，口苦，咽部异物感，烧心或泛酸，腹胀纳呆或呕吐，舌质淡红或尖边红，苔薄黄，脉弦。②肝气犯胃证：胃脘痞满，闷胀不舒，胀及两胁，情志不遂易诱发或加重，嗳气、呃逆、烧心泛酸、心烦急躁，两胁窜痛，口干口苦，小便淡黄，舌质暗红，苔薄白或白厚，脉弦或弦细。③脾胃气虚证：脘腹痞满隐痛，劳累后加重或饥饿时疼痛，纳差便溏，舌质淡，体胖有齿痕，苔薄白或白腻，脉细弱。④湿热滞胃证：胃脘痞满，胀闷不舒，恶心欲吐或呕吐，纳呆，嗳气，舌质红，苔黄腻，脉濡数或细数。⑤寒热错杂证：胃脘痞满或疼痛，胃脘嘈杂不适，心烦、口干、口苦，腹满肠鸣，遇冷加重，舌质淡，苔黄，脉弦细或弦滑。

治疗方法 功能性消化不良的治疗目的在于缓解症状，提高

患者生活质量；去除诱因，恢复正常生理功能，预防复发。故对FD的治疗主要是对症状治疗，遵循综合和个体化治疗的原则。

西医治疗　西医治疗主要药物包括：①促胃肠动力药，一般适用于腹胀、早饱、嗳气为主要症状者；可选用多潘立酮、莫沙比利、依托比利等。②抑制胃酸分泌药，适用于腹痛为主要症状的患者。③根除幽门螺杆菌（Hp），根除Hp可使部分FD患者的症状得到长期改善，对合并Hp感染的患者如应用抑酸、促动力药治疗无效时，可作根除Hp治疗。④助消化药，消化酶和微生态制剂可作为治疗消化不良的辅助用药。复合消化酶、益生菌制剂可改善与进餐相关的腹胀、食欲不振等症状。⑤心理治疗：不但可以缓解症状，还可提高患者的生存质量。

辨证论治　①肝气郁结证：治以疏肝解郁、理气消滞，方选柴胡疏肝散（《证治准绳》）合越鞠丸（《丹溪心法》）加减，常用中药有柴胡、白芍、枳壳、陈皮、川芎、制香附、神曲、苍术、栀子、甘草。②肝气犯胃证：治以疏肝解郁，和胃降逆，方选四逆散（《伤寒论》）合沉香降气散（《御药院方》）加减，常用中药有柴胡、白芍、枳实、沉香、香附、砂仁、延胡索、川楝子、甘草。③脾胃气虚证：治以健脾益气，和胃降逆，方选香砂六君子汤（《古今名医方论》）加减，常用中药有木香、砂仁、半夏、陈皮、人参、茯苓、白术、甘草、生姜、大枣。④湿热滞胃证：治以清热化湿，理气和胃，方选三仁汤（《温病条辨》）加减，常用中药有杏仁、白蔻仁、薏苡仁、制半夏、厚朴、通草、滑石、淡竹叶。

⑤寒热错杂证：治以清开苦降，和胃开痞，方选半夏泻心汤（《伤寒论》）加减，常用中药有清半夏、黄芩、黄连、干姜、党参、厚朴、神曲、浙贝母、乌贼骨、生甘草。

中成药治疗　①气滞胃痛颗粒：适用于肝气郁结证或肝气犯胃证。②香砂六君子丸（浓缩丸）：适用于脾胃虚弱或脾虚气滞证。③荆花胃康胶丸：适用于肝胃不和兼血瘀证。④越鞠丸：适用于气郁痰阻证。⑤参苓白术颗粒：适用于脾胃气虚证。

中医辅助疗法　针灸治疗针灸治疗对胃肠运动具有良好的调节作用。实证常取足厥阴肝经、足阳明胃经穴位为主，以毫针刺，采用泻法；常取足三里、天枢、中脘、内关、期门、阳陵泉等。虚证常取背俞穴、任脉、足太阴脾经、足阳明胃经穴为主，毫针刺，采用补法；常用脾俞、胃俞、中脘、内关、足三里、气海等。

现代研究　研究显示，内脏敏感性增高，内脏感觉异常可能是FD的发病机制之一。FD患者常存在内脏感觉过敏，胃十二指肠对机械性扩张的敏感性增加，机械感受阈值减低等。诸多研究显示，FD患者存在胃肠动力障碍，肌电和运动异常，表现为胃排空延迟、胃窦低动力、胃运动节律紊乱、异常的小肠传输、小肠动力紊乱等。研究认为Hp感染所致的胃黏膜炎症可导致胃感觉和运动异常。通过行为干预对胃肠功能紊乱有一定的疗效，与抑酸剂和安慰剂相比，心理治疗的效果更为显著。在治疗上，西药促胃动力药联合中药健脾和胃药如白术、茯苓、党参等可在治疗优势上产生相互补充作用，可达到疗效快、作用更持久的效果。

（刘　平　唐志鹏）

功能性便秘（functional constipation，FC）　以排便困难、排便次数减少或排便不尽感为主要临床表现的功能性胃肠病。尽管患者可能存在腹痛和/或腹胀症状，但这些不是主要症状，且不符合肠易激综合征的诊断标准。该病根据病理生理机制分为三类：正常传输型便秘，慢传输型便秘，排便障碍型便秘（或称直肠排出障碍）。该病属于中医学便秘的范畴。

病因病机　多因感受外邪、饮食不节、情志失调、年老体虚等以致热结、寒凝、气滞、气血阴阳亏虚而引起大肠传导功能失常，病位在大肠，与脾、胃、肝、肾、肺等脏腑的功能失调有关。病性可概括为寒、热、虚、实四个方面，而寒、热、虚、实之间常又相互兼夹或相互转化。

证候诊断　①热秘：大便干结，口干口臭，面红心烦，或身微热，腹胀纳呆，小便短赤，舌质红，苔黄或黄燥，脉数或滑数。②气秘：便干结或不干结，欲便不得，排出不畅，腹中胀痛，嗳气频作，胸胁痞满，舌质红，苔薄腻，脉弦。③冷秘：大便艰涩，腹冷痛拘急，胀满拒按，胁下偏痛，手足不温，呃逆呕吐，舌苔白腻，脉弦紧。④气虚秘：便质一般并不干结，虽有便意，临厕努挣不下，排便艰涩不畅，便后气短自汗，见年高体弱或久病之人，面黄肌瘦，神疲气怯，舌质淡，苔白，脉细弱。⑤血虚秘：便质燥结如球，面色无华，头晕目眩，心悸，舌质淡，苔白，脉细。⑥阴虚秘：大便干结如羊屎状，形体消瘦，头晕耳鸣，两颧红赤，心烦失眠，潮热盗汗，腰膝酸软，舌质红，少苔，脉细数。

⑦阳虚秘：排便艰涩，便质干或不干，腹中冷痛，面色㿠白，四肢不温，腰膝酸冷，小便清长，舌质淡胖，苔白润，脉沉迟。

治疗方法　该病治疗应以通下为主，但决不可单纯用泻下药，应针对不同病因病机采取相应的治法。实秘为邪滞肠胃、壅塞不通所致，故以祛邪为主，给予泻热、温肾、通导之法，使邪去便通；虚秘为肠失濡养、推动无力而致，故以扶正为先，治以益气温阳、滋阴养血之法，使正气盛而便通。西医药物治疗的目的是软化大便，促进肠道动力，刺激排便。选用适当的通便药物，药物应以减少毒、副作用及避免药物依赖为原则。应避免长期应用或滥用刺激性泻剂，以免出现泻剂依赖及结肠黑变病。

西医治疗　治疗功能性便秘的药物主要包括：①容积性泻剂，又称膨松剂。主要为含纤维素和欧车前的各种制剂。通过在肠道内吸收水分，增加肠道容积，引起缓和的通便作用。②渗透性泻剂，主要为含不易吸收的盐类（如硫酸镁）以及糖类（如乳果糖、聚乙二醇等）。③润滑性通便剂，如液体石蜡、甘油和多库酯多醛等，能软化粪便，主要应用于有硬便的患者。④促动力剂，如莫沙必利，是临床常用的促动力剂。⑤刺激性泻剂，包括含蒽醌类泻药。主要有番泻叶、酚酞（果导片）、希波鼠李皮、蓖麻油、比沙可啶（便塞停）等；这类药物能刺激肠道蠕动和分泌，同时增加水、电解质的交换，引起稀便。⑥鸟苷酸环化酶C激动剂，利那洛肽作用机制为激活鸟苷酸环化酶C，促进肠腔内液体分泌，加快肠传输。

辨证论治　①热秘：治以泄热导滞、润肠通便，方选麻子仁丸（《伤寒论》）加减，常用中药有麻子仁、芍药、枳实、大黄、厚朴、杏仁。②气秘：治以顺气导滞，方选六磨汤（《证治准绳》）加减，常用中药有沉香、木香、乌药、槟榔、枳实、大黄。③冷秘：治以温里散寒、通便止痛，方选温脾汤（《千金备急方》）合半硫丸（国药准字Z31020096）加减，常用中药有附子、人参、大黄、甘草、干姜；半夏、硫磺。④气虚秘：治以益气润肠，方选黄芪汤（《金匮翼》）加减，常用中药有：黄芪、火麻仁、陈皮、白蜜。⑤血虚秘：治以养血润燥，方选润肠丸（《沈氏尊生书》）加减，常用中药有当归、生地、麻仁、桃仁、枳壳。⑥阴虚秘：治以滋阴通便，方选增液汤（《温病条辨》）加减，常用中药有玄参、麦冬、生地、当归、石斛、沙参。⑦阳虚秘：治以温阳通便，方选济川煎（《景岳全书》）加减，常用中药有肉苁蓉、当归、牛膝、泽泻、升麻、枳壳。

中成药治疗　①麻仁润肠丸：适用于邪火有余，肠道实热便秘。②四磨汤：适用于肠道气滞便秘。③苁蓉通便口服液：适用于脾肾阳虚便秘。④五仁润肠丸：适用于津亏血少便秘。

中医辅助疗法　功能性便秘还可使用针灸和敷贴治疗，实证用泻法，虚证用补法。热秘可刺合谷、曲池；气秘可刺中脘、行间；气虚秘可刺脾俞、胃俞、气海、神阙；耳针常选用胃、大肠、小肠、直肠、交感、皮质下、三焦等。穴位敷贴就是将药物制成的敷贴剂固定于选定的穴位或脐部，通过皮肤吸收，作用于肠道。实证多用大黄、甘遂、芒硝等；虚证多用附子、丁香、乌头、胡椒等。

现代研究　研究发现，精神心理因素也可导致功能性便秘的发生，精神紧张可使肛管内压力升高，内括约肌反射活动增强及失弛缓。生物反馈疗法是利用现代生理科学仪器，通过人体内生理或病理信息的自身反馈，使患者经过特殊训练后，进行有意识的意念控制和心理训练，从而消除病理过程，恢复身心健康的新型心理治疗方法。有研究发现生物反馈疗法治疗出口梗阻型便秘的患者具有较好疗效，对于改善功能性便秘患者的症状、排便次数、大便性状方面疗效优于饮食、运动和缓泻剂等传统治疗方法。相关研究显示，具有滋阴生津、行气通便作用的方剂如肠道行舟方联合西药福松（聚乙二醇4000散）、太宁栓（复方角菜酸酯栓）在治疗功能性便秘上中远期疗效更佳且安全性高。

（刘　平　唐志鹏）

chángyìjī zōnghézhēng

肠易激综合征（irritable bowel syndrome，IBS）

表现为反复发作的腹痛，与排便相关或伴随排便习惯改变的功能性肠病。典型的排便习惯异常可表现为便秘、腹泻，或便秘与腹泻交替，同时可有腹胀或腹部膨胀的症状。缺乏临床常规检查可发现的能解释这些症状的器质性病变。临床上根据大便性状分为腹泻型、便秘型、混合型和不定型IBS。属于中医泄泻、便秘、腹痛等范畴。

病因病机　该病的发生多由素体脾胃虚弱或久病伤脾；饮食不节，损伤脾胃；情志不遂，肝气郁结，久则横逆犯脾；水湿不行，痰湿内阻；日久失治，损伤脾肾等所致。诸多原因导致脾失健运，运化失司，形成水湿、痰瘀、食积等病理产物，阻滞中焦气机，导致肠道功能紊乱；肝失疏泄，横逆犯脾，脾气不升则腹胀、腹泻；若腑气通降不利则腹痛；肠腑传导失司则便秘。因此，该病病位在肠，涉及肝、脾、肾三脏，脾胃虚弱和肝气疏泄障碍存在于肠易激综合征发病的整个过程，肝郁脾虚是导致肠易激综合征发生的重要因素。

证候诊断 ①脾虚湿阻证：大便时溏时泻，腹痛隐隐，劳累或受凉后发作或加重，神疲纳呆，四肢倦怠，舌质淡，边有齿痕，苔白腻，脉虚弱。②肝郁脾虚证：腹痛即泻，泻后痛减，发作常和情绪有关，急躁易怒，善叹息，两胁胀满，纳少泛恶，舌淡胖、有齿痕，脉弦细。③脾肾阳虚证：晨起腹痛即泻，腹部冷痛，得温痛减，形寒肢冷，腰膝酸软，不思饮食，舌质淡胖，苔白滑，脉沉细。④脾胃湿热证：腹痛泄泻，泻下急迫或不爽，肛门灼热，胸闷不舒，烦渴引饮，口干口苦，舌质红，苔黄腻，脉滑数。⑤肝郁气滞证：大便干结，腹痛腹胀，每于情志不畅时便秘加重，胸闷不舒，喜善太息，嗳气频作，情志不畅，脉弦。⑥肠腑燥热证：大便硬结难解，少腹疼痛，按之胀痛，口干口臭，舌质红，苔黄燥少津，脉数。

治疗方法 肠易激综合征治疗目的是减轻或消除患者的临床症状，提高患者的生存质量。可采用心理治疗、饮食治疗、药物治疗等多种方法综合治疗。应根据病情需要和个体反应情况来确定治疗方法。

西医治疗 治疗肠易激综合征的药物主要包括以下几种。①解痉剂：钙离子通道阻滞剂适用于治疗腹泻为主型或痉挛性便秘的IBS；多离子通道调节剂可直接作用于细胞膜，对平滑肌运动具有双向调节作用，适用于混合型IBS；②促动力剂适用于腹胀和慢通过型便秘的IBS；③通便剂对便秘为主型者适用；④止泻剂可用于腹泻为主型IBS；⑤抗抑郁药对伴有精神症状或反复发作者可试用小剂量抗抑郁药，以三环类抗抑郁药较为常用；⑥胃肠微生态制剂：适用于伴有肠道菌群失调的IBS患者。常用药物有双歧杆菌四联活菌片、双歧杆菌三联活菌、地衣芽孢杆菌活菌胶囊等。

辨证论治 ①脾虚湿阻证：治以健脾益气、化湿消滞，方选参苓白术散（《太平惠民和剂局方》）加减，常用中药有党参、白术、茯苓、桔梗、山药、砂仁、薏苡仁、莲子肉等。②肝郁脾虚证：治以抑肝扶脾，方选痛泻要方（《丹溪心法》）加减，常用中药有党参、白术、炒白芍、防风、陈皮、郁金、佛手、茯苓。③脾肾阳虚证：治以温补脾肾，方选附子理中汤（《太平惠民合剂局方》）和四神丸（《内科摘要》）加减，常用中药有党参、白术、茯苓、山药、五味子、补骨脂、肉豆蔻、吴茱萸。④脾胃湿热证：治以清热利湿，方选葛根芩连汤（《伤寒论》）加减，常用中药有葛根、黄芩、黄连、甘草、苦参、秦皮、炒莱菔子、生薏苡仁。⑤肝郁气滞证：治以疏肝理气、行气导滞，方选六磨汤（《证治准绳》）加减，常用中药有木香、乌药、沉香、枳实、槟榔、大黄、龙胆草、郁金。⑥肠腑燥热证：治以泻热通便、润肠通便，方选麻子仁丸（《伤寒论》）加减，常用中药有火麻仁、杏仁、白芍、大黄、厚朴、枳实。

中成药治疗 ①参苓白术丸：适用于脾虚湿阻导致的泄泻。②固本益肠片：适于脾肾阳虚导致的泄泻。③葛根芩连丸：适用于脾胃湿热导致的泄泻。④麻仁丸：适用于肠腑燥热导致的便秘。⑤四磨汤口服液，适用于肝郁气滞导致的便秘。

中医辅助疗法 肠易激综合征还可使用针灸治疗，泄泻取足三里、天枢、三阴交，实证用泻法，虚证用补法。脾虚湿阻加脾俞、章门；脾肾阳虚加肾俞、命门、关元，也可用灸法；脘痞纳呆加公孙；肝郁加肝俞、行间；便秘取背俞穴和腹部募穴及下合穴为主，一般取大肠俞、天枢、支沟、丰隆，实证宜泻，虚证宜补，寒证加灸；肠腑燥热加合谷、曲池；气滞加中脘、行间，用泻法。

现代研究 研究显示，IBS患者存在家族聚集现象；同卵双生双胞胎中同时患IBS的患病率高于异卵双生双胞胎。推测IBS发病可能与基因遗传存在一定的相关性，如果父母有IBS病史，对于子女来说是发生IBS的一个危险因素。内向性格和精神心理障碍、焦虑、抑郁情绪及负性生活事件与IBS密切相关。采用乳果糖氢呼气试验测定口-盲肠传递时间结果提示IBS患者不仅存在上消化道动力异常，且存在小肠运动功能紊乱，表现为口-盲肠传递时间延长或缩短。相关研究表明，活菌制剂联合益气健脾中药如党参、白术、茯苓、木香、枳壳等可显著降低缩胆囊素水平，加速胃排空，在治疗IBS上远期疗效更佳。

（刘　平　唐志鹏）

yánzhèngxìng chángbìng

炎症性肠病（inflammatory bowel disease，IBD） 由遗传、环境、感染和免疫因素所导致的慢性非特异性肠道炎症性疾病。IBD 可通过检测大便常规、血常规、血沉、C 反应蛋白，以及肠镜、CT、MRI 等检查辅助诊断。

疾病范围 包括溃疡性结肠炎（ulcerative colitis，UC）和克罗恩病（Crohn disease，CD）。UC 是一种主要累及结肠和直肠黏膜和黏膜下层的弥漫性炎症，病变多自肠道远段开始，可逆行向近段发展，甚至累及全结肠及末段回肠而呈连续性分布。临床表现为腹痛腹泻、黏液脓血便、里急后重等症状，以及肠外并发如关节炎、结节红斑等，病情以缓解和复发交替为特点。CD 是一种慢性肠道贯壁性的炎症性肠病，可累及消化道任何部位，最典型的病变部位在回肠、结肠及肛周，呈现特征性的节段性与非对称性分布。其临床表现主要是腹痛、腹泻或便血，可合并肠梗阻、肠瘘和肛瘘，全身症状可有低热、消瘦和贫血。

中医特征 中医认为该病的临床表现属于痢疾、肠澼等范畴。其病因与六淫邪气、饮食不节、情志内伤及先天禀赋不足有关。其致病因素包括湿热、瘀血、积滞等。该病病位在大肠，涉及脾、肝、肾诸脏。湿热蕴肠，气滞络瘀为基本病机，脾虚失健为主要发病基础，饮食不调常是主要发病诱因。

治疗特点 西医药物治疗包括氨基水杨酸制剂、糖皮质激素、免疫调节剂、生物制剂和益生菌等治疗。手术适用于并发肠梗阻，瘘管与脓肿形成，急性穿孔或大量出血。中医采用辨证论治、中药保留灌肠、栓剂、针灸等方法综合治疗，可以取得较好的临床疗效。

（刘 平 唐志鹏）

kuìyángxìng jiéchángyán

溃疡性结肠炎（ulcerative colitis，UC）

主要累及直肠、结肠黏膜和黏膜下层的慢性非特异性炎症。属于炎症性肠病范畴，UC 的病因及发病机制尚未明确。主要认为和遗传易感性、免疫功能紊乱、感染及环境等因素有关。腹泻是其临床上最常见的早期症状，多为脓血便；其次为腹痛，表现为轻到中度的痉挛性疼痛，少数患者因直肠受累而出现里急后重。该病属于中医学的痢疾、肠澼、泄泻等范畴。

病因病机 该病多因外感外邪、饮食不节、情志内伤、素体脾肾不足所致，基本病理因素有湿热、气滞、血瘀、痰浊等。该病病位在大肠，涉及脾、肝、肾诸脏。湿热蕴肠，气滞络瘀为基本病机，脾虚失运为主要发病基础，饮食不调常是主要发病诱因。该病多为本虚标实之证，活动期以标实为主，主要为湿热蕴肠，气血不调；缓解期属本虚标实，主要为正虚邪恋，运化失健，即本虚多为脾虚，亦有兼肾亏者。

证候诊断 ①大肠湿热证：腹痛，腹泻，便下黏液脓血，肛门灼热，里急后重，身热，小便短赤，口干口苦，口臭，舌质红，苔黄腻，脉滑数。②脾虚湿滞证：大便溏薄，黏液白多赤少，或为白冻，腹痛隐隐，脘腹胀满，食少纳差，肢体倦怠，神疲懒言，舌质淡红，边有齿痕，苔白腻，脉细弱或细滑。③寒热错杂证：下痢黏冻，反复发作，腹痛绵绵，四肢不温，腹部有灼热感，烦渴，舌质红，或舌淡红，苔薄黄，脉弦或细弦。④肝郁脾虚证：腹痛即泻，泻后痛减，常因情志或饮食因素诱发大便次数增多，便溏或黏液便，情志抑郁或焦虑不安，

嗳气不爽，食少腹胀，舌质淡红，苔薄白，脉弦或弦细。⑤脾肾阳虚证：久泻不止，夹有白冻，甚则完谷不化，滑脱不禁，形寒肢冷，腹痛喜温喜按，腹胀，食少纳差，腰酸膝软，舌质淡胖，或有齿痕，苔薄白润，脉沉细。⑥阴血亏虚证：排便困难，夹少量黏液脓血，腹中灼痛隐隐，午后低热，盗汗，口燥咽干，头晕目眩，心烦不安，舌红少津，少苔或无苔，脉细数。

治疗方法 溃疡性结肠炎的治疗目的是减轻或消除患者的临床症状，提高患者的生存质量。该病尚无特效的治疗方法，因此宜采用综合治疗，中西医结合治疗适用于该病的整个病程。

西医治疗 治疗溃疡性结肠炎的西药主要包括以下几种。①氨基水杨酸制剂：治疗轻度和中度 UC 的主要药物；②糖皮质激素：治疗中度到重度且其他保守治疗疗效欠佳的 UC 一线药物，对重度 UC 有 50% 的缓解率；显著降低突发性的重度 UC 的病死率。③免疫抑制剂：主要用于其他药物治疗失败或不能耐受氨基水杨酸类药物的维持治疗，或对激素依赖和对英夫利昔单抗耐药 UC 的治疗。④生物制剂及益生菌制剂：在保持缓解状态和预防复发方面是有帮助的。

辨证论治 ①大肠湿热证：治以清热化湿、调气行血，方选芍药汤（《素问病机气宜保命集》）加减，常用中药有黄连、黄芩、白头翁、木香、炒当归、炒白芍、生地榆、白蔹、肉桂（后下）、生甘草。②脾虚湿滞证：治以健脾益气、化湿助运，方选参苓白术散（《太平惠民和剂局方》）加减，常用中药有党参、茯苓、炒白术、山药、炒薏苡仁、

砂仁（后下）、陈皮、桔梗、木香、黄连、地榆、炙甘草。③寒热错杂证：治以温中补虚、清热化湿，方选乌梅丸（《伤寒论》）加减，常用中药有乌梅、黄连、黄柏、肉桂（后下）、细辛、干姜、党参、炒当归、制附片。④肝郁脾虚证：治以疏肝理气、健脾和中，方选痛泻要方（《景岳全书》引刘草窗方）合四逆散（《伤寒论》）加减，常用中药有陈皮、炒白术、炒白芍、防风、炒柴胡、炒枳实、党参、茯苓、炙甘草。⑤脾肾阳虚证：治以健脾补肾、温阳化湿，方选理中汤（《伤寒论》）合四神丸（《证治准绳》）加减，常用中药有党参、炮姜、炒白术、炙甘草、补骨脂、肉豆蔻、吴茱萸、五味子、生姜、大枣。⑥阴血亏虚证：治以滋阴清肠、养血宁络，方选驻车丸（《备急千金要方》）加减，常用中药有黄连、阿胶（烊化）、当归、太子参、生地黄、麦冬、白芍、乌梅、石斛、山药、炙甘草。

中成药治疗 ①香连丸：适用于大肠湿热证。②参苓白术丸：适用于脾虚湿滞证。③乌梅丸：适用于寒热错杂证。④固肠止泻丸：适用于肝郁脾虚证。⑤补脾益肠丸：适用于脾虚证。

中医辅助疗法 ①灌肠，中药灌肠治疗对 UC 有确切的疗效，治疗 UC 的常用灌肠中药有：敛疮生肌类如白及、赤石脂、枯矾、炉甘石、诃子等；活血化瘀和凉血止血类如蒲黄、丹参、参三七、地榆、槐花、仙鹤草、茜草、侧柏叶等；清热解毒类：青黛、黄连、黄柏、白头翁、秦皮、败酱草、苦参、金银花、鱼腥草等。②针灸，治疗 UC 的针灸常用取穴有：脾俞、天枢、足三里、大肠俞、气海、关元、太冲、肺俞、神阙、上巨虚、阴陵泉、中脘、丰隆。

现代研究 研究表明，中药可通过调节免疫来改善 UC 患者的症状，中药清肠栓可以通过降低血清白细胞介素（IL）-1β 含量，上调 IL-13 含量，从而调节肠道免疫平衡，达到缓解 UC 的治疗目的。痛泻要方对肝郁脾虚 UC 有较好的治疗作用，其作用机制可能是通过抑制细胞因子肿瘤坏死因子（TNF）-γ 和白细胞介素（IL）-6、提高淋巴细胞转化率来发挥调节细胞免疫的作用。隔药灸可通过调节 IL-1β、胰岛素样生长因子 1（IGF-1）基因的表达，抑制 UC 大鼠肠道炎症，并可能起到防治肠纤维化的作用。

（刘 平 唐志鹏）

gānyìnghuà

肝硬化（liver cirrhosis） 弥漫性肝脏纤维化、假小叶和再生结节为组织学特征的进行性慢性肝病。它不是一个独立的疾病，而是多种慢性肝病的共同结局。临床上主要表现为肝细胞功能障碍（血清白蛋白降低、胆红素升高、凝血酶原时间延长等）及门脉高压症（食管胃底静脉曲张、脾大、脾功能亢进等），晚期出现上消化道出血、肝性脑病、腹水、肝肾综合征等，部分患者发生肝癌。肝硬化的病因多样，包括病毒性肝炎、酒精性脂肪肝、非酒精性脂肪肝、化学毒物性损伤、胆汁淤积、自身免疫、遗传代谢等多种病因。自 21 世纪以来，对"肝硬化"的概念认识发生了深刻变化，更加重视病因分类与病情分期，认为不同原因肝硬化的病理机制与形态特征不同、不同分期的肝硬化更是预后迥异，其治疗方法当有所不同；不再认为肝硬化是静止不变的终末期，其病情可进展也可消退变化，部分肝硬化也是可逆的。这些认识变化影响甚大以至有专家提出现应摒弃"肝硬化"这一古老名称。中医无肝硬化病名，根据临床表现，代偿期肝硬化多属于中医学的癥积、积聚范畴，失代偿期出现腹水者则属于臌胀范畴。其他尚涉及黄疸、水肿、血证等病证。

病因病机 肝硬化病因多端，中国最为常见的是乙型肝炎所致的肝硬化。其基本病机是正虚邪恋，气虚血瘀为肝硬化之本，而湿毒热邪稽留血分是为标。肝阴虚、湿热之邪留恋及血脉瘀阻为肝硬化所共有的三个基本因素。多与感受外邪、饮食不节、情志不遂、感受虫毒以及其他疾病转变密切相关。湿热疫毒、虫毒等病邪侵袭，或饮食不洁，损伤中焦脾胃，痰湿内聚，土壅木郁，伤及肝胆；或情志抑郁，或暴怒伤肝，肝失调达，气滞血凝，郁而化火，酿生湿热。病久耗气，正虚邪恋，损阴伤阳，而成脾肾阳虚或肝肾阴虚之证。该病病位在肝，涉及脾、肾。

证候诊断 基本证型为气虚血瘀证。主要证型有以下五种。①肝肾阴虚证：腰膝酸软，失眠多梦，视物模糊，两目干涩，五心烦热，耳鸣口干，性欲减退，大便干结，舌红少苔，脉细或细数。②湿热内蕴证：目黄，面色晦暗，口干口苦或口臭，身黄尿黄，肢体困重，舌边尖红，苔黄腻，脉弦滑或滑数。③瘀热内蕴证：烦躁易怒，口臭，红丝赤缕，男性乳房发育，齿衄、鼻衄，腹壁脉络怒张，便秘，舌质暗红或绛红有瘀斑，脉数。④脾肾阳虚证：畏寒肢冷，下肢浮肿，自汗，腹胀便溏，舌质淡边有齿痕，苔薄白，脉沉细或迟。⑤肝郁脾虚证：面色萎黄，性情抑郁，便溏，胁肋胀痛，舌淡红，苔薄白或薄黄，脉弦。

治疗方法 病因、炎症与纤维化是肝硬化的三大病理因素，因此肝硬化的治疗也应注意去除病因、抗炎保肝与抗肝纤维化。西医西药长于抑制或清除肝炎病毒等病因治疗，而中医中药则优于抗炎保肝与抗肝纤维化，中西结合，可优势互补。代偿期肝硬化的治疗，旨在延缓肝功能失代偿、预防肝细胞肝癌。失代偿期肝硬化及其并发症参见肝性脑病、肝硬化腹水。

西医治疗 主要有以下几个方面。

病因治疗 病因干预（消除、减轻）是肝硬化治疗的首要措施，如乙肝肝硬化只要血清 HBV-DNA 可检测到，均需抗病毒治疗，丙肝肝硬化患者可采用直接抗病毒药物或干扰素 α 等治疗，自身免疫性肝炎采用免疫抑制剂，有血吸虫感染者应予杀血吸虫治疗；对肝豆状核变性所致的肝硬化患者应给予青霉胺等驱铜治疗等。

抗炎保肝治疗 ①甘草酸类，如甘草酸二胺、异甘草酸镁、复方甘草酸苷等。②五味子提取物及其衍生物，如联苯双酯、双环醇片等。③水飞蓟素类，如益肝灵片、当飞利肝宁胶囊、利加隆等。④熊去氧胆酸，主要用于原发性硬化性胆管炎，与其他慢性肝病合并胆汁淤积者。⑤其他：不饱和磷脂、腺苷蛋氨酸、还原型谷胱甘肽、N-乙酰半胱氨酸等。

抗肝纤维化治疗 扶正化瘀胶囊（片），由虫草菌丝、丹参、桃仁、松黄、五味子及绞股蓝组成，活血祛瘀，益精养肝，主要用于肝硬化肝肾不足、血瘀阻络患者。复方鳖甲软肝片，由鳖甲、冬虫夏草、黄芪、党参、三七等 11 味中药组成，软坚散结、化瘀解毒，益气养血，适用于慢性乙型肝炎肝纤维化，以及早期肝硬化属瘀血阻络、气血亏虚兼热毒未尽证者。

辨证论治 根据该病正虚邪恋的基本病机特点，治疗时宜虚中求实，补泻兼施，并注意健脾益气、活血化瘀。根据不同个体的证候表现、邪正的具体情况，或寓补于泻，滋肾养肝、理气化瘀，温肾健脾、祛湿化瘀；或寓泻于补，清热利湿、益气化瘀，清热化瘀、养阴解毒；或补泻兼施，疏肝健脾。具体治法及主方如下。①肝肾阴虚证：治以滋肾养肝、清热化瘀，方选一贯煎加减，常用中药有生地黄、北沙参、麦冬、枸杞子、当归、川楝子、黄芩、片姜黄、白芍、鳖甲。如腰酸、耳鸣显著，加牛膝、五味子；夜寐不安，易惊醒，加黄连、炒酸枣仁、夜交藤；体倦乏力，不耐劳顿，加黄芪、炒白术、炙甘草。②湿热内蕴证：治以清热利湿、益气通瘀，方选茵陈汤加味或茵陈五苓散加减，常用中药有茵陈、栀子、制大黄、黄芩、碧玉散、猪苓、茯苓、泽泻、炒白术、泽兰、黄芪、白芍。如大便干结，制大黄改为大黄后下；尿少色黄赤，加车前草、半边莲；胁痛显著，加金钱草、虎杖、片姜黄。③瘀热内蕴证：治以清热化瘀、养阴解毒，方选犀角地黄汤合下瘀血汤加减，常用中药有水牛角、生地黄、牡丹皮、连翘、白芍、制大黄、桃仁、土鳖虫、败酱草、女贞子、旱莲草。如大便干结，制大黄改为大黄后下；烦热显著，加栀子、黄连、黄芩；胁痛显著，加金钱草、虎杖、片姜黄；齿衄或鼻衄显著，加茜草、

青黛、小蓟；尿少色黄赤，加车前草、半边莲；乏力明显，加黄芪、炙甘草。④脾肾阳虚证：治以温肾健脾、利湿化瘀，方选济生肾气丸加减，常用中药有生地黄、山药、山茱萸、附子、炙桂枝、牛膝、茯苓、泽泻、车前子、牡丹皮、泽兰。如胁肋胀痛，加片姜黄、没药；黄疸，加茵陈、黄柏；纳少，加鸡内金、焦神曲。⑤肝郁脾虚证：治以疏肝解郁、益气健脾，方选逍遥散加减，常用中药有柴胡、枳壳、当归、白芍、炒白术、茯苓、炙甘草。如偏于肝郁气滞，加郁金、佛手；湿滞较重，加苍术、厚朴；短气神疲，加党参、黄芪。

中成药治疗 除扶正化瘀胶囊、鳖甲软肝片外，尚有强肝胶囊、安络化纤丸等药物可供治疗选择。①强肝胶囊：清热利湿、补脾养血、益气解郁，适用于慢性肝炎、早期肝硬化、脂肪肝、中毒性肝炎等。②安络化纤丸：健脾养肝、凉血活血、软坚散结，适用于慢性乙型肝炎、乙肝后早、中期肝硬化。

现代研究 主要体现在中医证候研究与药物研究两个方面。

证候研究 肝硬化的发生发展有其不同于其他疾病的自身规律，反映在中医学的病机证候上存在着基本病机与基本证型。临床流行病学与文献分析发现，肝硬化的常见病机与证型是气虚血瘀。抗肝纤维化肝硬化报道较多的中药复方制，如扶正化瘀方、复方鳖甲软肝片、强肝胶囊、复方 861 合剂、益肝康、补肾方等，可以发现这些方剂除了均有丹参等活血化瘀外，同时有黄芪、党参等益气健脾或地黄、虫草等养阴补肾的中药。这些方药组成的共同特点也提示肝硬化的基本证

候病机为正虚血瘀，而正虚主要表现为气阴两虚，血瘀则主要表现为瘀血阻络。当然在肝纤维化病变的不同阶段、不同患者，可见有不同的证候表现，如肝胆湿热、肝郁脾虚、肝肾阴虚等。辨证治疗时，应病证结合，基本治法与辨证论治结合灵活运用。

药物研究 肝纤维化是肝硬化的重要病理特点。针对抗肝纤维化的肝硬化治疗的进展，一方面表现在采用现代生物学理论与技术，基本阐明了抗肝纤维化有效药物的作用机制与物质基础，如发现扶正化瘀胶囊的主要机制包括抑制肝星状细胞活化、保护肝细胞、调节细胞外基质代谢等，其主要药效成分有丹酚酸B、苦杏仁苷等。另一方面，中国国家十一五新药创制重大科技专项建立了肝纤维化中药新药发现与评价平台（2009ZX09311-003），发现下瘀血汤、黄芪汤、茵陈蒿汤、右归丸、复肝丸、膈下逐瘀汤、茵陈术附汤、甘露消毒丹、当归补血汤、消痞丸及黄芩素、汉黄芩素、欧当归内酯A、丹皮酚、安格洛苷C、扶正化瘀组分复方、茵陈蒿汤组分复方等多个实验动物有效中药复方、成分及其成分复方，为进一步研发新药奠定了基础。此外，针对肝硬化的病因损害与纤维化的两大主要病理环节，将抗病毒等病因治疗的西药与抗肝纤维化的中药相互结合，例如"恩替卡韦+扶正化瘀片"，形成一种中西药联用模式，研究发现可优势互补以促进乙肝肝硬化患者的肝纤维化逆转、提高临床疗效。

（刘成海）

gānxìng nǎobìng

肝性脑病 (hepatic encephalopathy，HE)

由严重肝脏疾病引起的以代谢紊乱为基础的中枢神经系统功能失调的综合征。肝性脑病是严重肝病常见的并发症和死亡原因之一。临床表现主要包括脑病和肝病两大方面，按发病的类型不同可将肝性脑病分为A、B和C型3种类型。A型（acute，与急性肝衰竭相关的）发病迅速，常在起病数日内由轻度的意识错乱迅速陷入深昏迷，甚至死亡，并伴有急性肝功能衰竭的表现。B型（bypass，与门体分流相关的）无明显肝功能障碍，肝活组织检查证实肝组织学结构正常。C型（cirrhosis，与肝硬化或慢性肝病相关的）以慢性反复发作的性格与行为改变、言语不清、甚至木僵、昏迷为特征，常伴病理征阳性的神经系统异常表现，此型临床最多见。该病属于中医学的肝绝、急黄、神昏等范畴，有关文献所述的"昏迷""昏愦""昏蒙""昏厥""谵妄"等神志方面的病变，部分涉及肝性脑病的内容。

病因病机 该病的常见病因为外感疫疠邪气，热毒内攻心营，或黄疸、臌胀内伤病变日久，正气虚弱，复因饮食不节、失治误治、情志刺激、外感时邪等。心藏神，主神明；脑为元神之府，清窍之所在，因此，该病病位主要在于心脑，与肝胆脾胃有关。病机总属清窍失灵，神明失用，但有邪闭清窍与神明不守之分，前者属实，如痰浊、邪热、风阳等使气机逆乱，蒙闭清窍，上扰心神，而致行为异常甚至昏迷，属闭证范围；后者属虚，如气血虚耗，阴阳衰竭，不相维系，清窍失养，神无所依而昏迷，多见于晚期，属于脱证。临床上也常见虚实夹杂证型。

证候诊断 ①痰浊蒙蔽证：症见精神呆滞、言语不清、意识蒙眬、答非所问，甚者神昏嗜睡，面色晦暗，脘腹胀满，泛恶纳呆，喉间痰鸣，舌暗红、苔厚腻、脉沉滑。②毒火攻心证：症见壮热烦躁，口唇干燥，神昏谵语，面赤气粗，或有抽搐，身目黄染，腹部胀大，大便闭结，小便短赤，舌质红绛、苔黄燥、脉洪数有力。③阴虚阳亢证：症见循衣摸床，躁动不安，言语错乱，两手颤动或抽搐，甚者昏迷不醒，口干唇燥，面色潮红，舌红绛、无苔或苔干燥、脉弦细。④阴阳两竭证：昏迷不醒，两手颤抖，面色苍白，呼吸微弱，大汗淋漓，四肢厥冷，少尿或无尿大便失禁，腹胀如鼓，舌质红绛，无苔，脉细微欲绝。阳脱者症见气息低微，神昏谵语，默不识人，汗出清冷，面白肢冷，舌淡，苔白，脉微弱；阴脱者面红肢温，神昏息微，汗出如油，舌红，无苔，脉细数弱。

治疗方法 西医提倡早期识别、及时治疗是改善预后的关键。主要有以下原则：①寻找和去除诱因；②减少来自肠道有害物质如氨等的产生和吸收；③适当的营养支持及维持水电解质平衡；④根据临床类型、疾病诱因与严重程度制订个体化治疗方案。中医根据发作期与缓解期，采用相应的治疗，急则治其标，缓则治其本。缓解期往往表现为轻微型肝性脑病，可采用柔肝疏肝、益气养阴、化痰泄浊等辨证治疗，强调扶正益体为主，兼顾祛邪；发作期重用扶正固脱之剂；正虚邪恋，虚实夹杂者，必兼而治之。

西医治疗 主要包括以下几个方面。

去除诱因 如积极控制感染、消化道出血，避免高蛋白饮食、大量排钾利尿、放腹水，避免使用安眠、镇静、麻醉药，避免便秘等。

营养支持治疗　对于肝硬化等严重肝病患者，应制订个体化的蛋白质营养支持方案，不宜长时间过度限制蛋白质摄入。2014年美国肝病研究协会年会（ASSLD）推荐肝硬化患者每日能量摄入为35～40kcal/kg，每日蛋白质摄入量为1.2～1.5g/kg。

药物治疗　①乳果糖和拉克替醇；②肠道非吸收抗生素；③门冬氨酸-鸟氨酸；④支链氨基酸；⑤调节神经递质的药物；⑥微生态制剂，包括益生菌、益生元和合生元。

辨证论治　该病治疗当分虚实，实证以痰浊、腑实、痰热等为主，当着重通腑开窍、清热泻火、排痰泻浊，注重使邪有出路；虚证以气虚、气阴亏虚、阴竭阳脱为主，当注重益气养阴、扶正固脱，兼顾开窍息风化痰。临床上多虚实夹杂，正虚邪实兼有，治疗时当灵活变通，随证施治。①痰浊蒙蔽证：治以化痰开窍、行气通腑，方选涤痰汤、黄连温胆汤、小承气汤加减，常用中药有半夏、胆南星、橘红、枳实、菖蒲、人参、竹沥、郁金、竹茹、茯苓、甘草、制大黄。②毒火攻心证：治以清心泻火、醒脑开窍，方选犀角地黄汤加减，常用中药有水牛角片、生地黄、栀子、生大黄（后下）、石菖蒲、丹皮、郁金、赤芍。③阴虚阳亢证：治以滋阴潜阳、平肝息风，方选一贯煎、大补阴丸、镇肝熄风汤加减，常用中药有龙骨、牡蛎、代赭石、知柏、生地、龟板、玄参、麦冬、白芍、麦芽、枸杞、北沙、川楝子、牛膝、茵陈、甘草。④阴阳两竭证：治以益气回阳、救阴固脱，方选参附龙牡汤、生脉饮加减，常用中药有红参（另煎）、黄芪、煅龙骨、煅牡蛎、制附子、五味子、麦冬、生地、熟地、山萸肉、石菖蒲。

中成药治疗　①痰热蒙窍型：可用竹沥饮、清开灵、醒脑静注射液等。②肝风内动证：可用安宫牛黄丸、至宝丹、紫雪丹、神犀丹等。③阴竭阳脱型：阳脱者可用参附注射液，阴脱者可用参麦、生脉注射液。

中医辅助疗法　灌肠法：将大黄煎煮液兑食醋保留灌肠。针灸疗法：①三棱针疗法选用十宣、少冲等穴位，三棱针点刺出血，每穴出血少许。②针刺疗法选用手十二井穴、百会、水沟、涌泉、承浆、神阙、关元、四神聪、合谷、人中、十宣等穴位；烦躁不安时可针刺内关、神门等穴。采用泻法，留针15分钟。

现代研究　轻微型/隐匿性肝性脑病的诊断较为困难，尚缺乏公认检测方法，研究认为神经心理学测试与神经生理学测试等相结合，可提高诊断率。虽然肝性脑病发病机制以氨中毒学说为主，但血氨水平与肝性脑病程度并无明确关系。治疗上主要围绕氨中毒学说，乳果糖、拉克替醇、益生菌等药物减少氨的产生，门冬氨酸-鸟氨酸促进氨的代谢。利福昔明为美国食品药品监督管理局（FDA）批准的肝性脑病的预防用药，通过抑制肠道细菌的产氨，能够维持脑病的长期缓解和预防复发。中医药除了口服药物，灌肠方法探讨较多，认为生大黄及其复方制剂可以清除腹部胀气、清除肠道积血、调节肠道微生态等，有较好的治疗效果。

（刘成海）

gān-shèn zōnghézhēng

肝肾综合征（hepatorenal syndrome，HRS）　继发于严重肝功能障碍基础上的功能性肾衰竭。多发生在大量腹水的患者，主要机制为全身内脏动脉扩张致肾动脉收缩和肾脏血流灌注减少，临床以少尿或无尿、肌酐清除率低、稀释性低钠血症为主要表现，根据起病急缓与临床特点，分为Ⅰ型（急进型）与Ⅱ型HRS，其肾脏无原发疾病，肾脏的病理组织学无明显异常。该病一旦发生，治疗困难，预后不良。该病属于中医学臌胀、癃闭、关格等范畴。

病因病机　肝肾综合征发病与肝脾肾三脏关系密切。肝失疏泄，气滞血瘀，日久引起癥积，或由湿热内蕴，损伤肝脾。肝脾病久，损伤肝阴，肝之阴血不足而及肾；或因脾失健运，水湿内停，久则脾病及肾，肾气肾阳不能化气行水，终致水聚更甚，与瘀血交阻，形成臌胀。肝脾肾三脏互相影响，正气虚损，本虚标实，病邪阻滞，变症多端。脾虚统血无权，瘀血阻络，血不循经而导致各种出血。肝肾阴血不足，肝风内动而致震颤。脾肾亏损，湿浊、痰热上蒙清窍而出现神昏。脾肾亏损气化失司，水液停聚，膀胱气化不利而致少尿、无尿。病机为肝脾肾三脏功能失常，气滞、血瘀、水湿内停，导致膀胱气化不利。该病病位在膀胱，与脾、肾、肝密切相关。病性为正虚邪实，虚实相兼。

证候诊断　证候诊断要点如下。①肝郁气滞，水湿内阻证：尿少尿闭，恶心呕吐，纳呆腹胀，腹有振水音，下肢或周身水肿，头痛烦躁，甚则抽搐昏迷，舌苔腻，脉实有力。②脾肾阳虚，水湿泛滥证：面色晦滞或㿠白，畏寒肢冷，神倦便溏，腹胀如鼓，或伴肢体水肿，脘闷纳呆，恶心呕吐，小便短少，苔白而润，脉沉细或濡细。③肝肾阴虚，湿热内阻证：腹大胀满，甚则青筋暴露，烦热口苦，渴而不欲饮，小便短少赤涩，大便稀薄而热臭，舌红，苔黄腻，脉弦数。④浊毒壅滞，胃气上逆证：纳呆腹满，恶心呕吐，大便秘结或溏薄，小便短涩，舌苔黄腻而垢浊或白厚腻，脉虚数。⑤邪陷心肝，血热动风证：头痛目眩，神昏谵语，循衣摸床，唇舌手指震颤，甚则四肢抽搐痉挛，齿鼻衄血，舌质红，苔薄，脉弦细而数。

治疗方法　治疗原则包括重症监护、加强原发病治疗、恢复有效血容量、改善全身与肾脏血流灌注等治疗，为肝移植创造时机。中西医结合治疗旨在缓解症状，巩固疗效。

西医治疗　①消除诱因、加强原发病治疗；②增加有效血容量：人血白蛋白等；③药物治疗：血管加压素 V_1 受体激动剂如特利加压素和鸟氨酸加压素，奥曲肽+甲氧胺福林。④连续性肾脏替代治疗（CRRT）；⑤经颈静脉肝内门体系统支架分流术（TIPS）；⑥肝移植。

辨证论治　①肝郁气滞，水湿内阻证：治以疏肝解郁、健脾利湿，方选柴胡疏肝散（《景岳全书》）合胃苓汤（《丹溪心法》）加减，常用中药有柴胡、白芍、川芎、香附、苍术、白术、厚朴、茯苓、泽泻、砂仁、车前子等。②脾肾阳虚，水湿泛滥证：治以健脾温肾、化气行水，方选附子理中汤（《三因极一病证方论》）合五苓散（《伤寒论》）加减，常用中药有附子、党参、白术、干姜、肉桂、泽泻、茯苓、车前子、大腹皮等。③肝肾阴虚，湿热内阻证：治以滋养肝肾、清热祛湿，方选一贯煎（《续名医类案》）合茵陈蒿汤（《伤寒论》）加减，常

用中药有北沙参、麦冬、生地黄、枸杞子、泽泻、猪苓、茯苓、茵陈、大黄、栀子、滑石等。④浊毒壅滞，胃气上逆证：治以扶正降浊、和胃止呕，方选黄连温胆汤（《六因条辨》）合温脾汤（《千金备急方》）加减，常用中药有人参、大黄、黄连、姜半夏、生姜、茯苓、竹茹等。⑤邪陷心肝，血热动风证：治以凉血清热、息风止痉，方选犀角地黄汤（《外台秘要》）合羚角钩藤汤（《通俗伤寒论》）加减，常用中药有水牛角、羚羊角粉、生地黄、牡丹皮、钩藤、赤芍、白芍、竹茹、地龙、茯神等。

中成药治疗　①扶正化瘀胶囊：活血祛瘀、益精养肝，适用于乙型肝炎肝纤维化属瘀血阻络、肝肾不足证者。②强肝胶囊：清热利湿、补脾养血、益气解郁，适用于慢性肝炎、早期肝硬化、脂肪肝、中毒性肝炎等证属肝郁脾虚、湿热内蕴者。③复方鳖甲软肝片：软坚散结、化瘀解毒、益气养血，适用于慢性乙型肝炎肝纤维化，以及早期肝硬化属瘀血阻络、气血亏虚兼有热毒未尽者。④大黄䗪虫丸：活血破瘀、通经消癥，适用于瘀血阻络、正气不虚者。⑤鳖甲煎丸：活血化瘀、软坚散结，适用于肝脾血瘀、正气不虚者。

中医辅助疗法　可使用灌肠、针灸等辅助疗法。①灌肠：大黄、槐米、金银花、蒲公英、煅牡蛎煎煮液保留灌肠。②针灸疗法：呕吐者，体针取穴中脘、内关、足三里、太冲；便秘者，体针取穴脾俞、大肠俞、三阴交、足三里、天枢，可加灸；小便不利，实证体针取穴合谷、太冲、中极、归来，针用泻法；虚证取穴关元、命门、肾俞、膀胱俞，针用补法，

亦可加灸。

现代研究　特利加压素联合白蛋白作为 I 型 HRS 的一线治疗，同时对 60% ～ 70% 的 2 型 HRS 有效，肝移植是该病的最佳治疗。大剂量白蛋白扩容可提高特利加压素对肾功能的改善作用，降低死亡率。加味真武汤等温阳利水中药对肝肾综合征的模型动物与患者有增加尿量、改善肾功能作用。

（刘成海）

gānyìnghuà fùshuǐ

肝硬化腹水（ascites due to cirrhosis）　肝硬化时因肝功能损害及门静脉高压导致的腹腔积液。俗称肝腹水。是肝硬化失代偿期的一种常见症状。正常人腹腔内有少量游离液体，当其超过 200ml 时称为腹水。约 80% 的腹水由肝脏病变引起，出现腹水提示肝硬化失代偿、预后不良。肝硬化腹水属于中医学臌胀（水臌）范畴。

病因病机　肝硬化腹水发病机制复杂，由多种因素引起，包括门静脉高压、低蛋白血症、内脏血管舒张与有效循环血容量不足、肾素-血管紧张素-醛固酮系统激活等。中医学认为该病多与疫虫毒感染、酒食不节、黄疸、胁痛、积聚失治等有关。外感肝炎病毒或血吸虫等疫毒、虫毒，未及时治疗，内伤肝脾，脉络瘀阻，痰浊内生，日久可致积聚、臌胀发生；饮酒太过，或嗜食肥甘厚味，损伤脾胃，中焦运化失职，升降失常，土壅木郁，肝失疏泄，气滞、血瘀、水湿三者相互影响，导致水停腹中，而成臌胀；各种慢性肝病等引起黄疸、胁痛、积聚失治，肝脾肾俱损，气滞血瘀，水湿内停，气血水互结而成臌胀。初起湿热疫毒蕴阻中焦，肝失疏泄，气滞血瘀，进

而横逆乘脾，脾失健运，水湿聚于腹中；久则及肾，肾关开阖不利，气化无权，水湿不化，则胀满更甚。病程晚期，肝脾肾俱虚，肾阳虚不能温煦脾土，则脾肾阳虚；或肾阴虚不能涵养肝木，则肝肾阴虚，终至肝脾肾亏败，气血水壅结更甚，病情危笃。臌胀病位主要在肝、脾、肾，肝失疏泄、脾失健运、肾失气化是形成臌胀的关键病机。气滞、血瘀、水停是形成臌胀的基本病理因素。病理特点为本虚标实。

证候诊断　该病可分为基本证型与主要证型。

基本证型　气虚血瘀证：腹大胀满，撑胀不甚，神疲乏力，少气懒言，不思饮食，或食后腹胀，面色晦暗，头颈胸臂或有紫斑，或红痣赤缕，小便不利，舌质暗淡，脉细无力。

主要证型　①气滞湿阻证：腹胀按之不坚，胁下胀满或疼痛，纳呆食少，食后胀甚，得嗳气、矢气稍减，或下肢水肿，小便短少。舌苔薄白腻，脉弦。②湿热蕴结证：腹大坚满，脘腹胀急，烦热口苦，渴不欲饮，或有面目皮肤发黄，小便赤涩，大便秘结或溏垢。舌边尖红，苔黄腻或兼灰黑，脉弦数。③脾肾阳虚证：腹大胀满，形如蛙腹，朝宽暮急，面色苍黄或㿠白，脘闷纳呆，便溏，畏寒肢冷，浮肿，小便不利。舌体胖，质紫，苔淡白，脉沉细无力。④肝肾阴虚证：腹大胀满，或青筋暴露，面色晦滞，唇紫，口干而燥，心烦失眠，时或鼻衄，牙龈出血，小便短少。舌红绛少津，苔少或光剥，脉弦细数。

治疗方法　该病的治疗首先要尽量去除肝硬化病因，其次抗肝纤维化治疗以延缓肝硬化发展，整个防治过程中应采用中西医结合治疗，以求最佳疗效。

西医治疗　腹水的常规治疗主要包括病因治疗及抗肝纤维化治疗、休息、限钠与限水、合理使用利尿药、补充白蛋白等。顽固性腹水常伴有自发性腹膜炎、有效血容量不足、低钠血症等问题，与肝性脑病、急性肾损害、肝肾综合征等密切相关，治疗非常棘手，需要针对难点，合理调整治疗方案，包括停用非甾体抗炎药、非选择性β受体阻滞剂、血管紧张素转换酶抑制剂和血管紧张素受体阻滞剂等，控制感染、使用利尿药如托伐普坦、血管活性药物（特利加压素等）联合白蛋白、治疗性腹穿放液、自身腹水浓缩腹腔回输、经颈静脉肝内门体支架分流及肝移植等。

辨证论治　包括基本证型与主要证型辨证论治。

基本证型　气虚血瘀证：治以补中益气、活血祛瘀，方选四君子汤（《太平惠民和剂局方》）合桃核承气汤（《伤寒论》），或补阳还五汤（《医林改错》）加减，常用中药有人参、党参、黄芪、白术、茯苓、山药、甘草、丹参、桃仁、赤芍、当归、猪苓、泽泻、制大黄、桂枝、芒硝等。

主要证型　①气滞湿阻证：治以疏肝理气、祛湿散满，方选柴胡疏肝散（《景岳全书》）合胃苓汤（《丹溪心法》）加减，常用中药有柴胡、香附、郁金、青皮、川芎、白芍、苍术、白术、厚朴、茯苓、猪苓、陈皮等。②湿热蕴结证：治以清热利湿、攻下逐水，方选中满分消丸（《兰室秘藏》）合茵陈蒿汤加减，常用中药有厚朴、枳实、片姜黄、黄芩、黄连、干姜、法半夏、知母、泽泻、茯苓、猪苓、白术、陈皮、砂仁等。③脾肾阳虚证：治以温补脾肾、行气利水，方选附子理中丸（《太平惠民和剂局方》）合五苓散（《伤寒论》）加减，常用中药有制附子、干姜、人参、白术、猪苓、茯苓、泽泻、炙桂枝等。④肝肾阴虚证：治以滋养肝肾、凉血化瘀，方选一贯煎（《续名医类案》）合猪苓汤（《伤寒论》）加减，常用中药有北沙参、麦冬、生地黄、当归、枸杞子、猪苓、茯苓、泽泻、阿胶、滑石等。

中成药治疗　①扶正化瘀胶囊：活血祛瘀、益精养肝，用于气虚血瘀型的瘀血阻络，肝肾不足者。②复方鳖甲软肝片：软坚散结、化瘀解毒、益气养血，用于瘀血阻络，气血亏虚兼热毒未尽者。③木香顺气丸：行气化湿，健脾和胃，用于气滞湿阻证。④大黄䗪虫丸：活血破瘀、通经消癥，用于瘀血阻络、正气不虚者。⑤茵栀黄口服液：清热解毒、利湿退黄，用于湿热蕴结证。⑥六味地黄丸：滋阴补肾，用于肝肾阴虚证。⑦金匮肾气丸：温补肾阳、化气行水，用于脾肾阳虚者。

中医辅助疗法　肝硬化腹水还可以使用中药敷脐外治疗法、中药灌肠等辅助疗法。①中药敷脐外治疗法：是中医学独具特色的外治法之一。肝硬化腹水中药敷脐疗法源远流长，且具有"简、便、验、廉"的特点。根据肝硬化腹水的虚实不同病证特点，及其"肝络阻塞"的共同病机，病证结合，拟定虚胀方和实胀方（消胀贴膏），具有较好的消退腹水作用。②中药灌肠：采用通利泻水、健脾调肠、化湿解毒法，常用中药有大黄、芒硝、苍术、附片、厚朴、桃仁、牡蛎、泽泻、乌梅等。

现代研究　包括证候研究和

药物研究两个方面。

证候研究　根据检索资料及相关书籍发现肝硬化腹水主要有气滞血瘀、气虚血瘀、脾肾阳虚、肝肾阴虚、气滞湿阻、脾虚水泛、湿热蕴结等八种常见的证型。研究肝硬化腹水中医证型与检测指标的相关性，结果显示白蛋白水平在水热蕴结证最低；直接胆红素、总胆汁酸、碱性磷酸酶水平在水热蕴结证中最高；凝血酶原时间水平在阴虚水停证中最高，水热蕴结证中次之。

药物研究　消胀贴膏明显减少肝硬化腹水模型动物的腹水量，部分机制在于下调了肝硬化腹水模型动物肝组织的血管内皮生长因子表达、降低血清一氧化氮的含量，从而抑制增强的腹腔血管通透性。消臌软坚丸可以明显降低血一氧化氮和内皮素-1水平，改善肝功能、缓解门脉高压。麝黄膏脐敷能明显改善难治性肝硬化腹水患者血流动力学及一氧化氮水平。

（刘成海）

zìfāxìng xìjūnxìng fùmóyán

自发性细菌性腹膜炎（spontaneous bacterial peritonitis, SBP）

腹腔无感染灶、无与外界相通的损伤情况下，由细菌感染引起的腹膜炎。典型SBP常急性起病、发热、腹痛和腹膜刺激征，不典型SBP表现为腹胀显著、腹水增长迅速，对利尿剂无反应，或肝功能恶化、黄疸日益加深。SBP常诱发肝肾综合征和肝性脑病，严重者出现感染性休克，预后差。失代偿期肝硬化是SBP最常见的基础疾病，其次为无肝硬化基础的肝衰竭。SBP是肝硬化腹水者的常见并发症。中医学根据其临床特点和病变特点，将该病归属于中医学的臌胀范畴。

病因病机　SBP发病机制复杂，肝硬化失代偿期等严重肝病时门静脉血流缓慢淤滞，肠道黏膜屏障削弱和通透性增加，肠道细菌过度增生并易位至淋巴、血液以及腹腔；且中性粒细胞与巨噬细胞功能低下，不易清除血液中的细菌，腹水中蛋白含量与补体等活性低下，不易清除腹水中的细菌，从而引起腹膜的感染和炎症。中医学认为该病多因黄疸、积聚等失治、血吸虫感染、酒食不节、寒热内郁、情志所伤、劳欲过度，导致肝脾肾三脏功能失常；肝失疏泄则气机不畅，日久可致血瘀；脾失运化，则水湿内停，壅滞中焦；肝肾同源，肝气郁结化火伤阴，导致肝肾阴虚；劳欲伤肾，导致肾精亏虚。气结、血瘀、水停是该病标实的一面，脾肾阳虚、肝肾阴虚是该病阴虚的一面。病理因素主要有气滞、血瘀、水湿。病位主要在于肝脾肾，病理性质属本虚标实，在辨清气、血、水的同时，还应辨清虚、实、湿、热。

证候诊断　证候诊断要点如下。①水湿内停证：腹大胀满，胁下痞胀或疼痛，面色㿠白，颜面浮肿，食欲减退，纳谷不香，大便溏，小便不利，舌体胖大，舌苔白腻或白滑，脉滑。②湿热蕴结证：腹大坚满，脘腹胀急，胁肋灼痛，烦热口苦，口干或口臭，渴不欲饮，或有面目皮肤发黄，小便赤涩，大便秘结或溏垢，舌边尖红，苔黄腻或兼灰黑，脉弦滑或滑数。③脾肾阳虚证：腹大胀满，形如蛙腹，朝宽暮急，脘闷纳呆，便溏，畏寒肢冷，浮肿，小便清长或夜尿频数，面色萎黄或苍白，舌体胖，质紫，苔淡白，脉沉细无力。④肝肾阴虚证：腹大胀满，或腰酸腿软，五心烦热或低热，或见青筋暴露，面色晦滞，唇紫，口干而燥，心烦失眠，时或鼻衄，牙龈出血，小便短少，舌红绛少津，苔少或光剥，脉弦细数。

治疗方法　抗生素有效治疗是重点，腹水中性粒细胞计数>250/μl或临床疑为SBP，立即经验性抗生素治疗，而后根据药敏结果调整抗生素的使用。中西医结合治疗以抗菌与抗炎同时进行，可提高疾病疗效。

西医治疗　经验性抗菌治疗方案如下。①头孢噻肟：治疗SBP的首选药物；②新型半合成青霉素：对SBP的治疗有效率与头孢噻肟相似；③第三代喹诺酮类：如氧氟沙星、诺氟沙星、环丙沙星等对肠道菌群有较强的杀菌作用；④合并有厌氧菌感染者，应加用甲硝唑。氨基糖苷类抗生素具有肾毒性，不作为首选经验性治疗药物。

辨证论治　①水湿内停证：治以健脾化湿、行气利水，方选实脾饮（《济生方》）加减，常用中药有附子、干姜、白术、茯苓、大腹皮、厚朴、猪苓、泽泻等。②湿热蕴结证：治以清热利湿、攻下逐水，方选中满分消丸（《伤寒论》）加减，常用中药有黄芩、黄连、知母、厚朴、枳实、陈皮、半夏、白术、猪苓、茯苓、泽泻等。③脾肾阳虚证：治以温补脾肾、化气行水，方选附子理中汤（《三因极一病证方论》）和五苓散（《伤寒论》）加减，常用中药有附子、干姜、桂枝、白术、茯苓、泽泻、猪苓、人参、甘草等。④肝肾阴虚证：治以滋养肝肾、凉血化瘀，方选一贯煎（《柳州医话》）合猪苓汤（《伤寒论》），常用中药有北沙参、麦冬、生地、当归、枸杞子、猪苓、茯苓、泽泻、阿胶、滑石等。

中成药治疗 ①痰热清注射液：清热解毒，适用于有发热、咳嗽、咯痰不爽、咽喉肿痛、口渴、舌红、苔黄等症状者。②血必净注射液：化瘀解毒，适用于温热类疾病，症见发热、喘促、心悸、烦躁等瘀毒互结证；适用于因感染诱发的全身炎症反应综合征。

中医辅助疗法 自发性腹膜炎还可使用针刺、灸法等辅助疗法。①针刺疗法：主穴选取中脘、天枢、关元、足三里。寒邪内阻者，加神阙、气海；中虚脏寒者，加脾俞；饮食停滞者，加内庭；肝郁气滞者，加太冲；瘀血停滞者，加血海、膈俞。实证针用泻法，虚证针用补法。②灸法：脐中痛、大便溏者，灸神阙。

现代研究 包括疾病研究和药物研究。

疾病研究 肝硬化合并SBP的临床症状常不典型，腹水培养阳性率偏低。致病菌多为肠道的需氧革兰阴性菌等。SBP需与继发性细菌性腹膜炎鉴别，当治疗过程中腹水中性粒细胞数量无明显下降，或出现两种以上细菌，或蛋白质、乳酸脱氢酶等含量升高，应积极考虑继发性细菌性腹膜炎，加用抗厌氧菌与肠球菌的抗菌药。肝硬化SBP的中医证型与疾病程度相关，湿热蕴结证型的感染程度最严重，并且证型与机体实验室指标包括血清总胆红素、血清/腹水蛋白梯度、腹水中性粒细胞比率及血清C反应蛋白等有一定的相关性。

药物研究 基于SBP的细菌来源进行抗菌与抗炎相结合的中西医结合治疗是研究的热点。头孢噻肟联合痰热清注射液静滴治疗肝硬化并发SBP效果优于单用

头孢噻肟。整肠生胶囊（地衣芽孢杆菌活菌）能够恢复肠道正常菌群，增强免疫，改善肝功能，降低内毒素血症。乌司他丁能减轻乙型肝炎慢性重度并发SBP时的肝肾炎症损伤，降低肝肾综合征的发生率。血必净注射液与抗生素联合治疗肝硬化合并SBP效果较好。金双歧（双歧杆菌乳杆菌三联活菌）可以显著降低肝硬化合并SBP患者出院后SBP的再发率以及能诱发SBP的多种疾病的发生率，缩短SBP再发时各种症状的缓解时间。难治性SBP患者，在基础治疗的基础上进行腹腔灌洗并腹腔内注入抗生素直接作用于感染区域，效果明显优于静脉应用抗生素。

（刘成海）

yàowùxìng gānbìng

药物性肝病（drug-induced liver disease） 药物、保健品、膳食补充剂本身和/或其代谢产物乃至辅料导致的肝脏损伤。又称药物性肝损害（drug-induced liver Injury，DILI）。DILI为临床常见肝病之一，发病率仅次于病毒性肝炎与脂肪性肝病。通常分为可预测性和不可预测性两类，可预测性主要由药物及其代谢产物直接毒性所致，常因使用药物过量或使用已知对肝脏有损害的药物引起。多数药物性肝损害为不可预测性，其发病机制又分为代谢特异质与免疫特异质，多与特异体质、代谢酶等基因多态性与肝毒性代谢产物增加、新抗原形成免疫反应等有关。DILI可引起几乎所有的急性、亚急性、慢性肝损伤类型，其临床表现复杂，轻者仅表现为轻中度的血清肝酶升高，重者可致肝衰竭甚至死亡。该病属于中医学的黄疸、胁痛、药毒等范畴。

病因病机 已知的可引起DILI的药物既有化学药或生物制剂，也有中草药中成药、膳食补充剂保健品等。常见的化学药物如对乙酰氨基酚、米氮平、硫唑嘌呤、头孢菌素、氯霉素、红霉素、氯丙嗪、利福平、异烟肼等；中草药如雷公藤、黄药子、何首乌、千里光、苍耳子等；中成药如壮骨关节丸、疳积散、复方青黛丸、痔血胶囊等；保健品包括宁红减肥茶等。该病的发病机制复杂，既有药物及其代谢物直接对肝细胞的损伤作用，更多涉及药物或代谢产物通过免疫机制而造成的病变。DILI发病中，具有药物特异性的导致肝脏受到最初打击的是"上游事件"，随之激发的肝细胞损伤与保护途径间失衡构成"下游事件"，适应性免疫是导致DILI的"最终共同事件"，遗传与环境因素也发挥重要作用。中医认为该病病因多为有毒药物侵袭，或虽然药本无毒，但辨证有误，方不对证，失治误治。病机则由于药毒先损脾胃，脾失健运，胃失和降，进而导致肝胆疏泄失常；或药毒首先伤肝，致肝失疏泄，木郁土壅，致脾胃失运。然而无论药物首先伤肝，或是脾胃，病位不外肝胆脾胃，病机总为湿热毒邪蕴结，脾胃运化失调、升降失司，肝胆疏泄失常，气滞血瘀。

该病临床表现复杂、差异很大、缺乏特征性表现。轻者可无症状，重者可发生肝衰竭；急性DILI可有发热、皮疹与黄疸等，慢性患者可有肝硬化及其并发症如上消化道出血、腹水等表现。通常可有乏力、食欲不振、恶心、呕吐和上腹部不适等消化道症状，部分患者可有外周血嗜酸性粒细胞增多。

诊断、分型与严重程度评估

药物性肝病的诊断仍然是个极具挑战的世界性难题，主要依靠综合资料的排他性诊断，详细的病史、血液生化学、影像学检查等是重要依据，肝组织病理可提供帮助。一般诊断程序上，首先判断是否出现肝毒性，可参考海氏（Hy）法则，即：血清谷丙转氨酶（ALT）≥3×正常值上限（ULN），血清总胆红素>2×ULN。其次，根据 ALT 和碱性磷酸酶（ALP）的最高上限值比值 [R=（ALT/ULN）/（ALP/ULN）]，判定肝损伤类型：肝细胞型，R≥5；淤胆型，R≤2；混合型，R 介于 2~5。最后判断是否药物引起肝损害的因果关系分析，这项工作最为困难，国际上应用较多的评估方法包括 RUCAM 量表（Roussel Uclaf Causality Assessment Method，RUCAM）和 US-DILIN 的结构性专家诊断程序（structured expert opinion process，SEOP），但这些量表主要用于急性 DILI，且存在灵活性、重复性差等问题。

根据患者的血清肝功能指标、凝血功能、症状与临床处理需求等，可将 DILI 的严重程度分为 5 级，见表。

证候诊断 无统一定论，对于急性 DILI 可根据有无黄疸分类，继而分型如下。

黄疸型 ①湿重于热：身目俱黄，不鲜明，头重身困，胸脘痞满，大便溏垢，食欲减退，恶心呕吐，腹胀，舌苔厚腻微黄，脉弦滑或濡缓。②热重于湿：身目俱黄，黄色鲜明，发热口渴，腹部胀满，小便短少黄赤，大便秘结，心中懊恼，口干而苦，恶心欲吐，舌苔黄腻，脉弦数。③湿热并重：身目俱黄，胸脘痞满烧灼不适，发热口渴，头重身困，恶心呕吐，食欲减退，大便秘结黏腻，舌苔黄腻，脉弦滑数。

非黄疸型 ①肝郁气滞：肝区不适，两胁胀满疼痛，胸闷，善太息，情志抑郁，纳差，嗳气不舒，大便不调，女子经行不畅、乳房胀痛，舌红，苔白而薄，脉弦滑或弦细。②肝肾阴虚：胁痛，腰膝酸软，耳鸣健忘，口燥咽干，失眠，头目眩晕，盗汗颧红，男子遗精，女子月经不调，舌红少苔，脉细而数。

治疗方法 药物性肝病的治疗目的是防止肝毒性药物对机体的进一步损伤，恢复受损肝脏的结构与功能，减轻或消除患者的临床症状。首先应立即停用有关或可疑的药物，适当休息和加强营养，注意补充高蛋白和维生素，适当应用解毒与保肝的药物，中药可辨证论治，促进肝功能恢复。

西医治疗 ①除了停用肝损药物，用药时间短者可催吐洗胃、输注导泻剂等，以减少药物在体内的吸收。②解毒剂及对抗剂的应用：如锑剂、砷剂中毒时可用二巯基丙醇处理，乙酰氨基酚等中毒可用 N-乙酰半胱氨酸治疗。③食欲差者可静脉补充葡萄糖、维生素 B 和维生素 C，同时维持水和电解质平衡及加速药物排泄。④保护肝脏：可用还原型谷胱甘肽、双环醇、多烯磷脂酰胆碱、甘草酸苷类制剂等，以减轻肝脏炎症。胆汁淤积型可用腺苷蛋氨酸或熊去氧胆酸治疗。⑤当血浆蛋白降低时，可应用静脉输注血浆、白蛋白。⑥有过敏症状或明显胆汁淤积者，可选用泼尼松 20~30mg/d，或腺苷蛋氨酸、熊去氧胆酸等治疗。⑦暴发性肝功能衰竭、严重黄疸者，可行血浆置换、蛋白吸附、血液过滤等支持系统治疗。⑧经内科治疗无效或暴发性肝功能衰竭者，可肝移植治疗。

辨证论治 药物性肝病因邪毒侵袭，病机虚实夹杂。临床表现复杂，治疗需结合证候特点，宜清热利湿，疏肝健脾，清胆和胃，必要时兼扶正祛邪，滋阴补益肝肾。

黄疸型 ①湿重于热：治以利湿化浊清热，方选茵陈五苓散（《金匮要略》）合甘露消毒丹（《续名医类案》）加减，常用中药有茵陈、桂枝、茯苓、白术、泽泻、猪苓、滑石、黄芩、石菖蒲、

表 药物性肝病严重程度分级

分级	程度	定义
1	轻度	血清 ALT 和/或 ALP 增高，但 TBIL < 42.5μmol/L（2.5mg/dl），且无凝血功能异常（INR<1.5）又可分为有症状（S）和无症状（A）2 组，症候群包括：疲乏、恶心、右上腹疼痛、瘙痒、皮疹、黄疸、虚弱、厌食或体重减轻
2	中度	血清 ALT 和/或 ALP 增高，但 TBIL ≥ 42.5μmol/L（2.5mg/dl），或存在凝血功能异常（INR≥1.5）
3	重度	血清 ALT 和/或 ALP 增高，TBIL ≥ 42.5μmol/L（2.5mg/dl），且须住院治疗或因药物性肝损伤而延长住院时间
4	急性肝功能衰竭	血清 ALT 和/或 ALP 增高，TBIL ≥ 42.5μmol/L（2.5mg/dl），且至少出现下列情况之一：①肝功能衰竭（INR≥1.5，腹水，或肝性脑病）；②认为与药物性肝损伤事件相关的其他器官功能衰竭
5	致命	因药物性肝损伤死亡或需要进行肝移植

川贝母、藿香、薄荷、白蔻仁等。②热重于湿：治以清热利湿泻下，方选茵陈蒿汤（《伤寒论》）加减，常用中药有茵陈、栀子、大黄等。③湿热并重：治以清热利湿，方选茵陈蒿汤（《伤寒论》）合五苓散（《伤寒论》）加减，常用中药有茵陈、栀子、大黄、猪苓、泽泻、白术、茯苓、桂枝等。

非黄疸型 ①肝郁气滞：治以疏肝理气，方选柴胡疏肝散（《景岳全书》）加减，常用中药有醋炙柴胡、枳壳、泽泻、陈皮、法半夏、郁金、白芍、大黄、山楂、生甘草等。②肝肾阴虚：治以滋阴补益肝肾，方选左归丸（《景岳全书》）加减，常用中药有熟地、山药、枸杞子、山茱萸、川牛膝、菟丝子、鹿角胶、龟甲胶等。

中成药治疗 可辨证使用清热利胆退黄、保肝降酶、疏肝理气、活血化瘀、补益肝肾的中成药，如黄疸茵陈颗粒、柴胡舒肝丸、护肝片等。

中医辅助疗法 该病可配合针灸治疗，如针刺胆俞、中封、阳陵泉、内庭、三阴交、太冲等主穴，腹胀配中脘、天枢，呕吐配内关等。

现代研究 包括临床研究和药物研究。

临床研究 临床上一直有散在的 DILI 报道，但是 DILI 的流行病学情况包括发病率、常见药物及其肝损伤类型等并不清楚，尤其是中草药、中成药的 DILI 状况。中成药或中草药导致的肝损伤可出现任意一种临床类型。随着药物不良反应的监管日趋成熟，回顾性 DILI 相关报道增多，出现了 Meta 分析，有荟萃分析表明中药引起药物性肝损害以肝细胞损伤型为主。美国于 2002 年建立药物性肝损害网络（DILIN），10 年数据表明：中草药与膳食补充剂在 DILI 治疗中的占比呈逐年上升趋势。

药物研究 中药是中国独有的传统医学，在中西医结合临床中广泛应用。研究上，对千里光、黄药子、川楝子等肝毒性中药的毒性成分、安全剂量范围、毒理机制均做了深入研究，对于中药或中药成分配伍后的减毒作用也进行了探讨，如发现槲皮素可减轻吡咯里西啶生物碱的肝毒性。对于 DILI 的防治，发现异甘草酸镁具有良好作用。管理上，进一步明确了药材基原、炮制、工艺合理性评价等（2015 版药典），对于中药新药不仅有严格的临床试验肝毒性检测，上市后还有相应的监管召回制度。

（刘成海）

màn xìng gān yán

慢性肝炎（chronic hepatitis）

病程持续 6 个月以上、肝脏组织细胞不同程度炎症与坏死的临床病理综合征。

疾病范围 根据病因不同可将慢性肝炎分为慢性病毒性肝炎、慢性药物性肝炎、自身免疫性肝病、胆汁淤积性肝病、酒精性肝病、非酒精性脂肪性肝病、隐匿性慢性肝炎、特殊类型慢性肝炎等。病程呈波动性或持续进行性。从中医学角度而言，该类疾病属于胁痛、黄疸等范畴。

中医特征 慢性肝炎主要涉及中医学的肝、胆、脾、胃、肾等脏腑。肝位居胁下，肝经布于两胁，肝为刚脏，主疏泄与藏血，性喜条达，体阴而用阳。胆位于右胁之内，与肝呈表里关系，其脉亦循于肝，贮存和排泄胆汁以助消化。脾胃乃后天之本，同属中焦，脾主运化，胃主受纳腐熟，脾主升胃主降，燥湿相济，为气血生化之源。肝疏泄不及，肝气郁滞，脾土壅滞，湿浊内生，可见乏力、困倦、纳呆；或肝疏泄失常，胆汁外溢，可见目黄、尿黄、皮肤黄染；脾胃升降失常，则水谷受纳、腐熟功能障碍，可见纳差、恶心、呕吐、腹胀、腹泻等症。肝胆与脾胃关系密切，肝郁气滞，可乘侮脾胃，脾胃运化失常，肝气乘虚侵犯，可致呕吐、纳呆、胁痛、腹痛、黄疸等症；肝体阴而用阳，肝气郁结，气滞血瘀，或肝阴不足，络脉失养，可见胁痛、腹痛、虚劳等症。肝、胆、脾、胃、肾等脏腑功能相辅相成，一脏受损，常可累及其他多个脏腑，共同为病。

感受湿热之邪、疫疠之气，饮食不节，嗜酒过度，劳逸失当，情志因素，瘀血等是慢性肝炎的主要致病因素。湿遏脾困，脾胃运化失常；热蕴肝胆，疏泄不畅；或饮食不节、嗜酒过度，导致脾胃运化功能失常，湿浊内生，郁而化热，熏蒸肝胆，胆汁不循常道，浸淫肌肤发为黄疸；或烦躁易怒，肝郁气滞，疏泄失常，气机阻滞，脉络受伤，导致气滞血瘀。气滞、血瘀、湿热所致者属于实证；肝肾阴虚、脾肾阳虚所致者属于虚证。辨证时应分清气、血、虚、实，辨明主次。

治疗特点 西医治疗主要包括病因治疗、对症治疗。病因明确者，针对病因采取治疗；病因不明者，针对病情对症治疗，如保肝抗炎等；若存在肝纤维化，还需抗肝纤维化治疗。中医治疗为辨证论治，"实则泻之，虚则补之"为辨证论治之总纲。实证以祛邪疏通为要，虚证以柔肝扶正为主。肝胆疏泄失常者，治以疏肝利胆；脾胃运化失常者，治以健脾和胃；湿热者，治以燥湿清热；血瘀者，治以活血通络；肝肾阴虚者，治以滋补肝肾；脾肾阳虚者，治以温补脾肾。

现代研究 血清病毒核酸PCR检测、病毒标志物与自身抗体检测等，促进了慢性肝炎的病因诊断。肝组织病理活检则是慢性肝炎诊断的金标准，其不仅可以判断肝组织的炎症、坏死、纤维化程度，也可以病因诊断，数字化病理技术不仅可以方便远程会诊，也可定量分析病理结果。此外，腹部超声、CT、MRI等影像学检查、血清肝功能与凝血功能、吲哚菁绿排泄试验等方法可用于判断肝脏功能及其形态变化，以评估病情与指导治疗。中医药对抗炎保肝有良好作用，基于常用有效中药研发的成分及其化学合成药物获得了很大进展，成为慢性肝病常用临床药物，如甘草酸类制剂（复方甘草酸苷、甘草酸二铵等）、五味子类制剂（联苯双酯、双环醇、五酯胶囊等）、水飞蓟素类（益肝灵片、当飞利肝宁胶囊、利加隆等）。此外，中药方剂如小柴胡汤、龙胆泻肝汤、一贯煎等，也有较好临床疗效，并部分阐明了其作用机制。对慢性肝炎具有免疫调节作用的中药研发是重点与难点。

（刘成海）

zìshēn miǎnyìxìng gānbìng

自身免疫性肝病（autoimmune liver disease）

由自身免疫反应介导的慢性肝胆系统炎症性疾病。主要包括原发性胆汁性胆管炎（primary biliary cholangitis，PBC，既往称之为原发性胆汁性肝硬化 primary biliary cirrhosis）、自身免疫性肝炎（autoimmune hepatitis，AIH）和原发性硬化性胆管炎（primary sclerosing cholangitis，PSC），以及兼具两种病变特点的重叠综合征，如AIH与PBC、AIH与PSC重叠综合征等。中医学上，该类疾病主要隶属于胁痛、肝积、黄疸、臌胀、虚劳等范畴。

病因病机 病因主要为禀赋不足，肾气亏虚，感受外邪，七情所伤，久病失治。自身免疫性肝炎的病机多属肝肾亏损、精血不足，兼湿热蕴结、痰瘀交阻，病性为虚实夹杂，病位在肝、胆、肾。原发性胆汁性肝硬化和原发性硬化性胆管炎的基本病机是湿毒瘀血，兼见阳虚、阴虚、气阴两虚表现，初病多实，久则多见虚实夹杂，病位主要在肝胆、脾胃，病久亦可及肾。

证候诊断 分为自身免疫性肝炎、原发性胆汁性胆管炎和原发性硬化性胆管炎。

自身免疫性肝炎 ①肝肾阴虚证：咽干口燥，失眠多梦，腰膝酸软，胁痛，五心烦热，男子遗精，女子经少，舌红少苔，脉细数。②肝胆湿热证：胁肋胀痛，或有痞块，腹胀，口苦泛恶，大便不畅，小便红赤，或有身目发黄，舌红苔黄腻，脉弦数。

原发性胆汁性胆管炎和原发性硬化性胆管炎 ①肝胆湿热证：身目俱黄，色泽鲜明，小便黄赤，大便色浅，纳呆呕恶，厌食油腻，乏力。湿重者，兼见头身困重，腹胀脘闷，口淡不渴，大便黏滞，苔厚腻微黄，脉濡数；热重者，兼见发热，口渴，尿少，大便臭秽或干结，苔黄腻，脉弦数。②瘀热互结证：黄疸较深，经月不退，皮肤瘙痒或有灼热感，抓后有细小出血点及瘀斑，右胁刺痛，口干咽燥，大便色浅或灰白，尿色深黄，女子或见月事不调，舌质暗红或绛红，苔少，脉实有力或弦涩。③痰瘀阻络证：身目俱黄，色不甚鲜明，口中黏腻，脘闷不饥，腹胀纳少，大便溏泄，有时灰白色，肢体困重，倦怠嗜卧，面色暗黑，胁下肿块胀痛或刺痛，痛处固定不移，女子行经腹痛，经水色暗有块，唇舌紫暗，边有瘀斑，苔腻，脉沉细或细涩。④寒湿内停证：黄疸较深，色泽晦暗，经月不解，皮肤瘙痒，或右胁不适，或神疲乏力，形寒肢冷，食少脘痞，大便色浅或灰白，舌体胖，舌质暗淡，苔白滑，脉沉缓。⑤肝肾阴虚证：黄色晦暗，口干咽燥，腹部胀满，肝区隐痛，两目干涩，头晕腰酸，五心烦热，齿鼻衄血，皮肤瘙痒，入夜尤甚，舌红体瘦或有裂纹，少苔，脉濡细或弦细。⑥气阴两虚证：面目肌肤发黄，无光泽，神疲乏力，食少纳呆，胃脘隐痛或灼痛，口干咽燥，排便无力或大便秘结，舌淡或暗红，苔少，脉濡细。

治疗方法 该病治疗目的是减轻肝脏炎症坏死、延缓或逆转肝纤维化、减少肝硬化并发症，并减轻患者临床症状。由于该病病因并不明确，西药主要以糖皮质激素、免疫抑制剂或熊去氧胆酸（ursodesoxycholic acid，UDCA）治疗，重在抑制肝脏炎症反应、调节胆汁分泌与减轻疏水性胆汁酸的肝细胞毒性，但难以去除病因。中西医结合治疗贯穿于该病治疗始终，不同时期采取相应中药与西药联合应用，可减轻激素等西药的副作用，并发挥抗炎、抗纤维化的协同增效作用。

西医治疗 根据疾病不同采取相应的治疗方案。AIH的标准治疗为泼尼松（龙）单用或与硫唑嘌呤联用。UDCA是PBC的一线治疗药物；对UDCA治疗生化应答欠佳的患者，尚无统一治疗方案；肝移植是治疗终末期 PBC 唯一有效的方式。考来烯胺是治疗胆汁淤积性疾病所致皮肤瘙痒的一线药物；建议 PBC 患者补充钙及维生素 D 预防骨质疏松。UDCA 是治疗 PSC 研究最广泛的药物，内镜治疗仅针对较大胆管，内镜下逆行胰胆管造影术（endoscopic retrograde cholangiopancreatography，ERCP）适用于肝外胆管及肝内大胆管的显性狭窄，可减轻皮肤瘙痒和胆管炎等并发症，改善生存状况。重叠综合征的治疗需考虑该疾病中肝内炎症反应和胆汁淤积的主导地位，对于肝内炎症反应显著者予以免疫抑制治疗，胆汁淤积为主者予 UDCA 治疗，两者同时存在时考虑联合治疗。

辨证论治　辨证分型如下。

自身免疫性肝炎　①肝肾阴虚证：治以补肝益肾、滋阴养血，方选滋水清肝饮加减，常用中药有生地黄、山茱萸、山药、牡丹皮、泽泻、茯苓、柴胡、当归、赤芍、栀子、炒酸枣仁。②肝胆湿热证：治以清热利湿、疏肝利胆，方选茵陈蒿汤加减，常用中药有茵陈（后下）、栀子、大黄、郁金、金钱草、牡丹皮、虎杖、砂仁（后下）、苍术、木香、泽泻、猪苓、茯苓、白芍、甘草。

原发性胆汁性肝硬化和原发性硬化性胆管炎　①肝胆湿热证：治以清热化湿，热重于湿者，方选茵陈蒿汤加减；湿重于热，方选温胆汤加减；湿热并重者，方选茵陈蒿汤合茵陈五苓散加减。茵陈蒿汤加减：茵陈（后下）、栀子、大黄（后下）、蒲公英、赤芍、郁金和葛根；温胆汤加减：陈皮、法半夏、茯苓、竹茹、枳实、厚朴、茵陈（后下）和甘草；茵陈蒿汤合茵陈五苓散加减：茵陈（后下）、栀子、大黄（后下）、茯苓、猪苓、白术、泽泻、郁金和益母草。②瘀热互结证：治以凉血活血、解毒化瘀，方选血府逐瘀汤加减，常用中药有赤芍、丹参、生地黄、桃仁、红花、茜草、当归、葛根、瓜蒌、牡丹皮。③痰瘀阻络证：治以化瘀祛痰，方选膈下逐瘀汤合导痰汤加减，常用中药有赤芍、丹参、牡丹皮、桃仁、红花、当归、川芎、甘草、香附、橘红、白术、郁金、茵陈（后下）。④寒湿内停证：治以温化寒湿，方选茵陈术附汤加减，常用中药有茵陈（后下）、附子（先煎）、肉桂、白术、干姜、茯苓、丹参、郁金、川芎、甘草。⑤肝肾阴虚证：治以滋阴清热，方选滋水清肝饮加减，常用中药有生地黄、山茱萸、山药、牡丹皮、泽泻、茯苓、柴胡、当归、赤芍、栀子、炒酸枣仁。⑥气阴两虚证：治以益气养阴，方选生脉饮加减，常用中药有党参、麦冬、女贞子、旱莲草、黄芪、白术、猪苓、山药、丹参、葛根。

现代研究　包括证候研究和药物研究两方面。

证候研究　自身免疫性肝炎以肝气郁结证为主，其次可见肝肾阴虚证、气虚血瘀证和肝胆湿热证等。PBC 的中医证候特点主要为本虚标实，本是正气虚弱，以脾气虚弱、肝肾阴虚为主；标实以热湿瘀毒胶结，阻塞肝络为特点。血瘀是 PBC 患者的常见病理因素，研究显示血瘀与免疫功能异常密切相关。

药物研究　茵栀黄注射液联合泼尼松片和硫唑嘌呤片可以明显提高 AIH 患者临床治疗效果，改善肝纤维化指标，同时降低治疗后不良反应发生率。中药在改善肝内胆汁淤积方面具有显著优势。化浊解毒调肝汤可协助 UDCA 改善 PBC 患者的淤胆指标。中药健脾补肾方联合 UDCA 治疗脾肾两虚证 PBC 患者，结果血清 γ-GT 的改善程度上优于 UDCA 单纯治疗组。实验研究黄芪多糖对免疫性肝损伤具有保护作用，可明显降低免疫性肝损伤小鼠血清谷草转氨酶（AST）、血清谷丙转氨酶（ALT）活性和血清肿瘤坏死因子（TNF）-α 和白细胞介素（IL）-6 含量，抑制 p65 与核因子 κB 抑制蛋白 α 表达。

（刘成海）

dǎnzhī yūjīxìng gānbìng

胆汁淤积性肝病　（cholestatic liver disease）　胆汁形成、分泌和/或胆汁排泄异常导致的肝脏疾病。临床表现为黄疸、乏力和瘙痒等；血清碱性磷酸酶高于正常上限 1.5 倍，且 γ-谷氨酰转肽酶高于正常上限 3 倍。胆汁淤积性肝病因其发生部位可分为肝内胆汁淤积和肝外胆汁淤积。根据细胞学损伤部位的不同，肝内胆汁淤积可分为肝细胞性和胆管细胞性胆汁淤积。引起肝细胞性胆汁淤积的病因包括病毒性肝炎、败血症、酒精性肝炎、非酒精性脂肪性肝炎、妊娠肝内胆汁淤积、进行性家族性肝内胆汁淤积、先天性肝纤维化和肝硬化等。引起胆管细胞性胆汁淤积的病因有原发性胆汁性胆管炎、原发性硬化性胆管炎以及与自身免疫性肝炎重叠综合征、胆汁性错构瘤、卡罗利综合征、药物性胆管病和缺血性胆管病等。同时出现肝细胞和胆管细胞损伤的成为混合性胆汁淤积。肝外胆汁淤积的病因包括胆管结石、原发性硬化性胆管炎、先天性肝外胆道闭锁、胆管寄生虫病、肿瘤性疾病和胰腺疾病等。该病属于中医学的黄疸、胆胀等范畴。

病因病机 感受时毒疫气、湿热、寒湿等外邪，或情志不舒、饮食劳倦等内因，或因砂石、虫体阻滞胆道等外因，导致脾胃肝胆等脏腑功能失常，胆汁排泄失常，致胆汁外溢，因而发黄。《丹台玉案·黄疸》："黄疸之证，皆湿热而成。湿热不能发越，则郁蒸而热；热气不能宣畅，则固结而生湿。"疫毒之邪，性质猛烈，侵袭人体则病势危重。热毒内攻，熏灼肝胆伤及营血，内陷心包，发为急黄。饮食饥饱无度，或嗜食油腻厚味，或酗酒过度，致脾胃功能失常，湿浊内生，郁而化热，湿热熏蒸肝胆而发为黄疸。暴怒忧思，肝气不舒，肝胆失于疏泄，郁而化热；湿热久郁肝胆，胆汁煎熬，聚为砂石，阻塞胆道，胆汁外溢。感受寒湿或素体脾胃虚寒，湿从寒化，致寒湿内阻中焦，胆汁排泄受阻。积聚日久不消，瘀血肿块阻塞胆道，胆汁外溢而产生黄疸。内因、外因相互作用，导致肝胆脾胃功能失常，胆汁不循常道，发为黄疸，但疫毒为患或病情严重者，可内陷心包、损伤及肾。总之，引起该病的原因很多，主要在湿热瘀毒，其病机关键在于湿邪，病位主要在肝胆、脾胃，病久亦可及肾。

证候诊断 湿毒瘀血是其基本病机，兼见阳虚、阴虚、气阴两虚，初病多实，久则多见虚实夹杂。①肝胆湿热证：身目俱黄，色泽鲜明，小便黄赤，大便色浅，纳呆呕恶，厌食油腻，乏力。湿重者，兼见头身困重，腹胀脘闷，口淡不渴，大便黏滞，苔厚腻微黄，脉濡数；热重者，兼见发热，口渴，尿少，大便臭秽或干结，苔黄腻，脉弦数。②瘀热互结证：黄疸较深，经月不退，皮肤瘙痒或有灼热感，抓后有细小出血点及瘀斑，右胁刺痛，口干咽燥，大便色浅或灰白，尿色深黄，女子或见月事不调，舌质暗红或绛红，苔少，脉实有力或弦涩。③痰瘀阻络证：身目俱黄，色不甚鲜明，口中黏腻，脘闷不饥，腹胀纳少，大便溏泄，有时灰白色，肢体困重，倦怠嗜卧，面色暗黑，胁下肿块胀痛或刺痛，痛处固定不移，女子行经腹痛，经水色暗有块，唇舌紫暗，边有瘀斑，苔腻，脉沉细或细涩。④寒湿内停证：黄疸较深，色泽晦暗，经月不解，皮肤瘙痒，或右胁不适，或神疲乏力，形寒肢冷，食少脘痞，大便色浅或灰白，舌体胖，舌质暗淡，苔白滑，脉沉缓。⑤肝肾阴虚证：黄色晦暗，口干咽燥，腹部胀满，肝区隐痛，两目干涩，头晕腰酸，五心烦热，齿鼻衄血，皮肤瘙痒，入夜尤甚，舌红体瘦或有裂纹，少苔，脉濡细或弦细。⑥气阴两虚证：面目肌肤发黄，无光泽，神疲乏力，食少纳呆，胃脘隐痛或灼痛，口干咽燥，排便无力或大便秘结，舌淡或暗红，苔少，脉濡细。

治疗方法 胆汁淤积性肝病的治疗分为病因治疗和症状治疗。①病因治疗：应针对不同原因进行有针对性治疗。对于肝内胆汁淤积，清除或缓解病因以药物治疗为主；对于肝外胆汁淤积除药物治疗外，可考虑手术治疗，如肝叶切除、胆道重建和肝移植等。上述手术风险较大，内镜下逆行胰胆管造影术（endoscopic retrograde cholangiopancreatography，ERCP）和内镜下治疗应用广泛。②症状治疗：有药物治疗、ERCP治疗、血液净化治疗等，目的在于减轻胆汁淤积，缓解症状。③中医辨证治疗：中医治疗以辨证论治为主要原则，重在利湿退黄，加活血通络之品，主要在于促进肝功能改善、减轻症状、缩短病程、减少复发。中西医结合治疗不仅可以兼顾疾病标本，也可优势互补。

西医治疗 ①熊去氧胆酸：促进内源性胆酸的排泌，保护肝细胞和胆管细胞。②腺苷蛋氨酸：调控肝细胞生长、分化和抗抑郁作用。③糖皮质激素：阻止细胞因子产生和黏附因子表达。④硫唑嘌呤：抑制免疫反应。⑤血液净化治疗：可清除体内致病物质和有害物质，改善病情或缓解症状。⑥ERCP或内镜下治疗：镜下干预如球囊扩张、内镜下乳头肌切开及支架植入，但并发症发生率高，应谨慎使用。⑦肝移植术：可改善晚期胆汁淤积性肝病患者的生存期。⑧肝外表现的处理：如有瘙痒，考来烯胺是首选药物，利福平为二线药物，但利福平的肝毒性限制了广泛应用；如有骨质疏松，每两年一次进行骨密度测定，常规生活方式的健康宣教以及补充维生素D和钙，严重者以二膦酸盐治疗。

辨证论治 ①肝胆湿热证：治以清热化湿；热重于湿者，方选茵陈蒿汤（《伤寒论》）加减；湿重于热，方选温胆汤（《三因极一病证方论》）加减；湿热并重者，方选茵陈五苓散（《金匮要略》）加减。常用中药有茵陈、栀子、大黄、桂枝、猪苓、泽泻、白术、茯苓等。②瘀热互结证：治以凉血活血、解毒化瘀，方选血府逐瘀汤（《医林改错》）加减，常用中药有赤芍、丹参、生地黄、桃仁、红花、茜草、当归、葛根、瓜蒌、牡丹皮。③痰瘀阻络证：治以化瘀祛痰，方选膈下逐瘀汤（《医林改错》）合导痰汤（《济生方》）加减，常用中药有赤芍、丹参、牡丹皮、桃仁、红花、当归、川芎、甘草、香附、橘红、白术、郁金、茵陈等。④寒湿内停证：治以温化寒湿，方选茵陈术附汤（《伤寒论》）加减，常用中药有茵陈、附子、肉桂、白术、干姜、茯苓、丹参、郁金、川芎、甘草等。⑤肝肾阴虚证：治以滋阴补肾，方选滋水清肝饮（《医宗己任编》）加减，常用中药有山药、山茱萸、牡丹皮、泽泻、茯苓、柴胡、栀子、当归、茵陈、赤芍、生地黄等。⑥气阴两虚证：治以益气养阴，方选生脉饮（《医学启源》）加减，常用中药有党参、麦冬、女贞子、旱莲草、黄芪、白术、猪苓、山药、丹参、葛根等。

中成药治疗　①茵栀黄口服液：清热解毒、利湿退黄，用于湿热发黄证。②健肝乐冲剂：养血护肝、解毒止痛、退黄，用于多种原因引起的黄疸。③鸡骨草丸：清热解毒、利胆止痛，用于疫毒发黄者。④利胆排石颗粒：清热利湿、利胆排石，用于胆道结石引起的黄疸。⑤胆宁片：疏肝利胆、清热通下，用于肝郁气滞、湿热未清之证，也可用于慢性胆囊炎引起的淤胆型肝病。

中医辅助治疗　胆汁淤积性肝病的治疗还可采用食疗、针灸等方法。①食疗：茯苓赤小豆薏米粥适宜阳黄患者；牡蛎肉玉米须汤有敛阴潜阳、滋阴柔肝、清热退黄之功效；蒲公英稠米汤可清热解毒、消退黄疸；芦笋玉米须粥具有清热利湿、健脾退黄作用；田基黄煮蛋有清热解毒、疏肝利胆退黄作用；苦瓜猪肝汤具有清热利胆养肝的作用。②体针疗法：阳黄者取胆俞、阴陵泉、内庭、太冲、阳维、阳陵泉、建里等穴位，阴黄者取至阳、脾俞、

胆俞、中脘、三阴交、肾俞、足三里、肝俞等穴。③耳针疗法：取穴胆、肝、脾、胃、耳中等。

现代研究　包括证候研究和药物研究。

证候研究　引起胆汁淤积的疾病较多，而不同疾病、同一疾病的不同阶段，其证候差异较大，但其病因病机与湿热内蕴、寒湿内生、气滞血瘀和瘀热痰阻有关。《中药新药临床研究指导原则》制定了胆汁淤积性肝病八种证候类型，包括热毒炽盛证、肝胆湿热证、湿邪困脾证、肝郁脾虚证、肝郁气滞证、肝郁血瘀证、肝肾阴虚证和脾肾阳虚证。气虚、阴虚和血虚是原发性胆汁性胆管炎患者的重要病理因素，脾气亏虚证贯穿疾病的整个过程，疾病早期以肝气郁结证常见，中晚期以肝肾阴虚证和肝血虚证常见。胆汁淤积性肝病的证候生物学特征研究甚少，多采用超高效液相色谱-质谱联用方法分析血清胆汁酸谱的代谢差异，深入研究胆汁酸成分谱的变化与疾病证候之间的关系，有可能揭示胆汁淤积性肝病的疾病特征和证候特征。胆汁酸代谢紊乱是原发性胆汁性胆管炎的重要病理特征，然而，原发性胆汁性肝硬化患者同时存在明显的氨基酸代谢、脂质代谢和糖类代谢异常。

药物研究　奥贝胆酸是治疗胆汁淤积性肝病的新型衍生物，通过激活法尼醇 X 受体，抑制胆汁酸的生物合成和重吸收，促进胆汁酸的排泄，减轻疏水性胆汁酸的肝细胞毒性。中药在治疗肝内胆汁淤积性肝病方面具有多成分、多靶点的特点，疗效显著。茵陈蒿汤是利湿退黄的经典方剂，具有保护肝脏、改善肝纤维化、利胆的药理作用。茵陈蒿汤具有

抑制内质网应激在胆汁淤积性肝纤维化中的促进作用，减少肝细胞凋亡，作用机制通过抑制 PKR 样内质网激酶-真核生物翻译起始因子-转录活性因子 4 的活化。茵陈蒿汤可抑制肝脏诱导型 NO 合酶的表达，促进阻塞性黄疸大鼠梗阻解除后肝功能的恢复。玉米须提取物增加胆汁流量和流速、降低血清直接胆红素和丙氨酸氨基转移酶，可改善肝内胆汁淤积。

（刘成海）

jiǔjīngxìng gānbìng

酒精性肝病（alcoholic liver disease，ALD）　长期大量饮酒（时间一般超过 5 年，饮酒量折合乙醇量，男性 ≥40g/d，女性 ≥20g/d，或 2 周内有大量饮酒史，折合乙醇量>80g/d）导致的肝细胞结构异常和/或功能障碍的疾病。依据病变肝组织是否伴有炎症反应和纤维化，可分为单纯性脂肪肝、酒精性肝炎、肝纤维化和肝硬化：①单纯性脂肪肝：依据肝细胞脂肪变性占据所获取肝组织标本量的范围，分为 4 度（F0~4）；②酒精性肝炎和肝纤维化：肝脂肪变程度分为 4 度（F0~4），炎症分为 4 级（G0~4），肝纤维化分为 4 期（S0~4）；③肝硬化：肝小叶结构破坏，代之以假小叶形成，大体为小结节性肝硬化。根据纤维间隔是否有界面性肝炎，分为活动性和静止性。若酗酒患者 2 个月内出现明显黄疸，或凝血机制障碍、肝性脑病、急性肾损害等，提示出现急性严重酒精性肝炎。该病属于中医学的酒疸、酒癖、积聚、胁痛、酒臌等范畴。

病因病机　《本草纲目》中曰："酒味苦、甘、辛，大热有毒。"《医意商》中曰："盖酒之

伤人，湿而且热，求之不变。"酒毒为该病主要病因，饮酒过度，脾胃损伤，湿热内阻，脾失健运，痰湿内阻，痰阻气机，气血不和而致胁痛，气血痰搏结阻于腹中而成酒癖，久病肝、脾、肾三脏功能失调，气血水互结于腹中，发展为酒臌。病机为脾胃气虚、痰湿内阻、水湿内停、气血不和、气滞血瘀。其中酒伤肝脾、聚湿成痰为发病关键，素体禀赋不足，脾胃虚弱为发病之本。病位在肝，涉及脾、胃、胆、肾。病性初期以实证多见，后期则正虚邪实，虚实夹杂。病变初、中、后三期不同阶段具有相应的病机证候特点。初期酒伤肝脾，聚湿成痰，病初多属实属热，以气滞血瘀湿阻为主，大致为轻症ALD或酒精性脂肪肝阶段；中期酒湿浊毒之邪留滞中焦，蕴而不化，致气血、痰浊、湿热相互搏结，凝集成块，停于胁下，此期多为酒精性肝炎及肝纤维化阶段或早期肝硬化；后期脾胃受损，气血匮乏，病及于肾，肝、脾、肾同病，气滞、血瘀、水停，正虚交织错杂于腹中，形成腹大膨隆之"酒臌""酒疸"之证，此阶段相当于酒精性肝硬化肝功能失代偿期。

证候诊断　①湿浊中阻证：脘腹闷满，食欲不振，口黏无味，恶心，呕吐，泄泻，肢体困倦乏力，舌苔白腻，脉濡。②湿热蕴结证：胁肋胀痛，身目发黄，黄色鲜明，口干口苦，恶心欲吐，小便黄赤，大便秘结或溏垢不爽，舌质红，舌苔黄腻，脉滑数或弦数。③寒湿困脾证：身目俱黄，黄色晦暗，纳少脘痞，腹胀或痛，神疲畏寒，大便不实，舌质淡，舌苔腻，脉濡缓或沉迟。④肝郁脾虚证：胁肋胀满疼痛，善太息，性情抑郁或急躁易怒，腹胀纳呆，

少气懒言，肢体倦怠，便溏或完谷不化，苔白或白腻，脉弦。⑤肝郁血瘀证：胁下胀满疼痛，有痞块，可见赤丝血缕，身目发黄而晦暗，面色黧黑，舌质紫暗或有瘀点瘀斑，脉细涩。⑥肝阴不足证：胁肋隐痛，劳累后加重，形体消瘦，头晕目眩，失眠，口干，腰膝酸软，舌质红少津，苔薄或少苔，脉弦细。⑦脾肾阳虚证：腹大胀满，如囊裹水，朝宽暮急，小便不利，胸闷纳呆，便溏，畏寒肢冷，舌质淡，舌体胖大边有齿痕，舌苔厚腻，脉沉弱。⑧肝肾阴虚证：腹大坚满，皮色苍黄，青筋暴露，面色晦滞，小便短少，五心烦热，或午后发热，口燥咽干，时或齿衄鼻衄，舌质红，或有瘀斑，苔少，脉弦细数。

治疗方法　戒酒是该病治疗的基石，营养支持，提供高蛋白、低脂饮食，并注意补充维生素B、维生素C、维生素K及叶酸，以减轻酒精性肝病的严重程度，改善继发性营养不良。对于酒精性肝炎，根据病情程度，积极抗炎，防治感染与急性肾损害；对于酒精性肝硬化及其并发症，则需要抗肝纤维化与对症治疗。

西医治疗　基于凝血酶原时间与胆红素的马德里（Maddrey）判别函数（Maddrey discriminant function，MDF）等判断疾病的严重程度。如果MDF大于32，当适当采用糖皮质激素（如泼尼松）或己酮可可碱抗炎，必要时采用抗生素或特利加压素等治疗细菌感染或急性肾损害等。对于一般患者，可采用美他多辛，以加速酒精从血清中清除。选用甘草酸制剂、水飞蓟素类、双环醇、还原型谷胱甘肽、多烯磷脂酰胆碱类等抗炎保肝，促进肝细胞膜和细胞器的损伤修复。积极对症治

疗并发症，如门静脉高压、食管胃底静脉曲张、自发性细菌性腹膜炎、肝性脑病和肝细胞肝癌等。严重酒精性肝硬化患者可考虑肝移植。

辨证论治　①湿浊中阻证：治以升清降浊、除湿和中，方选胃苓汤（《丹溪心法》）加减，常用中药有苍术、厚朴、陈皮、茯苓、猪苓、泽泻、生姜、葛根、枳实等。②湿热蕴结证：治以清热利湿，方选茵陈蒿汤（《伤寒论》）加减，常用中药有茵陈、栀子、大黄、黄柏、连翘、茯苓、猪苓、车前子等。③寒湿困脾证：治以温中化湿、健脾和胃，方选茵陈术附汤（《伤寒论》）加减，常用中药有茵陈、白术、附子、厚朴、茯苓、泽泻、甘草等。④肝郁脾虚证：治以疏肝解郁、健脾化湿，方选柴苓汤（《景岳全书》）加减，常用中药有柴胡、白芍、当归、茯苓、白术、甘草、厚朴、半夏等。⑤肝郁血瘀证：治以活血化瘀、通络止痛，方选复元活血汤（《医学发明》）加减，常用中药有当归、桃仁、赤芍、甘草、红花、柴胡、瓜蒌、丹参、泽兰、蒲黄等。⑥肝阴不足证：治以滋阴柔肝、理气止痛，方选一贯煎（《续名医类案》）加减，常用中药有北沙参、麦冬、当归、生地黄、枸杞子、丹参、白芍、郁金、甘草、女贞子、鳖甲、牡蛎等。⑦脾肾阳虚证：治以温补脾肾、行气利水，方选附子理中丸（《阎氏小儿方论》）或济生肾气丸（《济生方》）合五苓散（《伤寒论》）加减，常用中药有附子、干姜、白术、茯苓、桂枝、泽泻、猪苓、熟地黄、山茱萸、山药、牛膝、车前子等。⑧肝肾阴虚证：治以滋养肝肾、活血利水，方选一贯煎（《续名医类案》）或六味

地黄丸（《小儿药证直诀》）合膈下逐瘀汤（《医林改错》）加减，常用中药有熟地黄、石斛、北沙参、枸杞子、泽泻、茯苓、当归、桃仁、牡丹皮、赤芍、乌药、延胡索、甘草等。

中成药治疗　①五苓散：温阳化气、利湿行水，适用于证属湿浊中阻者。②茵胆平肝胶囊：清热利湿退黄，适用于证属湿热蕴结者。③逍遥丸：疏肝健脾、养血调经，适用于证属肝郁脾虚者。④济生肾气丸：温肾化气、利水消肿，适用于证属脾肾阳虚者。⑤六味地黄丸：滋阴补肾，适用于证属肝阴不足、肝肾阴虚者。

中医辅助疗法　①体针：主穴足三里、太冲、阳陵泉、肝俞，呕吐者加内关，黄疸者加至阳，腹泻胀痛者加期门、章门；实证针用泻法，虚证针用平补平泻法；②耳针：取穴肝、胆、脾和胃等，食欲不振者加胰，腹胀者加皮质下、胰，失眠者加神门和心；毫针中等强度刺激，每日1次，或王不留行籽贴压。

现代研究　包括证候研究和药物研究两个方面。

证候研究　中医证候类型与疾病分期有关，中医辨证时当注重鉴别在气在血、属痰属湿、属虚属实等证候要素。ALD初期以气滞、血瘀、湿阻为患，治疗以行气、活血、化湿为主，可选用木香顺气散或柴胡疏肝散加减。中期常以气结、血瘀、痰阻为主，可选用柴胡疏肝散和膈下逐瘀汤加减。晚期常见邪盛正衰，治疗以扶正祛邪、攻补兼施，可用八珍汤合酒积丸化裁；若属肝肾阴虚者，方药可选用滋水清肝饮合化积丸加减。若属脾肾阳虚，腹水症状突出者，又可选用真武汤

温阳化气利水。

药物研究　金元时期李东垣创立有"葛花解醒汤"（葛花、砂仁、豆蔻、青皮、陈皮、木香、神曲、茯苓、猪苓、泽泻、白术、干姜、人参），用于酒食痰浊停积不化，心烦呕吐者，对酒精性肝病具有保护肝细胞、抗肝纤维化及改善脂质代谢的作用。临床研究发现清肝活血方（柴胡、黄芩、葛根、鳖甲、丹参等）用于酒精性肝病湿热兼有瘀血者，可改善患者临床症状、血清肝功能与血脂。解酒保肝汤（枳实、泽泻、猪苓、鸡内金、柴胡、栀子、黄芩、白芍、山楂、神曲、砂仁、郁金、甘草），用于酒精性脂肪肝，可改善患者肝功能，缓解胁痛等症状。柴蔻冲剂（柴胡、白豆蔻、三七、茯苓、山楂）用于ALD早期肝气郁结、痰湿内阻者，可改善患者肝功能，其机制与抗炎抗脂质过氧化有关。

（刘成海）

fēijiǔjīngxìng zhīfángxìng gānbìng

非酒精性脂肪性肝病（nonalcoholic fatty liver disease, NAFLD）

与胰岛素抵抗和遗传易感密切相关的代谢应激性肝脏损伤性疾病。根据疾病的发展阶段与轻重程度，NAFLD包括非酒精性单纯性脂肪肝（non-alcoholic fatty liver，NAFL）、非酒精性脂肪性肝炎（non-alcoholic steatohepatitis，NASH）及其相关肝硬化和肝细胞癌。NAFLD与代谢综合征的关系密切，后者以胰岛素抵抗为中心环节，同时伴有高血糖、高血压、高血脂、肥胖等多种代谢异常。该病属于中医学的肝癖、胁痛、积聚等范畴。

病因病机　病因多为饮食不节、嗜食肥甘厚味，伤及脾胃，或起居失常，多逸少动，体丰痰

盛，导致脾失健运，生湿酿痰，或情志失调，肝失疏泄，木克脾土，脾失健运，生湿酿痰，或禀赋不足，后天失养，或久病及肾，肾精亏损，气化失司，致精微不归正化，痰湿瘀浊郁久化热，酿生湿热，壅塞肝络，结于胁下，缠绵难愈。病机为肝失疏泄，脾失健运，湿热内蕴，痰浊内结，瘀血阻滞，最终形成痰瘀互结，痹阻肝脉。其病理基础与痰、湿、浊、瘀、热等有关。该病病位在肝，涉及脾、胃、肾等脏腑，证属本虚标实，脾肾亏虚为本，痰浊血瘀为标。

证候分类　①肝郁气滞证：肝区不适，两胁胀痛，抑郁烦闷，胸闷、喜叹息，时有嗳气，纳食减少，大便不调，月经不调、乳房胀痛，舌质红，苔白而薄，脉弦滑或弦细。②肝郁脾虚证：胁肋胀闷，抑郁不舒，倦怠乏力，腹痛欲泻，腹胀不适，食欲不振，恶心呕吐，时欲太息，舌质淡红，苔薄白或白，有齿痕，脉弦细。③痰湿内阻证：体态肥胖，右胁不适或胀闷，周身困重，大便黏滞不爽，脘腹胀满，倦怠无力，食欲不振，头晕恶心，舌质淡，苔白腻，脉沉滑。④湿热蕴结证：右胁肋部胀痛，周身困重，脘腹胀满或疼痛，大便黏滞不爽，身目发黄，小便色黄，口中黏滞，口干口苦，舌质红，苔黄腻，脉弦滑或濡数。⑤痰瘀互结证：胁肋刺痛或钝痛，胁下痞块，面色晦暗，形体肥胖，胸脘痞满，咯吐痰涎，纳呆厌油，四肢沉重，舌质暗红、有瘀斑，舌体胖大，边有齿痕，苔腻，脉弦滑或涩。

治疗方法　该病治疗的首要目标是改善胰岛素抵抗，防治代谢综合征及其相关终末期器官病变，从而改善患者生活质量和延

长存活时间，次要目标为减少肝脏脂肪沉积并避免因"二次打击"而导致 NASH 和肝功能失代偿，NASH 患者则需阻止肝病进展，减少或防止肝硬化、肝癌及其并发症的发生。改变生活方式、控制体重、减轻肥胖是大多数 NAFLD 患者的主要治疗措施。中医则擅于清热祛湿、消痰化瘀，改善病理发病体质。

西医治疗 ①健康教育，改变生活方式。推荐中等程度的热量限制，建议低糖低脂的平衡膳食、中等量有氧运动。②控制体重，减少腰围。③改善胰岛素抵抗，纠正代谢紊乱。使用血管紧张素受体阻滞剂、胰岛素增敏剂（二甲双胍、吡格列酮、罗格列酮）以及他汀类等药物，以降低血压和防治糖脂代谢紊乱及动脉硬化。④减少附加打击以免加重肝脏损害。如避免体重急剧下降，避免接触肝毒物质，慎重使用可能有肝毒性的中西药物和保健品，严禁过量饮酒等。⑤保肝抗炎药物防治肝炎和肝纤维化。如水飞蓟宾、多烯磷脂酰胆碱、熊去氧胆酸等。⑥积极处理肝硬化并发症。NASH 合并肝功能衰竭、失代偿期肝硬化以及 NAFLD 并发肝细胞癌患者可考虑肝移植治疗。

辨证论治 ①肝郁气滞证：治以疏肝理气，方选柴胡疏肝散（《景岳全书》）加减，常有中药有柴胡、枳壳、陈皮、泽泻、半夏、郁金、白芍、大黄、山楂、生甘草等。②肝郁脾虚证：治以疏肝健脾，方选逍遥散（《太平惠民和剂局方》）加减，常用中药有柴胡、白芍、薄荷、白术、当归、茯苓、山楂、生姜、甘草等。③痰湿内阻证：治以健脾益气、化痰祛湿，方选二陈汤（《太平惠民和剂局方》）加减，常用中药有半夏、陈皮、茯苓、泽泻、莱菔子、山楂、葛根、黄精、生白术、藿香、甘草等。④湿热蕴结证：治以清热利湿，方选茵陈蒿汤（《伤寒论》）加减，常用中药有茵陈、栀子、大黄、虎杖、厚朴、车前草、茯苓、白术、猪苓、泽泻等。⑤痰瘀互结证：治以活血化瘀、祛痰散结，方选膈下逐瘀汤（《医林改错》）合二陈汤加减，常用中药有柴胡、当归、桃仁、五灵脂、穿山甲、丹皮、赤芍、大腹皮、茯苓、生白术、陈皮、半夏、枳实等。

中成药治疗 ①逍遥丸：疏肝健脾、养血调经，适用于肝郁脾虚证。②绞股蓝总苷片：补气化痰，适用于气虚痰阻证。③强肝胶囊：健脾化湿，适用于脾虚气滞、湿热内阻证。④苦黄颗粒或双虎清肝颗粒：清热利湿，适用于湿热蕴结证。⑤大黄䗪虫丸：活血破瘀、通经消癥，适用于痰瘀互结证。⑥桑葛降脂丸：健脾补肾，适用于脾肾亏虚、痰湿瘀阻证。

中医辅助疗法 该病的治疗还可采用体针刺法，一般取穴丰隆、足三里、太冲、肝俞、三阴交等，肝郁气滞者加行间，肝肾两虚者加太溪、照海、复溜，瘀血内阻者加血海、地机，痰湿困脾者加公孙、商丘。实证针用泻法，虚证针用补法。

现代研究 包括疾病研究和药物研究两方面。

疾病研究 非酒精性脂肪性肝炎患者发生肝脏失代偿、肝细胞癌和心血管疾病的风险增加，疾病进展的风险因素包括：年龄、肥胖和 2 型糖尿病等。研究表明，在 NAFL 进展至 NASH 的过程中，天然免疫激活，肠上皮屏障功能受损起到重要作用。肠道细菌的代谢产物或分解产物启动肝脏干扰素信号系统，激活肝脏内 CD8 阳性 T 淋巴细胞，最终导致肝脏为中心的代谢紊乱引起 NAFLD。临床研究表明，肝纤维化程度是 NAFLD 患者死亡与肝移植的独立危险因素，肝纤维化是 NASH 的主要危险因素，无创性肝纤维化 FIB-4 指数可预测 NASH 患者的 10 年临床转归。肝脏弹性超声诊断仪可检测肝脏硬度值（kPa）以评估肝纤维化程度、检测超声衰减参数值评估肝脏脂肪变性程度。代谢物组学分析发现：谷氨酸-丝氨酸-甘氨酸指数、新生成脂质以及饱和度下降指数与肝脏和脂肪组织的胰岛素抵抗有关，且反映 NAFLD 病变程度。

药物研究 多种中草药如山楂、泽泻、郁金、丹参、茯苓、陈皮、半夏、姜黄、柴胡、大黄、决明子等都具有防治脂肪肝的作用，其作用机制涉及减脂、抗氧化应激和脂质过氧化等。胆宁片（生大黄粉、虎杖、青皮、陈皮、郁金、山楂、白茅根）可改善 NAFLD 患者肝脏影像学特征、改善患者临床症状、肝功能与血脂等。降脂颗粒（绞股蓝、丹参、虎杖、茵陈、荷叶）可显著升高 NAFLD 患者 CT 肝脾密度比，降低体重指数，且无严重不良事件发生。祛湿化瘀方（茵陈、虎杖、姜黄、栀子、田基黄）可降低 NASH 患者血清游离脂肪酸含量，升高血清脂联素含量，改善胰岛素抵抗。奥贝胆酸是一种法尼醇 X 受体激动剂，可明显改善 NAFLD 的肝脏炎症与纤维化。减肥手术对病态肥胖、NASH 患者的重度肝损伤具有显著疗效，促进 NASH 肝脏炎症的缓解与纤维化程度的减轻。

（刘成海）

dǎndào gǎnrǎn

胆道感染（infection of biliary tract） 发生在胆道系统各部位的炎症。多数是细菌性炎症。

疾病范围 根据发病部位不同分为胆囊炎和胆管炎；根据发病缓急分为急性、亚急性和慢性胆道感染。病因与结石、蛔虫、胆管狭窄、肿瘤、胆道损伤等有关，胆道梗阻、细菌入侵与化学性刺激是主要病理机制。该病包括急性胆囊炎、慢性胆囊炎、慢性结石性胆囊炎、急性胆管炎、慢性胆管炎、原发性肝胆管结石症、急性梗阻性化脓性胆管炎等。该病属于中医学胁痛、腹痛、黄疸、结胸发黄、胆胀等范畴。

中医特征 胆为"中清之腑"，既是六腑，又是奇恒之腑，具有贮存和排泄胆汁、助肝气疏泄、参与饮食物消化的功能。胆附于肝，居肝之短叶间，肝胆之间经脉络属，两者互为表里关系。凡影响肝之疏泄的因素均可导致胆汁通降异常。其病理变化主要为郁、阻、热、结。肝胆气郁、结石阻滞导致胆汁排泌失常，气滞血瘀、蕴而化热，湿热蕴结，形成胁痛、黄疸等证。若热积不散，则酿脓化火，热入营血，出现亡阴、亡阳等危重证候。

治疗特点 胆道感染的治疗按照"急则治标，缓则治本"的原则。治疗大法是疏肝利胆。急性胆道感染常用清热化湿、通腑利胆法，清热解毒、通腑泻火法治疗；慢性胆道感染常用疏肝利胆、理气解郁法，清热利湿、利胆通腑法，疏利肝胆、温寒通阳法，理气活血、利胆止痛法，疏肝健脾、柔肝利胆法以及养阴柔肝、清热利胆法治疗。中医治疗目标是控制症状，消除炎症；缩短病程，减少复发；降低并发症的发生率。

胆道感染的治疗原则是尽可能解除梗阻及充分引流，同时选用有效的抗菌药物治疗。临床上要根据患者的实际情况遵循个体化原则。外科处理可选择胆囊切除术、胆道引流、腹腔镜手术、内镜下逆行胰胆管造影术（ERCP）等。抗菌治疗要考虑病原菌的种类、病原菌对抗菌药物的敏感性和不同抗生素的胆汁浓度分布等情况，常选用对革兰阴性菌（G⁻）敏感的抗生素，如头孢菌素；此外要考虑厌氧菌的感染，选用甲硝唑等；氟喹诺酮类药物也可选用。

现代研究 严重的胆道感染可造成全身炎症反应、多器官功能损害。胆道感染的细菌主要来源于肠道，大多为革兰阴性菌（G⁻），主要是大肠埃希菌、肺炎克雷伯菌、肠杆菌等；部分为革兰阳性菌（G⁺），如肠球菌等。G⁻菌产生的β-葡萄糖醛酸苷酶促进不溶性胆红素形成，进一步促进胆道结石形成，加重胆道梗阻诱发感染。胆汁培养对抗菌谱测定及耐药性分析有助于合理使用抗生素。

（刘成海）

jíxìng dǎndào gǎnrǎn

急性胆道感染（acute infection of biliary tract） 胆道系统内发生的急性炎症性疾病。包括急性胆囊炎和急性胆管炎。胆道梗阻、细菌感染是引起该病的主要因素。急性胆囊炎大多预后良好，而急性胆管炎由于起病急，病情重，变化快，是胆道良性疾病的首要致死原因，预后欠佳。急性胆囊炎诊断要点为：①右上腹持续性疼痛伴阵发性加剧，并可向右肩背部放射，常有恶心、呕吐、发热；②右上腹压痛、肌紧张，墨菲征阳性，部分病例伴有黄疸和反跳痛；③周围血中白细胞及中性粒细胞增多；④B超等影像学检查发现胆囊肿大、壁增厚，伴结石者可见结石影等。急性胆管炎诊断要点为：①有 Charcot 三联症（腹痛、恶寒发热、黄疸），可伴恶心呕吐、血压下降、昏迷等；②右上腹压痛、肝区叩击痛；③血白细胞、胆红素升高，肝功能损害，尿胆红素阳性；④B超等影像学检查发现有胆管扩张。该病属于中医学的胆胀、黄疸、结胸、胁痛、厥逆等范畴。

病因病机 病因与饮食不节，过食肥甘厚味，情志失调，外邪入侵及蛔虫上扰有关。病机特点是肝胆之气郁结，气滞而致血瘀，瘀而化热，热与脾湿蕴结则成肝胆湿热之证，湿热煎熬成石，阻于胆道，胆气不通则痛，胆汁逆溢肌肤而发黄，若热积不散，则成脓化火，热毒炽盛拓入营血可致"亡阴""亡阳"。其基本病机是"湿热蕴结，胆腑不通"，而"邪从热化""热壅肠腑"则是该病变证转归的重要环节。病位在肝胆，病性以实证为主。

证候诊断 该病主要分为气滞、湿热、实火三型，根据轻重可将实火型分为肝胆热毒证和肝火扰神证。①肝胆气滞证：右上腹绞痛或钝痛，口苦、咽干、纳呆，无寒热或有低热，无黄疸，舌质淡红，苔薄白或微黄，脉弦紧或弦细。②肝胆湿热证：右胁胀痛，身目发黄，发热，纳呆呕恶，小便黄，胁下痞块拒按，便溏或大便秘结，舌质红，苔黄厚腻，脉滑数。③肝胆热毒证：胁胀灼痛，壮热，身目深黄，烦渴引饮，胁下痞块，烦躁不安，面赤潮红，大便秘结或热结旁流，舌质干红或绛红或有瘀斑，苔黄厚或焦黑或无苔，脉洪数。④肝火扰神证：胁胀灼痛，神昏谵语，壮热，烦躁不安，身目深黄，胁下痞块，斑疹隐隐，齿衄鼻衄，大便秘结或热结旁流，舌质红绛，苔黄，脉滑数或细数。

治疗方法 作为急腹症的一种，该病如果治疗不及时，可发展为更为凶险的化脓性胆囊炎或胆管炎，因此应在发病初期高度重视。西医治疗急性胆道感染以控制感染和解除梗阻为主，但在急性发作期由于梗阻与胆管炎，抗生素作用受限，手术安全系数差，很难彻底完成手术，术后残石率、复发率、再次手术率均很高。中西医结合治疗急性胆道感染有较好疗效，一般认为胆囊功能好、胆总管下端无狭窄的肝外和肝内胆管结石以及胆道术后残留结石均可采用中药排石或溶石，胆石大小以直径不超过 10mm 为宜，结合内镜乳头切开术排石效果更佳。

西医治疗 ①禁食，纠正水、电解质紊乱；②抗感染：应首先进行应进行胆汁和血液培养，在明确致病菌前应进行经验性治疗，经验性用药首选含 β-内酰胺酶抑制剂的复合制剂；③手术治疗：根据患者病情严重程度可选择胆囊切除、胆囊造瘘、经皮经肝胆囊穿刺置管引流术、内镜十二指肠乳头括约肌切开术、内镜鼻胆管引流术和经皮经肝胆道引流术等术式。此外还要加强围手术期的支持治疗，综合应用保肝利胆、解痉镇痛、吸氧、糖皮质激素等治疗措施，以防止多脏器功能衰竭的出现。

辨证论治 ①肝胆气滞证：治以疏肝利胆、理气止痛，方选大柴胡汤（《金匮要略》）合金铃子散（《太平圣惠方》）加减，常用中药有柴胡、枳实、延胡索、川楝子、白芍、黄芩、大黄（后下）、法半夏、生姜、大枣、茵陈、栀子。②肝胆湿热证：治以清热利胆、化湿通下，方选大柴胡汤（《金匮要略》）合茵陈汤（《奇效良方》）加减，常用中药有柴胡、黄芩、茵陈、栀子、大黄、白芍、法半夏、生姜、炙枳实、大枣、川楝子、延胡索、三棱、莪术、生地、石斛。③肝胆热毒证：治以泻火解毒、养阴利胆，方选黄连解毒汤（《外台秘要》）合茵陈汤（《奇效良方》）加减，常用中药有黄连、黄芩、黄柏、栀子、茵陈、大黄、玄参、生地黄、牡丹皮、川楝子、茯苓、泽泻。④肝火扰神证：治以清肝泻火、解毒安神，方选黄连解毒汤（《外台秘要》）合犀角地黄汤（《备急千金要方》）加减，常用中药有黄连、黄芩、黄柏、栀子、水牛角、生地、白芍、牡丹皮、茵陈、大黄、石斛、白茅根。

中成药治疗 ①消炎利胆片：清热、祛湿、利胆，适用于肝胆湿热证。②胆宁片：疏肝利胆、清热通下，适用于肝郁气滞、湿热未清证。③胆舒胶囊：舒肝解郁、利胆溶石，适用于各型胆石症。④鸡骨草胶囊：疏肝利胆、清热解毒，适用于肝胆湿热证。⑤金胆片：利胆消炎，适用于急慢性胆囊炎，胆石症以及胆道感染。⑥胆石利通片：理气解郁、化痰散结、利胆排石，适用于胆石症气滞型。

中医辅助治疗 针刺：主穴外关、阳陵泉、太冲、足三里、肝俞、胆俞、日月；热盛者，加曲池、合谷；胸胁胀痛者，加中脘、期门；肝火旺者，加丘墟、太冲；实证针用泻法，虚证针用平补平泻法。

现代研究 包括病证结合研究和药物研究。

病证结合研究 该病的病理进程有着气郁化火、邪从热化的特点，其热化的程度依次为肝胆气滞蕴热、肝胆湿热、肝胆热毒，甚至肝火扰神。因此，需注意病机演变，先安其未受邪之地，防止疾病传变加重，往往可收到事半功倍之效。因此，对于作为外科急腹症之一的急性胆道感染，中医中药为主的非手术治疗重点宜放在肝胆气滞与肝胆湿热阶段，阻止其恶化。对于肝胆热毒与肝火扰神证患者，则需按照外科治疗原则，解除胆管梗阻等急救措施，中医辨证论治作为综合治疗的组成部分，以发挥清热通下、菌毒并治、泻火安神等功效。

药物研究 肠黏膜屏障是急性胆源性感染演变为系统性炎症反应综合征、多脏器功能障碍综合征与多脏器衰竭等病程的重要环节，且随着感染时间的延长，机体内毒素水平升高，肝库普弗细胞激活，产生肿瘤坏死因子（TNF）-α 与白细胞介素（IL）-6 等，诱导或加重组织脏器损伤，从而导致病情的进一步发展。具有"清""下"功能的中药具有保护和修复肠黏膜屏障的作用，并能够减轻肠源性内毒素血症，因此中医清下为主的"从肠论治"是急性胆源性感染治疗的重要切入点。现代药理研究表明，多味中药如柴胡、大黄、郁金、黄芩、白芍、金钱草、蒲公英等具有明显的抗菌消炎、解热镇痛、利胆护肝等功效。大黄对系统性炎症反应综合征患者有保护胃肠道黏膜的作用，可以防治内毒素的播散。锦红片（大黄、红藤、蒲公英等）可以改善重症急性胆源性感染患者的症状体征，降低血浆

TNF-α、IL-6、IL-8 等炎症细胞因子水平，抑制过度炎症反应，维持机体促炎症与抗炎症之间的平衡，有利于患者平稳渡过系统性炎症反应综合征阶段。此外，大柴胡汤可促进多脏器功能障碍综合征患者胃肠功能恢复，明显降低血浆的内毒素水平，认为其机制可能与保护肠黏膜屏障和防治肠道细菌易位有关。

（刘成海）

mànxìng dǎndào gǎnrǎn

慢性胆道感染（chronic infection of biliary tract）

胆道系统的慢性炎症性疾病。多有反复发作胆绞痛与急性胆囊炎发作病史。结石引起胆道不完全性梗阻是慢性胆道感染形成的主要原因。此外，胆道手术、胆道肿瘤、胆汁反流、寄生虫感染、胰液反流、药物、反复急性胆道感染等均可形成慢性胆道感染。该病属于中医学的胁痛、胆胀、黄疸、结胸等范畴。

病因病机　病因主要有情志不遂、饮食失节、外邪内侵、虫石阻滞、劳伤过度等。胆为"中清之府"，以"通降"为顺，其"通"有赖肝气之疏泄，"降"则靠胃气之下行。忧郁恼怒、情志不遂，或邪气犯肝，或砂石虫体内阻，可致肝脏疏泄失常；胃为邪扰或食伤气滞，可致胃失和降，影响胆气不利，不通则痛；而久病体虚，劳欲过度，使得阴血亏虚，胆络失养，脉络拘急，胆失通降，亦可不荣则痛。该病的基本病机是胆失通降，"不通则痛"。情志不遂、饮食失节、感受外邪、虫石阻滞致病者多为实证。病位在胆，发病与转归与肝、脾、胃密切相关。

证候诊断　①肝郁气滞证：胁部疼痛，腹胀嗳气，因情志不畅而加重，心烦易怒，纳呆，嘈杂反酸，舌质淡，苔薄白，脉弦细。②肝胆湿热证：胁痛牵及肩背、身黄、目黄、小便黄、口苦、恶心呕吐、发热、恶寒、热盛伤津、大便秘结，舌质红，苔黄腻，脉弦滑数。③肝郁脾虚证：脘胁胀满，面色萎黄，纳呆食少，少气懒言，大便溏薄，消瘦体倦，舌质淡，苔白腻，脉弱而缓。④脾肾阳虚证：胁下隐痛，头目晕眩，耳鸣盗汗，颧赤，心烦少寐，口干咽燥，舌质红，苔少，脉细数。⑤脾胃气虚证：胃胀，胃痛，呃逆，纳差，口干，消瘦体倦，舌质淡，苔白腻，脉弱而缓。

治疗方法　治疗目标是控制症状，消除炎症，缩短病程，减少复发，以及减少并发症。

西医治疗　包括一般治疗、内科治疗和外科治疗。

一般治疗　注意饮食调整，建议规律、低脂膳食，提倡定时定量的饮食习惯。

内科治疗　有症状的慢性胆道感染者，以控制感染、利胆解痉为主。①解痉止痛：可选用山莨菪碱，疼痛剧烈者可用布桂嗪、哌替啶等；②缓解胆源性消化不良症状：可用阿嗪米特联合莫沙必利；③控制感染：推荐使用哌拉西林/他唑巴坦、头孢哌酮/舒巴坦、甲硝唑等；④溶石治疗：常用药物有熊去氧胆酸，主要溶解以胆固醇为主的结石。

外科治疗　在内科治疗基础上，出现疼痛无缓解或反复发作，影响生活和工作者、胆囊壁增厚达 4mm 及以上者、胆囊结石增多增大（超过 2cm），合并胆囊功能减退或障碍者、胆囊壁呈陶瓷样改变者应考虑外科手术治疗。

辨证论治　慢性胆道感染的中医治疗重点是疏肝利胆。①肝郁气滞证：治以疏肝利胆、行气解郁，方选柴胡疏肝散（《景岳全书》）加减，常用中药有柴胡、香附、川芎、枳壳、白芍、川楝子等。②肝胆湿热证：治以清利肝胆，方选大柴胡汤（《金匮要略》）加减，常用中药有柴胡、黄芩、半夏、白芍、枳实、大黄等。③肝郁脾虚证：治以疏利健脾，方选痛泻要方（《丹溪心法》）加减，常用中药有白术、白芍、陈皮、木香、砂仁、山药等。④脾肾阳虚证：治以温补脾肾，方选理中汤（《伤寒论》）加减，常用中药有党参、干姜、白术、茯苓、肉桂、枳壳、木香等。⑤脾胃气虚证：治以健补脾胃、理气和中，方选香砂六君子汤（《古今名医方论》）加减，常用中药有人参、白术、茯苓、陈皮、半夏、砂仁等。

中成药治疗　①龙胆泻肝丸：清肝胆、利湿热，用于肝胆湿热证。②利胆排石丸：清热利湿、利胆排石，用于胆道结石、胆道感染、胆囊炎。③加味逍遥丸：疏肝清热、健脾养血，用于肝郁血虚、肝脾不和证。④左金丸：泻火疏肝、和胃止痛，用于肝火犯胃证。⑤平肝舒络丸：平肝舒络、活血祛风，用于肝气郁结证。

中医辅助治疗　主要通过针灸辅助治疗。常用穴有胆俞、胆囊、阳陵泉、期门、足三里。采用捻转强刺激手法，每隔 3~5 分钟行针 1 次，每次留针时间为 20~30 分钟。辨证配穴：肝郁气滞者加太冲，疏肝理气；瘀血阻络者加膈俞，化瘀止痛；肝胆湿热者加行间，疏泄肝胆；肝阴不足者加肝俞、肾俞，补益肝肾。

现代研究　慢性胆囊炎研究较多，自 20 世纪 50 年代以来，经天津市中西医结合研究所等多家单位的努力，已建立较为成熟的中西医结合慢性胆囊炎方法：对于非结石性慢性胆囊炎，采取以中草药为主的中西医结合非手术治疗；对于有症状的结石性胆囊炎，以西药抗感染，必要时手术切除，其中的细小胆红素结石者可结合中药碎石、排石、溶石与取石，可以保留胆囊而排出结石。对于慢性胆囊炎急性发作期，以通里攻下、清热利湿等为主。此外，柴胡、大黄、金钱草、郁金、茵陈、黄芩等常用于治疗慢性胆道感染，研究表明上述中药具有抗炎镇痛与抗内毒素、促进胆汁分泌和排泄、调节胆道压力、松弛奥迪括约肌、排石等作用。在胆道外科手术术前肠道准备与围手术期中，应用大承气汤颗粒剂具有通便洁肠、减少肠源性内毒素，促进术后肠蠕动恢复，促进术后肺功能等整体机能的恢复等。而针对术后部分患者出现气血亏虚等体虚病象，采用四君子汤等补气养血、健脾益气，可较好的调节机体功能，促进手术患者尤其是老年患者康复。中药治疗胆道感染的机制包括调节胆石症发病基因、胆道运动、胆道纤维增生等。

（刘成海）

dǎnshízhèng

胆石症（cholelithiasis） 胆管或胆囊产生胆石致腹痛、黄疸、发热等为主要特征的疾病。临床表现取决于结石的部位、是否造成胆道感染和梗阻等因素，主要表现为右上腹疼痛和压痛、胆囊区绞痛、肝损害、黄疸、发热等症状。其基本病理改变为胆汁中某些有机成分或无机盐类，由溶解状态析出、沉淀，并在胆管和/或胆囊内形成固体物质，一般分为胆固醇性结石和胆色素性结石两大类。该病属于中医学的胁痛、腹痛、胆胀、黄疸等范畴。

病因病机 该病多因情志不遂、饮食失节，或蛔虫上扰，肝胆气机不畅，肝失疏泄，郁久化热，湿热蕴蒸于肝胆，湿热浊毒与胆汁互结，日久而成砂石，阻塞胆道而发病；或久病耗阴，劳欲过度，引起精血亏损，水不养木，肝阴不足，疏泄失常，累及胆腑，胆汁通降不畅，久积成石。若热积不散，热毒炽盛而致热扰营血或热陷心包，可出现神昏谵语之症。该病的基本病机为肝络失和，病理变化归纳为"不通则痛"和"不荣则痛"。该病病位主要在肝胆，但与脾胃肾关系密切。病理性质有虚实之分，因气滞、血瘀、湿热所致者多为实证，因肝阴不足所致者多为虚证。

证候诊断 ①肝郁气滞证：右胁或剑突下轻度疼痛，或间歇性隐痛，或绞痛，可牵扯至肩背部疼痛不适，遇怒加重，胸闷嗳气或伴恶心，食欲不振，口苦咽干，大便不爽，舌淡红，苔薄白，脉弦。②肝胆湿热证：右胁或上腹部疼痛拒按，多向右肩部放射，身热恶寒，身目发黄，脘腹胀满，胸闷纳呆，口苦口黏，恶心呕吐，小便黄赤，大便不爽，舌红苔黄腻，脉弦滑数。③肝阴不足证：右胁隐痛或略有灼热感，午后低热，或五心烦热，急躁易怒，头晕目眩，少寐多梦，双目干涩，口燥咽干，舌红或有裂纹或见光剥苔，脉弦细或沉细。④瘀血阻滞证：右胁部刺痛，痛有定处拒按，入夜痛甚，面色晦暗，胸闷纳呆，口苦口干，黑便，大便干结，舌质紫暗，或舌边有瘀斑、瘀点，脉弦涩或沉细。⑤热毒内蕴证：寒战高热，右胁及脘腹疼痛拒按，黄疸加重，神昏谵语，

呼吸急促，声音低微，表情淡漠，四肢厥冷，尿短赤，大便秘结，舌质绛红或紫，舌质干燥，苔腻或灰黑无苔，脉弦数或细数。

治疗方法 该病分发作期和缓解期。无症状的胆囊结石患者无须治疗。然而一旦有症状或并发症出现，手术或药物治疗应充分考虑，西医辨病与中医辨证相结合。

西医治疗 胆石症的西医治疗方法主要如下所述。

胆囊结石 ①急性发作期：选用抗生素治疗，常用药物有阿莫西林、左氧氟沙星、头孢哌酮、替硝唑等；对于症状反复发作或B超显示胆囊壁显著增厚者，应行手术切除胆囊以根治，可根据病情选择开腹或腹腔镜下胆囊切除术。②缓解期：限制脂肪、胆固醇过多饮食。溶解胆固醇结石的药物主要有熊去氧胆酸；促进胆汁分泌的药物有胆酸钠、去氧胆酸；对有腹痛患者可用解痉剂。

胆总管结石 有腹痛、黄疸或肝内外胆管扩张者，切开胆总管取石或行内镜乳头切开术取石。经内镜逆行胰胆管造影（ERCP）括约肌切开取石已普遍采用。腹腔镜胆总管探查联合胆道镜也是常用的方法。

肝内胆管结石 肝内胆管结石的治疗基本要求是解除梗阻、祛除病灶、通畅引流。肝内胆管结石引起急性梗阻化脓性胆管炎者，应首选急诊经皮肝穿胆汁引流。当肝内胆管结石伴发肝段或肝叶萎缩、胆管癌、外周肝内胆管多发性狭窄或囊性扩张时，应采取肝部分切除方法进行治疗。

体外震波碎石治疗 包括体外振动碎石、体内激光碎石和体内机械碎石。

辨证论治 胆腑以通为用，

疏肝利胆、清热利湿、通里攻下、活血解毒是中医的主要治法，急性发作期应以攻邪为主，通降为先。①肝郁气滞证：治以疏肝理气、利胆排石，方选柴胡疏肝散（《景岳全书》）加减，常用中药有柴胡、白芍、枳壳、香附、川芎、陈皮、金钱草等。②肝胆湿热证：治以清热利湿、利胆排石，方选大柴胡汤（《金匮要略》）加减，常用中药有柴胡、黄芩、厚朴、枳实、金钱草、茯苓、茵陈、郁金、大黄等。③肝阴不足证：治以滋阴清热、利胆排石，方选一贯煎（《续名医类案》）加减，常用中药有生地黄、沙参、麦冬、阿胶、赤芍、白芍、枸杞子、川楝子、鸡内金等。④瘀血阻滞证：治以疏肝利胆、活血化瘀，方选旋覆花汤（《金匮要略》）加减，常用中药有旋覆花、茜草、郁金、桃仁、延胡索、当归等。⑤热毒内蕴证：治以清热解毒、泻火通腑，方选大承气汤（《伤寒论》）合茵陈蒿汤（《伤寒论》）加减，常用中药有大黄、芒硝、厚朴、枳实、茵陈蒿、栀子、蒲公英、金钱草、虎杖、郁金、青皮、陈皮等。

中成药治疗　①舒胆通：为解痉剂和利胆剂，适用于各型胆石症。②胆宁片：疏肝利胆、清热通下，用于肝胆湿热证。③胆石利通片：理气解郁、化痰散结、利胆排石，用于肝郁气滞或瘀血阻滞证。④利胆排石片：清热利湿、利胆排石，用于肝胆湿热证。⑤利胆石颗粒：疏肝利胆、和胃健脾，用于肝郁气滞证。⑥胆舒胶囊：舒肝理气、利胆功效，用于各型胆石症。

中医辅助疗法　该病还可采用针灸疗法，体针取穴常选阳陵泉、丘墟、太冲、胆囊穴、日月、期门、胆俞、足三里等；耳针常取胆（胰）、肝、三焦、脾、十二指肠、胃、肾、交感、神门、小肠、耳迷根等。

现代研究　胆结石形成是多因素综合作用的结果，与肝有密切关系，需注意从肝论治；根据胆石症的发病特点可分期辨证论治，急性发作期病机在于"热、郁、结"，分为蕴热、湿热、热毒三个阶段；静止期病机在于"郁、虚"，分为肝郁气滞和肝阴不足两型。胆石症的发病与中医体质有一定的相关性，实性体质较虚性体质易发胆石症，尤其是湿热体质人群；运用中医体质学理论，对湿热体质人群从生活环境、饮食习惯、体育运动、性格情志及药膳等方面进行调理，在一定程度上帮助恢复中医体质的平衡，达到"未病先防、既病防变"的目的。中西医结合"总攻"排石方案既往报道较多，以疏肝利胆中药、吗啡收缩奥迪括约肌、硫酸镁与脂餐开放括约肌等配合使用，适用于肝内外胆管多发小结石、胆囊泥沙样结石等患者。

（刘成海）

shíguǎn'ái

食管癌（esophageal carcinoma）　起源于食管上皮组织的恶性肿瘤。占所有肿瘤的 2%左右。临床主要症状见进行吞咽困难，咽食梗阻，疼痛，进行性消瘦。病理大多数为鳞状细胞癌，少数为腺癌、未分化癌、癌肉瘤等。该病属于中医学的噎膈、呕吐、反胃等范畴。

病因病机　该病的发生，多由忧思恼怒、饮酒嗜辛、劳伤过度，导致肝郁、脾虚、肾伤，形成气郁、血瘀、痰凝、火旺、津枯等一系列病理变化所致。其病变部位，虽然主要在食管和胃，但与肝、脾、肾等脏的功能失调有密切关系。①忧思郁怒，痰气交阻：忧思伤脾，脾伤则气结，以致运化失调，津液不布，聚而成痰；恼怒伤肝，肝伤则气郁，使疏泄失职，血行不畅，积而成瘀；痰瘀阻塞食管，饮食难以下行，久之精微不能生化，津液日益干涸，上下不得流通，而成噎膈。②饮食不节，痰热瘀结：饮酒过多，或恣食辛燥之品，久而积热消阴，津伤血少，痰热瘀结，致使食管干涩，食管狭窄而发为噎膈。病变初起，损伤胃津，继而则肾阴受损，且可由阴损而致阳衰，成为气虚阳微之证。

证候诊断　该病因气、痰、瘀交阻，热毒互结，证候可分为虚实两端。

实证　①痰气交阻证：吞咽梗阻，胸膈痞满，甚则疼痛，情志舒畅时稍可减轻，情志抑郁时则加重，嗳气呃逆，呕吐痰涎，口干咽燥，大便艰涩，舌质红，苔薄腻，脉弦滑。②瘀血内结证：饮食难下，或虽下而复吐出，甚或呕出物如赤豆汁，胸膈疼痛，固着不移，肌肤枯燥，形体消瘦，面色晦暗，大便坚如羊屎，舌质紫暗，少津，脉细涩。

虚证　①津亏热结证：食物格拒不下，入而复出，甚则水饮难进，心烦口干，胃脘灼热，大便干结如羊屎，形体消瘦，皮肤干枯，小便短赤，舌质光红，干裂少津，脉细数。②气虚阳微证：水饮不下，泛吐多量黏液白沫，面浮足肿，面色㿠白，形寒气短，精神疲惫，腹胀，舌质淡，苔白，脉细弱。

治疗方法　食管癌的治疗手段包括手术治疗、放射治疗和化学治疗和中医药治疗。临床上应采取综合治疗的原则。即根据患者的机体状况、病理类型、侵犯范围，有计划地、合理地应用综合方法，以期最大程度控制肿瘤，改善生活质量。中西医结合治疗适用于该病的整个病程。中医中药则应该注意辅助正气，顾护胃气，以理气、化痰、活血化痰为主。辨证与辨病相结合，争取驱邪与扶正并举。

西医治疗 根据临床分期、肿瘤侵犯部位制订治疗方案。①手术治疗：适用于早期、中晚期的未出现周围组织、侵犯纵隔等或远处转移者，以彻底切除原发灶和可能转移的淋巴结为原则，也可以与放疗、化疗联合应用。②放疗：治疗食管癌的主要手段之一，对不同组织学类型效果不同，鳞状细胞癌效果较好，腺癌效果较差。照射野包括原发灶、淋巴结转移的纵隔区。有根治治疗、姑息治疗、术前新辅助放疗、术后辅助放疗及腔内放疗等，同时需辅以药物治疗或者化疗。可发生放射性肺炎、食管炎、肺纤维化、脊髓炎等并发症。③化疗：一般无法治愈该病，仅能延长患者生存期和改善生活质量。化疗分为治疗性化疗和辅助性化疗。根据临床分期、肿瘤组织学类型不同选用不同的化疗药物和不同的化疗方案。有一线、二线和辅助化疗方案的不同。主要有抑制骨髓造血的副作用。

辨证论治 食管癌临床表现虚实互见，治疗也须结合证候特点扶正祛邪并举。虚证重在治本，宜滋阴润燥，或补气温阳为主；少佐理气、化痰、消瘀之品。具体治法及主方如下。

实证 ①痰气交阻证：治以开郁化痰、润燥降气，方选启膈散加减，常用中药有郁金、砂仁壳、丹参、沙参、贝母、茯苓、

杵头糠、荷叶蒂。泛吐痰涎甚多者，加半夏、陈皮，以加强化痰之功，或含化玉枢丹；若呕吐食物与痰涎的混合物，可用旋覆代赭汤降逆消痞；若痰气瘀结，痞塞满闷可用四七汤、温胆汤、来苏丹、导痰汤等；如津伤便秘，可配增液汤加白蜜以助生津润燥之力，或暂用增液承气汤。②瘀血内结证：治以滋阴养血、破血行瘀，方选通幽汤加减，常用中药有生地、熟地、当归、桃仁、红花、丹参、三七、五灵脂、乳香、没药、蜣螂虫、海藻、昆布、贝母。如服药即吐，难于下咽，可含化玉枢丹以开膈降逆，随后再服汤药；若气滞血瘀，胸膈胀痛者，可用血府逐瘀汤。

虚证 ①津亏热结证：治以滋阴养血、润燥生津，方选五汁安中饮、沙参麦冬汤加减，常用中药有沙参、麦冬、天花粉、玉竹、乌梅、芦根、白蜜、竹茹、生姜汁、梨汁、藕汁、韭汁、半枝莲。烦渴咽燥，噎食不下，或食入即吐，吐物酸热者，改用竹叶石膏汤加大黄泻热存阴；如肠中燥结，大便不通，可酌用大黄甘草汤，但应中病即止，以免伤津。②气虚阳微证：治以温补脾肾，温脾用补气运脾汤，温肾用右归丸加减。常用中药有黄芪、党参、白术、砂仁、茯苓、甘草、陈皮、半夏、生姜、大枣。若中气下陷，少气懒言，可用补中益气汤；若脾虚血亏，心悸气短者，可用十全大补汤。

中成药治疗 治疗非小细胞肺癌常用中成药主要分为口服药和静脉制剂。①柘木糖浆：理气活血化瘀、散结消肿、解毒止痛，适用于毒瘀内结所致的肺癌患者，可以缓解症状、缩小瘤体、提高机体免疫力、延长患者生存时间

的作用。②平消胶囊：活血祛瘀、理气化痰、益气健脾，可联合化疗应用，提高患者化疗期间的生活质量，延长生存时间。③艾迪注射液：清热解毒、化痰软坚，适用于不宜手术的热壅痰阻型非小细胞肺癌，也可以配合放、化疗应用。④康莱特注射液：益气养阴、消癥散结，适用于不宜手术的气阴两虚、脾虚湿困型非小细胞肺癌。配合放、化疗有一定的增效作用。对中晚期肿瘤患者具有一定的抗恶病质和止痛作用。

中医辅助治疗 针灸辅助治疗可以用于缓解食管癌术后出现的消化道功能紊乱、胃轻瘫等症，可采用针刺中脘、梁门、足三里、内关、内庭、三阴交等穴位，配合服用健脾开胃中药。食管癌常规放疗同时，可以采用艾灸辅助治疗，取中脘、足三里、神阙，采用艾条温和灸，可以改善患者的疼痛、疲倦、恶心呕吐等症状。对于晚期食管癌患者疼痛症状，可以采用针刺联合中药外敷治疗，针刺取双侧合谷、足三里、三阴交、涌泉、百会及人中等。

现代研究 中医药治疗在食管癌的综合治疗中具有缓解症状、改善生活质量的作用，可降低术后并发症，减轻放、化疗的副作用，增强机体免疫功能，是食管癌综合治疗中的重要组成部分，对预防肿瘤复发和转移有一定的帮助作用。系统评价的研究结果显示，在化疗同时使用中医药治疗，能明显增加食管癌化疗的近期疗效，改善食管癌患者生活质量，提高生存率，并减少肝功能损伤、白细胞下降以及恶心呕吐等不良反应。

实验研究表明，在抑制 DNA 合成、抑制肿瘤血管形成、诱导细胞分化、调节机体免疫功能等

方面，中医与西医药物的抗癌机制是相通、一致的。临床实践也证实，中西医结合治疗食管癌较之单纯西医治疗，在提高临床疗效、生活质量及治愈率等方面均有明显优势。

（凌昌全）

wèi'ái

胃癌（gastric cancer）　起源于胃黏膜上皮的恶性肿瘤。是中国最常见的恶性肿瘤之一，居消化道肿瘤死亡原因的第一位。胃癌占胃部恶性肿瘤的95%以上，以胃腺癌为主，好发于胃窦部，根据进程可分为早期胃癌和进展期胃癌。早期胃癌浸润深度仅限于胃黏膜层或黏膜下层，多无明显症状，或仅表现为类似胃炎或者胃溃疡的非特异性症状；进展期胃癌浸润突破黏膜下层，除伴有早期胃癌症状外，尚可见上消化道出血、食后饱胀、呕吐宿食等症状。该病属于中医学的胃脘痛、伏梁、反胃、积聚等范畴。

病因病机　该病病位在胃，与脾、肝、肾等脏腑密切相关。病因多与饮食不节、忧思郁怒、正气亏虚有关。①饮食不节：恣食辛辣、腌制、油炸之品，或发霉、不洁之物，或过食肥甘厚味，导致脾失健运，津聚成痰，且辛辣炙煿之品易耗伤津液导致津伤血燥，两者相合，而致痰阻津伤血枯而为胃癌。②忧思郁怒：忧思气结，脾失健运，津聚成痰，痰气阻滞于胃脘而成癌肿；郁怒伤肝，肝郁气滞，克伐脾土，津聚成痰，且肝郁血瘀，痰瘀相互搏结，阻塞胃脘，形成癌肿。③正气亏虚：胃有夙疾，久治不愈，正气亏虚，痰瘀互结；或年老体虚及因他病久治不愈，脾胃虚弱，复因饮食、情志等因素，痰瘀互结发为癌肿。

证候诊断　该病临床大致可分为早期胃癌和进展期胃癌，中医药治疗可以贯穿整个治疗过程。早期胃癌以手术治疗为主，术后患者多表现为脾胃虚弱证和肝胃不和证。进展期胃癌以手术和放化疗为主，患者往往出现胃热伤阴证、痰湿阻胃证和痰气交阻证。晚期胃癌则行姑息性化疗和中医药治疗，患者多表现为瘀毒内阻证和气血亏虚证。各期证候诊断要点如下。

早期　①脾胃虚弱证：胃脘隐痛，脘腹胀满不舒，面色少华，肢倦乏力，时呕清水，大便溏薄，舌质淡，有齿痕，苔薄白，脉细弱。②肝胃不和证：胃脘痞满，两胁胀痛，嗳气，舌质红，苔薄白或薄黄，脉弦。

进展期　①胃热伤阴证：胃脘灼热，嘈杂痞满，饥不欲食，口干喜冷饮，大便干结，舌红绛，少苔或无苔，脉细数。②痰湿阻胃证：脘膈痞闷，呕吐痰涎，口淡纳差，大便时结时溏，舌体胖大有齿痕，苔白厚腻，脉滑。③痰气交阻证：胃脘胀满或胀痛，纳差，呕吐痰涎，舌淡苔白腻，脉弦滑。

晚期　①瘀毒内阻证：胃脘刺痛，痛处固定，拒按，或可扪及上腹肿块，舌质紫暗或瘀斑，舌下脉络紫胀，舌苔薄白或薄黄，脉弦涩。②气血亏虚证：神疲乏力，面色少华，气惰懒言，动则气促，消瘦，舌质淡，舌苔薄白，脉沉细无力或虚大无力。

治疗方法　胃癌应采取综合性治疗，中医药治疗可观察胃癌的整个治疗过程。对于早期胃癌，可采取内镜下黏膜切除术、内镜黏膜下剥离术或手术切除。对于进展期胃癌，若身体状况良好且具备手术指征者，可进行手术，

或者行术前化疗或放疗后行手术治疗。晚期胃癌，肿瘤无法切除者，可采取姑息性放化疗或综合治疗。中医药疗效已经被多个层面证实。中医药不仅可促进肿瘤患者术后的康复、减轻放化疗副反应、增加放化疗疗效，而且有抑制胃癌生长、预防胃癌复发转移的作用，对于晚期患者，还可改善生存质量、延长生存期。

西医治疗　局灶性胃癌（Tis期或T1a期）可采用内镜下黏膜切除术、内镜黏膜下剥离术或者手术切除等治疗方法。局限性胃癌（M0、Ⅰ～Ⅲ期），若身体条件许可且有手术指征者，可行手术治疗或行术前化疗后再行手术治疗。晚期胃癌（M1、Ⅳ期）可根据患者肿瘤负荷、脏器功能，结合肿瘤病理类型等情况，采取姑息性切除术、姑息性放化疗、分子靶向治疗等。化疗方案可参照美国国家综合癌症网络（NCCN）胃癌指南，基本是以紫杉醇、伊立替康、氟尿嘧啶类药物和铂类药物为主，根据肿瘤生物学特点可适当联合靶向药物治疗。

辨证论治　中医中药治疗可贯穿于胃癌治疗的全过程，结合该病病机，攻补兼施。通过疏肝理气、化痰散结、降逆和胃、活血化瘀等，以调畅气机、减轻或消除塞滞；通过健脾益气、养阴生津、益气养血等，以固护正气，使气血充沛，提高机体的抗病能力。①脾胃虚弱证：治以健脾益气，方选参苓白术散（《太平惠民合剂局方》）加减，常用中药有白扁豆、白术、茯苓、甘草、桔梗、莲子、人参、砂仁、山药、薏苡仁等。②肝胃不和证：治以疏肝和胃、降逆止痛，方选柴胡疏肝散（《景岳全书》）合旋覆代赭石汤（《伤寒论》）加减，常用中药

有陈皮、柴胡、川芎、香附、枳壳、芍药、甘草、旋覆花、代赭石、制半夏、人参、生姜、大枣等。③胃热伤阴证：治以清热和胃、养阴润燥，方选玉女煎（《景岳全书》）加减，常用中药有熟地、石膏、牛膝、麦冬、知母、甘草等。④痰湿阻胃证：治以燥湿健脾、消痰和胃，方选开郁二陈汤（《万氏女科》）加减，常用中药有陈皮、茯苓、苍术、川芎、香附、半夏、青皮、甘草、木香等。⑤痰气交阻证：治以理气化痰、消食散结，方选启膈散（《医学心悟》）加减，常用中药有沙参、丹参、茯苓、川贝母、郁金、砂仁、荷叶蒂、杵头糠等。⑥瘀毒内阻证：治以理气活血、软坚消积，方选膈下逐瘀汤（《医林改错》）加减，常用中药有桃仁、牡丹皮、赤芍、乌药、延胡索、当归、川芎、五灵脂、红花、枳壳、香附、甘草等。⑦气血亏虚证：治以益气养血、健脾和营，方选八珍汤（《正体类要》）加减，常用中药有人参、白术、茯苓、当归、熟地、白芍、川芎、山药、甘草、生姜、大枣等。

中成药治疗 ①复方斑蝥胶囊：解毒散结抗瘤，用于胃癌证属瘀毒内阻者。②犀黄丸：清热解毒、活血化瘀，用于胃癌证属痰湿内阻、痰气交阻或瘀毒内阻者。③木香顺气丸：理气和胃，用于胃癌辨证属肝胃不和者，或胃癌引起呃逆、呕吐或大便秘结者。④六神丸：清热、解毒、止痛，用于胃癌证属瘀毒内阻证，或胃癌疼痛较显著者。

中医辅助疗法 胃癌还可使用中药外治、隔药灸、穴位注射等辅助疗法。①中药外治法：针对奥沙利铂的周围神经毒性，可以选用艾叶、细辛、威灵仙、红花、透骨草、鸡血藤、冰片等煎汤外洗。②隔药灸：针对化疗导致的骨髓抑制，可选用黄芪、当归、人参、白术、鸡血藤、补骨脂、熟地等，研粉后用鲜姜汁做成药饼，选足三里、三阴交、血海、关元、神阙等穴位施灸；化疗相关性呕吐，可选用半夏、橘皮、竹茹、黄连、吴茱萸、丁香等，研粉后用鲜姜汁做成药饼，选中脘、关元、足三里、内关、天枢、大横等穴位施灸。③穴位注射：常用的注射药物有黄芪注射液、地塞米松、甲氧氯普胺等，常用的穴位为足三里。甲氧氯普胺可缓解化疗相关性呕吐，黄芪注射液可有效缓解化疗导致的骨髓抑制。

现代研究 包括病因病机研究和证候研究。

病因病机研究 研究认为胃癌具有共性的病因病机，不同证候表现只是这一根本病因病机在不同情况下的变证。①痰浊理论：中医理论中的"痰"有其特殊的内涵，既是一种病理产物又是一种致病因素，具有凝结积聚、黏滞胶着、流动不居和致病怪异的特点，因此部分医家提出胃癌从痰论治理论。②脾虚理论：有些学者通过临床实践和实验研究，提出脾虚是胃癌发生的主要病因病机。持这一观点的学者认为脾虚是胃癌发生发展的一个基本因素，治疗上治脾与辨证相结合，并从实验角度证实了脾虚与胃癌发生发展密切相关。

证候研究 辨证论治治疗胃癌的主要思路，对于胃癌证型的研究日趋受到重视，证候的研究主要集中在辨证分型、证型分布以及物质基础等方面。众多医家对胃癌的辨证分型存在一定的差异，少者有两种证型，多者可达七种，对名称不同但内涵相同的证型进行合并，临床常见的胃癌证型主要有肝胃不和证、脾胃气虚证、脾肾虚寒证、胃热伤阴证、痰湿凝滞证、瘀毒内阻证、气血双亏证等。证型对于胃癌的治疗具有重要的指导作用，证型在手术前后、放化疗前后以及不同分期的分布也受到了重视，并取得了一定的研究成果。证型的变化必有其内在物质基础的差异和变化，因此，对证型物质基础的研究也是关注点。研究表明，胃癌证型不仅与预后相关，而且与放化疗疗效及肿瘤标志物、肿瘤相关基因的表达也有密切的关系。

（凌昌全）

dàcháng'ái

大肠癌 （colorectal carcinoma）

起源于大肠腺上皮的恶性肿瘤。以直肠、乙状结肠最为多见，癌瘤大多数为腺癌，少数为鳞状上皮癌及黏液癌。又称结直肠癌。大肠癌早期仅感不适、消化不良、大便潜血等，有时甚至无临床症状。随着癌肿发展，表现为大便习惯改变、腹痛、便血、腹部包块、肠梗阻等伴或不伴贫血、发热和消瘦等全身症状。肿瘤因转移、浸润可引起受累器官的改变。该病属于中医学的肠积、积聚、癥瘕、肠覃、锁肛痔等范畴。

病因病机 大肠癌的形成多因正气内虚，复加饮食不节、情志不遂，使脾胃升降失调，气机不畅，痰浊内生，痰瘀交结，痹阻大肠，日久邪毒结聚而成瘤块。该病往往表现为本虚标实，初期以邪实为主：湿毒、瘀毒，后期则多见正虚或虚实夹杂：正虚又以脾肾（气）阳虚、气血两虚、肝肾阴虚多见。该病病位在肠，但与脾、胃、肝、肾的关系尤为密切。

证候诊断 该病临床大致可分为初期和后期。初期以脾虚湿毒证、瘀毒内积证；晚期以脾肾阳虚证、气血两虚证、肝肾阴虚证常见。各期证候诊断要点如下。

早期 ①脾虚湿毒证：面黄，纳差，体重减轻，腹痛或肛门酸痛，大便见脓血黏液，次数多，形细或扁，或里急后重，舌质淡，苔薄腻，脉滑数。②瘀毒内积证：面色晦暗，腹胀腹痛，痛有定处，或向下放射，腹部可触及包块，大便困难或下利紫黑脓血，大便细或扁，舌质紫暗或有瘀点、瘀斑，苔薄黄，脉涩。

后期 ①脾肾阳虚证：面白，畏寒肢冷，乏力，腹痛，五更泄泻，舌质淡胖苔白，脉沉细弱。②气血双亏证：心悸气短，少气懒言，便溏，面白，脱肛，四肢虚肿，形体消瘦，舌质淡或光嫩，苔白，脉沉细。③肝肾阴虚证：形体消瘦，五心烦热，头晕目眩，口苦咽干，腰膝酸软，便秘，舌质红少苔，脉弦细或细数。

治疗方法 结肠癌的治疗方法是以手术为主、辅以化疗、免疫治疗、中药以及其他支持治疗的综合方案。中西医结合治疗适用于该病的整个病程。早期患者身体壮实，可联合应用具有行气、清湿、解毒、活血、扶正等功效的中药；放化疗多次后无法继续耐受、身体机能下降、病情进展至晚期，联合应用具有温补脾肾、益气养血、补益肝肾等功效的中药，以扶正抗癌、改善症状、提高生活质量。

西医治疗 具体包括手术、化疗及靶向治疗和放射治疗。

手术治疗 根据肿瘤的不同部位，结直肠癌手术有着不同术式。总的原则在于尽量根治，保护盆腔自主神经，保存性功能、排尿功能和排便功能，提高生存质量。伴有肠梗阻的手术原则：患者身体情况允许，可做一期切除吻合。如患者身体情况差，可先做结肠造口术，待病情好转后行二期根治性切除术。

化疗及靶向治疗 ①全身化学治疗：可选用奥沙利铂、盐酸伊立替康、氟尿嘧啶类药物（如5-氟尿嘧啶、卡培他滨、替吉奥等）。②靶向治疗：常用药物包括贝伐单抗、西妥昔单抗等多种药物，靶向药物治疗需在化疗基础上酌情联合。

放射治疗 包括术前放疗、术后放疗、姑息性放疗。

辨证论治 该病病机由湿阻进一步演化而为肠内结块，故以清热利湿、化瘀解毒为治疗原则。病至后期，正虚邪实，当根据患者所表现的不同证候，以补虚为主兼以解毒散结。①脾虚湿毒证：治以健脾利湿解毒，方选参苓白术散（《太平惠民和剂局方》）加减，常用中药有人参、白术、白茯苓、桔梗、莲米、薏苡仁、淮山药、扁豆、甘草等。②瘀毒内积证：治以化瘀攻积、解毒止痛，方选膈下逐瘀汤加味（《医林改错》），常用中药有灵脂、当归、川芎、桃仁、丹皮、赤芍、乌药、延胡索、香附、红花等。③脾肾阳虚证：治以温肾健脾、祛寒胜湿，方选参苓白术散（《太平惠民和剂局方》）合四神丸（《证治准绳》），常用中药有肉豆蔻（煨）、补骨脂（盐炒）、五味子（醋制）、吴茱萸（制）、大枣（去核）等。④气血两亏证：治以补气养血，方选八珍汤（《正体类要》）加减，常用中药有人参、白术、白茯苓、当归、川芎、白芍药、熟地黄、甘草等。⑤肝肾阴虚证：治以益肾柔肝、滋阴降火，方选知柏地黄丸（《医宗金鉴》）加减，常用中药有知母、黄柏、熟地黄、山茱萸（制）、牡丹皮、山药、茯苓、泽泻等加减。

中成药治疗 治疗大肠癌常用的针剂有艾迪注射液、消癌平注射液、华蟾素注射液等。治疗大肠癌常用的口服药有平消胶囊、复方斑蝥胶囊、槐耳颗粒等。

中医辅助疗法 大肠癌还可使用中药汤剂灌肠、针灸等辅助疗法。①中药汤剂灌肠：可用于辅助治疗癌性肠梗阻或局部治疗。②针灸治疗：可用于治疗大肠癌相关症状，以中脘、内关、足三里为主穴，便秘、腹泻加天枢、上巨虚等；恶心配下脘、公孙；食欲不振配脾俞、胃俞。病程久者（虚者）针后加灸。化疗期间可通过隔姜灸、神阙艾灸扶正、止吐。③熏洗坐浴法治疗。

现代研究 包括证候研究和药物研究。

证候研究 在大量循证医学证据的基础上，大肠癌辨证分型逐步规范。现代医家根据结直肠癌不同的病理机制和临床表现，并结合自己的临床经验，对结直肠癌进行不同的辨证分型。一般认为，结直肠癌的病机及证型虽然错综复杂，但不外乎虚、湿、瘀、毒。临证时根据结直肠癌的基本证候结合特殊症状加减用药。也有采用前瞻性研究对大肠癌患者的辨证分型进行尝试，并通过应用聚类主成分分析方法并结合中医理论本身的特点，将大肠癌辅助期病例的中医证候分为脾虚湿阻证，气血亏虚证、肝肾阴虚证、湿热蕴结证、瘀血内停证五大类。经研究显示大肠癌证型以大肠湿热证频率最高，大肠湿热为大肠癌最常见和最基本的证候类型。

药物研究 中药单药有研究证实斑蝥素、郁金水提物、鸡血藤、鱼腥草、白花蛇舌草提取物、姜黄素可以促结肠癌细胞凋亡。蟾毒灵对细胞凋亡无明显促进作用，但可以促进结肠癌细胞自噬。三氧化二砷、川芎嗪、黄芪、氧化苦参碱、猪苓多糖、蒿甲醚中药制剂作用后，均可使大肠癌细胞所致自然杀伤（NK）细胞功能抑制发生一定程度逆转。中药复方研究也有长足深入，研究发现，扶正抑癌方在体外具有抑制结肠癌细胞的增殖与凋亡的作用。扶正固本方水提物可干扰 S 期细胞 DNA 合成，并能抑制癌细胞体外增殖。健脾解毒方可通过下调血管内皮生长因子（VEGF）、环氧合酶 2（COX-2）的表达而抑制人肠癌皮下移植瘤血管新生。左金丸等对结肠癌耐药细胞也有逆转作用。

(凌昌全)

yíxiàn'ái

胰腺癌（pancreatic carcinoma）

源于胰腺外分泌腺的恶性肿瘤。按病变部位可分为胰头癌、胰体癌、胰尾癌和全胰癌，其中胰头癌占 70%～80%，其次是胰体癌，再次是胰尾癌。根据其典型临床表现，胰腺癌与古代医籍中癥积、积聚、胁痛等病证密切相关。

病因病机 中医学认为，胰腺癌的病因病机不外包括内、外两个方面：内因主要为七情失调，肝气郁结，气机不畅，以及饮食失节，恣食肥腻，醇酒厚味等，损伤脾胃，运化失职，湿浊内生，郁而化热，热毒内蕴。外因为"湿""热"毒邪直接侵入，蕴结体内。内、外因所致湿、热毒邪互结，气滞、痰阻、血瘀，聚而成积，久之积而成瘤。

证候诊断 ①肝胆湿热证：症见上腹胀痛，连及两胁，脘痞腹胀，恶心呕吐，口干苦而不欲多饮，身目黄染，或有发热，大便溏薄不爽，小便色深如浓茶，舌红，苔黄腻，脉弦滑数或濡数。②瘀血内阻证：症见上腹疼痛如锥刺，或包块拒按，痛处不移，呕恶纳呆，形体消瘦，身目黄染，色泽晦暗如烟熏，或呕血、便血，舌质紫暗或有瘀斑，脉弦涩。③寒湿困脾证：症见上腹部疼痛，偏左或偏右，向腰背部放射，恶心呕吐，食欲不振，神疲乏力，身目俱黄，大便溏薄，小便色黄，舌质淡，苔白腻，脉濡缓。④正虚邪恋证：症见上腹胀痛，或触及包块，身目俱黄，恶心呕吐，倦怠乏力，纳呆便溏，形体消瘦，腹水肢肿，自汗或盗汗，五心烦热，舌质淡，苔腻，脉细数乏力。

治疗方法 胰腺癌早期可行根治术，术后可辅以化疗和中医药治疗。约 80% 的患者就诊时已属中晚期，无法行根治术。为解除梗阻、减轻痛苦和黄疸，常采取姑息性手术和减黄引流手术。中晚期胰腺癌患者一般状况较差，加之肿瘤对化疗药物和放射线不敏感，因此，宜采用包括手术、化疗、放疗、中医药、生物免疫调节在内的综合治疗。一般状况较差、无法耐受放化疗或对放化疗不敏感者可单纯中医药治疗。胰腺癌中医治疗多遵循"坚者削之，客者除之"的原则，以清热解毒，除湿化痰，活血化瘀为基本大法。因脾胃受损是胰腺癌发病的基础，故用药不宜过于苦寒或泻下，以防伤及脾胃，加速病情进展。

西医治疗 手术是唯一可能根治的方法。手术方式包括胰头十二指肠切除术、扩大胰头十二指肠切除术、保留幽门的胰十二指肠切除术、全胰腺切除术等。但因胰腺癌的早期诊断困难，手术切除率低，术后五年生存率也低。胰腺癌是对放疗敏感性较低的肿瘤，对不能手术切除的胰腺癌，或者为预防术后复发，可进行化学治疗。对胰腺癌的化学治疗是期望能降低术后复发与转移的发生率。

辨证论治 ①肝胆湿热证：治以清利肝胆湿热，方选茵陈蒿汤（《伤寒论》）合黄连解毒汤（《肘后备急方》）加减，常用中药有茵陈蒿、栀子、大黄、黄连、黄柏、黄芩等。②瘀血内阻证：治以化瘀消积，方选膈下逐瘀汤（《医林改错》）加减，常用中药有丹参、丹皮、桃仁、红花、莪术、三棱、预知子、卷柏、木香、穿山甲、白花蛇舌草等。③寒湿困脾证：治以温中化湿，方选茵陈术附汤（《伤寒论》）加减，常用中药有茵陈蒿、白术、制附子、干姜、炙甘草、肉桂等。④正虚邪恋证：治以益气扶正、化瘀消积，方选圣愈汤（《医宗金鉴》）加减，常用中药有生地黄、熟地黄、川芎、人参、当归、黄芪等。

中成药治疗 治疗胰腺癌的常用中成药按给药方式包括口服药物和从中药中提取有效抗肿瘤成分制成的中药注射剂两大类，前者需辨证用药，后者大多具有抗肿瘤、抗炎、调节免疫等较广泛的药理作用。①西黄丸：清热解毒、消肿散结，用于胰腺癌正气未虚者。孕妇禁用。②复方斑蝥胶囊：破血消癥、攻毒蚀疮，用于胰腺癌正虚毒瘀者。月经过多者及孕妇禁用。③平消胶囊：活血化瘀、散结消肿、解毒止痛，用于胰腺癌毒瘀内结者。运动员慎用，孕妇禁用，不宜久服。④华蟾素注射液：解毒、消肿、止痛。孕妇禁用。⑤康莱特注射液：益气养阴、消癥散结，在脂肪代谢严重失调时（急性休克、急性胰腺炎、病理性高脂血症、脂性肾病变等患者）禁用，肝功能严重异常者慎用，孕妇禁用。

中医辅助疗法 包括中药外治法及针灸疗法。①中药外治法：胰腺癌腹水者，可用纱布包皮硝，敷于脐部，融化后可换之；也可用甘遂、砂仁等共研细末，取大蒜头捣烂，水调成糊，外敷脐上。胰腺癌疼痛者，可取蟾酥膏外敷于痛处。胰腺癌腹部扪及肿块者，可用大黄、朴硝共研细末，大蒜捣膏和匀，外敷患处。②针灸疗法：恶心呕吐者，选足三里、中渚、内关、中脘，用泻法；黄疸明显者，选至阳、腕骨、足三里、中渚、大陵，用泻法；疼痛较甚者，选天突、章门、中脘、涌泉，用泻法，不留针，然后加灸。

现代研究 包括临床研究和实验研究两方面。

临床研究 临床观察发现，中医药能减轻胰腺癌放化疗的毒副作用，缓解恶心、呕吐、腹胀、腹泻、纳差等消化道症状，以及脱发、乏力等全身症状；并降低胰腺癌放化疗期间白细胞、血小板减少等不良反应的发生率。中西医结合治疗方案能提高患者的中位生存期，如以清热理气、化痰散结为主中药联合化疗治疗胰腺癌患者，1、2、3、5年生存率明显高于单纯化疗组。

实验研究 大黄素对胰腺癌有一定的治疗作用，可通过诱导依赖 p53 细胞途径、促进 ROS 产生和引发胱天蛋白酶（Caspase）级联反应等机制抑制胰腺癌细胞生长和诱导其凋亡。冬凌草甲素能明显抑制人胰腺癌细胞株 SW1990 增殖，并通过下调 Sur-vivin 基因表达和上调 p21 的表达来诱导细胞发生凋亡和周期阻滞。人参皂苷 Rg3 可下调胰腺癌细胞 PANC-1 中 Pim-3 以及磷酸化 Bad 蛋白的表达，抑制其增殖，诱导细胞凋亡。人参皂苷 Rg3 还能抑制肿瘤细胞生长。选择性抑制肿瘤转移和浸润，减少肿瘤新生血管形成，并对化疗有增敏效果。

（凌昌全）

yuánfāxìng gān'ái

原发性肝癌（primary hepatic carcinoma，PHC）

起源于肝细胞或肝内胆管细胞的恶性上皮细胞肿瘤。是临床上最常见的恶性肿瘤之一。原发性肝癌主要包括肝细胞癌（HCC）、肝内胆管细胞癌（ICC）和肝细胞癌-肝内胆管细胞癌混合型等不同病理类型，其中 HCC 占到 90% 以上。肝癌早期可无症状，病情进展后常有肝区疼痛、纳呆、恶心、腹泻、消瘦、乏力和低热等，晚期肝癌常伴有黄疸、腹水等。影像学检查可见肝内占位性病变。该病属于中医学的胁痛、积聚、癥瘕、肝积等范畴。

病因病机 中医认为肝癌的病因病机较为复杂，现多认为该病系邪毒内侵、饮食不调、七情内伤或毒物损害，导致脏腑功能失调，气滞、血瘀、水湿、痰浊等互结于肝，酿生癌毒所致。其病位以肝脾为主，涉及于肾。病属虚实夹杂，虚以脾气虚、肝肾阴虚和脾肾阳虚为主，实以气滞、血瘀、痰湿、热毒等为患。发病之初，多为肝气郁滞，或肝郁脾虚；日久则气滞血瘀，或气郁化火，水湿、痰浊内生，致气、血、痰、湿、热、毒内蕴成积；病至晚期，邪毒耗气伤血，则见肝肾阴虚、生风动血，或见阴阳两虚之证。

证候诊断 临床上原发性肝癌虚实夹杂，可数型并见。根据患者的临床表现，在大量研究基础上，结合文献报道和国内中医肿瘤专家意见，肝癌可分为以下八种基本单证，其诊断诊断标准及判别方法如下。

气滞证 ①胸胁脘腹胀满；②痛无定处；③情志抑郁或喜叹息；④嗳气或呃逆；⑤脉弦。以上 5 项中见任意 2 项可诊断为气滞证。

血瘀证 ①胁下积块；②疼痛固定不移；③面色晦暗或唇甲青紫；④肝掌或蜘蛛痣或青筋暴露；⑤舌质紫或见瘀斑、瘀点或舌下络脉曲张，脉涩。以上 5 项中见任意 2 项可诊断血瘀证。

热证 ①发热；②口渴或口苦或口臭；③大便干结或小便黄（赤）；④舌红或苔黄；⑤脉数。以上 5 项中①②③中任意 2 项或①②③中任意 1 项加④⑤中任意 1 项可诊断热证。

湿证 ①腹水或胸水或下肢水肿；②身目黄染；③头身困重；④苔腻或滑；⑤脉滑。以上 5 项之①②中任意 1 项或③加④⑤中任意 1 项可诊断湿证。

气虚证 ①神疲乏力；②纳呆或食后脘腹胀满；③大便溏薄；④舌淡且胖或舌淡伴齿痕；⑤脉弱。以上 5 项中见任意 2 项可诊断气虚证。

血虚证 ①面白无华或萎黄或唇甲色淡；②头晕眼花；③心悸或少寐；④舌淡白；⑤脉细。以上 5 项中见任意 3 项可诊断血虚证。

阴虚证 ①口干；②盗汗；③潮热或手足心热；④舌嫩红或少苔或裂纹或剥苔或无苔；⑤脉细且数。以上 5 项中见任意 2 项可诊断阴虚证。

阳虚证 ①畏寒肢冷；②小便清长；③夜尿频数。在气虚证基础上见任1项即可诊断阳虚证。

治疗方法 肝癌治疗强调多学科规范化的综合治疗。西医治疗可依据巴塞罗那分期标准及其指南进行，中医药应贯穿于肝癌防治的全过程。中西医结合的治疗方式在肝癌不同阶段有着不同的侧重点：早期肝癌以手术切除等根治性治疗手段为主，中医药的治疗重点在于预防术后复发。中期肝癌以包括经肝动脉化疗栓塞术等在内的局部治疗手段为主。此阶段中医药发挥着十分广泛和重要的作用，包括中药肿瘤制剂全身或局部使用，可减少有创治疗并发症，增强放、化疗疗效等。晚期肝癌以中医药治疗为主，减轻症状，提高生活质量，延长生存时间。

西医治疗 ①手术治疗。对于局限性肝癌，如果患者不伴有肝硬化，则应首选肝切除术；如果合并肝硬化，肝功能失代偿且符合移植条件，可考虑肝移植术。②局部治疗。包括局部消融治疗、肝动脉介入治疗等方法。其中肝动脉栓塞化疗（TACE）已成为不能手术切除的中晚期肝癌首选的治疗方法。③放射治疗。立体定向放疗等新技术可以适用于肝癌局部治疗以及肝外转移病灶的治疗。④系统化疗。对于已经发生肝外转移的晚期患者，虽为局部病变，但不适合手术或局部治疗，或者局部治疗失败者，可考虑予以系统化疗。

辨证论治 原发性肝癌的临床表现复杂，治疗抓住核心病机，结合证候特点辨证施治，具体治法及主方如下。主方应从基本病机论治，着眼于癌毒，可选用解毒方，该方由石见穿、猫人参、

山慈菇以及鸡内金组成，发挥清热解毒、散结消肿的作用。①气虚证：治以补中益气、健脾和胃，方选参芪术芝汤，常用中药有党参、黄芪、白术、灵芝等。②气滞证：治以疏肝理气、行滞解郁，方选柴白枳陈汤，常用中药有柴胡、白芍、枳壳、陈皮等。③血虚证：治以滋阴养血，方选归熟乌鸡汤，常用中药有当归、熟地、何首乌、鸡血藤等。④血瘀证：治以活血化瘀，方选赤丹桃红汤，常用中药有赤芍、丹皮、桃仁、红花等。⑤阴虚证：治以滋阴壮水、清热润燥，方选斛生麦杞汤，常用中药有石斛、生地、麦冬、枸杞等。⑥阳虚证：治以温阳散寒，方选附桂姜蓉汤，常用中药有附子、肉桂、干姜、肉苁蓉等。⑦实热证：治以清热泻火、苦寒清降，方选栀芩苦夏汤，常用中药有栀子、黄芩、苦参、夏枯草等。⑧水湿证：治以化湿利水、芳化湿浊，方选藿砂茯泽汤，常用中药有藿香、砂仁、茯苓皮、泽泻。

中成药治疗 治疗原发性肝癌的主要中成药包括中药注射液和口服中成药两类，大多系具有抗癌作用的单味或复方中药加工而成。①华蟾素注射液：由中药蟾皮制成，清热解毒，用于各期肝癌患者，同时具有抗肝炎作用，对于改善肝癌长期预后有利。②复方苦参注射液：清热利湿、凉血解毒、散结止痛。③榄香烯乳注射液：散结解毒，疗效优、毒副作用小，能改善患者的生存质量。④槐耳颗粒：扶正固本、活血消癥，用于正气虚弱，瘀血阻滞者。

中医辅助疗法 原发性肝癌中药辅助疗法还包括中药外治及针灸推拿等非药物疗法。这些方

法在肝癌诊疗领域可以应用于癌痛控制、腹水处理等。中药外用治疗肝癌癌痛手段包括膏药外敷、散剂外敷、穴位敷贴等。使用中药品种多属清热解毒、软坚散结及活血化瘀药物，其中常用蟾酥（或蟾皮）、白花蛇舌草、三棱、乳香、没药等，以冰片、醋作为促透剂。

现代研究 包括证候研究和药物研究两方面。

证候研究 学者围绕肝癌证候进行了大量研究，综合利用复杂科学理论以及数理统计技术，获得了一系列结果，逐步制定了肝癌基本证候定性诊断标准、基本证候量化方法，并在此基础上开展了复合证候的标准研究。针对肝癌常见证候的研究显示，肝肾阴虚证肝癌患者与非肝肾阴虚证肝癌患者之间存在着差异表达基因。肝癌阳虚证与非阳虚证代谢谱的差异提示阳虚证特征性代谢网络的失调，主要表现为脂类代谢、氨基酸代谢、糖代谢、能量代谢等多种代谢的紊乱或衰减，极低密度脂蛋白（VLDL）/低密度脂蛋白（LDL）、异亮氨酸、乳酸等代谢物浓度的下降可能是肝癌阳虚证特征性的代谢物改变。肝肾阴虚证肝癌患者 SEC62、CCNB1、BIRC3 基因的 mRNA 和蛋白表达水平均显著低于非肝肾阴虚证肝癌患者。

药物研究 对单味中药提取物抗肝癌进行了广泛的发掘研究，发现了许多具备抗肝癌效果的中药提取物，并对其作用机制深入研究探讨。如蟾毒灵（bufalin）单体是从中药蟾酥中提取的一种毒性配基之一，也是临床常用的抗肿瘤药物华蟾素注射液的要有效成分之一。研究表明蟾毒灵能够通过下调细胞周期相关蛋白的

表达，诱导 HepG2 细胞阻滞于 G/M 期。蜂毒素（Melittin，Mel）是从传统中药蜂毒中提取的一种小分子肽类物质。对多种肿瘤细胞的增殖具有较强的抑制作用。此外，姜黄素、柴胡皂苷等中药有效成分研究均提示其抑制肝癌细胞生长的显著作用。这些中药成分抗肝癌的研究正日益深入到分子层面，为开发中国自主知识产权的抗肝癌新药奠定了良好的基础。

（凌昌全）

dǎnguǎn'ái

胆管癌 （cholangiocarcinoma）

起源于胆管黏膜上皮的恶性肿瘤。根据解剖部位的不同可以分为肝内胆管癌和肝外胆管癌。90%以上为腺癌。肝内胆管癌位于肝实质内，肝外胆管癌包括起源于左、右肝管结合部或结合部附近的肝门胆管癌［也称为克洛奇金（Klatskin）肿瘤］和起源于胆胰壶腹上部肝外胆管的远端肝外胆管癌。肝外胆管癌较肝内胆管癌多见，肝门胆管癌是最常见的肝外胆管癌，占肝外胆管癌的50%~60%。症状表现为黄疸、疼痛、食欲不振等。该病属于中医学的黄疸、胁痛、积聚、痞块等范畴。

病因病机 该病多因情志不舒、寒湿不适、饮食不节、过食肥甘油腻或虫积，或慢性胆腑病变的长期刺激等，均可导致气血郁积、湿热壅阻中焦，影响肝的疏泄和胆腑的中清、通降，闭阻于胆道而成癥块。该病正虚于内，邪毒蕴结，其病变部位涉及肝、胆、脾胃，主要病变在肝胆。"邪之所凑，其气必虚"，在疾病的不同阶段，病性可表现为实证、虚实夹杂或虚证为主。在胆管癌早期，患者正气尚足，湿热、热毒等邪气盛；中晚期，癌毒耗损正气，或手术、放化疗损伤人体正气，患者正气日虚，夹杂癌毒、痰、瘀等。该病起病隐匿，进展迅速，病机复杂，治疗效果欠佳，预后不良。

证候诊断 ①肝郁气滞证：上腹部胀痛或右胁胀痛，烦躁易怒，低热或发热，口苦，食欲不振。舌质淡红，苔薄的或薄黄，脉弦。②湿热蕴蒸证：右上腹胀痛或隐痛，可向腰背部放射，甚或右上腹可扪及包块，身目黄色鲜明，口渴或不渴，心中懊恼，纳减恶心，小溲短赤，大便秘结，舌苔黄腻，脉弦数。③热毒炽盛证：发病急骤，身如金黄，高热烦渴，腹胀满疼痛，神昏谵语，或衄血，便血，右上腹积块痛不可触，口苦口干，大便燥结，舌质红绛，苔黄而燥，脉弦数或细数。④寒湿郁滞证：右胁腹隐痛或胀痛，右上腹包块明显，黄疸晦暗，纳少脘闷，或见大便不实，神疲畏寒，舌质淡苔腻，脉象濡缓。⑤脾阳虚衰证：脾阳虚衰，形体消瘦，右胁腹隐痛，可扪及包块，身目俱黄，黄色晦暗，肌肤不泽，神疲畏寒，肢软乏力，纳差少眠，大便溏薄，舌质淡苔腻，脉细或濡。

治疗方法 胆管癌的治疗原则是早期病例以手术切除为主，术后配合放疗、化疗及中医药治疗，以巩固和提高手术治疗效果。对于不能切除的晚期病例，应施行胆道引流手术，控制胆道感染。中医药治疗可针对不同时期发挥不同作用，在疾病全程应用。可以辅助手术，提高手术成功率，减少或减轻手术并发症或预防术后复发；配合放、化疗，减毒增效，提高生活质量；已接受手术或放、化疗根治或缓解的，运用中药防止复发或转移等。

西医治疗 手术是肝内胆管癌患者首选治疗方案。肝外胆管癌的根治性治疗手段是完全切除病灶且保证切缘阴性。胆管癌对化学治疗并不敏感，胆管癌较其他胃肠道肿瘤（如结肠癌）对化疗敏感性差。但化疗可能缓解胆管癌所引起的症状、改善患者生活质量，还可能延长存活期。辅助性放射治疗可能提高患者的生存率，对于不可切除和局部转移的胆管癌经有效的胆道引流后，放疗可以改善患者的症状与延长生命。但胆管癌一直被认为属于放射线不敏感的肿瘤。一般报道放射治疗的中位生存期为 9~12 个月。

辨证论治 ①肝郁气滞证：治以疏肝理气、降逆止痛，方选柴胡疏肝散加减，常用中药有陈皮、柴胡、川芎、香附、枳壳、芍药、甘草等。②湿热蕴蒸证：治以舒肝利胆、清热利湿退黄，方选大柴胡汤（《金匮要略》）合茵陈蒿汤（《伤寒论》）加减，常用中药有柴胡、黄芩、大黄、茵陈蒿、栀子、大黄、枳实、半夏、白芍等。③热毒炽盛证：治以清热解毒、凉血护阴，方选犀角散（《千金要方》）加减，常用中药有犀角屑、麻黄、杏仁、防风、桂心、白术、人参、川芎、白茯苓、当归、石膏等。④寒湿郁滞证：治以温里助阳、利湿退黄，方选茵陈四逆汤（《张氏医通》）加减，常用中药有干姜、炙甘草、炙附子、茵陈等。⑤脾阳虚衰证：治以健脾温中、补养气血，方选小建中汤（《伤寒论》）加减，常用中药有饴糖、桂枝、芍药、炙甘草、大枣、生姜等。

中成药治疗 ①金龙胶囊：破瘀散结，解郁通络。②康莱特注射液：益气养阴、消癥散结，可联合放、化疗使用。

中医辅助疗法　对于胆管癌局部疼痛明显者，可配合外治以缓解疼痛。或配合针刺、封闭等。

现代研究　雷公藤红素可以显著抑制胆管癌体内肿瘤生长；在体内外通过调节含半胱氨酸的胱天蛋白酶（Caspase）依赖的线粒体途径诱导人胆管癌 TFK-1 细胞凋亡，其机制与下调凋亡抑制 Survivin 基因及 Bcl-2 蛋白表达，和上调 Bax 及 Caspase-3 蛋白表达诱导 TFK-1 细胞凋亡，可能经由核因子 κB（NF-κB）信号传导通路发挥其抗肿瘤作用。隐丹参酮可抑制人胆管癌 HCCC-9810 细胞增殖，通过影响肿瘤细胞的细胞周期、抑制 Survivin 基因表达诱导人胆管癌 HCCC-9810 细胞凋亡。丹参酮ⅡA 体外能显著抑制 HCCC-9810 细胞增殖，并能抑制血管内皮生长因子（VEGF）基因表达。大黄素可通过与化疗药物竞争结合多药耐药 P 糖蛋白逆转人胆管癌多药耐药细胞 QBC939/ADM 的耐药性。暹罗鳄（Crocodylus siamensis）胆汁提取物可诱导人胆管癌 MZ-ChA-1 细胞凋亡。姜黄素在体外实验中能抑制胆管癌细胞株的增殖，诱导胆管癌细胞株的凋亡；在体内实验中，姜黄素能延长荷瘤小鼠生存时间，改善生存状态。苦参碱在体外是依赖于非 RIP3 依赖通路来诱导人胆管癌细胞发生程序性坏死。砷剂（As$_2$O$_3$）可通过降低肿瘤组织中增殖细胞核抗原（PCNA）和 VEGF 表达，抑制胆管癌生长；抑制 QBC939 细胞生长。

（凌昌全）

jífùzhèng

急腹症（acute abdomen）　以急性腹痛为主要表现的腹部疾患的总称。临床表现为腹痛、腹胀、呕吐及大小便异常、寒热出汗等。

疾病范围　急腹症可分为外科急腹症、内科急腹症、妇科急腹症。中西医结合医学家认为急腹症包括有：急性腹膜炎与腹腔脓肿、上消化道出血、胃及十二指肠溃疡急性穿孔、急性肠梗阻、急性阑尾炎、胆道系统感染与胆石症、胆道蛔虫病、急性胰腺炎、腹部闭合性损伤及宫外孕等。

中医特征　中医认为急腹症的病因主要为气、血、寒、热、湿、食、虫等七类。急腹症的病位多在六腑，中医学认为六腑的功能特点是"传化物而不藏""以通为用、以降为顺"，任何原因引起的六腑通降失常、滞塞不通，都可致急腹症。在急腹症的发展过程中，正邪相争的消长变化一直贯穿在各个不同的阶段中，急腹症初期，正盛邪轻，其病理改变主要是气滞血瘀或兼有实热；中期，正盛邪实，病理改变主要为实热或湿热；后期，可有两种转归，一种是经治疗好转，邪去正复或邪去正衰；另一种是病情恶化，邪陷正虚，表现为热毒炽盛、热入营血，甚至发生亡阴亡阳的危证。

治疗特点　中西医结合治疗急腹症，根据中医六腑"以通为用"的基本理论，提出了西医辨病、中医辨证、中西医结合分期分型诊治的原则，对急腹症治疗制定出通里攻下、清热解毒、理气开郁、活血化瘀、清热利湿、利水渗湿、温中散寒、补气养血等非手术方法的治疗法则，同时配合针灸、电针、穴位注射、电兴奋、拔罐、耳针、埋线、按摩及颠簸疗法等多种治疗措施。正确掌握手术指征，适时采用胃肠减压、输血输液、灌肠等治疗手段，使急腹症的疗效提高。

现代研究　中西医结合治疗急腹症是中国现代医学的优势，实践证明中西医结合治疗急腹症能提高疗效、降低手术率、减少并发症、降低病死率。急腹症中医辨证多为阳明腑实证，治宜通腑泻热。其中通里攻下、活血化瘀和清热解毒法在急腹症的治疗中有广泛的应用范围。三法的有机结合，不但在急腹症的保守治疗中获得很好的疗效，而且在围手术期及术后恢复期也有广泛的应用，对疾病的治疗及减少其并发症的发生，均有良好的作用。

（何清湖　匡琳）

chánggěngzǔ

肠梗阻（intestinal obstruction）　以肠内容物不能正常顺利通过肠道为特征的疾病。具有病因复杂、病情严重、发展迅速等特点，并可引起一系列局部和全身的病理变化，若处理不当可危及生命。属中医学的关格、腹痛、肠结等范畴。

病因病机　肠梗阻多因饮食不节、寒邪凝滞、热邪郁闭、气血瘀阻、燥屎内结等多种因素导致肠道通降功能失常，肠腑传化障碍，食下之水谷精微不升，浊气不降而积于肠内，引起肠梗阻。该病的病机演变可有痞结－瘀结－疽结三个阶段。病之初为肠腑气机不利，滞塞不通，痰饮水停，呈现痛、吐、胀、闭四大症状；病变进展，肠腑瘀血阻滞，痛有定处，胀无休止，甚至瘀积成块或血不归经而致呕血、便血；进一步发展则气滞血瘀、郁久而化热生火，热与瘀血瘀积不散，热甚肠坏，血肉腐败，热毒炽盛，邪实正虚，正不克邪而产生亡阴亡阳之厥证。

证候诊断　该病多见阴虚肠

燥证、肠腑热结证、虫积阻滞证、气阴亏虚证等。各型证候诊断要点如下。①气滞血瘀，阴虚肠燥证：腹痛阵作，胀满拒按，恶心呕吐，无排气排便，或大便少许干燥；小便短赤，舌红少津，脉弦或涩。②肠腑热结证：腹痛腹胀，痞满拒按，恶心呕吐，无排气排便，发热，口渴，小便黄赤，甚者神昏谵语，舌质红，苔黄燥，脉洪数。③虫积阻滞证：腹痛绕脐阵作，腹胀不甚，腹部有条索状团块，恶心呕吐，呕吐蛔虫，或有便秘，舌质淡红，苔薄白，脉弦。④气阴亏虚证：腹痛缓解，肛门恢复排便排气，但便后乏力，体质虚弱，面白神疲，肢倦懒言，舌红少苔，脉细弱。

治疗方法 肠梗阻的治疗原则是解除局部的梗阻和纠正因梗阻所引起的全身生理紊乱。具体的治疗方法要根据梗阻的病因、性质、部位、发展趋势和患者的全身情况而定。但不论采用手术疗法还是非手术疗法，纠正水、电解质和酸碱平衡的紊乱，积极防治感染和有效的胃肠减压，是治疗肠梗阻的基础疗法。同时可运用中医的方法，对于早期单纯性肠梗阻、不完全性肠梗阻、蛔虫性肠梗阻及肠梗阻术后的治疗有较好的疗效。

西医治疗 包括手术治疗和非手术治疗。

手术治疗 适应证：①绞窄性肠梗阻。②有腹膜刺激征或弥漫性腹膜炎征象的各型肠梗阻。③应用非手术疗法后经6～8小时观察，病情不见好转，或腹痛、腹胀加重，肠鸣音减弱或消失，脉搏加快，血压下降或出现腹膜刺激征者。④肿瘤及先天性肠道畸形等不可逆转的器质性病变引起的肠梗阻。方法：①解除梗阻

病因，如粘连松解术、束带切断术、肠套叠和肠扭转复位术等。②切除病变肠管行肠吻合术，对已有坏死的肠管、肠道肿瘤或判断已无生机的肠管予以切除行肠吻合术。③短路手术，如不能切除病变的肠管，则可将梗阻近、远两侧肠祥作侧侧吻合手术，以恢复肠腔的通畅。④肠造口术或肠外置术，对一般情况极差的患者或局部病变不能切除的低位结肠梗阻可行肠造口术，暂时解除梗阻。如已有肠坏死，宜切除坏死肠段并将断端处置做造口术，待以后二期手术再解决结肠病变。

非手术治疗 适应证：①机械性肠梗阻的单纯性粘连性肠梗阻；蛔虫团、粪便、结石性肠梗阻；不能手术治疗的肿瘤性肠梗阻；肠道炎性病变如结核、克罗恩病性不全性肠梗阻；肠套叠早期。②动力性肠梗阻。③术后早期炎性肠梗阻。方法：禁食与胃肠减压；纠正水、电解质和酸碱平衡紊乱；营养支持等。

辨证论治 中医内治适合于非手术治疗的患者，及术后恢复期的患者。具体治法及主方如下。①气滞血瘀，阴虚肠燥证：治以行气活血、润肠通下，方选桃仁承气汤（《伤寒论》）加减，常用中药有桃仁、大黄、芒硝、桂枝、炒莱菔子、乌药、川楝子、赤芍、牛膝、当归、火麻仁、柏子仁等。②肠腑热结证：治以活血清热、通里攻下，方选复方大承气汤（《中西医结合治疗急腹症》）加减，常用中药有大黄、芒硝、厚朴、枳壳、桃仁、炒莱菔子、赤芍等。③虫积阻滞证：治以消导积滞、驱蛔杀虫，方选乌梅丸（《伤寒论》）合大承气汤（《伤寒论》）加减，常用中药有乌梅、细辛、黄连、当归、附子、干姜、

黄柏、桂枝、大黄、芒硝、厚朴、枳壳等。④气阴亏虚证：治以健脾益气、养阴润肠，方选补中益气汤（《东垣十书》）加减，常用中药有黄芪、白术、山药、薏苡仁、陈皮、生地、沙参、炙甘草、当归、升麻、柴胡等。

中成药治疗 ①四磨汤口服液：顺气降逆，消积止痛，适用于肠梗阻术后气滞的患者。②补中益气丸：补益脾气，适用于肠梗阻术后气虚的患者。③归脾丸：补气养血，适用于肠梗阻术后气血虚的患者。

中医辅助疗法 肠梗阻还可使用中药敷脐、中药灌肠、针刺疗法、推拿按摩等辅助疗法。①中药敷脐治疗：大黄、芒硝适量，磨成粉状，充分混匀后用食醋调成糊状，装入布袋内，封闭后平铺于脐部，用宽胶布或敷贴、腹带固定。或用吴茱萸适量，研为细末，加米醋适量调为稀糊状，贴敷于肚脐处，用宽胶布或敷贴、腹带固定。②中药灌肠治疗：大承气汤或复方大承气汤，水煎取汁，高位保留灌肠。③针刺疗法：体针取足三里、内庭、天枢、中脘、曲池、合谷为主穴。呕吐加内关；腹痛加内关、章门；痉挛者耳穴取神门、大肠、胃、小肠。得针感后强刺激。④推拿按摩治疗：推拿按摩腹部，先按顺时针或逆时针方向进行短时间按摩，然后按患者自觉舒服乐于接受的方向继续进行。如疼痛反而加剧，应立即改变推拿方向。

现代研究 中医中药治疗肠梗阻手段丰富，方法多样，临床疗效确切，具有安全持久、简便廉验等优点。中医药对恢复肠道功能与保护肠屏障功能有一定的疗效。诸多临床与动物实验证明：通里攻下、清热解毒、活血化瘀

等中药具有增强肠蠕动，改善血液灌注，抑制肠道菌群，减少内毒素，提高组织氧合，保护肠黏膜，促进肠黏膜新陈代谢，降低炎性介质细胞因子，防止肠道菌群移位，改善内脏血液循环、抗凝、提高纤溶系统酶的活性和防止血栓形成，抗炎、调节免疫及代谢功能，清除自由基，抑制肠上皮细胞和淋巴细胞凋亡等功效。同时这几类药物彼此还有协同增效的作用。

针灸治疗能激发人体自身的能力，调节体内失衡的经络气血和脏腑功能，能有效促进胃肠功能的恢复。大量实验研究显示针灸对胃肠黏膜有明确的保护作用，这种保护作用是多方位的。电针可以影响胃肠道多种递质途径，增强胃肠动力，抑制胃酸分泌，增加消化道血流，保护肠壁上皮纤毛细胞。对于术后早期炎性肠梗阻，相关研究发现，针刺足三里、内关、下巨虚可大大加快炎性渗出的吸收速度；能改善病灶周围血管的通透性，减少创伤毛细血管内炎细胞及参与炎性反应的血小板的游出，控制炎性反应进展，提高机体修复能力。

(何清湖 匡琳)

jíxìng zhòngzhèng dǎnguǎnyán

急性重症胆管炎 (acute cholangitis of severe type, ACST)

由多菌种混合感染，胆管梗阻，内压增高形成的重症胆管炎。急性重症胆管炎是胆道感染中最严重的一种类型，该病发病急骤，病情进展快，除具有一般胆道感染的查科 (Charcot) 三联征 (腹痛、寒战高热、黄疸) 外，还可出现休克、中枢神经系统受抑制表现，即雷诺 (Reynolds) 五联征。容易引起败血症、中毒性休克、胆源性肝脓肿、胆道出血、多器官功能衰竭等续发病变。属于中医学的胆瘅、胆胀、黄疸、胁痛等范畴。

病因病机　胆为六腑之一，胆液来源于肝，肝与胆相表里，共司疏泄功能，人体肝胆气机紊乱和整体机能失调是该病发病的内因；而外感邪毒、饮食不节、蛔虫上扰或情志刺激等因素是发病的外因。该病发病以后病机发展变化多端，常见气郁、血瘀、湿热和实结之证。肝郁气滞、胆失疏泄、郁久化热、煎熬胆汁，使肝胆气机受阻。胆失通降，胆汁不循常道外溢而发黄；胆腑不通，不通则痛。如邪热炽盛，与肠中糟粕相搏，则燥屎内结，腑气不通，发展为阳明腑实证。如邪热上扰心神，则神昏谵语，甚则狂乱不安。热盛日久，耗伤气阴，则出现亡阴亡阳之厥证、脱证。

证候诊断　该病多见肝胆蕴热证、肝胆湿热证、肝胆脓毒证等。各型证候诊断要点如下。①肝胆蕴热证：胁腹隐痛，胸闷不适，肩背窜痛，口苦咽干，腹胀纳呆，大便干结，有时低热，舌红苔腻，脉平或弦。②肝胆湿热证：发热恶寒，口苦咽干，胁腹疼痛难忍，皮肤黄染，不思饮食，便秘尿赤，舌红苔黄，脉弦数滑。③肝胆脓毒证：胁腹剧痛，痛引肩背，腹拘强直，压痛拒按，高热寒战，上腹饱满，口干舌燥，不能进食，大便干燥，小便黄赤，甚者谵语，肤黄有瘀斑，四肢厥冷，鼻衄齿衄，舌绛有瘀斑，苔黄开裂，脉微欲绝。

治疗方法　该病一经确诊应行胆道引流术。非手术疗法既可作为治疗，也可作为术前准备。非手术疗法期间应密切观察患者全身和局部变化，以便随时调整治疗方案。大多数患者经非手术疗法治疗后病情能够控制，待以后择期手术。如病情严重或治疗后病情继续恶化者，应紧急手术治疗。

西医治疗　包括手术治疗和非手术治疗。

手术治疗　适应证：①发病在48～72小时以内者；②经非手术治疗无效且病情恶化者；③怀疑有胆囊穿孔、弥漫性腹膜炎、急性化脓性胆管炎、急性坏死性胰腺炎等并发症者。其他患者，特别是年老体弱的高危患者，应争取在患者情况处于最佳状态时行择期性手术。方法：①超声或CT导引下经皮经肝胆管引流术；②胆总管切开减压术。

非手术治疗　①纠正水、电解质及酸碱代谢失衡，全身支持疗法，积极防治休克。②选用针对革兰阴性、阳性细菌及厌氧菌均有作用的广谱抗菌药物或联合用药。③使用维生素 K_1、解痉止痛药等对症处理。④必要时使用血管活性药物，肾上腺皮质激素等。⑤因老年人发病率较高，应注意及时发现和处理心、肺、肾等器官的并发症，维护重要脏器的功能。

辨证论治　中医内治适合于非手术治疗的患者，及术后恢复期的患者。具体治法及主方如下。①肝胆蕴热证：治以疏肝清热、通下利胆，方选大承气汤 (《伤寒论》) 合大柴胡汤 (《金匮要略》) 加减，常用中药有大黄、枳实、厚朴、芒硝、柴胡、黄芩、半夏、人参、白芍、栀子、白术等。②肝胆湿热证：治以清胆利湿、通气通腑，方选茵陈蒿汤 (《伤寒论》) 合大柴胡汤 (《金匮要略》) 加减，常用中药有茵陈蒿、山栀子、大黄、枳实、厚朴、芒硝、柴胡、黄芩、半夏、白芍、川楝子等。③肝胆脓毒证：治以泻火解毒、通腑救逆，方选黄连解毒汤（《外台秘要》）合茵陈蒿汤（《伤寒论》）加减，常用中药有黄连、黄芩、黄柏、栀子、茵陈蒿、大黄等。

中成药治疗 ①消炎利胆片：清肝利胆、清热祛湿，适用于急性重症胆管炎肝胆湿热证的患者。②茵栀黄口服液：清肝利胆、清热祛湿，适用于急性重症胆管炎肝胆湿热证的患者。

中医辅助疗法 急性重症胆管炎还可运用针刺等辅助疗法。例如：可选用足三里、内关、期门、胆俞、中脘等穴；耳针可刺交感、神门、肝胆区。也可采用足三里穴位注射盐酸消旋山莨菪碱注射液等以解痉止痛。

现代研究 急性重症胆管炎具有发病急骤、病情重、变化快、常并发多脏器功能不全综合征等特点。中药主要通过抑菌、促进胆汁分泌、改变胆汁成分、降低内毒素含量、保护肠黏膜屏障、防止细菌移位及调整免疫功能等多个方面发挥对急性重症胆管炎的治疗作用。如大柴胡汤合茵陈蒿汤可通过直接抑杀细菌、抗内毒素作用，调节炎症介质三个方面来治疗急性重症胆管炎。活血化瘀药物可改善腹腔脏器血液循环，影响血液流变性，促进腹膜吸收，抗炎，保护脏器损害，促进组织修复的作用。采用中西医相结合的方法治疗 ACST，实现菌毒炎并治，能达到更为理想的治疗效果。如何充分发挥中医药的优势，并利用现代科学技术对有代表性的方药进行深入研究，进一步阐明中药治疗胆道感染的机制，将为治疗急性重症胆管炎开辟新的途径。

（何清潮 匡 琳）

chángyuánxìng nèidúsùxuèzhèng
肠源性内毒素血症（intestinalendotoxemia，IETM）
肠道菌群失调导致内毒素移位进血液循环而引起的各种继发损伤。是临床上常见的并发症，如不及时治疗，会导致败血症、弥散性血管内凝血、休克等严重并发症。属中医学的腹满痛、发热、便秘等范畴。

病因病机 中医理论中没有对肠源性内毒素血症的专门论述，但根据其致病特点，当属于中医的"毒"。如中医的温毒、热毒、毒火、脓毒等都包含了内毒素血症的含义。其主要的病因是正气内虚和邪盛，正不胜邪而导致邪毒内陷。毒邪致病特点发病急，传变快，易伤脏腑，耗气伤阴，致瘀动血；其热毒炽盛，犯及气血、致瘀致热，甚而内伤脏腑，表里三焦俱病。肠源性内毒素血症系"血滞成瘀，瘀血内郁而化热"，湿热疫毒之邪入侵人体阻遏气机，气滞血瘀，瘀久化热所导致。

证候诊断 肠源性内毒素血症的中医辨证复杂多样，虚实夹杂，常见证型有肝胆湿热证、阳明腑实证、热毒炽盛证、阴虚潮热证等。各型证候诊断要点如下。①肝胆湿热证：发热，身目黄染，脘腹胀满，口渴，纳差，恶心呕吐，大便干结，舌红或红绛，舌苔黄腻，脉弦数或滑数。②阳明腑实证：发热，大便秘结，脘腹胀满，腹大如鼓，口渴，纳差，恶心呕吐，或神昏谵语，舌红或红绛，舌苔黄或黄燥，脉滑数。③热毒炽盛证：发热，大便秘结，脘腹胀满，口渴，纳差，甚或鼻衄，呕血，或发狂，舌红绛，舌苔黄燥或焦燥起刺，脉数。④阴虚潮热证：发热，午后尤甚，骨蒸劳热，大便干结，脘腹胀满，口渴，纳差，手足心汗，乏力，腰膝酸软，舌红绛少津，舌苔黄或无苔，脉细数。

治疗方法 导致肠源性内毒素血症的原发疾病有很多，因此在治疗肠源性内毒素血症的同时，一定要治疗原发疾病。临床上采用中西医结合治疗效果显著。

西医治疗 ①纠正水、电解质及酸碱代谢失衡，全身支持疗法，积极防治休克。②选用针对革兰阴性、阳性细菌及厌氧菌均有作用的广谱抗菌药物或联合用药。③治疗引起肠源性内毒素血症的原发疾病，必要时手术。

辨证论治 ①肝胆湿热证：治以清利肝胆、通下泻热，方选茵陈蒿汤（《伤寒论》）合大承气汤（《伤寒论》）加减，常用中药有栀子、茵陈蒿、大黄、枳实、厚朴、芒硝、黄芩、茯苓等。②阳明腑实证：治以清热利湿、通里攻下，方选大承气汤（《伤寒论》）合黄连解毒汤（《外台秘要》）加减，常用中药有黄连、黄芩、黄柏、栀子、大黄、枳实、厚朴、芒硝等。③热毒炽盛证：治以清热解毒、凉血通里，方选清营汤（《温病条辨》）合大承气汤（《伤寒论》）加减，常用中药有水牛角、生地、玄参、竹叶心、金银花、连翘、黄连、丹参、麦冬、大黄、枳实、厚朴、芒硝等。④阴虚潮热证：治以滋阴增液、清热解毒，方选清骨散（《证治准绳》）合增液汤（《温病条辨》）加减，常用中药有银柴胡、鳖甲、炙甘草、秦艽、青蒿、地骨皮、胡黄连、知母、玄参、麦冬、生地等。

中成药治疗 治疗肠源性内毒素血症中成药多为中药提取的注射液，常用的中药注射液有以下几种。①参麦注射液：益气固脱，养阴生津，适用于肠源性内毒素血症气阴两虚证的患者。②生脉注射液：益气固脱，养阴生津，适用于肠源性内毒素血症气阴两虚证的患者。③茵栀黄注射液：清肝利胆，清热祛湿，适用于肠源性内毒素血症肝胆湿热证的患者。

中医辅助疗法 肠源性内毒素血症还可运用中药保留灌肠、针刺等辅助疗法。①中药灌肠：可选用复方大承气汤（生大黄、芒硝、桃仁、枳壳、厚朴、蒲公英、乌梅）灌肠。②针刺：可选用足三里、内关、期门、中脘等穴；也可采用足三里穴位注射盐酸消旋山莨菪碱注射液等以解痉止痛。

现代研究 肠黏膜结构改变、肠道通透性增加、肠道菌群失调及肠道细菌易位是形成肠源性内毒素血症的重要因素。中药治疗肠源性内毒素血症可多途径、多环节、多靶点的发挥作用。其抗内毒素作用，是其抗感染、抗休克及免疫调节作用的重要机制之一。其可能机制：①排除胃肠积滞，清除肠道内的细菌和内毒素；②抑制细菌生长繁殖，中和内毒素，减轻或消除其毒性；③保护肠道机械屏障的完整性；④增强单核吞噬细胞系统的吞噬能力和机体免疫力；⑤调整肠内菌群，维护肠道生物学屏障的稳定性；⑥抑制内毒素诱生的细胞因子，减轻对机体的危害。因此，中药通过对肠道屏障功能的保护，可以减少肠源性内毒素血症和肠源性细菌移位。总之，清热解毒、疏肝利胆、通里攻下类中药具有促进肠蠕动，排出、破坏内毒素，抑制细菌繁殖，维持肠道菌群生态平衡及改善肠黏膜血流灌注等

作用，因而能有效地防治肠道细菌移位。

（何清湖 匡 琳）

jíxìng yíxiànyán

急性胰腺炎（acute pancreatitis，AP）

胰酶激活引起胰腺及其周围组织自身被消化从水肿至出血坏死的急性炎症。急性胰腺炎是常见的严重急腹症，轻症急性胰腺炎易于治疗，重症急性胰腺炎病情凶险，复杂多变，病死率极高，此为急腹症中最为棘手的疾病之一。该病属于中医学的胰瘅、腹痛等范畴。

病因病机 该病多因饮食不节，情志不畅，蛔虫上扰，或外感风寒湿邪，以致肝脾不和，气机升降失司而引起。导致肝胆、脾胃功能紊乱，气机升降失常等为该病的病机特点，若病情发展，热毒内陷，伤阴损阳，正虚邪陷，还可发生虚脱。

证候诊断 该病多见肝郁气滞证、脾胃实热证、肝胆湿热证等。各型证候诊断要点如下。①肝郁气滞证：上腹部阵痛或窜痛，恶心、呕吐、腹胀，上腹部有轻压痛，无腹肌紧张，发热，便秘，舌质淡红，苔薄白，脉弦紧。②脾胃实热证：上腹部剧烈胀满疼痛，拒按，持续性或阵发性加剧，或刀割样痛，中上腹肌紧张，压痛明显，呕吐频繁，高热口干，大便秘结，小便黄赤，舌质红，苔黄厚腻或黄黏焦干，脉洪数或弦数。③肝胆湿热证：上腹部疼痛拒按，持续性钝痛，阵发性加剧或绞痛；上腹肌紧张，有横位性压痛，伴发热，或寒热往来，口苦咽干，呕吐频繁，心烦胸闷，多有轻度黄疸，重则身目黄染，大便秘结，小便黄赤，舌质红，苔黄腻，脉弦数。

治疗方法 根据急性胰腺炎

的分型、分期和病因选择适当的治疗方法。非手术治疗适应于胰腺炎的急性反应期，以及水肿性和尚无感染的出血坏死性胰腺炎。治疗原则是尽可能地减少胰液分泌，即胰腺休息疗法，防止感染、阻断病情发展，此为急性胰腺炎的基础治疗。出血坏死型胰腺炎，病情急暴，变化快，故一般宜采用手术疗法。中医治疗以疏肝理气、清热利湿、通里攻下为大法，适用于急性胰腺炎恢复期。

西医治疗 包括手术治疗和非手术治疗。

手术治疗 适应证：①不能明确病因的其他急腹症，而腹膜刺激征较为明显者。②暴发性胰腺炎经短时间（24小时）积极的非手术治疗但多器官功能障碍仍得不到纠正者。③急性胰腺炎并发腹腔间隔室综合征经常规治疗无效者。④伴有胆总管下端梗阻或胆道感染者。⑤并发胰腺及其周围组织坏死继发感染者。⑥合并胃肠道穿孔、大出血或胰腺假性囊肿>5cm者。方法：通常采用坏死组织清除术加腹腔引流术。

非手术治疗 ①控制饮食和胃肠减压。②抑制胰液分泌，常选用生长抑素及其类似物。③胰酶抑制剂，常选用蛋白酶抑制剂、磷脂酶A抑制剂、胰肽酶等。④抗生素，常选用甲硝唑联合喹诺酮类药物，必要时可联合第三代头孢等药物。⑤解痉止痛，可酌情使用阿托品、溴丙胺太林等。⑥补液扩容，补充水电解质，纠正酸碱平衡失调，预防治疗低血容量，维持循环稳定，改善微循环，以防止休克的发生。⑦营养支持，患者禁食期间注意营养支持。⑧防治并发症，对症支持治疗，保护重要器官功能。

辨证论治 适用于急性胰腺

炎恢复期，具体治法及主方如下。①肝郁气滞证：治以舒肝理气、通腑止痛，方选柴胡疏肝散（《景岳全书》）加减，常用中药有柴胡、黄芩、厚朴、莱菔子、枳壳、桃仁、赤芍、大黄、芒硝等。②脾胃实热证：治以通里攻下、泻热导滞，方选清胰汤（经验方）加减，常用中药有柴胡、黄芩、黄连、白芍、木香、延胡索、大黄、芒硝等。③肝胆湿热证：治以清利肝胆湿热，方选龙胆泻肝汤（《兰室秘藏》）合茵陈蒿汤（《伤寒论》）加减，常用中药有龙胆草、山栀子、车前草、当归、生地、柴胡、黄芩、木香、茯苓、泽泻、茵陈等。

中成药治疗 ①参麦注射液：益气固脱、养阴生津，适用于急性胰腺炎气阴两虚证的患者。②生脉注射液：益气固脱、养阴生津，适用于急性胰腺炎气阴两虚证的患者。③茵栀黄注射液：清肝利胆、清热祛湿，适用于急性胰腺炎肝胆湿热证的患者。

中医辅助疗法 急性胰腺炎还可运用针灸推拿等辅助疗法。①针灸疗法：取穴足三里、下巨虚；呕吐重者加内关，疼痛重者加上脘、中脘，强刺激；亦可用电针；或耳针取胆、胰、交感、神门穴，针刺后留针30分钟；也可埋针。②穴位注射：取双侧足三里或下巨虚的压痛点，选用654-2、10%的葡萄糖溶液或普鲁卡因溶液1~2ml局部注射。③推拿疗法：用腹部推拿疗法治疗该病之轻证，有一定疗效。

现代研究 急性胰腺炎发病急、变化快、并发症多、死亡率极高。中西结合治疗急性胰腺炎具有优势。

实验研究发现，中医药治疗该病的机制是抑制胰蛋白酶、胰脂肪酶分泌；增强胃肠运动功能，减少内毒素吸收，促进肠道内毒素排泄；降低毛细血管通透性，改善微循环；抗炎，促进腹膜炎症吸收；抗氧化作用，可纠正急性胰腺炎脂质过氧化平衡失调，防止多器官损害。其中黄连、黄芩、大黄、栀子、丹皮能抑制胰酶活性；大黄、银花、黄芩、黄连、蒲公英除具有抗菌作用外，并有明显的抗内毒素作用；大黄、丹皮、赤芍能改善循环，增加胰腺血液灌注；柴胡、木香、延胡索、栀子有利胰作用；丹参有抗氧化酶作用。通里攻下药能抑制胰液中多种消化酶的活性，尤其是渗入腹膜被吸收入血的胰酶，从而减轻这些消化酶对胰腺本身及其他腹腔脏器的损伤。

针灸对急性胰腺炎的辅助治疗作用不容忽视。大量临床病例报道针刺能明显改善急性胰腺炎的症状及预后，针刺符合急性胰腺炎早期禁食的要求，还可预防应激性溃疡。

（何清湖 匡琳）

jíxìng fùmóyán

急性腹膜炎（acute peritonitis, AT）

发生于腹膜的急性炎症。是一种常见的急腹症，主要表现为持续性腹痛，腹肌紧张，腹部压痛。该病属于中医学的腹痛、胃脘痛、结胸等范畴。

病因病机 急性腹膜炎多因外感风、湿、暑，或内伤饮食及气血瘀阻、虫积，以致肠胃气机失其疏利，肠道传导失职，络脉不通，则致腹痛。随着病情发展，可迅速发热，发展到热腐成脓和毒热炽盛，热极伤阴，阴损及阳，甚至亡阴亡阳。该病从发病特点来看，以里、实、热证为主，寒证较为少见。发病之始，由于气机逆乱，瘀血停留，多为气血骤闭，故出现骤然剧烈腹痛，全腹压痛，反跳痛，腹硬如板。病至中期，迅速化热，热毒之邪壅滞于肠胃，故持续性腹部剧痛，腹胀，拒按，全腹压痛，反跳痛，腹肌紧张，伴发热、胸腹痞满等胃肠实热证候。热毒之邪伤阴及阳，致正虚邪陷、阴阳不相顺接，因而出现神昏谵语、四肢不温，或手足厥冷，呼吸浅促，小便不利或无尿等厥脱证候。

证候诊断 急性腹膜炎多见气血骤闭证、胃肠实热证、热伤气阴证等。各型证候诊断要点如下。①气血骤闭证：骤然剧烈腹痛，有如刀割、迅速累及全腹；全腹压痛，反跳痛明显，拒按，腹硬如板，肝浊音界缩小或消失；伴恶心呕吐，大便秘结，小便短少；舌质淡红，苔薄白，脉弦细数或芤数。②胃肠实热证：持续性腹部剧痛，腹胀，拒按，局部或全腹压痛，反跳痛，腹肌紧张明显，肠鸣音减弱或消失；伴发热恶寒，恶心呕吐，大便秘结，小便黄赤；舌质红或红绛，苔黄腻或黄糙，脉洪数。③热伤气阴证：满腹疼痛，持续不减，全腹压痛，反跳痛，腹肌紧张明显；面色苍白，眼眶凹陷，口干唇燥，或汗出肢冷，手足不温，呼吸短促；舌质红绛，少苔或无苔，脉细数或沉细数。

治疗方法 一般而言，局限性腹膜炎、原发性腹膜炎均以非手术治疗为主，选用有效广谱抗生素，配合口服活血祛瘀、通里攻下、清营解毒的中药进行治疗。如病情恶化、腹膜炎症状不能控制，则应及时剖腹探查。急性腹膜炎中大多为继发性腹膜炎，此类患者多以手术治疗为主。手术治疗的目的是去除引起腹膜炎的病因，原则上均应及早施行，但由于病因不同、病变阶段不同，患者体质不同，应采用不同的治疗措施。

西医治疗　具体包括手术和非手术治疗。

手术治疗　适应证：①病变严重所致的弥漫性腹膜炎，如坏疽性阑尾炎穿孔、坏疽性肿囊炎穿孔等。②弥漫性腹膜炎伴休克。③弥漫性腹膜炎病因不明。④弥漫性腹膜炎经6～12小时非手术治疗，但症状、体征无明显改善者。手术方式主要有处理原发病灶，腹腔引流，清理腹腔等。

非手术治疗　①禁食、胃肠减压。②给予抗生素抗炎治疗。③已明确诊断、治疗方案已定及手术后的患者，可用止痛剂镇静止痛治疗。④对症支持治疗，纠正水电解质酸碱平衡失调，防止休克的发生。⑤处理原发疾病。

辨证论治　中医内治适用于非手术治疗的患者，及术后恢复期的患者。具体治法及主方如下。①气血骤闭证：治以活血祛瘀、行气止痛，方选血府逐瘀汤（《医林改错》）加减，常用中药有当归、生地、桃仁、红花、枳壳、赤芍、柴胡、桔梗、川芎、牛膝、大黄等。②胃肠实热证：治以通里攻下、泻火解毒，方选大承气汤（《伤寒论》）合黄连解毒汤（《外台秘要》）加减，常用中药有大黄、芒硝、厚朴、枳实、黄连、黄柏、黄芩、山栀、生石膏、知母等。③热伤气阴证：治以益气养阴、通腑回厥，方选增液承气汤（《温病条辨》）加减，常用中药有大黄、芒硝、生地、玄参、麦冬、人参、茯苓等。

中成药治疗　①参麦注射液：益气固脱、养阴生津，适用于急性腹膜炎气阴两虚证的患者。②生脉注射液：益气固脱、养阴

生津，适用于急性腹膜炎气阴两虚证的患者。③四磨汤口服液：顺气降逆、消积止痛，适用于急性腹膜炎术后气滞的患者。④补中益气丸：补益脾气，适用于急性腹膜炎术后气虚的患者。⑤十全大补丸：补气养血，适用于急性腹膜炎术后气血虚的患者。

中医辅助疗法　急性腹膜炎还可运用针灸等辅助疗法，选取足三里、中脘、梁门、天枢、曲池、内关等穴位。采用强刺激。

现代研究　急性腹膜炎是涉及多器官损害的急腹症，中西医结合治疗急性腹膜炎的疗效逐步提高，不仅降低了腹腔感染率、死亡率、肠粘连发生率，而且还改善了患者的全身现状。中西医结合治疗较传统的常规治疗有一定优越性。因此，探索中医药治疗作用机制，对于提高治疗效果十分有益。

大承气汤、小承气汤等通里攻下方剂，通过泻下作用，能清除肠道内细菌和内毒素，降低细菌对肠黏膜的侵袭力，保护肠屏障功能，增强肠壁血氧供应，改善腹腔脏器的血液循环，促进炎性渗出物的吸收，降低小肠切除合并腹腔感染大鼠血中血浆内皮素（ET）、一氧化氮（NO）水平，减轻腹腔感染胃肠黏膜的损伤。清热解毒制剂如热毒清等，能激活小鼠巨噬细胞，提高巨噬细胞的吞噬指数与吞噬率，增强血清补体和溶菌酶活性。许多清热解毒药物对内毒素有直接拮抗作用。如大黄中的大黄酸、大黄素、芦荟大黄素与黄柏中的小聚碱、药根碱、巴马汀、黄柏碱等多种生物碱对葡萄球菌、链球菌、大肠杆菌、伤寒杆菌、铜绿假单胞菌等多种致病菌有良好的杀灭或抑制作用。另外，在急性腹膜

炎早期应用活血化瘀中药能促进细菌、蛋白性渗液、腐败组织分解产物、内毒素等物质的腹腔吸收，有利于致病物质从腹腔向循环系统清除。

（何清湖　匡　琳）

jíxìng lánwěiyán

急性阑尾炎（acute appendicitis，AA）

发生于阑尾的急性炎症。是最常见的急腹症之一。该病的临床特点是转移性右下腹疼痛以及右下腹有固定压痛点。该病属于中医学的肠痈范畴。

病因病机　急性阑尾炎多因饮食不节，寒温不适、暴急奔走、忧思抑郁等多种因素，导致肠道功能失调，传化不利，运化失职，糟粕积滞，生湿生热，遂致气血不和，败血浊气壅遏而成。该病多属里、实、热证，病变在肠胃二腑，其病机为气滞、血瘀、湿热互结，导致瘀滞热积不散，血肉腐败而成肠痈。热毒炽盛，结于阳明或侵入营血，严重者可致阴竭阳脱之危候。

证候诊断　该病多见气血瘀滞证、湿热蕴结证、热毒壅盛证等。①气血瘀滞证：转移性右下腹痛，腹痛呈持续性或阵发性加剧；右下腹有压痛或反跳痛，腹肌紧张不明显，可扪及局限性包块；伴脘腹胀闷，恶心嗳气，纳呆，大便秘结，小便清或黄；舌质淡红，苔薄白，脉弦紧或细涩。②湿热蕴结证：腹痛及右下腹压痛加剧，腹膜刺激征明显，并出现反跳痛，腹肌紧张或有局限性肿块，但不出右下腹部一个象限，无扩散趋势。若湿重于热则微热，腹胀痛不剧，口渴不欲饮，大便溏而不爽，小便黄，舌质淡红，苔黄腻，脉弦滑略数；热重于湿则发热明显，腹部剧痛，拒按明显，口干欲饮，大便秘结，小便

黄赤，舌质红，苔黄腻，脉弦滑数。③热毒壅盛证：腹痛剧烈，腹膜炎体征遍及全腹，有腹肌紧张，压痛和反跳痛。如热毒伤阴，则有高热或恶寒发热，持续不退，时时汗出，烦渴欲饮，面红目赤，唇干口臭，呕吐不食，两眼凹陷，大便秘结或似痢不爽，小便短赤，舌质红绛而干，苔黄厚干燥或黄厚腻，脉弦滑数或洪大而数；热毒伤阴损阳者，发热不高，精神萎靡，肢冷自汗，舌质红而干，苔黄糙，脉沉细数。

治疗方法 从急性阑尾炎整体治疗方案来考虑，首先要解决的是选择好非手术治疗的适应证，急性单纯性阑尾炎、轻型的化脓性阑尾炎优先选择中医药治疗。急性化脓性阑尾炎、阑尾周围脓肿早期或并发局限性腹膜炎，应在严密观察下进行非手术治疗；至于坏疽性阑尾炎，阑尾穿孔并发腹膜炎均要及早手术治疗。中医治疗急性阑尾炎的原则是理气活血，清热解毒，通里攻下。

西医治疗 包括手术和非手术治疗，具体如下。

手术治疗 适应证：①急性化脓性、坏疽性阑尾炎，临床表现严重者。②急性阑尾炎穿孔并发弥漫性腹膜炎并有休克现象。③小儿、妊娠、老年人化脓性、坏疽性阑尾炎。④慢性阑尾炎反复发作者。⑤阑尾蛔虫病。⑥非手术治疗病情恶化者。方法：①阑尾切除术。②阑尾脓肿切开引流。

非手术治疗 ①禁食、胃肠减压，腹膜炎较重者应行胃肠减压。②抗炎治疗，可选用青霉素、链霉素、庆大霉素、甲硝唑或头孢类抗生素。③对症支持治疗，纠正水电解质酸碱平衡失调。

辨证论治 对于急性单纯性阑尾炎或右下腹出现包块即阑尾周围脓肿者，采用中药治疗效果较好。①气血瘀滞证：治以行气祛瘀、清热解毒，方选阑尾化瘀汤（《急腹症手册》）加减，常用中药有川楝子、延胡索、丹皮、桃仁、木香、银花、大黄等。②湿热蕴结证：治以通里攻下、清热利湿，方选阑尾清化汤（《急腹症手册》）加减，常用中药有银花、蒲公英、大黄、冬瓜仁、丹皮、木香、川楝子、藿香、佩兰、黄连、黄芩等。③热毒壅盛证：治以清热解毒、行气凉血，方选阑尾清解汤（《急腹症手册》）加减，常用中药有大黄、银花、蒲公英、冬瓜仁、丹皮、川楝子、木香、生地、玄参、天花粉等。

中成药治疗 ①四磨汤口服液：顺气降逆、消积止痛，适用于急性阑尾炎术后气滞的患者。②当归龙荟丸：清利肝胆、清热解毒，适用于急性阑尾炎湿热瘀阻证的患者。③九制大黄丸：润燥通便、消食化滞，适用于急性阑尾炎阳明腑实证的患者。

中医辅助疗法 急性阑尾炎还可运用针灸、穴位注射、外敷药物、中药灌肠等辅助疗法。①针刺：取足三里、上巨虚、阑尾穴，配合右下腹压痛最明显处的阿是穴，强刺激；加用电针可提高疗效。②穴位注射：用注射水作双侧耳穴新阑尾点注射，体温高者，可加曲池穴位注射。③中药灌肠：采用通里攻下、清热化瘀的中草药煎剂或通腑泻热灌肠合剂（大黄、龙胆草、山栀子、芒硝、莱菔子、忍冬藤、虎杖）作保留灌肠。④外敷药物：常用双柏散（大黄、侧柏叶、黄柏、泽兰、薄荷，研成细末），以水蜜调成糊状热敷右下腹；或用消炎散（芙蓉叶、大黄、黄芩、

黄连、黄柏、泽兰叶、冰片，共研细末），调成糊状，按照炎症范围大小敷于患处。

现代研究 据统计，急性阑尾炎经中西结合治疗的有效率达到80%左右，死亡率已降至0.1%以下。临床研究表明，单纯性、轻度化脓性阑尾炎及阑尾周围脓肿，采用中西医结合治疗，有较好的治疗效果。对于急性阑尾炎患者保守治疗指征尚无统一标准，只要全身中毒症状轻、腹痛局限在右下腹、腹膜炎症状不严重、超声或CT提示阑尾肿胀不严重且无阑尾梗阻情况，均可行中西医结合保守治疗并能取得良好疗效。但在治疗中需密切观察病情变化，及时调整方药，必要时转手术治疗。动物实验和临床研究均证实针灸对急性阑尾炎有辅助治疗作用。

（何清湖 匡 琳）

mìniào xìtǒng jíbìng

泌尿系统疾病（urinary system disease） 泌尿系统脏器发生的功能性和/或器质性疾病。

疾病范围 泌尿系统主要包括肾、输尿管、膀胱、尿道、前列腺等，其基本生理功能是排泄废物、调节血压、促红细胞生成、调节机体水、电解质平衡和酸碱平衡。这些脏器发生的功能性和器质性疾病都属于泌尿系统疾病。对中医学而言，该系统疾病主要对应于肾系疾病，主要对应的病证包括水肿、关格、癃闭、淋证、虚劳、尿血、尿浊等。

中医特征 泌尿系统疾病主要涉及中医学的肾和膀胱两个脏腑。肾为先天之本，主藏精，主纳气。肾主导了人体的生长发育、生殖，主管水液的生成、输布及排泄，肾中先天之精介导生髓化血，还具有摄取、收纳由肺呼吸

入体的清气的作用。膀胱为"州都之官，气化出焉"，膀胱的生理功能主要为参与机体的水液代谢。

治疗特点 肾主气化、藏精、主骨生髓，大多数肾脏疾病为慢性久病。肾脏病常见的水肿、腰痛、少尿或多尿、蛋白尿、血尿等症状，多与肾失封藏、气化不利、开阖失司，水湿内蕴、精微下注等肾气不足有关，并常涉及肺、脾、心、肝等脏。治疗肾系疾病的根本在于调节肾之阴阳，并根据所涉脏腑进行相应的补泻之法。肾病中医治疗的基本原则大体可以分为扶正祛邪、调整阴阳气血、调整脏腑功能及标本缓急论治几个方面。

现代研究 中西医结合研究在泌尿系统疾病防治领域已取得明显的进展。在病因病机探讨，疾病诊断和治疗，以及实验研究方面均有新的开拓，已形成慢性肾衰竭、IgA肾病、慢性肾小球肾炎、糖尿病肾病等疾病的行业内中医诊疗规范和指南。近几十年来，众多中医药学者运用现代医学的技术和方法对中医肾虚证的本质进行了深入的探讨。研究认为肾虚证与神经内分泌免疫网络系统密切相关；自由基过度蓄积造成衰老和细胞损伤是肾虚证的一个主要现代医学病理基础；肾虚证动物的细胞膜功能及细胞内信号转导通路发生了明显的改变；此外也有研究认为肾虚证与机体能量代谢、微量元素以及某些基因表达相关。此外，各研究团队针对常见肾脏疾病的病理分型与中医辨证进行了调查研究，探索中医辨证与病理分型及各实验室检查指标间的相关性，形成了相应的"微观辨证"理论，为中医证候研究提供了现代医学证据。

(李 平 文玉敏)

shènxiǎoqiú shènyán

肾小球肾炎（glomerular nephritis，GN） 各种原因引起双侧肾脏弥漫性或局灶性肾小球病变的疾病。又称肾炎。中医没有"肾小球肾炎"这一病名，根据肾小球肾炎的临床特征表现，可归属于水肿、尿血、尿浊等范畴。

疾病范围 肾小球肾炎是常见的肾脏疾病，根据临床特点可分为以下4类。①急性肾小球肾炎：起病较急，临床表现一般有血尿，蛋白尿，伴有高血压、水肿等症状，多数有急性链球菌或其他病原微生物的前驱感染史。②急进性肾小球肾炎：起病急，除出现蛋白尿、血尿、管型尿、高血压、水肿外，尚有肾功能损害呈进行性加重，可出现少尿或无尿。③慢性肾小球肾炎：起病缓慢，临床表现多种多样，有不同程度的肾功能不全和/或持续性高血压，病程中可有肾炎急性发作，预后较差。④无症状性血尿或蛋白尿（隐匿性肾小球肾炎）：一般肾功能正常，临床表现为单纯性肉眼或镜检蛋白尿和/或血尿，无明显其他症状和体征。

中医特征 历代医家对该病曾有过论述，如《金匮要略》云："风水其脉自浮，外证骨节疼痛痛风。皮水其脉亦浮，外证胕肿，按之没指……"《素问·水热穴论》云："勇而劳甚则肾汗出，逢于风，内不得入于脏腑，外不得越于皮肤，客于玄府，行于皮里，传为胕肿，本之于肾，名曰风水"对于该病的治疗《景岳全书·肿胀》指出："凡水肿等证，乃肺脾肾三脏相干之病，盖水为至阴，故其本在肾；水化于气，故其标在肺；水唯畏土，故其制在脾。"提出该病的病机主要与肺脾肾三脏有关。《素问》云："平治于权

衡……开鬼门，洁净府"此论提出了以发汗、利小便之法治疗水肿。

治疗特点 肾小球肾炎的临床分型不如病理分型确切，在疾病的诊治过程中需要临床表现与病理诊断、实验室检查相结合来了解疾病；中医四诊合参，与辨病相结合而辨证施治。

(李 平 赵 劼 严美花)

jíxìng shènxiǎoqiú shènyán

急性肾小球肾炎（acute glomerulonephritis） 病因不一、急性起病，临床症状以血尿为主，伴不同程度蛋白尿、水肿、高血压或肾功能不全为特点的肾小球疾患。发作前常有前驱感染，链球菌感染最常见，多发于儿童。诊断依据为短期内发生急性肾炎综合征，B超检查肾脏无缩小；病前有1~3周感染史；血清补体C3及总补体发病初下降，4周渐回升，8周可正常，血沉加快。基本病理类型为毛细血管内增生性肾小球肾炎；免疫荧光检查可见IgG及C3颗粒状沿毛细血管和系膜区沉积，电镜可见上皮下"驼峰"状致密物沉积。该病属于中医学的风水、肾风、尿血、水肿等范畴。

病因病机 该病多因先天禀赋不足，复感六淫外邪，内忧外患，合而致病。肺主皮毛，脾主肌肉，风寒、风热之邪外袭，肺失宣降而水道不通，脾失健运而不能运化水湿，泛于肌肤，而成水肿；或素体正虚，肾气不足，外邪侵袭，病邪内客于肾，肾气化功能失常，水湿内停；水湿内停，郁而化热，热灼肾络出现血尿；脾失升清，肾虚精微不摄，精微下注而成蛋白尿。该病病位在肾，但与肺、脾关系密切。病性为本虚标实，病变日久不愈，

正虚邪恋，水湿内聚，煎熬成毒，灼伤脉络，消耗肾阴。

证候诊断 该病临床可分为急性期和恢复期，有常证、变证之别，各期证候诊断要点如下。

急性期常证 ①风水相搏证：起病迅速，头面眼睑浮肿，继而波及四肢及全身浮肿，皮肤光亮，按之不凹陷或按之即起，小便短少或血尿，伴发热、恶风、咳嗽、肢痛等风邪表证，苔薄白，脉浮。②湿热内侵证：浮肿或轻或重，尿少色赤，皮肤生疮或咽喉肿痛，头身困重，脘闷纳呆，口渴口苦，心烦，大便秘结或溏而不爽，可伴发热，舌红，苔黄腻，脉滑数。

急性期变证 ①水凌心肺证：全身浮肿，尿少或无尿，咳嗽气急，心悸，胸闷，烦躁，不能平卧，口唇青紫，四肢欠温，指甲发绀，苔白或白腻，脉细数无力。②邪陷心肝证：面目肢体浮肿，尿少色赤，头痛眩晕，视物模糊，口苦烦躁，或神昏抽搐，舌红，苔黄燥，脉弦。③水毒内闭证：全身浮肿，尿少或尿闭，头晕，头痛，恶心呕吐，纳差，畏寒肢冷，神疲无力，嗜睡甚或昏迷，苔腻，脉弦或数。

恢复期 ①气虚邪恋证：水肿不著，身倦乏力，面色萎黄或白，纳少便溏，自汗，易外感，或有镜下血尿，舌淡红，苔白腻，脉缓弱。②阴虚邪恋证：水肿不著，血尿迁延，时轻时重，神倦头晕，手足心热或自觉身热，盗汗，或有反复咽红，舌红少苔，脉细数。

治疗方法 急性肾小球肾炎的发生与链球菌感染密切相关，治疗目的是清除残留的感染病灶，积极对症处理，预防和治疗急性期合并症，预防迁延为慢性肾炎。该病为自限性疾病，治疗以休息、饮食一般治疗及对症治疗为主，目的是通过预防和治疗水钠潴留，控制血容量，减轻临床水肿、高血压症状，促进肾脏恢复。急性期针对前驱感染可给予抗感染治疗。出现少尿性急性肾衰竭、严重水钠潴留时可透析。中医治疗以扶正祛邪，标本兼顾，维护肾气为原则，同时急性期以祛邪为主，恢复期重在巩固调治。

西医治疗 ①一般治疗：急性起病后需要卧床休息，予富含维生素的低盐饮食。②对症治疗：包括利尿、降压、治疗高钾血症和控制心衰。③感染灶治疗。④透析治疗：当出现少尿性急性肾功能衰竭，严重水钠潴留引起急性左心衰竭者可应用透析治疗。

辨证论治 急性肾小球肾炎急性期以邪盛为主，不外乎风邪、水湿、湿热或疮毒，以祛邪为主兼顾扶正，恢复期正虚邪恋，多气虚或阴虚，以扶正为主兼顾清余邪。①风水相搏证：治以疏风利水，方选麻黄连翘赤小豆汤（《伤寒论》）加减，常用中药有麻黄、连翘、赤小豆、杏仁、泽泻、车前草、甘草等。②湿热内侵证：治以清热利湿、凉血止血，方选小蓟饮子（《济生方》）合五味消毒饮（《医宗金鉴》）加减，常用中药有小蓟、大蓟、藕节、栀子、滑石、生地、蒲黄、当归、淡竹叶、甘草、银花、紫花地丁、蒲公英、天葵子、薏苡仁、土茯苓等。③水凌心肺证：治以泻肺逐水、宁心安神，方选己椒苈黄丸（《金匮要略》）合参附汤（《世医得效方》）加减，常用中药有葶苈子、大黄、防己、椒目、泽泻、桑白皮、茯苓皮、车前子、人参、附片等。④邪陷心肝证：治以平肝泻火、清心利水，方选龙胆泻肝汤（《太平惠民和剂局方》）合羚角钩藤汤（《重订通俗伤寒论》）加减，常用中药有龙胆草、黄芩、菊花、钩藤、白芍、栀子、滑石、生地、车前草、淡竹叶、甘草、羚羊角、石决明等。⑤水毒内闭证：治以辛开苦降、辟秽解毒，方选温胆汤（《世医得效方》）合附子泻心汤（《伤寒论》）加减，常用中药有生大黄、黄连、黄芩、半夏、陈皮、竹茹、茯苓、车前子、枳实、附片、生姜等。⑥气虚邪恋证：治以健脾化湿，方选参苓白术散（《太平惠民和剂局方》）加减，常用中药有人参、白术、茯苓、白扁豆、莲子、山药、砂仁、桔梗、陈皮、黄芪、甘草等。⑦阴虚邪恋证：治以滋阴补肾、兼清余邪，方选六味地黄丸（《小儿药证直诀》）合二至丸（《证治准绳》）加减，常用中药有生地、熟地、泽泻、山茱萸、茯苓、丹皮、山药、知母、女贞子、旱莲草等。

中成药治疗 ①冬虫夏草菌丝制剂：金水宝、百令胶囊等，补肺益肾、扶正固本，适用于急性肾小球肾炎肺肾气阴两虚证者。②六味地黄丸：滋阴益肾，适用于阴虚湿热证。③二妙丸：燥湿清热，适用于湿热下注证。④五苓胶囊：温阳化气、利湿行水，适用于有小便不利，水肿腹胀，呕逆泄泻，渴不思饮等症状者。

中医辅助疗法 急性肾小球肾炎还可使用针灸、穴位注射、外敷等辅助疗法。①针灸疗法：取肾俞、脾俞、三阴交、足三里、水道、三焦俞、阴陵泉等穴。②穴位注射：当归注射液或黄芪注射液注射肾俞、关元、涌泉等穴。③外敷：石蒜和蓖麻仁分别捣烂，合并，加入麝香，充分拌匀，贴敷于涌泉穴。

现代研究 包括证候研究和

药物研究。

证候研究 研究发现，模拟外感寒邪的实验研究中显示，不同梯度变化的寒邪对肺脏超微结构的影响，随温度的降低和温差的加大而加重，机制涉及肺组织水通调蛋白（AQP）-1 的表达。对外感风寒后急性肾小球肾炎的防治采取解表利湿法有积极意义。

药物研究 治疗急性肾小球肾炎的中药代表方麻黄连翘赤小豆汤有抑制肥大细胞脱颗粒、减少组胺释放，对抗 I 型变态反应的作用，这可能是该方药减少该病免疫性损伤的作用机制之一。赤小豆利尿的部位为三氯甲烷萃取部位及正丁醇萃取部位，对抗肾炎的机制涉及对肾小管 AQP-1、AQP-2、AQP-3 表达水平的下调。其他中药代表方剂、部分中药有效成分通过对炎症因子、细胞活性因子的靶点调控作用而达到治疗目的。比如对越婢加术汤的研究显示其有参与海曼（Heymann）肾炎发病过程中炎症因子的表达，来对抗高氮质血症和蛋白尿的作用。猪苓汤通过则抑制白细胞介素（IL）-1β、IL-6、肿瘤细胞因子（TNF）-α 三种细胞活性因子来作用。姜黄素可明显阻止肾小球上皮细胞足突融合以及基膜增厚，减少肾组织内炎细胞浸润。急性感染性肾炎存在较活跃的细胞凋亡，芍药苷可通过抑制 Fas/Fasl 信号转导通路，降低细胞凋亡。

（李平 赵劼 严美花）

mànxìng shènxiǎoqiú shènyán

慢性肾小球肾炎（chronic glomerulonephritis）

以蛋白尿、血尿、水肿、高血压为主要临床表现，病程超过 3 个月，具有肾功能恶化倾向和最终将发展为慢性肾衰竭的原发性肾小球疾病。由多种原因、多种病理类型组成的原发于肾小球的一组疾病。病情迁延，时轻时重，临床表现多种多样，可有不同程度的肾功能损害；该病有多种肾脏病理类型，如系膜增生性肾小球肾炎、系膜毛细血管性肾小球肾炎、膜性肾病及局灶节段性肾小球硬化等。大多数慢性肾小球肾炎隐匿起病，易被忽略，凡尿检异常（蛋白尿、血尿），伴或不伴水肿及高血压病史达三个月以上，需结合肾脏 B 超和病理表现，在排除继发性和遗传性肾小球肾炎后作出诊断。该病属于中医学的水肿、虚劳、腰痛、尿血等范畴。

病因病机 该病多因先天禀赋不足，复感水湿、湿热、瘀血等后天因素致病。肺、脾、肾三脏功能紊乱，肺失通调，脾失转输，肾失固摄，从而导致水湿内蕴，泛溢肌肤，发为水肿；水湿日久，蕴而化热，湿热内生加重水肿；肾虚精微不固或脾虚升清降浊失司，可见蛋白尿，加之湿热、瘀血可使虚之益虚，虚实夹杂；脾肾两虚，湿热下注，伤及肾络可见血尿。该病病位在肾、与肺脾密切相关。病性为本虚标实，本虚指肺、脾、肾三脏的亏虚，标实指外感六淫、水湿、湿热、瘀血等。整个疾病过程中，正邪消长，导致证候复杂与多变；湿热、瘀血在疾病的发展过程中起着重要作用，既是病理产物，也是病理因素。

证候诊断 该病根据本虚标实分为本证和标证。本证以脾肾气虚证、肺肾气虚证、脾肾阳虚证、肝肾阴虚证、气阴两虚证常见；标证以水湿证、湿热证、血瘀证、湿浊证常见。各证候诊断要点如下。

本证 ①脾肾气虚证：腰膝酸软，神疲乏力，或浮肿，纳少或脘腹胀满，便溏，尿频或夜尿多，舌淡红，苔薄白，脉细。②肺肾气虚证：面浮肢肿，神疲乏力，面色萎黄，易感冒，腰膝酸痛，舌淡白，苔白，脉细弱。③脾肾阳虚证：全身浮肿，面色㿠白，畏寒肢冷，腰膝酸冷，纳少或便溏或五更泄泻，舌质淡胖，有齿痕，苔白腻，脉沉细或沉迟无力。④肝肾阴虚证：目睛干涩或视物模糊，头晕耳鸣，咽干口苦，五心烦热，腰膝酸痛，遗精，滑精，或月经失调，舌红少苔，脉弦细。⑤气阴两虚证：神疲乏力，面色无华，或易感冒，或手足心热，腰膝酸痛，咽痛，舌质红，少苔，脉细或弱。

标证 ①水湿证：颜面或肢体浮肿，口淡乏味，胸痞腹胀，小便不利，舌淡白，苔白或白腻，脉沉。②湿热证：皮肤疮疡，咽喉肿痛，口苦，小便黄赤，面目或肢体浮肿，口苦，胸闷纳呆，舌红，苔黄腻，脉濡数或滑数。③血瘀证：面色黧黑，腰刺痛，舌色紫暗或有瘀斑、瘀点，脉细涩。④湿浊证：纳呆，恶心呕吐，脘胀或腹胀，身重困倦，精神萎靡，口中黏腻，舌淡白，苔腻，脉缓。

治疗方法 慢性肾小球肾炎的治疗目的是防止或延缓肾功能进行性恶化，改善临床症状，防治并发症。该病无特效的治疗药物，多采用综合治疗措施。限制蛋白和磷的摄入量；积极控制高血压和减少尿蛋白；避免加重肾脏损害的因素；预防和纠正感染、水电解质及酸碱平衡失调等。根据证候变化联合应用中医汤药，本虚为主运用补气健脾益肾、益气养阴、滋养肝肾等治法，标实为主运用清利湿热、活血化瘀等治法。

西医治疗 ①注意休息,限制蛋白和磷的摄入量,采用优质低蛋白饮食。②控制高血压及降蛋白药物:血管紧张素转换酶抑制剂（ACEI）和血管紧张素 I 型受体拮抗剂（ARB）为首选药物,但血肌酐大于 $264\mu mol/L$ 时需慎用;其他钙离子拮抗剂、利尿剂等均可选用。③糖皮质激素和细胞毒药物:一般不主张积极应用,但是如果患者尿蛋白较多,肾功能正常或轻度受损,病理类型较轻,无禁忌证者可试用。④避免加重肾脏损害的因素,如控制感染、禁用肾毒性药物。

辨证论治 慢性肾小球肾炎的临床表现虚实夹杂,易多变,根据疾病的病性特点本虚标实分为本证、标证辨证施治。①脾肾气虚证:治以补脾益肾,方选异功散（《小儿药证直诀》）加减,常用中药有黄芪、党参、生白术、茯苓、杜仲、牛膝、泽泻、甘草等。②肺肾气虚证:治以补益肺肾,方选防己黄芪汤（《金匮要略》）加减,常用中药有防己、黄芪、白术、枇杷叶、桑白皮、金樱子、菟丝子、玉米须等。③脾肾阳虚证:治以温补脾肾、行气利水,方选真武汤（《伤寒论》）加减,常用中药有黄芪、党参、山药、附子、白术、茯苓、猪苓、泽泻、陈皮、肉桂等。④肝肾阴虚证:治以滋补肝肾,方选杞菊地黄丸（《麻疹全书》）加减,常用中药有熟地、山茱萸、山药、泽泻、丹皮、茯苓、枸杞子、菊花等。⑤气阴两虚证:治以益气养阴,方选参芪地黄汤（《沈氏尊生书》）加减,常用中药有人参、黄芪、生地、山药、山萸肉、丹皮、泽泻、茯苓等。⑥水湿证:治以健脾益气、行气化湿,方选参苓白术散（《太平惠民和剂局方》）加减,常用中药有莲子、薏苡仁、砂仁、桔梗、白扁豆、白茯苓、人参、甘草、白术、山药等。⑦湿热证:治以清利湿热,方选三仁汤（《温病条辨》）加减,常用中药有杏仁、薏苡仁、豆蔻、厚朴、法半夏、竹茹、滑石、通草等。⑧血瘀证:治以活血化瘀为主,方选血府逐瘀汤（《医林改错》）加减,常用中药有柴胡、当归、生地、川芎、赤芍、牛膝、桔梗、枳壳、甘草、桃仁、红花等。⑨湿浊证:治以健脾化湿泄浊,方选胃苓汤（《世医得效方》）加减,常用中药有制苍术、白术、茯苓、泽泻、猪苓、车前子、姜半夏、陈皮、制大黄、六月雪等。

中成药治疗 ①六味地黄丸:滋阴益肾,适用于肾阴亏虚者。②肾炎康复片:益气养阴、补肾健脾、清除余毒,适用于慢性肾小球肾炎气阴两虚,脾肾不足者。③黄葵胶囊:清利湿热、解毒消肿,适用于慢性肾小球肾炎湿热证。④冬虫夏草菌丝制剂:金水宝、百令胶囊,补虚损、益精气、保肺益肾,适用于慢性肾小球肾炎气阴两虚证者。⑤尿毒清颗粒:通腑降浊、健脾利湿、活血化瘀,适用于慢性肾小球肾炎脾虚湿浊、脾虚血瘀证者。

中医辅助疗法 慢性肾小球肾炎还可使用针灸、穴位注射、食疗等辅助疗法。①针灸疗法:取脾俞、足三里、气海、三焦俞、肾俞等穴。②穴位注射:板蓝根注射液或鱼腥草注射液注射脾俞、足三里、肾俞等穴。③食疗:如山药粥,山药 30 克,粳米适量,加水煮成粥,加适量白糖。具有健脾补肾之功,用于慢性肾炎水肿不甚而尿蛋白持续不消者。

现代研究 包括证候研究和药物研究两方面。

证候研究 慢性肾小球肾炎中医证候分布多项研究的结果不尽相同,广西地区慢性肾小球肾炎主证以脾肾气虚证型最多见,兼证为血瘀证最常见。同时研究发现中医证候与病理分型间具有关联性,肺肾气虚、脾肾气虚证患者多见于系膜增生性肾小球肾炎,血瘀证在 IgA 肾病中最多见。随访慢性肾小球肾炎气虚证患者发现,气虚先损及阴,以肝肾阴虚、气阴两虚证者为多,而后阴损及阳,以脾肾阳虚证为多。

药物研究 研究发现小柴胡汤改善慢性肾小球肾炎少阳病患者外周血中 Th1/Th2 细胞平衡紊乱和 Th17 细胞功能,纠正调节活化正常 T 细胞表达和分泌的细胞因子异常升高。六味地黄汤对大鼠肾毒血清肾炎模型和被动海曼（Heymann）肾炎模型有升高白蛋白,降低尿蛋白、血浆尿素氮、胆固醇和肌酐,改善肾组织病理损害的作用,亦可明显减少 IgG 和补体 C_3 在肾小球的沉积。益肾祛瘀汤减少慢性肾小球肾炎患者白细胞介素（IL）-1 和肿瘤坏死因子（TNF）-α 水平。麻黄连翘赤小豆汤可降低慢性肾小球肾炎患者血清及尿液中转化生长因子（TGF）-β1 的水平。

（李平 赵劼 严美花）

wúzhèngzhuàng xuèniào hé/huò dànbáiniào

无症状血尿和/或蛋白尿（asymptomatic hematuria with or without proteinuria） 在体检或偶然情况下发现尿常规检查异常,无明显症状和体征且肾功能正常的一组肾小球疾病。临床表现可以是无症状性血尿、无症状性蛋白质或二者均有。该组疾病可见多种病理类型,但病理改变都较轻，中医学无此病名，该病属于中医学的尿浊、尿血、虚劳、腰痛等范畴。

病因病机 该病多因先天禀赋不足、外感六淫、情志损伤致病。先天肾气亏虚，肾虚失固，或思虑伤脾，脾气不足，不能升清，精微下泄，导致血尿、蛋白尿；外感热毒，损伤尿络，迫血妄行，出现血尿；日久迁延脾肾气虚，气虚无力，瘀血内停，湿热阻滞导致虚实夹杂证候。该病病位主要在脾肾。病性为本虚标实，脾肾不足为本，热毒、瘀血为标。

证候诊断 该病临床常见病证分为肝肾阴虚证、脾肾气虚证、阴虚火旺证、气阴两虚证、下焦湿热证、瘀血阻络证。各证候诊断要点如下。①肝肾阴虚证：尿血和/或蛋白尿，腰膝酸软，头晕耳鸣，视物昏花，手足心热，舌红，苔少，脉弦数。②脾肾气虚证：久病小便或白或赤，面色淡黄，精神萎靡，气短乏力，腰膝酸软，纳差腹胀，便溏，舌淡伴齿痕，脉沉弱。③阴虚火旺证：小便短赤，神疲乏力，五心烦热，腰膝酸软，舌红，少苔，脉细数。④气阴两虚证：劳累时血尿加重，面色淡黄，乏力，腰膝酸软，手足心热，口干，舌略红，苔薄白，脉弦细。⑤下焦湿热证：多有外感，小便黄赤，尿血鲜红，心烦口渴，大便干燥，舌红，苔黄腻，脉滑数。⑥瘀血阻络证：尿色紫暗，面色黧黑，腰部刺痛，舌紫暗或有瘀斑瘀点，脉弦涩。

治疗方法 无症状性血尿和/或蛋白尿的治疗目的是尽可能改善患者的一般情况，该病尚无特效的治疗方法，西医治疗无需特殊治疗，以预防各种感染及肾功能损伤为主。中医辨证施治运用清热泻火、滋阴益气、凉血止血、补益脾肾等功效的中药治疗。

西医治疗 无症状性血尿和/或蛋白尿无需特殊治疗，对患者定期（至少每3~6个月1次）检查，监测尿沉渣、尿蛋白、肾功能的变化；保护肾功能，避免肾损伤因素如：避免感染、劳累及服用肾毒性药物等。

辨证论治 无症状性血尿和/或蛋白尿临床表现以虚证为多。①肝肾阴虚证：治以滋养肝肾，方选杞菊地黄丸（《麻疹全书》）合二至丸（《重订严氏济生方》）加减，常用中药有枸杞子、菊花、生地、山萸肉、山药、丹皮、茯苓、泽泻、旱莲草、女贞子、益母草等。②脾肾气虚证：治以补脾益肾，方选补中益气汤（《内外伤辨惑论》）合无比山药丸（《备急千金要方》）加减，常用中药有山药、党参、黄芪、当归、枸杞子、白术、桑寄生、茜草、熟地、杜仲、茯苓、甘草等。③阴虚火旺证：治以滋阴降火，凉血止血，方选知柏地黄汤（《医方考》）加减，常用中药有知母、黄柏、生地、山茱萸、泽泻、丹皮、茯苓、旱莲草、大蓟、藕节、蒲黄等。④气阴两虚证：治以益气养阴，方选大补元煎（《景岳全书》）加减，常用中药有太子参、生地、地骨皮、山药、当归、枸杞子、丹皮、地榆等。⑤下焦湿热证：治以清热利湿，凉血止血，方选小蓟饮子（《济生方》）加减，常用中药有小蓟、生地、藕节、通草、蒲黄、滑石、竹叶、当归、山栀、甘草等。⑥瘀血阻络证：治以活血化瘀止血，方选血府逐瘀汤（《医林改错》）加减，常用中药有柴胡、当归、生地、川芎、赤芍、牛膝、桔梗、枳壳、甘草、桃仁、红花等。

中成药治疗 ①黄葵胶囊：功效清利湿热，解毒消肿。适用于慢性肾炎湿热证。②肾炎宁胶囊：功效益气养阴，补肾健脾，活血化瘀，清利湿热，止血尿，降蛋白。适用于慢性肾小球肾炎气阴两虚证者。③冬虫夏草菌丝制剂：金水宝、百令胶囊，功效补肺益肾。适用于慢性肾炎肺肾气虚证者。④肾康胶囊：功效调补阴阳，利湿通络。适用于慢性肾炎蛋白尿者。

现代研究 研究发现中药补肾活血泄浊汤（黄芪、灵芝、大黄、党参、当归）一方面可拮抗脂多糖、硫酸鱼精蛋白对肾小球上皮细胞 DNA 合成的抑制作用，使受损伤的足细胞能够合成 DNA，自我修复，从而保护肾小球毛细血管分子选择屏障，另一方面可促进大鼠肾小球上皮细胞合成蛋白质及含硫化合物，从而保护肾小球基底膜的电荷选择屏障而减少蛋白尿的发生。

（李 平 赵 劼 严美花）

IgA shènbìng

IgA 肾病（IgA nephropathy，IgAN） 肾小球系膜区有大量 IgA 或以 IgA 为主的免疫复合物沉积，伴系膜细胞增多，基质增生的原发性肾小球疾病。临床表现主要为反复发作性肉眼血尿和/或持续性镜下血尿、伴或不伴有蛋白尿。在光镜下主要表现为弥漫性肾小球系膜细胞增生，还可见到多种病变同时存在，包括肾小球轻微病变、系膜增生性病变、毛细血管内增生性病变、系膜毛细血管性病变、局灶阶段性病变、新月体性病变及硬化性病变等。免疫荧光以 IgA 为主呈团块状或颗粒样在肾小球系膜区分布，可伴有补体 C3 沉积。该病属于中医学的尿血、虚劳、肾风、溲血、腰痛等范畴。

病因病机 该病常见病因有素体亏虚、感受外邪、劳倦过度、饮食失节等。素体肾阴亏虚，水不涵木，肝木失荣，肝肾阴虚，阴虚内热，灼伤血络，迫血妄行；或外感风热、湿热、热邪损伤肾络，皆可导致血尿。饮食不节、劳倦过度、久病可使脾肾亏虚，脾不统血，肾失固摄，则精微与血下注则为蛋白尿、血尿。久居湿地，感受湿热之邪或嗜食肥甘厚味，聚湿生热，湿热蕴结日久损伤下焦而发血尿。阴虚久必耗气，进而发展为气阴两虚之证候；或气虚血滞，瘀血内停，阻滞脉络，血不循经，溢于脉外，导致尿血经久不愈。另外阴损及阳，导致脾肾阳气俱虚。该病病位在肾，与肝脾密切相关。病性为本虚标实，急性发作期以标实为主，多与外邪侵袭相关，慢性持续期以正虚为主，虚实夹杂，正虚多为脾肾气虚、气阴两虚，邪实多为瘀血、湿热。

证候诊断 该病临床大致可分为急性发作期和慢性持续期。急性发作期大多与外邪侵袭有关，主要证候见于外感风热证、下焦湿热证；慢进持续期大多与脏腑功能失调相关，主要证候见于肝肾阴虚证、脾肾阳虚证、气阴两虚证、肺脾气虚证、气滞血瘀证。各期证候诊断要点如下。

急性发作期 ①外感风热证：发热，咽痛，咳嗽，头痛，腰酸腰痛，血尿（肉眼血尿或镜下血尿），舌红，苔薄黄，脉浮数。②下焦湿热证：小便短赤或镜下血尿，大便腥臭稀溏，口干，口渴，脘腹胀满，腰酸，舌红，苔黄腻，脉滑数。

慢性持续期 ①肝肾阴虚证：尿色淡红或镜下血尿，目睛干涩，或视物模糊，耳鸣，腰痛，头目眩晕，盗汗，五心烦热，口干，口苦，失眠多梦，梦遗或月经失调，舌红，苔薄黄，脉细数。②脾肾阳虚证：神疲怕冷，面色㿠白，肢体水肿，纳少，腹胀，腰膝酸冷，小便清长，大便溏薄，舌质胖，边有齿痕，苔薄白，脉沉弱或沉细。③气阴两虚证：神疲，气短乏力，盗汗，自汗，口干，腰膝酸软，五心烦热，舌淡红，舌体胖边有齿痕，少苔，脉沉细或细数而无力。④肺脾气虚证：面色萎黄，神疲少气，易感冒，自汗，纳少，腹胀，颜面或肢体水肿，大便溏薄，舌淡红，舌体胖边有齿痕，苔薄白，脉细弱。⑤气滞血瘀证：血尿日久反复发作，腰部刺痛，固定不移，面色晦暗，或伴痛经、闭经，舌紫暗，瘀斑瘀点，苔白，脉细涩。

治疗方法 尚无特殊有效的治疗方法。临床上 IgA 肾病有不同的表现类型，其治疗原则以缓解症状和保护肾功能为主，并根据不同的临床表现、病理类型和程度给予综合治疗。中医药分期施治，急性发作期以祛邪为主，慢性持续期则扶正与祛邪兼顾。

西医治疗 ①抗感染治疗：该病与上呼吸道感染关系非常密切，抗生素治疗和预防感染在一些患者可以减少其发作。②积极控制血压：以血管紧张素转换酶抑制剂（ACEI）或血管紧张素 I 型受体拮抗剂（ARB）为首选。③糖皮质激素和细胞毒药物：激素或激素联合细胞毒药物可减轻蛋白尿、保护肾功能。④抗凝、抗血小板治疗：如聚集药物如华法林、双嘧达莫等可改善肾小球硬化的发展。⑤扁桃体切除：可减少肉眼血尿的发作。

辨证论治 IgA 肾病的治疗急性发作期以祛邪为主，慢性持续期则扶正与祛邪兼顾。①外感风热证：治以祛风解表，清热解毒，方选银翘散（《温病条辨》）加减，常用中药有银花、连翘、牛蒡子、薄荷、荆芥、甘草、芦根等。②下焦湿热证：治以清热利湿、凉血止血，方选小蓟饮子（《济生方》）加减，常用中药有小蓟、生地、藕节、通草、蒲黄、滑石、竹叶、当归、山栀、甘草等。③肝肾阴虚证：治以滋阴清热，方选左归丸（《景岳全书》）加减，常用中药有熟生地、山药、山茱萸、菟丝子、枸杞子、牛膝、知母、黄柏等。④脾肾阳虚证：治以健脾益气、温肾助阳，方选右归丸（《景岳全书》）加减，常用中药有熟地黄、山药、白术、山茱萸、枸杞子、当归、菟丝子、附子、肉桂等。⑤气阴两虚证：治以益气养阴，方选四君子汤（《太平惠民和剂局方》）合左归丸（《景岳全书》）加减，常用中药有党参、白术、黄芪、茯苓、白扁豆、炙甘草、熟地黄、山茱萸、枸杞子、山药、杜仲、肉桂等。⑥肺脾气虚证：治以益气固表、滋补肺脾，方选归脾汤（《正体类要》）合玉屏风散（《医方类聚》）加减，常用中药有白术、人参、黄芪、当归、茯苓、远志、酸枣仁、木香、龙眼肉、生姜、大枣、防风、甘草等。⑦气滞血瘀证：治以益气活血、化瘀止血，方选补阳还五汤（《医林改错》）加减，常用中药有黄芪、当归、赤芍、川芎、桃仁、地龙、红花、马鞭草等。

中成药治疗 尚无专治 IgA 肾病的中成药问世，下列中成药用以辅助治疗。①黄葵胶囊：清利湿热、解毒消肿，适用于该病湿热证。②肾炎康复片：益气养阴、补肾健脾，适用于 IgA 肾病气阴两虚证者。③冬虫夏草菌丝制剂：金水宝、百令胶囊：补肺益肾，适用于慢性肾炎肺肾气虚的血尿。④肾炎四味片：活血化瘀、清热解毒、补肾益气，适用于慢性肾小球肾炎进展期湿热壅盛证者。⑤槐杞黄颗粒：益气养阴，适用于该病气阴两虚证者。⑥雷公藤多苷：活血化瘀、清热解毒、消肿散瘀，适用于该病蛋白尿较多者。

中医辅助疗法　IgA 肾病还可使用针灸、口服鱼油等辅助疗法。①针灸：实证取穴为行间、中极、膀胱俞、阴陵泉、肾俞。虚证取穴为关元、足三里、三阴交、血海等。②口服深海鱼油：鱼油可减轻肾小球损伤和肾小球硬化。

现代研究　包括证候研究和药物研究。

证候研究　研究发现 IgA 肾病最常见的主要证型是气阴两虚、肝肾阴虚。脾肺气虚、气阴两虚和肝肾阴虚证的 24 小时尿蛋白、血肌酐、尿素氮显著低于脾肾阳虚证；脾肺气虚、气阴两虚的血压水平显著低于肝肾阴虚证和脾肾阳虚证。并且脾肾阳虚证 Katafuchi 总积分、肾小球积分、肾小管-间质积分、血管积分明显高于其他 3 个中医证型。脾肾阳虚型患者的肾脏病理损害较严重。

药物研究　现代研究发现中成药滋肾止血片有一定的抑制 IgA 肾病大鼠肾组织转化生长因子 (TGF)-β mRNA 表达的作用。益气滋肾冲剂能明显地抑制 IgA 肾病肾小球系膜细胞和系膜基质的增生，提高机体免疫功能，增强肝脏清除聚合 IgA 的功能，具有一定的防治 IgA 肾病肾小球硬化的作用。中药复方肾络宁可降低小鼠尿 NAG 酶含量，降低肾小管

间质中 TGF-β1、Col-Ⅲ、PAI-1、TIMP-1 的表达，提高基质金属蛋白酶 (MMP)-1 的表达，促进细胞外基质降解，从而减轻肾小管间质损害，延缓间质纤维化的发展。实验研究发现单味中药或其有效提取物对 IgA 肾病的治疗有一定疗效。如山茱萸醇提物作用鼠 IgA 肾病的肾组织差异蛋白质表达谱发生显著变化，表明其对 IgA 肾病的治疗及缓解有一定的疗效；冬虫夏草能够改善 IgA 肾病小鼠巨噬细胞吞噬功能，降低循环免疫复合物；白芍总苷可增高 IgA 肾病患者红细胞 C3b 受体活性，并降低红细胞表面免疫复合物活性，阻止 IgA 及其免疫复合物在肾脏中的沉积作用。

(李 平 赵 劼 严美花)

shènbìng zōnghézhēng

肾病综合征 (nephrotic syndrome，NS)　多种病因引起肾小球基底膜通透性增高，以大量蛋白尿（尿蛋白≥3.5g/d）、低蛋白血症（血浆白蛋白≤30g/L）、水肿和高脂血症为主要表现的临床症候群。根据肾病综合征水肿的特征性临床表现，可归属于中医学的水肿、肾风等范畴。

疾病范围　可根据病因将 NS 分为原发性肾病综合征和继发性肾病综合征。原发性肾病综合征指原发于肾小球的疾病，多种原发性肾小球疾病均可导致原发性肾病综合征，如微小病变肾病、膜性肾病、局灶节段性肾小球硬化、IgA 肾病等。继发性肾病综合征主要包括感染、药物、过敏和免疫反应、肿瘤等新生物、系统性疾病、代谢性疾病、遗传性疾病等病因导致的继发性肾小球损害。在肾病综合征中，约 75% 是由原发性肾小球疾病引起，约 25% 为继发性肾小球疾病引起。

不同病理改变引起者治疗效果不一，某些病理类型易发展为肾功能不全。因此，NS 的早期病因诊断和病理类型诊断对治疗和预后有非常重要的意义。

中医特征　中医对水肿的论述最早见于《黄帝内经》，《灵枢·水胀》对水肿的临床特点进行了详细的描述。《金匮要略·水气病脉证并治》进一步将水肿分为风水、皮水、正水、石水、黄汗等五种类型。水肿的病因病机多责之于肺脾肾的脏腑功能失调，肺失于宣肃、脾失于转输、肾失于开阖，水液气化不利、泛溢肌肤形成水肿。关于水肿的治疗，历代医家各有心得，《黄帝内经》首先提出"开鬼门，洁净府"，以发汗、利小便为水肿的基本治法。《金匮要略》明确指出"诸有水者，腰以下肿，当利小便；腰以上肿，当发汗乃愈"。《景岳全书》强调治水肿必先治气。《证治汇补》则总结了历代治疗水肿的方法，认为"宜汗、宜下、宜渗、宜清、宜燥、宜温，六者之中，变化莫拘"。

治疗特点　用中西医结合的方法治疗肾病综合征，可有效降低尿蛋白，对于顽固性肾病综合征有确切的疗效。对于激素治疗的患者，同时使用中医药治疗，可减轻激素副作用，协助缓慢撤减激素，减少激素抵抗或复发。

(李 平 文玉敏)

yuánfāxìng shènbìng zōnghézhēng

原发性肾病综合征 (primary nephritic syndrome)　由原发于肾脏病因引起的一组以大量蛋白尿（尿蛋白≥3.5g/d）、低蛋白血症（血浆白蛋白≤30g/L）、水肿、高脂血症为主要表现的临床症候群。中医无肾病综合征之名，可根据临床症状将肾病综合征归入

中医水肿、腰痛、肾风、虚劳等范畴。

病因病机 该病多因外感风邪、水湿、疮毒，肺气失于宣畅，不能通调水道，脾阳被湿邪所困，脾失于转输，水湿内停，发为水肿。又因饮食不节、禀赋不足、久病劳倦等因素，在上述肺气失宣、脾气虚损的基础上，又见久病劳欲伤及肾脏，开阖不利，水液泛溢肌肤形成水肿。水肿的病位在肺、脾、肾，而关键在肾，肺失通调，脾失转输，肾失开阖，三焦气化不利为基本病机。病性属虚实夹杂。

证候诊断 该病属虚实夹杂，辨证首需明辨标本虚实之主次，病变早期水肿较甚，以标实为主，须辨风热、湿热、湿毒、气滞、水停之偏盛，后期水邪退后，尿蛋白持续不消，病变重在脾肾两虚。在整个病变过程中，以脾肾功能失调为重心，以阴阳气血不足，尤其是阳气不足为病变之本，以水湿、湿热、瘀血阻滞为病变之标。可大致分为风热犯肺、湿热壅滞、脾肾阳虚、阴虚湿热、瘀水交阻等九个证型，证候诊断要点如下。①风邪犯肺证：一身悉肿，面目尤甚。或伴有恶寒、发热、咽喉肿痛、头痛身痛，小便短少，或见反复感染性病灶。苔薄脉浮。②湿热壅滞证：全身浮肿，面红气粗，口苦口黏，口干不欲饮。或痤疮感染，或继发痈、疖，小便短涩、大便不畅。舌尖边红，苔黄腻或薄黄，脉沉数或弦数。③脾肾阳虚证：全身皆肿，腰背以下尤甚，或伴胸水、腹水，形寒肢冷，舌体胖大，舌质淡，苔薄白，脉沉紧或沉细。④阴虚湿热证：多见于久服激素之后，证见面红肢肿，怕热汗出，大便干结，舌质偏红，苔薄黄腻，

脉弦滑数或细数。⑤瘀水交阻证：尿少浮肿，面色黧黑萎黄，唇舌肌肤有瘀斑瘀点，纳差泛恶，或腰痛如刺，血尿，皮肤粗糙，舌质紫暗或有瘀斑，脉弦或涩。⑥肺脾气虚证：颜面及双下肢浮肿，面色㿠白，神疲乏力，气短，食少，大便溏，舌淡苔白，脉弱。⑦肝肾阴虚证：双下肢浮肿，头晕耳鸣，失眠多梦，腰膝酸软，五心烦热，小便短少，舌红少苔，脉细数或弦细。⑧气阴两虚证：全身浮肿，面色无华，倦怠乏力，自汗或盗汗，口干少饮，舌质红或淡，脉细。⑨阴阳两虚证：全身浮肿，五心烦热，盗汗或自汗，腰膝酸软，舌红少苔，脉沉细。

根据肾病综合征激素用药特点及中医临床表现，又可将肾病综合征激素使用期分为三个阶段进行中医证候诊断：激素使用之初的大剂量使用期、激素撤减期、激素小剂量维持或停用期。①大剂量使用期：中医认为糖皮质激素为阳刚之品，大剂量使用易耗上阴液，在大剂量使用期的中医证候呈现出阴虚火旺的特点，常常表现为五心烦热、颜面及胸背痤疮、口干咽燥、兴奋失眠，舌红少津，脉数。②激素撤减期：此阶段持续时间较长，阴损及阳，出现阴阳两虚的症状，表现为疲乏无力、腰膝酸软、头晕耳鸣、手足心热，舌淡苔薄，脉细数。③激素小剂量维持或停用期：中医证候为脾肾气虚，表现为疲乏无力、食欲不振、少气懒言、腰膝酸软，舌淡苔白，脉沉细。

治疗方法 一般采用中西医结合治疗。西医主要治疗方案包括降低尿蛋白和提高血浆白蛋白，对症支持治疗。同时采取中医治疗方法以提高疗效、辅助撤减激素、减轻激素的副作用。

西医治疗 诊断为肾病综合征后往往需要行肾穿刺活检明确病理类型，根据病理类型制订治疗方案。常用治疗包括：①降低尿蛋白的常用药物有糖皮质激素、细胞毒类及免疫抑制剂、肾素-血管紧张素-醛固酮系统阻断剂。②对症支持治疗：适当使用利尿剂以减轻水肿，降压、降脂治疗，对无禁忌证的患者应用抗凝药物防止血栓栓塞性并发症的发生。

辨证论治 根据该病虚实夹杂的病机特点，治疗攻补兼施、标本兼顾。①风邪犯肺证：治以疏风清热、宣肺利水，方用麻黄连翘赤小豆汤（《伤寒论》）或越婢汤（《金匮要略》）加味，常用中药有麻黄、连翘、赤小豆、桑白皮、石膏、甘草、生姜、茯苓皮、白茅根、淡竹叶、荆芥穗等。②湿热壅滞证：治以清热利湿解毒，方用五味消毒饮（《医宗金鉴》），常用中药有金银花、蒲公英、野菊花、紫花地丁、紫背天葵等；或萆薢分清饮（《医学心悟》），常用中药有萆薢、车前子、茯苓、莲子心、菖蒲、黄柏、丹参、白术等。③脾肾阳虚证：治以温补脾肾、通利水湿，方用真武汤（《伤寒论》）合五皮饮（《中藏经》）加减，常用中药有制附片、干姜、茯苓、白术、白芍、桑白皮、橘皮、生姜皮、大腹皮等。④阴虚湿热证：治以滋阴益肾、清热利湿，方用知柏地黄汤（《医宗金鉴》）加味，常用中药有知母、黄柏、生地、山药、山萸肉、茯苓、泽泻、丹皮、车前草、焦栀子等。⑤瘀水交阻证：治以活血利水，方用桂枝茯苓丸（《金匮要略》）加减，常用中药有桂枝、茯苓、丹皮、桃仁、赤芍、益母草、泽兰、水蛭等。⑥肺脾气虚证：治以补肺固表、健脾益气，方用

玉屏风散合参苓白术散加减，常用中药有生黄芪、白术、防风、党参、茯苓、白扁豆、薏苡仁、山药、莲子肉、砂仁、桔梗等。⑦肝肾阴虚证：治以滋阴清热，方用左归丸（《景岳全书》）加减，常用中药有熟地黄、山药、山萸肉、枸杞子、菟丝子、牛膝、龟甲、知母、黄柏等。⑧气阴两虚证：治以益气养阴，方用四君子汤（《太平惠民和剂局方》）合左归丸（《景岳全书》）加减，常用中药有党参、茯苓、白术、熟地黄、山药、山萸肉、枸杞子、菟丝子、牛膝等。⑨阴阳两虚证：治以平补阴阳，方用金匮肾气丸（《金匮要略》）加减，常用中药有生地黄、山药、山萸肉、茯苓、牡丹皮、泽泻、桂枝、附子、枸杞子等。

激素使用时的中医辨证治疗如下。①大剂量使用期：热毒明显者用五味消毒饮，阴虚显著者方用知柏地黄丸或大补阴丸。②激素撤减期：治用阴阳双补，金匮地黄丸。③激素小剂量维持或停用期：属于肾病综合征的缓解期，此时患者正气亏虚，易感受外邪而病情加重或复发，治疗的主要目的是防止复发，治多以补脾益肾，如六味地黄丸加减、四君子汤加减。此外，针对于肾病综合征的高凝状态，可配合使用活血化瘀的药物，如益母草、水蛭等。也有医家认为肾病综合征蛋白尿缠绵难愈的病机在于外感湿热之邪胶着难去，所谓"湿热不除，蛋白难消"，治以清热利湿兼扶助正气，代表药物有黄芩、黄柏、知母、黄连、栀子等清热药，苍术、白术、茯苓、薏苡仁、猪苓、佩兰、白豆蔻等祛湿药。

中成药治疗　①黄葵胶囊：主要成分为黄蜀葵花，功效清利湿热、解毒消肿，适用于湿热证明显的患者。②槐杞黄颗粒：主要成分为槐耳菌质、枸杞子、黄精，功效益气养阴，适用于肾病综合征证见气阴两虚者。③雷公藤多苷片：功效祛风除湿、解毒消肿，用于风湿热瘀，毒邪阻滞所致肾病综合征。使用时应密切监测对肝肾、血液系统及生殖系统的不良反应。④肾炎康复片：功效益气养阴、补肾健脾、清解余毒，适用于气阴两虚，脾肾不足，毒热未清证者。⑤肾炎四味片/（胶囊）：功效活血化瘀、清热解毒、补肾益气，适用于肾虚湿热患者。⑥肾炎灵颗粒：功效健脾益气、气阴双补、清利兼施，适用于多种原发性肾小球疾病导致的肾病综合征。⑦保肾康：功效活血化瘀，适用于原发性肾病综合征血瘀证患者。

中医辅助疗法　①食疗：低蛋白血症突出、水肿严重的患者可配合食疗方以升高血浆蛋白含量、减轻水肿，如黄芪鲤鱼汤、羊乳等。黄芪鲤鱼汤适用于辨证属脾肾气阴两虚、水湿内停的患者。结合患者的临床辨证，鱼汤可配合多种药味形成食疗方，如水湿泛溢明显者可服鲤鱼赤小豆汤、鲤鱼冬瓜汤，脾虚湿盛者用砂仁蒸鲫鱼、黑鱼冬瓜赤豆汤。羊乳可补虚温里，利尿消肿，适用于水肿兼里虚寒表现者。②针灸疗法：肾俞、关元、三阴交、复溜、太溪、水道，先针后灸，功效健脾温肾、助阳行水。③药熨疗法：甘遂、牵牛子各适量，共研细末，炒热后敷于肚脐上，胶布密封，上用热水袋熨之，每天换药1次。功效泻热逐水，适用于肾病综合征水肿兼见小便不利、恶风发热者。

现代研究　该病的现代研究可大致分为证候研究及药物研究两个方面。

证候研究　有研究显示肾病综合征的中医证候与病理类型具有相关性：脾肾阳虚是肾病综合征的主要证型，其中病理表现为微小病变肾病患者以气虚多见，局灶节段性肾小球硬化患者以阳虚多见，而系膜增生性肾炎证型分别较广。对难治性肾病综合征的中医证候分布规律研究表明，正虚证型以肺肾气虚为主，邪实证型以湿热为主，病程越长则虚证越明显。难治性肾病综合征脾肾阳虚证候积分与糖皮质激素受体（glucocorticoid receptor，GR）β呈负相关，气阴两虚证证候积分与GRα/GRβ呈正相关，湿热证证候积分与GRβ、热休克蛋白（HSP90）呈正相关。

药物研究　由黄芪、当归构成的黄芪当归合剂，已在多项动物实验中证实具有改善肾病综合征高脂血症、抑制肾小球纤维化、减轻肾小管间质组织病理损伤的作用。其机制可能与上调低密度脂蛋白受体表达，减少肾间质巨噬细胞浸润，下调α-平滑肌肌动蛋白（α-SMA）、转化生长因子（TGF）-β的表达和减少细胞外基质Ⅰ、Ⅲ型胶原积聚有关。柴苓汤具有免疫调节作用，可用于免疫相关性肾脏疾病和激素抵抗性肾病综合征的治疗。实验研究表明柴苓汤可减轻大鼠蛋白尿，减少TGF-β、Ⅰ型胶原在肾小球的表达，其中柴胡所含有效成分柴胡皂苷-d在该机制中发挥了重要作用。雷公藤多苷可通过增加糖皮质激素与其受体结合、增加糖皮质激素受体的转录活性，从而改善难治性肾病综合征的激素抵抗情况。难治性肾病综合征患者与健康对照者相比，存在显著的凝血功能异常：凝血因子合成异常，内源性凝血系统被激活；抗凝功能下降；纤溶功能降低；血小板功能亢进。多种中药及其制剂显示出对肾病综合征凝血功能改善的作用：川芎嗪注射液可降低 NS 患者血浆黏度及血小板聚集率；水蛭素治疗后可降低患者血浆纤溶抑制物、D-二聚体、纤维蛋白原水平，改善高凝状态；黄芪注射液可降低肾病综合征儿童血浆纤维蛋白原降解产物、纤维蛋白原及 D-二聚体的含量。

（李 平 文玉敏）

jiānzhìxìng shènyán

间质性肾炎（interstitial nephritis）

以肾小管间质的组织学和功能异常为主的一组疾病的总称。又称肾小管间质性肾炎。按其肾小管间质炎症的特点分为：以肾间质水肿、炎性细胞浸润为主的急性间质性肾炎（acute tubulointerstitial nephritis，AIN）；以肾间质纤维化、肾小管萎缩为主的慢性间质性肾炎（chronic tubulo-interstitial nephritis，CTIN）。急性间质性肾炎临床表现复杂多样，常表现为不明原因的肾功能突然下降，肾小管功能损害和尿沉渣异常，甚至出现肾衰。慢性间质性肾炎疾病隐匿，进展缓慢，常被原发疾病所掩盖，但间质纤维化的程度常较严重，疾病后期表现为慢性进展性肾衰。急性间质性肾炎属于中医学腰痛、尿血、发斑、淋证、关格等范畴，慢性间质性肾炎属于中医学消渴、肾劳、劳淋等范畴。

病因病机 急性间质性肾炎多受湿热、毒热之邪，蕴结三焦，阻滞气机，伤及脏腑，致肾和膀胱气化失司、脾胃气机升降失调而为病。一般初期多为湿热，热毒壅盛，以邪实为主；病至后期，脏腑气阴两伤，转以正虚为主。慢性间质性肾炎多由五脏柔弱，肾亏精耗为主，加之感受湿热、毒邪，以致肾失开阖，气化失调，致水津精微物质失于输布，不能分清泌浊；肾病及脾，脾失健运，气血虚弱；肾阴不足，肝失所养，则肝肾阴虚之候；病延日久，则正气亦伤，湿浊化生。故该病的病性总属本虚标实。一般初期多为湿热、毒邪以邪实为主；病至后期，肾脏虚损较甚，累及肝、脾，而致肝风内动，气血虚衰，湿浊化生，转以正衰邪实为主。

证候诊断 急性间质性肾炎与慢性间质性肾炎的证候分类及诊断要点如下。

急性间质性肾炎 临床可分为本证和标证。本证以阴虚火旺证、脾肾气虚证常见；标证以风热外袭证、热毒炽盛证、湿热蕴结证、湿浊弥漫证常见。各期证候诊断要点如下。

本证 ①阴虚火旺证：腰膝酸痛，五心烦热，头晕耳鸣，盗汗，口干咽燥，大便干结，小便短赤带血，舌红少苔，脉细数。②脾肾气虚证：面色萎黄无华，神疲乏力，腰膝酸软，足跟痛，腹胀纳差，夜尿频多，舌淡胖，苔薄白，脉沉细无力。

标证 ①风热外袭证：病之初起，发热，微恶风寒，头痛，口干，微渴，或有汗，舌边尖红赤，小便短赤热痛，脉浮数。②热毒炽盛证：寒战高热，腰痛，头痛神昏，口干喜饮，皮肤斑疹，小便短赤热涩，大便秘结，舌红绛，苔黄燥，脉弦滑数。③湿热蕴结证：腰痛，脘闷纳呆，口不思饮，小便黄赤灼热或涩痛不利，便溏不爽，苔黄腻，脉濡数，或滑数。④湿浊弥漫证：纳呆，呕恶，身重困倦，神志模糊甚或神昏，血尿素氮、肌酐偏高，尿少，大便溏薄或便秘。

慢性间质性肾炎 临床分为本证和标证。本证以肝肾阴虚证、脾肾气阴两虚证、脾肾阳虚证常见；标证以湿热留恋证、邪毒内侵证、水湿潴留证常见。各期证候诊断要点如下。

本证 ①肝肾阴虚证：头晕头痛，口渴多饮，五心烦热，四肢麻木甚或微颤，形体消瘦，大便干结，小便短赤，舌红苔少，脉弦细。②脾肾气阴两虚证：面色无华，气短乏力，腰膝酸软，口干而不多饮，尿少色黄，夜尿清长，舌淡齿痕，脉象沉细。③脾肾阳虚证：倦怠乏力，纳差腹胀，腰膝酸软，形体肢冷，大便溏软，夜尿清长，舌淡有齿痕，脉沉濡细。

标证 ①湿热留恋证：尿频、尿急、尿痛，五心烦热，头身困重，胸脘痞闷，肢体浮肿，小便不利，大便溏而不爽，舌红苔黄腻，脉濡数。②邪毒内侵证：烦躁，口干烦渴，腰痛，发热，大便干结，小便短赤，舌红苔少，脉细数。③水湿潴留证：面色㿠白，腰膝冷痛，肢体浮肿，小便不利，舌淡苔薄，脉沉迟。

治疗方法 间质性肾炎的中医治疗，古籍中没有系统论述，但对于其症状的治疗，以清热解毒，利湿泄浊为主，后期则滋阴补肾为要。注意攻伐之药不宜过度，以防伤正，补益之药不宜过早，以免留邪。慢性间质性肾炎治疗以补虚为主，兼以祛实邪。西医治疗上，急性间质性肾炎多数对糖皮质激素反应良好，预后佳。慢性间质性肾炎需早期诊断和干预。

西医治疗 间质性肾炎主要从以下几个方面治疗。①治疗病因性疾病、消除诱发因素：包括停用引起 TIN 的药物，原发病治疗，控制免疫性疾病，控制感染。②支持、对症治疗：休息、保证热量和适当蛋白质供应，纠正水、电解质及酸碱平衡紊乱等。③免疫抑制剂：特发性急性 TIN 或免疫疾病引起的急性 TIN，以及药物相关性或感染相关性急性 TIN 患者在停用敏感药物或感染控制后，肾功能无改善，或肾组织病理检查见肾间质炎性细胞浸润、而纤维化不明显者，应用肾上腺皮质激素治疗，也可免疫抑制剂治疗。而对于肾脏病理检查显示肾间质纤维化明显的慢性 TIN，缺乏激素治疗的有益证据。④血液净化治疗：无论急性 TIN，还是慢性 TIN 导致的肾衰竭，有血液净化治疗指征者，应实施血液净化治疗。

辨证论治 急性间质性肾炎的治疗，应注意标本缓急，攻补适宜。一般初期以邪实为主，病后期邪退正衰。慢性间质性肾炎治疗应以补虚为主，兼以祛实邪。具体治法及主方如下。

急性间质性肾炎 ①阴虚火旺证：治以滋阴降火、凉血止血，方选知柏地黄汤（《医宗金鉴》）合小蓟饮子（《济生方》）加减，常用中药有知母、黄柏、生地黄、丹皮、山药、山茱萸、小蓟、滑石、蒲黄、栀子等。②脾肾气虚证：治以健脾益肾，方选四君子汤（《太平惠民和剂局方》）和济生肾气丸（《济生方》）加减，常用中药有党参、茯苓、白术、熟附子、淫羊藿、牛膝、熟地黄、丹皮、山茱萸、车前子等。③风热外袭证：治以清热解表，方选浮萍连翘赤小豆汤加减，常用中药有浮萍、麻黄、连翘、赤小豆、滑石、冬瓜皮、茜草、小蓟等。

④热毒炽盛证：治以清热解毒凉血，方选清瘟败毒饮汤（《疫疹一得》），常用中药有生石膏、生地、水牛角、黄连、栀子、赤芍、玄参、丹皮、连翘、猪苓等。⑤湿热蕴结证：治以清热利湿、泻火通淋，方选八正散（《太平惠民和剂局方》）加减，常用中药有萹蓄、栀子、瞿麦、通草、黄柏、生地黄、白茅根、车前草、旱莲草等。⑥湿浊弥漫证：治以清热利湿、宣通三焦，方选菖蒲郁金汤（《温病全书》）合二陈汤（《太平惠民和剂局方》）合茯苓皮汤（《温病条辨》）加减，常用中药有石菖蒲、郁金、竹沥、通草、法半夏、大腹皮、紫苏、厚朴、大黄等。

慢性间质性肾炎 ①肝肾阴虚证：治以养血柔肝、滋阴益肾，方选三甲复脉汤（《温病条辨》）加减，常用中药有鳖甲、龟甲、牡蛎、麦冬、生地黄、阿胶、火麻仁、玄参等。②脾肾气阴两虚证：治以补益脾肾、益气养阴，方选六味地黄丸（《金匮要略》）和补中益气汤（《内外伤辨惑论》）加减，常用中药有茯苓、熟地黄、丹皮、山茱萸、黄芪、麦冬、当归等。③脾肾阳虚证：治以温补脾肾，方选金匮肾气丸（《金匮要略》）加味，常用中药有熟附子、肉桂、茯苓、熟地黄、丹皮、山药、黄芪、白术、仙茅等。④热毒侵袭证：治以滋阴降火、凉血止血，方选知柏地黄丸（《小儿药证直诀》）合小蓟饮子（《济生方》）加减，常用中药有知母、生地黄、丹皮、泽泻、山药、山茱萸、小蓟、滑石、蒲黄、栀子等。⑤邪毒内侵证：治以清热解毒、利尿养阴，方选清心莲子饮（《太平惠民和剂局方》）加减，常用中药有黄芩、麦冬、地骨皮、车前子、茯苓、莲子、太子参、

白花蛇舌草、泽泻等。⑥水湿潴留证：治以利湿消肿、温阳理气，方选五皮饮（《证治准绳》）合真武汤（《伤寒论》）加减，常用中药有生姜皮、桑白皮、陈皮、大腹皮、茯苓、桂枝、白术、白芍、厚朴等。

中成药治疗 ①济生肾气丸：温补肾阳、化气行水，适用于慢性间质性肾炎肾阳不足，肾气虚弱者。②肾复康胶囊：益肾化浊、清热利湿，适用于急性间质性肾炎各个证型血尿明显者。③滋肾丸：滋肾清热、化气通关，适用于慢性间质性肾炎热蕴膀胱，小腹胀满，尿闭不通的患者。④知柏地黄丸：滋阴降火、清利湿热，适用于慢性间质性肾炎证属肾阴已伤，湿热留恋的患者。

中医辅助疗法 间质性肾炎还可使用静脉注射疗法、灌肠透析等辅助疗法。①静脉注射疗法：选用丹参注射液静脉滴注。②灌肠透析：生大黄、六月雪、煅牡蛎，水煎取汁，保留灌肠。

现代研究 急性间质性肾炎的治疗主要是祛除病因及对症支持治疗。对于急性间质性肾炎是否联合糖皮质激素治疗尚有争议，但多数学者主张早期使用激素治疗有助于肾功能的恢复。有学者对细胞因子在 AIN 中的作用做了以下几方面的探索。①抗肿瘤坏死因子（TNF）的药物；②氧自由基清除剂：如人参皂苷、三七皂苷等对实验性肾损伤具有保护作用；③针对肾小管上皮细胞修复的治疗：有实验研究表明人参皂苷能减轻肾小管上皮细胞分泌细胞外基质，从而维护上皮细胞完整性，减轻病理性损伤。④去整合素治疗。文献报告，去整合素注入人体可进入肾小管中，作用于脱落的上皮细胞，抑制肾小

管腔内细胞和细胞的凝集作用，使肾小球滤过率得以恢复。有研究表明中草药的有效成分，如苦参碱、大黄素、大黄酸、三七总皂苷、甘草酸等均有防治慢性间质性病变的作用。中药复方金蝉补肾汤能明显阻止肾间质损伤，延缓肾功能减退，具有潜在的抗肾脏间质纤维化的作用。

（李 平 文玉敏 孔繁婧）

jìfāxìng shènbìng

继发性肾病（secondary kidney disease） 人体由于肾脏之外原因导致的肾脏损害。

疾病范围 引起继发性肾病的因素主要包括代谢相关性疾病、免疫介导性疾病、血流动力学异常、感染、肿瘤和药物。乙型肝炎病毒相关性肾炎为感染性疾病导致的肾损害，高血压肾损害属于血流动力学异常因素所致肾损伤，过敏性紫癜性肾炎、狼疮性肾炎为自身免疫性疾病介导的肾损伤，尿酸性肾病属代谢性疾病肾损害，而药物性肾损伤则是用药所致的肾脏损害。继发性肾病的临床表现多样，诊断需要依靠相应的原发病或诱因。

中医特征 由于继发性肾病是由肾脏以外因素引起的肾脏损害，其病变脏腑除肾和膀胱之外，还涉及相应的原发脏腑或气、血、津、液损伤。根据五行生克理论，各脏腑的太过和不及都会累及其他脏腑功能，在进行中医辨证时应结合原发病充分考虑肾脏与心、肝、脾、肺等脏腑的内在联系。

治疗特点 西医治疗主要包括针对病因治疗和对症治疗。中医治疗需要根据患者的症状和舌脉进行辨证论治，明辨标本虚实，遵循"急则治其标，缓则治其本"的原则。

（李 平 文玉敏）

yǐxíng gānyán bìngdú xiāngguānxìng shènyán

乙型肝炎病毒相关性肾炎（hepatitis B virus-associated glomerular nephritis，HBV-GN） 乙型肝炎病毒导致的肾小球肾炎。属于感染性疾病导致的肾损害范畴。多数患者临床表现为蛋白尿或肾病综合征，部分可见肉眼血尿，发病时肾功能可正常；血清转氨酶可正常或轻度升高；伴或不伴不同程度的慢性肝炎。HBV-GN 的诊断依据：①血清乙肝病毒抗原阳性；②患膜性肾病或膜增生性肾炎，并除外狼疮肾炎等继发性肾小球疾病；③肾组织切片上找到乙肝病毒抗原。其中③为必备条件。HBV-GN 的病理类型主要包括膜性肾病和膜增生性肾炎两类，表现为乙肝病毒抗原的免疫复合物沉积于肾小球上皮下、肾小球毛细血管袢内皮下，免疫荧光可见乙肝病毒抗原在肾小球内沉积。根据 HBV-GN 的发病特点和临床过程，可归属于中医学的水肿、胁痛、腰痛、臌胀等范畴。

病因病机 该病多因素体正气亏虚，加之饮食不洁，或劳累过度，或情志内伤，毒邪乘虚而入。疫毒之邪稽留不去，在体内蕴生湿热，湿热之邪侵袭肝肾，肝失于疏泄，肾失于封藏而发病。乙型肝炎病毒相关性肾炎的病位在肝肾。肾藏精，肝藏血，精血互生，肝肾同源。肝体阴而用阳，主疏泄调畅一身气机，气机通畅则肾之开阖气化有度，肾之封藏固摄有节。尿中蛋白来源于血液，为人体之精微物质，肝肾失调，则精微下注形成蛋白尿，为乙型肝炎病毒相关性肾炎的主要临床表现之一。病性属邪实与正虚并存，疾病早期邪实明显，晚期则以正气亏虚为主。

证候诊断 根据 HVB-GN 邪实渐进，正气虚损的病机特点，可分为气滞湿阻证、湿热蕴结证、脾肾气虚证、肝肾阴虚证、瘀血阻络证五种证型。各期证候诊断要点如下。①气滞湿阻证：胁下胀痛，脘腹痞满，纳呆食少，食后胀甚，呃逆嗳气，舌苔厚腻，脉弦滑。②湿热蕴结证：口苦口黏，渴不欲饮，小便短赤，夹有泡沫，大便不爽，舌红苔黄腻，脉弦滑数。③脾肾气虚证：神疲乏力，腰膝酸软，面浮肢肿，按之凹陷，尿少便溏，舌淡苔白，脉沉细。④肝肾阴虚证：头晕目眩，腰酸腿软，五心烦热，口咽干燥，或有浮肿，小便黄赤，大便秘结，舌红少津，或舌有裂纹，苔薄黄，脉细数。⑤瘀血阻络证：久病迁延，面色黧黑，形体消瘦，乏力腰酸，头痛胁痛，或腹胀如鼓，或见朱砂掌，尿色黄赤或夹泡沫，舌暗或有瘀斑，脉细涩。

治疗方法 HBV-GN 尚无特效的治疗方法，宜采用中西医结合治疗，以达到减轻或消除患者的临床症状、尽可能延缓肾功能进展、防止复发的目的。

西医治疗 ①降低蛋白尿。②防止复发和延缓肾功能进展。③抗病毒治疗，常用药物有干扰素、拉米夫定和恩替卡韦。

辨证论治 ①气滞湿阻证：治以疏肝理气、健脾化湿，方选柴胡疏肝散（《医学统旨》）加减，常用中药有柴胡、制香附、川芎、苍术、枳壳、茯苓、焦山楂、薏苡仁等。②湿热蕴结证：治以清热利湿，方用茵陈五苓散（《金匮要略》）加减，常用中药有茵陈、白术、茯苓、猪苓、桂枝、泽泻、黄芩、知母、黄连、虎杖、枳壳等。③脾肾气虚证：治以运脾除湿、化气行水，方用五苓散（《伤寒论》）加味，常用中药有白术、茯苓、猪苓、金樱子、芡实、黄芪、大腹皮等。④肝肾阴虚证：治以滋补肝肾，方用知柏地黄丸（《医宗金鉴》）合二至丸（《摄生众妙方》）加减，常用中药有知母、黄柏、丹皮、茯苓、泽泻、熟地、山茱萸、山药、旱莲草、女贞子等。⑤瘀血阻络：治以活血化瘀，方用桃红四物汤（《医宗金鉴》）加味，常用中药有桃仁、红花、当归、川芎、赤芍、鳖甲、生地、赤小豆等。

中成药治疗 ①火把花根片：主要成分为昆明山海棠，有祛风除湿、舒筋活络、清热解毒等功效，具有明显抑制病理性免疫反应和抗炎镇痛作用。适于HBV-GN无肝炎活动的情况下服用。②芪蛭胶囊：益气、化瘀、通络，适用于HBV-GN气阴两虚证。③黄葵胶囊：清热解毒利湿，用于HBV-GN湿热蕴结证。④雷公藤多苷片：清热祛湿、降低尿蛋白，适用于肝功能无明显损害，蛋白尿较多的患者。⑤肾炎康复片：益气养阴、补肾健脾、清解余毒，适用于气阴两虚，脾肾不足，毒热未清者。

中医辅助疗法 ①针灸：疏通经络系统，激发免疫功能，从而清除病毒，改善肝功能，促进肝细胞再生，保护肾单位。主穴：胆俞、肝俞、至阳、太冲。配穴：足三里、阳陵泉、翳明。②食疗：田基黄煲鸡蛋，田基黄具有清热解毒、活血利水的功效，适用于HBV-GN证属湿热蕴结者服用。

现代研究 该病的现代研究可大致分为证候研究及药物研究两个方面。

证候研究 有研究显示，倦怠乏力、尿有泡沫、面色晦暗、腰膝酸软为HBV-GN的临床最常见症状，约占80%以上。肝肾阴虚证的肾脏病理类型以不典型膜性肾病为主，肝肾阴虚证患者血清补体C3水平低于非肝肾阴虚证患者。

药物研究 由于HBV-GN为乙肝病毒相关的免疫复合物沉积于肾小球的疾病，中医药物治疗主要以抑制乙肝病毒和调节机体免疫状态为主。白花蛇舌草、半边莲、半枝莲、生薏苡仁、土茯苓、鸡骨草、仙鹤草、田基黄、白头翁、虎杖、猪苓等清热解毒利湿的中药具有促进HBV抗原阴转的作用。黄芪、女贞子、桑寄生等益气养阴、补益肝肾的药物，具有提高细胞免疫功能的作用。两类药物同用，祛邪兼以扶正，是治疗HBV-GN的常用配伍。

（李　平　文玉敏）

gāoxuèyāxìng shènsǔnhài

高血压性肾损害（hypertensive renal damage）

原发性高血压所致的肾脏小动脉或肾实质损害。肾脏是高血压受损的主要靶器官之一，尿常规检查可见持续性的轻度蛋白尿，少数表现为大量蛋白尿，晚期出现肾小球滤过率下降和尿浓缩功能受损。病理表现为肾小球硬化，称为良性肾硬化症。高血压性肾损害首先累及入球小动脉和小叶间动脉，光镜下见动脉管壁增厚、玻璃样变性；相应的肾单位出现缺血改变，表现为肾小球毛细血管基底膜缺血性皱缩，肾小管上皮细胞空泡及颗粒变性，灶状萎缩，后期萎缩的肾小管与代偿肥大的肾小球相间存在。高血压肾损害已成为发达国家终末期肾脏病的第二位病因，中国北京地区的第三位病因。根据高血压性肾损害临床演变过程，可归属于中医学的眩晕、水肿、关格、虚劳等范畴。

病因病机 高血压性肾损害多发于长期高血压病患者或老年人，因年老体弱，肾阴渐耗，肝失所养，肝肾阴虚，肾失封藏，精微下泄而出现蛋白尿。同时兼见头晕眼花、耳鸣、腰酸等肾虚表现。病机以肝肾阴虚、瘀血内阻为主要特点。病位在肝脾肾，病程较长，属本虚标实，以风、火、痰、瘀为标，肾、肝、脾脏腑虚损为本。

证候诊断 ①肝火亢盛证：目赤，头痛，急躁易怒，胁痛，口苦，舌红，苔黄腻，脉弦数，可兼见咯血、吐血。②阴虚阳亢证：眩晕，头痛，视物模糊，耳鸣，健忘，五心烦热，心悸欲喘，口干口苦，面色潮红，尿黄，舌红苔薄黄或薄白，脉弦细。③肾气不固证：头晕，腰酸，夜尿频甚或不禁，尿后余沥，或有男子滑精早泄，女子带下清稀，舌淡苔薄白，脉沉弱。④湿瘀交阻证：面色晦暗无华，腰酸痛，乏力或水肿，腹胀纳呆，口干不欲饮，唇舌紫暗或瘀斑，苔白腻，脉濡或涩。⑤脾肾气虚证：纳少腹胀，恶心呕吐，身重困倦，面色苍白，腰膝酸冷，面浮肢肿，舌淡，舌体胖有齿痕，舌淡苔白，脉沉迟。

治疗方法 尚无针对高血压肾损害的特异性治疗方法，西医治疗主要为积极有效的控制高血压，结合中医药以降低尿蛋白、减轻水肿以及延缓肾功能损害。

西医治疗 ①合理的生活方式干预和饮食调整。②降压药物治疗：血管紧张素转换酶抑制剂（ACEI）、血管紧张素受体阻滞剂（ARB）类药物为首选，肾素-血管紧张素（RAS）系统阻滞剂除降压作用之外，还具有非血压依赖的肾脏保护作用，同时可减少高血压心血管并发症。合并肾脏损伤的高血压患者常需多药联合以达到目标血压，血压控制不达标时，可联合应用利尿剂、β受体阻滞剂和钙通道阻断剂。

辨证论治 ①肝火亢盛证：治以清肝泻火，方选龙胆泻肝汤（《景岳全书》）加减，常用中药有龙胆草、栀子、黄芩、柴胡、车前子、当归、生地黄、菊花、桑叶、夏枯草等。②阴虚阳亢证：治以滋阴潜阳，方选天麻钩藤饮（《中医内科杂病证治新义》）合六味地黄丸（《小儿药证直诀》）加减，常用中药有天麻、钩藤、石决明、川牛膝、桑寄生、夜交藤、熟地黄、山茱萸、茯苓、泽泻、牡丹皮等。③肾气不固证：治以益气固摄，方选五子衍宗丸（《摄生众妙方》）加减，常用中药有菟丝子、五味子、枸杞子、覆盆子、金樱子、芡实、桑螵蛸、白术、莲子、车前子等。④湿瘀交阻证：治以活血化瘀利湿，方选桃红四物汤（《医宗金鉴》）加减，常用中药有桃仁、红花、生地、川芎、当归、赤芍、黄芪、泽泻、佩兰等。⑤脾肾气虚证：治以益气健脾补肾，方选参芪地黄汤加减，常用中药有党参、生黄芪、生地、山药、山萸肉、茯苓、泽泻、丹皮等。

中成药治疗 ①地黄丸类：六味地黄丸，功效滋阴补肾，适用于肾阴亏虚患者；杞菊地黄丸，功效滋养肝肾之阴，适用于肝肾阴虚阳亢者；金匮肾气丸，功效温补肾气，主要用于该病肾气不固者。②黄芪注射液：功效补益肺肾之气，用于该病肾气不固证，或兼体虚易外感。③复方丹参注射液：功效活血化瘀，兼以行气，用于该病湿瘀交阻证。④肾康注射液：功效降逆泄浊、益气活血、通腑利湿，证属湿浊血瘀者适用。

中医辅助疗法 ①体针：常用穴位风池、百会、合谷、阳陵泉、三阴交、足三里等，均用平补平泻。②耳针：取穴降压沟、脑干、内分泌、神门、眼、心，用王不留行籽贴压耳穴，或埋针法。③梅花针：轻叩头部、脊柱两侧。④药熨：苍术、厚朴、陈皮、甘草、白术、泽泻、猪苓、茯苓等，共研细末，炒热后布包，敷于脐部，外用热水袋熨之。功效行气温阳、利水消肿，适用于高血压肾损害脾肾气虚证，水肿明显者。

现代研究 该病的现代研究可大致分为证候研究及药物研究两个方面。

证候研究 现代研究证明，肝火亢盛证、湿瘀交阻证患者的平均病程较短，湿瘀交阻证表现出显著的高脂血症，肝火亢盛证的24小时尿蛋白定量低于其余证型，且肌酐清除率处于正常范围内，湿瘀交阻证和阴虚阳亢证均有不同程度的肌酐清除率下降。

药物研究 由于高血压性肾损害的首要表现为良性小动脉硬化，中医药治疗的现代医学研究主要集中于改善肾小球血流动力学、改善脂质代谢和控制高血压三个方面。研究认为丹参、桃仁、川芎、红花、益母草、三七、赤芍、郁金、刘寄奴等活血化瘀中药，可扩张肾小动脉、改善肾血流、降低肾小球囊内压；决明子、山楂、大黄、三七、绞股蓝等具有降血脂作用的中药，可通过改善脂代谢从而降低肾小动脉硬化的风险；天麻、钩藤、葛根、杜仲、牛膝、桑寄生、罗布麻、夏枯草等具有降压功效的中药，可通过控制原发病从而减轻高血压对肾脏的损伤。中药复方治疗高

血压肾损害的药理学机制也得到进一步证实。中药保肾片可通过降低肾脏中瘦素样氧化型低密度脂蛋白受体（LOX）-1、转化生长因子（TGF）-β、Ⅰ型胶原 mRNA 表达，发挥延缓高血压肾损害进展的作用。六味地黄丸的加减方降压益肾颗粒可改善高血压肾损害患者的血脂代谢、血尿及血 IgG、IgM、β_2-MG、mALB 水平，从而实现降低血压、保护肾脏的功效。

（李　平　文玉敏）

yàowùxìng shènsǔnshāng

药物性肾损伤 （drug-induced renal injury）

药物不良反应所致的药源性肾脏疾病。是不同药物所致、具有不同临床特征和不同病理类型的一组疾病。临床可表现为肾小管功能障碍、尿量异常、肾性贫血、血尿、蛋白尿、肾炎综合征、肾病综合征、急性肾衰竭和慢性肾衰竭等。病理类型可为急性肾小管坏死、急性间质性肾炎、慢性间质性肾炎、各类肾小球疾病、ANCA 相关小血管炎、溶血尿毒症综合征等，以肾小管间质病变最为多见。诊断主要依据药物的使用情况以及肾损害的临床表现，同时应排除其他原因引起的肾脏损伤。导致肾损害的药物种类包括：抗生素、非甾体类解热镇痛抗炎药、造影剂、免疫抑制剂、抗肿瘤药、降压药、利尿剂及脱水药、中药及其制剂等，以抗生素类所致的肾损害最为常见。中药所致肾损害报道最多的是马兜铃酸肾病，临床表现为慢性进展性肾衰竭、肾小管功能障碍、泌尿系统移行上皮癌，病理特征为慢性间质性肾炎。含马兜铃酸的中草药包括关木通、青木香、马兜铃、广防己、天仙藤等。中医无药物性肾损伤之病

名，可根据临床表现归属于水肿、尿浊、尿血、虚劳等范畴。

病因病机 患者素因先天禀赋不足或年老体虚，加之大量或长期使用对肾脏有损害的药物，使得机体易被药毒邪气乘虚侵袭，内克于脏腑，耗伤气血。该病病位在肝脾肾，药毒伤于肝则肝阴不足，虚热内生；伤于脾则脾阳不振，运化乏力；伤于肾则肾气不固，精微下泄。药毒伤及脏腑后失治、误治，可致久病气血阴阳俱虚，形成瘀血阻滞之相，重者可变症迅速。

证候诊断 辨证应以气、血、阴、阳为纲，五脏虚候为目，兼辨临床症状。可将药物性肾损伤分为脾肾阳虚型、肝肾阴虚型和肾气不固型。①脾肾阳虚证：面色萎黄或苍白无华，神疲乏力，畏寒肢冷，食少纳呆，腰膝酸软，小便清长，夜尿增多，舌质淡苔薄白，脉沉细。②肝肾阴虚证：眩晕，耳鸣，五心烦热，两目干涩或视物不清，口咽发干，腰膝酸软，易于急躁，舌红少苔，脉细数。③肾气不固证：腰膝酸软，神疲乏力，小便频数清长，夜尿频多，或小便失禁，舌淡苔白，脉弱。④瘀血阻络证：倦怠乏力，肌肤甲错，颜面及四肢浮肿，夜尿增多，舌淡有瘀斑、瘀点，脉细涩。

治疗方法 药物性肾损伤应当以预防为主，包括提高对各种药物不良反应的认识；用药过程中密切监测肾功能变化；重点关注药物性肾损伤的易感人群，易感人群包括既往存在肾脏疾病或肾功能不全者、肾血流量不足或血流灌注不良者、高龄患者、因复杂或慢性疾病同时联用多种药物者。

西医治疗 ①立即停用可疑药物并积极治疗并发症。②支持治疗，病情危重者及时透析。③过敏引起者可酌情予糖皮质激素；中毒引起者积极采取利尿、血液净化措施，促使药物从肾脏排出。④治疗期间避免应用其他可能引起过敏或肾毒性药物。

辨证论治 ①脾肾阳虚证：治以补脾益肾、利湿泄浊，方选补中益气汤（《脾胃论》）加减，常用中药有黄芪、党参、白术、茯苓、巴戟天、淫羊藿、肉苁蓉、黄连、紫苏叶、陈皮、半夏、生大黄、白花蛇舌草、六月雪、当归、泽兰等。②肝肾阴虚证：治以滋补肝肾、通瘀化络，方选六味地黄丸（《小儿药证直诀》）合温胆汤（《外台秘要》），常用中药有生地黄、熟地黄、山茱萸、山药、茯苓、丹皮、生大黄、黄连、陈皮、竹茹、白花蛇舌草、马鞭草、赤芍、白芍、当归、鸡血藤等。③肾气不固证：治以补肾固涩、化瘀泄浊，方选五子衍宗丸（《摄生众妙方》）加减，常用中药有黄芪、菟丝子、枸杞子、覆盆子、车前子、巴戟天、淫羊藿、肉苁蓉、当归、丹参、泽兰、三七等。④瘀血阻络证：治以益气养血、活血化瘀，方选当归芍药散（《金匮要略》）加减，常用中药有当归、白芍、茯苓、白术、泽泻、川芎、生黄芪、鸡血藤等。

中成药治疗 ①人工虫草制剂：如百令胶囊、金水宝、至灵胶囊，功效补益肺肾，可促进肾小管上皮细胞的修复与再生。②肾康注射液：降逆泄浊、益气活血、通腑利湿，适用于瘀血阻络证。③尿毒清颗粒：通腑降浊、健脾利湿、活血化瘀，适用于该病氮质血症期和尿毒症早期，中医辨证属脾虚兼有血瘀证者。可稳定肾功能，改善肾性贫血。

中医辅助疗法 ①针灸：常用穴位有关元、中极、三阴交、气海、水道、肾俞、膀胱俞、血海等，平补平泻。功效活血化瘀、利尿解毒，适用于药物性肾损伤所致急性肾功能衰竭，证属血瘀者。②中药外敷：红参、黄芪、三七、半夏、茯苓、枸杞子、天麻、金蝉花、艾叶、丹参、红花、熟地黄、鸡血藤、肉苁蓉等，水煎，浓缩取汁，浸纱布热敷于两侧肾俞穴。适用于表现为过敏性损害的药物性肾损伤。

现代研究 该病的现代研究可大致分为证候研究及药物研究两个方面。

证候研究 关于药物性肾损伤中医证候研究的文献报道较少，有研究对马兜铃酸肾病的中医证候进行了分析，认为马兜铃酸肾病的最常见证候为脾肾阳虚证，脾肾阳虚证患者的24小时尿蛋白定量明显高于非脾肾阳虚证患者。

药物研究 川芎嗪能改善肾血流量、保护肾小管重吸收功能，增加前列腺素的合成，减少血管紧张素Ⅱ；黄芪能扩血管、增强肾血流量、利尿。二者对于药物性肾损伤导致的急、慢性间质性肾炎具有治疗作用。冬虫夏草可增加肾脏表皮生长因子的表达，促进肾小管上皮细胞的修复、再生，促进肾小管重吸收，恢复肾小管浓缩尿能力。银杏叶提取物中所含的银杏苦内酯可拮抗血小板激活因子受体，改善肾血流动力学紊乱，治疗药物性肾损伤的缺血性肾损害；所含黄酮成分可以清除自由基，抑制血管紧张素转换酶活性、抑制内皮素以及减少肾小管-间质中增殖细胞核抗原（PCNA）阳性细胞数，从而减轻肾间质纤维化。

（李　平　文玉敏）

guòmǐnxìng zǐdiànxìng shènyán

过敏性紫癜性肾炎 （Henoch-Schonlein purpura nephritis）

以全身小血管变态反应性炎症为主要病理改变累及到肾脏所致的继发性肾脏疾病。过敏性紫癜临床表现主要为皮肤紫癜、胃肠炎、关节炎、肾小球肾炎等。多发于儿童，学龄期发病率最高。过敏性紫癜性肾炎的诊断要依靠典型临床表现诊断原发疾病、肾脏受累表现及 IgA 沉积为主的系膜增殖性病理改变。该病属于中医学血证、斑疹、发斑、肌衄等范畴。

病因病机 该病多因先天禀赋不足，脏腑亏虚，血分伏热，复感风热之邪，风热与血热互搏，灼伤脉络，损伤血络，血溢肌表则发为紫癜；若邪热内舍于肾脏，损伤肾络，则尿血不止；若内迫肠胃，气机阻滞，不通则痛，发为腹痛。或久病耗气伤阴，阴虚火旺或忧思劳倦，脾气虚弱，统摄无权，血液不循常道，溢于肌肤而成斑，渗入水道而为尿血。该病病位在肾，与肝脾密切相关。此外，在疾病的发展过程中，热毒壅盛，煎熬血液，血黏而浓，或久病气虚无力摄血，致血滞脉中，产生一系列瘀血症状。该病的病性为本虚标实，早期以热毒壅盛，瘀阻血脉等邪实多见，后期则以脾肾虚衰等正虚多见。

证候诊断 过敏性紫癜性肾炎本虚标实，虚实夹杂，该病临床常见证候有：风热夹瘀证，血热妄行证，瘀血内阻证，阴虚火旺证，脾肾气虚证，气阴两虚证，肝肾阴虚证。各期证候诊断要点如下。①风热夹瘀证：突然发病，皮肤出现红色斑点，自觉瘙痒，兼有腹痛，或关节痛，尿赤，舌质淡红，苔薄黄，脉浮数。②血热妄行证：皮肤紫癜反复发作，颜色鲜红，以四肢、背臀部多见，伴有痛痒，小便呈肉眼血尿，舌红，苔黄，脉滑数。③瘀血内阻证：皮肤紫癜，反复不愈，腹部刺痛，口渴不欲饮，尿血，舌质暗红或瘀斑瘀点，苔厚腻，脉弦数。④阴虚火旺证：皮肤紫斑，尿血，血色淡红，咽干口燥，五心烦热，腰膝酸软，头晕耳鸣，舌红，少苔，脉细数。⑤脾肾气虚证：皮肤散在紫斑，时起时伏，反复发作，尿血，食少便溏，体倦乏力，腰酸痛，面色少华，舌淡，苔白，脉细弱。⑥气阴两虚证：倦怠乏力，少气懒言，纳差，手足心热，口干咽燥，舌红，苔薄黄，脉细数。⑦肝肾阴虚证：头痛头晕，腰酸耳鸣，视物昏花，口干咽燥，舌红，苔少，脉弦数。

治疗方法 尚无特殊有效治疗，轻症可自行缓解，重症则采用休息、去除诱因、对症治疗为主，目的是缓解患者症状体征，提高生存质量。中医则以辨证论治，扶正祛邪，多用清热解毒、活血止血、祛瘀利湿、益气养阴之品。

西医治疗 ①一般治疗：注意保暖、卧床休息；去除诱因（避免可能致敏的食物、药物、花粉等），防治感染。②对症药物治疗：抗组胺药物如苯海拉明、氨苯那敏等；腹痛予以山莨菪碱或阿托品等药物；严重出血时可用酚磺乙胺（止血敏）、卡巴克络（安络血）等止血药；糖皮质激素可缓解胃肠道、关节肿痛等症状；对重症过敏性紫癜性肾炎疗效不明显时可选用免疫抑制剂如环磷酰胺、硫唑嘌呤等药物联合使用。③透析及肾移植治疗：对于肾功能逐渐减退至尿毒症者需做透析及肾移植。

辨证论治 ①风热夹瘀证：治以疏风清热、凉血止血，方选银翘散（《温病条辨》）合四妙勇安汤（《验方新编》）加减，常用中药有银花、连翘、桔梗、薄荷、荆芥、牛蒡子、玄参、当归、甘草等。②血热妄行证：治以清热解毒、凉血消斑，方选清营汤（《温病条辨》）合犀角地黄汤（《外台秘要》）加减，常用中药有水牛角、生地、丹皮、赤芍、连翘、丹参、白茅根、败酱草、小蓟、地榆等。③瘀血内阻证：治以滋阴凉血、活血化瘀，方选犀角地黄汤（《外台秘要》）合桃红四物汤（《医垒元戎》）加减，常用中药有水牛角、生地、丹皮、赤芍、桃仁、红花、阿胶、玄参、当归、川芎、蒲公英、连翘、小蓟、白茅根等。④阴虚火旺证：治以滋阴益肾、清热凉血，方选知柏地黄汤（《医方考》）合茜根散（《重订严氏济生方》）加减，常用中药有知母、黄柏、生地、阿胶、山萸肉、丹皮、茜草根、侧柏叶、黄芩、甘草等。⑤脾肾气虚证：治以益肾健脾摄血，方选香砂六君子汤（《古今名医方论》）合归脾汤（《正体类要》）加减，常用中药有党参、白术、茯苓、炙甘草、陈皮、木香、砂仁、当归、黄芪等。⑥气阴两虚证：治以益气养阴，方选参芪地黄汤（《沈氏尊生书》）加减，常用中药有人参、黄芪、生地黄、山药、山萸肉、丹皮、茯苓、泽泻等。⑦肝肾阴虚证：治宜滋肾平肝、活血化瘀，方选杞菊地黄汤（《麻疹全书》）合二至丸（《重订严氏济生方》）加减，常用中药有生地、山萸肉、山药、茯苓、泽泻、丹皮、枸杞子、菊花、女贞子、旱莲草、杜仲、益母草、川芎、陈皮等。

中成药治疗 ①雷公藤多苷片：清热祛湿、解毒消肿，适用于过敏性紫癜性肾炎尿检蛋白质、血尿患者。②云南白药：活血止血，适用于该病瘀血内阻证者。③冬虫夏草菌丝制剂：金水宝或百令胶囊，功效补脾肾，适用于该病肺肾两虚者。

中医辅助疗法 ①针灸疗法：实证以三棱针选取委中、尺泽、少商、合谷、曲池、血海点刺放血，虚证选取脾俞、肾俞、足三里、阴陵泉、三阴交点刺放血。②静脉针剂法：黄芪注射液，具有益气扶正祛邪的功效；川芎嗪注射液、丹参注射液，具有活血化瘀的功效。

现代研究 包括证候研究和药物研究两个方面。

证候研究 一项关于儿童过敏性紫癜性肾炎病理分级与中医辨证分型关系的研究显示，血热夹瘀为儿童过敏性紫癜性肾炎的最主要证型，肾小球病理分级则以Ⅲa级病变为最多。

药物研究 现代药理研究证明，一些中药的有效成分在过敏性紫癜性肾炎的治疗中有显著作用。例如：雷公藤多苷可抑制细胞免疫和体液免疫，其主要通过抑制辅助性 $CD4^+T$ 细胞功能，改善 $CD8^+T$ 细胞功能而产生临床效应，还可以通过降低 T 细胞分泌水平而抑制 T 细胞活化，并促进其凋亡，减少肾小球细胞内尿蛋白渗出，抑制肾小管间质纤维化。还有研究发现雷公藤多苷加辨证中药可影响小儿过敏性紫癜性肾炎凝血机制，改善肾小球微循环内凝血。中药复方治疗过敏性紫癜性肾炎的药理学机制也得到进一步的研究。如养阴止血方可能通过调节炎性细胞因子白细胞介素-2（IL-2）、白细胞介素-6（IL-6）的水平发挥疗效。

（李平 赵劼 严美花）

niàosuānxìng shènbìng

尿酸性肾病（uric acid nephropathy） 尿酸产生过多或排泄减少形成高尿酸血症，尿酸盐沉积于肾髓质、间质或远端集合管所致的继发性肾脏疾病。俗称痛风肾病。该病临床上早期可无肾病症状，或仅有跖、趾、膝、踝、腕、手指等关节红肿、热痛及发热等肾外表现，后期因间质小管损害明显，尿浓缩功能减退，出现多尿夜尿，少量蛋白尿（小分子蛋白尿），晚期可出现慢性肾功能不全症状。该病起病隐匿，进展缓慢，但亦可急剧加重，发生急性肾功能衰竭。尿酸性肾病的病因分原发和继发两类，原发者由遗传缺陷引起先天性嘌呤代谢紊乱所致；继发者可由多种原因引起的高尿酸血症或肾脏排泄尿酸障碍所致。该病属于中医学的痹证、痛风、历节、腰痛、淋证、溺毒、关格等范畴。

病因病机 该病的形成主要是先天禀赋不足，气血虚弱，加之嗜食肥甘厚味，七情失调，劳倦过度，内外邪相合，风寒湿热瘀血流注经络关节，闭阻经络骨骼，郁久化热，内伤于肾所致。故该病的病理性质总属本虚标实。一般初期脏腑虚损，湿热气滞血瘀，以邪实为主；病至后期，肾气虚衰，湿浊壅盛，则以正衰邪实为主。

证候诊断 该病临床大致可分发作期和稳定期，各期证候诊断要点如下。

发作期 ①寒湿痹阻证：急性发病，第一跖骨关节或踝关节肿胀疼痛，遇寒痛重，得热痛减，恶风或恶寒，喜暖，下肢轻度浮肿，舌质红，苔白微厚，脉多浮紧。②湿热痹阻证：关节红肿灼热，痛不可触，得冷稍舒，伴有发热恶风，口渴，烦闷不安等全身症状，小便短少黄赤，下肢浮肿，腰酸，大便秘结，舌质红，苔黄燥或黄腻，脉滑数或弦数。③湿阻血瘀证：症见关节局部疼痛，反复发作，关节肿大，僵硬变形，关节溃烂可见白色结晶体，周围皮色紫暗，屈伸不利，皮下有结节，下肢浮肿，时轻时重，腰酸乏力，舌质紫暗，脉细涩。

稳定期 ①脾肾气虚，水湿不化证：小便短少黄赤，面色晦滞，腰酸膝软，倦怠乏力，不思饮食，晨起恶心，偶有呕吐，头痛，夜寐不安，轻度舌淡红苔薄，脉细弱。②肝肾阴虚，瘀血内阻证：小便短少，面部烘热，呕恶频作，头晕目眩，腰膝酸软，夜寐不安，胃纳日减，关节常有刺痛或隐痛，痛有定处，日渐加剧，舌质紫暗或有瘀斑，舌光无苔或少苔，脉弦细涩。③脾肾阳虚，湿浊内蕴证：面色萎黄，胃纳差，恶心呕吐，口中有尿味，夜尿频多，腰膝酸软，全身乏力，畏寒肢冷，少气懒言，舌淡胖，苔白腻，脉沉迟弱。

治疗方法 尿酸性肾病需重视早期治疗，积极纠正高尿酸血症，迅速终止急性关节炎发作，防止复发，防治肾功能损害。该病属代谢性疾病，宜采用控制饮食，适当锻炼，综合治疗。急性发作时应用中药泡洗、贴敷等疗法，可缓解症状；中晚期肾功能衰竭出现血尿、蛋白尿，中药具有明显降低血尿酸、溶解尿酸盐、减轻肾脏炎性改变、保护肾脏的作用，可减少尿蛋白的排出。

西医治疗 尿酸性肾病的防治重点在于减少血液、肾小管及尿内尿酸的浓度，保护肾功能。为达此目标，饮食治疗、药物治疗、手术治疗、替代治疗是四个主要准则。①饮食控制：减少富含嘌呤饮食的摄入；保持足够的饮水量，以使尿量能够维持在每日 2 000～3 000ml 以上，有利于尿酸的排泄。②药物治疗：常用药物可分为抑制尿酸合成药，促尿酸排泄药，碱化尿液药，消炎镇痛四类。③手术治疗：对尿酸结石形成，引起梗阻性肾病者，若药物治疗无效，宜及早做手术取石或超声碎石排石治疗。④替代治疗：对于尿酸性肾病引起肾功能衰竭，可考虑做血液透析、腹膜透析或肾移植治疗。

辨证论治 该病的治疗，当注意攻、补的适宜。根据本虚标实的具体情况，实则泻之，虚则补之、虚实夹杂者，或先攻后补，或先补后攻，或攻补兼施，灵活立法。攻邪以清利湿热、理气活血、通经活络、通腑降浊为主，补虚以健脾化湿、壮腰补肾为要。注意攻伐之药不宜过度，以防伤正。外治诸疗法用治该病关节疼痛，有较好疗效，可辨证选用。具体治法及主方如下。①寒湿痹阻证：治以温阳散寒、除湿止痛，方选桂枝芍药附子汤（《伤寒论》）合加减，常用中药有桂枝、芍药、麻黄、防风、炮附子、忍冬藤、薏苡仁、土茯苓、泽泻、苍术、炙甘草等。②湿热痹阻证：治以清热利湿、通络止痛，方选三妙丸（《医学正传》）和白虎桂枝汤（《金匮要略》）加减，常用中药有苍术、黄柏、怀牛膝、虎杖、知母、石膏、粳米、桂枝、金银花等。③湿阻血瘀证：治以利湿化浊、活血通痹，方选四妙丸（《成方便读》）合桃红四物汤（《医宗金鉴》）加减，常用中药有桃仁、红花、川芎、赤芍、萆薢、当归、炙甘草、苍术、黄柏、怀牛膝、薏苡仁等。④脾肾气虚，

水湿不化证：治以健脾益肾、运化水湿，方选无比山药丸（《太平惠民和剂局方》）加减，常用中药有山药、茯苓、泽泻、熟地、山茱萸、肉苁蓉、赤石脂等。⑤肝肾阴虚，瘀血内阻证：治以滋补肝肾、活血散结，方选左归丸（《景岳全书》）合桃红四物汤（《医宗金鉴》）加减，常用中药有熟地黄、菟丝子、牛膝、龟板、鹿角胶、山药、山茱萸、枸杞子、桃仁、红花、川芎、赤芍等。⑥脾肾阳虚，湿浊内蕴证：治以温补脾肾、活血泄浊，方选右归丸（《景岳全书》）合桃红四物汤（《医宗金鉴》）加减，常用中药有杜仲、熟地黄、菟丝子、炮附子、肉桂、鹿角胶、山药、山茱萸、枸杞子、桃仁、红花、川芎、赤芍等。

中成药治疗 ①新癀片：清热解毒、活血化瘀、消肿止痛，适用于尿酸性肾病急性发作。②痛风舒片：清热、利湿、解毒，用于湿热瘀阻所致的尿酸性肾病急性发作。③虫草肾康胶囊：益气补肾、活血化瘀，适用于尿酸性肾病肾功能减退者。

中医辅助疗法 尿酸性肾病还可使用贴敷疗法、灌肠疗法、足浴等辅助疗法。①贴敷疗法：金黄散加甘油调成糊状，外敷关节红肿处，每日更换 1 次；将四黄散（黄芩、黄柏、山栀、生大黄各等份，研末）用野菊花露拌均匀，加入适量蜂蜜，外用纱布贴患处。②灌肠疗法：熟附片、生大黄、六月雪、蒲公英、生牡蛎等，水煎取汁，保留灌肠，用于尿酸性肾病肾功能不全者。③足浴方：取桂枝、麻黄、羌活、独活、红花、细辛、艾叶等，水煎取汁，兑入热水足浴，水漫过踝关节为宜。

现代研究 现代研究分为证候研究和药物研究。

证候研究 有研究发现，高尿酸血症的不同证候，在年龄、血脂指标、体重指数、血尿酸值上存在差异。年龄是气阴两虚证、脾肾阳虚证的正性影响因素，痰浊阻滞证、血瘀证患者体重指数较高，血尿酸值与湿热证显示出正性相关。胆固醇与痰浊阻滞证、气阴两虚证相关，甘油三酯与肾阳虚、水湿停留相关。

药物研究 研究表明，中医药主要通过抗炎、抗氧化应激、减轻炎症反应、减少肾间质纤维化与肾血管损伤来减轻尿酸性肾病肾损伤。如复方土茯苓颗粒可降低白细胞介素（IL）-1β，IL-6等炎症因子的表达。肾康降酸颗粒可明显降低尿酸性肾病大鼠模型的血尿酸、肌酐、尿素氮，减少尿酸盐在肾小管沉积，减轻肾间质水肿、炎性细胞浸润、纤维增生，下调肾组织转化生长因子（TGF）-β，肿瘤坏死因子（TNF）-α 的表达。大黄附子汤可下调尿酸性肾病模型肾组织 JNK、Bcl-2、活化型胱天蛋白酶（Caspase）-3 以及 TGF-β1 表达，调控 JNK/Bcl-2 信号通路从而改善肾小管/间质损伤。中药单体槲皮素能减少高尿酸血症模型大鼠肾组织及血清IL-6，TNF-α 水平，升高肾组织及血清超氧化物歧化酶活性，降低丙二醛含量并减轻肾脏病理损伤。

（李 平 孔繁婧）

lángchuāngxìng shènyán

狼疮性肾炎（lupus nephritis, LN） 系统性红斑狼疮合并双肾不同病理类型的免疫性损害，同时伴有明显肾脏损害的疾病。除系统性红斑狼疮全身表现外，LN临床主要表现为血尿、蛋白尿、肾功能不全等。狼疮性肾炎发病

与免疫复合物形成、免疫细胞和细胞因子等发生异常反应有关。根据 LN 的病理特征，可将其分为六种病理类型，病理分型对于判断病情活动度及预后、制订治疗方案具有重要价值。由于该病多见面部蝶形红斑，故古代医书将其称为"红蝴蝶疮""温毒发斑"等。该病属中医学阴阳毒、水肿、腰痛、虚劳等范畴。

病因病机 该病由素体体虚，又感受邪毒，毒热阴伤。热毒燔灼，伤津截液，重则迫血妄行，出现血尿、紫斑，邪热伤心，可见心阴内耗、心阴不足之证候；邪热伤肝，则见肝阴不足或肝肾阴虚的表现；阴病及阳，肾阴不足致肾阳不足；后天失调，脾胃虚弱，可见脾阳不足之证候；土不制水，肾水泛滥，致阴阳两虚，虚实夹杂。总之初期多以阴血不足，热毒炽盛为主，继之阴损及阳，致阳气衰微，阴阳两虚；气化失常，开阖失度，水液停聚，久则肝肾同病，气机失调，病情进一步恶化；终则五脏俱伤，正虚邪实，缠绵难愈，病势趋重，预后不良。

证候诊断 该病临床大致可分为实证和虚证。实证以热毒炽盛证、湿热瘀阻证常见；虚证以肝肾阴虚证、脾肾阳虚证、气阴两虚证常见。各期证候诊断要点如下。

实证 ①热毒炽盛证：发热，高热持续不退，面部红斑，关节肌肉酸痛，皮肤斑疹鲜红或口渴咽燥，颜面四肢浮肿，甚或狂躁谵语、神昏惊厥，舌红，苔薄黄，脉细数或弦滑。②湿热瘀阻证：四肢肌肉关节游走疼痛，或各关节红肿热痛，痛不可触，屈伸不利，可伴有发热，皮疹鲜红或瘀紫夹杂出现，舌红苔黄燥或黄腻，脉滑数。

虚证 ①肝肾阴虚证：两目干涩，手足心热，咽干口燥，发脱齿摇，腰膝酸软或疼痛，或长期低热，颧红，盗汗，头晕耳鸣，大便秘结，舌红少苔，脉细数。②脾肾阳虚证：全身乏力，畏寒肢冷，颜面及四肢浮肿，尤以双下肢为甚，腰膝酸软，足跟疼痛，纳少腹胀，大便稀溏，舌润体大或淡胖，边有齿痕，脉沉细。③气阴两虚证：全身乏力，纳呆，精神萎靡，心悸，气短，活动后加重，腰脊酸痛，脱发，口干，恶风怕冷，自汗盗汗，大便燥结，舌淡或舌质红，脉细弱。

治疗方法 尚无统一的治疗方案，以控制狼疮活动，阻止肾脏病变进展，最大限度地降低药物治疗的副作用为主要目的。应根据临床表现，病理特征及疾病活动程度制订个体化治疗方案，同时应重视其肾外损害。中医以辨证为主，调整整体功能，能够配合糖皮质激素及免疫抑制剂治疗，急性期使用西药作用迅速明显，缓解期中医对改善症状，减少西药副作用、保护肾功能，提高生活质量有良好作用。

西医治疗 ①糖皮质激素加免疫抑制剂治疗：需根据病理类型制订不同的治疗方案。②羟氯喹：可防止肾功能进展和 LN 的复发。③对症支持治疗：包括降尿蛋白、降压和降脂治疗。④其他治疗方法：包括利妥昔单抗、免疫球蛋白注射及血浆置换等。

辨证论治 该病多由热毒引起，病初多实，病久则虚实夹杂，故应加强分辨，务求标本同治，辨证与辨病相结合，有的放矢。①热毒炽盛证：治以清热解毒凉血，方选犀角地黄汤（《备急千金要方》）合五味消毒饮（《医宗金鉴》）加减，常用中药有生地、丹皮、赤芍、金银花、紫花地丁、蒲公英、生石膏、野菊花、玄参、紫草、白花蛇舌草、水牛角等。②湿热瘀阻证：治以清热祛湿、行气活血，方选四妙散（《丹溪心法》）合化斑汤（《温病条辨》）加减，常用中药有独活、桑寄生、苍术、黄柏、薏苡仁、川牛膝、生石膏、知母、秦艽、土茯苓、川芎等。③肝肾阴虚证：治以滋补肝肾，方选杞菊地黄丸（《医级宝鉴》）合二至丸（《摄生众妙方》）加减，常用中药有枸杞子、白菊花、生地、山茱萸、山药、茯苓、泽泻、丹皮、女贞子、旱莲草、南北沙参等。④脾肾阳虚证：治以健脾温肾，方选真武汤（《伤寒论》）合实脾饮（《济生方》）加减，常用中药有制附片、茯苓、肉桂、白术、猪苓、黄芪、大腹皮、香附、怀牛膝、车前子、赤芍等。

中成药治疗 ①雷公藤多苷片：祛风解毒、化湿消肿、疏经通络，用于 LN 湿热内蕴，兼见蛋白尿、血尿患者。②火把花根片：祛风除湿、舒筋活络、清热解毒，用于 LN 见蛋白尿、血尿患者。③冬虫夏草菌丝制剂：如金水宝或百令胶囊，均可补肺肾，LN 肺肾气虚者可长期服用调节免疫功能。④黄葵胶囊：清利湿热、解毒消肿，适用于慢性肾炎之湿热症。⑤肾炎康复片：益气养阴、补肾健脾、清解余毒，适用于 LN 气阴两虚，脾肾不足，毒热未清症者。

中医辅助疗法 狼疮性肾炎还可使用针刺、灌肠等辅助疗法。①针刺治疗：三焦俞、气海、足三里、阳陵泉、肾俞、关元、天枢、三阴交等穴。②灌肠疗法：生大黄、熟附片、牡蛎、蒲公英等，水煎取汁，保留灌肠，用于肾功能不全患者。

现代研究 LN 的现代研究包括证候研究及药物研究两类。

证候研究 LN 中医证候的蛋白质组学研究结果显示，热毒炽盛型与脾肾阳虚型比较具有 3 个有意义的差异表达蛋白。间 α-胰蛋白酶抑制因子重链 H4（ITI-H4）和 Ig mu chain C 在热毒炽盛型高表达，细胞角蛋白-10 在脾肾阳虚型高表达。

药物研究 黄芪、熟地、红景天、何首乌等中药可促进 LN 患者自由基清除，降低过氧化脂质水平，从而减轻 LN 氧化损伤。百令胶囊治疗可明显提 LN 患者的自然杀伤（NK）细胞活性，调节 T 淋巴细胞亚群的功能，改善细胞免疫功能。雷公藤是治疗 LN 及其他免疫相关肾损害的常用中药，已有多项研究表明其主要有效成分雷公藤甲素、雷公藤多苷等，具有免疫调节、抗炎及肾脏细胞保护作用。有研究显示经验方养阴活血方可抑制 LN 患者肾小管间质损伤相关分子表达，降低 LN 及活动指数。

（李 平 曹煜隆 文玉敏）

niàolù gǎnrǎn

尿路感染（urinary tract infection，UTI）

病原体侵犯尿路黏膜或组织引起的尿路炎症。又称泌尿系感染。该病的女性发病率显著高于男性发病率，男女比例为 1 :（8～10），成年男性极少发生尿路感染，50 岁以后的男性，因前列腺肥大的发生率增高，尿感的发生率也增高，约为 7%。尿路感染的常见易感因素主要有尿路梗阻、膀胱输尿管反流及其他尿路畸形和结构异常、尿路的器械使用、局部损伤与防御机制的破坏及机体代谢异常等。

疾病范围 根据感染发生部位分为上尿路感染和下尿路感染，前者系指肾盂肾炎，后者包括膀胱炎和尿道炎。引起尿路感染的细菌 95% 以上是革兰阴性杆菌，大肠杆菌最常见（占急性尿感的 80%～90%）。尿路感染途径包括上行感染、血液感染、直接感染和淋巴管道感染。上行感染约占尿路感染的 95% 以上。

中医特征 祖国医学对尿路感染的认识始见于《黄帝内经》，《素问·六元正纪大论》称为"淋""淋閟"。淋者，淋漓不尽，如雨淋而下；閟，通秘，不通之意也。指出淋证为小便淋漓不畅，甚或闭阻不通之病证。

治疗特点 急性尿路感染多用抗生素治疗，然而复杂性尿路感染包括慢性前列腺炎、停经后女性反复发作的尿路感染等多配合中医中药治疗。

（李 平 孔繁婧）

pángguāngyán

膀胱炎（cystitis）

细菌感染所致的膀胱壁炎症。女性常见，按临床表现分为急性与慢性两种。急性膀胱炎表现为起病急骤，尿频、尿急，排尿时有烧灼感，伴有尿道区疼痛。终末血尿常见，严重时有肉眼血尿和血块排出。慢性膀胱炎的症状与急性膀胱炎相似，但无高热，症状可持续数周或间歇性发作，伴有乏力、消瘦，出现腰腹部及膀胱会阴区不舒适或隐痛。膀胱炎原发性罕见，多继发于尿道炎、阴道炎、子宫颈炎或前列腺炎。该病多见于中医学的淋证、尿血、腰痛、腹痛等范畴。

病因病机 该病之成因，或由外感湿热、饮食不节致膀胱湿热，或因禀赋不足、年老体弱、劳伤久病、房事不节致脾肾亏虚，

或因情志失调致肝郁气滞，出现排尿困难。其病机为湿热蕴结下焦，肾与膀胱气化不利，脾气运化失司，肝失疏泄，而致尿频、尿急、尿痛、排尿无力等症状。其病位主在膀胱，还与肝脾相关联，膀胱炎多见虚实夹杂之证：初起多因湿热为患，情志所伤，故多属实证，尿频、尿急，甚或血尿。然而病久伤正，损肾伤脾，致脾肾两虚，由实转虚。若邪气未尽，正气渐伤，或虚体受邪，则成虚实夹杂之证。

证候诊断 该病临床常分为膀胱湿热证，肝郁气滞证，脾肾亏虚证以及气阴两虚、湿热蕴结证，各证型诊断要点如下。①膀胱湿热证：小便频数灼热，末段小便可见肉眼血尿或血块排出，血色鲜红，口渴喜饮，面赤口疮，舌红苔黄，脉数。②肝郁气滞证：尿频、尿急，伴有排尿时少腹拘挛疼痛，急躁易怒，心烦失眠，舌红苔白或薄黄，脉弦。③脾肾亏虚证：小便频数，排尿后腰部隐痛，呈间歇性发作，倦怠乏力，面色不华，腰膝酸软，舌淡苔白，脉沉细无力。④气阴两虚、湿热蕴结证：病久不愈，反复发作，排尿后少腹坠胀，尿有余沥，低热或手足心热，消瘦，舌淡少苔或根部黄腻，脉细弱无力。

治疗方法 膀胱炎的治疗目的是尽快缓解症状，消除潜在感染源，防止严重并发症，防止复发。西医治疗以使用致病菌敏感的抗生素为主要的手段，全身感染症状较重、有复杂病因或尿路梗阻因素者，需住院治疗。抗生素滥用，膀胱炎反复发作，肝肾功能有损伤的患者，应用具有清热利湿作用中药治疗可发挥重要的作用。

西医治疗 ①全身治疗：鼓

励患者多饮水，多排尿，有全身感染症状者应卧床休息；碳酸氢钠或枸橼酸钾等药物碱化尿液，缓解膀胱痉挛。②去除病因治疗：应对前列腺炎、盆腔炎、子宫颈炎、扁桃体炎等引起膀胱炎的病因积极控制治疗。③纠正尿路梗阻因素：针对引起尿路梗阻的原发病（如结石、肿瘤、狭窄、畸形等）进行相应治疗。④抗感染治疗：急性膀胱炎常采取单剂量或短期的 1~3 天抗菌药物治疗，常用经验性抗生素有氟喹诺酮类、磺胺类或头孢类。慢性膀胱炎需先经验治疗使用抗生素，再根据药敏结果进行治疗。

辨证论治 实则清利，虚则补益，为淋证的基本治则。同时正确掌握标本缓急，对虚实夹杂者，当攻补兼施，审其主次缓急，兼顾治疗。具体治法及主方如下。①膀胱湿热证：治以清热利湿、凉血止血，方选小蓟饮子（《济生方》）加减，常用中药有小蓟、生地、蒲黄、藕节、通草、竹叶、栀子、滑石、当归、生甘草梢、旱莲草、阿胶等。②肝郁气滞证：治以疏肝行气、活血止痛，方选柴胡疏肝散（《景岳全书》）加减，常用中药有陈皮、柴胡、川芎、香附、延胡索、枳壳、芍药、甘草等。③脾肾亏虚证：治以健脾益肾，方选无比山药丸（《太平惠民和剂局方》）加减，常用中药有山药、茯苓、泽泻、熟地、山茱萸、肉苁蓉、赤石脂等。④气阴两虚，湿热蕴结证：治以益气养阴、清热利湿，方选参芪地黄汤合三仁汤（《温病条辨》）加减，常用中药有党参、生黄芪、山药、山萸肉、茯苓、泽泻、丹皮、白豆蔻、薏苡仁、杏仁、滑石、通草、竹叶、厚朴等。

中成药治疗 ①三金片：清热利湿、通淋益肾，用于膀胱炎证属下焦湿热者。②八正合剂：清热、利尿、通淋，用于膀胱炎证属湿热下注者。③热淋清颗粒：清热解毒、利尿通淋，适用于膀胱炎证属湿热蕴结者。④复方石韦片：清热燥湿、利尿通淋，用于膀胱炎证属膀胱湿热者。⑤癃清片：清热解毒、凉血通淋，用于膀胱炎湿热蕴结兼瘀血者。⑥尿感宁颗粒：清热解毒、通淋利尿，用于膀胱湿热所致淋证者。

中医辅助疗法 ①针灸：常用主穴有肾俞、膀胱俞、中极、三阴交等。慢性配关元、三焦俞，阳虚加艾灸，小便不利配阴陵泉，血尿配次髎、太冲，尿频配照海，发热配大椎、间使。治疗急性尿路感染，每日针刺一次，每次留针 1~5 分钟，中间行针 2~3 次，采用中强刺激 5~10 次为一疗程。慢性期宜间日针灸一次，坚持治疗。②点穴：常用主穴有肾俞、膀胱俞、三阴交、关元等。以医者示指或拇指在穴位上点按 30 次左右以得气为度（患者自觉酸麻或热胀等感觉）。继而由轻到重，可双手双侧或单手单侧点穴，每次持续 30 分钟，每日 1~2 次。③食疗：茅根粥，清热凉血、利尿通淋，适于膀胱炎外感湿热，血尿明显者服用；竹叶粥，清热生津，适于膀胱炎见湿热伤津者服用。

现代研究 研究发现，中草药在尿路感染治疗中具有抑制病原微生物，修复尿道黏膜屏障，提高机体局部或全身免疫力等多种作用。如石韦中的原儿茶酸、延胡索酸和芒果苷有抑制变形杆菌、铜绿假单胞菌和金黄色葡萄球菌的作用。鱼腥草中的鱼腥草素对卡他莫拉菌、金黄色葡萄球菌有明显的抑制作用；对大肠埃

希菌、变形菌属和分枝杆菌属有一定的抑制作用。实验研究证实，对大肠杆菌有抑制作用的中药有柴胡、黄芩、五味子、车前草、银花藤、知母、黄连、大黄、连翘、忍冬、紫菀、杭菊、瓜蒌、丹参、白芷、川芎、石榴皮、乌梅、皂角刺、地榆、百部、鱼腥草、山楂、半枝莲等。中药复方制剂治疗膀胱炎的药理学机制也得到证实，如八正合剂对大肠杆菌、克雷伯菌、变形杆菌、铜绿假单胞菌、淋球菌、金黄色葡萄球菌、表皮葡萄球菌、粪链球菌等均有抑制作用，且该药可以减少炎性渗出，并具有一定的解热作用。五淋散胶囊可降低实验小鼠毛细血管通透性，同时在体外实验中对金黄色葡萄球菌、表皮葡萄球菌、大肠埃希菌、变形杆菌和白色念珠菌具有不同程度的抑制作用。

（李　平　孔繁婧　文玉敏）

jíxìng shènyú shènyán

急性肾盂肾炎（acute pyelonephritis, APN）　病原微生物感染所致的肾实质或肾盂急性炎症。APN 起病急，常伴有高热、头痛、全身酸痛、恶心呕吐等全身症状，且常伴有血白细胞数升高和血沉加快。泌尿系统症状有尿频、尿急、尿痛等膀胱刺激征，腰痛，肾区叩击痛，脊肋角及输尿管点有压痛。急性肾盂肾炎的诊断主要依靠临床表现和实验室检查来确诊，尿常规呈白细胞尿、脓细胞尿或有少量蛋白，部分患者可见肉眼血尿或镜下血尿，如见白细胞管型则有较大意义；中段尿细菌培养如菌落数大于 10^5 则有诊断意义。该病属于中医学的淋证、腰痛等范畴。

病因病机 急性肾盂肾炎病因大致归纳为以下几个方面：饮

食不节，过食辛辣肥甘厚味，耗伤脾胃，脾胃生湿热，湿热下注膀胱而为该病；情志不畅，肝气郁结，气郁化火，郁滞下焦，影响膀胱气化，气不化津并与热相合，湿热蕴结而成为该病；外阴不洁，秽浊之邪上逆侵及膀胱，酿生湿热为患；房事不节，过度劳累或体质虚弱，年老久病等，均导致脾肾亏虚，脾虚失健运，肾虚失气化，则水液运化失常，酿成湿热，下注膀胱。久则邪恋正伤，而发该病，可见急性肾盂肾炎的主要病机为湿热蕴结膀胱。病位在膀胱与肾，急性肾盂肾炎以湿热实证多见，但素体虚弱及急性肾盂肾炎恢复期往往有虚实夹杂证候。

证候诊断 该病临床常分膀胱湿热证、肝胆郁热证、中焦湿热证、肾阴不足，湿热留恋证。各期证候诊断要点如下。①膀胱湿热证：恶寒发热，小便频数，点滴而下，尿色黄赤，灼热刺痛，急迫不爽，痛引脐中，腰痛拒按，苔黄腻，脉滑数。②肝胆郁热证：寒热往来，口苦咽干，心烦欲呕，不思饮食，小腹痛，尿急尿频，苔薄黄，脉弦数。③中焦湿热证：寒战高热，午后热盛，大便秘结或溏，脘腹痞满，胸闷不饥，不欲饮，腰痛，小便混赤，尿时涩痛，苔白腻，脉滑数。④肾阴不足，湿热留恋证：头晕耳鸣，腰酸痛，低热，手足心热，咽干唇燥，小便黄赤混浊或涩痛，舌质红，无苔，脉细数。

治疗方法 急性肾盂肾炎西医治疗应选用致病菌敏感的抗生素，根据患者病情轻重，给予不同的治疗方案。中医治疗应注意，该病急性期治疗以清利下焦湿热为主，邪去则正安，不必多虑其是否有虚。即使年老体弱，罹患

此疾，只要病情允许，也应先祛邪后再扶正。

西医治疗 急性肾盂肾炎的治疗目的是杀灭病原体、预防脓毒症的发生，并防止复发。首次发生急性肾盂肾炎的致病菌80%为大肠埃希菌，在留取尿细菌检查标本后应立即开始治疗，首选对革兰阴性杆菌有效的药物。72小时显效者无需换药，否则应按药敏结果更改抗生素。病情较轻者：可在门诊口服药物治疗，疗程10~14天。常用药物有喹诺酮类、半合成青霉素类、头孢菌素类等。治疗14天后，通常90%可治愈。如尿菌仍阳性，应根据药敏结果选用有效抗生素继续治疗4~6周。严重感染全身中毒症状明显者：需住院治疗。症状好转，可与热退后继续用药3天后改为口服抗生素，完成2周疗程。治疗72小时无好转，应按药敏结果更换抗生素，疗程大于2周。经此治疗，仍有持续发热的患者，应注意并发症，如肾盂积脓、肾周脓肿、感染中毒症等。

辨证论治 急性肾盂肾炎以湿热毒邪蕴结于肾及膀胱为主，故其实证者居多，根据"急则治其标"的原则，利尿通淋，清热利湿为其基本治法。但也有湿热邪气未尽，正气已虚，虚实夹杂的情况，故临证应当详细审查辨证，并掌握好初期湿热蕴结勿要过早滋补而碍邪的原则，又要注意清利湿热之中勿忘久病湿热伤阴等。具体治法及主方如下。①膀胱湿热证：治以清热利湿、通淋泻火，方选八正散（《太平惠民和剂局方》）加减。常用中药有木通、车前子、萹蓄、瞿麦、滑石、大黄、栀子、甘草梢等。②肝胆郁热证：治以清利肝胆湿热，方选龙胆泻肝汤（《医宗金

鉴》）加减，常用中药有龙胆草、黄芩、栀子、泽泻、车前草、当归、柴胡、生地、甘草等。③中焦湿热证：治以化湿清热，方选实证用三仁汤（《温病条辨》）加减，常用中药有杏仁、生薏仁、白蔻仁、厚朴、法半夏、通草、滑石、竹叶、黄芩、金银花等。④肾阴不足，湿热留恋证：治以滋阴补肾、清热利湿，方选用知柏地黄汤（《医宗金鉴》）加减，常用中药有知母、黄柏、生地黄、丹皮、泽泻、山药、山茱萸、小蓟、滑石、蒲黄、淡竹叶、栀子等。

中成药治疗 ①热淋清颗粒：清热解毒、利尿通淋，适用于湿热蕴结，小便黄赤，淋漓涩痛之症，尿路感染，肾盂肾炎见上述证候者。②分清五淋丸：清热泻火、利尿通淋，适用于湿热下注所致的淋证，症见小便黄赤、尿频尿急、尿道灼热涩痛；淋证属于肝郁气滞或脾肾两虚，膀胱气化不行者不宜使用，孕妇忌用。③尿感宁颗粒：清热解毒、通淋利尿，适用于急性非特异性尿路感染。

中医辅助疗法 急性肾盂肾炎还可使用针灸、药膳等辅助疗法。①针灸疗法：膀胱俞、肾俞、中极、秩边、阴陵泉。针刺方法以泻法为主。背俞穴点刺不留针。发热者加曲池、外关，血尿者加血海、三阴交，尿液混浊加蠡沟、三阴交，肾气不足者加关元、气海、足三里。针刺具有疏调膀胱气机，利尿清热的功效。对急性肾盂肾炎有一定疗效。②药膳：青小豆麦粥，取材小麦、青小豆、通草，先用清水煮通草，去渣后再加入洗净的青小豆和麦粒共煮成粥。作早餐食用，用于急性泌尿道感染。

现代研究 实验研究发现，

中草药有效成分，如皂苷类、酸类化合物、黄酮类化合物及挥发油等，在急性肾盂肾炎治疗中具有解热、抑菌、抗病毒、抗炎等多种作用。如柴胡的挥发油具有解热、抗炎的作用，而柴胡水提物对金黄色葡萄球菌和伤寒杆菌有显著的抑制作用；金银花中的绿原酸类化合物，对多种致病菌有抑制作用，包括金黄色葡萄球菌、溶血性链球菌、大肠杆菌等，金银花中的挥发油含有双花醇、芳樟醇等也为抗菌、抗病毒的有效成分。实验研究证实，对大肠杆菌有抑制作用的中药有柴胡、黄芩、五味子、车前草、银花藤、知母、黄连、大黄、连翘、忍冬、紫菀、杭菊、瓜蒌、丹参、白芷、川芎、石榴皮、乌梅、皂角刺、地榆、百部、鱼腥草、山楂、半枝莲等。

(李 平 孔繁婧)

慢性肾盂肾炎

mànxìng shènyú shènyán

慢性肾盂肾炎 (chronic pyelonephritis，CPN) 细菌感染所引起的病程超过半年的肾盂及/或间质性炎症。根据有无感染的征象和尿中有无炎症细胞及细菌，可将其分为慢性活动性肾盂肾炎和慢性无活动性（愈合的）肾盂肾炎。该病可由急性肾盂肾炎反复发作所致，半数患者有急性病史，约90%患者有尿路的结构和功能异常，如尿路梗阻和膀胱输尿管反流、神经源性膀胱等。典型患者发作时，以尿路刺激症为主症，全身症状较轻，可有轻度发热，腹痛及肾区叩击痛等。少数患者可无尿路刺激症状，而以长期低热，血压增高，间断性血尿，贫血，水肿等为主要表现。病程晚期可有肾功能衰竭。慢性肾盂肾炎临床表现复杂，全身及局部泌尿系统表现均可不典型，诊断较

困难，慢性肾盂肾炎诊断依据归结如下。①尿路感染史在1年以上，且有反复发作感染。②影像学支持，如双肾大小不等，表面不平，肾盂、肾盏扩大变形等。③有肾小球功能和/或肾小管功能的持续性损害。该病属于中医学的淋证、腰痛、虚劳等范畴。

病因病机 慢性肾盂肾炎，常由于受湿热侵袭而急性发作。病位在肾与膀胱。发病之初多属湿热蕴结膀胱，反复发作，日久则损及肾之气阴，由实转虚，或虚实夹杂。

证候诊断 该病临床大致分为下焦湿热证、阴虚湿热证、脾肾两虚，余邪未清证。各期证候诊断要点如下。①下焦湿热证：小便频数色黄，尿道灼热而痛，小腹胀痛，腰痛，舌苔黄腻，脉弦数或滑数。②阴虚湿热证：尿频而短，小便涩痛，欲出不尽，尿色黄，腰酸痛，午后低热，手足心热，口干舌燥，舌质红，苔薄黄，脉细数或滑数。③脾肾两虚，余邪未清证：小便频数，溺后余沥，小腹坠胀，腰部隐痛，头昏乏力，面足轻度浮肿，大便溏薄，舌质淡，苔薄白，脉细弱或沉细。

治疗方法 慢性肾盂肾炎常为复杂性尿路感染，其治疗关键是积极寻找并去除易感因素；慢性肾盂肾炎急性发作时的治疗原则同急性肾盂肾炎。慢性肾盂肾炎的患者反复应用抗生素，容易产生耐药性，配合应用中医药辨证辨病治疗，可有效缓解症状，改善生化指标，减少复发率。

西医治疗 慢性肾盂肾炎与膀胱炎的一般治疗相同，见膀胱炎，抗菌药物的种类、剂量与一般尿路感染相同，但多采用联合用药，且疗程较长。一般根据药

敏谱选择有效抗菌药1~2种，单独或联合治疗1周，停药5~7天后复查，如尿菌仍阳性，则可另选有效药物治疗2周，如经三个疗程，症状虽减轻，但尿菌仍阳性者，可改用抑菌疗法。在长期抑菌治疗过程中如发现另一种尿菌时，应根据新致病菌的药物试验结果更换药剂，再进行4~6周的治疗，待感染控制后，再选用敏感的抗菌药物作长期抑菌治疗。长期治疗应选用不易产生耐药性，副作用小且使用方便的药物，并且药物定期交替使用有防止致病菌耐药的作用。部分女性患者，虽尿菌阴性，但尿道或阴道培养仍有菌，可用抗生素药物局部涂入尿道口周围及会阴部治疗。

辨证论治 治疗该病，当审标本轻重缓急而有所侧重。标急者，先予治标，标证缓解转于治本。治标以清热解毒，利湿通淋为主。治本以补益脾肾为主，依其辨证，用滋阴、益气、温阳、养血等法。此外需注意，前人治淋证有忌汗，忌补的学说。然临床经验，若淋家复感外邪，仍当配伍解表之法，但发汗不能太过，慎用辛温之品，以免耗伤阴血，加重病情。对于病程日久，脾肾亏虚者，健脾滋肾等法治之，不必拘泥。具体治法及主方如下。①下焦湿热证：治以清热解毒、利湿通淋，方选八正散（《太平惠民和剂局方》）加减，常用中药有木通、车前子、萹蓄、瞿麦、滑石、大黄、栀子、甘草梢等。②阴虚湿热证：治以滋阴清热，方选知柏地黄汤（《医宗金鉴》）加减，常用中药有熟地、山萸肉、牡丹皮、山药、茯苓、泽泻、知母、黄柏等。③脾肾两虚，余邪未清证：治以温肾健脾利湿，方选无比山药丸（《备急千金要

方》）加减，常用中药有山药、茯苓、泽泻、菟丝子、巴戟天、杜仲、怀牛膝、熟地、山萸肉、车前子、滑石等。

中成药治疗 ①大补阴丸：滋阴降火、滋补肝肾，适用于慢性肾盂肾炎属肝肾阴虚，虚火上炎者。②济生肾气丸：温补肾阳、化气行水，适用于慢性肾盂肾炎属肾阳不足，而证见尿频余沥或小便不利，腰肿脚肿者。③右归丸：温补肾阳、化气行水，适用于慢性肾盂肾炎属肾阳不足，命门火衰而证见尿频余沥，畏寒肢冷，腰膝酸软，气衰神疲者。④泌淋清胶囊：清热解毒、利尿通淋，适用于湿热蕴结所致的小便不利、淋漓涩痛、尿血。可用于慢性尿道炎、膀胱炎、肾盂肾炎及尿血。⑤三金片：清热利湿、通淋益肾，适用于下焦湿热所致的热淋，小便短赤，淋漓涩痛，尿急尿频，急慢性肾盂肾炎、膀胱炎、尿路感染、慢性非细菌性前列腺炎肾虚湿热下注者。

中医辅助疗法 慢性肾盂肾炎还可使用针灸、推拿耳穴等辅助疗法。①针灸疗法：主穴选用肾俞、膀胱俞、中极、三阴交等；阳虚配关元、三焦俞加灸；小便不利配阴陵泉，尿频配照海。②推拿耳穴疗法：主穴选用耳穴肾、膀胱、尿道；耳轮部。配穴选用耳三阴交、太溪穴。

现代研究 现代研究分为证候研究和药物研究。

证候研究 有研究发现，慢性尿路感染，阴虚湿热证患者常表现为血、尿 β_2-微球蛋白增高，提示阴虚患者免疫功能及代谢处于活跃状态。

药物研究 随着现代医学对慢性肾盂肾炎的研究，许多人对中药治疗该病机制进行了研究。

研究表明，CPN 患者的机体处于免疫紊乱状态，其可能的机制为：虽然抗体全面下降，但由于菌体抗原的持续存在，仍有足量的抗体产生，介导免疫损伤；或是通过细胞毒 T 细胞（Tc）的介导作用，使辅助性 T 细胞（Th）活化为有杀伤功能的 Tc 细胞，从而破坏靶细胞；或是 T 淋巴细胞亚群紊乱对体液免疫的影响，而致全身免疫功能低下，通过变态反应致免疫病理损伤的发生；或是 TH 细胞被激活，分泌白细胞介素（IL）-2，使其细胞不断增殖、分化、成熟，产生细胞免疫反应。同时也可刺激 B 淋巴细胞不断活化为浆细胞，加强本已抑制的体液免疫反应，造成免疫病理损伤，并验证了益肾康冲剂具有调节免疫平衡的作用，可能通过清除抗原、减少抗体沉积、调节细胞免疫、调整 Th/Ts 比例关系、抑制细胞因子的产生等方面来调整免疫应答，抑制变态反应，减轻免疫病理损伤，从而有效地控制复发。也有研究表明，一贯煎加减方可清除泌尿系细菌，改善组织病理学变化，降低炎性细胞因子含量，从而可治疗慢性肾盂肾炎。

（李 平 孔繁婧）

niàoshízhèng

尿石症（urolithiasis）

结晶物质与有机基质结合沉积于泌尿系统的疾病。为最常见的泌尿系统外科疾病之一。又称尿路结石。

疾病范围 尿路结石可分为上尿路结石和下尿路结石，上尿路结石是指肾和输尿管结石，下尿路结石是指膀胱和尿道结石。通常泌尿系统结石男性发病率高于女性，其病因及形成过程与环境、种族遗传和饮食习惯等因素有关。

中医特征 祖国医学对泌尿系统结石的认识历史悠久，《黄帝内经》等医籍中将其称之为石淋和砂淋，隶属于淋证、腰痛等范畴；《金匮要略》中系统论述了石淋的证候与治疗。后世医家多认为其病因病机是湿热蕴结于下焦、肝经气滞、瘀血内阻、脾肾亏虚、膀胱气化不利。

治疗特点 中医治以清热利湿、利气疏导、活血化瘀、健脾益肾、益气滋阴等方法。西医治疗多以保护肾功能为首要目的，尽量祛除结石、治疗并发症、明确病因，预防复发。

（李 平 曹煜隆）

shènjiéshí

肾结石（renal calculus）

一些晶体物质（如钙、草酸盐、尿酸盐）与有机基质结合沉积于肾脏的疾病。病理表现为结石对肾脏直接损伤、尿流梗阻和继发感染。肾结石的主要症状是疼痛和血尿。疼痛主要是由于尿流梗阻而使肾盂内压力增加所引起。血尿一般较轻，常在活动或疼痛后出现，绝大多数肾结石患者均有肉眼或镜下血尿。该病属于中医学的淋、石淋、砂淋、淋证、腰痛等范畴。

病因病机 肾结石多因先天禀赋不足，肾阳素虚，或因久病耗伤肾阳，又外邪乘虚侵入、素食辛热肥甘厚腻，七情过激化火，湿热内生，或复感湿热之邪，内传膀胱而致。该病病位在肾，与肺、脾、肾和三焦关系密切。肾结石有虚实之分，病情始发且急者多以实邪为主，一般为湿热蕴结下焦，煎熬尿液，肾与膀胱气化不利，气滞血瘀，促使结石发生。结石梗阻日久，水湿内停，病性由实转虚，标实本虚，易出现气血不足、脾肾亏虚。

证候诊断 该病临床大致可分为实证和虚证。实证以湿热蕴结证、气滞血瘀证常见；虚证以脾肾两虚证、肾阴不足证常见。各期证候诊断要点如下。

实证 ①湿热蕴结证：尿中夹有砂石，小便艰涩、疼痛，少腹拘急，甚则腰腹绞痛，纳差，大便不畅，舌红，苔黄腻，脉弦数。②气滞血瘀证：腰腹胀，少腹拘急刺痛，小便滴沥不畅，尿细如线，或尿中夹有砂石或血块，舌紫暗或有瘀斑，苔薄，脉涩。

虚证 ①脾肾两虚证：腰腹隐痛，小腹坠胀，排尿无力，面色晦暗，神疲乏力，大便溏泻，四肢困重无力或浮肿，舌淡苔白，脉沉细无力。②肾阴不足证：排尿淋漓不尽，口干心烦，目眩，头晕耳鸣，纳差呕恶，舌红少苔，脉细数无力。

治疗方法 肾结石内科治疗主要原则是解除痛苦、促进排石、防止复发、保护肾脏功能。对于直径大于 0.8cm 的结石或并发严重尿路感染、尿路梗阻、肾积水、肾功能不全的患者，应该积极采用西医抗生素、体外震波碎石术（ESWL），腔内泌尿外科手术治疗。但对于直径小于 0.8cm 的结石，症状不明显，无感染及肾功能不全者，可给予中西医结合内科保守治疗。西医给予抗胆碱药、阿片受体激动剂等，联合应用具有清热、化湿、理气、通淋、排石等功效的中药，达到减轻梗阻、解痉止痛的作用。

西医治疗 ①解痉止痛：抗胆碱药如阿托品、山莨菪碱；阿片受体激动剂如哌替啶、吗啡等药物缓解肾区绞痛。②促排石：高渗葡萄糖和利尿剂使尿量增加，促使结石排出。③针对结石成分治疗：噻嗪类利尿剂可促进远曲小管重吸收钙，降低尿钙水平，降低肠道对草酸吸收；枸橼酸钾可减少血和尿游离钙离子浓度，形成的枸橼酸钙极易溶于水并通过肾小球滤过，从尿中能排出；氧化镁中镁与钙离子竞争草酸根，使尿草酸钙溶解度增加；别嘌醇能抑制黄嘌呤氧化酶活性，降低血尿酸水平。

辨证论治 该病多由湿热引起，病位在肾与膀胱，病初多实，病久则虚实夹杂，故应加强分辨，务求标本同治，辨证与辨病相结合，有的放矢。具体治法及主方如下。①湿热蕴结证：治以清热利湿、通淋排石，方选石韦散（《外台秘要》）合八正散（《太平惠民和剂局方》）加减，常用中药有石韦、滑石、车前子、海金沙、金钱草、白芍、冬葵子、牛膝、瞿麦、鸡内金等。②气滞血瘀证：治以行气化瘀、排石通淋，方选沉香散（《太平圣惠方》）合五淋散（《太平惠民和剂局方》）加减，常用中药有沉香、石韦、冬葵子、牛膝、当归、赤芍、王不留行、栀子、青皮、枳壳、三棱、莪术、桃仁、厚朴等。③脾肾两虚证：治以健脾补肾、通淋排石，方选济生肾气丸（《济生方》）加减，常用中药有炮附子、茯苓、泽泻、丹皮、炒山药、车前子、山茱萸、熟地、官桂、牛膝、白术、海金沙、金钱草等。④肾阴不足证：治以滋阴降火、通淋排石，方选六味地黄丸（《小儿药证直诀》）合石韦汤（《圣济总录》）加减，常用中药有生地黄、女贞子、山药、泽泻、茯苓、牛膝、海金沙、琥珀末、石韦、冬葵子、黄柏等。

中成药治疗 ①排石颗粒：清热利水、通淋排石，用于肾结石下焦湿热证，症见腰腹疼痛、排尿不畅或伴有血尿者。②泌石通胶囊：清热利湿、行气化瘀，适用于气滞血瘀型及湿热下注型肾结石或输尿管结石，适用于结石在 1.0cm 以下者。③肾石通：清热利湿、活血止痛、化石、排石，适用于肾结石，肾盂结石，膀胱结石，输尿管结石。④双金冲剂：清热利湿、活血散瘀、通淋排石功效，适用于湿热下注型及血瘀气滞型石淋、砂淋。服药期间多饮水，多活动，连续服用，不宜中断。⑤尿石通丸：清热祛湿、行气逐瘀、通淋排石，适用于气滞湿阻型尿路结石以及震波碎石后者。

中医辅助疗法 肾结石可使用针灸、艾灸、耳穴压迫法、指压疗法等辅助疗法。①针灸疗法：主穴选取肾俞、关元、腰阳关、足三里；肾虚者加命门、太溪；血瘀者加膈俞；痛势较剧者加委中。②艾灸：取穴关元、肾俞。③耳穴压迫法：于肾、膀胱等耳穴处放置王不留行籽。④指压疗法：术者用右手拇指指压患者背部的压痛点，通过经络传导而对尿石症起到治疗作用。

现代研究 有研究显示，单味中药金钱草、石韦、车前子可增加肾结石大鼠尿中草酸钙结晶的排泄。泽泻提取物可通过增加肾结石大鼠肾组织中 bikunin 表达，从而抑制草酸钙结晶形成。此外，实验研究报道猪苓、夏枯草、枸杞、乌梅、芦荟等中药及其有效成分，均具有不同程度的抑制草酸钙结晶形成的作用。排石颗粒不仅可以加速输尿管平滑肌的蠕动和尿量的生成，有利于结石的推移和排出，而且能够减少肾内结石的形成。

（李 平 曹煜隆）

shūniàoguǎn jiéshí

输尿管结石（uretaral calculus） 一些晶体物质（如钙、草酸盐、尿酸盐）与有机基质结合沉积于输尿管的疾病。病理改变为结石对输尿管直接损伤、尿流梗阻和继发感染。输尿管结石是泌尿外科常见疾病，占上尿路结石发病率的65%，占全球发病率为4%～15%，并不断呈上升趋势。输尿管结石的主要症状是疼痛、血尿、恶心呕吐和膀胱刺激。输尿管结石可引起肾绞痛或输尿管绞痛，典型表现为阵发性腰部或上腹部剧烈疼痛，并沿输尿管行径放射至同侧腹股沟，还可涉及同侧睾丸或阴唇。结石处于输尿管膀胱壁段或输尿管口，可伴有膀胱刺激症状及尿道和阴茎头部放射痛。血尿的多少与结石对尿路黏膜损伤程度有关。输尿管管石引起尿路梗阻时，使输尿管管腔内压力增高，管壁局部扩张、痉挛和缺血。由于输尿管与肠有共同的神经支配而导致恶心、呕吐，常与肾绞痛办法。该病属于中医学的淋、石淋、砂淋、淋证、腰痛等范畴。

病因病机 该病多属肾气虚弱，肾阳受损，下焦湿热蕴蒸，气滞血瘀所致；其中肾虚、湿热、气滞、瘀阻是关键。湿热郁积，煎熬尿液，与尿中沉积物结聚而成砂石，其病机为湿热内蕴、砂石阻络、气机不畅，或瘀血聚结。气是水液运行的动力源泉，气机郁滞，则水液停留聚集，进而生湿化浊，湿浊郁而化热，尿液为热所灼而成此证。湿为阴邪，其性重着黏滞，最易阻碍气机。湿热与砂石互结，阻于水道，通降失利，郁结不散，使气滞难行，愈结愈甚，不通则痛，故常引发肾绞痛。气滞则血行受阻，血不循经，或热伤血络，血溢脉外而尿血。砂石为有形之物，形成之后，瘀结于内，嵌顿梗阻，气机失其通降，水道失其疏通，而并发肾积水。

证候诊断 该病临床大致可分为实证和虚证。实证以湿热蕴结证、气滞血瘀证常见；虚证以肾阳亏虚证、脾肾亏虚证常见。各期证候诊断要点如下。

实证 ①下焦湿热证：腰酸腰痛，小便涩滞不畅，或尿中时夹砂石，灼热刺痛，尿色黄赤，或尿血鲜红，可兼口苦，大便秘结，舌红，苔黄腻，脉滑数。②肝经气滞证：腰胁胀痛，小便涩滞，淋漓不尽，或腰痛剧烈，痛引少腹，累及阴股，或尿流中断，点滴而出，小腹膨隆，窘迫难忍，苔薄白，脉弦数。③瘀血内阻证：腰腹疼痛，固定不移，或可触及肿块，按之痛甚，尿血紫暗，反复不已，或夹有血块，茎中涩痛，少腹硬满，舌紫暗，脉涩。

虚证 ①肾阳亏虚证：腰部沉重酸胀，冷痛，面色无华，四肢欠温，畏寒，口不渴，尿少色白，舌淡胖苔白润，脉沉缓。②脾肾亏虚证：腰酸痛，足膝无力，倦怠乏力，食少纳呆，脘腹胀满，小便不利，手足心热，头晕耳鸣，视物不清，口干咽干，舌淡苔薄，脉沉细，或舌质偏红少苔，脉沉细略数。

治疗方法 由于输尿管结石复杂多变，结石的性质、形态、大小、部位不同，患者个体差异等因素，治疗方法的选择也不大相同，有的仅通过多饮水就自行排出，有的却采用多种方法也未必能取出结石。因此，对输尿管结石治疗必须实施个体化治疗，有时需要各种方法综合治疗。输尿管取石术适用于中、下段输尿管结石，腹腔镜输尿管取石只适用于输尿管上段结石，对于嵌顿较久或其他方法治疗无效的结石可行开放性手术如输尿管切开取

石术治疗。实则通利，虚则补益，标本兼顾是治疗尿路结石的基本法则。砂石结聚体内，水道不通是该病的中心环节，砂石不除，病难康复，故通淋排石则贯穿于整个治疗过程。

西医治疗 ①一般措施：大量饮水，每天饮水量3 000ml以上，可稀释尿中成结石物质的浓度防止结石复发，延缓结石生长速度。②解痉止痛：抗胆碱药如阿托品、山莨菪碱；阿片受体激动剂如哌替啶、吗啡等药物缓解肾区绞痛。③溶石治疗：一是口服或静脉输入的全身用药法；二是经输尿管插管或肾造瘘管直接冲洗的直接法。口服药物首选枸橼酸钾片，可减少血和尿游离钙离子浓度，形成的枸橼酸钙极易溶于水并通过肾小球滤过，从尿中能排出。

辨证论治 该病辨证主要在于辨别疼痛的性质、尿血的色泽及证候的虚实等情况。具体治法及主方如下。①下焦湿热证：治以清热利湿、通淋排石，方选石韦散（《外台秘要》）加减，常用中药有石韦、滑石、车前子、海金沙、金钱草、白芍、冬葵子、牛膝、瞿麦、鸡内金等。②肝经气滞证：治以利气疏导、排石通淋，方选沉香散（《太平圣惠方》）合五淋散（《太平惠民和剂局方》）加减，常用中药有沉香、石韦、冬葵子、牛膝、当归、赤芍、王不留行、栀子、青皮、枳壳、三棱、莪术、桃仁、厚朴等。③瘀血内阻证：治以活血化瘀、导石通淋，方选少腹逐瘀汤（《医林改错》）加减，常用中药有当归、赤芍、川芎、五灵脂、蒲黄、延胡索、没药、茴香、干姜、肉桂等。④肾阳亏虚证：治以温阳利水、通淋排石，方选济生肾气汤

加减，常用中药有制附片、肉桂、生地、茯苓、泽泻、丹皮、炒山药、车前子、山茱萸、熟地、金钱草等。⑤脾肾亏虚证：治以健脾补肾、通淋排石，方选参芪地黄汤（《沈氏尊生书》）加减，常用中药有党参、生黄芪、生地黄、茯苓、车前子、山药、山茱萸、丹皮、牛膝、广木香、鸡内金、狗脊、胡桃、泽泻、砂仁等。

中成药治疗 ①排石冲剂：利水、通淋、排石，适用于肾结石、输尿管结石、膀胱结石等泌尿系统结石症治疗。②泌石通胶囊：清热利湿、行气化瘀，适用于气滞血瘀型及湿热下注型肾结石或输尿管结石。

中医辅助疗法 输尿管结石可使用针灸、艾灸、耳穴压迫法、指压疗法等辅助疗法。①针灸疗法：主穴选取肾俞、关元、中极、腰阳关、足三里；肾虚者加命门、太溪；血瘀者加膈俞；痛势较剧者加委中。②艾灸：取穴关元、肾俞。③耳穴压迫法：于肾、膀胱等耳穴处放置王不留行籽。④指压疗法：术者用右手拇指指压患者背部的压痛点，通过经络传导而对尿石症起到治疗作用。

现代研究 输尿管结石的现代治疗，常采用中医药配合体外碎石技术，以促进结石排出、缓解临床症状。

（李 平 曹煜隆）

jíxìng shènsǔnshāng

急性肾损伤（acute kidney injury，AKI）

多种病因引起的肾功能快速下降而出现的临床综合征。又称急性肾衰竭（acute renal failure，ARF）。AKI 的诊断标准为：48 小时内血肌酐上升 $\geq$ 26.5μmol/L（$\geq$0.3mg/dl）；或血肌酐升高超过基础值的 1.5 倍及以上，且明确或经推断上述情况发生在 7 天之内；或尿量减少 < 0.5 ml/（kg·h）持续 6h 以上。可发生于既往无肾脏病患者，也可发生于原有慢性肾脏病的基础上。与 ARF 相比，AKI 的提出更强调对这一综合征早期诊断、早期治疗的重要性。约 5% 住院患者可发生，在重症监护室其发生率高达 30%，无特异治疗，死亡率高，是肾脏病中的急危重症。该病属于中医学的肾劳、癃闭、关格、肾风、溺毒等范畴。

病因病机 该病发生多为六淫疫毒、饮食不当、意外伤害所致，病机因少尿期及多尿期而有所不同。少尿期以邪实为主，常见邪热、湿毒、血瘀等病理因素，病机主要为邪热、湿毒内蕴，瘀热阻滞三焦；热邪日久，耗气伤津，则可见津亏气脱。多尿期则余邪渐清，津气亏耗；或肾气不足，固摄无权而致尿多不禁，多尿期以虚为主。

证候诊断 该病临床大致可分为少尿期和多尿期。少尿期以热毒炽盛证、火毒瘀滞证、湿热蕴结证和气脱津伤证常见；多尿期以气阴两虚证、肾阴亏损证常见。各期证候诊断要点如下。

少尿期 ①热毒炽盛证：尿量急骤减少，甚至闭塞不通，发热不退，口干欲饮，头痛身痛，烦躁不安，舌质红绛，苔黄干，脉数。②火毒瘀滞证：小便点滴难出，或尿血、尿闭，高热谵语，吐血、衄血，斑疹紫黑或鲜红，舌质绛紫，苔黄焦或芒刺遍起，脉细数。③湿热蕴结证：尿少尿闭，恶心呕吐，口中尿臭，发热，口干而不欲饮，头痛烦躁，严重者可神昏抽搐，舌苔黄腻，脉滑数。④气脱津伤证：尿少或无尿，汗出黏冷，气微欲绝，或喘咳息促，唇黑甲青，脉细数或沉伏。

多见于吐泻失水或失血之后。

多尿期 ①气阴两虚证：全身疲乏，咽干思饮，尿多清长，舌红少津，脉细。②肾阴亏损证：腰酸疲乏，尿多不禁，口干欲饮，舌红，苔少，脉细。

治疗方法 早期诊断、及时干预能最大限度地减轻肾损伤、促进肾功能恢复。AKI 治疗主要包括尽早识别并纠正可逆病因、维持内环境稳定、营养支持、防治并发症及肾脏替代治疗等方面。

西医治疗 ①一般治疗：在少尿或无尿期均应绝对卧床休息；注意保护性隔离，加强室内通风；多尿期和恢复期可适当运动。对于未接受透析治疗的患者，宜予低蛋白饮食。②病因治疗：立即停用影响肾灌注及直接肾毒性药物，并应根据肾功能情况调整使用治疗药物剂量；肾前性低容量、低血压患者应积极扩容，停用降压药物；对于肾后性梗阻患者，应积极解除梗阻原因。③少尿期治疗：饮食与维持水平衡治疗；处理高钾血症；防止代谢性酸中毒；维持电解质平衡；处理心理衰竭；预防并发症；支持治疗；透析治疗。④多尿期的治疗：维持水、电解质和酸碱平衡，控制氮质血症，治疗原发病和防止各种并发症。

辨证论治 该病病位在肾，涉及多脏腑。病变初期和少尿期以热证、实证居多，治疗以祛邪为主，佐以扶正。以清热解毒、活血化瘀、利湿降浊和益气养阴为基本法则；在多尿期和恢复期可伤及正气，治疗以扶正祛邪为主，益气养阴，滋阴补肾。攻伐之品不宜太过，调补脏腑气血顺应时机。具体治法及主方如下。

少尿期 ①热毒炽盛证：治以泻火解毒，方选黄连解毒汤

《肘后备急方》）加减，常用中药有黄连、黄柏、黄芪、栀子、金银花、蒲公英、车前草、泽泻、生甘草等。②火毒瘀滞证：治以清热解毒、活血化瘀，方选清瘟败毒饮（《疫疹一得》）加减，常用中药有生石膏、栀子、生地、知母、丹皮、赤芍、连翘、玄参、甘草等。③湿热蕴结证：治以清热利湿、降逆泄浊，方选黄连温胆汤（《六因条辨》）加减，常用中药有黄连、姜半夏、陈皮、枳实、竹茹、茯苓、车前子、生大黄、生甘草等。④气脱津伤证：治以益气养阴、回阳固脱，方选生脉饮（《医学启源》）合参附汤（《圣济总录》）加减，常用中药有人参、麦冬、五味子、熟附子、玄参、生黄芪等。

多尿期　①气阴两虚证：治以益气养阴，方选参芪地黄汤（《沈氏尊生书》）加减，常用中药有太子参、生黄芪、生地、麦冬、石斛、山茱萸、玄参、茯苓、白芍、丹皮等。②肾阴亏损证：治以滋阴补肾，方选六味地黄汤（《小儿药证直诀》）加减，常用中药有生地、白芍、山茱萸、枸杞子、山药、茯苓、丹皮、泽泻等。

中成药治疗　①清开灵注射液：清热解毒、镇静安神，适用于 AKI 少尿期。②生脉注射液：益气固脱、养阴生津，适用于 AKI 休克阶段及多尿期的患者。③六味地黄丸：滋补肾阴，适用于 AKI 多尿期肾阴亏损患者。

中医辅助疗法　AKI 可使用体针、灌肠、推拿等辅助疗法。①体针：少尿期：取穴中极、膀胱俞、阴陵泉以化气利水；多尿期取穴气海、中极、肾俞、大椎、三阴交、关元、足三里以补肾益气。②灌肠治疗：生大黄、附子、牡蛎、蒲公英，浓煎，调至适温，

通过肛管保留灌肠，主要应用于急性肾衰竭少尿期。③推拿：患者仰卧位，医者先用双手转揉腹部，再拿揉腹肌数遍，然后以拇指依次点按中脘、中极、水分、大赫、气海、复溜，手法由轻至重，时间 20 分钟左右。

现代研究　中药治疗 AKI 的机制研究主要围绕炎症和细胞凋亡两方面进行。体外实验研究显示，大黄素可通过抑制 Toll 样受体（Toll Like Receptor，TLR）2 信号通路减轻脂多糖诱导的 AKI。复方肾华片可通过下调 TLR 信号通路，抑制炎症细胞因子的释放，从而减轻大鼠缺血损伤所致的 AKI。当归的甲醇提取物可抑制环孢素诱导的体外培养肾小管上皮细胞凋亡，从而减轻急性肾损伤的小管损害。雷公藤甲素衍生物 PG490-88 可降低 AKI 小鼠的血肌酐和减轻肾小管坏死，其机制可能与降低磷酸化细胞外信号调节激酶（phosphorylatedextracellular signal-regulated kinase，p-ERK）有关。

（李　平　曹煜隆　文玉敏）

mànxìng shènshuāijié

慢性肾衰竭（chronic renal failure，CRF）

以各种慢性肾脏病持续进展引起的肾功能减退、代谢废物潴留，水、电解质及酸碱代谢失衡和全身系统症状为主要表现的临床综合征。根据患者肾功能水平可将 CRF 分为 4 期。①肾功能不全代偿期：肌酐清除率（Ccr）50~80ml/min，血清肌酐（Scr）<133μmol/L。②肾功能不全失代偿期：Ccr25~50ml/min，Scr133~221μmol/L。③肾功能衰竭期：Ccr10~25ml/min，Scr221~442μmol/L。④尿毒症期：Ccr<10ml/min，Scr>442μmol/L。该病属于中医学的肾劳、癃闭、关格、

肾风、溺毒等范畴。

病因病机　该病多由外感风邪湿热、内伤情志、饮食劳倦、酒色无度等，致脾肾虚损，脾虚则运化无权，肾虚则开阖失司，日久气损及阳，阳损及阴，最后导致肾气衰急，分清泌浊失司，浊毒内停壅滞，瘀血阻滞而发诸证。或由于病变迁延日久，脏腑功能虚损，病情逐渐发展而加重。肺、脾、肾三脏功能虚损，三焦决渎无权，膀胱气化不利，均可使水液代谢发生障碍，而发生水液平衡紊乱导致水液停聚；水湿蕴蓄不化，日久化热，湿与热合，则形成湿热之证；肾为"先天之本""肾主水""主藏精"，内寓真阴真阳，阴虚日久则必伤阳，阳虚则分清泌浊功能减退，导致湿浊留滞；肾阳虚失于温煦，则脾阳亦伤，脾阳虚失其健运，则水谷生化乏源，无以化生精微物质，临床上出现贫血、倦怠、纳呆。该病总属本虚标实，脏腑阴阳虚损为本，水瘀痰浊等病理变化为标。

证候诊断　该病辨证以脏腑气血虚弱，尤以脾肾虚衰为主。病变初期以脾肾气虚兼风寒湿邪多见；病变中期，正虚渐甚，以气阴两虚，邪浊内壅渐重为主；病变后期，脾肾更亏，以脾肾阳虚夹湿热、瘀血、浊毒阻滞更为突出。CRF 临床大致可分为主证和兼证，主证包括脾肾气虚证、脾肾阳虚证、脾肾气阴两虚证、肝肾阴虚证、阴阳两虚证，兼证包括湿浊证、湿热证、水气证、血瘀证、风动证等证。各期证候诊断要点如下。

主证　①脾肾气虚证：倦态乏力，气短懒言，食少纳呆，腰酸膝软，脘腹胀满，大便不实，口淡不渴，舌淡有齿痕，脉沉细。

②脾肾阳虚证：畏寒肢冷，倦态乏力，气短懒言，食少纳呆，腰酸膝软，腰部冷痛，脘腹胀满，大便不实，夜尿清长，口感不渴，舌淡有齿痕，脉沉弱。③脾肾气阴两虚证：倦态乏力，腰酸膝软，口干咽燥，五心烦热，夜尿清长，舌淡有齿痕，脉沉细。④肝肾阴虚证：头晕，头痛，腰酸膝软，口干咽燥，五心烦热，大便干结，尿少色黄，舌淡红少苔，脉沉细或弦细。⑤阴阳两虚证：畏寒肢冷，五心烦热，口干咽燥，腰酸膝软，夜尿清长，大便干结，舌淡有齿痕，脉沉细。

兼证 ①湿浊证：恶心呕吐，肢体困重，食少纳呆，脘腹胀满，口中黏腻，舌苔厚腻。②湿热证：皮肤疖肿疮疡，咽喉肿痛，口苦口黏，小便黄赤灼热，大便不爽，舌红苔黄腻。③水气证：面、肢浮肿，或有胸水，腹水。④血瘀证：面色晦暗，腰痛，肌肤甲错，肢体麻木，舌质紫暗或有瘀点瘀斑，脉涩或细涩。⑤风动证：手足搐搦，抽搐惊厥。

治疗方法 CRF 治疗的主要目的是控制和阻止疾病进展、保护肾脏功能。西医治疗主要包括针对原发病和诱因的治疗，以及针对患者临床表现进行对症的一体化治疗，配合中医治疗以缓解症状、促进尿毒症毒素排泄，提高患者生存质量。

西医治疗 ①治疗原发疾病和去除导致肾功能恶化的因素。②营养治疗：限制蛋白饮食是治疗的重要环节，能够减少含氮代谢产物生成，减轻症状及相关并发症，甚至可能延缓病情进展。③药物治疗：纠正酸中毒和水、电解质紊乱；治疗高血压；治疗贫血；治疗低钙血症、高磷血症和肾性营养不良；防治感染；治

疗高脂血症；口服吸附疗法和导泻疗法。④肾脏替代治疗：当肾小球滤过率（GFR）小于 10ml/min 并有明显尿毒症表现，则应进行肾脏替代治疗。

辨证论治 具体治法及主方如下。

主证 ①脾肾气虚证：治以补气健脾益肾，方选六君子汤（《医学正传》）加减，常用中药有党参、生黄芪、生白术、茯苓、薏苡仁、川续断、菟丝子等。②脾肾阳虚证：治以温补脾肾，方选济生肾气丸（《济生方》）加减，常用中药有熟附子、肉桂、干地黄、山茱萸、山药、泽泻、丹皮、茯苓、车前子（包煎）、怀牛膝等。③脾肾气阴两虚证：治以益气养阴、健脾补肾，方选参芪地黄汤加减，常用中药有太子参、生地黄、生地、山茱萸、山药、枸杞子、制首乌、茯苓、泽泻等。④肝肾阴虚证：治以滋肾平肝，方选杞菊地黄汤（《医级宝鉴》）加减，常用中药有熟地、山茱萸、山药、茯苓、泽泻、枸杞子、菊花、怀牛膝等。⑤阴阳两虚证：治以温扶元阳、补益真阴，方选全鹿丸（《景岳全书》）加减，常用中药有鹿角片、补骨脂、巴戟天、菟丝子、肉苁蓉、人参、白术、茯苓、黄芪、熟地、当归、怀牛膝等。

兼证 ①湿浊证：治以和中降逆、化湿泄浊，方选小半夏加茯苓汤（《金匮要略》）加减，常用中药有姜半夏、茯苓、生姜、陈皮、苏叶、姜竹茹、制大黄。②湿热证：中焦湿热以清化和中，方选藿香左金汤（《霍乱论》）或黄连温胆汤（《六因条辨》）加减，常用中药有藿香、吴茱萸、川连、苏叶、苍术、半夏；下焦湿热治以清利湿热，方选知柏地黄丸或

二妙丸（《类证治裁》）加减，常用中药有黄柏、知母、苍术、生薏苡仁、泽泻、车前草、鸭跖草等。③水气证：治以利水消肿，方选五苓散（《伤寒论》）加减，常用中药有茯苓、白术、生薏苡仁、猪苓、泽泻、陈皮、车前子等。④血瘀证：治以活血化瘀，方选桃红四物汤（《医宗金鉴》）加减，常用中药有桃仁、红花、当归、川芎、赤芍、丹参、三七粉等。⑤风动证：以镇肝息风，方选天麻钩藤饮（《中医内科杂病证治新义》）加减，常用中药有天麻、钩藤、石决明、牡蛎、怀牛膝、杜仲、夏枯草等。

中成药治疗 ①保肾片：维护肾元、培补肾气、调运脾胃、淡渗利水、和络泄浊，改善肾功能，推迟进入透析期作用。②尿毒清颗粒：健脾利湿、通腑泄浊、活血化瘀，适用于 CRF 兼有湿浊者。③海昆肾喜胶囊：主要成分为褐藻藻酸双酯钠，可化浊排毒，适用于慢性肾衰竭。④冬虫夏草菌丝制剂：金水宝或百令胶囊均具有补肺肾功效，适用于 CRF 肺肾气虚者。⑤肾衰宁：益气健脾、活血化瘀、通腑泄浊，适用于 CRF 脾胃气虚兼浊瘀内阻者。⑥大黄碳酸氢钠片：通便排毒、碱化尿液，适用于 CRF 大便不通兼见代谢性酸中毒的患者。⑦生血宁片：益气补血，适用于 CRF 贫血属气血两虚证者。⑧肾康注射液/肾康栓：降逆泄浊、益气活血、通腑利湿，适用于 CRF 属湿浊血瘀证。

中医辅助疗法 慢性肾衰竭可使用中药保留灌肠、药浴和外敷等辅助疗法。①中药保留灌肠：以大黄为主的中药煎剂灌肠，可促进毒素从肠道清除。常用中药有生大黄、生牡蛎、蒲公英、益

母草、丹参等。可根据辨证进行药味加减，如气虚者加黄芪，阳虚加杜仲、制附片，血瘀加桃仁、红花，湿浊者加草豆蔻等。②药浴疗法：由麻黄、桂枝、细辛、苏叶、附子、红花、土茯苓、地肤子、益母草、羌活、独活等组成。将其打成粉末或煎煮成汤，掺入温水中。功效芳香化浊、活血通络。③外敷疗法：药方由生附片、淫羊藿、桃仁、红花、川芎、沉香、冰片组成，外敷于双侧肾俞及关元穴。

现代研究 CRF 的现代研究包括证候研究及药物研究两类。

证候研究 血清蛋白组学显示，CRF 不同中医证候之间存在差异蛋白峰。有研究表明，患者血浆中肿瘤坏死因子（TNF）水平随着 CRF 病情的进展呈逐渐升高的趋势，而脾肾气虚证患者TNF 含量明显低于其他证型。研究显示，湿浊证患者血清肌酐、尿素氮均显著高于湿热证和血瘀证，血瘀证患者纤维蛋白原显著高于湿热、湿浊两证，而湿浊或湿热证者微炎症状态程度最明显。中医证候与肾脏彩色多普勒能量图检测相关性的报道显示，以虚证为主者彩色多普勒能量图分型多为Ⅰ型或Ⅱ型，而以邪实为主者多为Ⅲ型或Ⅳ型。一项针对CRF 不同证候患者的生存质量状况调查显示，阴阳两虚证患者生存质量得分最高，而肝肾阴虚证得分最低，提示 CRF 患者的生存质量可能跟中医证候有关。此外，还有研究提示 CRF 的中医证候与患者营养状态、氧化应激水平、钙磷代谢、血红蛋白含量等具有一定相关性。

药物研究 多项体内、体外实验研究显示，临床常用于治疗CRF 的中药黄芪、大黄、柴胡、雷公藤等，具有广泛的抗炎、抗氧化应激、抗纤维化、抗纤溶、舒张血管及免疫调节功能。冬虫夏草可通过抑制转化生长因子（TGF）-β1、Ⅳ型胶原、纤连蛋白、结缔组织生长因子的表达，从而减轻 CRF 大鼠的肾纤维化。CRF 患者普遍存在慢性微炎症状态，现代研究显示大黄、黄芪、姜黄、冬虫夏草、苦参、青风藤等中药均有不同程度抑制 CRF 患者氧化应激水平、炎症因子、C 反应蛋白等指标，改善微炎症状态。

（李 平 曹煜隆 文玉敏）

xuèyè xìtǒng jíbìng
血液系统疾病 （hematological system disease） 原发或主要累及血液和造血器官的疾病。

疾病范围 血液病的病种较多，包括各类红细胞疾病、白细胞疾病以及出血性疾病，其共同特点多表现为骨髓、肝、脾、淋巴结等器官的病理损害，周围血细胞成分质和量的改变，机体免疫功能低下以及出凝血机制的障碍。对中医学而言，本系统疾病主要对应于贫血与出血性疾病，主要对应的病证包括虚劳、血虚、黄病、虚损、虚黄、血实、血癌、血证、诸虚不足、积聚等。

中医特征 血液系统疾病主要涉及中医学的脾、肝、胆、肾等脏腑。脾属中焦，脾主运化，主统血，为气血生化之源。脾失统血，则血溢脉外引起出血。肝主疏泄，调畅气机，协助血液运行，胆附于肝，贮藏排泄胆汁以助血液。肝胆与脾胃功能密切相关，肝随脾升，胆随胃降，肝木疏土，助其运化之功，脾土营木，成其疏泄条达之用。肝郁气滞，可乘侮脾胃，脾胃不健、运化失常，肝气也可乘虚侵犯，致血虚、黄病、虚损、血实、血癌等病证；肝体阴用阳，肝气郁结、瘀血停着，肝阴虚损，可致积聚等病证。肾为先天之本，主骨生髓、藏精化血，肝藏血，气血相生，气血相随，若肾久虚可致诸虚不足等病证。上述各脏腑生理功能相辅相成，病理上亦相互影响，一脏受损，常可累及其他脏腑，共同为病。

血液系统疾病总的病因主要有感受外邪、饮食所伤、情志不遂、脏腑失调及先天禀赋不足几类，病性不外虚实两端，虚为脾、肾之气血阴阳不足，实为积聚、血瘀等。

治疗特点 血液系统疾病的中医治疗包括几方面。贫血的治疗：一是法除病因，二是补虚，方法如多食滋养物品，解除毒物影响，治疗贫血原因，调理脾胃功能，补养气血，补肾生髓等。出血的治疗：血热引起宜凉血，其中实热实火引起者清热泻火，虚热引起者滋阴清热；气虚引起者补气；瘀血引起者化瘀。发热的治疗：外感者，有寒、热、暑、湿、燥的不同，以解表除热；内伤者，有邪入卫气营血深浅、瘀血、湿热及虚证发热的不同，分别予以清气分热、凉营血热、祛瘀、化湿、滋阴、补血及除热。

现代研究 中西医结合研究在血液系统疾病防治领域已取得明显的进展。在病因病机探讨，疾病诊断和治疗，以及实验研究方面均有新的开拓。国内学者以分子生物学、免疫学的最新观点和技术用于再障的临床和基础研究，发现慢性再障患者骨髓单个核细胞凋亡率与中医分型相关：凋亡率阴虚型凋亡最高，肾阴阳两虚型次之，阳虚型较低。提出并初步证明再障的发生发展过程大致可分为以异常免疫为主和以骨髓衰竭为主两个阶段，前一阶段应以免疫抑制剂+中药补肾活血解毒为主治疗；后一阶段应以雄激素+补肾中药为主治疗，两个阶段之间可能存在过渡阶段。治疗MDS的策略，一方面刺激正常残存造血干/祖细胞生长，另一方面清除过度增殖的恶性克隆。中国学者自主研发的青黄胶囊+健脾补肾汤药+雄性激素治疗MDS，具有确切的临床疗效，能有效提升患者的外周血象。急性白血病的治疗以化疗为主。中国血液学者在世界上首先推出分化诱导治疗。临床研究以维A酸、亚砷酸、单用中药雄黄治疗急性早幼粒细胞白血病均具有明显疗效。

（刘　锋）

pínxuè

贫血 （anemia）

在一定容积的循环血液内红细胞计数、血红蛋白量以及血细胞比容均低于正常范围下限的病理状态。其中以血红蛋白含量最为重要，成年男性低于120g/L，成年女性低于110g/L，孕妇110g/L一般可认为贫血。

疾病范围　贫血是临床最常见的表现之一，不是一种独立的疾病，可是某些疾病的临床表现，一旦发现，必须查明其发生原因。基于不同的临床特点，贫血有不同的分类。如按贫血进展速度分急、慢性贫血；按红细胞形态分大细胞性贫血、正常细胞性贫血和小细胞低色素性贫血；按血红蛋白浓度分轻度、中度、重度和极重度贫血；按骨髓红系增生情况分增生性贫血（如溶血性贫血、缺铁性贫血、巨幼细胞贫血等）和增生低下性贫血（如再生障碍性贫血）。对中医学而言，贫血对应于红细胞系统性疾病，主要对应的病证包括虚劳、血虚、黄病、

虚损、虚黄、诸虚不足等。

中医特征　贫血主要涉及中医学的肝、脾、肾等脏腑。脾属中焦，脾主运化，主统血，为气血生化之源。脾失统血，则血溢脉外引起出血。肝主疏泄，调畅气机，协助血液运行，肾为先天之本，主骨生髓、藏精化血，肝藏血，气血相生，气血相随，若肾久虚可致诸虚不足等病证。贫血的病因主要有感受外邪、饮食所伤、情志不遂、脏腑失调及先天禀赋不足几类，病性主要以虚为主，为脾、肾之气血阴阳不足导致。

治疗特点　一是祛除病因，二是补虚。方法如多食滋养物品，解除毒物影响，治疗贫血原因，调理脾胃功能，补养气血，补肾生髓等。

现代研究　中西医结合研究在贫血的防治领域已取得明显的进展。在病因病机探讨，疾病诊断和治疗，以及实验研究方面均有新的开拓。国内学者提出并初步证明再障的发生发展过程大致可分为以异常免疫为主和以骨髓衰竭为主两个阶段，前一阶段应以免疫抑制剂合中药补肾活血解毒为主治疗；后一阶段应以雄激素合补肾中药为主治疗，两个阶段之间可能存在过渡阶段。

（刘　锋）

jùyòuxìbāoxìng pínxuè

巨幼细胞性贫血 （megalo-blastic anemia，MA）

脱氧核糖核酸（DNA）合成障碍导致红细胞成熟延缓，从而出现巨幼红细胞所引起的贫血。主要因体内缺乏维生素B_{12}或叶酸所致，或因遗传性或药物等获得性DNA合成障碍引起。该病呈大红细胞性贫血，骨髓内出现巨幼红细胞系列，细胞形态的巨型改变也见于粒细

胞、巨核细胞系列，甚至增殖性体细胞。该巨幼红细胞易在骨髓内破坏，出现无效性红细胞生成。该病属于中医学的血虚、虚劳、不仁、痹证等范畴。

病因病机　该病由营养物质摄入不足所致，责其原因大都为脾胃功能不良所致。脾胃为后天之本，气血生化之源，脾胃虚弱不能运化水谷精微，不能化生气血而导致该病，因此调治脾胃应贯穿于整个疾病的始终，即所谓治病必求其本。

证候诊断　该病临床大致可分为心脾两虚证、气血两虚证、脾肾两虚证等三型。各期证候诊断要点如下。①心脾两虚证：面色苍白，疲乏无力，食少纳呆，腹胀便溏，心悸怔忡，少眠多梦，口干舌燥，舌质干红，少苔或无苔，脉细数。②气血两虚证：疲乏无力，面色苍白，头晕耳鸣，眼花，心悸，肌肤甲错，头发稀疏枯槁，月经失调，经量过少，舌质淡或质红无苔，或镜面舌，脉细数无力。③脾肾两虚证：头晕耳鸣，心悸气短，腰酸腿软，畏寒肢冷，腹胀便溏，尿频，夜尿多，或下肢麻木不仁，舌质淡，苔薄或无苔，脉沉细。

治疗方法　该病属"虚劳"范畴，中西药物治疗效果均好，病情较轻病位较浅时，改善饮食习惯，合理喂养婴幼儿，或单用中药治疗即可痊愈。如贫血特别严重或有较重的并发症，可以输血，或用西药维持治疗一段时间，以缓解病情，症状控制后可服丸药善后，脾胃为后天之本，调理脾胃应贯穿整个疾病的始终，体现"治病必求于本"的治则。或用西药补充叶酸，维生素B_{12}同时以中药调理脾胃增强脾胃的运化吸收功能，可望提高该病疗效，

缩短疗程。

西医治疗 ①口服叶酸。胃肠道不能吸收者可肌内注射四氢叶酸钙，直至血红蛋白含量恢复正常。一般不需维持治疗。②肌内注射维生素 B_{12}，直至血红蛋白含量恢复正常。恶性贫血或胃全部切除者需终生采用维持治疗，每月注射 1 次。维生素 B_{12} 缺乏伴有神经症状者对治疗的反应不一，有时需大剂量、长时间（半年以上）的治疗。对于单纯维生素 B_{12} 缺乏的患者，不宜单用叶酸治疗否则会加重维生素 B_{12} 的缺乏，特别是要警惕会有神经系统症状的发生或加重。③严重的巨幼细胞贫血患者在补充治疗后要警惕低血钾症的发生。因为在贫血恢复的过程中，大量血钾进入新生成的细胞内，会突然出现低钾血症，对老年患者和有心血管疾患、纳差者应特别注意及时补充钾盐。

辨证论治 根据实则泻之，虚则补之的原则，巨幼细胞性贫血的治疗应以补虚为主，补法应贯穿于整个疾病的始终。根据病位的深浅及发病机制分为心脾两虚、气血两虚、脾肾两虚辨证治疗，具体治法及主方如下：①心脾两虚证：治以健脾益气、养血安神，方选归脾汤（《济生方》）加减，常用中药有黄芪、党参、白术、炒枣仁、当归、龙眼肉、熟地、白芍、五味子、甘草等。②气血两虚证：治以补气养血，方选八珍汤（《正体类要》）加减，常用中药有党参、白术、茯苓、甘草、当归、熟地、白芍、五味子、陈皮、大枣等。③脾肾两虚证：治以健脾益肾，方选十四味健中汤（《太平惠民和剂局方》）加减，常用中药有党参、黄芪、茯苓、白术、熟地、白芍、麦冬、肉桂、附片、肉苁蓉、制半夏、甘草等。

中成药治疗 ①人参归脾丸：补益心脾，适用于心脾两虚者。②八珍丸：补益气血，适用于气血两虚者。③金匮肾气丸：补益脾肾，适用于脾肾两虚者。

中医辅助疗法 ①气功疗法：气功是一种独特的自我锻炼方法，是医疗与体育相结合的健身活动、它能发挥人体潜能，通过调身、调心、调息，锻炼人的精、气、神，培植和增强真气，调整机体的功能，增强体质，提高抗病能力，从而达到治病强身的目的。中西药物治疗均属被动疗法，是靠药物发挥治疗作用，而气功是一种主动疗法，它靠发挥人的主观能动性，依靠自己的力量来调节和增强自身的生理功能。练功无副作用，而且十分方便，随时可以锻炼。通过练功，不仅可以改善脾胃功能，而且可以改变一些不良的饮食习惯，对该病有较好的治疗和预防作用。动功和静功都可以练，如控气功、养气功及六字诀等。只要坚持不懈地练功，练功得法，均可取得较好的治疗效果。②足穴按摩：选取肾上腺、肾、输尿管、肝脾、心、脾、胃、大脑、垂体、小肠、脊椎等反射区。

现代研究 因中西医结合治疗巨幼细胞性贫血效果良好，外周血象完全恢复，临床多以辨证论治选方结合西药叶酸、维生素 B_{12} 及维生素 B_6 联合用药。如以心脾两虚和气血两虚证为主的营养性巨幼细胞贫血，用叶酸、维生素 B_{12} 结合生脉注射液治疗两周，取得较满意疗效。生脉注射液（人参、麦冬、五味子）具有益气养阴，复脉固脱，扶正祛邪作用。现代药理研究表明，生脉注射液可以促进骨髓造血及内源性造血生长因子的产生，改善微循环，消除自由基，从而提高机体抗缺氧能力。

（刘 锋）

quētiěxìng pínxuè

缺铁性贫血（iron-deficiency anemia，IDA）

机体对铁的需求与供给失衡所致的贫血。缺铁性贫血是铁缺乏症（包括体内贮存铁耗尽，红细胞内铁缺乏和缺铁性贫血）的最终阶段，表现为缺铁引起的小细胞低色素性贫血及其他异常。缺铁性贫血是最常见的贫血。根据缺铁性贫血的临床表现，当属中医学萎黄、黄胖、虚损、虚劳等范畴。

病因病机 该病的形成多由饮食失调，脾胃虚弱，长期失血，劳累过度，妊娠失养等所致，终至气少血衰，出现气血亏虚之象。病位重在中焦脾胃。"血者水谷之精也，生化于脾""中焦受气取汁，变化而赤是为血"。脾为后天之本，胃乃水谷之海，脾胃为气血生化之源。由于饮食不节，损伤脾胃，胃不受纳腐熟，脾不能运化吸收，导致水谷精微不足，气血生化无源，出现该病。

证候诊断 该病临床大致可分为脾虚证、心脾两虚证、脾肾阳虚证和虫积证。各期证候诊断要点如下。①脾虚证：面色萎黄或苍白，神疲乏力，食少便溏，舌质淡，苔薄腻，脉沉细。②心脾两虚证：面色苍白或苍白，倦怠乏力，头晕心悸，失眠，少气懒言，食欲不振，毛发干脱，爪甲皲裂，舌质淡胖，苔薄，脉濡细。③脾肾阳虚证：面色萎黄或苍白无华，形寒肢冷，唇甲淡白，周身浮肿，甚则可有胸水，心悸气短，耳鸣眩晕，神疲肢软，大便溏薄或有五更泻，小便清长，男子阳痿，女子经闭，舌质淡或有齿痕，脉沉细。④虫积证：除有贫血症状外，尚有腹胀或嗜食生米、茶叶、泥土等，消食易饥，恶心呕吐，大便干结或溏薄有奇臭，神疲肢软及其他虫积见证，苔薄，脉虚弱。

治疗方法　该病现代医学用铁剂治疗有肯定的疗效，但口服铁剂消化道副作用较多见，部分患者不能耐受，注射用铁剂副作用较多且不方便。因此采用中医或中西医结合治疗对提高疗效，减轻副作用将发挥较大的优势。①用西药铁剂治疗，配合中药减轻或消除其副作用：口服铁剂常有消化道反应如胃部烧灼感、恶心，腹痛，腹泻，便秘等不适。此时可配合应用健脾降逆，和胃止呕之中药制剂，如温胆汤加减：姜半夏、广陈皮、茯苓、炙甘草、青竹茹、炒枳壳等，如有胃部烧灼感可加吴茱萸、黄连、乌贼骨等。②用含有绿矾的中药复方治疗缺铁性贫血：中药绿矾为含有7个结晶水的硫酸亚铁，但服用时也有胃肠道反应，复方中加入和胃降逆之中药，并加用益气养血之品，可提高疗效。③对于不能服用铁剂的患者，可用健脾和胃，益气养血或温补脾肾之中药，能健脾助运，帮助铁剂的吸收和利用，虽不用含有铁剂之绿矾，也可治愈缺铁性贫血。

西医治疗　①首选口服铁剂。如硫酸亚铁或右旋糖酐铁。餐后服用胃肠道反应小且易耐受。进食谷类、乳类和茶抑制铁剂吸收，鱼、肉类、维生素C可加强铁剂吸收。口服铁剂有效的表现先是外周血网织红细胞增多，高峰在开始服药后5~10天，2周后血红蛋白浓度上升，一般2个月左右恢复正常。铁剂治疗应在血红蛋白浓度恢复正常后至少持续4~6

个月，待贮铁指标正常后停药。②若口服铁剂不能耐受或胃肠道正常解剖部位发生改变而影响铁的吸收，可用铁剂肌内注射或静点。

辨证论治　缺铁性贫血的治疗，补虚为主，健脾益气补血是治疗该病的基本法则，补脾肾，益气养血是其治疗大法，具体治法及主方如下。①脾气虚证：治以益气健脾，方选香砂六君子汤（《医方集解》）合当归补血汤（《内外伤辨惑论》）加减，常用中药有白术、茯苓、半夏、当归、鸡内金、六曲、木香、砂仁、黄芪等。②心脾两虚证：治以益气补血、养心安神，方选归脾汤（《济生方》）或八珍汤（《正体类要》）加减，常用中药有党参、黄芪、白术、当归、熟地、陈皮、炒枣仁、炙甘草、大枣等。③脾肾阳虚证：治以温补脾肾，方选实脾饮（《世医得效方》）合四神丸（《证治准绳》）加减，常用中药有黄芪、白术、茯苓、甘草、附子、大腹皮、厚朴、补骨脂、菟丝子、肉桂、鹿角胶（烊化）、当归等。④虫积证：治以杀虫消积，方选化虫丸（《和剂局方》）或榧子杀虫丸（验方）加减，常用中药有榧子、槟榔、苦楝皮、红藤、百部、雄黄等。

中成药治疗　①益中生血胶囊：健脾和胃，益气生血，适用于缺铁性贫血脾胃虚弱、气血两虚所致者；月经期、经行量多暂停服，孕妇停服。②再造生血片：补肝益肾，补气养血，适用于缺铁性贫血证属肝肾不足、气血两虚者。

现代研究　主要包括病因病机研究和药物治疗研究。

病因病机研究　IDA病因中最重要的是食物搭配不合理、体

重增长迅速、经血过多、妊娠、频繁供血、持续超强度训练、长期应用阿司匹林等。体内铁缺乏主要机制为：一方面铁的摄入量不能满足身体的需要；另一方面铁的丢失导致体内贮存铁耗尽。总的说来是由于长期铁代谢负平衡所造成。

药物治疗研究　研究表明番茄红素能够有效提高缺铁性贫血大鼠铁利用和抗氧化能力，改善缺铁性贫血，该作用可能与其能够有效增强机体抗氧化酶系统活性、抑制氧化应激，增强体内还原铁离子的能力有关。另有研究显示四物汤的有效成分当归多糖与高价铁形成复合物后，可以升高缺铁性贫血大鼠红细胞，血红蛋白，血细胞比容和全血铁含量。当归多糖还可以抑制转铁蛋白与铁调素的表达，具有调节铁代谢的作用，具有较好的治疗幼鼠缺铁性贫血的作用。

（刘　锋）

zàishēng zhàng'àixìng pínxuè
再生障碍性贫血（aplastic anemia，AA）　化学物质、生物因素、放射线或不明原因引起的骨髓造血功能衰竭所致的贫血。以造血干细胞损伤、骨髓脂肪化、外周血全血细胞减少为特征的疾病。简称再障。该病属于中医学的虚劳、虚损、血虚、血证等范畴。

病因病机　再生障碍性贫血的病因为六淫、七情、饮食不节、房劳、邪毒等伤及气血脏腑，尤其影响到肝脾肾及骨髓，因而出现血虚及虚劳诸证。例如风寒可以直中三阴，三阴包括太阴脾经，少阴肾经及厥阴肝经，使肝脾肾三脏受损；七情妄动，大怒伤肝；思虑过度，伤及心脾；饮食不节，伤及脾胃；房劳伤肾，使肾之阴

阳亏损；邪毒（包括化学、生物类有害物质）入血伤髓。当这些致病因素影响上述脏腑及造血功能时，不仅出现本脏症状，还会出现血虚证候。《黄帝内经》记载："精气内夺则积虚成损，积损成劳。"清·林佩琴《类证治裁》记载："凡虚损起于脾胃，劳瘵多起于肾经"，也说明这种虚损病由于精气内夺引起，并与脾肾有关。

精气、气血是人体正气的重要组成部分，如《黄帝内经》记载："邪之所凑，其气必虚""正气存内，邪不可干"。故再障患者易感染发热。气虚不能摄血，阴虚生内热，以及外感发热，热伤血络或迫血妄行，皆可引起出血。这是该病血虚、发热、出血三方面症状的发病机制。

证候诊断 该病临床大致可分为气血两虚证、肾阳虚证、肾阴虚证。①气血两虚证：气短，乏力，下肢浮肿，头晕，心悸，活动后加重，面白，唇淡，甲床苍白，舌体胖，有齿痕，舌质淡，苔白，脉细无力。②肾阴虚证：气血两虚证候，并有发热，轻者低热，重者中度发热，手脚心热，盗汗，口渴，轻者轻度出血，重者出血明显，皮下、口鼻均可出血，甚至眼底及内脏出血，腰酸腿软，大便干结，尿黄，脉细数，舌质淡，或有舌边尖红，苔薄白或无苔。③肾阳虚证：气血两虚证候，并有畏寒喜暖，手脚冷凉，腰酸，夜尿多，性欲减退，多无出血，即有亦轻，或有大便稀溏、面浮肢肿，苔白质淡，脉细无力。

治疗方法 治疗再障，首先要分清是急性再障还是慢性再障，然后再根据疾病不同阶段，实施中西结合治疗。①急性再障：治疗大致可以分为急性期和稳定期两个阶段。在急性期，病情危重，

多有严重的出血，宜先缓病势，急则治标，西药用环孢素 A、抗胸腺细胞球蛋白，配合输血，出血重者输血小板，有感染者用抗生素，控制好出血和感染；中药方面，遇有发热、出血，宜清热解毒、凉血止血。发热出血控制后，病情稳定，缓则治本，中药则当以滋阴补肾或阴阳双补为主。②慢性再障：轻、中型者，虽然可以单用中医中药治疗，但起效慢，如能配合雄性激素等西药，可以缩短疗程，提高疗效。重型病例必须中西医结合治疗。西药可用雄性激素、环孢素、抗胸腺细胞球蛋白，选用 1 种或 2 种。贫血重者配合输血。中药治疗，先辨证，确定阴虚、阳虚或阴阳两虚后，再选用相应的方药。③无论急性再障还是慢性再障，也无论其在疾病初、中、后阶段，还是稳定期、急性期，贫血是其共有的临床表现，故均应加用当归补血汤（黄芪、当归），标本兼治；有出血者加用止血中药，久治不愈有瘀血者，酌加鸡血藤、丹参等活血化瘀之品，以期瘀血得去，新血得生。对服用康力龙有肝损害者，中药可用茵陈、五味子、栀子等加入汤剂中，以保肝利胆，兼可制约补益药物之辛热之性。总之，只要把握好出血和感染这两关，坚持中西结合治疗，就能减少死亡，提高疗效。

西医治疗 抗再生障碍性贫血的西药如下。①免疫抑制剂：再障患者的体液免疫和细胞免疫都有缺陷，故可应用免疫抑制剂治疗。常用药物有抗胸腺细胞球蛋白和环孢素 A。②雄性激素：它的作用机制是增加促红细胞生成素的产生，加强促红细胞生成素对造血干细胞的作用，激发处于休止期的多能干细胞进入细胞

增殖周期，而产生红系定向干细胞。这类药物起效慢，至少连续用药 3~6 个月才能判断疗效。③促进造血功能生长因子：这些因子有促进细胞生成作用，主要有促进白细胞、红细胞和血小板生成的针对性促长因子。

辨证论治 再生障碍性贫血的气血两虚各型均有，故补养气血各型不可缺少，再根据阴虚、阳虚或阴阳两虚，辨证施治，并可随症加减。由于病型不是固定的，而是可变的，故治疗方药也要随病情的变化而改变。如果固定一方治各型，或一方长期服用而不作调整，均可影响疗效。各型除基本方之外，还可随症加减，才能针对性强，有利于提高疗效，具体治法及主方如下。①气血两虚证：治以益气补血，方选八珍汤（《正体类要》）加减，常用中药有党参、白术、茯苓、炙甘草、当归、熟地、白芍、炙黄芪、阿胶（烊化）、紫河车等。②肾阴虚证：治以滋阴补肾、益气养血，方选滋阴补肾方（经验方）合当归补血汤加减，常用中药有炙黄芪、当归、熟地、枸杞子、山萸肉、何首乌、女贞子、旱莲草、玄参、阿胶（烊化）、紫草、卷柏、菟丝子、补骨脂、炙甘草等。③肾阳虚证：治以补肾助阳、益气养血，方选补肾助阳方（经验方）合当归补血汤加减，常用中药有炙黄芪、当归、菟丝子、补骨脂、巴戟天、淫羊藿、仙茅、肉苁蓉、阿胶（烊化）、锁阳、熟地、何首乌、大小蓟等。

中成药治疗 益肾生血片：温补肾阳、补肾生血，适用于各型再生障碍性贫血，以慢性型为主，气血两虚、肾阳虚损者尤宜。

中医辅助疗法 对贫血不重及恢复期再障患者，可辅以自控

气功治疗，依靠练功者的主观能动性，自调整体，重视内因，动静相兼，将意念、动作、调息三者有机地结合起来，达到练气养气、促进内气运行、平衡阴阳、疏通经络、调整气血之目的，但以不疲劳为原则。对于病情重、出血明显的患者，宜慎重。

现代研究 包括中医证型的物质基础研究和致重因素干预的研究。

中医证型的物质基础研究 再生障碍性贫血中医证型的物质基础进一步被揭示，客观指标的异常不仅阐明了再生障碍性贫血中医证型的形成过程，也反映着疾病所处的状态。有研究表明慢性再生障碍性贫血的中医辨证分型以肾阳虚证为主，其次是肾阴阳两虚证，肾阴虚证最少。细胞因子白细胞介素（IL）-2 在肾阳虚组中明显升高，在肾阴虚证中明显降低。T-bet 和 GATA-3 作为特异性 Th 细胞转录因子，肾阴虚证比肾阳虚证存在更严重的 T-bet 通路异常活化和 Th1 偏移。维持端粒正常功能、保持基因组稳定性的端粒保护蛋白 1（POT1）的 mRNA 表达水平下降，并按肾阳虚证、肾阴虚证、肾阴阳两虚证顺序下降更为明显。甲状腺激素类（FT_3、FT_4）、甾体类激素受体（雄激素受体、糖皮质激素受体）、皮质醇以及睾酮等丘脑-垂体-甲状腺轴参与了中医证候的形成，肾阳虚患者 FT_4、皮质醇、睾酮水平显著低于肾阴虚患者。免疫指标血清补体 C3、C4 含量和 T 细胞亚群 CD3、CD4 和 CD8 表达水平及共刺激分子 $CD3^+28^+$、体液免疫指标 IgA 等，在肾阳虚证组、肾阴阳两虚证组和肾阴虚证组之间存在显著差异。白细胞、血红蛋白、血小板、促红细胞生成素（EPO）对该病的证型具有重要的影响，肾阳虚与血红蛋白呈负相关，与白细胞、EPO 呈正相关；肾阴虚与血小板呈负相关；肾阴阳两虚与白细胞、EPO 呈负相关。

致重因素的干预研究 慢性再生障碍性贫血的致重因素主要是感染和出血，常威胁生命。中医从气血辨证、脾肾脏腑辨证、到"以补肾为中心"的治法，在调节免疫功能、减少感染和出血率、减轻雄激素与免疫抑制剂的毒副反应、提高生活质量等方面具有优势，应用中医药进行早期干预，调理气血阴阳平衡，最终达到"阴平阳秘"之状态，可减轻邪毒内侵对骨髓造成的二次/多次打击，预防病情加重，降低疾病死亡率。中医补肾联合西药（十一酸睾酮、环孢素 A）治疗慢性再生障碍性贫血，在改善中医证候及外周血细胞恢复方面显著好于单纯使用尤其肾阳虚证效果显著，对那些依赖输血的患者可以减少输血量，感染发生率明显下降。补肾基础上增加活血治疗慢性再生障碍性贫血，可以通过调节骨髓成纤维细胞生长因子（FGF）来改善骨髓造血微环境而促进细胞增殖，提高疗效。补肾中药联合抗胸腺细胞球蛋白（ATG/ALG）的中西医结合治疗方案使重型再生障碍性贫血死亡率降低。

（刘 锋）

zǐdiànxìng jíbìng

紫癜性疾病（purpura disease）

以皮肤黏膜出血点、紫癜、瘀斑，重者或脏器出血为表现的出血性疾病。

疾病范围 紫癜性疾病归属于出、凝血功能异常疾病，约占出血性疾病总数的 1/3，包括血管性紫癜（vascular purpura）和血小板性紫癜（thrombocytic purpura）。前者由血管壁结构或功能异常所致，多见于内皮细胞或内皮下基底膜及胶原纤维等内皮下组织的病变。如遗传性出血性毛细血管扩张症、获得性的过敏性紫癜、单纯性紫癜、老年性紫癜、感染性紫癜、坏血病等。血小板性紫癜由血小板疾病所致。如血小板减少，包括再生障碍性贫血、白血病、脾功能亢进、免疫性血小板减少性紫癜和血栓性血小板减少性紫癜等；血小板功能异常，包括血小板病、血小板无力症、原发性血小板增多症以及尿毒症、异常球蛋白血症、阿司匹林和双嘧达莫等引起的继发性血小板功能异常。中医学将紫癜性疾病归入于血证范畴，对应的中医病证有紫癜病、紫癜风、发斑、衄血、葡萄疫等。

中医特征 祖国医学对紫癜病早有记载。《黄帝内经》首载有衄血、后血等血证。中医认为血主要由营气和津液所组成。营气和津液都来自经脾胃运化吸收的水谷精微，故认为脾胃是气血生化之源。血液生化于脾，藏受于肝，总统于心，输布于肺，化精于肾，以脉为府，环周不休，滋养全身。任何原因导致血不循经，脉络受损，就会导致血溢脉外的出血证。

血液循环的正常运行，不仅依赖于心脏的功能，还和肺、肝、脾等脏器的生理功能密切相关。血液生化于脾，藏受于肝，总统于心，输布于肺，化精于肾，以脉为府，环周不休，滋养全身。

从证候之虚实来说，由火热亢盛所致者属于实证，而由阴虚火旺及气虚不摄所致者属于虚证。实证和虚证虽各有其不同的病因病机，但在疾病发展变化的过程中，常发生实证向虚证的转化，最终形成虚实夹杂之证。如初期为火盛气逆，迫血妄行，但反复出血后，则易导致阴血亏损，虚火内生；或因出血过多或反复出血，气随血脱，气损及阳，阳气虚损，不能摄血，加重了血证。又瘀血内阻，血流不畅，也会影响新血的生成，阻碍气血的生化。

治疗特点 紫癜性疾病西医治疗包括针对病因或发病环节的治疗和对症治疗两个方面。对部分继发性紫癜性疾病，原因明确，直接治疗病因，如再障、脾功能亢进等导致的继发性血小板减少。对病因不明者，主要针对发病的不同环节，阻断病情的发展，延缓病程。如运用肾上腺糖皮质激素治疗免疫性血小板减少症。对症治疗则有助于减轻症状，提高生活质量。

中医辨证论治应遵循"虚则补之，实则泻之"的原则，还根据疾病特点辨证与辨病相结合治疗。

现代研究 随着免疫学、分子生物学、血液实验学等基础学科的发展，对紫癜性疾病的病因病机的探讨取得长足进展。

（刘　峰）

tèfāxìng xuèxiǎobǎn jiǎnshǎoxìng zǐdiàn

特发性血小板减少性紫癜

（ idiopathic thrombocytopenic purpura，ITP） 抗自身血小板抗体引起血小板破坏增多所致的外周血血小板持续减少，骨髓巨核细胞数正常或增多伴有成熟障碍的出血性疾病。现代研究表明是一种免疫介导的血小板减少综合征，故又称自身免疫性血小板减少性紫癜（immune thrombocytopenic purpura，ITP）。是临床最常见的一种血小板减少性疾病。约占出血性疾病总数的30%，确切病因尚不清楚。欧美国家年发病率为（5~10）/10万人口。中医对应的病名是紫癜病，紫癜是指血络受伤，血渗于肌肤之间，皮肤表现点状或片状青紫斑块的病症，而文献中紫癜、发斑、衄血、瘀斑、葡萄疫、虚劳等都与ITP有关。

病因病机 血液生化于脾，藏受于肝，总统于心，输布于肺，化精于肾，以脉为府，环周不休，滋养全身。任何原因导致血不循经，脉络受损，就会导致血溢脉外的出血证。明·张景岳《景岳全书·血证》概括出血之症多由外感风热毒邪、内伤七情、饮伤脾胃、劳倦色欲伤肾等病因所致，并简单扼要概括出"火盛"与"气伤"在病机中的重要性。气伤即气虚，致气血生化不足和统摄无权，则血溢脉外；火热性阳，最易灼伤络脉，迫血妄行，从而引起各种出血。该病急性期以"火盛"为特点，外感诱发者多见，外感邪热或内热伏扰营血，灼伤脉络，迫血妄行，此期紫癜颜色鲜红密布，出血症状较重；慢性期以"气伤"为特点，主要表现为肺脾两虚和脾肾两虚，此期紫癜颜色淡红稀疏或没有明显出血点；慢性型急性发作期或病情反复者多表现为虚实夹杂，以虚为本，以火、瘀为标的特点，多因外感或过劳诱发。瘀血既是病理产物也是致病因素，始终贯穿于整个疾病过程。

证候诊断 2014年中国国家中医重点专科紫癜病协作组将紫癜病分为以下三个证候：血热妄行证、气不摄血证、阴虚火旺证。①血热妄行证：出血（皮肤紫癜、鼻衄、齿衄，或月经过多）量多，色鲜红，起病急骤，发热，烦渴，小便黄赤，大便干燥，舌质红，苔黄或黄腻，脉滑数或弦数。②气不摄血证：皮肤紫癜色淡稀疏，鼻衄，齿衄，月经量多；病程较长，时发时止，稍劳即发；神疲乏力，头晕，气短，面色不华，食少，便溏或便干不爽，舌质淡，苔薄白，脉濡细或沉细。③阴虚火旺证：皮肤紫癜色鲜红或暗红，起病较慢，时发时止，五心烦热，鼻衄，齿衄，月经量多，口干，潮热盗汗，舌红少津，苔薄或剥，脉细数。

治疗方法 ITP具有易反复发作、治疗难度大、治疗效果差等特征。由疾病本身和治疗相关因素导致的死亡率比正常人群高出4.2倍。现代医学常用糖皮质激素、雄性激素（达那唑）、免疫抑制剂或化疗药物（秋水仙碱、长春新碱、长春花碱、环磷酰胺、阿霉素等）、生物制剂（α-干扰素、静脉丙种球蛋白、重组人血小板生成素）、单克隆抗体（利妥昔、阿伦单抗）、血浆置换、免疫吸附等单独或联合措施治疗。中医遵循辨证施治的原则，还可以加用中成药益气健脾，协同提高疗效。

西医治疗 该病治疗目的是控制出血症状，减少血小板破坏，确保患者不因出血发生危险。一般来说血小板计数大于 $30 \times 10^9/L$，需要监测血常规，不建议积极治疗。生活起居上注意限制活动，加强护理，避免外伤。禁用阿司匹林等影响血小板聚集的药物及其他抗凝药物，以免加重出血。治疗ITP的一线药物包括：肾上腺糖皮质激素、静注人免疫球蛋白、重组人血小板生成素（rh-TPO）、艾曲波帕片、罗米司亭等；可供选择的二线治疗药物包括环孢素A、达那唑、硫唑嘌呤、长春新碱、吗替麦考酚酯（骁悉）等。其他治疗方法有：输注机采血小板、使用止血药物或脾切除。

辨证论治 ①血热妄行证：治以清热解毒、凉血止血，方选犀角地黄汤加减，常用中药有水牛角、生地黄、牡丹皮、赤芍药、茜草、紫草、板蓝根、连翘、甘草等。②气不摄血证：健脾益气、摄血止血，方选归脾汤加减，常用中药有生黄芪、党参、当归、白术、阿胶（烊化）、茯苓、仙鹤草、炙甘草等。③阴虚火旺证：滋阴清火、凉血止血，方选知柏地黄汤加减、常用中药有炒知母、炒黄柏、山茱萸、淮山药、茯苓、女贞子、旱莲草、牡丹皮、生地黄等。

中成药治疗 ①血热妄行证：可选犀角地黄丸。②气不摄血证：可选归脾丸、人参养荣丸等。③阴虚火旺证：可选知柏地黄丸、大补阴丸。

现代研究 包括中医证候研究、机制研究及药物研究三方面。

证候研究 通过文本挖掘技术和回顾性调查研究分析认为气虚证、血虚证、血瘀证是原发性血小板减少性紫癜的主要证候。

机制研究 研究表明 ITP 患者的细胞毒 T 淋巴细胞（cytotoxic t lymphocytes，CTL）的细胞毒作用使血小板凋亡和死亡增多，引起患者 CD8$^+$细胞膜表面凋亡因子相关配体（FasL）、肿瘤坏死因子（TNF)-α 表达增高，提示 ITP 患者 CTL 介导的细胞毒作用与FasL、TNF-α 表达增高有关。另有研究检测外周血 CD4$^+$CD25$^+$调节性 T 细胞（Tregs）数量及 Foxp3基因的表达水平，结果显示 ITP 患者外周血 CD4$^+$T、CD4$^+$CD25$^+$T 细胞百分率及 T 细胞 Foxp3 mRNA 水平均显著低于健康人群组，且 CD4$^+$ CD25$^+$ T 细胞百分率与 Foxp3mRNA 水平呈正相关。

药物研究 卷柏又称为回阳草，主要成分是黄酮类、芹菜素、B2 谷甾，醇及酚类、海藻糖等，主要的药理作用为抗癌、止血、抑菌、解痉。江南卷柏片具有清热利湿、凉血止血和养血的作用。选用卷柏清热凉血的功效用于治疗血热妄行 ITP 患者。研究表明紫癜汤（黄芪、人参、阿胶、桃仁、生地黄、白芍、仙鹤草、当归、甘草）提升 ITP 模型小鼠血小板的机制与降低外周血网织血小板（RP）及血清中血小板生成素（TPO）有关。有研究选用参桂益气温阳汤（太子参、炒白术、茯苓、炙甘草、桂枝、白芍、锁阳、淫羊藿、川草薢、巴戟天、补骨脂、生姜、大枣）治疗该病，通过显著降低总 T 细胞、NKT 细胞、CD3DR+活化 T 细胞比值；升高 CD19$^+$CD5$^+$/CD19$^+$比值、CD4$^+$ CD25$^+$Treg 细胞和 Th2 细胞，起到免疫调节和免疫耐受作用，改善外周血小板水平，临床疗效显著。

（刘 锋）

jíxìng báixuèbìng

急性白血病（acute leukemia, AL）

造血细胞突变引发幼稚细胞（即白血病细胞）在骨髓或其他造血组织中进行性、失控制的异常增殖、浸润各种组织所致的造血系统恶性疾病。导致正常血细胞生成减少，产生相应的贫血、感染及出血等临床表现，并有周围白细胞质和量的改变。急性白血病病程急、骨髓和外周血中以异常原始及早期幼稚细胞异常增殖为主。该病属于中医学的虚劳、血癌等范畴。

病因病机 急性白血病的发病原因不外乎外邪入侵和内伤两个方面，外邪主要为温热毒邪，以及由于各种因素所致的血瘀、痰凝；内伤则主要为气虚及阴血

不足。白血病的临床表现十分复杂，在疾病的演变过程中，由于患者年龄、病程及有无兼证的不同，发病初期可能为因虚致病，后期则可能为因病致虚，其病性为正虚邪恋，虚实夹杂，本虚标实。根据中医的"正气存内，邪不可干"及"邪之所凑，其气必虚"的理论，该病的发生由于先天禀赋不足，后天失养，致使脏腑功能失调，正气虚弱，邪毒内侵，深至骨髓，内耗真气精血，阴阳失调，正气衰败，易受外邪侵袭。

证候诊断 急性白血病以血虚发热、出血及胁下癥积，瘰疬痰核，骨与关节疼痛等为主要证候。该病发病急剧，进展快速，疾病发生发展过程中由内生之毒、外来之毒侵袭机体，又可出现毒热证候；毒邪与机体正气相搏，加之气血阴阳亏虚可出现血瘀内阻证候；毒热极盛，正邪相争，又可见发热症状；热迫血行，又可出现出血证。各种证候诊断要点如下。①邪盛正虚证：面色苍白，头晕，疲乏无力，活动后心慌气短，或发热、出血骨痛，舌质淡，苔薄白，脉虚大无力或脉沉细。②邪热炽盛证：壮热口渴，皮现紫癜、齿鼻渗血、血色鲜红，舌质红，苔黄，脉数。③痰瘀互结证：瘰疬痰核，胁下包块，按之坚硬，时有胀痛，或伴有低热、盗汗，面色不华，舌质暗，苔腻，脉弦细或涩。④正虚邪恋证：面色少华，唇甲色淡，体倦乏力，头晕耳鸣，心悸气短，失眠健忘，纳呆食少，口咽干燥，腰膝酸软，自汗盗汗，舌淡少苔，脉细。

治疗方法 急性白血病应用中医药配合化疗，具有增效解毒作用，可使完全缓解率得到提高。急性白血病实证多于虚证，但虚

证的疗效好于实证，可能提示化疗的同时中医扶正治疗的重要性。在诱导期应用中药补益气血、滋肾填精，可减少化疗的骨髓毒副作用，增强机体对化疗的耐受性，促进造血功能的恢复。中药和胃降逆法可以减轻化疗药物的消化道毒副作用，如食欲差、呕吐等，保证化疗顺利进行。缓解后益气养阴可以恢复化疗对机体的损伤，增强机体的免疫力，消灭体内残留的白血病细胞，最终达到延长无病生存期及提高治愈率的目的。

西医治疗　化疗仍是治疗白血病最重要、最基本的治疗方法，也是其他治疗方法的基础。按传统的观点，急性白血病的化疗一般分为诱导缓解治疗、巩固治疗和维持治疗三个不同阶段。急性白血病化疗的原则强调早期、足量、联合、周期性以及个体化。

辨证论治　①邪盛正虚证：治以祛邪解毒、扶正固本，方选黄连解毒汤合当归补血汤加减，常用中药有黄连、黄芩、银花、连翘、栀子、黄芪、当归、麦冬、玄参等。②邪热炽盛证：治以清热解毒、凉血止血，方选清瘟败毒饮加减，常用中药有石膏、知母、黄芩、栀子、水牛角、紫草、生地黄、丹皮、玄参等。③痰瘀互结证：治以化痰散结、祛瘀解毒，方选消瘰丸合膈下逐瘀汤加减，常用中药有浙贝母、玄参、牡蛎、半夏、丹参、赤芍、桃仁、三棱、莪术、半枝莲、龙葵等。④正虚邪恋证：治以扶正祛邪，方选二至丸合六味地黄丸加减，常用中药有女贞子、旱莲草、熟地、山药、山茱萸、茯苓、丹皮、泽泻等。

中成药治疗　①复方黄黛片，清热解毒、益气生血，适用于急性早幼粒细胞白血病患者。②青黄散：解毒化瘀，适用于急性髓细胞性白血病 M2、M3、M6 型。③亚砷酸注射液：解毒化寒，适应于急性早幼粒细胞白血病患者。④苦参注射液：清热解毒，适用于晚期白血病患者及年老体弱、不能耐受化疗的患者。⑤贞芪扶正颗粒：益气养阴，适用于白血病化疗后白细胞减少的患者。⑥益气补肾颗粒：益气补肾，适用于白血病患者化疗后气虚肾亏的患者。

中医辅助疗法　①中医心理干预：调节情志，解除焦虑和恐惧。②中药口腔贴膜（养阴生肌散）：益气养阴，治疗口腔溃疡。中药局部外敷（雄黄贴剂）：化瘀散结，治疗肝脾淋巴结肿大。③中药外用：清热解毒（金黄膏），治疗药物性静脉损伤。④中医穴位按压（内关、合谷）：和胃止吐，治疗化疗引起的恶心呕吐。⑤中药局部熏洗（化腐生肌定痛散）：清热解毒，治疗化疗后肛周感染。

现代研究　包括以下几个方面的研究。

增效减毒研究　难治性急性白血病仍是白血病治疗的难题，其主要特点是对化疗反应差、诱导缓解率低、持续缓解时间短、易复发、生存期短等问题。中药联合化疗的中西医结合方案的优势包括提高难治性急性白血病对化疗的敏感性和耐受性。恶心呕吐是 AL 化疗最常见的胃肠道反应，半夏散敷脐具有很好的止吐效果。参麦注射液联合化疗，能够有效防治急性白血病常用化疗药柔红霉素的心肌毒性，保护心肌细胞免受化疗带来的损伤。

防治并发症研究　感染是急性白血病患者最常见的合并症和死亡原因，感染部位多为口咽部、肺、肛周等。抗感染联合中医卫气营血辨证论治较单纯西药抗感染可以快速控制体温，明显降低急性白血病感染发生率，缩短住院时间，在肛周感染的未成脓期、成脓期及恢复期分别辨证施以消、托、补三法，可以免受清脓和切开之苦，促进创口早日愈合；中药复方银菊合剂（金银花、野菊花、天花粉、甘草四味）清热滋阴，外用含漱局部给药可以防治急性白血病化疗后口腔溃疡。

证候研究　急性白血病细胞的增殖、分化和凋亡以及黏附力、运动力、侵袭力等信息反映了机体的病理状态，与证的形成密切相关，急性白血病细胞增殖能力与热证具有一定的相关性；ID4 基因具有抑制肿瘤细胞生长的作用，该基因启动子区甲基化通过抑制基因的表达而导致肿瘤的发生，急性白血病热证较其他证型更易出现 ID4 基因甲基化，在分子水平阐明了急性白血病热证的本质。急性白血病临床常用的辨证方法包括主症辨证、卫气营血辨证、经验辨证、按病测证等。证素辨证方法分析显示，急性白血病的中医病理因素兼夹错杂。

中药介入治疗研究　造血干细胞移植治疗急性白血病在临床上已取得巨大成功，但预处理期大剂量的放化疗、移植期及移植后免疫抑制剂的应用，产生诸多副作用，自体移植治疗白血病因缺乏异基因移植伴发移植物抗宿主病的移植物抗白血病反应。黄芪注射液联合粒细胞刺激因子有利于外周血造血干细胞的动员，预处理方案中加入中药参麦注射液、丹参、苦参注射液、喜炎平注射液、清开灵注射液等可以预防化疗药物的副作用，干细胞回输后给予益气养血中药能够加快造血重建，移植后给予中药西黄丸可以降低复发率。

（刘锋 胡晓梅）

línbāliú

淋巴瘤（lymphoma）

原发于淋巴结或淋巴组织的恶性肿瘤。按病理和临床特点分为霍奇金淋巴瘤（hodgkin lymphoma，HL）和非霍奇金淋巴瘤（non-hodgkin lymphoma，NHL）两大类，其恶性程度不一。临床以无痛性、进行性淋巴结肿大为主要表现，亦可伴有肝、脾肿大，晚期可出现衰竭和恶病质。祖国医学虽无恶性淋巴瘤的病名，但根据其临床表现属于中医学的痰核、恶核、瘰疬、筋瘰、石疽、疵痈、失荣等范畴。

病因病机 淋巴瘤的病因尚未阐明，一般认为与病毒感染、理化因素、免疫缺陷及遗传因素有关，并且多数认为是多因素互相作用的后果。中医学者大多认为该病为虚、毒、痰、瘀致病，常因素体不足、恣食生冷、情志不舒、劳倦所伤等导致脏腑功能失调，复感六淫邪毒，日久导致肺失宣降、肝气郁结、肾阴不足，在此基础上发生水湿内停、气滞血瘀、久耗津液等病理变化，病机重点在于痰湿。痰为水液所聚，或邪热烁津而成，倘若思忧悲患、气郁化火、饮食不节，脾失健运抑或邪毒内陷、热毒灼盛，均可导致津液输布失常，痰浊内生。痰浊内蕴，阻闭经络，气血涩滞，痰凝瘀毒，相互胶结，渐积肿核，遂发该病。同时，痰之为物，随气升降，无处不到，或留着肌肤，走窜筋骨，或内陷脏腑，故累及范围甚广。主要涉及脏腑为肺、肝、脾、肾。疾病早期以痰凝结滞为基本病理，后期则由于邪盛正衰引起气虚、阴虚等临床表现。

证候诊断 ①痰湿凝滞证：颈项、耳下或腋下、鼠蹊有多个肿核，不痛不痒，皮色如常，坚硬如石，推之不移，不伴发热，形寒肢冷，面色少华，神疲乏力，舌质淡，苔薄白，脉细弱。②气郁痰结证：颈项、腋下、鼠蹊有多个肿核，不痛不痒，皮色不变，按之结实，畏寒，发热，口苦咽干，头晕耳鸣，纳呆，心烦善怒，便干尿黄，舌质红，苔微黄，脉弦数。③肝火犯肺证：胸胁疼痛，咳嗽气逆，胸闷气短，烦躁易怒，心悸喘息，口苦咽干头晕乏力，舌质红，苔薄白或微黄，脉弦数。④血瘀瘕积证：消瘦腹胀，颈部腋下有肿块或胸腹内有包块，腹痛纳呆，有时咳嗽气逆，有时恶心呕吐，胸闷，午后潮热，便干或黑便，舌质暗或有瘀斑，脉沉弦或弦涩。⑤肝肾阴虚证：头晕目眩，胁痛耳鸣，颈项肿核累累，坚硬如石，口干咽燥，五心烦热，腰膝酸软，遗精或月经不调，舌红，苔少，脉细数。⑥气血两虚证：头晕眼花，心悸失眠，面色苍白，气短乏力，颈项腋下肿核累累，坚硬如石，推之不移，或腹内肿块，食欲不振，唇色淡白，怕冷，舌淡，苔薄白，脉细弱。

治疗方法 该病治疗需要根据患者的一般状况进行中西医结合治疗，西医放化疗为主，中医扶正祛邪为辅。①西医化疗，中医药增效：如放化疗期间则以益气养阴血，补肝肾为主，以增强机体的免疫力，提高肿瘤细胞对化疗药物的敏感性。②西医化疗，中医药对抗其毒副作用：中医药在防治放化疗反应中占有重要位置，尤其对常见的消化系统和造血系统毒副反应的治疗有较好的效果。化疗期间在辨证论治的基础上加用予降逆和胃之中药，可

以减少放化疗药物对消化道的副作用；加用补肾生血类中药能促进骨髓的造血功能恢复，迅速改善机体的一般状况，使化疗顺利进行。

西医治疗 淋巴瘤具有高度异质性，治疗差别大，不同病理类型和分期的淋巴瘤采取不同的治疗方案。

霍奇金淋巴瘤治疗 ①早期预后良好的 HL，应以 2 个疗程 ABVD 方案为主。②早期预后不良的 HL，4 个疗程 ABVD 或 2 个疗程剂量递增 BEACOPP＋2 个疗程 ABVD，或 Stanford V 方案作为一线方案。③进展期 HL，6 个疗程 ABVD 一直是进展期 HL 的标准方案。④难治性或复发 HL，补救性化疗后自体造血干细胞移植（ASCT）是美国国立综合癌症网络（NCCN）推荐的治疗策略。⑤结节性淋巴细胞为主型 HL（NLPHL），单独放疗、手术切除受累淋巴结或选择方案有 ABVD、BEACOPP；因 NLPHL 常表达 CD20，CD20 单抗一般用于复发患者。

非霍奇金淋巴瘤治疗 ①化疗；②造血干细胞移植；③免疫及靶向治疗新药，抗 CD20 单抗（利妥昔）是生物免疫治疗 B-NHL 的理想靶点，利妥昔联合 CHOP 及 CHOP 类化疗方案疗效优于单用化疗方案，已作为一线治疗方案列入 NCCN 淋巴瘤治疗指南。此外 Bcl-2 反义寡核苷酸、细胞周期依赖激酶抑制剂、组蛋白脱乙酰化酶抑制剂临床试验正在进行，其结果值得期待。

辨证论治 ①寒痰凝滞证：治以温化寒痰、软坚散结，方选阳和汤（《外科全生集》）加减，常用中药有熟地、肉桂、炮姜、麻黄、白芥子、甘草、夏枯草、

皂角刺、牡蛎、瓦楞子等。气短乏力明显，可加党参、白术；怕冷明显加附子；更甚者加细辛。②气郁痰结证：治以舒肝解郁、化痰散结，方选柴胡疏肝散（《景岳全书》）加减，常用中药有柴胡、枳壳、白芍、郁金、香附、川楝子、丹参、青皮、陈皮、贝母、海藻、夏枯草等。若便干可加大黄、面赤喜怒加栀子。③肝火犯肺证：治以清肝泻肺、解郁散结，方选黛蛤散（《医宗金鉴》）合泻白散（《小儿药证直诀》）加减，常用中药有青黛、海蛤粉、桑白皮、地骨皮、贝母、昆布、玄参、夏枯草、牡蛎、黄芩等，若胸闷可加瓜蒌、若气逆咳嗽加旋覆花。④血瘀癥积证：治以活血化瘀、软坚散结，方选鳖甲煎丸（《金匮要略》）加减，常用中药有鳖甲、赤芍、丹参、川芎、三棱、莪术、穿山甲、蜈蚣、白花蛇舌草等，腹痛明显者可加白芍、甘草，伴呕吐者可加半夏、竹茹，出血明显者可加仙鹤草、三七。⑤肝肾阴虚证：治以滋补肝肾、软坚散结，方选杞菊地黄汤（《医级》）加减，常用中药有熟地、山萸肉、山药、泽泻、丹皮、茯苓、菊花、枸杞子、浙贝母、白花蛇舌草等。若阴虚火旺，手足心热可加知母、黄柏；盗汗甚者加牡蛎、浮小麦。⑥气血两虚证：治以益气养血，方选八珍汤《（正体类要》）加减，常用中药有党参、白术、茯苓、炙甘草、熟地、当归、白芍、川芎、首乌、龙眼肉、白花蛇舌草等。若贫血明显可加阿胶；纳差可加焦三仙。

中成药治疗 ①夏枯草膏：清泻肝火、化痰散结之，适用于淋巴瘤气郁痰结者。②小金丹：散结消肿、化瘀止痛，适用于淋巴瘤血瘀癥积者。③鳖甲煎丸：活血化瘀、软坚散结，适用于淋巴瘤血瘀癥积者。④内消瘰疬丸：软坚散结之功效，适用于淋巴瘤肝肾阴虚者。

中医辅助疗法 ①针灸疗法止呕：取足三里、内关、合谷等穴。②金黄膏外敷治疗预防化疗药物引起静脉炎。③中药祛毒汤预防化疗患者肛周感染。

现代研究 包括单味中药及中药复方抗肿瘤机制研究。中药抗淋巴瘤的主要作用机制包括①抑制淋巴瘤细胞株增殖；②促进淋巴瘤细胞株凋亡；③降低患者血清血管内皮生长因子水平，抑制血管新生；④调节免疫。

单味中药研究 三氧化二砷（As_2O_3）对多种淋巴瘤细胞株具有抑制增殖、诱导凋亡的效应，其机制涉及多种途径：①巯基是 As_2O_3 诱导细胞凋亡的重要化学感受器。②As_2O_3 只在部分细胞系中通过下调 Bcl-2 水平诱导其凋亡。③As_2O_3 能够上调人 B 淋巴细胞系 MBC-1 细胞 p53 基因在蛋白水平的表达从而诱导其凋亡。④As_2O_3 通过消耗 ATP 和延长细胞周期时间抑制恶性淋巴细胞生长，而不调整细胞周期相关蛋白包括 c-myc、视网膜母细胞瘤蛋白、周期素依赖性蛋白激酶4、细胞周期蛋白 D1、p53 或者分化相关抗原的表达。⑤As_2O_3 可通过下调血管内皮生长因子（VEGF）产生抗血管新生的效应，进而阻止淋巴瘤的生长、浸润及转移。木蝴蝶苷 B 能选择性激活淋巴瘤应激反应体系 MKK3-P38-DDIT3 通路和促进抑瘤基因 p53 的表达，来诱导淋巴瘤细胞灾难性空泡和胀亡。苦参碱可诱导 Raji 淋巴瘤细胞凋亡，可能与活化丝裂原激活的蛋白激酶 p38、上调 Fas 和 Fas 配体表达，提高 c-Jun 氨基末端激酶活性，抑制细胞外信号调节蛋白激酶的活性，进而激活胱天蛋白酶（Caspase）-3，诱导淋巴瘤细胞凋亡有关。黄芩苷和汉黄芩素可能与下调存活素、细胞周期蛋白 E，c-Myc 和 Bcl-2 基因，上调 Caspase-8 和 Caspase-3，诱导 Raji 淋巴瘤细胞凋亡。夏枯草可以明显抑制 Raji 淋巴瘤细胞增殖，其机制可能与调节 Bcl-2 和 Bcl-2 相关 X 蛋白表达以及诱导细胞凋亡有关。雷公藤内酯醇可降低患者血清血管内皮生长因子，抑制淋巴瘤增殖、诱导细胞凋亡，阻断淋巴瘤细胞通过淋巴结的转移，改善患者的预后。牛蒡子苷元能够抑制 T 淋巴细胞增殖，下调白细胞介素（IL）-2、γ 干扰素（IFN-γ）和活化 T 细胞核因子细胞的基因表达。

中药复方研究 透脓散作用于 Raji 细胞，具有抗增殖和诱导细胞凋亡作用，其机制涉及下调核因子 κB（NF-κB）和 Bad，活化 Caspase-9、Caspase-3。浙贝黄芩汤通过降低机体 Foxp3 表达及增高 NKT 细胞来调节机体免疫，改善淋巴瘤进展及预后。舒肝溃坚汤（夏枯草、僵蚕、香附、石决明、当归等）能提高淋巴瘤患儿黏附分子 CD11a、CD64L、CD54 水平，增加机体免疫力。

（刘 锋）

gǔsuǐ zēngshēng yìcháng zōnghézhēng

骨髓增生异常综合征（myelodysplastic syndromes，MDS）

异质性克隆性造血干细胞疾病，属骨髓衰竭性疾病。其生物学特征是髓系细胞（粒系、红系、巨核系）一系或多系发育异常（即病态造血）和无效造血，可伴原始细胞增多。临床表现为外周血细胞一系或多系减少，且具有并发症多（晚期出现骨髓纤维化、脾肿大、严重感染和出血等）的特点，因遗传不稳定性而高风险向急性髓系白血病转化。该病多发生于老年人。由于预后和自然病程存在很大异质性的特点，治疗倾向个体化，迄今为止唯一可以根治的方法是异基因造血干细胞移植。祖国医学典籍中没有"骨髓增生异常综合征"这一病名，现代医家根据患者的临床表现，将其归为髓毒劳、虚劳、内伤发热、血证、癥积等范畴。

病因病机 有研究显示，MDS 发病可能与重金属、石油产品、电离辐射、烟尘、苯、氯霉素、有机溶剂、烷化剂、染发剂、杀虫剂、高压电磁场、吸烟和酗酒等因素有关，但只有氯霉素、烷化剂、苯等已被证实能引起继发性或治疗相关 MDS，关系较为肯定。绝大部分 MDS 患者仍不能明确其致病因素。MDS 发病机制复杂，其发生和发展是多步骤的缓慢过程，具体机制仍不明确。

传统医学认为该病存在毒为源，瘀为果，虚实夹杂的病理特点。由于素体正虚，外感邪毒，邪毒伏髓，因毒致瘀，毒瘀互结，气血生化失常。邪毒内蕴，深伏于精血骨髓之内，暗耗人体精血，致使机体精亏血少，形体失充，故形体日渐羸弱，血液化生不足，呈现一派虚损之象。病位在于肝、心、脾、肺、肾，关键在于肝、脾、肾。治疗以扶正祛邪为大法，具体为益气扶正、解毒祛瘀。

证候诊断 该病本虚标实、虚实夹杂。辨证时应当分清虚实，辨别轻重，同时注重本虚之质。证候诊断要点如下。①气阴两虚，毒瘀阻滞证：面色无华，气短乏力，自汗或盗汗，五心烦热，重者衄血或便血，或皮肤紫斑，舌

淡嫩苔少，脉虚大无力。②脾肾两虚，毒瘀阻滞证：面色苍白或虚浮，纳呆便溏，腰膝酸软，畏寒怕冷，重者衄血或便血，或皮肤紫斑，舌淡胖苔水滑，脉沉细。③邪热炽盛，毒瘀阻滞证：发热汗多，常见衄血或便血，或皮肤紫斑，口干口苦，喜饮，大便干结，小便黄赤，舌红苔黄，脉洪数。

临证时应注意以下几个问题：①证型间相互转化。②各型间可有兼夹。③辨证与辨病相结合：难治性血细胞减少伴多系发育异常（RCMD）及难治性贫血伴环状铁粒幼细胞（RAS）阶段以虚损为主，治疗上重在补益；而 RAEB 阶段则在扶正的基础上，加入解毒抗癌之品，以延缓向白血病的转化。另外要结合现代医学检验手段，扩大中医的望诊和辨证范围，辨病与辨证相结合。如骨髓病理 ALIP 阳性，宜加大清热解毒之力；病理发现骨髓纤维化时，根据不同程度，适加活血化痰之品等。总之，病证结合可更准确的认识把握疾病的本质，提高疗效。

治疗方法 MDS 存在异质性，治疗应采取个体化。

西医治疗 当一个患者确诊为 MDS，制定治疗决策时主要考虑以下三点。①患者的国际预后积分系统（IPSS）危度分层；②患者的年龄；③患者的体能状况。对于低危和中危 I 患者，主要是刺激残存正常造血干/祖细胞的造血能力和/或改善 MDS 异常造血克隆的造血效率，从而改善患者的生活质量；对于中危 II 和高危患者，则是根除 MDS 异常造血克隆，恢复正常造血。MDS 的治疗方法主要分为单纯支持治疗、低强度治疗和高强度治疗。支持

治疗主要包括输血、细胞生长因子、抗感染、补铁等治疗，适用于各阶段 MDS 治疗。低强度治疗主要包括刺激骨髓造血、免疫抑制/调节剂、小剂量化疗等，适用于低危或中危 I 患者，可首选免疫抑制剂，如环孢素 A、抗胸腺细胞球蛋白、沙利度胺等。小剂量化疗及去甲基化药物，如美法仑、地西他滨、阿扎胞苷等，适用于有克隆性染色体异常、年龄 <75 岁，中危 II 及高危患者。高强度治疗则包括大剂量化疗和造血干细胞移植，适用于高危、体能状况良好及相对年轻患者。化疗方案有 IA（去甲氧柔红霉素+阿糖胞苷）、FA（氟达拉滨+阿糖胞苷）、TA（拓扑替康+阿糖胞苷）等；对于有合适人类白细胞抗原（HLA）相配供体的年轻 MDS 患者，进行造血干细胞移植是首选治疗方法。

辨证论治 根据"治病必求其本"的原则，治疗始终应以扶正为基础，兼以祛邪。该病虽辨证分型较多，但各型多互见，很少单纯出现。初期气血双亏多见，也兼有肾精不足，中后期以肾虚为主，也兼见气血亏虚；终末期在虚证基础上出现热毒内盛或邪毒外袭；或因虚生实，出现痰瘀。因而治疗时不可执于一端。具体治法及主方如下。①气阴两虚，毒瘀阻滞证：治以益气养阴、解毒化瘀，方选生脉饮（《内外伤辨惑论》）合大补元煎（《千家妙方》）加减，常用中药有太子参、麦门冬、五味子、生地黄、山茱萸、女贞子、枸杞子、白芍、天冬、黄芪、当归等。可加用青黛及雄黄。②脾肾两虚，毒瘀阻滞证：治以健脾补肾、解毒化瘀，方选六味地黄丸（《小儿药证直诀》）合香砂六君子汤（《古今名

医方论》）加减，常用中药有熟地黄、山茱萸、山药、泽泻、牡丹皮、茯苓、木香、砂仁、太子参、炒白术、炙甘草等。阳虚甚者加仙茅、淫羊藿、巴戟天等；脾虚明显者加炒薏苡仁、莲子肉、炒扁豆等。可加用青黛及雄黄。③邪热炽盛，毒瘀阻滞证：治以清热解毒化瘀，方用化斑汤（《温病条辨》）加减，常用中药有生石膏、知母、人参、玄参、生地黄、蒲公英、栀子、白花蛇舌草、半枝莲、苦参、生甘草等。可加用青黛及雄黄。

中成药治疗　①贞芪扶正冲剂：益气补肾，适用于气阴两虚，也可配合化疗应用。②杞菊地黄丸：养肝补肾，适用于肝肾两虚者。③金匮肾气丸：温补肾阳，适用于脾肾两虚者。④西黄丸或大黄䗪虫丸：活血化瘀，适用于瘀血癥积明显者。⑤六神丸、当归龙荟丸、犀黄丸或复方黄黛片：清热解毒，适用于热毒炽盛者。⑥归脾丸或当归补血丸：补益气血，适用于气血虚弱者。

中医辅助疗法　该病适宜"内养功"法配合药物治疗，有益于药物发挥作用，并可提高患者的免疫功能。

中西医结合治疗　①非化疗患者的中西医结合治疗：对于原始细胞无明显增多的患者，一般不采取化疗治法，应选用刺激造血的西药，如雄性激素与促红细胞生成素，诱导分化剂及细胞因子等。中医在治则上应采扶正培本的原则，中药宜用补气血阴阳为主，根据其虚损程度，选方用药应各有侧重，重点补肾生血兼顾补脾。②化疗患者的中西医结合治疗：对于原始细胞较多者，应根据患者的一般状态及病情程度，合理选择小剂量化疗或联合

化疗。中药应在培补的基础上适当加用解毒抗癌之品，如白花蛇舌草、七叶一枝花、半枝莲、龙葵、薏苡仁等。在化疗过程中，利用西药杀伤白血病细胞的优势，中药应以对抗化疗的毒副作用为主，以益气血、补肝肾法为主导治法，促使正常造血功能的恢复，减少出血感染等并发症的发生率及其程度，使化疗得以顺利进行，提高缓解率。在控制感染治疗中，中药除辨证给予清热解毒之品外，勿忘记该病本虚标实的特点，注重扶正祛邪。③中西医结合治疗该病的趋势：中药在治疗该病主要集中在益气养血填精方面，对纠正贫血、白细胞及血小板减少有一定疗效，但对控制白血病细胞的增长尚无可靠方法。

现代研究　研究表明砷剂治疗 MDS 的作用机制有如下几个方面。①诱导凋亡：有多个研究证实，三氧化二砷对 MDS-难治性贫血伴原始细胞过多（RAEB）细胞株 MUTZ-1 有促凋亡作用，随着浓度的递增及时间延长，细胞凋亡比例明显升高。②促进分化：砷剂对肿瘤细胞具有诱导凋亡和促进分化的双向调节作用，与浓度密切相关。中国也有研究证实低浓度三氧化二砷可诱导低危组粒单系细胞增殖分化。③制细胞增殖：有研究表明雄黄能与组织蛋白质中的巯基（—SH）结合，使含巯基酶失去活性，诱导活性氧类生成，产生氧化性损害，以抑制肿瘤细胞的增殖。④抑制新生血管生成：有相关研究表明，砷剂通过抑制血管内皮生长因子（VEGF）的自分泌及旁分泌途径，诱导血管内皮细胞凋亡，抗血管生成而发挥治疗作用。⑤双重甲基化作用：对 MDS 异常高甲基化及低甲基化的双重调控作用，即

以去甲基化为主，促甲基化为辅。二硫化二砷（As_2S_2）能够对肿瘤抑制基因去甲基化，对致癌基因甲基化，而这或许就是雄黄治疗 MDS/继发急性髓系白血病（AML）的机制所在。

（刘　锋）

nèifēnmì yǔ dàixiè jíbìng

内分泌与代谢疾病（endocrine and metabolic disease）

内分泌系统或机体代谢障碍引起的功能性和器质性疾病。

疾病范围　内分泌系统由内分泌腺（垂体、甲状腺、甲状旁腺、肾上腺、性腺和胰岛）及分布在心血管、胃肠、肾、脂肪组织、脑的内分泌组织和细胞组成。新陈代谢是指在生命机体中所进行的众多化学变化的总和。凡这两个系统发生的功能性和器质性疾病都属于内分泌与代谢疾病。中医学主要对应的病证包括消渴、肥胖、瘿瘤、痛风等。

中医特征　许多脏腑经络都与内分泌系统有关。其中，与肾、肝、脾的功能密切，而肾尤为重要。总的病因包括禀赋、七情、饮食、劳伤等，病性在内分泌疾病中，虚证相对多见，也可兼见标实证；代谢性疾病则本虚标实多见。

治疗特点　西医治疗包括对因治疗和对症治疗两方面。对于某些内科不能治疗或疗效不佳的疾病应考虑手术治疗。

根据脏腑的生理特点，中医辨证论治应注重肾、肝、脾之间的密切关系，治肾宜滋、填、温、纳，治肝宜柔、宜疏，治脾宜升、宜补、宜温。

现代研究　中西医结合研究已取得明显的进展。例如：在病因病机研究方面，发现糖尿病辨证分型与胰岛 B 细胞功能、胰岛

素生长因子-1、糖化血红蛋白等相关；在疾病诊断方面，将临床实验室及功能检查等客观指标丰富到中医四诊；中药或中西药结合治疗疗效稳定且副反应少；运用现代研究技术，对于临床验证有确切疗效的中医方药，如六味地黄丸等，进行了效应机制研究。

（王学美）

tángniàobìng

糖尿病 （diabetes mellitus；diabetes，DM）

胰岛素分泌绝对或相对不足，以及机体靶组织或靶器官对胰岛素敏感性降低引起的以血糖水平升高伴或不伴血脂异常的代谢性疾病。属于中医学的消渴、肥胖等范畴。

病因病机 该病病因涉及禀赋不足、情志失调、饮食不节、外感邪毒等诸多方面，病机为食、郁、痰、湿、热、瘀交织为患。其病机演变基本按郁、热、虚、损四个阶段发展。发病初期以六郁为主，病位多在肝、脾（胃）；继则郁久化热，以肝热、胃热为主，亦可兼肺热、肠热；燥热既久，壮火食气，燥热伤阴，阴损及阳，终至气血阴阳俱虚；脏腑受损，病邪入络，络损脉损，变证百出。病位在五脏，以脾（胃）、肝、肾为主，涉及心肺。阴虚或气虚为本，痰浊血瘀为标，多虚实夹杂。瘀血贯穿糖尿病始终，是并发症发生和发展的病理基础。

证候诊断 临床大致可分为糖尿病期、并发症期和兼夹证。糖尿病期以痰（湿）热互结证、热盛伤津证、气阴两虚证常见；并发症期以肝肾阴虚证、阴阳两虚证；兼夹证以兼痰浊、兼血瘀常见。各期证候诊断要点如下。

糖尿病期 ①痰（湿）热互结证：形体肥胖，腹部胀大，口干口渴，喜冷饮，饮水量多，脘腹胀满，易饥多食，心烦口苦，大便干结，小便色黄，舌质淡红，苔黄腻，脉弦滑。②热盛伤津证：口干咽燥，渴喜冷饮，易饥多食，尿频量多，心烦易怒，口苦，溲赤便秘，舌干红，苔黄燥，脉细数。③气阴两虚证：咽干口燥，口渴多饮，神疲乏力，气短懒言，形体消瘦，腰膝酸软，自汗盗汗，五心烦热，心悸失眠，舌红少津，苔薄白干或少苔，脉弦细数。

并发症期 ①肝肾阴虚证：小便频数，浑浊如膏，视物模糊，腰膝酸软，眩晕耳鸣，五心烦热，低热颧红，口干咽燥，多梦遗精，皮肤干燥，雀目，或蚊蝇飞舞，或失明，皮肤瘙痒，舌红少苔，脉细数。②阴阳两虚：小便频数，夜尿增多，浑浊如脂如膏，甚至饮一溲一，五心烦热，口干咽燥，神疲，耳轮干枯，面色黧黑；腰膝酸软无力，畏寒肢凉，四肢欠温，阳痿，下肢浮肿，甚则全身皆肿，舌质淡，苔白而干，脉沉细无力。

兼夹证 ①兼痰浊：形体肥胖，嗜食肥甘，脘腹满闷，肢体沉重，呕恶眩晕，恶心口黏，头重嗜睡，舌质淡红，苔白厚腻，脉弦滑。②兼血瘀：肢体麻木或疼痛，下肢紫暗，胸闷刺痛，中风偏瘫，或语言謇涩，眼底出血，唇舌紫暗，舌有痕斑或舌下青筋显露，苔薄白，脉弦涩。

治疗方法 糖尿病的治疗目的是纠正糖尿病患者不良的生活方式和代谢紊乱，以防止急性并发症的发生，减少或延缓慢性并发症的发生率与风险，提高患者的生活质量。采用综合治疗，中西医结合治疗适用于该病的整个病程。通过饮食控制、运动、血糖监测、糖尿病自我管理教育和药物治疗等措施，针对病情采用降糖、降压、调脂、改变不良生活习惯。

西医治疗 治疗糖尿病的西药包括以下几种。①口服降糖药：二甲双胍、磺脲类药物、噻唑烷二酮类、格列奈类、α-糖苷酶抑制剂、二肽基肽酶-4（DPP-4）抑制剂。②胰高血糖素样肽-1（GLP-1）受体激动剂。③胰岛素治疗。

辨证论治 初始六郁相兼为病，宜辛开苦降，行气化痰；郁久化热，肝胃郁热者，宜开郁清胃；气血阴阳俱虚，则宜益气养血、滋阴补阳；脉损、络损诸证更宜及早、全程治络，根据病情选用辛香疏络、辛润通络、活血通络诸法。具体治法及主方如下。

糖尿病期 ①痰（湿）热互结证：治以清热化痰，方选小陷胸汤（《伤寒论》）加减。②热盛伤津证：治以清热生津止渴，方选消渴方（《丹溪心法》）或白虎加人参汤（《伤寒论》）加减。③气阴两虚证：治以益气养阴，方选玉泉丸（《杂病源流犀烛》）或玉液汤（《医学衷中参西录》）加减。

并发症期 ①肝肾阴虚证：治以滋补肝肾，方选杞菊地黄丸（《医级》）或麦味地黄汤（《寿世保元》）加减。②阴阳两虚证：治以滋阴补阳，方选金匮肾气丸（《金匮要略》）加减，水肿者用济生肾气丸（《济生方》）加减。

兼夹证 ①兼有痰浊：治以理气化痰，方选二陈汤（《太平惠民和剂局方》）加减。②兼有血瘀：治以活血化瘀，方选桃红四物汤（《医宗金鉴》）加减。

中成药治疗 ①地黄丸系列，例如六味地黄丸、麦味地黄丸、杞菊地黄丸：具有滋阴补肾、滋肾养肺、滋肾养肝等功效，适用于肾虚、肺肾阴亏及肝肾阴亏等证。②金匮肾气丸：温补肾阳、化气行水，适用于糖尿病症见肾虚水肿，腰酸腿软者。③玉泉丸：养阴生津、止渴除烦、益气中和，适用于肺胃肾阴亏损，热病后期。④消渴丸：滋肾养阴、益气生津，适用于气阴两虚证。⑤金芪降糖片：清热益气，适用于气虚内热证。

中医辅助疗法 糖尿病还可使用针灸（体针、耳针）、推拿等辅助疗法。①体针：上消（肺热津伤）选肺俞、脾俞、胰俞、尺泽、曲池、廉泉、承浆、足三里、三阴交等穴位；中消（胃热炽盛）选脾俞、胃俞、胰俞、足三里、三阴交、内庭、中脘、阴陵泉、曲池、合谷等穴位；下消（肾阴亏虚）选肾俞、关元、三阴交、太溪等穴位。阴阳两虚者选气海、关元、肾俞、命门、三阴交、太溪、复溜等穴位。②耳针：耳针、耳穴贴压，取胰、内分泌、肾上腺、缘中、三焦、肾、神门、心、肝等穴位。③推拿：肥胖或超重糖尿病患者可腹部按摩中脘、水分、气海、关元、天枢、水道等穴位。点穴减肥常取合谷、内关、足三里、三阴交等穴位。也可推拿面颈部、胸背部、臀部、四肢等部位以摩、揿、揉、按、捏、拿、合、分、轻拍等手法。

现代研究 包括证候研究和药物研究。

证候研究 三型辨证分型符合现代医学对糖尿病胰岛功能状态随病程演变规律的认识，即阴虚热盛、气阴两虚、阴阳两虚三型。其中，阴虚热盛型病程短、病情轻、并发症少而轻，表现以胰岛素抵抗为主的早期阶段；气阴两虚型病程较长、发病年龄较大、有诸多较轻并发症，表现以胰岛 B 细胞功能紊乱为主的中期阶段，为糖尿病病情转机的关键证型；阴阳两虚型病程长、患者年龄较大、并发症多且严重，表现为胰岛功能衰竭，为糖尿病晚期阶段。同时有很多学者采用现代医学手段，对糖尿病中医证型的微观实质进行了研究，通过微观实质研究寻找不同证型之间的差别。

药物研究 网络药理学研究发现，中药治疗糖尿病的靶点涉及了共同的生物学通路：核因子κB 蛋白激酶复合体抑制物/核因子 κB 信号通路、核因子 κB/κB 抑制蛋白（NF-κB/IκB）信号通路。实验研究发现，中草药及有效成分如多糖、生物碱、皂苷、黄酮等，在糖尿病治疗中具有多种作用。例如：人参皂苷 Rb1 可增加过氧化物酶体增殖物激活受体的基因表达及其 mRNA 和蛋白，促进脂肪细胞分化，使基础和胰岛素刺激的葡萄糖转运增加，同时葡萄糖转运蛋白 4（GLUT4）表达亦增加。盐酸小檗碱可通过降低糖尿病大鼠血清炎症因子水平而起到降低血糖、改善胰岛素抵抗的作用。地锦草可降低 2 型糖尿病（T2DM）模型小鼠的空腹血糖及胰岛素水平，显著提高胰岛素敏感性，改善胰岛素抵抗状态，其机制可能与影响炎症因子及脂肪因子水平有关。中药复方治疗糖尿病的药理学机制也得到进一步证实。例如：六味地黄丸可改善肾损害实验室指标，改善胰岛素抵抗，减轻体内炎性反应，改善脂代谢异常；三黄煎（黄连、黄芩、大黄）具有调节胰岛素分泌及改善胰岛素抵抗的作用，胰高血糖素的不适应分泌也受到抑制；玉液汤通过改善胰岛素抵抗

大鼠脂肪细胞因子瘦素（Leptin）的表达，消渴丸中药成分对大鼠小肠黏膜 α-葡萄糖苷酶具有一定抑制作用；金芪降糖片可以降低链脲佐菌素（Streptozotocin，STZ）诱导的糖尿病大鼠血清基质金属蛋白酶（MMP）-9 水平，下调外周血单核细胞中 MMP-9 的表达水平。

（王学美）

tángniàobìng shènbìng

糖尿病肾病（diabetic nephropathy，DN） 糖尿病高血糖对微血管的损害所致的继发性肾小球疾病。基本病理改变为肾小球系膜基质增生、肾小球毛细血管基底膜（GBM）增厚与肾小球硬化，早期表现为尿中白蛋白排泄轻度增加（微量白蛋白尿），逐步进展至大量白蛋白尿和血清肌酐水平上升，最终发生肾功能衰竭。属于中医学的消渴、水肿、尿浊、虚劳、关格等范畴。

病因病机 多因素体肾虚，糖尿病迁延日久，耗气伤阴，初以气阴两虚，渐至肝肾阴虚；病久迁延，阴损及阳，肾气虚损，进而脾肾阳虚，水湿潴留。病变晚期，浊毒内停而致气血阴阳俱虚，脏腑功能严重失调。该病病位在肾，可涉及五脏六腑。病性为本虚标实，本虚为肝脾肾虚、五脏气血阴阳俱虚，标实为气滞、血瘀、痰浊、浊毒、湿热等。

证候诊断 1 型糖尿病所致肾损害分为 5 期，2 型糖尿病导致的肾脏损害也参考该分期。根据各期的症状、体征可分为主证、兼证、变证，各型诊断要点如下。主证：①气阴两虚证；②肝肾阴虚证；③气血两虚证；④脾肾阳虚证。兼证：①水不涵木，肝阳上亢证；②血瘀证；③膀胱湿热证。变证：①浊毒犯胃证；②溺

毒入脑证；③水气凌心证。

治疗方法 包括早期干预各种危险因素以及终末期肾病的肾脏替代治疗。

西医治疗 ①控制血糖；②控制血压；③纠正血脂紊乱；④控制蛋白尿；⑤并发症治疗；⑥透析治疗和移植。

辨证论治 本虚标实居多，本虚为气（脾气虚、肾气虚）阴（肝肾阴虚）两虚，标实为痰热郁瘀，所及脏腑以肾、肝、脾为主，病程较长，兼证变证蜂起。具体治法及主方如下。

主证 ①气阴两虚证：治以益气养阴，方选参芪地黄汤（《沈氏尊生书》）加减。②肝肾阴虚证：治以滋补肝肾，方选杞菊地黄丸（《医级》）加减。③气血两虚证：治以补气养血，方选当归补血汤（《兰室秘藏》）合济生肾气丸（《济生方》）加减。④脾肾阳虚证：治以温肾健脾，方选附子理中丸（《太平惠民和剂局方》）合真武汤（《伤寒论》）加减。

兼证 ①水不涵木，肝阳上亢证：治以镇肝息风，方选镇肝息风汤（《医学衷中参西录》）。②血瘀证：治以活血化瘀，在主方的基础上加桃仁、红花、当归、川芎、丹参等。③膀胱湿热证：治以清热利湿，方选八正散加减（《太平惠民和剂局方》），反复发作，迁延难愈者，无比山药丸加减（《太平惠民和剂局方》），血尿者合用小蓟饮子（《济生方》）。

变证 ①浊毒犯胃证：治以降逆化浊，方选旋覆代赭汤（《伤寒论》）加减。②溺毒入脑证：治以开窍醒神、镇惊息风，方选菖蒲郁金汤（《温病全书》）送服安宫牛黄丸（《温病条辨》）加减，四肢抽搐加全蝎、蜈蚣；浊毒伤血致鼻衄、齿衄、肌衄等，加生

地黄、犀角粉（水牛角粉代）。③水气凌心证：治以温阳利水、泻肺平喘，方选葶苈大枣泻肺汤（《金匮要略》）合苓桂术甘汤（《金匮要略》）加减，浮肿甚者可加用五皮饮（《华氏中藏经》），四肢厥冷、大汗淋漓重用淡附片，加人参。

中成药治疗 ①生脉饮：适用于气阴两亏者。②附子理中丸：适用于脾胃虚寒者。③济生肾气丸：适用于肾阳不足、水湿内停证。

中医辅助疗法 ①中药保留灌肠：糖尿病肾病后期出现严重胃肠道症状，以生大黄、淡附片、丹参、蒲公英、煅牡蛎等水煎取汁，高位保留灌肠，适用于关格实证。②针灸疗法：根据证型选穴。应严格消毒，宜慎针禁灸。

现代研究 近代主要从证候和药物两方面进行研究。

证候研究 糖尿病肾病的证型多为虚实夹杂。从正虚来看，糖尿病肾病Ⅲ期患者以阴虚、气虚为主；Ⅳ期在此基础上，出现血虚、阳虚；Ⅴ期患者则以气虚、阳虚为主要表现。阴虚到气虚到阳虚是糖尿病肾病的一个发展趋势。从邪实来看，痰湿和血瘀贯穿于整个疾病，并随病情的进展，标实证候多样，或出现气滞、内热等证。

药物研究 网络药理学研究发现，中药治疗糖尿病肾病涉及的生物学通路：血管内皮生长因子（VEGF），p38 丝裂原活化蛋白激酶/信号转导和转录活化蛋白3（p38MAPK/STAT3），转化生长因子（TGF）-β1/Smad 信号通路。中药及其有效成分在糖尿病肾病治疗中具有清除氧自由基、下调相关因子表达、调节机体免疫等多种作用。如黄芪注射液可以明

显降低 DN 大鼠的空腹血糖，改善胰岛素抵抗，保护肾功能。对小分子的尿微量蛋白有减轻和消除作用。大黄及含大黄方剂在治疗慢性肾功能不全时，能够有效地降低血清尿素氮，明显改善消化道症状，对降低微白蛋白尿、纠正血脂代谢紊乱及血液流变性紊乱、改善肾功能均有裨益。三七总皂苷可减轻肾小球和肾间质的损害，改善贫血，提高生存率。盐酸小檗碱（黄连素）具有改善胰岛素抵抗、降低血压和血脂、降低血尿酸、抗炎及改善血液流变学异常等作用，可能与其能够抑制蛋白质非酶糖基化终末产物、醛糖还原酶、组织蛋白激酶C活性、氧化应激反应、细胞因子的表达及 p38MAPK 通路等有关。中药复方治疗糖尿病肾病的药理学机制也得到进一步证实。如糖肾方（由黄芪、生地、三七、大黄等组成）益气养阴、活血化瘀，能有效降低血脂，改善血液流变学，减少尿蛋白排泄，减轻肾组织病理损害，同时可降低自发2型糖尿病模型 OLETF 大鼠血清肿瘤坏死因子（TNF）-α、TGF-β1、多巴胺水平，升高白细胞介素（IL）-10、基质金属蛋白酶（MMP）-9mRNA 水平，进而降低肾小球硬化指数和肾小管间质纤维化指数，改善肾组织形态学异常。

（王学美）

tángniàobìng zhōuwéi shénjīng bìngbiàn

糖尿病周围神经病变（diabetic peripheral neuropathy，DPN）

在排除其他原因的情况下，糖尿病患者出现周围神经功能障碍相关的症状和/或体征的病变。基本病理改变为周围神经的脱髓鞘和/或轴索变性，主要临床特征为

四肢远端感觉、运动障碍，表现为肢体麻木、挛急疼痛、肌肉无力和萎缩、腱反射减弱或消失。属于中医学的麻木、血痹、痛证、痿证等范畴。

病因病机　多因糖尿病日久，耗伤气阴，阴阳气血亏虚，血行瘀滞，脉络痹阻所致。该病病位在肢体脉络，内及肝、肾、脾等脏腑。病性为本虚标实，以气虚、阴虚或气阴两虚为本，或由此导致肢体络脉失荣而表现为以虚为主的证候，或由此导致的脏腑代谢紊乱产生的瘀血、痰浊等病理产物相互交阻，留滞于络脉，表现为本虚标实之候。

证候诊断　该病临床大致可分为麻木期、疼痛期、肌肉萎缩期和与糖尿病足并存期。根据各期临床症状、体征，各型诊断要点如下。①气虚血瘀证：手足麻木，如有蚁行，肢末时痛，多呈刺痛，下肢为主，入夜痛甚，少气懒言，神疲倦怠，腰腿酸软，或面色㿠白，自汗畏风，易于感冒，舌质淡紫，或有紫斑，苔薄白，脉沉涩。②阴虚血瘀证：腿足挛急，酸胀疼痛，肢体麻木，或小腿抽搐，夜间为甚，五心烦热，失眠多梦，腰膝酸软，头晕耳鸣，口干少饮，多有便秘，舌质嫩红或暗红，苔花剥少津，脉细数或细涩。③痰瘀阻络证：麻木不止，常有定处，足如踩棉，肢体困倦，头重如裹，昏蒙不清，体多肥胖，口黏乏味，胸闷纳呆，腹胀不适，大便黏滞，舌质紫暗，舌体胖大有齿痕，苔白厚腻，脉沉滑或沉涩。④肝肾亏虚证：肢体痿软无力，肌肉萎缩，甚者痿废不用，腰膝酸软，骨松齿摇，头晕耳鸣，舌质淡，少苔或无苔，脉沉细无力。

治疗方法　糖尿病周围神经病变的治疗主要是改善代谢紊乱及针对疼痛的治疗。该病尚无特效的治疗方法，因此宜采用综合治疗，中西医结合治疗适用于该病的整个病程。

西医治疗　包括以下几个方面。①神经营养药物；②改善神经微循环药物；③抗氧化药物；④对症治疗。

辨证论治　糖尿病周围神经病变的临床表现以凉、麻、痛、痿四大主症为临床特点，病机是以气虚、阴虚、阳虚失充为本，以瘀血、痰浊阻络为标，血瘀贯穿于糖尿病周围神经病变的始终。治疗当酌情选加化瘀通络之品具体治法及主方如下。①气虚血瘀证：治以补气活血、化瘀通痹，方选补阳还五汤（《医林改错》）加减，若四末冷痛，得温痛减，遇寒痛增，下肢为著，入夜更甚，可选用当归四逆汤（《伤寒论》）合黄芪桂枝五物汤（《金匮要略》）化裁。②阴虚血瘀证：治以滋阴活血、柔肝（筋）缓急，方选芍药甘草汤（《伤寒论》）合四物汤（《太平惠民和剂局方》）加减。③痰瘀阻络证：治以祛痰化瘀、宣痹通络，方选指迷茯苓丸（《证治准绳》）合黄芪桂枝五物汤（《金匮要略》）加减。④肝肾亏虚证：治以滋补肝肾，填髓充肉，壮骨丸（《丹溪心法》）加减。

中成药治疗　①木丹颗粒：益气活血、通络止痛，用于治疗糖尿病性周围神经病变属气虚络阻证。②中药注射剂如川芎嗪注射液、血塞通注射液、丹红注射液及参麦注射液也可用于治疗糖尿病性周围神经病变。

中医辅助疗法　①针灸疗法：施捻转平补平泻法，气虚血瘀证选气海、血海、足三里等穴位；阴虚血瘀证选肝俞、肾俞、足三里等穴位；阳虚血瘀证选肾俞、命门、腰阳关、关元等穴位，出针后加灸；痰瘀阻络证选胃俞、曲池、脾俞、足三里等穴位，出针后加灸。②药物外治：糖痛外洗方由透骨草、桂枝、川椒、艾叶、木瓜、苏木、红花、赤芍、白芷、川芎、川乌、草乌、生麻黄等组成，上药纳入布袋，文火煎沸，取药液熏洗、浸泡患处。

现代研究　包括证候研究和药物研究。

证候研究　中医证型以阴阳两虚或兼痰瘀证多见，且随着年龄增长和病程延长，阴虚或兼痰瘀证、气阴两虚或兼痰瘀证的比例逐渐降低，而阴阳两虚或兼痰瘀证的比例则逐渐升高，说明消渴日久，阴虚燥热，热灼津液，痰浊瘀血阻滞筋脉，阴损及阳致阴阳两虚是糖尿病周围神经病变的关键病机。病变早期以阴虚内热为主，中期阴损及气出现气阴两虚，晚期阴损及阳导致阴阳两虚，痰浊瘀血贯穿病程始终。

药物研究　网络药理学研究发现，糖尿病周围神经病变的中药治疗涉及的生物学通路有：多元醇、己糖胺、蛋白激酶C（PKC）、晚期糖基化终末产物（AGEs）和聚腺苷二磷酸-核糖聚合酶（PARP）通路。中草药有效成分，如苷类、生物碱、黄酮及萜类等，在糖尿病周围神经病变治疗中具有改善代谢、改善血液循环等多种作用。如水飞蓟素、槲皮素、葛根素、黄芩苷能抑制糖醛还原酶活性，其中水飞蓟素还能减轻大鼠坐骨神经结构的改变，提高神经传导速度，葛根素能提高糖尿病大鼠血液NO含量，维持神经内膜血管张力以达到保护周围神经的作用。桑白皮通过促进神经营养因子的表达，增加髓鞘蛋白以修复周围神经。人参皂苷 Rb_1、Rg_1 能促进施万（Schwann）细胞合成和分泌神经生长因子（NGF），桑白皮提取物能促进链脲佐菌素（Streptozotocin，STZ）诱导的 DM 大鼠坐骨神经 NGF 的表达。中药复方治疗糖尿病周围神经病变的药理学机制也得到进一步证实。如筋脉通（由菟丝子、女贞子、水蛭、延胡索、桂枝、细辛、荔枝核等组成）可改善糖尿病大鼠坐骨神经的形态测量学异常，提高神经传导速度；减少坐骨神经 AGEs 的生成，下调糖基化终末产物受体（RAGE）的异常表达；增强坐骨神经 NGF 及其受体 75 kD 神经营养蛋白受体（p75NTR）、A 型酪氨酸激酶受体（TrkA）的表达；下调诱导型一氧化氮合酶（iNOS）、硝基酪氨酸（NT）、还原型烟酰胺腺嘌呤二核苷酸磷酸（NADPH）氧化酶亚基 $p22^{phox}$ 和核因子 κB（NF-κB）的异常高表达，减轻细胞凋亡；还可通过增强背根神经节（DRG）的核呼吸因子（Nrf2）/血红素加氧酶-1（HO-1）/胶原（CO）的表达来改善糖尿病大鼠的周围神经痛。

（王学美）

tángniàobìngzú

糖尿病足（diabetic foot，DF）

糖尿病患者由于合并神经病变及各种不同程度末梢血管病变而导致下肢感染、溃疡形成和/或深部组织破坏的疾病。基本病理改变为动脉粥样硬化、毛细血管基膜增厚、内皮细胞增生、红细胞变形能力下降、血小板聚积黏附力增强、血液黏稠度增加、中小动脉管腔狭窄或阻塞、微循环发生障碍，致使组织器官缺血、缺氧及同时并发神经病变等造成坏疽。早期表现为肢端麻木、疼痛、发凉和/或有间歇性跛行、静息痛，继续发展则出现下肢远端皮肤变黑、组织溃烂、感染、坏疽。属于中医学的筋疽、脱疽等范畴。

病因病机　该病多因糖尿病日久，耗伤气阴，五脏气血阴阳俱损，肌肤失养，血脉瘀滞，日久化热，灼伤肌肤和/或感受外邪致气滞、血瘀、痰阻、热毒积聚，以致肉腐骨枯所致。病位在血、脉、筋。病性为本虚标实，以气血阴阳亏虚为本，以湿热、邪毒、络阻、血瘀为标。

证候诊断　根据疾病的发生发展可分为早中晚三期。①早期：气阴两虚，脉络闭阻。②中期：湿热瘀毒，化腐成疽。③晚期：以肝肾阴虚或脾肾阳虚夹痰瘀湿阻为主。

各期证候诊断要点如下。①湿热毒蕴，筋腐肉烂证：足局部漫肿、灼热、皮色潮红或紫红，触之患足皮温高或有皮下积液、有波动感，切开可溢出大量污秽臭味脓液，周边呈实性漫肿，病变迅速，严重时可累及全足，甚至小腿，舌质红绛，苔黄腻，脉滑数，趺阳脉可触及或减弱。②热毒伤阴，瘀阻脉络证：足局部红、肿、热、痛，或伴溃烂，神疲乏力，烦躁易怒，口渴喜冷饮，舌质暗红或红绛，苔薄黄或灰黑，脉弦数或洪数，趺阳脉可触及或减弱。③气血两虚，络脉瘀阻证：足创面腐肉已清，肉芽生长缓慢，久不收口，周围组织红肿已消或见疮口脓汁清稀较多，经久不愈，下肢麻木、疼痛，状如针刺，夜间尤甚，痛有定处，足部皮肤感觉迟钝或消失，皮色暗红或见紫斑，舌质淡红或紫暗或有瘀斑，苔薄白，脉细涩，趺阳脉弱或消失。④肝肾阴虚，瘀阻脉络证：病变见足局部、骨和筋脉，溃口色暗，肉色暗红，久不收口，腰膝酸软，双目干涩，耳鸣耳聋，手足心热或五心烦热，肌肤甲错，口唇舌暗，或紫暗有瘀斑，舌瘦苔腻，脉沉弦。⑤脾肾阳虚，痰瘀阻络证：足发凉，皮温低，皮肤苍白或紫暗，冷痛，沉而无力，间歇性跛行或剧痛，夜间更甚，严重者趾端干黑，逐渐扩大，腰酸，畏寒肢凉，肌瘦乏力，舌淡，苔白腻，脉沉迟无力或细涩，趺阳脉弱或消失。

治疗方法　治疗目的是减轻或消除患者的临床症状，延缓糖尿病足的进展，提高患者的生存质量。该病尚无特效的治疗方法，因此宜采用综合治疗，中西医结合治疗适用于整个病程。

西医治疗　①基础病治疗；②神经性足溃疡的治疗；③缺血性病变的处理；④抗感染治疗。

辨证论治　糖尿病足在糖尿病的各个阶段均可以起病，与湿、热、火毒、气血凝滞、阴虚、阳虚或气虚有关，为本虚标实之证。临证辨治要分清标本，强调整体辨证与局部辨证相结合，注意扶正与祛邪并重，要根据正邪轻重而有主次之分，或以祛邪为主，或以扶正为主。具体治法及主方如下。①湿热毒蕴，筋腐肉烂证：治以清热利湿、解毒化瘀，方选四妙勇安汤（《验方新编》）合茵栀莲汤（奚九一验方）加减。②热毒伤阴，瘀阻脉络证：治以清热解毒、养阴活血，方选顾步汤（《外科真诠》）加减。③气血两虚，络脉瘀阻证：治以补气养血、化瘀通络，方选生脉散（《内外伤辨惑论》）合血府逐瘀汤（《医林改错》）加减。④肝肾阴虚，瘀阻脉络证：治以滋养肝肾、活血通络，方选六味地黄丸（《小儿药证直诀》）加减。⑤脾肾阳虚，痰瘀阻络证：治以温补脾肾、化痰通脉，方选金匮肾气丸（《金匮要略》）加减。

中药外治　①清创术：主要分为一次性清法和蚕食清法两种。一次性清法适用于生命体征稳定，全身状况良好。如湿性坏疽（筋疽）或以湿性坏疽为主，而且坏死达筋膜肌肉以下，局部肿胀明显、感染严重、血糖难以控制者；蚕食清法适用于生命体征不稳定，全身状况不良，预知一次性清创难以承受。如干性坏疽（脱疽）分界清楚者或混合型坏疽，感染、血糖控制良好者。②外敷药：湿热毒盛，症见疮面糜烂，脓腔，秽臭难闻，肉腐筋烂，多为早期（炎症坏死期），宜祛腐为主，方选九一丹等；正邪纷争，症见疮面分泌物少，异味轻，肉芽渐红，多为中期（肉芽增生期），宜祛腐生肌为主，方选红油膏等；毒去正胜，症见疮面干净，肉芽嫩红，多为后期（瘢痕长皮期），宜生肌长皮为主，方选生肌玉红膏等。

中成药治疗　①脉络宁口服液：清热养阴、活血祛瘀，用于阴虚内热，血脉瘀阻所致的脱疽。②九一散：提脓拔毒、去腐生肌，用于热毒壅盛所致的溃疡，外用。③生肌玉红膏：解毒、祛腐、生肌，用于热毒壅盛所致的疮疡，外用，症见创面色鲜，脓腐将尽或久不收口。

中医辅助疗法　糖尿病足还可使用推拿、中药浸泡熏洗等辅助疗法。①推拿。阴虚火盛血瘀型：推脊柱上段夹脊穴，揉压曲池、肾俞、足三里；气虚血瘀型：推脊柱中段夹脊穴，揉压百会、中脘、关元、气海、脾俞、肾俞、足三里；阳虚血瘀型：推脊柱中、下段夹脊穴，脾俞、肾俞、命门、

天枢、关元、足三里。推拿时采用双下肢向心性推法按压气冲穴。②中药浸泡熏洗。清化湿毒法，适用于脓水多而臭秽重、引流通畅者，药用土茯苓、马齿苋、苦参、明矾、黄连、蚤休等煎汤；温通经脉法，适用于阳虚络阻者，药用桂枝、细辛、红花、苍术、土茯苓、黄柏、百部、苦参、毛冬青、忍冬藤等煎汤；清热解毒、活血化瘀法，适用于局部红、肿、热、痛明显，热毒较甚者，药用大黄、毛冬青、枯矾、马勃、元明粉等煎汤。中药浸泡熏洗时，应特别注意药液的温度不超过42℃，以免引起烫伤。

现代研究　包括证候研究和药物研究。

证候研究　研究发现，糖尿病足多发生在糖尿病后期，气阴不足的表现较为突出，患者出现的全身症状以口干咽燥、少气懒言、周身皮肤瘙痒、神疲乏力、视物模糊、两目干涩以及腰腿酸软或腰痛等较为常见。局部证候以肌肤失养、脉络血瘀为主。证型之间的症状、证候因素和实验室指标相关性统计结果显示，证型之间的全身证候无显著差异，局部证候中肌肤失养、瘀血阻络、皮肤阴疡证和湿热、毒热证有明显差异。

药物研究　实验研究发现，中草药及其有效成分，如多糖、苷类等，在糖尿病足治疗中具有清热解毒、去腐生肌等多种作用。如白及多糖可能是通过促进炎性反应细胞浸润，增加羟脯氨酸含量的合成和释放，成纤维细胞的增殖，从而促进糖尿病溃疡创面愈合；黄芪多糖可降低白介素-1β（IL-1β），抑制其诱导的基质金属蛋白酶（MMP)-2、MMP-9活性及蛋白表达，从而减少细胞外基

质成分及基底膜蛋白的分解，促进溃疡的愈合。中药复方治疗糖尿病足的药理学机制也得到进一步证实。如中药解毒生肌膏具有改善大鼠糖尿病足的微循环，缩短足溃疡愈合时间。糖足合剂（由黄芪、生地黄、蜈蚣、血竭、土鳖虫、川芎、牛膝等组成）可明显改善糖尿病足肢端坏疽情况，明显降低血清一氧化氮水平，提高内皮素含量。

（王学美）

tángniàobìng shìwǎngmó bìngbiàn

糖尿病视网膜病变（diabetic retinopathy，DR）

长期高血糖以及与糖尿病有关的其他异常（如高血压、高血脂等）所引起的以视网膜微血管损害为特征的慢性进行性视力损害的眼病。基本病理改变为视网膜微血管损害，早期眼部多无自觉症状，病久可有不同程度视力减退，眼前黑影飞舞，或视物变形，甚至失明。属于中医学的视瞻昏渺、云雾移睛、暴盲及血灌瞳神等内障眼病范畴。

病因病机　该病多因禀赋不足，阴虚体质；或饮食不节，脾胃受损；或劳伤过度，耗伤肝脾肾，阴虚燥热，日久则气阴两虚或阴阳两虚，夹瘀而致病。糖尿病日久，肝肾亏虚，目失濡养；阴虚致虚火上扰，灼伤目络；日久耗气伤阴，气阴两虚，瘀阻于目；阴损及阳，致阴阳两虚，寒凝血瘀，目络阻滞，痰瘀互结，最终均伤及于目。该病病位在目，涉及五脏，以脾、肝、肾为主，涉及心、肺。病性为本虚标实，虚实夹杂，寒热并见，本虚为气阴两虚、阴阳俱虚，标实为瘀血阻络。

证候诊断　临床表现以眼底出血、渗出、水肿、增殖为主要

临床表现。根据 2002 年国际糖尿病性视网膜病变临床分期标准分为 5 期。中医临床分期大体可分为早、中、晚三期。各型眼部证候诊断要点如下（全身症状证候特点见糖尿病）。①气阴两虚，络脉瘀阻证：视物模糊，目睛干涩，或视物变形，或眼前黑花飘舞，视网膜病变多为 1~4 级。②肝肾亏虚，目络失养证：视物模糊，目睛干涩，视网膜病变多为 1~3 级。③阴阳两虚，血瘀痰凝证：视物模糊，目睛干涩或严重障碍，视网膜病变多为 4~5 级。

治疗方法 治疗目的是改善视觉功能、延缓致盲进程、降低失明风险、提高生存质量。尚无特效的治疗方法，因此宜采用综合治疗，中西医结合治疗适用于整个病程。

西医治疗 ①有效控制血糖，同时控制血压、血脂。②光凝治疗：主要适用于国际分级标准第 4 级，过早激光治疗弊大于利。③玻璃体切割术：用于大量玻璃体积血久不吸收和/或有机化条带牵拉致视网膜脱离者。

辨证论治 主要病机为气血阴阳失调，以气阴两虚、肝肾不足、阴阳两虚为本，脉络瘀阻、痰浊凝滞为标。临证要全身辨证与眼局部辨证相结合。首当辨全身虚实、寒热，根据眼底出血时间，酌加化瘀通络之品。早期出血以凉血化瘀为主，出血停止两周后以活血化瘀为主，后期加用化痰软坚散结之剂。微血管瘤、水肿、渗出等随症加减。①气阴两虚，络脉瘀阻证：治以益气养阴、活血通络，方选生脉散（《内外伤辨惑论》）合杞菊地黄丸（《医级》）加减，眼底以微血管瘤为主加丹参、郁金、丹皮，出血明显加生蒲黄、旱莲草、三七，

伴有黄斑水肿酌加薏苡仁、车前子。②肝肾亏虚，目络失养证：治以滋补肝肾、润燥通络，方选六味地黄丸（《小儿药证直诀》）加减，出血久不吸收出现增殖加浙贝母、海藻、昆布。③阴阳两虚，血瘀痰凝证：治以滋阴补阳、化痰祛瘀，偏阴虚者方选左归丸（《景岳全书》），偏阳虚者方选右归丸（《景岳全书》）加减，出血久不吸收加三七、生蒲黄、花蕊石。

中成药治疗 ①明目地黄丸：滋肾、养肝、明目，适用于肝肾阴虚，症见目涩畏光，视物模糊等。②石斛夜光丸：滋阴补肾、清肝明目，适用于肝肾两亏，阴虚火旺，症见内障目暗，视物昏花等。

中医辅助疗法 ①针灸疗法：对于糖尿病视网膜病变 1~3 级，出血较少者，可慎用针刺疗法平补平泻。②电离子导入：采用电离子导入的方式，使中药制剂直接到达眼部的病灶组织，从而促进视网膜出血、渗出和水肿的吸收。

现代研究 包括证候研究和药物研究。

证候研究 研究发现，随着糖尿病性视网膜病变眼底改变由轻至重发展的过程，中医证型则由阴虚燥热-气阴两虚-阴阳两虚演变。常见证候类型为阴虚证、气虚证、痰湿证、血瘀证、气郁证、湿热证。是为气阴两虚为病之本，血瘀、痰湿为标，阴虚贯穿病变始终的虚实夹杂证候。气阴两虚、瘀血内阻与该病的发生发展密切相关；阴损及阳，阴阳两虚是糖尿病视网膜病变由非增生期向增生期发展，影响糖尿病视网膜病变病情转归的关键病理因素。

药物研究 网络药理学研究发现，糖尿病视网膜病变的中药治疗靶点网络涉及的生物学通路有：核因子 κB（NF-κB）、Janus 激酶（JAK）/信号转导和转录活化蛋白（STAT）、跨膜糖蛋白（TM-1）、糖化终末产物（AGEs）、糖化终末产物受体（RAGE）等信号通路。实验研究发现，中草药有效成分，如苷类、生物碱、黄酮等，在糖尿病视网膜病变治疗中具有抗炎、抗氧化应激等多种作用。葛根素可通过 AGEs 的形成和 RAGE 的表达，从而抑制 NF-κB 的激活，阻断其诱导的细胞因子表达的反应链，间接抑制视网膜血管内皮生长因子的表达，从而保护糖尿病大鼠视网膜，还能通过下调过氧化亚硝酸盐（ONOO—）水平、抑制诱导型一氧化氮合酶（iNOS）表达，减少氧化应激对视网膜的损伤，还可通过下调 HIF-1α，抑制新生血管生成而保护视网膜，从而改善糖尿病视网膜病变症状。红参通过促进碱性成纤维细胞生长因子（basic fibroblast growth factor, bF-GF）合成增加和 Bcl-2 的表达，抑制 Bax 的表达，减少 RGCs 的凋亡，促进 RGCs 的存活，还能抑制血管内皮生长因子（VEGF）过度表达，从而抑制或延缓糖尿病视网膜病变的发生发展。玉兰花花蕾、桔梗花、山茱萸种子、一年蓬的提取物均可同时不同程度抑制 AGEs、AR 两种途径，减缓或抑制血管新生，保护视网膜。中药复方治疗糖尿病视网膜病变的药理学机制也得到进一步证实。芪明颗粒能直接淬灭自由基，降低氧化反应对视网膜的损伤；抑制非酶糖基化、抑制多元醇通路的激活，减少此过程中自由基的产生，从而减轻视网膜氧化损伤；

提高视网膜抗氧化物活性，增强视网膜抗氧化能力的产生，有效治疗气阴两虚、肝肾不足、血行瘀滞的非增殖期糖尿病视网膜病变。

（王学美）

tángniàobìng wèiqīngtān

糖尿病胃轻瘫（diabetic gastroparesis，DGP）

继发于糖尿病的因胃肠自主神经功能紊乱所致的以胃动力低下、排空延迟为特点的症候群。基本病理变化为胃排空缓慢、胃动力障碍。主要临床症状为胃脘胀满、食后胀增、早饱、反复呃逆、恶心、发作性干呕或呕吐、厌食。属于中医学的痞满、呕吐、反胃等范畴。

病因病机 多因消渴日久，气阴两伤，加上饮食不节，损伤脾胃，脾胃失于濡养，脾胃虚弱不能腐熟运化水谷，运化无力，精微不布，水谷精微和水液不能散布全身而停聚于中焦，湿邪痰浊内生，加之情志不畅，土虚木旺，肝气横逆，使气机逆乱，升降失和，则易产生痞满。该病病位在胃，与肝、脾关系密切。病性为虚实夹杂，以气阴两虚、脾气虚弱、运化无力为本，以食积、气滞、血瘀、痰饮、湿浊为标。

证候诊断 临床大致可分为虚证和实证。

虚证 ①胃阴不足证：口燥咽干，饥不欲食，胃脘痛或嘈杂，大便干结，舌红少津，脉细数。②脾胃虚弱证：食后腹胀，胃脘不适，食欲不振，纳饮不香，恶心呕吐，嗳气，大便易溏，肌瘦乏力。

实证 ①肝胃不和证：胃脘痞满、腹胀进食后尤甚，矢气后腹胀减，面色萎黄，食欲差，午后腹胀，体倦乏力，神疲懒言，舌淡胖或有齿印。②痰湿中阻：

形体虚胖，泛恶欲吐，肠鸣辘辘，痰多而黏稠，肢体浮肿，舌苔厚腻或浊腻。③脾胃不和、寒热错杂：心下痞，但满而不痛，或呕吐，肠鸣下利，舌苔腻而微黄，脉弦细。

治疗方法 关键原则是纠正加剧病情的因素，包括优化血糖控制和维持电解质正常水平，加强营养支持，应用促胃动力药物及对症治疗。尚无特效的治疗方法，因此宜采用综合治疗，中西医结合治疗适用于整个病程。

西医治疗 药物治疗：①多巴胺受体拮抗剂；②胃动素受体激动剂；③ 5-HT$_4$ 受体激动剂；④生长素受体激动剂；⑤其他。非药物治疗：①内镜下幽门注射肉毒杆菌毒素；②胃起搏治疗：胃电刺激；③手术治疗。

辨证论治 基本病机为脾胃虚弱，中焦气机不利，脾胃升降失宜，所以治疗以益气健脾和胃、行气除痞消满为基本法则，或兼以燥湿化痰法、疏肝理气、消积导滞、降逆止呕、清利湿热、活血通络等法，标本兼治。①胃阴不足证：治以滋阴养胃、降逆止呕，方选麦门冬汤（《金匮要略》）加减。②脾胃虚弱证：治以补气健脾、升清降浊，方选补中益气汤（《内外伤辨惑论》）加减。③肝胃不和证：治以疏肝和胃，柴胡疏肝散（《景岳全书》）加减。④痰湿中阻证：治以实脾祛痰、除湿降逆，方选参苓白术散（《太平惠民和剂局方》）合小半夏汤（《金匮要略》）加减。⑤脾胃不和，寒热错杂证：治以寒热并治、调和胃肠，方选半夏泻心汤（《伤寒论》）加减。

中成药治疗 ①香砂六君子丸：健脾益气宽中，适用于糖尿病胃轻瘫证属脾胃气虚、痰阻气

滞者。②半夏泻心丸：和胃降逆、开结散痞，适用于糖尿病胃轻瘫证属中气虚弱、寒热错杂者。

中医辅助疗法 糖尿病胃轻瘫还可使用针灸等辅助疗法。

现代研究 包括证候研究和药物研究。

证候研究 研究表明，胃电图能反映胃排空状态，胃电图餐前餐后振幅比值及节律紊乱率可作为间接反映胃排空的指标。糖尿病胃轻瘫患者各证型的胃电参数指标随中医证型而异，各证型餐后主频率及主功率均值较餐前高。胃电参数高低可作为糖尿病胃轻瘫中医辨证分型诊断的客观依据之一。

药物研究 中药及其有效成分在糖尿病胃轻瘫治疗中具有促进胃动力、清除自由基等多种作用。如中药单体氢溴酸槟榔碱对糖尿病胃轻瘫大鼠胃动力的改善有促进作用；黄芩提取物黄芩苷、黄芩黄素、汉黄芩苷、汉黄芩黄素对大鼠糖尿病胃轻瘫有一定的改善作用，可能是通过清除自由基和提高抗氧化活性实现的；当归黄芪（1∶2）醇提可能通过调节卡扎尔式（Cajal）间质细胞（ICC）的数量改善糖尿病胃轻瘫大鼠的胃肠起搏功能，促进胃动力，对糖尿病胃轻瘫有一定的治疗作用。中药复方治疗糖尿病胃轻瘫的药理学机制也得到进一步证实。如半夏泻心汤调控糖尿病胃轻瘫大鼠胃动力可能与其促进干细胞因子受体（SCFR）表达和胃动素（MOT）、P 物质（SP）分泌、增加豚鼠 Cajal 间质细胞的数量并修复其受损结构有关；消痞方（由白术、枳实、党参、炒莱菔子等组成）通过调节 SCFR mRNA 表达，从而发挥对糖尿病胃轻瘫大鼠 ICC 的保护作用；糖

胃安（由生黄芪、白术、葛根、黄连、姜半夏、鸡内金、大黄、荷叶等组成）能够明显改善五羟色胺2A受体（type 2A serotonin，5-HT$_{2A}$）受体水平，有显著的降低血糖、促进小肠蠕动、保护胃窦平滑肌的作用。

（王学美）

tòngfēng

痛风（gout）

嘌呤代谢紊乱导致血尿酸持续升高，并造成组织或器官损伤的一组代谢性疾病。临床表现为无症状高尿酸血症、特征性急性痛风性关节炎，间歇性发作或慢性痛风石性关节炎，甚至出现痛风性肾病、急性尿酸性肾病、尿酸盐性间质性肾炎和尿酸性尿路结石。通常以血尿酸多于420μmol/L定为高尿酸血症。据国外报道，高尿酸血症的患病率为2%~13.2%，其中5%~12%的患者最终发展为痛风。痛风可归属于中医学的痹症、肢体痹、白虎历节等范畴。

病因病机 该病与肺、脾、肾三脏关系最为密切，外感、内伤相互为患。常在体内脏腑功能紊乱，湿热蕴积，浊毒瘀滞之时，适逢外邪相合或嗜酒、恣食肥甘，或劳倦内伤、七情为害而诱发。治疗以扶正为主，兼以祛邪。

证候诊断 痛风在临床大致分为活动期和缓解期。活动期以风寒湿阻证、风湿热郁证常见；缓解期以痰瘀痹阻证、肝肾亏虚证常见。各期证候诊断要点如下。

活动期 ①风寒湿阻证：肢体关节疼痛，屈伸不利，或呈游走性疼痛，或疼痛剧烈，痛处不移，或肢体关节重着，肿胀疼痛，肌肤麻木，阴雨天加重，舌苔薄白，脉弦紧或濡缓。②风湿热郁证：关节红肿热痛，痛不可触，遇热痛甚，得冷则舒，病势较急，

兼发热，口渴，心烦，汗出不解，舌质红，苔黄或黄腻，脉滑数。

缓解期 ①痰瘀痹阻证：关节肿痛，反复发作，时轻时重，甚至关节肿大，僵直畸形，屈伸不利，或皮下结节，破溃流浊，舌质紫暗或有瘀点，苔白腻或厚腻，脉细涩。②肝肾亏虚证：关节肿痛，反复发作，缠绵不愈，或关节呈游走性疼痛，或酸楚重着，麻木不仁，甚则僵直畸形，屈伸不利，腰膝酸痛，神疲乏力，舌质淡，苔白，脉细或细弱。

治疗方法 治疗目的均为控制高尿酸血症，迅速缓解急性发作，预防慢性关节炎、关节畸形的出现及痛风石的形成。在治疗方法上，西医治疗能迅速缓解痛风的急性发作，对控制高尿酸血症也有良好的作用。但中医治疗不仅可以减轻西药的毒副作用，且对痛风慢性期及高尿酸血症也有良好的疗效。痛风急性期宜用有关药物迅速终止急性发作，以秋水仙碱或非甾体类抗炎药、糖皮质激素为主，配合清热通络的中药治疗。痛风慢性期及高尿酸血症常表现为虚实夹杂，治疗以中医辨证论治为主，配合使用促进尿酸排泄或抑制尿酸合成药物，防止尿路结石形成和肾功能损害，根据疾病的不同阶段及并发症采取不同的治疗措施。

西医治疗 包括一般治疗和药物治疗。一般治疗主要包括控制嘌呤食物的摄入量及适量的运动。药物治疗分为急性发作期治疗和间歇期慢性期治疗。急性发作期治疗的常用药物有：①秋水仙碱；②非甾体类抗炎药如吲哚美辛、布洛芬、双氯芬酸、美洛喜康等；③糖皮质激素如曲安奈德、泼尼松。间歇期慢性期治疗的常用药物有：①促进尿酸排泄

药如丙磺舒、磺吡酮、苯溴马隆等；②抑制尿酸合成药如别嘌醇。③其他治疗：关节活动障碍者，可以进行理疗或体疗，痛风石破溃成瘘管者应予以手术刮除。而对于无症状高尿酸血症的治疗各家意见不一，一般认为血尿酸盐的浓度在4.8 mmol/L以下者不需药物治疗，血尿酸过高者应予别嘌呤醇治疗。

辨证论治 ①风寒湿阻证：治以祛风散寒、除湿通络，方选蠲痹汤（《医学心悟》）加减，常用中药有羌活、独活、海风藤、桂心、秦艽、当归、川芎、桑枝、乳香、木香、炙甘草等。②风湿热郁证：治以清热除湿、祛风通络，方选白虎加桂枝汤（《金匮要略·疟病脉证治第四》）加减，常用中药有知母、石膏、炙甘草、粳米、桂枝等。③痰瘀痹阻证：治以化痰祛瘀、通络止痛，方选桃红饮（《类证治裁》）加减，常用中药有桃仁、红花、川芎、当归尾、威灵仙等。④肝肾亏虚证：治以补益肝肾、祛风通络，方选独活寄生汤（《备急千金要方》）加减，常用中药有独活、桑寄生、杜仲、牛膝、细辛、秦艽、茯苓、肉桂心、防风、川芎、人参、炙甘草、当归、芍药、干地黄等。

中成药治疗 ①新癀片；②痛风定；③痛风舒胶囊；④豨莶丸；⑤舒筋活血片。

中医辅助疗法 针灸：足三里、阴陵泉、脾俞、三阴交、大椎、天枢、丰隆、曲池、合谷；局部取穴：肘关节常取曲池、合谷、尺泽、外关；腕关节多用阳池、外关、阳溪；膝关节多用足三里、三阴交、梁丘、膝眼、血海、阳陵泉；第一跖趾关节用太白、太冲；跖跗关节用商丘、冲阳、内庭；踝关节用丘墟、太溪、商丘。

现代研究 包括证候研究和药物研究。

证候研究 痛风病机多以风、寒、湿、热、痰、瘀为标，肝脾肾亏虚为本。痛风源于浊毒瘀结，浊瘀内阻，而非风邪作祟，亦非外感寒湿，冠其名为浊瘀痹。临床证候研究痛风急性期以湿热蕴结证为主，间歇期以痰浊阻滞证为主，慢性期以瘀热阻滞证为主。高尿酸血症以禀赋不足，气虚阳弱为本，痰瘀内阻为标。

药物研究 痛风是一种晶体性关节炎，白细胞介素（IL）-1β、IL-8、肿瘤坏死因子（TNF）-α 作为炎症趋化因子和激活因子在痛风性关节炎的发生、发展过程中起重要作用，而秦皮香豆素能够抑制血清中 IL-1β、TNF－α，且能达到与秋水仙碱相似的抗炎作用。同时，痛风圣液能够明显降低急性痛风性关节炎大鼠关节液中的 IL-1β、TNF-α，并显著升高 IL-4，从而达到抗炎的作用。三妙丸类方及川牛膝降低急性痛风性关节炎大鼠踝关节炎症反应的机制在于通过下调人核转录因子肽（NF-κB p65）的表达，抑制细胞因子 TNF-α、IL-6、IL-8 的水平。金苓痛风舒微丸可通过促进尿酸排泄、抑制尿酸的分解而协同发挥其治疗作用。

（陆付耳 易屏）

féipàngzhèng

肥胖症（obesity） 体重增加，体内脂肪堆积过多和/或分布异常的慢性代谢性疾病。当人体进食热量多于消耗热量时，多余热量以脂肪形式储存于体内，其量超过生理需求量且达一定值时，遂演变为肥胖症。正常男性成人脂肪组织重量约占体重的 15%～18%，女性约占 20%～25%。随年龄增长，体脂所占比例相应增加。因体脂增加使体重超过标准体重 20% 或体重指数 $[BMI = 体重(kg)/(身高)^2(m^2)]$ 大于 24 者称为肥胖症。肥胖症分为单纯性肥胖症和继发性肥胖症两大类，其中无明显病因可寻者（只有肥胖而无任何器质性疾病）称单纯性肥胖症；有明确病因者（如下丘脑-垂体的炎症、创伤、库欣综合征、甲状腺功能减退等）称为继发性肥胖症。该病属于中医学的肥胖范畴。

病因病机 该病多因饮食失节、缺乏运动、年老体弱、情志失调及先天禀赋等因素所致。暴饮暴食损伤脾胃或长期喜卧好坐，气血运行不畅，脾胃呆滞，则脾气运化转输无力，水谷精微失于输布，化为膏脂和水湿，留滞体内而致肥胖。中年以后，肾阳虚衰，则血液鼓动无力，水液失于蒸腾气化，致血行迟缓，水湿内停，而成肥胖。阳热体质，食欲亢进，摄入过多水谷，超越了脾的运化功能和人体对水谷精微的生理需要，转为痰湿膏脂，堆积而发为肥胖。情志失调导致脏腑气机失调，也会影响脾之运化发生肥胖。该病病位在脾和肌肉，与肾虚关系密切。病性为本虚标实。本虚多为脾肾气虚，或兼心肺气虚；标实为痰湿膏脂内停，或兼水湿、血瘀、气滞等，临床常有偏于本虚与标实之不同。前人有"肥人多痰""肥人多湿""肥人多气虚"之说。

证候诊断 该病临床大致可分为胃热滞脾证、痰湿内盛证、脾虚湿盛证、肝郁气滞证、脾肾阳虚证等证型。各证候诊断要点如下。①胃热滞脾证：多食，消谷善饥，形体肥胖，脘腹胀满，面色红润，心烦头晕，口干口苦，胃脘灼痛，嘈杂，得食则缓。舌红苔黄腻，脉弦滑。②痰湿内盛证：形体肥胖，身体沉重，肢体困倦，或伴脘痞胸满，或伴头晕，口干而不欲饮，大便稀少，或多日不排。舌质淡胖或大，苔白腻或白滑，脉滑。③脾虚湿盛证：肥胖臃肿，神疲乏力，身体困重，胸闷脘胀，四肢轻度浮肿，晨轻暮重，劳累后明显，饮食如常或减少，有暴饮暴食史，小便不利，便溏或便秘。舌淡胖，边有齿印，苔薄白腻，脉濡细。④肝郁气滞证：形体肥胖，胸腹胀满，脘腹痞胀，月经不调，失眠多梦，精神抑郁或烦躁易怒，舌淡红苔白腻，脉弦细。⑤脾肾阳虚证：形体肥胖，颜面虚浮，面色㿠白，神疲乏力，腹胀便溏，自汗，动则更甚，畏寒肢冷，下肢浮肿，尿昼少夜频。舌淡胖，苔薄白，脉沉细。

治疗方法 肥胖症治疗的两个主要环节是减少热量摄取及增加热量消耗，强调以行为、饮食、运动为主的综合治疗，必要时辅以药物或手术治疗。符合《中国成人超重和肥胖预防控制指南（试用）》药物减重适应证的，可予非中枢性作用减重药、中枢性减重药或兼有减重作用的降糖药等药物辅助治疗，同时联合应用具有健脾、益气、补肾、祛湿、化痰、行气、利水、消导、通腑、化瘀等功效的中药。继发性肥胖症应针对病因进行治疗，各种肥胖的并发症及伴随病也应给予相应处理。

西医治疗 医学营养治疗：控制总进食量，采用低热卡、低脂肪饮食。减重的西药包括：①非中枢性作用减重药如奥利司他是胃肠道胰脂肪酶、胃脂肪酶抑制剂，减慢胃肠道中食物脂肪水解过程，减少对脂肪的吸收，促进能量负平衡从而达到减重效果。②中枢性作用减重药如苯丁胺、氟西汀，主要通过下丘脑调节摄食的神经递质如儿茶酚胺、血清素通路等发挥作用。③兼有减重作用的降糖药物（代谢增强剂）如二甲双胍，促进组织摄取葡萄糖和增加胰岛素的敏感性，有一定的减重作用，对伴有糖尿病和多囊卵巢综合征的患者有效，但尚未获批用于肥胖症的治疗。手术治疗包括吸脂术、切脂术和各种减少食物吸收的手术，如空肠回肠分流术、胃气囊术、小胃手术或垂直结扎胃成形术等。体力活动和体育运动可以预防肥胖，但能否使肥胖患者体重减轻尚有争议。

辨证论治 肥胖应分虚实而治。补虚常用健脾益气；脾病及肾，结合益气补肾。泻实常用祛湿化痰，结合行气、利水、消导、通腑、化瘀等法，以除痰浊、水湿、瘀血、膏脂。具体治法及主方如下。①胃热滞脾证：治以清胃泻火、佐以消导，方选小承气汤（《伤寒论》）合保和丸（《丹溪心法》），常用中药有大黄、连翘、黄连、枳实、厚朴、山楂、神曲、莱菔子、陈皮、半夏、茯苓等。②痰湿内盛证：治以燥湿化痰、理气消痞，方选导痰汤（《传信适用方》）加减，常用中药有茯苓、白术、泽泻、猪苓、薏苡仁、半夏、陈皮、胆南星、枳实、苍术、佩兰等。③脾虚湿胜证：治以健脾益气渗湿，方选参苓白术散（《太平惠民和剂局方》）加减，常用中药有党参、白术、黄芪、山药、茯苓、莲子、扁豆、薏苡仁、陈皮、砂仁、桔梗等。④肝郁气滞证：治以行气解郁、活血化瘀，方选越鞠丸（《丹溪心法》）合桃红四物汤（《玉机微义》）加减，

常用中药有川芎、苍术、神曲、焦栀子、柴胡、柿蒂、半夏、当归、生地、赤芍、红花、泽兰等。⑤脾肾阳虚证：治以温补脾肾、利水化饮，方选真武汤（《伤寒论》）合苓桂术甘汤（《金匮要略》）加减，常用中药有附子、桂枝、茯苓、白术、薏苡仁、白芍、甘草、生姜等。

中成药治疗 ①七消丸：滋阴补肾、健脾益胃、利湿消肿，适用于肾阴亏虚，湿甚困脾所致的单纯性肥胖，浮肿，及月经不调者。②轻身减肥胶囊：具有轻身减肥，益气健脾，活血化瘀，宽胸去积的功效；适用于单纯性肥胖者。③降脂减肥胶囊：具有滋补肝肾，养益精血，扶正固本，通络定痛，健脾豁痰，明目生津，润肠通便的功效；适用于单纯性肥胖，各型高血压，心脑血管硬化，习惯性便秘，痔疮出血者。

中医辅助治疗 ①针灸疗法：主穴取曲池、天枢、阴陵泉、丰隆、太冲，施毫针泻法。胃热者，配内庭；脾虚不运者，配足三里；脾肾阳虚者，配足三里、关元；痰浊内盛者，配中脘、三阴交；腹部肥胖者，配下脘、中极，或在腹部以脐为中心围刺；便秘者，配支沟、上巨虚，运用虚补实泻法。②耳针：选胃、内分泌、三焦、缘中、脾，毫针刺；或用王不留行籽贴压，每遇餐前30分钟按压耳穴3~5分钟，有灼热感为宜。

现代研究 包括证候研究和药物研究。

证候研究 研究发现，肥胖症患者男性的证候分布中，脾肾两虚型和胃热湿阻型较为突出，而女性的证候分布中，阴虚内热型和脾虚湿阻型高于其他证型。肥胖男性与女性均以脾虚湿阻型最多。痰湿内蕴证的血清脂联素

水平降低，提示血清脂联素水平与痰湿内蕴辨证有一定的相关性，低脂联素血症可能是痰湿内蕴证的表现形式之一。

药物研究 研究发现，减肥降脂的中药有效成分主要有大黄蒽醌、枸杞多糖、灵芝多糖、茶叶多糖、绞股蓝总皂苷、三七叶总皂苷、刺五加叶总皂苷、大豆磷脂、山楂黄酮、白藜芦醇、泽泻萜醇、银杏苦内酯、决明子大黄酚、荷叶生物碱、大蒜素等。其作用机制复杂，如减少外源性脂质的吸收，减少内源性脂质的合成，减少脂质的转运和排泄，调节脂肪代谢等。参蟅减肥粉（由党参、土鳖虫、泽泻等组成）可降低血中及肝中甘油三酯含量；降低血糖水平；升高血中胰岛素和雌二醇水平；不升高血中三碘甲状原氨酸水平，但升高血中甲状腺素水平；不影响皮质醇、环磷酸腺苷/环磷酸鸟苷水平；不影响血中淀粉酶活性，对碳水化合物的吸收无影响；不引起腹泻和厌食所致的热量摄入减少。

（陆付耳 易 屏）

gāozhīxuèzhèng

高脂血症 （hyperlipidemia）

由于脂肪代谢或运转异常使血浆中一种或几种脂质高于正常的代谢性疾病。可表现为高胆固醇血症、高甘油三酯血症，或两者兼有（混合型高脂血症）。脂质不溶于或微溶于水，必须与蛋白质结合以脂蛋白的形式在血液循环中转运，因此高脂血症常表现为高脂蛋白血症。该病属于中医学的脂浊等范畴。

病因病机 该病多因体质因素、饮食因素、情志因素引起。素体肥胖，"肥人多痰"，痰浊中阻可致该病。素体阴虚者多肝肾不足，肝肾阴虚，肝阳偏亢，木

旺克土，脾虚生湿，或劳欲过度，更伤肾脏而致气化失调，发为该病。恣食肥甘厚腻，嗜酒无度，脾胃受损，脾失健运，水谷不正化，化生痰湿，痰湿中阻，精微物质输布失司，酿为该病。长期情志抑郁不遂，肝失条达，疏泄失常，气血运行不畅，气滞血瘀，膏脂布化失度，伤及脾胃，内生痰湿，可致该病。该病病位主要在全身脏腑经脉，与肝、脾、肾密切相关。病性为本虚标实，本虚是脏腑亏虚，标实是痰浊瘀血。主要病机是肝脾肾虚，痰浊瘀血，阻滞经脉，而致膏脂布化失度。

证候诊断 该病在临床大致可分为痰浊中阻证、肝郁脾虚证、胃热滞脾证、肝肾阴虚证、脾肾阳虚证、气滞血瘀证等证型。各期证候诊断要点如下。①痰浊中阻证：四肢倦怠，胸脘痞闷，腹胀纳呆，大便溏薄，形体肥胖，心悸眩晕，舌体胖边有齿痕，苔腻，脉滑。②肝郁脾虚证：精神抑郁或心烦易怒，肢倦乏力，胁肋胀满窜痛，月经不调，口干，不思饮食，腹胀纳呆，舌苔白，脉弦细。③胃热滞脾证：多食，消谷善饥，体胖壮实，脘腹胀满，面色红润，口干口苦，心烦头晕，舌红，苔黄腻，脉弦滑。④肝肾阴虚证：头晕目眩，腰膝酸软，失眠多梦，耳鸣健忘，咽干口燥，五心烦热，胁痛，颧红盗汗，舌红少苔，脉细数。⑤脾肾阳虚证：畏寒肢冷，腰膝腿软，面色㿠白，大便稀溏，腹胀纳呆，耳鸣眼花，舌淡胖，苔白滑，脉沉细。⑥气滞血瘀证：胁肋胀闷，胁下痞块刺痛拒按，心烦易怒，夜不能寐或夜寐不安，舌紫暗或见瘀斑，脉沉涩。

治疗方法 对于高脂血症的治疗，应坚持长期综合治疗，强调以饮食控制、运动锻炼为基础，根据病情、危险因素、血脂水平决定是否或何时开始药物治疗。继发性高脂血症应积极治疗原发病。降脂的西药虽然较多，但有一定的不良反应，不宜长期服用，在用西药治疗高脂血症的同时，根据中医辨证，加用中药或其他非药物治疗，可减少西药用量，甚至可停用西药。中药治疗应结合现代药理研究，在辨证用药的基础上多选用或加用实验研究证实有较好降脂作用的药物，以提高疗效。

西医治疗 调脂的药物包括：①他汀类如洛伐他汀、辛伐他汀、普伐他汀、氟伐他汀、阿托伐他汀、瑞舒伐他汀等，主要适用于高胆固醇血症和以胆固醇升高为主的混合性高脂血症。②贝特类如菲诺贝特、苯扎贝特等，主要适用于高甘油三酯血症和以甘油三酯升高为主的混合性高脂血症。③烟酸类如烟酸、阿昔莫司等，主要适用于高甘油三酯血症和以甘油三酯升高为主的混合性高脂血症。④胆酸螯合剂如考来烯胺、考来替哌等，主要适用于高胆固醇血症和以胆固醇升高为主的混合性高脂血症。⑤依折麦布，是他汀治疗的理想伴侣，对于单独应用他汀类药物胆固醇水平不能达标或不能耐受较大剂量他汀治疗的患者，联合应用他汀和依折麦布可被视为合理选择。依折麦布也是冠心病高危和极高危患者降胆固醇二线治疗的首选方案。⑥普罗布考适用于高胆固醇血症。⑦n-3脂肪酸制剂主要适用于高甘油三酯血症和以甘油三酯升高为主的混合性高脂血症。个别对药物不能耐受的严重难治性高胆固醇血症患者可采用血液净化治疗或手术治疗。

辨证论治 ①痰浊中阻证：治以化痰降浊，方选导痰汤（《传信适用方》引皇甫坦方）加减，常用中药有半夏、茯苓、橘红、枳实、南星、甘草等。②肝郁脾虚证：治以疏肝解郁、健脾和胃，方选逍遥散（《太平惠民和剂局方》）加减，常用中药有当归、白芍、柴胡、茯苓、白术、甘草、生姜、薄荷等。③胃热滞脾证：治以清胃泻热，方选保和丸（《丹溪心法》）合小承气汤（《伤寒论》）加减，常用中药有神曲、茯苓、半夏、山楂、连翘、陈皮、莱菔子、大黄、厚朴、枳实等。④肝肾阴虚证：治以滋养肝肾，方选杞菊地黄汤（《麻疹全书》）加减，常用中药有枸杞、菊花、熟地、山茱萸、山药、泽泻、茯苓、牡丹皮等。⑤脾肾阳虚证：治以温补脾肾，方选附子理中汤（《太平惠民和剂局方》）加减，常用中药有附子、人参、干姜、甘草、白术等。⑥气滞血瘀证：治以活血化瘀、行气止痛，方选血府逐瘀汤（《医林改错》）合失笑散（《太平惠民和剂局方》）加减，常用中药有生地、桃仁、红花、当归、甘草、赤芍、桔梗、枳壳、柴胡、川芎、牛膝、五灵脂、蒲黄等。

中成药治疗 ①脂必妥胶囊：健脾消食、活血化瘀，适用于高脂血症脾瘀阻滞者；孕妇及哺乳期妇女慎用。②山楂降脂片：降脂通脉，孕妇忌用。③血脂康胶囊：除湿祛痰、活血化瘀、健脾消食，适用于脾虚痰瘀型高脂血症。④荷丹片：化痰降浊、活血化瘀，适用于痰浊瘀阻所致的高脂血症。

中医辅助治疗 ①针灸疗法：取太冲、内关、足三里、三阴交，均双侧取穴，施平补平泻手法；

或取足三里按子午流注纳子法按时开穴，针刺得气后，平补平泻手法，留针 15 分钟。②耳针：取肝、脾、肾、脑点、内分泌、神门，用胶布固定王不留行籽，每次按揉穴位 3~5 分钟，每日按压 3 次，每隔 3 日按压对侧穴位。

现代研究 包括证候研究和药物研究两方面叙述。

证候研究 研究发现，脾肾阳虚证和肝肾阴虚证与年龄增长呈正相关，提示血脂异常中医虚证的产生与年龄的增长有关。高密度脂蛋白（HDL)-C 降低出现痰浊阻遏证的可能性大，气滞血瘀证与载脂蛋白（Apo)-A1 呈负相关，Apo-B 增高则肝肾阴虚证的可能性大。胰岛素抵抗（IR）和脂代谢紊乱关系密切，在 IR 状态下，高胰岛素血症通过影响脂肪代谢和肝脏脂肪合成功能引起血脂异常。应用蛋白质组学方法，获得了可区分 HLP 及动脉粥样硬化不同痰瘀证候可能的标志蛋白群，证明了"证候的特异性以及证候病机的生物学基础是不同分子在特定时空条件下的特定组合"的假说。

药物研究 研究表明，中药有效成分，如蛋白质、活性多糖、不饱和脂肪酸、苷类、黄酮类、多酚、生物碱、蒽醌类、挥发油及脂肪油类、植物甾醇及植物甾醇酯等，可起到降血脂的作用。如决明子蛋白质进入肠道中能够与胆汁酸结合，继而减少胆汁酸肝肠循环再利用，反馈调节肝脏胆固醇分解释放胆汁酸，从而达到降低胆固醇（TC）、甘油三酯（TG）、低密度脂蛋白（LDL)-C 的目的。枸杞多糖能通过增加肠蠕动和胆汁酸的排泄，从而减少胆固醇合成促进胆固醇向胆汁酸转化。显著降低高血脂动物的 TC、TG 提高 HDL-C。葵瓜子油通过与胆固醇结合生成易于运转代谢和排泄的酯类物质，从而改变胆固醇体内分布，并能改变脂蛋白组成和结构，增加细胞膜及脂蛋白的流动性，从而改善和保护血管。并能够显著降低高脂血症小鼠模型血清中的 TC、TG 含量。绞股蓝总皂苷通过与胆固醇结合，从而阻断肝肠循环，减少机体对胆固醇吸收，达到降血脂效果。多酚和黄酮类物质降血脂的作用机制主要通过抗氧化和清除游离自由基作用实现。降血脂复方中药复方制剂表现出减少血清中 TC、TG、LDL-C 和 ApoB 升高 HDL-C 和 ApoA，并能改变血流变特征，且毒副作用小。

（陆付耳　易屏）

jiǎzhuàngxiànyán

甲状腺炎（thyroiditis） 感染或自身免疫引起的甲状腺相关的炎症疾病。包括亚急性甲状腺炎，慢性淋巴细胞性甲状腺炎和急性甲状腺炎，急性甲状腺炎较为少见。亚急性甲状腺炎以甲状腺肿大、疼痛伴发热为临床特点，发病前多有上呼吸道感染病史。慢性淋巴细胞性甲状腺炎又称桥本甲状腺炎（hashimoto thyroiditis, HT），其临床特点是甲状腺肿大，后期多伴甲减。该病与中医学的瘿痈相似，可归属于瘿病、瘿肿、瘿瘤等范畴。

病因病机 亚急性甲状腺炎外因为风温、风火客于肺胃，内因为肝郁气滞胃热，积热上壅，气血痰热互结，郁而化热，发为瘿痈。慢性淋巴细胞性甲状腺炎病因以内因为主，包括先天禀赋不足，内伤劳倦，情志失调等，致肝、脾、肾脏腑功能失调，正气亏损，气血津液运行失调，最终痰瘀互结上聚颈前而成。

证候诊断 亚急性甲状腺炎和慢性淋巴细胞性甲状腺炎的各证型诊断要点如下。

亚急性甲状腺炎 中医证型主要分为风热痰凝证、气滞痰凝证、肝郁胃热证和阳虚痰凝证。①风热痰凝证：多见于急性期，表现为恶寒发热，头痛咽痛，颈前肿胀疼痛，伴心悸多汗，心烦不眠，舌质红，苔薄黄，脉浮数或滑数。②气滞痰凝证：局部肿块坚实，皮色不变，重按疼痛，可放射至耳颞，或有喉间梗塞感，痰多，伴胸闷，舌质淡红，苔白厚腻，脉弦滑。③肝郁胃热证：颈前肿胀疼痛，伴发热，胸闷不舒，烦躁易怒，心悸汗出，口苦口干，舌质红，苔黄，脉弦数。④阳虚痰凝证：多见于甲减期，表现为甲状腺轻度肿大，疼痛不甚或隐痛，神疲乏力，畏寒怕冷，腹胀纳呆，四肢水肿，大便溏薄，舌体胖大，边有齿痕，苔薄白或白腻，脉沉细。

慢性淋巴细胞性甲状腺炎 中医证型主要分为气滞痰凝证、气阴两虚证和脾肾阳虚证。①气滞痰凝证：多见于疾病早期。甲状腺弥漫性肿大，坚实质硬，伴胸闷胁胀，善太息，女性亦可伴月经不调，烦躁易怒，舌质淡红，或有瘀点，苔薄白或白腻，脉弦滑。②气阴两虚证：多见于早期伴甲亢患者。甲状腺弥漫性肿大，伴结节肿块，气短乏力，心慌心悸，口干咽干，烦热汗出，舌质红，苔薄白，脉细或脉数。③脾肾阳虚证：多见于后期甲减期。甲状腺弥漫性肿大，伴结节肿块，质地韧硬，神疲乏力，嗜睡，怕冷畏寒，下肢水肿，腹胀纳呆，腰膝冷痛，酸软无力，舌质胖大，苔白滑，脉沉迟。

治疗方法 亚急性甲状腺炎

是一种自限性疾病，大多数患者对症处理即可，轻者给予非甾体类抗炎药（NSAID）治疗，重者给予糖皮质激素治疗，甲减症状明显可加用甲状腺激素。慢性淋巴细胞性甲状腺炎伴甲减者常用甲状腺激素替代疗法。可联合应用具有疏风、清热、化痰、疏肝、散结、温阳等功效的中药。

西医治疗 治疗亚急性甲状腺炎的西药包括以下几种。①NSAID类抗炎药：阿司匹林、对乙酰氨基酚、水杨酸等，轻型患者一般可缓解局部症状；②糖皮质激素类药：泼尼松，2周后减量，全程4~8周；③甲状腺素激素：伴甲减者使用。慢性淋巴细胞性甲状腺炎若甲状腺功能正常，则无需治疗，随诊即可，若伴有甲减则需口服甲状腺素片或左旋甲状腺素直至维持剂量，以临床症状缓解，甲状腺功能正常为准。

辨证论治 亚急性甲状腺炎具体治疗及主方如下。①风热痰凝证：治以疏风清热、化痰消痈，方选牛蒡解肌汤（《疡科心得集》）加减，常用中药有牛蒡子、薄荷、荆芥、连翘、栀子、石斛、玄参、夏枯草、菊花、赤芍、象贝母等。②气滞痰凝证：治以疏肝理气、化痰散结，方选柴胡疏肝散（《医学统旨》）加减，常用中药有柴胡、白芍、枳实、甘草、陈皮、川芎、醋香附、夏枯草等。③肝郁胃热证：治以疏肝清胃、清热消肿，方选柴胡清肝汤（《外科正宗》）加减，常用中药有柴胡、牛蒡子、连翘、醋香附、赤芍、丹参、莪术、当归、象贝母、僵蚕、山慈菇等。④阳虚痰凝证：治以温阳化痰、软坚散结，方选阳和汤（《外科证治全生集》）加减，常用中药有当归、熟地、麻黄、肉桂、制附片、鹿角胶、淫羊藿、丹皮、丹参、赤芍等。

慢性淋巴细胞性甲状腺炎具体治疗及主方如下。①气滞痰凝证：治以疏肝理气、活血化痰，方选逍遥散（《太平惠民和剂局方》）合六君子汤（《医学正传》）加减，常用中药有柴胡、白术、茯苓、陈皮、半夏、当归、赤芍、桃仁、莪术、象贝母等。②气阴两虚证：治以益气养阴、消瘿散结，方选生脉散（《医学启源》）加味，常用中药有人参、玄参、麦冬、五味子、生黄芪、贝母、白芍、茯苓、生地、知母、夏枯草等。③脾肾阳虚证：治以补肾健脾、益气温阳，方选阳和汤（《外科证治全生集》）合六君子汤（《医学正传》）加减，常用中药有生黄芪、党参、茯苓、白术、陈皮、半夏、香附、淫羊藿、熟地、肉桂、鹿角胶、肉苁蓉、制首乌等。

中成药治疗 中成药治疗亚急性甲状腺炎和慢性淋巴细胞性甲状腺炎以外治法为主。亚甲炎初期可用金黄散、四黄散、双柏散、玉露膏等，用水或蜂蜜调成糊状外敷消肿止痛，化痰散结。慢性淋巴细胞性甲状腺炎可外敷冲和膏或解凝膏，配合中草药内服，颇具效果。

现代研究 有研究表明，外用青黛治疗桥本甲状腺炎可明显改善临床症状，同时可降低甲状腺球蛋白抗体（TGAb）和甲状腺过氧化物酶抗体（TPOAb）的水平，这可能与青黛有效成分靛玉红具有抑制干扰素-γ活性和抑制白细胞介素（IL)-1β、IL-6的促炎症细胞因子释放的作用有关。亦有夏枯草胶囊联合优甲乐治疗桥本甲状腺炎甲减，能明显降低TPOAb、TGAb水平，改善患者自身免疫状态。穿山龙能明显降低血清TPOAb、TGAb水平，阻止

或减轻桥本甲状腺炎患者甲状腺的病理损害，从而减缓甲状腺功能减退进程和减少甲状腺激素替代治疗剂量。

（陆付耳 董慧）

jiǎzhuàngxiàn gōngnéng kàngjìnzhèng

甲状腺功能亢进症（hyperthyroidism） 各种原因引起循环中甲状腺素异常增多而出现以全身代谢亢进为主要特征的疾病。简称甲亢。临床表现为甲状腺肿大、急躁易怒、失眠、心悸、手抖、怕热多汗、多食消瘦等。该病属于中医学的瘿气、瘿病、瘿瘤等范畴。

病因病机 该病多与情志失调及体质因素有关。其内因是体质因素，情志失调则是发病的主要诱因。因素体阴虚，加之忧思恼怒、情志内扰，引起肝郁气滞，疏泄失常，气滞痰凝，壅于颈前，气郁化火，耗气伤阴所致。该病病位主要在颈前，而与肝、肾、心、胃等脏腑关系密切。病性初起多属实，以气滞痰凝、肝火旺盛为主；病久多以虚为主，表现为气阴两虚之证。病变日久不愈，可致气血运行不畅，血脉瘀滞。

证候诊断 该病中医证型主要分为痰气热结证、肝火旺盛证、心肝阴虚证和气阴两虚证。各证型诊断要点如下。①痰气热结证：颈前肿胀，烦热，手指震颤，两目外突，急躁易怒，胸闷胁痛，精神抑郁，双乳胀痛，女子月经不调。舌质红，苔黄或黄腻，脉弦或弦数。②肝火旺盛证：颈部肿大，眼突舌颤，心悸手颤，消谷善饥，急躁易怒，面红目赤，口干口苦，五心烦热，坐卧不宁，失眠多梦，形渐消瘦。舌质红，苔黄，脉弦数有力。③心肝阴虚证：颈粗眼突，心悸汗出，多食易饥，消瘦，五心烦热，手颤，

目干而赤，胸胁胀满，女子月经衍期等。舌质红，舌体小，或舌体颤动，苔少，脉细数。④气阴两虚证：颈大眼突，心悸怔忡，汗出气短，手足心热，手指震颤，饥不欲食，消瘦，神疲乏力，失眠，腹胀脘闷，大便溏薄，足跗水肿，头晕耳鸣，腰酸齿摇等。舌质红或红绛或淡红，苔少，脉细或细数或缓而无力，或结代促。

治疗方法 由于该病的病因尚未完全阐明，因此尚无针对病因的治疗措施，对该病的治疗主要是控制高代谢症候群。西医主要方法有抗甲状腺药物治疗、放射性^{131}I治疗和手术治疗三种。其中以抗甲状腺药物治疗应用最广。联合中药治疗可明显缓解症状，减少西药的副作用，多采用不含碘的中药进行辨证施治。

西医治疗 ①抗甲状腺药物：包括硫脲类和咪唑类，药物有丙基硫氧嘧啶（PTU）、甲基硫氧嘧啶（MTU）、甲巯基咪唑（赛治）、卡比马唑（甲亢平），其作用机制主要为抑制甲状腺素的合成，其中PTU还有抑制T_4在周围组织中转化为T_3的作用。②放射性^{131}I治疗：适用于对抗甲状腺药物过敏，抗甲状腺药物治疗无效或治疗后复发者。妊娠及哺乳期妇女以及年龄在25岁以下或伴有严重心肝肾功能不全者禁用。③手术：甲状腺大部切除术对中度以上的甲亢仍是最常用而且有效的疗法，能使90%~95%的患者获得痊愈，唯一缺点是有一定的并发症和4%~5%的患者术后甲亢复发，应慎重选择。

辨证论治 ①痰气热结证：治以解郁化痰、清热散结，方选丹栀逍遥散（《太平惠民和剂局方》）合消瘰丸（《医学心悟》）加减，常用中药有柴胡、当归、白芍、白术、茯苓、甘草、牡丹皮、栀子、玄参、牡蛎、象贝母等。②肝火旺盛证：治以清肝泻火、消瘿散结，方选龙胆泻肝汤（《医方集解》）加减，常用中药有龙胆草、泽泻、通草、车前子、当归、柴胡、黄芩、栀子、生地、石膏、知母、玉竹、钩藤、菊花等。③心肝阴虚证：治以益阴养血、宁心柔肝，方选天王补心丹（《校注妇人良方》）加减，常用中药有人参、玄参、丹参、天冬、麦冬、生地、白芍、茯苓、五味子、远志、酸枣仁、白蒺藜、桔梗、当归等。④气阴两虚证：治以益气养阴、消瘿散结，方选生脉散（《医学启源》）加味，常用中药有人参、麦冬、五味子、黄芪、白术、玄参、丹参、女贞子、浮小麦、龟板、地骨皮等。

中成药治疗 ①复方甲亢片：益气养阴，适用于气阴两虚型甲亢。②知柏地黄丸：滋阴清热，适用于阴虚火旺型甲亢。③甲亢丸：益气养阴、化痰祛瘀散结，适用于气阴两虚型兼痰瘀互结甲亢患者。

现代研究 有研究表明知柏地黄丸可改善甲亢患者的血清游离脂肪酸、抵抗素、脂联素及瘦素水平，从而改善甲亢患者的糖脂代谢异常，疗效更佳。灵芝多糖对Graves病模型小鼠的甲亢状态无明显影响，但对甲亢引起的肝脏功能损伤具有改善作用。六味地黄丸明显下调甲亢大鼠体内草酰乙酸、磷酸二羟基丙酮、乙基葡糖苷酸、甘油三酯、溶血磷脂、胆固醇等的含量。

（陆付耳 董 慧）

jiǎzhuàngxiàn gōngnéng jiǎntuìzhèng

甲状腺功能减退症（hypothyroidism） 各种原因导致的低甲状腺激素血症或甲状腺激素抵抗而引起的全身性低代谢综合征。简称甲减。该病可同时损害心脑血管、呼吸、消化、血液、肾上腺、性腺、肌肉关节等系统脏器，甚至发生心功能和肾功能衰竭、黏液水肿昏迷、甲减危象等严重并发症。该病属于中医学的瘿病、郁证、虚劳、水肿、溢饮、瘿瘤等范畴。

病因病机 该病多因先天禀赋不足、后天失养，或者积劳内伤、久病失调，抑或外感因素、瘿病日久不愈，抗甲状腺药物用量过大、甲亢放射性核素治疗后，甲状腺手术后等伤及气血，导致脾肾阳气亏虚而引起，兼有痰湿内生，瘀血内停。该病病位主要在肾，而与脾、心等脏腑关系密切。病性多属本虚标实之证，本虚以肾阳虚为主，伴脾阳虚、心阳虚，标实以水湿痰瘀为主。

证候诊断 该病中医证型主要分为肾阳虚证、脾肾阳虚证、心肾阳虚证、阴阳两虚证。同时可兼有气滞痰瘀互结证和水湿痰阻血瘀证。各证型诊断要点如下。①肾阳虚证：表情淡漠，形寒肢冷，嗜睡萎靡，思维迟钝，面白发疏，性欲减退，月经不调。舌质淡，苔薄白滑腻，脉沉迟。②脾肾阳虚证：身体虚胖，体重增加，面浮无华，手足麻木，四肢不温，少气懒言，头晕目眩，腹胀纳差，或便秘或腹泻，口淡乏味，畏寒，男子阳痿，妇女月经不调或见崩漏。舌质淡胖，苔白滑或薄腻，脉濡软或沉迟无力。③心肾阳虚证：形寒肢冷，心悸怔忡，气短，心胸憋闷疼痛、面浮身肿，头晕目眩，耳鸣，腰背酸痛、肢软无力。舌质淡色暗，苔薄白滑腻，脉沉迟或结代。④阴阳两虚证：畏寒肢冷，烦热无汗，口干咽燥，但喜热饮，皮肤粗糙、虚胖、视物模糊、眩晕耳鸣、小便清长或癃闭、大便秘结、男子阳痿、女子不孕。舌质淡红胖大，苔薄白水腻或津液满口，脉迟涩。

治疗方法 由于该病发病机制主要与甲状腺功能减退有关，故主要治疗措施为补充甲状腺激素。药物以左甲状腺素（L-T₄）为主。联合应用温阳中药可明显缓解症状，且无明显副作用。

西医治疗 口服 L-T₄ 治疗：治疗目标是将血清促甲状腺素（TSH）和甲状腺激素水平恢复到正常范围内，需终生服药。治疗剂量取决于患者的病情、年龄、体重和个体差异。治疗初期及达标后均需要复查甲状腺激素指标，以调整用药剂量和维持剂量。

辨证论治 ①肾阳虚证：治以温补肾阳、益气散寒，方选桂附地黄丸（《严氏济生方》）加减，常用中药有制附子、肉桂、熟地、山药、山茱萸、泽泻、茯苓、牡丹皮、淫羊藿、肉苁蓉等。②脾肾阳虚证：治以温肾壮阳、健脾益气，方选右归丸（《景岳全书》）合附子理中汤（《温病条辨》）加减，常用中药有制附子、肉桂、山药、山茱萸、熟地、菟丝子、鹿角胶、枸杞、盐杜仲、人参、白术、干姜、炙甘草等。③心肾阳虚证：治以温补心肾、利水消肿，方选真武汤（《伤寒论》）加减，常用中药有制附子、茯苓、白芍、生姜、白术、杜仲、桂枝、车前子、泽泻、猪苓等。④阴阳两虚证：治以温肾滋阴、调和阴阳，方选六味地黄丸（《小儿药证直诀》）合左归丸（《景岳全书》）加减，常用中药有熟地、山药、山茱萸、泽泻、茯苓、丹皮、菟丝子、牛膝、龟板胶、鹿角胶、枸杞等。

中成药治疗 ①扶正复甲合剂：温补脾肾、祛瘀化浊，适用于脾肾阳虚型兼痰瘀互结甲减。②金匮肾气丸：温肾助阳，适用于肾阳虚型甲减。③益元瘿消汤：益气温阳、健脾补肾，适用于脾肾阳虚型甲减。

现代研究 中药复方治疗甲减的药理学机制研究有一定进展。如经温补脾肾方剂治疗的甲减大鼠，肾组织中的丙二醛含量和谷胱甘肽过氧化物酶活性显著降低，超氧化物歧化酶活性显著升高，证明温补脾肾方剂可以提高甲减大鼠肾脏抗氧化能力从而改善甲减症状。此外，有研究表明补中益气汤对甲减肾损害大鼠血管内皮生长因子表达和肾功能及形态恢复都有一定的疗效，进一步说明温肾健脾法是治疗甲减的首选方案。

（陆付耳 董慧）

jiǎzhuàngxiàn'ái
甲状腺癌（thyroid carcinoma）
甲状腺的恶性肿瘤。甲状腺内发现肿块是其最常见的表现。该病多见于40岁以上的患者，女性多于男性，随着病程进展，肿块增大常可压迫气管、食管、喉返神经、交感神经等可出现相应症状。其主要病理类型有乳头状癌、滤泡状腺癌、未分化癌、髓样癌。该病属于中医学的石瘿范畴。中医对其临床特点描述为结喉一侧或双侧肿块，坚硬如石，高低不平，推之不移。

病因病机 该病由于情志内伤，肝脾气逆，以致气郁、痰湿、瘀血凝滞于颈前而成。亦可由于痰瘀结聚颈前，加之素体虚弱或病久耗伤正气，或手术和放射治疗等耗气伤津，导致阴液亏损与痰瘀互结同时存在，虚实并见。

证候诊断 该病常见证候有以下类型。①痰瘀内结证：颈前结喉处肿块坚硬如石，高低不平，推之不移，颈部不适，全身症状可不明显。舌暗红或瘀点，苔白腻，脉弦。②瘀结伤阴证：颈前结喉肿块质硬，或颈部他处发现转移性结块，或肿瘤术后，声音嘶哑，形倦体瘦，口干咽燥。舌紫暗，或见瘀斑，脉沉细或涩。

治疗方法 一旦诊断明确，宜早期手术治疗为主，放疗、化疗综合治疗，配合中药调理。若不宜手术或术后体质虚弱，以及放疗、化疗期间，可中药内治，局部结合中药外敷。中药治疗早期以解郁化痰为主，后期以和营养阴活血为主。

西医治疗 ①手术治疗手术是治疗甲状腺癌的重要手段之一，根据肿瘤的病理类型和侵犯范围的不同，手术方法包括甲状腺本身的切除和颈部淋巴结清扫。②放射性核素治疗分化型甲状腺癌患者，术后行¹³¹I治疗可有效清除术后残留甲状腺组织，治疗甲状腺癌转移病灶。③放射外照射治疗主要适用于未分化型甲状腺癌。④T4内分泌治疗甲状腺癌做全或次全切除者需要终身服用左甲状腺素或甲状腺素片，以预防甲状腺功能减退及抑制促甲状腺素（TSH）。

辨证论治 ①痰瘀内结证：治以解郁化痰、活血消坚，方选海藻玉壶汤合桃红四物汤加白花蛇舌草、三棱、莪术，常用中药有海藻、木香、青皮、三棱、莪术、白花蛇舌草、山慈菇、蛇六谷、石见穿等。②痰热伤阴证：治以合营养阴，方选通窍活血汤合养阴清肺汤加减，常用中药有川芎、桃仁、红花、生地、麦冬、玄参、象贝母、牡丹皮、白芍、莪术、山慈菇、露蜂房等。短气乏力者，加黄芪、太子参益气扶正；食少纳呆者加茯苓、神曲、白术、鸡内金健脾开胃；失眠多梦心烦者，加丹参、百合、知母清心安神。

术后调护 ①甲状腺癌术后患者多为气阴两虚，故治疗以"虚者补之，结着散之"为原则，治以益气养阴、软坚散结、扶正解毒，方选沙参麦冬汤或二至丸加减，常用中药有沙参、麦冬、天冬、玉竹、生地、女贞子、旱莲草、枸杞子、鳖甲、玄参、党参、黄芪、太子参、山药、黄精、当归、鸡血藤、龙葵、白花蛇舌草、半枝莲、山慈菇、猫爪草等。②术后抽搐多因正气已虚、津血虚少，肺脾肾不固所致。治以扶助正气、补益气血，方选十全大补汤加减，常用中药有黄芪、熟地、当归、人参、白术、茯苓、川芎、天麻、白附子、炙甘草。③术后乏力多为气血亏虚，治以调气血、健脾胃，托毒外出，常用中药有黄芪、蒲公英、党参、当归、白术、茯苓、白芍、川芎、熟地、炙甘草、肉桂、生姜、大枣。④术后声音嘶哑治以补三阴，药用山药、熟地、山豆根、桔梗、玄参、知母、山萸、牡丹皮、泽泻、茯苓、射干、黄柏、生甘草，并用清咽利喉之冰通饮（胖大海、冰糖，开水冲泡，每日数次作茶饮）。⑤术后恶心由气机紊乱，胃失和降，胃气上逆所致，治以疏理气机、降逆和胃，常用中药有柴胡、白芍、枳壳、川芎、陈皮、香附、炙甘草、半夏、竹茹、生姜等。

中成药治疗 ①平消胶囊：活血化瘀、止痛散结、清热解毒、扶正祛邪，对肿瘤具有一定的缓解症状、缩小瘤体、抑制肿瘤生长、提高人体免疫力的作用。②复方斑蝥胶囊：破血消瘀、攻毒蚀疮，用于甲状腺癌等多种恶性肿瘤治疗。

中医辅助疗法 甲状腺癌部分患者可使用中药外治减轻相关症状，如阳和解凝膏掺阿魏粉敷贴，或肿块疼痛灼热者，用生商陆根捣烂外敷。

现代研究 包括证候研究和药物研究。

证候研究 通过表面增强激光解析电离飞行时间质谱（SELD-TOF-MF）技术，人们已初步建立了甲状腺癌的唾液蛋白质指纹图谱辨证模式，为中医证候实质研究提供了新的方法和途径。而随着对体质的深入研究，人们则发现甲状腺癌患者中痰湿质与平和质相比，在基因表达上具有独特的基因表达谱，比如痰湿质甲状腺癌患者的 BRAF 基因突变高表达，这些基因的表达总体表现为代谢紊乱、免疫增强、炎症反应亢进、疾病发病以及疾病抵抗基因相关的表达特征。

药物研究 实验研究发现，多种中药有效成分，如苷类、黄酮等具有抗氧化、免疫调节等作用，如人参皂苷对人甲状腺癌 SW579 细胞的增殖具有显著抑制作用，其作用可能与下调 C-myc 和 Bel-2 蛋白表达相关。白杨素能够通过促进 E-cadherin 表达和抑制 N-cadherin 表达，从而抑制上皮-间质转化，达到抑制甲状腺癌 SW579 侵袭的作用。金莲花总黄酮对人甲状腺乳头癌细胞具有抑制作用，并能抑制 TFF3 的表达。

（凌昌全）

gǔzhì shūsōngzhèng
骨质疏松症（osteoporosis, OP）
骨量减少、骨的微观结构退化导致骨脆性增加而易于发生骨折的全身性骨骼疾病。该病分为原发性、继发性和特发性三大类。其病因和发病机制较复杂，与年龄、性别、内分泌改变、营养不良、遗传、免疫、某些药物因素等有密切关系，这些因素的作用使骨代谢处于负平衡，骨吸收大于骨形成，单位体积内骨组织量减少，骨组织微细结构受损，导致骨脆性增加。其病理学特征为骨基质和骨矿含量减少。该病为中老年人的常见病，随着人口老龄化问题越来越严重，其发病率必然会逐年增加。该病属于中医学的骨痹、骨痿等范畴。

病因病机 由于年老肾虚精亏，气血不足，或复因寒湿之邪侵袭，使气血凝滞，络脉不通，筋骨失养，导致"骨痹""骨痿"的发生。基本病机是由于本虚，病位在骨，证属本虚标实，以肝、脾、肾三脏虚弱，尤以肾虚为本，寒湿、血瘀为标。初起时以实证或虚证多见，发病日久则多虚实夹杂之证。

证候诊断 ①阳虚湿阻证：腰部冷痛重着，转侧不利，渐渐加重，虽静卧亦不减或反加重，遇寒冷及阴雨天疼痛加剧，舌淡，苔白腻，脉沉而迟缓。②气滞血瘀证：骨节疼痛，痛有定处，痛处拒按，筋肉挛缩，骨折，多有外伤或久病史，舌质紫暗，有瘀点或瘀斑，脉涩。③脾气虚弱证：腰背酸痛，肢体倦怠无力，消瘦，少气懒言，纳少，大便溏薄，舌淡苔白，脉缓弱无力。④肝肾阴虚证：腰膝酸痛，膝软无力，驼背弯腰，患部痿软微热，形体消瘦，眩晕耳鸣，或五心烦热，失眠多梦，男子遗精，女子经少经闭，舌红少津，少苔，脉沉细数。⑤肾阳虚衰证：腰背冷痛，酸软乏力，甚则驼背弯腰，活动受限，畏寒喜暖，遇冷加重，尤以下肢为甚，小便频多，或大便久泄不止，或浮肿，腰以下为甚，按之凹陷不起，舌淡苔白，脉沉细或弦。⑥肾精不足证：患部酸楚隐痛，筋骨痿弱无力，动作迟缓，早衰、发脱齿摇、耳鸣健忘，男子精少，女子经闭，舌淡红，脉细弱。⑦气血两虚证：腰脊酸痛，肢体麻木软弱，患部肿胀，神倦乏力，面白无华，食少便溏，舌淡苔白，脉细弱无力。

治疗方法 骨质疏松症的治疗是一个持续复杂的系统工程。对于原发性骨质疏松症的治疗原则是谨守病机，预防为主；对于继发性和特发性骨质疏松症的治疗原则是对因治疗原发病为主，对症治疗并发症为辅。

西医治疗 ①基础措施：调整生活方式；给予骨健康基本补充剂。②药物干预：抗骨吸收药物（二膦酸盐类、降钙素类、选择性雌激素受体调节剂、雌激素类）；促进骨形成药物（甲状旁腺激素）；锶盐；其他药物（活性维生素 D、维生素 K_2）。③外科治疗。④预防为主：从青少年期就加强运动、保证足够的钙质摄入，同时防止和积极治疗各种疾病，尤其是慢性消耗性疾病与营养不良、吸收不良等，防止各种性腺功能障碍性疾病和生长发育性疾病；避免长期使用影响骨代谢的药物等，可以尽量获得理想的峰值骨量，减少今后发生骨质疏松的风险。成人期补充钙剂是预防骨质疏松的基本措施，不能单独作为骨质疏松治疗药物，仅作为基本的辅助药物。成年后的预防主要包括两个方面。一是尽量延缓骨量丢失的速率和程度，对绝经后妇女来说，公认的措施是及早补充雌激素或雌、孕激素合剂；二是预防骨质疏松患者发生骨折，避免骨折的危险因素可明显降低骨折发生率。

辨证论治 ①阳虚湿阻证：治以散寒祛湿、温通经络，方选肾着汤加减，常用中药有干姜、甘草、茯苓、桂枝、牛膝、苍术、淫羊藿。偏寒加附子以温经散寒；偏湿加薏苡仁、防己以利湿通络。②气滞血瘀证：治以理气活血、化瘀止痛，方选身痛逐瘀汤加减，常用中药有秦艽、羌活、香附、川芎、桃仁、红花、当归、没药、牛膝、地龙、甘草等。骨节痛以上肢为主，加桑枝、姜黄；下肢为甚，加独活、防己以通络止痛；病久关节变形、痛剧，加全蝎、蜈蚣以通络活血。③脾气虚弱证：治以健脾益气壮骨，方选参苓白术散加减，常用中药有人参、茯苓、白术、山药、陈皮、薏苡仁、莲子、砂仁、桔梗、甘草。气阴两虚，加麦冬、五味子以益气滋阴；肢体沉重，加防己以化湿通络。④肝肾阴虚证：治以滋补肝肾、养阴填精，方选左归丸加减，常用中药有熟地黄、山药、山茱萸、枸杞子、牛膝、茯苓、鹿角胶、龟甲胶、菟丝子。阴虚火旺明显者，加知母、黄柏以清热坚阴；疼痛明显，加桑寄生以补肾壮骨。⑤肾阳虚衰证：治以补肾壮阳、强筋健骨，方选右归丸加减，常用中药有熟地黄、附子、肉桂、山药、山茱萸、枸杞子、杜仲、菟丝子、鹿角胶、补骨脂。⑥肾精不足证：治以滋肾填精、养髓壮骨，方选河车大造丸加减，常用中药有紫河车粉、熟地黄、杜仲、天冬、麦冬、龟甲、黄柏、牛膝。肾精亏甚，骨枯足痿，加鹿茸研末冲服、冬虫夏草以益肾填精。⑦气血两虚证：治以气血双补、养髓壮骨，方选八珍汤加减，常用中药有人参、白术、茯苓、川芎、当归、白芍、熟地黄、

炙甘草。虚烦少寐、头晕，加枸杞子、制何首乌、炒酸枣仁以滋阴养血安神。

中成药治疗 健步壮骨丸；仙灵骨葆胶囊；龙牡壮骨颗粒；知柏地黄丸；健步丸；虎潜丸；金匮肾气丸；健肾壮腰丸；十全大补丸。

中医辅助疗法 ①针刺：取穴肾俞、脾俞、足三里、太白、太溪、痛处所属经脉络穴。实证针用泻法，虚证针用补法。②灸法：取穴大椎、大杼、足三里、脾俞、肾俞、命门、神阙、中脘、关元、痛处所属经脉络穴。用直接灸或隔药饼灸。每次选取 3~4 穴，每穴 5 壮，每日 1 次。③推拿：老年骨质疏松症患者受轻微外力可造成骨折，对骨质疏松症引起的腰腿痛，要以轻手法放松为主，主要以缓解症状为目的，切忌重手法扳动肢体及脊柱关节。按摩可以疏通经络、滑利关节、强筋壮骨、缓解疼痛，对骨质疏松症有着独特的疗效。④外敷：以温经散寒，补肾活血，通络止痛的中药外敷，通过药物渗透和物理加温的作用可改善循环，促进组织修复并止痛。

现代研究 包括病因研究和药物研究。

病因研究 卵巢激素分泌不足，雌激素水平下降是绝经后妇女骨质疏松表现的最重要原因。成骨细胞、破骨细胞、骨髓间充质干细胞和骨细胞中均有雌激素受体，雌激素作用于雌激素受体，从而进一步影响与骨吸收和骨形成有关的若干种细胞因子，起到骨保护的作用。白细胞介素（IL）-1、IL-6 是由骨原细胞和基质细胞产生的，主要的功能是促进破骨细胞生成，加快骨吸收。IL-1α 基因变异会影响到骨密度，

致老年人髋部骨质疏松。骨原细胞或其他因子诱导可以产生肿瘤坏死因子（TNF）-α，促进破骨细胞的生成，从而加速骨吸收。

药物研究 异黄酮类化合物具有显著的抗骨质疏松作用。大豆中的黄酮类化合物是较早被作为雌激素受体调节剂使用的植物雌激素样化学成分。染料木素的结构与内源性雌激素相似，能与雌激素 α、β 两种受体结合，发挥雌激素样作用。与淫羊藿中其他黄酮苷类化合物相比，淫羊藿素抗骨质疏松活性最强。牛膝提取物可以通过降低骨转换因子如 ALP、OC 水平来加快骨再生率，抑制骨丢失，提高骨的生物力学表现。骨碎补是骨伤科常用药，它可以通过干预抗氧化平衡、色氨酸和苯丙酸在小鼠体内的代谢来防治骨质疏松症。仙灵骨葆胶囊（由淫羊藿、续断、补骨脂等组成）能通过促进骨髓基质干细胞的成骨分化来阻止骨量下降，并且其中含有的植物雌激素（如淫羊藿总黄酮等）能提高肠钙吸收，起到改善骨密度的作用。左归丸（由熟地、山茱萸、牛膝、鹿胶等组成）可以治疗女性肾阴虚型骨质疏松症，能够上调骨组织中核心结合因子 α1mRNA 表达，从而有效防治骨质疏松，其含药血清能部分通过活化 p38 MARK 信号通路，上调 Run 2 表达，刺激胶原（Col）表达，促进骨形成。中药骨康（由补骨脂、淫羊藿、肉苁蓉、当归、黄芪、丹参等组成）能治疗肾阳虚型骨质疏松，上调成骨细胞 OPG mRNA 的表达，下调 RANKL mRNA 的表达。复方杜牡健骨颗粒能升高股骨骨密度、血清 Ca、P 水平，改善骨生物力学强度指标。

（董福慧　程仕萍）

fēngshīxìng jíbìng

风湿性疾病（rheumatic disease）

以侵犯骨、关节及其周围软组织或结缔组织为主的一组疾病。简称风湿病。常见的有弥漫性结缔组织病（红斑狼疮、类风湿关节炎、干燥综合征、硬皮病、皮肌炎/多肌炎、贝赫切特综合征、过敏性紫癜等）、骨与关节（强直性脊柱炎、痛风性关节炎、骨关节炎等）的病变等，病因与自身免疫、遗传、代谢、感染、退化等多种因素有关。

临床特点 风湿病的临床表现常有发热、关节疼痛及肿胀、皮疹、肌肉疼痛、雷诺现象等，关节病变除有疼痛外还伴有肿胀和活动障碍，呈发作与缓解交替的慢性病程，部分患者可出现关节致残和内脏功能衰竭。

治疗特点 风湿性疾病多为慢性病，治疗目的是改善疾病预后，保持关节、脏器的功能，缓解有关症状。具体包括：抗炎止痛治疗；病因治疗；生物治疗及骨髓移植治疗；关节镜治疗等。

现代研究 中西医结合医学运用中医基础理论的系统观逐渐完善对风湿病的认识，在理论层面上通过宏观与微观、辨证与辨病、扶正与祛邪的结合治疗风湿病，形成一套完整和规范的风湿病的辨证体系，将中医现代化，深入探索中医药对免疫网络系统的内在调节机制，弥补了中西医各自的不足，为临床提供了全面、良好的疾病认识方法、诊断方法和治疗方法，为解决风湿病患者痛苦做出贡献。

（吕爱平　程仕萍）

xìtǒngxìng hóngbān lángchuāng

系统性红斑狼疮（systemic lupus erythematosus，SLE）

以发热、面部蝶形红斑、疲劳无力、关节肌肉疼痛等免疫性炎症为突出表现的，并可累及全身多脏器的自身免疫性结缔组织疾病。SLE 真正的致病机制仍然未知，可能与遗传、免疫功能紊乱、内分泌异常、环境因素等都有关系。由于基因、自身抗体、免疫复合体、内分泌激素、环境因子等相互合作，促使免疫系统产生自身抗体后攻击自身细胞及组织，致使发炎和组织损害。主要临床特征为血清中出现抗核抗体为主的多种自身抗体，并累及全身多系统，严重者可发展为狼疮肾炎、心脏病变等，甚或死亡。SLE 好发于育龄期的女性，因为雌性激素与 SLE 的发生关系密切，外源性雌激素的增多会导致该病的发生及加重。该病属于中医学的红蝴蝶疮、热毒发斑、阴阳毒等范畴。

病因病机 SLE 多由禀赋不足，肝肾亏损所致。素体肝肾精血亏虚，易致阴虚火旺，虚火上炎，热邪乘虚入侵，两热相搏，热毒入里，瘀阻脉络，内伤及脏腑，外阻于肌肤而发病。该病病位可累及全身，与肝肾密切相关。基本病机为阴阳失调，阴虚内热。病情虚实互见，变化多端。诱发该病的因素包括劳倦内伤，日光曝晒，七情郁结，妊娠分娩，内服药物等。

证候诊断 ①热毒炽盛证：面部蝶形红斑鲜艳，皮肤紫斑，伴有高热，烦躁口渴，神昏谵语，抽搐，关节肌肉疼痛，大便干结，小便短赤，舌红绛，苔黄腻，脉洪数或细数。多见于系统性红斑狼疮急性活动期。②阴虚内热证：斑疹暗红，伴有不规则发热或持续低热，五心烦热，自汗盗汗，面浮红，关节痛，足跟痛，月经量少或闭经，舌红，苔薄，脉细数。多见于轻中度活动期或稳定期。③脾肾阳虚证：面色无华，眼睑、下肢浮肿，胸胁胀满，腰膝酸软，面热肢冷，口干不渴，小便清长，尿少或尿闭，舌淡胖，苔少，脉沉细。多见于素体阳虚或 SLE 晚期合并心肾损害时。④脾虚肝旺证：皮肤紫斑，胸胁胀满，腹胀纳呆，头昏头痛，耳鸣失眠，月经不调或闭经，舌紫暗或有瘀斑，脉细弦。⑤气滞血瘀证：红斑暗滞，角栓形成及皮肤萎缩，伴倦怠乏力，舌暗红，苔白或光面舌，脉沉细。多见于血管炎、紫癜、心脏损害或肝脾肿大患者。

治疗方法 SLE 的治疗原则是早发现，早治疗。治疗方案及药物剂量必须个体化，定期监测药物的不良反应，恢复患者的社会活动及提高生活质量。西医主要用皮质激素和免疫抑制剂，配合血浆置换、非甾体类抗炎药等治疗，毒副危害较大，而且有停药反跳现象。宜采用中西医结合综合治疗 SLE，能减少激素等药物的副作用，提高临床疗效及患者的生存质量。

西医治疗 一般治疗包括心理及精神支持，避免过劳、阳光暴晒、紫外线照射，避免使用可诱发该病的药物，预防并治疗感染。药物治疗包括：①非甾体类抗炎药（NSAIDS）；②抗疟药氯喹或羟基氯喹；③糖皮质激素；④免疫抑制剂：环磷酰胺（CTX）、硫唑嘌呤、甲氨蝶呤（MTX）、环孢素 A（CsA）、长春新碱等；⑤免疫球蛋白冲击，血浆置换。

辨证论治 ①热毒炽盛证：治以清热凉血、化斑解毒，方选犀角地黄汤合黄连解毒汤加减，常用中药有水牛角、生地黄、牡丹皮、黄芩、黄连、黄柏、青蒿、赤芍、栀子、泽泻、知母、白茅根等。②阴虚内热证：治以滋阴降火，方选六味地黄丸合大补阴丸、清骨散、二至丸加减，常用中药有生地黄、山茱萸、女贞子、旱莲草、茯苓、泽泻、牡丹皮、益母草、青蒿、鱼腥草、紫草、知母、黄柏等。③脾肾阳虚证：治以温肾壮阳、健脾利水，方选肾气丸、右归丸或附子理中汤，重者用参附汤加减，常用中药有熟地黄、牡丹皮、山茱萸、山药、泽泻、赤芍、白茯苓、生姜、附子、肉桂等。④脾虚肝旺证：治以健脾清肝，方选四君子汤合丹栀逍遥散加减，常用中药有白术、党参、茯苓、牡丹皮、木香、栀子、陈皮等。⑤气滞血瘀证：治以疏肝理气、活血化瘀，方选逍遥散合血府逐瘀汤加减，常用中药有柴胡、白芍、白术、当归、茯苓、桃仁、红花、炙甘草、枳壳、赤芍、牛膝、川芎等。

中成药治疗 昆明山海棠片、雷公藤片、雷公藤总苷片等，主要用于热毒炽盛实证，虚寒证等慎用。

现代研究 主要以中药研究为主。中药大黄素被发现能抑制狼疮性肾炎患者肾活检组织体外培养分离的肾成纤维细胞分裂增殖，而且通过促使原癌基因蛋白高水平表达来诱导细胞的凋亡。雷公藤单体能显著抑制患者细胞分泌特异性抗双链 DNA 抗体（anti-dsDNA）和非特异性抗体（IgG），其抑制效果大于甲泼尼龙。昆明山海棠对 SLE 患者细胞免疫具有明显的调节作用。现代药理研究发现，虫草制剂对免疫系统具有双向调节功能，能通过改善细胞能量的代谢，加快细胞的修复，从而改善红斑狼疮患者肾脏的血流动力学情况，降低蛋白尿风险，延缓肾功能恶化；联用虫草制剂能明显降低环磷酰胺的剂量，而减少环磷酰胺的副作用。六味地黄丸能通过调节肾上腺皮质轴的功能，在保持皮质激素在血液中的浓度时，又可降低皮质激素的副作用。研究发现六味地黄丸联用激素及环磷酰胺等免疫抑制剂，在控制病情活动期，以及长期使用免疫制剂后身体虚弱或白细胞减少的患者，具有较好的疗效。

（吕爱平　程仕萍）

lèifēngshī guānjiéyán

类风湿关节炎（rheumatoid arthritis，RA） 累及周围关节为主的多系统性炎症性自身免疫病。基本病理改变为滑膜炎，可造成关节软骨和骨质破坏，早期表现为游走性的关节疼痛、肿胀，晚期可出现关节僵硬、畸形，功能障碍，并有骨骼肌萎缩。该病属于中医学的痹证、尪痹、顽痹、历节、白虎历节等范畴。

病因病机 该病多因禀赋不足、素体亏虚，加之居住潮湿、涉水淋雨、睡卧当风、汗出入水，风、寒、湿、热等邪气乘虚侵入，滞留于筋脉、关节、肌肉，闭阻经络，不通则痛。邪闭经隧，气血津液受阻，则血滞为瘀，津停生痰，痰瘀互结，留着关节，久之邪留正虚，筋萎骨弱，关节畸形，屈伸不利。该病病位在关节、经络，与肝肾密切相关。病性为本虚标实，急性活动期以标实为主，多为寒湿、湿热或寒热夹杂痹阻经脉，或兼痰浊、瘀血内阻；慢性缓解期多属虚实夹杂，正虚多为肝肾亏虚、气血不足，邪实则多见痰瘀互结。病变日久不愈，邪气也可由经络内舍脏腑。痰浊、瘀血在疾病的发展过程中起着重要作用，既是病理产物，也是致病因素。

证候诊断 该病临床大致可分为活动期和缓解期。活动期以寒湿痹阻证、湿热痹阻证、寒热错杂证常见；缓解期以痰瘀痹阻证、肾虚寒凝证、肝肾阴虚证、气血亏虚证、正虚邪恋证常见。各期证候诊断要点如下。

活动期 ①寒湿痹阻证：肢体关节冷痛、肿胀或重着，局部皮色不红，触之不热，晨僵，关节屈伸不利，遇寒痛剧，得热痛减，局部畏寒怕风。或见恶风发热，肌肤麻木不仁；或口淡不渴，恶风寒，阴雨天加重，肢体沉重。舌质淡或淡红，苔薄白或白腻，脉弦紧或沉紧或浮缓。②湿热痹阻证：四肢关节或肌肉局部红肿，重着，疼痛如燎，局部肤温升高，下肢关节尤甚，晨僵，活动受限。或见关节积液，屈伸不利；或伴发热，口苦口黏，口渴不欲饮；或恶风发热，有汗不解，心烦口渴，便干溲黄。舌红，苔黄腻或燥，脉滑数或弦滑。③寒热错杂证：肢体关节疼痛、肿胀，局部触之发热但自觉畏寒，关节屈伸不利。或见自觉发热，但局部触之不热，全身热象不显。舌淡苔白或黄，或黄白兼见，脉弦数。

缓解期 ①痰瘀痹阻证：关节漫肿日久，肌肉关节刺痛，痛处不移，关节肿大，肢体顽麻或重着，甚至强直畸形，屈伸不利，周围可见硬结，肌肤甲错或干燥无光泽。或见关节肌肤紫暗，肿胀，按之稍硬；或关节僵硬变形，有硬结、瘀斑，面色黧黑，眼睑浮肿；或胸闷痰多。舌质紫暗，或有瘀斑，苔白腻或黄腻，脉细涩或细滑。②肾虚寒凝证：关节冷痛而肿，肢冷不温，关节屈伸不利，晨僵，关节畸形，腰背酸痛，俯仰不利，面色白，畏寒怕冷，神倦懒动，天气寒冷则加重。舌淡胖，苔白滑，脉沉细。③肝肾阴虚证：病久关节肿胀疼痛或酸痛，局部关节灼热疼痛，屈伸不利，形瘦骨立，腰膝酸软，头晕耳鸣，盗汗，失眠。舌红，少苔，脉细数。④气血亏虚证：关节疼痛，肿胀僵硬，麻木不仁，行动不利，面色淡白，心悸，自汗，神疲乏力。舌淡，苔薄白，脉细弱。⑤正虚邪恋证：关节疼痛，经久不愈，痛势绵绵，甚则彻夜不眠，日轻夜重，形体消瘦，面色萎黄，神疲乏力，腰膝酸软。舌淡，苔薄白，脉细小弦。

治疗方法 类风湿关节炎的治疗目的是减轻或消除患者的临床症状，防止或延缓关节破坏，促进已破坏关节的修复，尽可能保持受累关节的功能，提高患者的生存质量。该病尚无特效的治疗方法，因此宜采用综合治疗，中西医结合治疗适用于该病的整个病程。活动期可予非甾体抗炎药控制关节肿痛，慢作用抗风湿药或生物制剂控制疾病的进展，联合应用具有疏风、祛湿、散寒、通络、清热解毒、消肿止痛等功效的中药，病情急进、有关节外症状或经治效果不佳者，可给予糖皮质激素快速缓解症状；缓解期可选择慢作用抗风湿药，联合应用具有散寒、祛风、除湿、清热、祛瘀化痰、通经活络、补益肝肾、益气养血等功效的中药，以控制病情、防止反复。晚期有畸形及功能障碍者，可考虑手术治疗。

西医治疗 ①非甾体抗炎药如布洛芬、双氯芬酸等，是重要的对症治疗药物，但不能阻止病情进展；②慢作用抗风湿药如氨甲蝶呤、来氟米特等，能改善病情，起效时间长于非甾体抗炎药；③糖皮质激素，适用于有关节外症状或关节炎急性发作者，也可局部用药以缓解症状；④生物制剂如肿瘤坏死因子-α 拮抗剂等，能控制病情进展，远期疗效及安全性尚处于研究中。⑤手术治疗包括关节置换及滑膜切除手术。

辨证论治 临床以虚实互见、寒热错杂居多，治疗也须结合分期及证候特点宜攻补兼施，寒温并用。活动期的治疗以祛邪为主，缓解期应扶正与祛邪兼顾。①寒湿痹阻证：治以疏风散寒、祛湿宣痹，方选蠲痹汤（《医学心悟》）加减，常用中药有羌活、独活、海风藤、桂心、秦艽、当归、川芎、桑枝、乳香、木香、炙甘草等。②湿热痹阻证：治以清热通络、疏风胜湿，方选大秦艽汤（《素问病机气宜保命集》）或四妙丸（《成方便读》）加减，常用中药有秦艽、当归、独活、羌活、石膏、防风、白芷、细辛、川芎、白芍、生地黄、熟地黄、甘草、茯苓、黄芩、白术、苍术、黄柏、牛膝、薏苡仁等。③寒热错杂证：治以祛风散寒、清热除湿，方选桂枝芍药知母汤（《金匮要略》）加减，常用中药有麻黄、桂枝、芍药、甘草、防风、知母、生姜、白术、附子等。④痰瘀痹阻证：治以活血化瘀、祛痰通络，方选身痛逐瘀汤（《医林改错》）合指迷茯苓丸（《删补名医方论》）加减，常用中药有当归、秦艽、川芎、桃仁、红花、没药、羌活、甘草、香附、地龙、五灵脂、牛膝、茯苓、半夏、枳壳、风化硝等。⑤肾虚寒凝证：治以祛风散寒、除湿补肾，方选独活寄生汤（《备急千金要方》）加减，常用中药有独活、桑寄生、秦艽、防风、细辛、桂心、杜仲、干地黄、牛膝、当归、川芎、芍药、人参、茯苓、甘草等。⑥肝肾阴虚证：治以滋阴清热，方选左归丸（《景岳全书》）加减，常用中药有大熟地、山药、枸杞子、山茱萸肉、川牛膝、菟丝子、鹿角胶、龟板胶等。⑦气血亏虚证：治以补益气血、祛邪通络，方选黄芪桂枝五物汤（《金匮要略》）加减，常用中药有生黄芪、桂枝、芍药、生姜、大枣等。⑧正虚邪恋证：治以益肾培本、蠲痹通络，方选益肾蠲痹丸（朱良春经验方）加减，常用中药有熟地黄、淫羊藿、肉苁蓉、鹿衔草、骨碎补、当归、鸡血藤、炙蜂房、炙乌梢蛇、炙僵蚕、炙全蝎、炙蜈蚣、炙土鳖虫等。

中成药治疗 ①益肾蠲痹丸：温补肾阳、益肾壮督、搜风剔邪、蠲痹通络，用于类风湿关节炎肾虚而瘀血闭阻者；月经期、经行量多暂停服，孕妇停服。②尪痹片：补肝肾、强筋骨、祛风湿、通经络，用于类风湿关节炎证属肝肾不足，寒湿阻络者；孕妇慎服。③四妙丸：清热利湿，用于类风湿关节炎证见湿热下注，足膝红肿，筋骨疼痛者。④雷公藤多苷片：祛风解毒、除湿消肿、舒筋通络，有抗炎及抑制细胞免疫和体液免疫等作用，用于风湿热瘀，毒邪阻滞所致的类风湿关节炎；有严重心血管病和老年患者慎用，孕妇禁用。

中医辅助疗法 类风湿关节炎还可使用针灸、穴位注射、直流电离子导入等辅助疗法。①针灸疗法：主穴选用肩髃、曲池、臂中、合谷、环跳、足三里等，或根据疼痛部位取穴。配穴选用指关节取八邪，腕关节取阳溪、大陵，肘关节取曲泽，肩关节取肩髎，髋关节取风市，膝关节取膝眼，踝关节取昆仑，趾关节取

八风，脊椎取华佗夹脊。②穴位注射：可选用木瓜注射液、红花注射液或复方当归注射液穴位注射。③直流电离子导入：多应用中药的浸出液，常用蒸馏水制成50%乙醇溶液或用50度的白酒浸泡中草药，进行局部导入。

现代研究 主要有证候研究和药物研究两个方面。

证候研究 研究发现，早期类风湿关节炎患者寒热证候之间C-反应蛋白有显著性差异，寒证患者的C-反应蛋白低于热证患者。类风湿关节炎的不同证候在年龄、病程、地域、双手X线分期上存在差异，年龄较轻者证候主要表现为湿热阻络、寒湿阻络，年长者以肝肾不足兼痰瘀阻络为主，病程以肝肾不足兼痰瘀互结型最长，双手X线分期提示各证候均以Ⅱ期为多，其中寒湿阻络型以Ⅲ期少见，肝肾不足兼痰瘀互结型以Ⅰ期少见，各地域间证候分布不同。应用蛋白质组学技术，部分类风湿关节炎湿热痹阻证差异蛋白被发现，涉及细胞周期调控蛋白、分泌多肽、泛素蛋白酶体系统蛋白、膜蛋白质类、运输蛋白等。

药物研究 网络药理学研究发现，类风湿关节炎热证分子网络和对证中药靶点的分子网络涉及了共同的生物学通路：粒细胞-巨噬细胞集落刺激因子（GM-CSF）信号通路，细胞毒T淋巴细胞相关抗原4（CTLA4）信号通路，T细胞受体信号通路及辅助T细胞中的CD28信号通路。实验研究发现，中草药有效成分，如苷类、生物碱、黄酮及萜类等，在类风湿关节炎治疗中具有抗炎、镇痛和免疫调节等多种作用。如穿山龙总皂苷可降低胶原诱导关节炎大鼠的滑膜血管内皮生长因

子mRNA及血管生成素-2的表达。白芍总苷能通过抑制滑膜成纤维细胞的增殖及细胞分泌因子白细胞介素（IL）-1、肿瘤坏死因子（TNF）-α及前列腺素E2（PGE2）的产生而抑制胶原诱导型关节炎关节破坏。青藤碱能降低类风湿关节炎患者血清中TNF-α、IL-1β的含量。青蒿琥酯能显著抑制胶原诱导性关节炎大鼠滑膜细胞的增殖，并能下调滑膜细胞分泌TNF-α和IL-1β的水平。中药复方治疗类风湿关节炎的药理学机制也得到进一步证实。如益肾蠲痹丸对肾虚证、脾虚证及未施加证候处理因素的胶原诱导性关节炎大鼠均具有治疗作用，其中对肾虚证的治疗效果要优于脾虚证及未施加证候处理因素者。桂芍知母汤可降低胶原诱导性类风湿关节炎大鼠血清中TNF-α、基质金属蛋白酶（MMP）-2及MMP-9的水平。

（吕爱平 贾冬梅）

tèfāxìng yánzhèngxìng jíbìng

特发性炎症性肌病（idiopathic inflammatory myopathy，IIM）

一组病因未明的自身免疫性介导的以侵犯横纹肌为主的慢性、炎症性、系统性结缔组织病。又称多发性肌炎-皮肌炎。其临床表现为髋周、肩周、颈、咽部肌群进行性无力，可伴有肌痛、肌萎缩。该病属于中医学的痿证、肌痹、脾痹、温毒发斑等范畴。

疾病范围 IIM的主要病理改变是肌纤维坏死、再生及肌间质内炎性细胞浸润。其病因未明，一切不明确的细菌、病毒、寄生虫等感染因子所导致的炎症性肌病均属该病范畴。临床以原发性多发性肌炎（PM）与原发性皮肌炎（DM）最为多见，另外还包括恶性肿瘤相关或其他结缔组织病

伴发的 PM 或 DM、包涵体肌炎、局灶结节性肌炎等。

中医特征 该病的病因病机是由于素体正气亏虚，风、寒、湿、热之邪乘虚侵袭，邪气内蕴，湿热、寒湿郁阻肌肉，日久损伤气血津液，造成气虚血瘀。病位在肌肉和皮肤，归属肺脾两脏。脾土为气血生化之源，脾胃又为表里络属关系，食管归属脾胃，脾土亏虚累及胃和食管故可见食欲不振、吞咽困难等；脾虚湿困，则土不能生金，肺失宣肃，可见到伴发肺间质病变的咳嗽或呼吸困难等。

治疗特点 特发性炎症性肌病的西医治疗遵循个体化原则，首选药物为肾上腺皮质激素，重型病例可并用免疫抑制剂，如氨甲蝶呤、环磷酰胺、硫唑嘌呤。其他药物疗法包括大量球蛋白、抗细胞因子抗体、抗淋巴细胞抗体等，非药物疗法包括血浆净化疗法、胸腺摘除术、全身放射疗法等。

中医治疗多遵循"治痿独取阳明"和扶正与祛邪兼顾的基本原则。治疗中根据本虚标实的特点，以扶正固本为主，在急性发作期也要兼顾扶正，固护阴液、调养脾胃之气。

现代研究 由于单纯使用中药治疗起效相对缓慢，而单纯的西药治疗又存在副作用大，复发率高等缺陷，通过中西医结合，可以在使用激素和免疫抑制剂控制急性期病情的发展，在缓解期通过中药稳定病情提高机体抵抗力，从而达到提高疗效的目的。中药在配合激素和免疫抑制剂使用的过程中还可以有效减轻其带来的不良反应，提高患者的生存质量。中西医结合联用西药常规治疗的基础上加用补气解毒滋阴方治疗该病，能提高改善临床症状、体征、增强肌力、缓解肌肉疼痛等，疗效显著于纯西药治疗。

（吕爱平 程仕萍）

duōfāxìng jīyán

多发性肌炎 （polymyositis, PM）

骨骼肌群的间质性炎性改变和肌纤维变性为特征的慢性系统性结缔组织病。临床表现以为受累骨骼肌无力，继之产生肌肉萎缩为主，病变部位局限于肌肉。该病发病年龄多在 30～60 岁，病前多有感染或低热，初期多为亚急性至慢性进展的对称性近端肌无力，几月内逐渐出现肩胛带、骨盆带及四肢近端无力，可伴肌肉关节疼痛或酸痛；部分患者可有胸闷及呼吸困难，该病感觉障碍不明显，病后数周至数月可出现肌萎缩。该病属于中医学的肌痹、痿病、痹病等范畴。

病因病机 该病病位在肢体肌肉，多因风湿之邪侵于肌肤，困阻卫阳，致卫阳不能温煦；或因七情内伤，郁久化热生毒，致使阴阳气血失衡，气机不畅，瘀阻经络，正不胜邪，毒邪犯脏所致。该病初期多表现为风湿毒邪壅盛，治疗宜祛邪解毒；在中、后期则常表现为虚证，治当扶正为主，兼以祛邪。同时在各期都应加通络和营之品，以达到营血调和，经络畅达，通痹防痿之功。

证候诊断 急性期和缓解期各证型诊断要点如下。

急性期 ①毒热炽盛证：发热，肌肉关节疼痛无力，皮肤痈疡疔毒，便干尿赤，舌红绛，苔黄厚，脉数。②湿热蕴结证：发热，肌肉疼痛，重着无力，腹胀纳差，大便黏软不爽，小便赤，舌质红，苔黄腻，脉滑数。

缓解期 ①阴虚内热证：消瘦，肌肉关节疼痛痿软无力，局部皮肤暗红或不明显，心烦梦多，低热盗汗，小便黄少，大便干，舌质红苔黄，脉细数。②气血亏虚证：病程较久，进展缓慢，神疲，肌肉酸痛无力，不能久立，甚则肌肉渐脱，皮肤干燥，心悸气短，食少懒言，头晕自汗，失眠健忘，舌淡胖，苔白，脉细弱。③阴阳两虚证：病程较久，肌肉酸痛无力，肢体麻木不仁，皮肤干燥，视物昏花，食少懒言，畏寒或气短，腰酸腿软，舌质淡苔白，脉沉细。

治疗方法 单纯中药治疗起效相对缓慢，而单纯的西药治疗又存在副作用大，复发率高等缺陷，中西医结合治疗有助于激素的平稳撤减，减轻免疫抑制剂长期大量使用的副作用，提高患者的生存质量，临床效果显著。

西医治疗 一般治疗包括注意休息和适当进行体疗。药物治疗包括：①首选肾上腺皮质激素（如地塞米松、泼尼松、氢化可的松、甲泼尼龙等），主张早期大剂量冲击，中剂量巩固治疗 3 个月以上，小剂量维持至少 2 年。②对于伴有溃疡病、高血压和糖尿病，不能应用肾上腺皮质激素的患者，以及经正规激素治疗 3 个月，肌无力和肌痛仍无改善者，均应改用或加用免疫抑制剂（环磷酰胺、硫唑嘌呤或氨甲蝶呤），对合并恶性肿瘤者尤为合适。③大剂量丙种球蛋白。④血浆交换疗法。

辨证论治 急性期和缓解期各证型治法和方药如下。

急性期 ①毒热炽盛证：治以凉血解毒、活血止痛，方选黄连解毒汤加减，常用中药有黄芩、黄连、黄柏、栀子、赤芍、牡丹皮。②湿热蕴结证：治以清热除湿、和营通络，方选宣痹汤加减，常用中药有防己、杏仁、滑石、连翘、栀子、薏苡仁、半夏、蚕沙、赤小豆。

缓解期 ①阴虚内热证：治以清热养阴通络，方选知柏地黄汤加减，常用中药有知母、黄柏、熟地黄、山茱萸、山药、泽泻、牡丹皮、茯苓。②气血亏虚证：治以气血双补，方选十全大补汤或补中益气汤加减，常用中药有白芍、熟地黄、川芎、党参、茯苓、黄芪、白术、当归、炙甘草、升麻、柴胡、陈皮。③阴阳两虚证：治以滋阴壮阳，方选以阳虚为主可用阳和汤或附子汤加减，以阴虚为主可用六味地黄汤或大补阴丸加减；如阳虚为主，常用中药有麻黄、白芥子、炮姜炭、甘草、熟地黄、鹿角胶、肉桂、党参、白术，如阴虚为主，常用中药有山茱萸、山药、熟地黄、泽泻、牡丹皮、茯苓、龟甲胶、黄柏、知母。

中成药治疗 清开灵口服液、抗病毒口服液、新癀片、二妙丸、知柏地黄丸、六味地黄丸、人参养荣丸、人参归脾丸、十全大补丸、人参养荣丸。

中医辅助疗法 ①熏洗：海风藤、豨莶草、虎杖、络石藤、煎水外洗，适于湿热证。透骨草、桂枝、红花、细辛、防风。煎水浸洗，适用于病情较久者。②针刺：体针取穴足三里、上巨虚、下巨虚、三阴交、曲池、肾俞、阳陵泉、肩髃、委中、承山穴；针用平补平泻法，主要用于病情较久者及气血不足肌肉萎缩者。耳针取穴肺、脾、肾、交感、肾上腺、内分泌、皮质下、肩关节、膝、臀。每次选取5~6穴，王不留行籽贴压，左、右耳交替。

现代研究 PM患者肌肉组织的有Th17细胞的浸润，Th17细胞可能参与了多发性肌炎的炎性发病过程。在PM/DM患者的骨骼肌中，肿瘤坏死因子相关凋亡诱导配体（TRAIL）及其死亡受体表达明显增加，可能启动凋亡程序而引起或加重肌细胞损伤。

（程仕萍 姜 淼）

yuánfāxìng xuèguǎnyán

原发性血管炎（primary vasculitis）

不合并有另一种已明确疾病的以血管壁的炎症、变性、坏死，而导致局部组织的缺血并出现一系列临床表现的自身免疫性疾病。

疾病范围 主要包括以下七种类型。①变应性白细胞破碎性（坏死性）血管炎，由多种原因导致的过敏引起的一组血管炎疾病，主要累及细小血管，特别是毛细血管后静脉。②结节性多动脉炎，以中、小肌性动脉节段性炎症与坏死为特征的一种非肉芽肿性血管炎。可累及全身各组织器官血管，临床表现复杂，无特异性。③血栓形成性血管炎，主要累及中、小动脉和静脉，以血管腔内血栓形成为特征，并呈不同的临床表现。④肉芽肿性血管炎，为大、中、小血管受累的多系统疾病，以管壁内外肉芽肿形成为特征，病程慢，有时甚为严重。⑤淋巴细胞性血管炎，以皮肤细小血管受累、管壁及其周围组织内淋巴细胞浸润为特征，产生不同类型的皮肤损害，病程慢，反复发作。⑥结节性血管炎，一组以皮上下脂肪组织间隔内血管受累和产生皮下结节损害为特征的皮肤疾病。⑦血液成分异常性血管炎，由于血液中某些成分异常引起的细小血管炎性疾病，表现为皮肤或内脏损害，病程为慢性。

中医特征 诸医家对血管炎的认识大致集中于湿（痰）、热、瘀、风、气虚五个方面。具体来说，侧重点差异颇大。综合各家学说，可以认为，风、湿（痰）、热、瘀合而致病是血管炎的主要发病机制，因原发病不同可能会有一定差异。其中瘀既是致病因素，又可为上述诸邪的病理产物，但无论如何，瘀都是血管炎发病中的重要因素，在病情进展过程中扮演相当重要的角色。

治疗特点 中医对血管炎的认识在理论上和治疗上都较前有很大的进展。清热解毒、利湿化痰、祛风、凉血化瘀、扶正祛邪等治则的确立，使治法更加丰富。而奚九一教授提出因邪致瘀、分期辨证、祛邪为先的观点，使血管炎的认识更加系统化。而西医主要采用如下方法治疗。①去除病因，消除过敏原。②治疗基础疾病，如结缔组织病、肿瘤。③局限于皮肤的血管炎，常用抗组胺类药如氯苯那敏、吲哚美辛（消炎痛）、布洛芬。④全身性血管炎可用泼尼松，或加用环磷酰胺。⑤抗血小板聚集剂可用阿司匹林，血管扩张药用硝苯地平或硝酸异山梨醇（消心痛）。

现代研究 从细胞和分子生物学的角度，对白细胞与血管内皮细胞相互作用的研究已有了很大的进展，细胞因子和黏附分子在其中起到了重要的作用，而对抗中性粒细胞胞质抗体（ANCA）、免疫复合物及T细胞的研究则揭示了不同类型的血管炎启动炎症的免疫学方面的特征。

（姜 淼 赵雨坤）

Bèihèqiètè zōnghézhēng

贝赫切特综合征（Behcet syndrome）

以口腔溃疡、生殖器溃疡和眼葡萄膜炎为主要临床表现的综合征。又称白塞病。该病的发生多与感染、遗传、免疫异常等有关。口腔、皮肤、眼睛、生殖器和关节为该病的好发部位，可累及多个脏器和系统，临床表现为反复口腔和会阴部溃疡、眼部虹膜炎、食管或大小肠溃疡、皮疹等。该病属于中医学的狐惑病范畴。

病因病机 该病以肝、脾、肾三脏受损为本，湿热蕴毒为标。病期短，脏腑虚象不明显，多为肝脾湿热蕴毒实证，病期长，脏腑虚象较为突出，多为肝肾阴亏或脾肾阳虚之证。

证候诊断 ①肝脾湿热证：口腔黏膜及外阴溃疡，小如芥，大如豆，自觉灼热疼痛，或有下肢红斑结节，潮红灼热而痛，伴头痛。急性期可见发热畏寒，少数有高热，心烦，汗出，关节酸痛，胸胁闷胀，纳呆，口苦咽干，妇女带下黄稠，舌质淡红，苔黄腻，脉濡数或弦数。②肝气郁结证：反复发生口腔及外阴溃疡，皮肤出现红斑结节，胸胁胀满，双目干涩，视物不清，月经前或行经期加重，经色暗红，或夹血块，舌质紫暗，或瘀斑，苔少，脉细涩。③肝肾阴虚证：病程较长，口腔及外阴溃疡时轻时重，伴头目眩晕，口干口苦，手足心热，月经不调，舌质红或红绛，少苔或无苔，脉细数。④脾肾阳虚证：长期反复出现口腔溃疡及外阴溃疡，伴有结节性红斑，乏力，少气懒言，手足不温，纳差，五更泻，下肢浮肿，月经不调，遗精阳痿，舌质淡红，苔薄白或少苔，脉细弱。

治疗方法 该病尚无公认的有效根治方法。临床停药后大多易复发。治疗的目的在于控制临床症状，预防重要脏器损害，减缓疾病的进展。

西医治疗 ①一般治疗：急性期应卧床休息，间歇期应预防复发。如控制口腔、咽部感染、避免进食刺激性食物。伴感染者对症治疗。②局部治疗：口腔溃疡可用糖皮质激素膏、冰硼散、锡类散等，生殖器溃疡用1∶5000高锰酸钾清洗后加用抗生素软膏；眼部虹膜炎可应用皮质激素眼膏或滴眼液等。③全身治疗：非甾体抗炎药；秋水仙碱；沙利度胺；糖皮质激素；免疫抑制剂（苯丁酸氮芥、硫唑嘌呤、氨甲蝶呤、环磷酰胺、环孢素、柳氮磺吡啶）；其他（α干扰素、TNF单克隆抗体、雷公藤制剂、抗血小板药物）④手术治疗：重症肠白塞病并发肠穿孔时可行手术治疗，复发率较高。血管病变可采用介入治疗。眼失明伴持续疼痛者可手术摘除。

辨证论治 ①肝脾湿热证：治以清热除湿、柔肝和脾，方选龙胆泻肝汤合五苓散加减，常用中药有柴胡、黄芩、栀子、龙胆草、泽泻、茯苓、猪苓、生地黄、川木通、甘草。②肝气郁结证：治以疏肝理气、活血化瘀，方选柴胡清肝饮加减，常用中药有柴胡、栀子、当归、生地黄、茯苓、白芍、延胡索、桃仁、红花、赤小豆、白花蛇舌草、牡丹皮。③肝肾阴虚证：治以滋补肝肾、养阴清热，方选六味地黄丸加减，常用中药有生地黄、山药、山茱萸、茯苓、泽泻、玄参、地骨皮、女贞子、麦冬、牡丹皮、五味子、甘草等。④脾肾阳虚证：治以健脾补肾、益气温阳，方选四君子汤合金匮肾气丸加减，常用中药有党参、茯苓、白术、陈皮、甘草、白芍、补骨脂、益智仁、砂仁、山药、薏苡仁、附子等。

中成药治疗 龙胆泻肝丸、逍遥丸、六味地黄丸、金匮肾气丸、雷公藤片、昆明山海棠片。

中医辅助疗法 ①体针：取穴合谷、肺俞、内关、少冲、风池、足三里、列缺、三阴交，实证针用泻法，虚证针用补法或平补平泻法。②在局部麻醉下，用三棱针在大椎穴进行挑刺，再以火罐拔出皮下瘀血。③外用：辨证选用青黛膏、黄连膏、金黄膏、生肌膏；鸡蛋黄油、西瓜霜、锡类散、冰硼散外涂溃疡处。

现代研究 包括病因研究与药物研究两方面为主。

病因研究 多个研究提示，人白细胞抗原（HLA）-B51是与白塞综合征相关性最强的易感基因，在环境因素的诱导下，参与贝赫切特综合征的发病。现代医学认为贝赫切特综合征的基本病理为微循环障碍，这与中医学中的"血瘀"证相吻合。患者在口、眼、生殖器发生溃疡的同时，还有面色黧黑，皮肤红斑结节，舌质暗或有瘀斑，脉细涩等瘀血征象。

药物研究 有研究表明雷公藤提取物通过抑制脂多糖（LPS）刺激、抑制白细胞介素（IL）-1、IL-6、IL-8、肿瘤坏死因子（TNF）-α等致炎细胞因子和介质产生，降低COX-2表达，抑制前列腺素E2（PGE2）产生而发挥抗炎作用。雷公藤多苷可能通过影响BD患者体内的细胞因子IL-4、IL-6、IL-8、IL-10的水平而起到抗炎、抑制免疫的作用。

(姜　淼　程仕萍)

gānzào zōnghézhēng

干燥综合征（sicca syndrome, SS） 以外分泌腺大量淋巴细胞浸润为特征，主要侵犯泪腺和唾液腺，以眼和口腔干燥为主症的自身免疫性结缔组织病的近缘病。又名修格连症候群，或者舍格伦综合征。该病有原发性和继发性两类：前者有干燥性角膜结膜炎和口腔干燥，不伴其他结缔组织病；后者则伴发结缔组织病或其他疾病。其发病机制尚不清楚，免疫紊乱是该病的基础。任何年龄都可发病，以中年女性多见。该病预后取决于病变的累及范围及严重程度；若是继发性者，则取决于伴发的结缔组织病，发生恶性淋巴瘤者预后差。该病属于中医学的燥病等范畴。

病因病机　该病以肝肾阴虚，精血不足为本，不能濡润脏腑、四肢百骸，故有以燥象为主相伴而生的全身性阴虚内热诸症的出现。治疗原则应以滋补肝肾，养阴润燥为主。

证候诊断　①毒热阴虚证：目赤，口干喜饮，唇焦燥渴，关节、肌肉酸痛，毛发干燥、稀少而脆、易落，兼身热恶风，偶有壮热，舌质红，苔少，脉细数。②阴虚燥热证：口眼干燥，渴不欲饮或饮不解渴，低热，涎腺肿大，面色潮红，五心烦热，头晕失眠，或有干咳，或痰黏干不易咯出，舌质红，苔薄而干，或少苔，脉细数。③湿热蕴阻证：涎腺肿大，口眼干燥，口苦，口臭，口中黏腻不适，口角有白色分泌物，可伴有胸闷腹胀，尿涩痛难解，或有低热，舌质红，苔白腻或黄腻，脉滑数。④气阴两虚证：病程较长，多系晚期症状，少气懒言，倦怠乏力，双目干涩，视物不明，口干唇燥，咽干少津，五心烦热，形体干瘦，牙齿色枯欠润，皮肤干燥发痒，关节酸痛，大便秘结，阴门干涩，舌质红边有齿痕，苔少或无苔，脉虚细且数。⑤痰瘀壅滞证：口鼻干燥，颈项处可触及大小不等的痰核，腮部肿硬，关节、肌肉酸痛，肢端冰冷，色泽紫暗而失红活，苔少，脉细涩。

治疗方法　尚无完全治愈干燥综合征的疗法，也不存在能够一劳永逸地恢复分泌腺的分泌功能的疗法。西医治疗手段只是减轻症状的支持疗法，中药与西药合用可增加其疗效并减少不良反应、降低复发率，提高患者的生活质量。

西医治疗　①眼睛干燥的症状，使用人造泪水（眼药水）；②慢性眼干炎症选用环孢素（眼用乳剂，一种免疫抑制剂）治疗，抑制泪腺处出现的炎症反应；③刺激唾液分泌的药物，如西维美林及毛果芸香碱；④非甾体抗炎药，用于减轻肌肉及骨骼上的症状；⑤皮质类固醇或者其他的免疫抑制剂，用于有其他严重并发症的病患；⑥氨甲蝶呤等缓和类风湿疾病药物。

辨证论治　①毒热阴虚证：治以清营解毒、养阴润燥，方选犀角地黄汤加减，常用中药有水牛角、赤芍、生地黄、玄参、丹参、石膏、北沙参、山药、黑豆、赤小豆、桔梗等。②阴虚燥热证：治以养阴清热、生津润燥，方选一贯煎加减，常用中药有生地黄、石斛、天花粉、太子参、浮小麦、枸杞子、旱莲草、女贞子、黄柏、知母、山茱萸、五味子等。③湿热蕴阻证：治以化湿清热、解毒通络，方选龙胆泻肝汤加减，常用中药有龙胆草、栀子、黄芩、柴胡、夏枯草、生地黄、天花粉、泽泻、川木通、板蓝根、僵蚕、甘草。④气阴两虚证：治以益气养阴，凉血润燥，方选七味白术散加减，常用中药有党参、白术、茯苓、木香、山药、生地黄、白芍、天冬、麦冬、山茱萸、白花蛇舌草、甘草、牡丹皮、赤芍

⑤痰瘀壅滞证：治以活血化瘀、化痰散结，方选血府逐瘀汤加减，常用中药有当归尾、桃仁、红花、赤芍、牡丹皮、玄参、土贝母、山慈菇、茯苓、夏枯草、连翘、甘草。

中成药治疗　琼玉膏、龙胆泻肝丸、玄麦甘桔胶囊、养阴清肺膏、复方丹参片。

中医辅助疗法　①针刺：主穴选取气海、关元、曲骨、肾俞、命门，针用补法。此法对治疗和预防阴道干涩效果良好。②外涂：唇燥、鼻干、阴门干涩可任意选用皲裂膏、生肌玉红膏、胡桃仁油、蛋黄油外涂；凡见皮肤干燥发痒，选用复方蛇脂软膏等外涂患处；维肤膏、玫芦皮疾灵各1支，两药混合拌匀，外涂患处，适用于唇燥、鼻干、阴门干涩，皮肤干燥发痒。

现代研究　针对此病研究的研究员建立了动物模型，通过使用60kD缩氨酸对实验鼠进行免疫处理多天之后，可以观察到与人类干燥综合征非常相似的淋巴细胞浸润以及唾液腺功能障碍情况。治疗方面，人们也正在积极研究与该病有关的多种单克隆抗体。

（程仕萍）

xìtǒngxìng yìnghuàbìng

系统性硬化病（systemic sclerosis，SSc）　以弥漫性血管病变及皮肤、内脏纤维化为主要特征的结缔组织疾病。该病属于以免疫系统活化和自身免疫为特征的系统性自身免疫性疾病。又称硬皮病、进行性系统性硬化。该病初起为非特异性症状，包括雷诺现象、乏力、肌肉骨骼痛，几周或几个月后出现皮肤肿胀增厚，开始于手指和手，继而出现皮肤、肺、心脏、消化道或肾脏等多脏器的病变。该病属于中医学的皮

痹等范畴。

病因病机 该病多因阳气不足，腠理不密，卫外不固，风寒湿乘虚侵袭，邪气阻滞，致营卫不和、气血凝滞，经络不通而发病。病久正气虚衰，以致脏腑功能失调，皮肤损害加重。该病的病性为"本虚标实"，本为阳虚，与肺脾肾相关，标为风寒湿瘀，病位在络脉。

证候诊断 ①寒湿痹阻证：皮肤肿胀硬化，手捏不起，触之不温，表面有蜡样光泽，畏寒肢冷，关节疼痛，遇寒加重，得温则减，舌淡或暗苔薄白，脉沉缓或迟。②脾肾阳虚证：皮肤坚硬，逐渐萎缩，口唇缩小，表情淡漠；肌肉消瘦，筋脉拘急，关节冷痛，屈伸不利，毛发稀疏，腰膝酸软，气短乏力，纳差便溏，遗精阳痿或月经紊乱；舌淡胖有齿痕苔白，脉沉细无力。③瘀血阻络证：水肿皮肤变硬，表面有蜡样光泽，不易被手捏起，皮嵴不明显，色素加深或夹有色素减退斑，舌质暗，有瘀斑，脉涩细。

治疗方法 尚无特效治疗方案，原则在于早诊断、早治疗，防治疾病的进展。治疗措施主要包括基础治疗及对症治疗，在疾病早期旨在阻断新的皮肤及脏器受累，晚期则是在基础治疗的同时对症治疗，临床以抗纤维化、抗炎等药物为主。但长期西药治疗具有较大的毒副作用，宜采用中西医结合进行综合治疗。

西医治疗 ①基础治疗：糖皮质激素和免疫抑制剂，如环磷酰胺、环孢素 A、硫唑嘌呤、甲氨蝶呤等。②对症治疗：如血管病变治疗常用二氢吡啶类钙离子拮抗剂；SSc 相关的肺动脉高压的主要措施包括氧疗、利尿剂和强心剂；SSc 相关肾危象时应使用血管紧张素转换酶抑制剂（ACEI）、透析及肾移植；环磷酰胺被推荐用于治疗 SSc 的间质性肺病。

辨证论治 ①寒湿痹阻证：治以散寒除湿、温经通络，佐以活血养血之品，方选独活寄生汤加味，常用中药有独活、桑寄生、桂枝、麻黄、杜仲、牛膝、细辛、茯苓、人参、当归、芍药、地黄等。②脾肾阳虚证：治以甘平混补、益肾健脾、益气养血，方选济生肾气丸或脾肾双补丸加减，常用中药有熟地、泽泻、丹皮、淮山药、生黄芪、云茯苓、山萸肉、鹿角胶、鳖甲等。③瘀血阻络证：治以益气活血、搜风通络，方选血府逐瘀汤或桃红四物汤加味，常用中药有桃仁、红花、当归、生地黄、牛膝、炒山甲、赤芍、鸡血藤、伸筋草、金三棱、莪术、鬼箭羽、刘寄奴、徐长卿。

现代研究 研究发现，在临床用红花、丹参酮、血塞通、参麦、黄芪注射液等活血化瘀类中药制剂治疗 SSc，能抑制血栓形成，提高组织型纤溶酶原激活物（t-PA）活性，抑制对患者体外培养的皮肤成纤维细胞的增殖作用，使细胞群体数目显著减少，患者症状减轻。临床口服加味阳和汤治疗该病，患者临床症状改善的同时，皮质醇水平也有所升高，这提示加味阳和汤可以促使皮质醇的分泌，调节机体内分泌-免疫系统。

（吕爱平 樊丹平）

jǐzhù guānjiéyán

脊柱关节炎（spondyloarthritis, SpA）

以中轴和/或外周关节受累、具家族聚集倾向、血清类风湿因子（RF）阴性以及与 HLA-B27 相关为特点的多系统的一组炎性疾病。曾称血清阴性脊柱关节病。该病属于中医学的骨痹、肾痹、大偻、踝厥等范畴。《素问·痹论》曰："骨痹不已……内舍于肾""肾痹者，善胀，尻以代踵，脊以代头。"又如《素问·生气通天论》曰："阳气者，精则养神，柔则养筋……乃生大偻。"《灵枢·经脉》中曰："是动则病冲头痛，目似脱，项如拔，脊痛，腰似折，髀不可以曲，腘如结，踹如裂，是为踝厥。"《经络汇编·督脉论》中言："其见证也，脊强而腰厥。"

疾病范围 脊柱关节炎包括强直性脊柱炎（AS），反应性关节炎（ReA），炎症性肠病相关关节炎、银屑病关节炎（PsA）、幼年脊柱关节炎（JSpA）和未分化脊柱关节炎（uSpA）。

中医特征 中医认为该病为禀赋不耐，素体精血亏虚，风寒湿之邪乘虚而入，致筋脉失调，骨质受损。该病的病性为本虚标实，肾虚为本，风寒湿为标，病位与肾、督、膀胱经相关。

治疗特点 正虚邪侵为主要病因病机，中医治疗以扶正祛邪为治疗原则。该病临床分为早期、活动期和缓解期三期，辨证为肾督亏虚、寒湿痹阻证、肝肾阴虚、湿热痹阻证和肝肾亏虚、痰瘀痹阻证；分别以补肾益督、散寒通络法，补益肝肾、清热解毒、化湿通络法，滋补肝肾、化痰祛瘀通络法组方用药等。

现代研究 中西医结合研究在脊柱关节炎领域已取得显著进展。在病因病机探讨，疾病诊断和治疗，以及实验研究方面均有新的开拓。例如 SpA 最新诊断标准的提出，更有助于对未分化 SpA 以及早期 SpA 进行诊断，MRI 技术的应用在 SpA 早期诊断中具有较重要的价值；中西医结合治疗及内外治法的文献明显增多，说明随着中医学发展，治疗该病的方法日臻完善；运用现代实验研究技术，对该病发病机制及中医方药药效机制的研究不断增多。当然还存在很多问题，如发病机制仍有待进一步研究，虽然治疗方法很多，但尚无特效疗法等。

（姜森 郭晴晴）

qiángzhíxìng jǐzhùyán

强直性脊柱炎（ankylosing spondylitis，AS）

主要侵犯中轴关节的全身性、慢性、进行性炎症的自身免疫性疾病。又称僵直性脊椎炎。病变累及骶髂关节、脊柱和外周关节，以及眼、心、肺等多器官。该病病因尚不明确，85%～95%患者与遗传、感染、创伤、环境、内分泌及自身免疫等因素有关。骨的附着端炎症是该病的特征性病理改变，即附着于骨的肌腱、韧带、关节囊等的炎症，发生在骶髂关节、椎间盘的纤维环、椎体周围韧带、跟腱等处。早期淋巴细胞、浆细胞浸润，随后肉芽组织形成，破坏相应部位的软骨和骨，最后纤维化或骨化。该病属于中医学的痹证、龟背风、竹节风等范畴。

病因病机 该病为正虚标实，发生多为素体肾及督脉亏虚，气血不足，风寒湿热等外邪乘虚侵袭，而致经络痹阻不通。病位在肾脏，与督脉、足太阳经脉密切相关。

证候诊断 ①寒湿痹阻证：腰骶、脊背酸楚疼痛，痛连颈项，伴僵硬和沉重感，转侧不利，阴雨潮湿天加重，得温痛减，或恶寒怕冷，或伴双侧腰部冷痛，舌质淡，苔薄白腻，脉沉迟。②湿热阻络证：腰骶、脊柱、髋部酸痛，僵硬，重着，活动不利，或伴膝、踝等关节红肿疼痛，或见烦热，口苦，胸脘痞闷，小便黄赤，舌红，苔黄腻，脉濡滑而数。③瘀血阻络证：腰背疼痛剧烈，固定不移，转摇不能，夜间尤甚，有时需下床活动后才能重新入睡，晨起肢体僵硬明显，或有关节屈曲变形，舌质暗或有瘀点或瘀斑，苔薄白或薄黄，脉弦涩。④肾虚督亏证：腰骶、脊背、髋部、颈部酸痛，冷痛，痛势隐隐，喜暖喜按，劳累或遇寒加重；或见关节强直，屈伸不利；或伴腿膝酸软乏力，或肌肉萎缩，或畏寒肢冷，或大便稀溏，小便清长，舌淡，苔薄白，脉沉细弱。⑤肝肾阴虚证：腰骶部、脊背酸痛伴下肢隐痛，转侧受限甚则关节强直变形，屈伸不利，或有四肢酸软乏力，肌肉萎缩，或有双目干涩疼痛；可伴消瘦，咽干口渴，头晕目眩，盗汗耳鸣，心烦失眠，面色潮红，手足心热，舌质红，苔少或薄黄，脉弦细数。

治疗方法 尚无治愈的方法，治疗在于控制炎症，减轻或缓解症状，维持正常姿势和最佳功能位置，防止畸形。临床在于早期诊断，早期采取综合措施进行治疗，包括体疗、理疗、药物和外科治疗等。

西医治疗 ①非甾体类抗炎药；②柳氮磺胺吡啶（SSZ）；③氨甲蝶呤；④肾上腺皮质激素；⑤雷公藤多苷；⑥生物制剂如肿瘤坏死因子α（TNF-α）拮抗剂等是治疗AS等脊柱关节疾病的最佳选择，代表药物有益赛普、阿达木单抗等，有条件者应尽量选择；⑦手术治疗如脊柱矫正手术、脊椎截骨术等。

辨证论治 ①寒湿痹阻证：治以散寒除湿、温经通络，方选蠲痹汤合肾着汤加减，常用中药有羌活、独活、酒当归、姜黄、炙黄芪、白芍、防风、干姜、茯苓、炒白术、桂枝、牛膝、杜仲、续断、桑寄生。②湿热阻络证：治以清热解毒、利湿通络，方选四妙散合宣痹汤加减，常用中药有黄柏、苍术、白术、牛膝、薏苡仁、防己、连翘、栀子、滑石、法半夏、蚕沙、老鹳草。③瘀血阻络证：治以活血祛瘀、通络止痛，方选身痛逐瘀汤加减，常用中药有土鳖虫、丹参、川芎、桃仁、红花、牛膝、乳香、香附、秦艽、羌活、独活、地龙、泽兰、甘草。④肾虚督亏证：治以温肾补督、祛瘀通络，方选青娥丸合独活寄生汤加减，常用中药有杜仲、桑寄生、肉桂、牛膝、熟地黄、补骨脂、核桃仁、独活、秦艽、细辛、防风、川芎、白芍、茯苓。⑤肝肾阴虚证：治以补益肝肾、通络止痛，方选当归地黄丸合虎潜丸加减，常用中药有熟地黄、山茱萸、山药、龟甲、知母、白芍、杜仲、牛膝、当归。

中成药治疗 尪痹颗粒、益肾蠲痹丸、风湿马钱片、正清风痛宁片、雷公藤多苷片、昆明山海棠片、四妙丸、湿热痹颗粒、知柏地黄丸、左归丸。

中医辅助疗法 ①针刺：寒湿痹阻证，取穴肝俞、肾俞、膈俞、风池、大椎、腰阳关；湿热阻络证，取穴大椎、风池、腰阳关、肝俞、肾俞、环跳、合谷；瘀血阻络证，取穴大椎、风池、肝俞、肾俞、环跳、阳陵泉、三阴交；肾虚督空证，取穴肝俞、肾俞、膈俞、阳陵泉、三阴交、委中、关元；肝肾阴虚证，取穴肝俞、肾俞、三阴交、关元、大椎、太冲。实证针用泻法，虚证针用补法。②灸法：荆芥、防风、乳香、没药、白胡椒适量，共为细末，与艾绒拌匀，制成艾炷，灸命门、阿是穴；用悬灸法。③治五种腰痛不止方敷贴：吴茱萸捣细，与生姜同研令匀，摊在极薄纸上，贴于痛处。

现代研究 该病的发病与人类白细胞抗原（HLA）-B$_{27}$、环境因素及种族差异密切相关，某些微生物（如克雷伯杆菌）与易感者自身组织具有共同抗原，可引发异常免疫应答。研究显示，雷公藤多苷对 AS 的治疗优势不明显，其在改善枕墙距、胸廓活动度、指地距及降低 C-反应蛋白（CRP）方面与中药复方相当，因其影响生殖功能，引起胃肠道不适、肝功异常等不良事件，所以临床中应谨慎使用。

（程仕萍）

gǔguānjiéyán

骨关节炎（osteoarthritis，OA）

以关节软骨退行性变和继发性骨质增生为特性的慢性关节疾病。好发于负重较大的膝关节、髋关节、腰骶部脊柱关节及第一跖趾关节等部位，以及指间关节。多见于中老年人，女性多于男性。又称为骨关节病、退行性关节炎、增生性关节炎、退化性关节炎、骨性关节炎等。由于关节腔中缺少了黏性的滑液（关节液），导致骨关节软骨不正常摩擦，造成破坏与退化。临床表现为关节疼痛和关节僵硬，晨起尤甚，活动后减轻，但如活动过多，疼痛又可加重。检查受累关节可见关节肿胀、压痛，活动时有摩擦感或"咔嗒"声，病情严重者可有肌肉萎缩及关节畸形。该病属于中医学的痹证之骨痹、肾痹范畴。

病因病机 中医认为基本病机是本虚标实。年老体弱，肝脾肾亏虚，气血瘀阻为之本；痰浊、瘀血、风寒湿邪为其标。内因为气血亏虚、肝肾亏虚和脾虚失运。外因主要为风寒湿邪入侵、痰瘀痹阻经络和外伤劳损。肝为筋之主，膝乃筋之府，肝虚不能养筋束骨利关节则膝痛；肾为水脏，经络痹阻而致肾精气血不通，筋骨失养，渐至筋挛；重则出现筋缩肉卷，尻以代踵，脊以代头之症状。脾虚运化减弱，水谷精气生化不足，肝肾精血不足，筋骨失于濡养，引起四肢关节疼痛、重着，肿胀等症。脾虚亦可致肌肤痿软无力，发生骨性关节炎。

证候诊断 该病分为寒湿阻络、湿热阻络、痰瘀阻络、肝肾亏虚四类证候。①寒湿阻络证：病变关节肌肉疼痛，关节屈伸不便，有重着感，痛处固定，日轻夜重，痛处不红不热，遇寒加剧，舌苔白，脉弦紧。②湿热阻络证：病变关节肌肉痛处有重着感，关节灼热，肿胀，遇凉则舒，舌质红苔黄腻，脉滑数。③痰瘀阻络证：病程较长，骨节僵硬变形，关节周围为暗黑色，疼痛剧烈，遇寒冷而痛剧，舌紫暗有瘀斑，脉细涩。④肝肾亏虚证：痹阻关节日久不愈，骨节疼痛，筋脉拘急牵引，运动时加剧，形疲乏力，腰膝酸软，舌质暗红或淡红，脉细弦为主要特征。

治疗方法 该病平时注重休息，保护关节，避免剧烈、过度及负重的活动（蹲下、弯腰、爬楼梯、走远路、提重物、爬山），严重损伤时要卧床休息及支架固定防止畸形。另外，加强关节周边的肌肉力量，减少关节磨损；以及透过拐杖、护膝来分散关节负重。过重者必须控制体重，降低关节负担。

西医治疗 ①非甾体抗炎药（NSAID）：昔康类如吡罗昔康，吡唑酮类如保泰松及梭酸类；②软骨生物活性物质（氨糖）；③类固醇；④手术疗法，如关节镜下清扫术、软组织松解术、截骨矫形、关节融合、人工关节置换等；⑥物理治疗及练功疗法。

辨证论治 ①寒湿阻络证：治以散寒祛湿、温经通脉，方选蠲痹汤，常用中药有羌活、独活、桂心、秦艽、当归、川芎、炙甘草、海风藤、桑枝、木香、乳香。②湿热阻络证：治以清热化湿、活血通络，方选宣痹汤，常用中药有防己、薏苡仁、赤小豆、蚕沙、连翘、山栀、滑石、杏仁、半夏。③痰瘀阻络证：治以活血化瘀、化痰通络，方选身痛逐瘀汤合二陈汤，常用中药有桃仁、红花、当归、川芎、牛膝、五灵脂、没药、地龙、香附、秦艽、半夏、橘红、茯苓、甘草、竹茹等。④肝肾亏虚证：治以补益肝肾，方选独活寄生汤，常用中药有独活、细辛、桑寄生、杜仲、牛膝、干地黄、秦艽、防风、党参、茯苓、甘草、当归、川芎、芍药、桂心。

中成药治疗 六味地黄丸、仙灵骨葆胶囊等。

中医辅助疗法 ①针灸：刺激对关节局部有消炎止痛，消除组织水肿，改善血液循环的功效，从而取得治疗效果。常取穴位有内外膝眼、阴阳陵泉、三阴交、梁丘、足三里。②中药离子导入：伸筋草、透骨草、红花、牛膝、徐长卿等药物加减煎制而成。③中药熏洗：伸筋草、血竭、乳香、没药、川椒、川芎、桃仁、红花、花椒、五加皮、海桐皮等。

现代研究 研究表明三七总苷（PNS）中高剂量能显著抑制大鼠血清中白细胞介素（IL）-1、IL-6、肿瘤坏死因子（TNF）-α 的产生，通过调节细胞因子的产生对佐剂性关节炎大鼠的关节具有保护作用。实验研究表明牛膝含药血清对骨关节炎软骨细胞 p38 丝裂原活化蛋白激酶（MARK）信号转导通路的影响，认为牛膝含药血清能阻断 OA 软骨细胞 p38MAPK 信号转导通路，进而保护软骨细胞，防止软骨的进一步破坏，改善 OA 患者的病情。补肾壮骨颗粒能降低 OA 中 IL-1 及 TNF 的表达水平，其机制可能是通过影响 IL-1 及 TNF 等细胞因子而对骨性关节炎起到治疗作用。加减右归饮能有效减少实验性兔膝关节骨性关节炎软骨细胞的凋亡率，可以明显改善实验性兔膝关节骨性关节炎的病情。

（程仕萍）

shénjīng xìtǒng jíbìng

神经系统疾病（nervous system disease）

以感觉、运动、意识、自主神经功能障碍为主要临床表现的中枢神经系统、周围神经系统、自主神经系统疾病。

疾病范围 凡是能够损伤和破坏神经系统的各种情况都会引起神经系统疾病。例如头部外伤会引起脑震荡或脑挫裂伤；细菌、真菌和病毒感染会造成各种类型的脑炎或脑膜炎；先天性或遗传性疾病可引起儿童脑发育迟缓；高血压脑动脉硬化可造成脑出血等。神经系统疾病的症状可分为缺失症状、释放症状、刺激症状及休克症状。头痛、头晕、睡眠不正常、震颤、行走不稳定、下肢瘫痪、半身不遂、肢体麻木、抽风、昏迷、大小便不能自己控制、肌肉萎缩以及无力等均是最常见的表现。神经系统疾病除有各种异常体征外，脑脊液亦常有异常。神经系统不同部位的病损可表现不同的病变综合征。

中医特征 中医学早有关于神经系统疾的记载。远在殷商时代的甲骨文中就有"头痛"的描写。中医经典著作《黄帝内经》对脑和脊髓的功能已有初步认识。明清两代医学家已论述过脑和脊髓的联系以及视神经与脑的关系。历代医学家对神经系统疾病的诊治也有不少贡献。中医医学论著中关于卒中、癫痫、瘫痪、面神经麻痹、坐骨神经痛等均有生动描述。对于卒中的治疗经验更为丰富，例如清代著名医家张山雷《中风斠诠》搜集了历代关于卒中的临床资料及治疗原则，此本专著至今仍为研究脑血管病的重要参考文献。

（蔡定芳 张雯）

tèfāxìng miànshénjīng mábì

特发性面神经麻痹（idiopathic facial paralysis）

乳突孔内面神经非特异性炎症所致的周围性面神经麻痹。又称贝尔麻痹（Bell palsy）。主要病理为面神经水肿、髓鞘肿胀、脱失，晚期可有不同程度的轴突变性，以在茎乳孔和面神经管内的部分尤为显著。特发性面神经麻痹通常急性起病，多数患者发病常在睡觉醒来时，发现一侧面部肌肉板滞、麻木，额纹消失，眼裂变大，露睛流泪，鼻唇沟变浅，口角下垂歪向健侧，病侧不能皱眉、蹙额、闭目、露齿、鼓颊；部分患者初起时有耳后疼痛，还可出现患侧舌前 2/3 味觉减退或消失、听觉过敏等症。临床症状在 1～3 小时内达到高峰；患者多在发病后 1～2 周开始恢复，约80%患者在 1～2 月内基本恢复正常，文献报道治愈率可达 90%，而约 10% 的患者不能完全恢复，伴发瘫痪肌的挛缩、面肌痉挛或联带运动等后遗症。部分患者病程迁延日久，可因瘫痪侧肌肉挛缩，口角反牵向患侧，形成症状"倒错"。该病属于中医学的面瘫、口僻、吊线风、歪嘴风等范畴。

病因病机 中医认为，该病多因过度劳作，机体正气不足，脉络空虚，卫外不固，风寒或风热乘虚入中阳明脉络，使颜面一侧营卫不和，引动伏邪，流窜脉络，痹阻气血，致经脉失养而发病；或因忧思过度，饮食不当，过食膏粱厚味，日久损伤脾胃，内生痰浊，风挟痰浊，窜于经络而发口眼㖞斜；气虚无力推动血行，留滞经脉，使气血不能荣面，肌肉失于气血濡养，而致口僻日久难复。因此，该病的病性为正气不足，风邪乘虚而入，阻滞气血，使阳明失养，发而为病。基本病机为"风、痰、瘀、虚"。

证候诊断 ①风寒袭络证：突发口眼㖞斜，眼睑闭合不全，或有口角流涎眼泪外溢，面肌发紧，肢体酸痛，发病前常有受凉吹风病史，或伴有恶寒、鼻塞头痛等外感表征，舌苔薄白，脉浮紧。②风热阻络证：骤然起病，口眼㖞斜，眼睑闭合不全，头痛面热，或发热恶风，心烦口苦，耳后疼痛，舌红，苔薄黄，脉浮数。③风痰闭阻证：突然起病，眼睑不能闭合，不能皱眉，患侧面部麻木不适，或口角流涎。部分患者可有头重如裹，胸腹满闷等症状。舌淡胖，苔白腻，脉弦滑。④瘀血阻络证：症见口眼㖞斜，患侧颜面色暗或有瘀斑，间有抽掣样疼痛，往往日轻夜重，舌苔薄，舌质暗或边间有瘀斑，脉细涩或弦。⑤肝肾阴虚证：面瘫多伴口干咽燥，两目干涩，腰膝酸软，手足心热，头晕耳鸣，夜寐不宁，舌红少苔，脉细数。⑥脾肾阳虚证：面瘫常伴面色㿠白，倦怠乏力，或畏寒肢冷，腰膝或少腹冷痛，大便溏薄或尿有余沥，舌苔薄白或白腻，舌体胖大，脉沉弱。

治疗方法 轻度的面瘫无论治疗与否，自行痊愈率可达92%。一般来说，年轻患者预后较好；无菌性炎症所致的预后更好，而由病毒感染所导致的则预后较差。面神经麻痹通常于发病后1~2周内开始恢复，大部分患者在几周至两个月内基本恢复正常。治疗的主要目的是尽快消除局部炎症、水肿，改善局部血液循环，促进面神经功能恢复。

西医治疗 ①急性期可口服皮质类固醇，以减轻面神经水肿、缓解神经受压和促进神经功能恢复，可使用泼尼松或地塞米松。②维生素 B_1、维生素 B_{12} 肌内注射，可促进神经髓鞘恢复。③氯苯氨丁酸口服，可通过降低肌张力改善局部血液循环，个别患者可能不耐受该药的恶心、呕吐、嗜睡等副作用，宜停药。④手术治疗适用于患病2年以上者，且其效果存在不确定性，只适宜对病情严重的患者选择性试用。⑤康复理疗方面，急性期的患者可以在茎乳孔附近行超短波透热疗法、红外线照射等有利于改善局部血液循环、消除水肿的疗法；不能自主完成闭目动作者，角膜长时间暴露，容易导致感染和干燥损伤，可使用眼罩和眼药水加以保护；康复方面主张患者及早开展面部康复训练，除了必要的面部按摩外，针对自身病情，面对镜子进行闭目、鼓腮、吹口哨、蹙眉等动作练习，以加快恢复。

辨证论治 该病的中医内科治疗，须把握其"风、痰、瘀、虚"的病机，总以"疏通络脉"为目的，辨证治疗。大部分患者发病以感受外邪的实证为主，治疗当祛邪通络、兼和营卫。①风

寒袭络证：治以温经散寒、通络除痹，方选牵正散加味，常用中药有僵蚕、全蝎、白附子、白芷、羌活、防风、天麻、麻黄、地龙、细辛、牛蒡子、红花、柴胡。②风热阻络证：治以疏风清热、活络止痛，方选大秦艽汤加减，常用中药有秦艽、生地黄、钩藤、胆南星、川芎、当归、白芍、生石膏、黄芩、白芷、薄荷、菊花、连翘、僵蚕、全蝎、地龙。③风痰闭阻证：治以理气化痰、祛湿通络，方选二陈平胃汤、牵正散加减，常用中药有陈皮、半夏、苍术、厚朴、茯苓、白附子、僵蚕、全蝎、天南星、地龙、枳实、红花、川芎。④瘀血阻络证：治以活血化瘀、通络止痛，方选通窍活血汤加减，常用中药有赤芍、川芎、桃仁、红花、生姜、地龙、僵蚕、全蝎、白附子、胆南星、半夏、威灵仙、络石藤、郁金。⑤肝肾阴虚证：治以滋养肝肾、降火通络，方选二至丸、大补阴丸、牵正散加减，常用中药有生地黄、龟甲、女贞子、墨旱莲、山茱萸、牡丹皮、泽泻、丹参、川芎、红花、白附子、僵蚕、全蝎、白芥子、黄柏。⑥脾肾阳虚证：治以温补脾肾、化痰通络，方选温经汤、桂枝茯苓丸加减，常用中药有桃仁、赤芍、红花、黄芪、党参、桂枝、茯苓、鹿角霜、半夏、吴茱萸、牡丹皮、僵蚕、全蝎、白附子、三七粉。

中成药治疗 玉屏风颗粒、通天口服液、全天麻胶囊、血府逐瘀胶囊。

中医辅助疗法 ①针刺：以手足阳明和手足太阳经穴为主。主穴攒竹、鱼腰、阳白、四白、颧髎、颊车、地仓、合谷、昆仑等穴位。风寒证，加风池；风热证，加曲池；恢复期，加足三里。

在急性期，面部穴位手法不宜过重，针刺不宜过深，取穴不宜过多，肢体远端的腧穴行泻法且手法宜重；在恢复期，足三里施行补法，合谷、昆仑行平补平泻法。②刺络拔罐：用三棱针点刺阳白、颧髎、地仓、颊车后拔罐，每周2次，适用于恢复期。③电针：取穴太阳、阳白、地仓、颊车，接通电针仪，通电10~20分钟，强度以患者面部肌肉微见跳动且能耐受为度。如通电后，见咬牙者，为针刺过深，刺中咬肌所致，应调整针刺的深度。适应于面瘫的中后期。④穴位贴敷：选太阳、阳白、颧髎、地仓、颊车，将马钱子锉成粉末，撒于胶布上，然后贴于穴位处，5~7日换药1次。

现代研究 临床观察与研究显示，特发性面神经炎以20~40岁男性发病为多，年龄越大，越容易遗留后遗症。有研究提示，特发性面神经麻痹越早治疗，效果越好，后遗症越小。在治疗上，综合运用中西医结合的技术，通过使用糖皮质激素、B族维生素、针灸、中药等方法，能够显著提高周围性面瘫的治疗效果。研究显示，急性期特发性面神经麻痹采用超短波配合磁感应治疗，可改善面神经管中的神经血液循环，消除神经水肿、控制炎症。另有研究提示，生物肌电反馈治疗也能够促进患者预后功能恢复。生物肌电反馈可直接刺激沿神经走向分布的肌肉，引起肌肉按脉冲的节律收缩与舒张促进静脉和淋巴回流，改善肌肉组织的营养和代谢，维持了正常组织的需要，进而松解面部肌肉纤维的粘连，缓解面肌的挛缩和痉挛，减缓肌肉萎缩的进程，促进再生神经正常生长，使面肌得到正常支配。

就损害部位与疾病预后关系

来言：面神经由脑桥发出后经面神经管由茎乳孔分布至面部，支配面部表情肌及泪腺、舌前 2/3 味觉和耳郭区皮肤感觉；不同部位的面神经损害出现不同的症状：茎乳孔附近病变，出现典型的周围性面瘫和耳后疼痛；膝状神经节前损害，因鼓索神经受累，出现舌前 2/3 味觉障碍，镫骨肌分支受累，出现听觉过敏；膝状神经节损害除面瘫、听觉过敏和舌前 2/3 味觉障碍，还有外耳道和骨膜上出现疱疹，即亨特综合征（Hunt syndrome）。相关研究证明：面神经损害部位与后遗症具有相关性，茎乳孔附近损伤的后遗症发生率最低。若根据瘫痪程度将面瘫分为完全性瘫痪、不全性瘫痪，通过多因素回归分析，揭示面瘫程度与特发性面神经麻痹后遗症具有明确相关性。

此外，相关研究还提示了面神经麻痹后遗症与糖尿病、高血压呈正相关性，其原因可能与缺血和代谢因素有关，糖尿病患者还与血管活性因子如氮氧化物、内皮素的参与和神经修复因子如神经生长因子的减少，导致面神经损伤重，恢复慢，产生后遗症可能性增大；此外，未经控制的高血压、高血糖制约了临床医师及时、规范使用糖皮质激素，也是高血压、糖尿病患者合并面神经麻痹易产生后遗症的原因之一。

（蔡定芳　暴　洁）

nǎoxuèguǎn jíbìng

脑血管疾病 （cerebrovascular disease）

脑血管病变所引起的脑功能障碍。脑血管包括颈内动脉和椎-基底动脉两个系统。

疾病范围　脑血管疾病包括短暂性脑缺血发作（TIA）、脑梗死、脑出血、蛛网膜下腔出血等。属于中医病证包括中风、卒中、仆击、偏枯、薄厥、大厥、真头痛、头痛等范畴。

中医特征　头为"诸阳之会"，五脏之精血，六腑之清气，皆上注于脑。中风之发生，主要在于患者素体气血亏虚，心、肝、肾三脏功能失调，加之内伤积损，或饮食不节，或情志所伤，或外邪侵袭等诱因，致机体阴阳失调，气血运行受阻，肌肤筋脉失于濡养；或阴亏于下，肝阳暴张，阳化风动，血随气逆，夹痰夹火，横窜经隧，蒙蔽清窍，而成上实下虚，阴阳互不维系的危重证候。病位在脑，与心、肝、脾、肾关系密切。阴阳失调、气血逆乱，上犯于脑为其基本病机，细分之，则有虚、火、风、痰、气、血六端，此六端在一定条件下，相互影响，互相作用而突然发病。病性为本虚标实，上盛下虚，本虚为肝肾阴虚，气血衰少；标实为风火相煽，痰湿壅盛，气血逆乱。轻者风痰横窜经络而为中经络，重者肝阳肝风夹痰夹火上闭清窍而为中脏腑，轻重之间的转化往往发生在疾病的初发阶段，且变化迅速，与预后密切相关。

治疗特点　对于急性脑卒中的处理强调早期诊断、早期治疗、早期康复和早期预防再发。发病后及时诊断，积极救治，非常有利于降低脑卒中患者的死亡风险和致残风险。急性期要给予积极、正确而有效的治疗，多采用中西医结合方法，多途径给药。中风发病之初，风火交煽，痰热腑实，瘀血内阻，清窍被蒙，昏不知人，证属实，标为急，刻不容缓，故治疗当以治标为首务，或开窍醒神，或回阳救脱，或通腑化痰，或息风通络。根据不同阶段而分别施治，如中经络以平肝息风，化痰祛瘀通络为主。中脏腑闭证，治当息风清火，豁痰开窍，通腑泻热；脱证急宜救阴回阳固脱；对内闭外脱之证，则须醒神开窍与扶正固脱兼用。恢复期及后遗症期，多为虚实兼夹，当扶正祛邪，标本兼顾，平肝息风，化痰祛瘀与滋养肝肾，益气养血并用。对于中腑者，因瘀热内阻，腑气不通，邪热上扰，神机失用，应及时使用通腑泻热之法，有助于邪从下泄。

现代研究　重点在于中西医结合防治中风、中西医结合脑血管病围手术期各种并发症的预防和治疗、脑血管病的康复治疗、中成药的个体化治疗和相关药物基因组学的研究。

（蔡定芳　俞晓飞）

duǎnzànxìng nǎoquēxuè fāzuò

短暂性脑缺血发作 （transient ischemic attack，TIA）

脑、脊髓或视网膜局灶性缺血所致的不伴急性梗死的短暂性神经功能障碍。TIA 的危险因素包括：动脉硬化，如颈动脉粥样硬化斑块形成，颅内大动脉硬化狭窄等；心脏病如心房颤动、瓣膜病变、卵圆孔未闭等；高血压；高脂血症、糖尿病和肥胖等代谢综合征；年龄>65 岁；男性及女性雌激素替代治疗；吸烟；过度饮酒；体力运动过少等。TIA 的发病机制主要有以下几种学说：微栓子学说；血流动力学改变学说；炎症学说；窃血综合征学说；血管痉挛学说。该病归属于中医学眩晕、目眩、中风先兆等范畴。

病因病机　中医认为 TIA 病位在脑，涉及肝、脾、肾三脏。证属本虚标实之证，其本虚为气虚和肝肾阴虚，标实为风、痰、瘀血等。五志过极，恼怒过度，导致肝气郁结，化火上逆，或伤肾阴，阴虚阳亢，引动肝风，则可发生眩晕、短暂性偏瘫、语言謇涩等症。饮食不节，饥饱失宜或过食肥甘醇酒，损伤中气，脾失健运，聚湿生痰，痰郁化热，引动肝风，肝风夹痰上扰，蒙闭清窍，发为眩晕。痰浊停滞，郁而化热，热盛即可动风，肝风夹痰上壅，痹阻气血则可发生一过性偏身不用、肢麻等症。劳倦过度，劳则耗气，气为血帅，气虚运血无力，血行不畅，经脉痹阻，经脉失养则可出现一过性偏瘫或不用或语言謇涩等。淫欲过度或房事不节，损伤肾精，肾精血不足，水不涵木，肝阳上亢，阳化风动发生该病。

证候诊断　TIA 可分为肝阳上亢、痰湿内阻、气虚血瘀、肾精不足等四型。①肝阳上亢证：平素头晕耳鸣，视物昏花，腰膝酸软，失眠多梦，五心烦热，口干咽燥，突然眩晕或发作性偏身麻木或一过性偏身瘫软，短暂性言语謇涩，舌红少苔，脉弦数或弦细数。②痰湿内阻证：平素头重如蒙，胸闷，恶心，食少多痰，突然出现阵发性眩晕，发作性偏身麻木无力，舌苔白腻，脉象濡缓。③气虚血瘀证：平素头晕，面色㿠白，气短懒言，身倦嗜卧，突然出现短暂性言语謇涩，一过性偏身麻木无力，舌质紫暗或暗淡，舌苔白或白腻，脉细涩或迟涩无力。④肾精不足证：平素精神萎靡，腰膝酸软或遗精滑泄，突然出现阵发性眩晕或短暂性语言謇涩，伴耳鸣、发落、齿摇，舌嫩红，少苔或无苔，脉细弱。

治疗方法　TIA 是需紧急干预的卒中预警事件，同时也是二级预防的最佳时机。该病治疗的目的在于消除病因、减少及预防复发、保护脑功能。

西医治疗　①去除危险因素：积极治疗高血压；戒烟；合理治疗心脏病；禁止过度饮酒；治疗血脂异常；空腹血糖要控制在 7.0 mmol/L 以下；加强体力活动，至少 3~4 次/周，30~60 分钟/次；绝经期妇女避免雌激素替代治疗。②药物治疗：抗血小板药物而非抗凝药物；华法林（达比加群、利伐沙班、阿哌沙班以及依度沙班）③手术治疗：血管内介入治疗、动脉内膜切除术治疗。

辨证论治　①肝阳上亢证：治以平肝潜阳、息风通络，方选天麻钩藤饮加减，常用中药有天麻、钩藤、石决明、牛膝、益母草、黄芩、山栀、杜仲、桑寄生、夜交藤、茯神。②痰湿内阻证：治以燥湿祛痰、健脾和胃，方选半夏白术天麻汤，常用中药有白术、天麻、茯苓、甘草、生姜、大枣。③气虚血瘀证：治以益气活血化瘀，方选补阳还五汤加减，常用中药有生黄芪、当归尾、川芎、赤芍、桃仁、红花、地龙。④肾精不足证：治以补益肾精，方选河车大造丸，常用中药有党参、茯苓、熟地、天冬、麦冬、紫河车、龟板、杜仲、牛膝、黄柏。

中成药治疗　天麻钩藤颗粒、半夏天麻丸、消栓通络胶囊、培元通脑胶囊。

中医辅助治疗　①针灸疗法：艾灸百会穴，可治各种虚证眩晕发作；针刺哑门、廉泉、风池可治一过性语言謇涩；一过性偏身麻木可选用上肢曲池、合谷、外关；下肢选大溪、三阴交、足三里、阳陵泉、风市等；耳针选取心、皮质下、脑干、神门、相应肢体。②穴位注射：选用丹参注射液、红花注射液等。

现代研究　主要包括证候研究和药物研究两个方面。

证候研究　研究显示，气虚证和痰浊证在所有患者中所占比例最高，说明气虚与痰浊是短暂性脑缺血发作的主要病理因素，正所谓"无虚不作眩""无痰不作眩"，其次还存在气滞、火热、阴虚证候，而血瘀证所占比例相对较小。

药物研究　治疗短暂性脑缺血发作的中成药以活血化瘀复方及中药单体为主。临床研究发现，脑心通、通心络等复方具有保护血管内皮、降低血液黏稠度、扩张血管、改善循环等作用，与阿司匹林等抗血小板药物具有协同作用。单体如三七皂苷、川芎嗪、银杏黄酮、葛根素、丹参酮等，具有抑制血小板聚集和改善微循环的作用。实验研究发现，川芎嗪可显著降低脑缺血后细胞外兴奋性氨基酸神经递质谷氨酸和天门冬氨酸浓度，同时可显著升高抑制性氨基酸神经递质 γ-氨基丁酸和甘氨酸浓度。三七皂苷的主要有效成分能通过抑制缺血/再灌注后脑组织核因子 κB（NF-κB）信号通路的激活，减少炎性细胞因子的生成，减轻脑缺血后脑组织的继发性炎症反应。

（蔡定芳　向军）

nǎochūxuè

脑出血（intracerebral hemorrhage，ICH）　非外伤性脑内血管病变破裂而引起的脑实质内出血。又称出血性中风。临床表现为突然发病、剧烈头痛、呕吐、出现神经功能障碍等。欧洲将 ICH 分为原发性脑出血、继发性脑出血和原因不明性脑出血。该病属于中医学的中风、卒中、偏枯等范畴。

病因病机　中医学认为中风患者因素体气血亏虚，心、肝、肾三脏功能失调，加之内伤积损，或饮食不节，或情志所伤，或外邪侵袭等诱因，致机体阴阳失调，气血运行受阻，肌肤筋脉失于濡养；或阴亏于下，肝阳暴张，阳化风动，血随气逆，夹痰夹火，横窜经隧，蒙蔽清窍，而成上实下虚，阴阳互不维系的危重证候。中风病位在脑，与心、肝、脾、肾关系密切。阴阳失调、气血逆乱，上犯于脑为其基本病机。病性为本虚标实，上盛下虚，本虚为肝肾阴虚，气血衰少；标实为风火相煽，痰湿壅盛，气血逆乱。轻者风痰横窜经络而为中经络，重者肝阳肝风夹痰夹火上闭清窍而为中脏腑，轻重之间的转化往往发生在疾病的初发阶段，且变化迅速，与预后密切相关。

证候诊断　根据病位浅深，《金匮要略》将中风分为中经络与中脏腑。无意识障碍者为中经络，有意识障碍者为中脏腑。中经络以肝阳暴亢证、风痰阻络证、痰热腑实证、气虚血瘀证、阴虚风动证常见；中脏腑以风火蔽窍证、痰火闭窍证、痰湿蒙窍证、元气衰败证常见。各类型证候诊断要点如下。

中经络　①肝阳暴亢证：半身不遂，舌强语謇，口舌喎斜，眩晕头痛，面红目赤，心烦易怒，口苦咽干，便秘尿黄。舌红或绛，苔黄或燥，脉弦有力。②风痰阻络证：半身不遂，口舌喎斜，舌强语謇，肢体麻木或手足拘急，头晕目眩，舌苔白腻或黄腻，脉弦滑。③痰热腑实证：半身不遂，舌强不语，口舌喎斜，口黏痰多，腹胀便秘，午后面红烦热，舌红，苔黄腻或灰黑，脉弦滑大。④气虚血瘀证：半身不遂，肢体软弱，偏身麻木，舌歪语謇，手足肿胀，面色淡白，气短乏力，心悸自汗，舌质暗淡，苔薄白或白腻，脉细缓或细涩。⑤阴虚风动证：半身

不遂，肢体麻木，舌强语謇，心烦失眠，眩晕耳鸣，手足拘挛或蠕动，舌红或暗淡，苔少或光剥，脉细弦或数。

中脏腑　①风火蔽窍证：突然昏倒，不省人事，两目斜视或直视。面红目赤，肢体强直，口燥，项强，两手握紧拘急，甚则抽搐，角弓反张。舌红或绛，苔黄而燥或焦黑，脉弦数。②痰火闭窍证：突然昏倒，昏聩不语，躁扰不宁，肢体强直。痰多息促，两目直视，鼻鼾身热，大便秘结，舌红，苔黄厚腻，脉滑数有力。③痰湿蒙窍证：突然神昏迷睡，半身不遂，肢体瘫痪不收，面色晦垢，痰涎涌盛，四肢逆冷，舌质暗淡，苔白腻，脉沉滑或缓。④元气衰败证：神昏，面色苍白，瞳神散大，手撒肢逆，二便失禁，气息短促，多汗肤凉，舌淡紫或萎缩，苔白腻，脉散或微。

治疗方法　脑出血的治疗目的是防止急性期血肿扩大，减少血肿对脑组织的进一步损伤，尽可能挽救更多缺血可逆的细胞。临床上急性脑出血治疗包括内科药物治疗和外科手术治疗两种。中医根据不同阶段而分别施治，制定不同的治疗原则。中经络者以平肝息风、化痰祛瘀通络为主。中脏腑闭证，治当息风清火，豁痰开窍，通腑泻热；脱证急宜救阴回阳固脱；对内闭外脱之证，则醒神开窍与扶正固脱兼用。恢复期及后遗症期，多为虚实兼夹，当扶正祛邪，标本兼顾，平肝息风，化痰祛瘀与滋养肝肾，益气养血并用。

西医治疗　①外科手术是高血压性脑出血急性期治疗方式之一，主要包括血肿清除术、脑室引流术等。手术的目的在于清除血肿，减少血肿对脑组织的进一

步损伤。出现以下危及生命情况应尽快外科手术干预：小脑出血直径>3 cm 者，如神经功能继续恶化、脑干受压、脑室梗阻引起脑积水；脑叶血肿距离脑表面 1 cm 内且出血体积大于 30 ml 者。②内科治疗主要以对症治疗为主，包括控制血压、控制颅内压、止血药物。

辨证论治　脑出血治疗宜分清阶段、标本缓急。具体治法及主方如下。

中经络　①肝阳暴亢证：治以平肝潜阳、通经活络，方选天麻钩藤饮（《杂病诊治新义》）加减，常用中药有天麻、钩藤、生石决明、川牛膝、桑寄生、杜仲、山栀、黄芩、益母草、朱茯神、夜交藤等。②风痰阻络证：治以息风化痰、通经活络，方选半夏白术天麻汤（《医学心悟》）加减，常用中药有半夏、白术、天麻、陈皮、茯苓、甘草、生姜、大枣等。③痰热腑实证：治以泻热通腑化痰通络，方选半夏白术天麻汤合大承气汤（《伤寒论》）加减，常用中药有半夏、白术、天麻、陈皮、茯苓、甘草、生姜、大枣、大黄、厚朴、枳实、芒硝等。④气虚血瘀证：治以益气活血、通经活络，方选补阳还五汤（《医林改错》）加减，常用中药有当归尾、川芎、黄芪、桃仁、地龙、赤芍、红花等。⑤阴虚风动证：治以滋阴潜阳、息风通络，方选镇肝息风汤（《医学衷中参西录》）加减，常用中药有怀牛膝、龙骨、生白芍、天冬、麦芽、代赭石、牡蛎、玄参、川楝子、茵陈蒿、甘草、龟板等。

中脏腑　可以用醒脑静注射液 20～40ml 加入生理盐水注射液 250～500ml 稀释后静脉滴注，并配合辨证论治，予中药鼻饲。

①风火蔽窍证：治以息风降火、辛凉开窍，方选至宝丹（《太平惠民和剂局方》）或安宫牛黄丸（《温病条辨》）加减，常用中药有牛黄、水牛角、麝香、珍珠、朱砂、雄黄、黄连、黄芩、栀子、郁金、冰片等。②痰火闭窍证：治以清热降火、涤痰开窍，方选安宫牛黄丸和涤痰汤（《济生方》）加减，常用中药有牛黄、水牛角、麝香、珍珠、朱砂、雄黄、黄连、黄芩、栀子、郁金、冰片、制半夏、制南星、陈皮、枳实、茯苓、人参、石菖蒲、竹茹、生姜、甘草等。③痰湿蒙窍证：治以豁痰息风、辛温开窍，方选涤痰汤加减，常用中药有制半夏、制南星、陈皮、枳实、茯苓、人参、石菖蒲、竹茹、生姜、甘草等。④元气衰败证：治以益气固脱、回阳救逆，方选参附汤（《妇人良方》）合生脉散（《备急千金要方》）加减，常用中药有人参、熟附子、生姜、大枣、麦冬、五味子等。

中成药治疗 ①安宫牛黄丸：清热解毒、镇惊开窍，适用于脑出血风火蔽窍，痰火闭窍证者。②苏合香丸：芳香开窍、行气止痛，适用于脑出血痰湿蒙窍证者。③脑血疏口服液：益气活血，用于轻、中度脑出血中经络急性期及恢复早期气虚血瘀证，症见半身不遂、偏身麻木、口舌㖞斜、语言謇涩等。

中医辅助疗法 脑出血还可使用针灸、推拿、功能锻炼等辅助疗法。①针灸疗法：头针取顶颞前斜线、顶颞后斜线、颞前线等；体针选百会、四神聪、合谷、太冲、曲池、足三里、三阴交等穴。②推拿：适用于中风恢复期的半身不遂，取风池、肩井、天宗、曲池、手三里、合谷、环跳、

阳陵泉、委中、承山等穴。部位：颜面部、背部及四肢，以患肢为重点。③功能锻炼：半身不遂患者宜适时进行患肢功能锻炼，失语患者宜进行语言锻炼。

现代研究 包括基础实验研究和临床试验研究。

基础实验研究 研究发现中医下法对实验性脑出血损伤神经细胞凋亡具有神经保护作用。大黄能显著上调脑出血大鼠脑内闭锁蛋白 mRNA 的表达，改善脑出血后血脑屏障通透性，显著降低脑出血大鼠神经功能评分，保护脑组织促进神经功能的修复。蚤休提取物能够降低Ⅶ型胶原酶诱导的脑出血大鼠的神经功能缺损评分，改善脑组织水肿症状，通过提高脑组织血浆超氧化物歧化酶（SOD）水平，抑制脂质体氧化，减少肿瘤坏死因子（TNF）-α的产生，对脑出血大鼠受损的脑组织具有保护作用。补阳还五汤可抑制 ICH 大鼠脑组织水通道蛋白 4（AQP4）的表达，减轻脑水肿，有助于神经功能恢复。抵当汤能上调大鼠脑组织 HIF-1α 表达，改善脑细胞缺血缺氧，保护脑组织。丹参注射液可有效地改善 ICH 大鼠的神经功能缺损，促进大鼠肢体功能的恢复。

临床试验研究 研究显示，脑出血患者入院证候以痰瘀阻络证、风痰阻络证、气虚血瘀证为主，出院证候以风痰阻络证、气虚血瘀证、肝肾阴虚证多见，证候有由实证向虚证转变的趋势。脑出血急性期患者血清缺血修饰蛋白（IMA）升高，不同证型血清 IMA 水平存在差异。风痰火亢证、风火上扰证、痰热腑实证 IMA 含量明显高于风痰瘀阻证、痰湿蒙神证、气虚血瘀证、阴虚风动证。急性期脑出血急症证候

与出血部位、出血量相关联。高血压脑出血急性期肝阳化风证与恢复期阴虚风动证存在差异蛋白的表达，其中肌动蛋白与纤维蛋白原α链前体可能与脑出血肝阳化风证、阴虚风证动的发展密切相关。抵当丸能显著改善 ICH 后血肿周围组织血流灌注，对神经功能及中医临床证候的改善有促进作用。

（蔡定芳 俞晓飞）

nǎogěngsǐ

脑梗死（cerebral infarction）

供应脑的某支血管狭窄或阻塞导致局部脑组织缺血缺氧坏死而产生相应神经功能缺损症状与体征的脑血管疾病。又称缺血性卒中。脑组织梗死的形成主要取决于阻塞血管能否及时再通或建立有效的侧支循环。脑动脉吻合支少故动脉迅速发生阻塞时容易发生梗死。急性脑梗死（急性缺血性脑卒中）诊断标准：①急性起病；②局灶神经功能缺损；③症状或体征持续时间不限；④排除非血管性病因；⑤脑 CT/MRI 排除脑出血。脑梗死属于中医学的中风、卒中范畴。

病因病机 中医认为该病是在气血内虚的基础上，因劳倦内伤、忧思恼怒、饮食不节等诱因，引起脏腑阴阳失调，气血逆乱，直冲犯脑，导致脑脉痹阻或血溢脑脉之外；临床以突然昏仆，半身不遂，口舌㖞斜，言语謇涩或不语，偏身麻木为主症；具有起病急，变化快的特点。该病病位在脑，病性属本虚标实。

证候诊断 中医将脑梗死分为中脏腑与中经络两大证候。急性脑梗死伴有意识障碍者为风中脏腑，无意识障碍者为风中经络。

中经络 ①风痰阻络证：半身不遂，口舌㖞斜，言语謇涩或

不语，偏身麻木，头晕目眩，痰多而黏，舌质暗淡，舌苔薄白或白腻，脉弦滑。②风火上扰证：半身不遂，口舌㖞斜，舌强言謇或不语，偏身麻木，眩晕头痛，面红目赤，口苦咽干，心烦易怒，尿赤便干，舌质红绛，苔黄腻而干，脉弦数。③痰热腑实证：半身不遂，口舌㖞斜，言语謇涩或不语，偏身麻木，腹胀，便干便秘，头痛目眩，咯痰或痰多，舌质红，苔黄腻，脉弦滑或偏瘫侧弦滑而大。

中脏腑 ①痰热内闭证：起病急骤，神志昏蒙，鼻鼾痰鸣，半身不遂，肢体强痉拘急，项强身热，气粗口臭，躁扰不宁，甚则手足厥冷，频繁抽搐，偶见呕血，舌质红绛，舌苔褐黄干腻，脉弦滑数。②痰蒙清窍证：神志昏蒙，半身不遂，口舌㖞斜，痰声辘辘，面白唇暗，静卧不烦，二便自遗，或周身湿冷，舌质紫暗，苔白腻，脉沉滑缓。③元气败脱证：昏愦不知，目合口开，四肢松懈瘫软，肢冷汗多，二便自遗，舌蜷缩，舌质紫暗，苔白腻，脉微欲绝。

恢复期 ①气虚血瘀证：半身不遂，口舌㖞斜，言语謇涩或不语，偏身麻木，面色㿠白，气短乏力，自汗出，心悸便溏，手足肿胀，舌质暗淡，有齿痕，舌苔白腻，脉沉细。②阴虚风动证：半身不遂，口舌㖞斜，言语謇涩或不语，偏身麻木，眩晕耳鸣，手足心热，咽干口燥，舌质红而体瘦，少苔或无苔，脉弦细数。

治疗方法 急性脑梗死患者院前处理的关键是迅速识别疑似脑卒中患者并尽快送到医院对适合溶栓患者进行溶栓治疗。急性脑梗死的治疗目的是提高生存率，减少致残率，降低复发率。在西医规范治疗基础上结合中医辨证分型论治有望提高上述临床疗效。

西医治疗 ①溶栓：重组组织型纤溶酶原激活剂（rtPA）是主要的溶栓药，有效抢救半暗带组织的时间窗为 4.5 小时或 6 小时内。②抗血小板：卒中后 48 小时内口服阿司匹林能显著降低随访期末死亡或复发率，但轻度增加症状性颅内出血的风险。③抗凝：药物包括普通肝素、低分子肝素、类肝素、口服抗凝剂和凝血酶抑制剂等。④神经保护：临床常用药物有依达拉奉、胞二磷胆碱、吡拉西坦、脑活素及他汀类等。

辨证论治 具体分型与治法如下。

中经络 ①风痰阻络证：治以息风化痰、活血通络，方选化痰通络汤加减，常用中药有法半夏、白术、天麻、胆南星、丹参、香附、酒大黄。②风火上扰证：治以平肝息风、清热泻火，方选天麻钩藤饮加减，常用中药有天麻、钩藤、石决明、川牛膝、黄芩、栀子、夏枯草。③痰热腑实证：治以化痰通腑，方选星蒌承气汤加减，常用中药有瓜蒌、胆南星、大黄、芒硝、生地黄、麦冬、玄参。

中脏腑 ①痰热内闭证：治以清热化痰、醒神开窍，方选羚羊角汤加减，配合灌服或鼻饲安宫牛黄丸，常用中药有羚羊角粉、珍珠母、竹茹、天竺黄、石菖蒲、远志、夏枯草、牡丹皮。②痰蒙清窍证：治以温阳化痰、醒神开窍，方选涤痰汤加减，配合灌服或鼻饲苏合香丸，常用中药有法半夏、茯苓、枳实、陈皮、胆南星、石菖蒲、远志、竹茹、丹参。③元气败脱证：治以扶助正气、回阳固脱，方选参附汤加减，常用中药有生晒参、附子、黄芪、煅龙骨、煅牡蛎、五味子。

恢复期 ①气虚血瘀证：治以益气活血，方选补阳还五汤加减，常用中药有黄芪、当归、桃仁、红花、赤芍、川芎、地龙。②阴虚风动证：治以育阴息风、活血通络，方选育阴通络汤加减，常用中药有生地黄、山茱萸、钩藤、天麻、丹参、白芍。

中成药治疗 六味地黄丸；金匮肾气丸。

中医辅助治疗 ①针刺。体针：中经络者，主穴选取水沟或百会、内关、极泉、尺泽、委中、三阴交、足三里。风痰阻络者，加丰隆、合谷；痰热腑实者，加曲池、内庭、丰隆；风火上扰者，加太冲、行间。中脏腑者，主穴水沟、素髎、百会、内关。闭证者，加十宣、合谷、太冲；脱证者，加灸关元、气海、神阙。上肢不遂者，加肩髃、曲池、手三里、合谷；下肢不遂者，加环跳、阳陵泉、阴陵泉、风市；口角㖞斜者，加颊车、地仓；足内翻者，加绝骨、丘墟透照海；足外翻者，加中封、太溪；足下垂者，加解溪、胫上；便秘者，加丰隆、支沟；尿失禁、尿潴留者，加中极、曲骨、关元；言语不利者，金津、玉液点刺放血、廉泉；吞咽障碍者，加风池、完骨、天柱。头针：头皮运动区、感觉区、言语一区、言语二区，毫针平刺入头皮下，快速捻转 1~2 分钟，每次留针 30 分钟，留针期间反复捻转 2～3 次。②推拿常用揉、捏法，亦可配合其他手法。③中药熏洗：中风恢复期患者若出现患侧手指增粗或发亮，手掌皮肤粗糙、变厚，中医称之为"手胀"。可采用经验方复元通络液局部熏洗。药物组成：川乌、草乌、当归、川芎、红花、桑枝、络石藤。

现代研究 主要包括以下两方面。

基础实验研究 研究发现中草药提取物有效成分，如苷类、黄酮类、生物碱等，在急性缺血性脑卒中治疗中具有血脑屏障保护，神经保护，抗神经细胞凋亡，抗炎等作用。如罗布麻提取物可通过抑制基质金属蛋白酶（MMP）-9、MMP-2 的表达和生物活性，减轻血脑屏障破坏，保护急性缺血损伤大脑。黄芩苷可通过调节磷脂酰肌醇 3-激酶/蛋白激酶 B（PI3K/AKT）信号通路和 PTEN 蛋白的表达，减少细胞凋亡，保护神经元。灯盏花素能通过抑制促凋亡蛋白胱天蛋白酶（Caspase）-3 活化，促进抗凋亡蛋白 Bcl-2 表达，抑制神经元凋亡。川芎嗪以外周血中性粒细胞为作用靶点，可通过上调核呼吸因子（Nrf2）和血红素加氧酶-1（HO-1）表达，同时抑制 HMGB1、TLR4、Akt 和 ERK 蛋白表达，提高损伤大脑抗炎能力和缓解促炎反应，保护神经元。氧化苦参碱能通过下调 12/15-脂氧合酶（LOX），磷酸化 p38 丝裂原活化蛋白激酶（MAPK）和细胞质磷脂酶 A2（cPLA2）水平，提高损伤大脑抗炎症反应能力，发挥大脑保护作用。同时，中药复方制剂治疗急性缺血性脑卒中的药理学机制也得以深入研究。如小续命汤可显著下调 MMP-9，MMP-2 及血管内皮细胞生长因子（VEGF）的蛋白表达，从结构和功能上减轻血脑屏障破坏；激活 PI3K/Akt 信号通路，保护神经血管单元保护；调节 P53 信号通路，阻止胞质 Caspase-9，Caspase-3 蛋白的活化，抑制细胞凋亡。通心络能通过下调细胞因子白细胞介素（IL）-6、IL-1β 和肿瘤坏死因子（TNF）-α 蛋白表达，减轻炎症反应，保护血脑屏障。安宫牛黄丸和脑栓通均具有神经保护作用，其机制与降低 Bax/Bcl-2 比例和下调 Caspase-3 蛋白表达，从而抑制神经细胞凋亡有关。养血清脑颗粒可以通过阻止紧密连接蛋白的降解和抑制内皮细胞上 caveolin-1 蛋白的表达，显著减轻血脑屏障渗透性和脑水肿，发挥保护损伤血脑屏障的作用。

临床试验研究 运用小续命汤加减治疗急性期缺血性中风，对神经功能缺损评分量表（CSS）、美国国立卫生研究院卒中量表（NIHSS）、Rankin 残障评级和 Barthel 指数的改善都优于单纯西药治疗，且并发症（如重度肺部感染等）发生率和病死率均有所降低。系统评价提示川芎嗪注射液对于改善缺血性脑卒中急性期神经功能缺损有效，且安全性较高。

（蔡定芳）

zhūwǎngmó xiàqiāng chūxuè

蛛网膜下腔出血（subarachnoid hemorrhage，SAH） 脑表面或脑底部血管自发破裂，血液流入蛛网膜下腔，伴或不伴颅内其他部位出血的急性脑血管疾病。该病分为原发性、继发性和外伤性。原发性 SAH 是指脑表面或脑底部血管破裂出血，血液直接流入蛛网膜下腔所致，称自发性蛛网膜下腔出血，约占急性脑血管病的 15% 左右；继发性 SAH 则为脑实质内、脑室、硬脑膜外或硬脑膜下的血管破裂出血，血液穿破脑组织进入脑室或蛛网膜下腔者；外伤引起的称外伤性 SAH，常伴发于脑挫裂伤。急性蛛网膜下腔出血诊断标准：①突发剧烈头痛、呕吐、脑膜刺激征、伴或不伴意识障碍；②CT 首选，证实脑池和蛛网膜下腔高密度征；③必要时腰穿，为血性脑脊液。该病属于中医学的中风、真头痛、头痛等范畴。

病因病机 该病发病急骤，多因情绪激动、用力排便、咳嗽等诱发。青壮年平素多性情急躁，五志过极皆可化火，心肝火旺，灼伤肝阴，肝阳偏亢；中老年人肝肾渐亏，水不涵木，肝阳偏亢，复因暴怒，肝阳暴涨，风扇火炽，或因用力而使气机升降失常，气血逆乱于上，上冲于脑，脑脉破裂发为该病。该病主要为肝经病变，以实证居多，风、火、痰、瘀为其标，肝肾阴虚、气血亏虚为其本，情志内伤为其最常见的诱发因素，风、火、痰、瘀为其重要的病理因素，常相兼互化，相互影响，互为因果。病位在脑，病变脏腑涉及心、肝、肾，病性以实为主。其轻者，邪阻脉络，不通则痛，表现为剧烈头痛，其重者则邪闭脑窍，神志不清。

证候诊断 该病临床证候可分为四种，各证候诊断要点如下。①肝阳暴亢，瘀血阻窍证：突发头痛，疼痛剧烈，状如刀劈，伴有恶心、呕吐，烦躁，易激动，口干、口苦，渴喜冷饮，舌暗红或有瘀斑，苔黄，舌下脉络迂曲，脉弦。②肝风上扰，痰蒙清窍证：剧烈头痛，颈项强直，伴有恶心、呕吐，头晕昏沉或眩晕，可见谵妄或神识昏蒙，喉中痰鸣，舌质淡，苔黄或白腻，脉弦滑。③瘀血阻络，痰火扰心证：头痛日久不愈，痛有定处，突然头痛加剧，伴呕吐，项强，或抽搐，或半身不遂，口干但欲漱水不欲咽，唇甲紫暗，或持续发热，尿赤便秘，舌质暗，有瘀斑，苔黄燥，脉弦。④元气败脱，神明散乱证：突然昏仆，不省人事，频频呕吐，肢体软瘫，手撒肢冷，冷汗淋漓，气息微弱，二便自遗，面青舌萎，舌质紫暗，苔白滑，脉微弱。

治疗方法 蛛网膜下腔出血主要治疗原则：①控制继续出血，预防及解除血管痉挛，去除病因，防止再出血，尽早采取措施预防、控制各种并发症；②尽早行 CT 血管造影（CTA）、数字减影血管造影（DSA）检查，如发现动脉瘤、动静脉畸形，应尽早血管介入或手术治疗。中医药干预应在发病开始即进行，辨证论治可有效调节机体的阴阳平衡。活血化瘀、清热化痰、通腑泻热治疗对防治继续出血、脑保护、抗脑水肿、促醒等方面具有一定疗效。

西医治疗 经造影证实有动脉瘤或动静脉畸形者，应争取手术或介入治疗，根除病因防治再出血。①一般处理：绝对卧床 4~6 周，避免情绪激动和用力排便，防治剧烈咳嗽。②防止再出血：选用抗纤维蛋白溶解药物。③降颅压治疗：甘露醇、呋塞米、白蛋白。④防治脑血管痉挛及迟发性缺血性神经功能缺损，如尼莫地平。

辨证论治 ①肝阳暴亢，瘀血阻窍证：治以平肝潜阳、活血止痛，方选镇肝息风汤（《医学衷中参西录》）加减，常用中药有怀牛膝、龙骨、生白芍、天冬、麦芽、代赭石、牡蛎、玄参、川楝子、茵陈蒿、甘草、龟板等。②肝风上扰，痰蒙清窍证：治以平肝息风、化痰开窍，方选羚角钩藤汤（《通俗伤寒论》）合温胆汤（《备急千金要方》）加减，常用中药有羚羊角、桑叶、川贝、鲜生地、钩藤、菊花、白芍、生甘草、竹茹、茯神、半夏、橘皮、枳实、茯苓等。③瘀血阻络，痰

火扰心证：治以活血化瘀、清化热痰，方选通窍活血汤（《医林改错》）合涤痰汤（《济生方》）加减，常用中药有赤芍、川芎、桃仁、红花、麝香、葱、大枣、制半夏、制南星、陈皮、枳实、茯苓、人参、石菖蒲、竹茹、生姜、甘草等。④元气败脱，神明散乱证：治以益气固脱、回阳救逆，方选独参汤（《景岳全书》）或参附汤（《妇人良方》）加减，常用中药有人参、附子、生姜、大枣等。

中成药治疗 ①安宫牛黄丸；②天麻钩藤颗粒；③安脑丸；④脑血康口服液。

中医辅助疗法 针刺疗法。主穴：内关、水沟、昆仑、太冲、列缺、阿是穴、太阳、率谷、风池。配穴：三棱针刺十宣穴放血。

现代研究 包括基础实验研究和临床试验研究。

基础实验研究 阿魏酸通过抑制 SAH 大鼠脑干组织和基底动脉细胞中凋亡相关基因的表达，从而保护脑功能。银杏叶提取物能够有效减轻蛛网膜下腔出血后氧自由基连锁反应所致脑损伤，且不存在明显剂量依赖性。靛玉红可减轻 SAH 后的脑水肿、抑制脑皮层和海马神经元的变性凋亡，明显改善 SAH 小鼠的神经功能损伤。汉防己甲素（Terandrine，TET）可下调 SAH 大鼠迟发性脑血管痉挛脑组织血管降钙素基因相关肽（CGRP）mRNA 表达而达到防治 SAH-迟发性脑血管痉挛（DCVS）及其所致的迟发性脑缺血的目的。

临床试验研究 蛛网膜下腔出血急性期中医证候以风证、瘀证、火热证出现率较高，说明风、血瘀、火热是该病急性期的主要病因；证候组合形式有 4 种，组合形态有 26 种，说明该病的急性

期病机复杂，辨证时要综合判断。该病西医临床分期分型和病理变化与中医证候有一定的相关性：①病程中 1~3 天以风证、血瘀证、火热证为主，4~7 天以痰证、火热证、瘀证为主，8~14 天以痰证、火热证、气虚证为主，超过 14 天以痰证、阴虚证、气虚证为主。②病情轻重分型无论病情轻重风证、瘀证、火热证发生率均很高，而痰证随着病情的加重发生率增加。③该病病理无论出血量多少风证、瘀证发生率均较高，但是大量出血组火热证和痰证发生率高于少量出血组。阳类证贯穿整个 SAH 急性期病程，以风火上扰、痰热腑实、痰热内闭及风痰阻络 4 个证型为主，因此在急性期应以息风、清热、泻火、化痰配合开窍醒神为法。大承气汤联合脑脊液置换治疗蛛网膜下腔出血，能够迅速缓解头痛症状，减少脑血管痉挛、脑梗死、脑积水等并发率，显著提高蛛网膜下腔出血的临床治愈率。醒脑静、葛根素、丹参酮注射液等在抵抗 SHA 后脑血管痉挛，改善预后方面均显示出较好的作用。

（蔡定芳 俞晓飞）

duōfāxìng yìnghuà

多发性硬化（multiple sclerosis，MS） 以中枢神经系统（CNS）白质炎性脱髓鞘为主要病理特点的自身免疫疾病。MS 可能是遗传易患个体与环境因素相互作用而发生的 CNS 自身免疫性疾病，其发病因素与病毒感染、自身免疫反应、遗传因素、环境因素等密切相关。该病好发于青壮年，女性多于男性，男女患病比为 1∶1.5~2。最常累及的部位是脑室周围白质、视神经、脊髓、脑干和小脑，大多数患者临床表现为反复发作的神经功能障碍，

以视力障碍、肢体无力、感觉异常、共济失调、自主神经功能障碍、精神症状以及认知功能障碍为主，其显著特点为症状体征的空间多发性（多个病变部位）和病程的时间多发性（多次发作）。多数患者的病程呈复发、缓解型，每次复发后残留程度不同的后遗症，随着发作次数的增多，后遗症逐渐加重，病情呈阶梯式恶化，是青壮年致残的主要疾病之一。中华医学会神经病学分会神经免疫学组和中国免疫学会神经免疫分会在2014版多发性硬化的中国专家共识中对MS进行了系统的临床分型，包括复发缓解型MS（RRMS）、继发进展型MS（SPMS）、原发进展型MS（PPMS）、进展复发型MS（PRMS）、其他类型（良性型MS及恶性型MS，又称爆发型MS）。根据MS所表现的临床症状不同，可归属于中医学痿证、内障、肌痹、暗痱等范畴。综观各医家观点，认为MS属痿证范畴的居多。

病因病机 中医认为MS病位在脑，脑为奇恒之腑，位于颅内，由髓汇聚而成。患者多由先天禀赋不足，后天失调，或外邪所伤；或内伤劳倦，情志刺激；或疾病失治误治；或病后失养，导致脾胃受损，致气血亏虚，筋脉失养。病程缓慢持久，久病累及诸脏，则正气渐虚，变生痰、瘀、风邪、湿热阻滞经络而发病。故该病属本虚标实之证，病变主要累及脑，并与肝、脾、肺、肾密切相关。"心气热，则下脉厥而上，上则下脉虚，虚则生脉痿，枢折挈，胫纵而不任地也。肝气热，则胆泄口苦，筋膜干，筋膜干则筋急而挛，发为筋痿。脾气热，则胃干而渴，肌肉不仁，发为肉痿。肾气热，则腰脊不举，

骨枯而髓减，发为骨痿"，论述了痿证的五体、五脏分证的病因病机，即脏腑病位不同，发展为身体不同部位的痿证。患者正气不足，邪实内侵，使疾病更加难愈。

证候诊断 中医学认为该病多以正虚为本，邪实为标，正虚以气血亏虚为主，邪实以风湿、痰、瘀为主；疾病发展过程中主要累及脑，并与肝、脾、肺、肾相关。各类证候诊断要点如下。①痰热阻络证：外感邪热后突然出现肢体痿软不用，或视力下降，渴不欲饮，痰多色黄而黏稠，或小便频数不畅，舌红，苔黄或黄腻，脉滑数或弦滑。②湿热浸淫证：肢体逐渐出现痿软无力，尤以下肢为重，兼见手足麻木微肿，视力下降，小便色黄，舌红，苔黄，脉濡数。③瘀阻脉络证：四肢无力，手足麻木不仁，视力下降，甚则失明，小便点滴不畅，唇紫舌青，或有瘀点，脉涩不利。④肺脾气虚证：平素纳差食少，腹胀便溏，四肢渐进痿软无力，腿胫肌肉逐渐萎缩，面舌苍白无华，舌质淡，苔薄白，脉细弱无力。⑤肝肾亏虚证：四肢痿软无力，腰膝酸软，形体消瘦，腿胫大肉渐脱，咽干耳鸣，五心烦热，舌红少苔，脉细数。⑥肾阳不足证：双下肢无力，四肢欠温，以下肢尤为明显，视物不清，便溏尿频，舌质淡，苔薄白，脉沉细。

治疗方法 尚缺乏根治方法，治疗的主要目的是抑制脱髓鞘病变进展，减轻恶化期症状，缩短病程，改善残疾程度和预防并发症，促进早期康复。

西医治疗 对于MS多采用分期治疗、对症治疗、康复治疗及生活指导。

急性期 免疫干预治疗方法如下。①糖皮质激素治疗：激素

治疗的原则为大剂量、短疗程，不主张小剂量长时间应用，推荐使用甲泼尼龙。②血浆置换治疗：血浆置换又称血液净化，包括淋巴细胞清除、特异性淋巴细胞去除、免疫活性物质去除等。③经静脉给予丙种球蛋白治疗：5天后如果没有疗效，则不建议患者继续使用；如果有疗效且疗效明显时，可继续每周使用1天，连用3~4周。

缓解期 主要目标是控制疾病进展，推荐使用疾病修正治疗（disease modifying therapy，DMT），其治疗药物及方法如下。①β-干扰素B（β-interferon-B）为一线治疗药物。干扰素治疗MS是通过其免疫调节作用经多重机制实现，其中包括对细胞因子的调节、抑制细胞迁移进入脑内、抑制T细胞的活化、抑制其他炎性T细胞等。中国食品药品监督管理局已经批准上市的DMT药物有倍泰龙（Betaseron）和利比（Rebif）。②米托蒽醌（mitaxontrone）为第一个被美国食品与药品监督管理局（FDA）批准用于治疗MS的免疫抑制剂，为三线治疗药物。③环磷酰胺：三线治疗药物，可用于<40岁的早期进展型（进展时间<1年）的MS患者。临床上对RRMS首选一线治疗药物，对于一线治疗药物疗效不理想的RRMS和伴有复发过程的SPMS及PRMS可采用二线治疗，二线治疗仍无效者，可选用三线治疗。对于PPMS尚无有效治疗。

对症治疗 ①痛性痉挛：可应用卡马西平、加巴喷丁、巴氯芬等药物。②慢性疼痛、感觉异常等：可应用阿米替林、普瑞巴林、选择性5-羟色胺及去甲肾上腺素再摄取抑制剂（SNRI）、去甲肾上腺素能与特异性5-羟色胺

能抗抑郁药（NaSSA）等。③抑郁焦虑：可应用选择性5-羟色胺再摄取抑制剂（SSRI）、SNRI、NaSSA类药物以及心理辅导治疗。④乏力、疲劳：MS患者较明显的症状，可选择莫达非尼、金刚烷胺。⑤震颤：可应用盐酸苯海索、盐酸阿罗洛尔等药物。

辨证论治 ①痰热阻络证：治以清热化痰、通经活络，方选涤痰汤（《奇效良方》）加减，常用中药有半夏、胆南星、橘红、枳实、茯苓、人参、石菖蒲、竹茹、甘草等。②湿热浸淫证：治以清热化湿，方选加味二妙散（《医宗金鉴》）加减，常用中药有黄柏、苍术、当归、牛膝、防己、龟板、萆薢等。③瘀阻脉络证：治以益气养阴、活血通络，方选圣愈汤（《兰室秘藏》）加减，常用中药有熟地黄、当归、黄芪、党参、白芍、川芎等。④肺脾气虚证：治以益气固表、健脾养胃，方选补中益气汤（《脾胃论》）合玉屏风散（《丹溪心法》）加减，常用中药有黄芪、党参、炒白术、防风、茯苓、山药、柴胡、升麻、葛根、当归、陈皮等。⑤肝肾亏虚证：治以滋阴清热、补益肝肾，方选虎潜丸（《丹溪心法》）加减，常用中药有熟地黄、龟甲、知母、当归、白芍、锁阳、陈皮、牛膝、干姜、黄柏等。⑥肾阳不足证：治以温阳补肾，佐以益气通络，方选右归饮（《景岳全书》）加减，常用中药有制附片、肉桂、熟地黄、杜仲、石决明、黄芪、益母草、当归、菟丝子、甘草等。

中医辅助疗法 ①针灸疗法：取百会、曲鬓、率谷、玉枕、神门、风驰、心俞、脾俞、肝俞、肾俞、次髎、环跳、三阴交、太冲、攒竹、太溪等穴。一般取单侧穴位，先取健侧或患侧，后取

患侧或健侧。采用平补平泻手法。②推拿疗法：可配合针灸增强活血化瘀、疏通经络的功能。上肢拿肩井、揉肩髃、手三里部肌筋，搓揉臀肌，点肩髎、曲池、合谷等穴。下肢拿阴廉、承山、昆仑筋。揉捏伏兔、承扶、殷门部肌筋，点腰阳关、环跳、犊鼻、解溪等穴，搓揉股肌。③食疗方药：如薏苡粥、鹿附粥，多用于治疗湿热浸淫和肝肾不足之痿证。

现代研究 包括临床研究和基础研究两方面。

临床研究 补肾固髓片可改善MS患者的病情，减少复发，并具有抑制实验性变态反应性脑脊髓炎发病，抑制脑和脊髓的炎症反应和脱髓鞘改变，抑制血清白细胞介素（IL）-2、IL-6、肿瘤坏死因子（TNF）和MBP的活性的作用。肌萎灵胶囊、益髓灵胶囊治疗多发性硬化能减轻临床症状和体征，减少MS复发，降低复发率。

基础研究 青风藤的主要有效提取成分盐酸青藤碱治疗实验性自身免疫性脑脊髓炎（EAE）大鼠，可以推迟EAE大鼠首次发作时间，降低血清TNF-α、γ干扰素（IFN-γ）水平。雷公藤内酯醇可通过抑制MOG35-55特异性T细胞的增殖，改变MOG35-55特异性T细胞分泌细胞因子的格局及抑制Th1和Th17细胞分化的途径影响自身反应性T细胞，增加调节性T细胞（Treg）的数量来治疗EAE，为雷公藤内酯醇治疗EAE的研究提供了依据，也为临床研究治疗多发性硬化药物提供实验基础。此外，雷公藤内酯醇抑制小鼠EAE与其下调脾细胞IFN-γ、TNF-α、IL-12等促炎性细胞因子表达和上调IL-10、转化生长因子（TGF）-β等内酯醇可增加

EAE大鼠循环中的糖皮质激素从而抑制MCP-1mRNA表达；抑制EAE大鼠CNS中基质金属蛋白酶（MMP)-9的表达，减轻EAE大鼠临床症状，降低发病率；下调脑和脊髓中细胞间黏附分子（ICAM)-1、IFN-γ表达，恢复血-脑脊液屏障功能。另有报道白芍和苦参对实验性自身免疫性脑脊髓炎动物模型的治疗作用已获得可喜的进展，其作用机制主要与抑制炎症细胞浸润，促进炎性细胞凋亡有关。

（蔡定芳 朱旭莹）

diānxián

癫痫（epilepsy） 因脑部神经元高度同步化的异常发电导致突然、反复和短暂的中枢神经系统功能失常为特征的慢性脑部疾病。诊断主要依据脑电图和临床表现。大致可分为部分性发作；全身性发作；不能分类的发作。部分性发作又可分为复杂部分性发作，包括单纯部分性后出现意识障碍及开始即有意识障碍者；部分性继发全身发作，又包括单纯部分性激发全身性发作、复杂部分性激发全身性发作及单纯部分激发复杂部分性再继发全身性发作。全身性发作又包括失神发作、强直性发作、阵挛性发作、强直-阵挛性发作、肌阵挛性发作以及失张力性发作。癫痫属于中医学的痫证、癫疾范畴，亦有根据脏腑辨证分为心痫、肝痫、肺痫等；根据发病原因称风痫、痰痫、惊痫等；根据叫声分为羊痫、鸡痫、猪痫等。

病因病机 中医学认为该病大多由于先天因素，父母禀赋较弱或孕产期养护不当，胎气受损，脏气不平，脾肾虚则生痰，肝气旺则生风，胎儿出生后易发该病；七情失调，"惊则气乱""恐则气

下"，气机逆乱，损伤脏腑，肝肾受损则阴不敛阳而生痰生风，脾胃受损则精微不布，痰浊内聚；脑部受损，瘀血内停于脑窍，气血逆乱；外感六淫，饮食失调或患他病之后，若脏腑受损，积痰内伏，一遇劳作过度，生活起居失调，致气机逆乱而触动积痰，痰浊上扰，蒙蔽心窍，流窜经络等因素诱发。其病机为脏腑功能失调，痰浊阻滞，气机逆乱，风阳内动，清窍蒙闭。该病病位在脑，与心、肝、脾、肾四脏密切相关。病性为本虚标实，本虚为脏腑受损，肝脾肾的损伤是痫证发生的主要病理基础。先天元气亏虚是癫痫发病之本，标实为风、火、痰、瘀，四者并非孤立致病，多为互相结合，互相影响而发病，其中以痰最为重要。

证候诊断 由于癫痫发作时间短暂，临床上所见的患者绝大部分处于间歇期，因此中医学也把癫痫分为发作期和休止期，发作期可分为阳痫和阴痫。休止期分为痰火扰神型、风痰闭阻型、瘀血内阻型、心脾两虚型、肝肾阴虚型、脾虚痰盛型。其分型要点如下。

发作期 ①阳痫：发作前常伴有眩晕、头痛、胸闷乏力等症（亦有无先兆者），旋即突然昏仆，牙关紧闭，口吐白沫，四肢抽搐，面色青紫或苍白，或伴喉中痰鸣，或伴有怪叫，甚则二便失禁，醒后感到疲劳、头痛，一如常人，舌质红、苔多白腻或黄腻，脉弦数或弦滑。②阴痫：发病时面色晦暗青灰，手足清冷，双眼半开半合，昏倒抽搐轻浅，口吐清涎量多，一般不伴有啼叫，声音微弱，醒后周身疲乏，面色不华，纳差，平时时有便溏或恶心呕吐，舌质淡红，苔白腻，脉多沉细或

沉迟。

休止期 ①痰火扰神证：突然昏仆，抽搐吐涎，或有吼叫，二便失禁，平时常有心烦失眠，烦躁易怒，口干便秘，舌红，苔黄腻，脉弦滑数。②风痰闭阻证：发作前常伴有眩晕、胸闷、乏力、痰多、心情不悦，发则突然昏仆，四肢抽搐，口吐涎沫，舌淡红，苔白腻，脉弦滑。③瘀血内阻证：突然昏仆，四肢抽搐或偏身抽搐，常伴有头痛、腹痛、产伤、颅脑外伤、中风等病史，舌紫暗，苔薄，脉细涩。④心脾两虚证：反复发作不愈，神疲乏力，面色苍白，体瘦，纳呆，便溏，失眠健忘，舌淡，苔薄，脉细。⑤肝肾阴虚证：痫证频作，神思恍惚，头晕目眩，腰酸耳鸣，两目干涩，大便干结，舌红，苔薄或剥，脉细数。⑥脾虚痰盛证：神疲乏力，面色不华，纳差，便溏或恶心呕吐，昏倒抽搐轻浅，但口吐清涎量多，舌淡，苔薄腻，脉濡。

治疗方法 治疗原则是早期干预，控制发作，防止复发。

西医治疗 ①对于发作期的癫痫，多数患者无需特殊处理，大多数具有自限性；持续性癫痫的治疗在保持生命体征稳定的条件下，可使用地西泮针、丙戊酸钠针、10%水合氯醛等控制癫痫发作。②针对癫痫病因和癫痫发作类型，选择病因治疗（颅内占位切除、控制颅内炎症、杀灭寄生虫等）和不同类型的药物治疗（乙琥胺、丙戊酸钠、卡马西平、促肾上腺皮质激素、拉莫三嗪等）。③手术治疗包括胼胝体切开术，脑皮质痫灶切除术等方法。

辨证治疗 按照癫痫的分期及分型选择不同的治疗方法。发作期以治标为主，治以开窍醒神，豁痰息风。间歇期以祛邪补虚为

要，治以健脾化痰、补益肝肾、养心安神。①痰火扰神证：治以清肝泻火、化痰开窍，方选龙胆泻肝汤（《兰室秘藏》）和涤痰汤（《奇效良方》）加减，常用中药有龙胆草、栀子、黄芩、柴胡、生地、车前子、泽泻、木通、当归、半夏、胆南星、石菖蒲、竹茹、陈皮、茯苓等。②风痰闭阻证：治以涤痰息风、开窍定痫，方选定痫丸（《医学心悟》）加减，常用中药有石菖蒲，胆南星、竹沥、半夏、天麻、全蝎、僵蚕、茯神、陈皮、贝母、琥珀、朱砂等。③瘀血内阻证：治以活血化瘀、息风通络，方选通窍活血汤（《医林改错》）加减，常用中药有赤芍、川芎、桃仁、红花、麝香、郁金、丹参、鸡血藤等。④心脾两虚证：治以健脾养心、宁心安神，方选归脾汤（《校注妇人良方》）加减，常用中药有党参、白术、黄芪、当归、茯神、远志、酸枣仁、木香、甘草等。⑤肝肾阴虚证：治以滋补肝肾、息风定痫，方选大补元煎（《景岳全书》）加减，常用中药有熟地、山药、山茱萸、杜仲、枸杞、党参、当归、牡蛎等。⑥脾虚痰盛证：治以健脾和胃、化痰降逆，方选六君子汤（《校注妇人良方》）加减，常用中药有党参、茯苓、白术、甘草、陈皮、半夏、远志、石菖蒲、胆南星等。

中成药治疗 医痫丸、羊痫疯癫丸、礞石滚痰片、牛黄镇惊丸等。

中医辅助疗法 癫痫的治疗还可以配合针灸、穴位注射、穴位埋线等治法。①体针疗法：主穴取神庭、本神、百会、大椎、太冲、合谷、外观、神门、足三里、阳陵泉、足临泣；配穴取神昏抽搐加人中、涌泉、间使、昆

仑；白昼发作加申脉；夜间发作加照海；发作后头昏头痛加风池、太阳等。②耳针：选穴神门、心、胃、皮质下、脑、肝、肾、脾。③头针：取癫痫区、运动区、感觉区、情感区、足区。④穴位注射：取大椎、风池、足三里、内关、丰隆、阳陵泉。⑤穴位埋线：选身柱、陶道、大椎、鸠尾。

现代研究 主要包括临床研究和基础研究两方面。

临床研究 吕氏以龙胆泻肝汤合涤痰汤加减息风或定痫丸开窍定痫从痰论治；董氏以桃红四物汤合蜈蝎散加减活血化瘀、通络息风从瘀论治；张氏自拟止痫灵（方药组成：人工牛黄、天麻、山楂、钩藤、远志、琥珀粉、僵蚕、蝉蜕、全蝎、路路通、菖蒲、龙牡、珍珠母、丹参、胆南星、天竺黄）豁痰息风、清热化痰从风论治；黄氏以柴胡疏肝汤理气疏肝从肝论治；郝氏以益肾定痫散（山药、山萸肉、熟地、郁金、全蝎、丹皮、茯苓、泽泻、白矾、蜈蚣，上药共研细面）滋阴补肾，柔肝息风从肾论治；胡氏以归脾汤益气补血、健脾养心从脾论治。

基础研究 单味中药有效成分提取物及中药复方有效成分治疗癫痫取得可喜成就。石菖蒲 α-细辛醚能明显延长发作潜伏期，石菖蒲水溶性部分（即水煎剂）具有显著的抗癫痫作用、石菖蒲挥发油可以维持脑内兴奋性与抑制性氨基酸之间的平衡关系，减少因外来因素造成二者的失衡，从而抑制癫痫的发作。α-细辛醚抗癫痫的作用机制可能与其清除自由基，维持小鼠大脑中的兴奋/抑制系统及 Na^+、K^+、Ca^{2+}、Mg^{2+} 的动态平衡有关。川芎嗪抑制癫痫作用机制与降低白细胞介素（IL）-2、IL-6 和肿瘤坏死因子

（TNF）-α 对免疫-神经网络的调节有关。柴胡皂苷对癫痫大鼠脑电图及痫性发作有明显改善作用。羚羊角胶囊加常规抗癫痫药物治疗癫痫患者有较好的效果。钩藤碱对中枢神经系统的突触传递过程有明显的抑制效应，机制可能与其钙拮抗作用及通过对一氧化氮生成的抑制进而抑制其促进钙内流和谷氨酸释放的作用有关。全蝎有明显降低海马神经元兴奋性及抗癫痫发作敏感性形成的作用，并提示这很可能与其抑制海马脑啡肽原 mRNA 表达增加有关。蝎毒素对癫痫发作时的神经细胞同步放电，及放电的传播有较强的抑制作用。中药复方治疗癫痫的药理学机制也得到进一步证实。养血清脑颗粒联用丙戊酸能降低癫痫大鼠发作级别、改善认知功能、减少脑部异常放电并降低脑组织 T 型钙离子通道 Cav3.2 水平，有抗癫痫和脑保护作用。加味柴胡龙骨牡蛎汤使戊四唑（PTZ）点燃癫痫大鼠体重增加，惊厥发作级别降低，发作持续时间缩短。草果知母汤可有效地阻断癫痫发作，其抗痫作用可能与抑制癫痫形成过程中大鼠脑内凋亡调控因子 p53 蛋白表达有关。

（蔡定芳 朱旭莹）

tóutòng

头痛（headache） 头部、颈部或肩部以上位置发生的局部疼痛。又叫头疼。许多头部和颈部问题的症状都是头痛。头痛可能是偏头痛、紧缩型头痛、丛集性头痛，有时候颈痛也解释为头痛的一种。频繁的头痛会影响人际关系及工作。有严重头痛的人，患有抑郁症的风险也比较高。该病属于中医学头风、头痛、厥头痛、额角上痛等范畴。

疾病范围 头痛可分为原发

性及次发性两种。原发性头痛是良性的经常性头痛，不是因为潜在的疾病或是其他结构性问题造成，例如偏头痛就是一种原发性头痛。原发性头痛可能会造成每天显著的疼痛，甚至会影响生活，但本身没有危险性。次发性头痛是因为其他原因造成的头痛，原因像是系统性感染、头部外伤、血管疾病、蛛网膜下腔出血、脑肿瘤等。次发性头痛可能无害，也可能有生命危险。若是出现一些警示信号的病情，可能就表示是有生命危险的次发性头痛。

中医特征 中医病因学认为该病多与风、火、痰、虚、瘀以及肝、脾、肾三脏的功能失调有关。致病因素以情志不遂、六淫外袭、气血逆乱、邪风阻窍、瘀血阻滞为主。

治疗特点 头痛的治疗和造成头痛的原因有关，头痛有种种起因，有些轻微，有些严重。头痛的原因包括疲劳、睡眠不足、压力、药物影响、娱乐性药物影响、病毒感染、普通感冒、头部受伤、食用很冷的食物或饮料，或是牙齿问题等，而像威胁生命的脑炎、脑癌、脑膜炎及颅内动脉瘤等，都有可能是原因。有许多有关头痛的分类系统，其中最广为人知的是国际头痛协会的分类。不过大部分治疗还是包括用阿司匹林或对乙酰氨基酚（扑热息痛）等镇痛药来止痛。头痛初病多实，治宜祛邪，以祛风散邪为主，久病多虚，治宜补虚为主，药宜清灵。按照头痛部位，参照经络循行路线，可选用"引经药"。如太阳头痛，选用羌活、蔓荆子、川芎，阳明头痛选用葛根、白芷、知母，少阳头痛选用柴胡、黄芩、川芎，厥阴头痛选用吴茱萸、藁本。对于经年难愈，

反复发作的头痛，可酌情加入虫类药。

（蔡定芳 郭咏梅）

piāntóutòng

偏头痛（migraine） 头部反复发作的呈一侧或两侧疼痛的神经血管性疾病。常伴恶心和呕吐。少数典型者发作前有视觉、感觉和运动等先兆，可有家族史。国际头痛及偏头痛的分类（ICHD-Ⅱ）将偏头痛分为六个亚型：无先兆偏头痛、有先兆偏头痛、偏头痛前驱的儿童周期性综合征、视网膜性偏头痛、偏头痛并发症、很可能的偏头痛。该病属于中医头风、头痛、厥头痛等范畴。

病因病机 中医病因学认为多与风、火、痰、虚、瘀以及肝、脾、肾三脏的功能失调有关。致病因素以情志不遂、六淫外袭、气血逆乱、邪风阻窍、瘀血阻滞为主。头为"诸阳之会""五脏精华之血，六腑清阳之气皆会于巅"，脏腑安康、气血调畅，则脑海清灵而无头痛之苦；若情志不遂，郁怒紧张，肝失疏泄，郁而化火，阳气亢动，气血逆乱，气血运行受阻而成血瘀气滞；六淫外袭，其中"风为百病之长"，其可夹寒、夹热或夹杂湿邪侵袭人体，上犯巅顶，亦可导致气血运行不畅，渐成血瘀气滞，因此邪风阻窍、瘀血阻滞是偏头痛发作期的病理因素；脏腑阴阳气血功能失调是偏头痛发作期的病理基础；而六淫外袭、情志失调则是最为常见的诱发因素。

证候诊断 偏头痛以肝阳上亢证、痰浊上扰证、瘀阻脑络证、气血亏虚证、肝肾阴虚证常见。各证候要点如下。①肝阳上亢证：头痛而胀，或抽掣而痛，痛时常有烘热，面红目赤，耳鸣如蝉，心烦口干，舌质红，舌苔薄黄，

脉弦。②痰浊上扰证：头痛而重，或兼目眩。胸闷脘胀，恶心食少，痰多黏白，舌苔白腻，脉弦滑。③瘀阻脑络证：头痛反复，经久不愈，痛处固定，痛如椎刺。舌紫暗或有瘀斑，舌苔薄白，脉细弦或细涩。④气血亏虚证：头痛绵绵，两目畏光，午后更甚，神疲乏力，面色㿠白，心悸少寐。舌淡，舌苔薄，脉弱。⑤肝肾阴虚证：头痛眩晕，时轻时重，视物模糊，五心烦热，口干，腰酸腿软，舌质红，少苔，脉细弦。

治疗方法 偏头痛临床治疗目的为终止头痛发作，缓解伴发症状和预防复发。该病发病机制多样，临床上还没有能够彻底治愈的方法，所以中西医结合治疗可以最大限度控制偏头痛问题，提升其健康生活质量。基本治疗原则包括积极开展患者教育；充分利用各种非药物干预手段，包括按摩、理疗、生物反馈治疗、认知行为治疗和针灸等；药物治疗包括头痛发作期治疗和头痛间歇期预防性治疗，注意循证使用，同时联合应用具有补益肝肾、补养气血，升阳通络等功效的中药，以控制病情、防止发作。

西医治疗 偏头痛发作的急性期，应使患者保持安静，解除心理上和精神上的恐惧。可安置患者在光线较暗的房间里，额部和颞部冷敷，让患者保持适度的睡眠。严禁烟酒、辛辣饮食，同时减少强光的照射，不做剧烈的运动。发作期可予非甾体抗炎药（NSAID）、曲普坦类、麦角制剂或5-羟色胺激动剂控制头痛发作；偏头痛预防性治疗的药物主要包括：β受体阻滞剂、钙离子通道阻滞剂、抗癫痫剂、抗抑郁剂、NSAID及其他种类的药物。

辨证论治 中医学认为，偏

头痛是因为肝脏功能失衡，兼有风、痰、瘀三邪凝滞经络，经络失和所致，属于中医学中的内伤头痛。①肝阳上亢证：治以平肝潜阳、通络止痛，方选平肝通络方，常用中药有全蝎、珍珠母、白蒺藜、赤芍、白芍、蔓荆子、夏枯草、合欢花、川芎、天麻、双钩藤、炙僵蚕、柴胡、焦山栀、蜈蚣等。②瘀阻脑络证：治以活血祛瘀、通络利窍，方选通窍活血汤加减，常用中药有川芎、赤芍、蔓荆子、桃仁、川牛膝、白芷、地龙、僵蚕、红花、全蝎等。③痰浊上扰证：治以息风化痰、通络止痛，方选半夏白术天麻汤加味，常用中药有天麻、茯苓、蔓荆子、川芎、白术、半夏、僵蚕、炙甘草、陈皮、南星、吴茱萸、细辛、蜈蚣等。④气血亏虚证：治以补养气血、升阳通络，方选阳和汤加减，常用中药有鸡血藤、熟地、赤芍、白芍、川芎、蔓荆子、黄芪、党参、炒蜂房、肉桂、白芥子、鹿角片、细辛等。⑤肝肾阴虚证：治以滋补肝肾、益精活络，方选大补元煎加减，常用中药有熟地、人参叶、龟板、川芎、白芷、山茱萸、枸杞子、当归、杜仲、巴戟天、僵蚕、鳖甲、细辛、蜈蚣等。

中成药治疗 ①复方羊角胶囊：治血祛风、平肝镇痛，用于偏头痛。②太极通天液：活血化瘀、通脉活络、疏风止痛，用于偏头痛。③神奇全天麻胶囊：平肝息风、镇痛、止痉、滋阴补血、益气固精、安神定志，用于肝风上扰所致的头痛。④正天丸：活血化瘀、疏风通络、祛湿止痛，用于外感风邪、瘀血阻络、血虚失养、肝阳上亢引起的偏头痛。⑤都梁滴丸：祛风散寒、活血通络，用于头痛风寒，瘀血阻滞脉络证，症

见头胀痛或刺痛，痛有定处，反复发作，遇风寒诱发或加重。

中医辅助疗法 偏头痛还可以使用针灸、刺络拔罐、穴位注射辅助疗法。①针灸疗法：肝阳上亢证，平肝潜阳，取百会、风池、悬颅、行间等穴，均用泻法；痰浊上扰证，化痰降浊，取百会、印堂、中脘、丰隆等穴；瘀阻脑络证，化瘀通络，取阿是穴、合谷、血海、三阴交等穴；气血亏虚证，补益气血，取百会、上星、足三里、三阴交等穴；肝肾阴虚证，补益肝肾，取百会、三阴交、太溪、太冲等穴。②刺络拔罐：取腰 1～骶 4 夹脊为主穴，叩打至少量出血，后加拔火罐。③穴位注射：取风池、天柱、阳白、攒竹，常用当归注射液、维生素 B_1、维生素 B_{12} 或 10% 葡萄糖注射液等穴位注射。

现代研究 研究发现无先兆偏头痛患者好发于 18～39 岁的中青年人，且多发于女性，以湿热蒙窍为主要的病机。无先兆偏头痛并不是以虚证为主，而是主要以湿盛为主。最多的组合证候为湿热血瘀，其次为湿热风血瘀；再次为湿热气虚，可见无先兆偏头痛以实证为多。

基础实验研究 大川芎丸能显著抑制偏头痛大鼠脑干、下丘脑增强的 c-fos、c-jun 基因表达，抑制皮层扩展性抑制。天麻首乌片可显著下调大鼠脑微血管内皮细胞（rCMECs）、诱导型一氧化氮合成酶（iNOS）mRNA 和 ET mRNA 表达，降低培养液中 ET 和 NO 的含量，从而降低偏头痛鼠脑微血管内皮细胞的凋亡，达到治疗目的。头痛平颗粒剂能明显降低大鼠血中降钙素基因相关肽（cGRP）的含量，改善神经源性炎症，从而使偏头痛症状得以缓

解。平肝通络颗粒能够扩张正常家兔脑膜小血管管径，同时明显对抗注射 5-羟色胺（5-HT）后兔脑膜血管管径的扩张，呈现双相调节作用，并有明显镇痛作用。

临床试验研究 采用偏头痛评估工具视觉模拟评分法进行评定，证明川芎茶调散加减药物（组成：川芎、荆芥、白芷、羌活、细辛、防风、薄荷、甘草）治疗偏头痛疗效显著，有效减少偏头痛的发作频率和疼痛评分；运用桃红四物汤加减（药物组成：桃仁、红花、当归、川芎、赤芍药、葛根、白芷、延胡索、全蝎、地龙、僵蚕、桔梗），对照罗通定、尼莫地平片及盐酸氟桂利嗪，可有效减少头痛综合评分，改善证候积分。运用血府逐瘀汤和氟桂利嗪对照治疗，观察治疗效果及治疗过程中的副作用发生情况，均显示血府逐瘀汤减少偏头痛的发作具有确切疗效，无毒副作用。

（蔡定芳　郭咏梅）

Pàjīnsēnbìng

帕金森病（Parkinson's disease, PD）

原发性、渐进性地中脑黑质致密部多巴胺能神经元所致的以震颤、肌强直、动作徐缓和姿势变形为特征的神经系统退行性疾病。其病理特征为中脑黑质致密部的多巴胺能神经元死亡、残存的神经组织中存在路易小体和路易突起。中国 65 岁以上人群总体患病率为 1700/10 万，并随年龄增长而升高，给家庭和社会都带来了沉重的负担。帕金森病的典型临床表现包括四个方面：静止性震颤、运动迟缓、肌肉僵直、姿势和步态障碍。由于帕金森病的表现十分复杂，与其他疾病有重叠，其变异型包括无震颤的帕金森病、帕金森病合并偏瘫等，这些变异型的大部分后来被归类

为帕金森叠加综合征（Parkinsonism-plus syndromes）。现代中医学认为该病属于中医学颤证、震颤、振掉、颤振、痉病、肝风的范畴。

病因病机 当代中医学者已形成基本共识，即帕金森病的病机特点为本虚标实。本虚指的是各种致病因素导致肝肾阴虚、气血不足，标实指的是在本虚基础上形成肝风内动、痰火阻络、血瘀经脉等基本的病理改变。王永炎等学者将"虚气留滞"的概念扩展后概括帕金森病的中医病机特点，起到提纲挈领的作用。现代中医学认为帕金森病是内因和外因互相作用而发病的结果。具体包括：①生理性虚衰；②劳顿、色欲消耗会进一步加重肝脾肾虚衰的趋势；③情志不畅；④居住失宜，外感毒邪。

证候诊断 ①肝肾阴虚证：证候可见于帕金森病的早期和中晚期，赫恩－亚尔（Hoehn & Yahr）分级在 1～4 级。主症为颤振、运动迟缓、肢体拘挛、姿势改变，以上症状至少具备二项；舌红苔少，脉细数；次症为腰膝酸软、头晕、耳鸣、耳聋、口咽干燥、形体消瘦、五心烦热、盗汗颧红、大便艰涩、少寐、健忘等。②肝风内动证：多见于帕金森病长期服用左旋多巴制剂过程中出现的异动、开关、剂末等多巴制剂疗效减退期；主要表现为舞蹈样、手足徐动样或简单重复的不自主动作，常见于面部肌肉、颈、背和肢体亦可出现；可见眩晕、头痛、手足麻木、舌红干燥、脉弦数。

治疗方法 帕金森病是一种慢性进行性疾病，最理想的治疗方法应当是阻止病情的进展，但这一目的仍然难以实现。当前的治疗措施一般是控制疾病的症状

及由此引起的并发症，中医药延缓病情进展的探索仍在进行中，初步的结果显示了良好的前景。

西医治疗 西药治疗的目标是有效改善症状、提高工作能力和生活质量。提倡早诊断、早治疗。①早期治疗可包括非药物治疗（如补充营养、加强锻炼等）和药物治疗。治疗帕金森病早期的西药包括左旋多巴制剂、多巴胺受体激动剂、单胺氧化酶 B 型抑制剂、儿茶酚氧位甲基转移酶抑制剂等。②中晚期帕金森病，尤其是晚期患者的临床表现十分复杂，混合了疾病中晚期的严重运动障碍和药物副作用导致的运动并发症，这时候帕金森病的非运动症状也变得十分显著。因此在治疗上一方面寻求改善患者的运动症状；另一方面要妥善处理非运动症状和药物的运动并发症。有适应证的患者可以选择接受深部脑刺激（DBS）治疗。

辨证论治 ①肝肾阴虚证：治以补肾养肝，方选地黄饮子加减，常用中药有生地黄、熟地黄、天门冬、麦门冬、何首乌、枸杞子、肉苁蓉、巴戟天、刺蒺藜、白芍药等。②肝风内动证：治以养肝息风，方选羚角钩藤汤加减，常用中药有羚羊角、钩藤、全蝎、蜈蚣、白芍药、赤芍药、僵蚕、当归、生地黄等。

中成药治疗 六味地黄丸、生脉胶囊、天麻丸等。

中医辅助疗法 针刺疗法。①体针：主穴选取风池、曲池、外关、阳陵泉、太冲；配穴选取肝肾阴虚者加三阴交、复溜；气血不足者加足三里、合谷；风痰阻络者加丰隆。有瘀象者加血海、地机。②头针：主穴选取舞蹈震颤控制区（在运动区前 1.5cm 的平行线）。配穴选取体针风池、曲

池、消颤穴、外关、阳陵泉、太冲，可随症加减穴位。

现代研究 很多中药可能具有治疗帕金森病的潜在价值。①抗炎和抗氧化：如雷公藤甲素是从中药雷公藤中提取的单体，研究发现，雷公藤甲素具有明确的抗氧化应激和抗炎作用，针对1-甲基-4-苯基-1,2,3,6-四氢吡啶（MPTP）诱导的帕金森病模型大鼠中的胶质细胞增生有显著的抑制作用。②抗细胞凋亡：细胞过多的凋亡可能是导致帕金森病的重要机制之一。很多来源于中草药的化合物具有抗凋亡的作用。如，人参皂苷是从中药人参中提取的单体成分。人参皂苷对多巴胺能神经元的神经保护作用可能来自以下方面：促进抗凋亡基因的表达，抑制促凋亡基因的表达，从而阻断细胞的凋亡通路，减少凋亡的发生。中药肉苁蓉的提取物（其中含松果菊苷、类叶升麻苷等）能够抑制神经毒剂MPTP/1-甲基-4-苯基吡啶离子（MPP+）介导的细胞凋亡，具有显著的神经保护作用；其中提取的单体成分松果菊苷和类叶升麻苷也都具有抑制帕金森病模型中多巴胺能神经元凋亡的保护作用。③抑制蛋白质聚合：国际上的实验研究显示诸如肉桂提取物、2-吡啶酮类（僵蚕中天然含有）、槲皮素（银杏叶中富含）等都具有较强地抑制 α-突触核蛋白聚合的作用。这些研究就为中医药治疗帕金森病的临床探索提供了理论支撑。

（蔡定芳　李文伟）

zhòngzhèng jīwúlì

重症肌无力（myasthenia gravis，MG） 机体产生抗神经肌接头处突触后膜乙酰胆碱受体（AChR）的自身抗体，在补体参

与下造成相应组织损伤以骨骼肌无力为主要表现的获得性自身免疫性疾病。临床特征是一部分或全身骨骼肌异常得容易疲劳，休息后或服用抗胆碱酯酶药物，肌力又恢复。典型临床表现为晨轻暮重的肌无力症状。采用改良 Osserman 分型：Ⅰ型（眼肌型）：病变仅局限于眼外肌，无其他肌群受累和电生理学检查证据；Ⅱ型（全身型）：有一组以上肌群受累，其中Ⅱa 型为轻度全身型，四肢肌群轻度受累，伴或不伴眼外肌受累，通常无咀嚼、吞咽和构音障碍，生活能自理，Ⅱb 型为中度全身型，四肢肌群中度受累，伴或不伴眼外肌受累，通常表现有咀嚼、吞咽和构音障碍，自理生活困难；Ⅲ型（重度激进型）：发病急、病情进展迅速，发病数周或数月内即可累及咽喉肌，6 个月内累及呼吸肌，伴或不伴眼外肌受累，生活不能自理；Ⅳ型（迟发重度型）：呈隐袭发病，缓慢进展，2 年内逐渐由Ⅰ、Ⅱa、Ⅱb 型累及呼吸肌；Ⅴ型（肌萎缩型）：发病6 个月内即可出现骨骼肌萎缩。该病属于中医学睑废、视歧、痿证的范畴。

病因病机 中医认为该病主要累及肺脾肾，并与肝、胃有关，病因主要是外感风寒湿热、痰瘀阻络、劳伤过度、先天禀赋不足、久病失养等。在病机方面最重要的是气虚与阳虚、痰浊与瘀阻。发病初期患者大多是因为脾胃气虚，气虚无力致痿，呈现出脾胃虚损之证；日久则殃及肾阳，出现肾气不足，阴阳失调；脾胃生化不足，肝血无源而不足，血不养筋则宗筋弛纵，不能耐劳；肝肾阴虚，水不涵木，肝风内动风阳灼津为痰，肝风夹痰阻络，气血痹阻，筋脉肌肉失养而弛缓痿废。

证候诊断 ①肺热津伤证：热病后突然出现肢体软弱无力，皮肤干燥，心烦口渴，呛咳，口咽干燥，小便短赤，大便干结，舌质红，苔黄，脉细数。②湿热浸淫证：肢体逐渐痿软无力，下肢尤甚，四肢肿胀，麻木不仁。或发热，小便赤涩热痛，舌质红，舌苔黄腻，脉濡数。③脾胃虚弱证：起病缓慢，渐见下肢痿软无力，时好时坏，甚则肌肉萎缩。神倦，气短自汗，食少便溏，面色少华，舌淡，苔薄白，脉细缓。④瘀阻脉络证：四肢痿软，麻木不仁，肌肤甲错，时有拘挛，或有外伤史，舌紫暗，苔薄白，脉细涩。⑤肝肾亏虚证：久病肢体痿软不用，肌肉萎缩，形瘦骨立，头晕耳鸣，腰膝酸软，或二便失禁，舌质红绛少苔，脉细数。

治疗方法 该病治疗的目标是尽快使患者症状缓解并将治疗的副作用降到最低。强调治疗应根据疾病累及的范围、严重程度、是否存在合并症以及治疗的目标而做到个体化，并强调患者的积极参与。同时避免使用使 MG 症状加重的药物。迄今为止现代医学对该病仍然没有一种行之有效的治疗方法，所以中西医结合治疗可以最大限度控制患者症状，提升其健康生活质量。MG 的现代疗法有胆碱酯酶抑制剂、胸腺切除术、免疫疗法等，联合中药补脾益气，化痰软坚，活血通络等功效的药物，以控制病情，防止进展。

西医治疗 ①抗胆碱酯酶类药物：可选用溴吡斯的明、新斯的明、安贝氯铵。②免疫调节治疗：免疫治疗的目的是诱导症状缓解或尽可能快的接近缓解。③血浆置换是对于 MG 的一种短期免疫治疗，用于 MG 患者短期内突然加重，包括重症肌无力危象、术前治疗等。④静脉滴注免疫球蛋白：广泛用于治疗急性加重的 MG。⑤胸腺切除术：唯一的绝对适应证是伴有胸腺瘤的 MG，这大概占 MG 患者的 10%~20%。

辨证论治 中医学认为，该病主要累及肺脾肾，并与肝、胃有关，病因主要是外感风寒湿热、痰瘀阻络、劳伤过度、先天禀赋不足、久病失养等。①肺热津伤证：治宜甘寒清肺、生津润燥，方选清燥救肺汤加减，常用中药有霜桑叶、生石膏、甘草、人参、胡麻仁、阿胶、麦冬、杏仁、枇杷叶等。②湿热浸淫证：治宜清热化湿、滋阴生津，方选加味二妙散化裁，常用中药有黄柏、苍术等。③脾胃虚弱证：治以健脾益气、和中养胃，方选补中益气汤合参苓白术散加减，常用中药有黄芪、白术、陈皮、升麻、柴胡、人参、甘草、当归、茯苓、山药、白豆、莲子、薏苡仁、砂仁、桔梗等。④瘀阻脉络证：治以活血化瘀、益气养胃，方选桃仁红花煎合圣愈汤加减，常用中药有红花、当归、桃仁、香附、延胡索、赤芍、川芎、乳香、丹参、青皮、生地等。⑤肝肾亏虚证：治以滋阴清热、补益肝肾，方选虎潜丸合六味地黄丸加减，常用中药有黄柏、龟板、知母、熟地黄、陈皮、白芍药、锁阳、狗骨、干姜。

中成药治疗 ①补中益气丸：补中益气、升阳举陷，用于脾胃虚弱、中气下陷所致体倦乏力等症。②二妙丸：清热利湿、通利筋脉，临床用于肢体困重，痿软无力，或麻木，微肿，尤以下肢多见。③虎潜丸：补益肝肾、滋阴清热，临床用于起病缓慢，下肢瘫软无力，腰脊酸软，不能久立，目眩耳鸣，舌红少苔，脉细数等症状。

中医辅助疗法 重症肌无力还可以使用针灸、推拿、五绝指针、饮食辅助疗法。①针灸疗法。主穴：上肢取肩髃、曲池、合谷、阳溪；下肢取髀关、梁丘、足三里、解溪。配穴：肺热者加尺泽、肺俞；湿热者加阳陵泉、脾俞；肝肾阴亏者加肝俞、肾俞、悬钟、阳陵泉。肺热或湿热明显者，单针不灸，用泻法；肝肾阴亏、气血不足者，针灸同施，用补法。②推拿疗法。上肢：拿肩井筋，揉捏臂臑、手三里、合谷部肌筋，点肩髃、曲池等穴，搓揉臂肌来回数遍。下肢：拿阴廉、承山、昆仑筋，揉捏伏兔、承扶、股门部肌筋，点腰阳关、环跳、足三里、委中、犊鼻、解溪、内庭等穴，搓揉股肌来回数遍。③五绝指针疗法（周身多经脉调理加局部选穴刺激治疗）。④饮食疗法。大麦（去皮）、薏苡仁、土茯苓适量，同煎为粥，煮熟后去土茯苓，常服；主治湿热浸淫痿证。烤干牛骨髓粉、黑芝麻适量，略炒香后研为细末，加白糖适量合拌口服；适用于肝肾亏虚痿证。黄芪、猪脊骨适量，水煎，盐调味服食，适用于脾胃虚弱痿证。

现代研究 包括中药药理研究和临床实验研究。

中药药理研究 中药之所以在治疗重症肌无力方面取得一定效果，可能是由于中药纠正了重症肌无力的异常免疫状态。重症肌无力的发病与自然杀伤细胞（NK）活性下降有关，黄芪能增强小鼠 NK 细胞的活性。胎盘脂多糖能够使胸腺萎缩，有调节肾上腺皮质功能的作用。淫羊藿能增加胸腺依赖细胞（T 细胞）的数值。促进正常人体淋巴细胞转化的中药有党参、黄芪、地黄、芍药、菟丝子等，补阳方和养阴方能促进抗体生成，养阴方还能显著延长抗体存在时间。抑制抗体生成的则有当归、甘草、大枣等。正常人与 MG 患者的 miRNA 表达谱存在差异，Th1 中有 5 个 miRNA（miR-4667，miR-4739，miR-4758，miR-4434，miR-6086）显著性下调，Th2 中有 3 个 miR-NA（miR-4667，miR-494，miR-6086）显著性下调。这几个 miR-NA 作为免疫应答的调节因子在重症肌无力关键致病通路中起了重要作用，可作为调控 MG 的新靶点。运用健脾益气补髓方对脾虚型重症肌无力患者，可对细胞因子 γ 干扰素（IFN-γ）、白细胞介素（IL）-10、IL-12 的表达具有调节作用。

临床试验研究　辨证运用温里奇阳、扶元振颓法，如重肌灵散（人参、茯苓、巴戟天、黄芪、淫羊藿、鹿茸、陈皮、白术）对改善重症肌无力患者的临床症状具有良好的作用，运用针灸为主治疗眼肌型重症肌无力（百会穴及局部上悬挂自制艾篮艾灸，并于胸椎 9～12 段华佗夹脊穴施以穴位注射），再辅以右归饮或补中益气汤口服治疗能显著改善患者的眼肌无力的临床症状，延缓疾病的发展。

（蔡定芳　郭咏梅）

chīdāi

痴呆（dementia）　以认知障碍为主要表现的临床综合征。

疾病范围　认知损害可涉及记忆、学习、定向、理解、判断、语言、视空间等功能，其损害程度已干扰日常生活能力或社会职业功能，在病程某一阶段，常伴精神、行为和人格异常。痴呆通常分为变性和非变性两大类，阿尔茨海默病和血管性痴呆是常见

类型，其他痴呆包括额颞叶痴呆、路易体痴呆和帕金森病痴呆等。

中医特征　痴呆主要涉及中医学的脑、心、脾、肝、肾等脏腑。脑与精神、意识、思维、智力密切相关。痴呆总的病因主要有禀赋不足、年迈体虚、久病耗损、七情内伤、产伤、中风等。病性属本虚标实，以本虚为主。虚指脑髓空虚、肾精亏虚和气血不足，实为痰瘀互结。

治疗特点　痴呆的西医治疗无特效方法，包括药物治疗、心理治疗、支持治疗等。常用药物包括胆碱酯酶抑制剂、N-甲基-D-天冬氨酸（NMDA）受体拮抗剂和脑代谢赋活剂，仅能改善症状，延缓病情发展。中医辨证论治应遵循虚则补之，实则泻之的原则，解郁散结、补虚益损是其治疗大法。在用药上不可忽略血肉有情之品的应用；另外，移情易性，智力和功能训练与锻炼亦不可忽视。对脾肾不足，髓海空虚之证，宜培补先天、后天，以冀脑髓得充，化源得滋。凡气郁痰滞者，气郁应开，痰滞当清，以冀气充血活，窍开神清。

现代研究　在病因病机探讨，疾病的治疗，以及实验研究方面均有新的成果。例如，肾虚髓亏与兴奋性氨基酸之间的关系等，肝郁气滞与胆碱能神经及淀粉样蛋白聚集或磷酸化途径之间的关系，瘀血阻窍与单胺类神经递质之间的关系，均已找到了某些共同的病因病机和神经生化机制的理论基础；应用中药或中西药结合治疗痴呆，疗效较好且副反应少；运用现代实验研究技术，对于临床验证有确切疗效的中医方药，如通窍活血汤、补阳还五汤、洗心汤等，进行了效应机制的研究。

（蔡定芳　孙　燕）

xuèguǎnxìng chīdāi

血管性痴呆（vascular dementia，VaD）　各种脑血管因素（缺血性、出血性、急慢性缺氧性脑血管病等）引起的脑组织损害而产生的以高级神经认知功能障碍为主要表现的临床综合征。主要以记忆、认知、言语、性格、行为、判断、注意力及逻辑推理等方面的障碍为主要表现。发病率约为 64%。血管性痴呆的危险因素包括：高血压、高血脂、糖尿病、心脏病、高同型半胱氨酸、抑郁症、吸烟等，以上大部分危险因素是可控的。该病属于中医学的呆病、痴呆、善忘等范畴。

病因病机　该病多因中风、眩晕等疾病日久，或失治误治，积损伤正，导致肾、心、肝、脾之气血阴阳亏损，脑髓失养，或久病入络，脑脉痹阻，脑气与脏气不得相接而成痴呆之证。该病病位在脑，与心、肝、脾、肾功能失调密切相关。病性为本虚标实，肾虚为本，痰瘀为标。

证候诊断　中医将该病大致分为瘀血内阻证、痰浊蒙窍证、肾精亏虚证、脾肾两虚证。各证候诊断要点如下。①瘀血内阻证：神情淡漠，反应迟钝，寡言少语，健忘善怒，易惊恐，或思维异常，行为古怪，伴肌肤甲错，口干不欲饮，双目晦暗，舌质紫暗，或见瘀斑瘀点，脉细涩或迟。②痰浊蒙窍证：表情呆钝，智力衰退，或哭笑无常，喃喃独语，或终日无语，呆若木鸡，伴不思饮食，脘腹胀满，口多涎沫，头重如裹，舌质淡，苔白腻，脉滑。③肾精亏虚证：智能减退，记忆力、计算力、定向力、判断力明显减退，神情呆钝，词不达意，头晕耳鸣，懒惰思卧，齿枯发焦，腰酸骨软，步履艰难，舌瘦色淡，苔薄白，

脉沉细弱。④脾肾两虚证：表情呆滞，沉默寡言，记忆减退，失认失算，口齿含糊，词不达意，伴腰膝酸软，肌肉萎缩，食少纳呆，气短懒言，口涎外溢，或四肢不温，腹痛喜按，鸡鸣泄泻，舌质淡白，舌体胖大，苔白，脉沉细弱，双尺尤甚。

治疗方法　尚无特别有效的治疗方法，主张早期预防为主，血管性痴呆早期以健忘为最早出现的症状，早期防治，能减慢病程的发展，改善症状，因此应注意先兆，防微杜渐。对有脑血管病危险因素的患者，包括高血压、糖尿病、心脏病、高脂血症等，都应积极防治，以免病情发展，导致脑血管病和血管性痴呆。

西医治疗　①改善脑循环药物，主要是钙离子拮抗剂，如尼莫地平、尼卡地平等，有扩张血管作用。②胆碱酯酶抑制剂，如他克林、卡巴拉汀/利斯的明、加兰他敏、多奈哌齐，可以提高脑内乙酰胆碱、单胺能系统去甲肾上腺素与多巴胺水平，改善认知记忆损害。③兴奋性氨基酸拮抗剂，如美金刚。这三类有循证医学证据支持。此外暂无充分循证医学支持的临床常用药物有：麦角碱类、抗氧化剂、非甾体抗炎药、雌激素替代疗法等。因西药不能治愈此病，因此宜采用综合治疗，在西医治疗的基础上，可联合应用具有活血化瘀、化痰开窍、疏肝解郁、培补脾肾、填精益髓等功效的中药，以提高疗效。此外，精神调摄、智能训练、饮食起居调节既是预防措施又是治疗的重要环节。

辨证论治　血管性痴呆以痰浊、瘀血阻窍等实证或虚实夹杂为主，故中医采用辨证论治的方法，以祛邪开窍为主。①瘀血内阻证：治以活血化瘀、开窍醒脑，方选通窍活血汤（《医林改错》）加减，常用中药有赤芍、川芎、桃仁、红花、麝香、葱、生姜、大枣、酒等。②痰浊蒙窍证：治以豁痰开窍、健脾化浊，方选洗心汤（《辨证录》）加减，常用中药有人参、甘草、半夏、陈皮、石菖蒲、附子、茯神、酸枣仁、神曲等。③肾精亏虚证：治以补肾益髓、填精养神，方选七福饮（《景岳全书》）加减，常用中药有人参、熟地黄、当归、白术、炙甘草、酸枣仁、远志等。④脾肾两虚证：治以补肾健脾、益气生精，方选还少丹（《医方集解》）加减，常用中药有熟地黄、枸杞子、山茱萸、苁蓉、远志、巴戟天、小茴香、杜仲、怀牛膝、楮实子、茯苓、山药、大枣、五味子、石菖蒲等。

中成药治疗　治疗血管性痴呆的常用中成药是根据传统方剂研制的中药复方制剂，应用于临床时仍需辨证，大多具有健脑促智类作用。常用中成药有健脑补肾丸、天智颗粒、抗脑衰胶囊、聪灵胶囊、智脑胶囊。

中医辅助疗法　①体针疗法：取然谷、四神聪、神庭、内关、大陵、人中、血海、太冲等穴。②头针疗法：取风池、供血、百会、四神聪、神庭、头维、曲差等穴。

现代研究　主要包括基础实验研究和临床试验研究。

基础实验研究　研究发现中药复方或其有效成分对血管性痴呆具有改善作用。聪灵胶囊可能通过提高超氧化物歧化酶（SOD）活性，增强清除氧自由基、减轻其对脑组织的损害作用，从而改善血管性痴呆的症状。智脑胶囊可改善血管性痴呆大鼠学习和记忆的能力。其机制可能与智脑胶囊可抑制模型大鼠脑组织中 Ca^{2+} 浓度升高，促进胞内 Ca^{2+} 外排。黄精口服液可使大鼠海马 CA1 区突触界面曲率增大、突触后致密物增厚、突触活性区增长，表明黄精口服液具有重塑突触结构与功能、改善血管性痴呆大鼠学习记忆能力的作用。红景天可通过清除自由基，抑制 IL-1B 的表达过度，对血管性痴呆动物有一定的防治作用。

临床试验研究　研究表明，治疗血管性痴呆的中药，功效大部分为补肾益精、活血化瘀、化痰，其中补肾益精的最常用中药有何首乌、山茱萸、枸杞子、熟地黄、益智仁、黄精等，活血化瘀的最常用中药有川芎、丹参、水蛭、当归、赤芍、桃仁、红花等，化痰的最常用中药有石菖蒲、远志、茯苓、郁金、胆南星等。中医药文献研究表明，在临床对血管性痴呆的辨证论治中肾精亏虚占93%，这说明肾虚精亏是该病发病的主要因素。此外，研究分析发现血管性痴呆的主要证型是痰浊蒙窍证、瘀血内阻证，其出现的频率高于阿尔茨海默病。因此，血管性痴呆的证候以本虚标实为特征，主要是肾精亏虚为本，痰瘀阻窍为标。试验发现，银杏叶提取物（EGB761）干预可有效改善痴呆患者在认知及神经精神方面的症状，并可提高其生活质量。六味地黄汤加减可明显改善脑血流量，降低血黏度，从而治疗血管性痴呆。

（蔡定芳　孙　燕）

Ā'ěrcíhǎimòbìng

阿尔茨海默病（Alzheimer's disease，AD）　以记忆、感觉、判断、思维能力、运动和情感反应能力等降低为主要表现的神经系统退行性疾病。AD 的疾病进程可分为痴呆前期、早期、中期及晚期 4 个阶段。①痴呆前期：AD 的早期症状可影响最复杂的日常生活活动，短期记忆受损最常见，表现为新近习得事物记忆困难。②痴呆早期：AD 患者进行性加重的学习、记忆功能障碍可明确 AD 诊断。③痴呆中期：随着病程的不断进展，患者已不能完成大部分日常活动。表现为找词困难，阅读及书写能力亦逐渐受累；复杂动作的协调能力变差；记忆障碍恶化，可出现近亲识别不能，长期记忆亦受损。④痴呆晚期：患者生活完全不能自理。语言减少，最终完全丧失语言功能。AD 患者最终卧床不起，无法自主进食，多死于压疮感染或肺炎等并发症，而不是 AD 疾病本身。该病属于中医学的呆病、痴呆、善忘、神呆、癫症、郁症等范畴。

病因病机 该病发生多因先天禀赋不足，或老年精气亏虚，或七情内伤，久病耗损，而致痰瘀等病邪为患，渐使脑髓空虚，或气血不足，肾精耗损，痰瘀互阻，脑髓失养，而成痴呆之证。该病病位在脑，与心、肝、脾、肾功能失调密切相关。

证候诊断 中医将该病分为肾虚髓亏证、心脾两虚证、瘀血阻络证、痰浊阻窍证。①肾虚髓亏证：智能减退，记忆力、计算力、定向力、判断力明显减退，神情呆钝，词不达意，头晕耳鸣，懈惰思卧，齿枯发焦，腰酸骨软，步履艰难，舌瘦色淡，苔薄白，脉沉细弱。②心脾两虚证：表情呆滞，沉默寡言，记忆减退，失认失算，口齿含糊，词不达意，伴心悸，神疲乏力，头晕，腹胀，便溏，面色少华，食少纳呆，舌质淡白，舌体胖大，苔白，脉细

弱。③瘀血阻络证：神情淡漠，反应迟钝，寡言少语，健忘善怒，易惊恐，或思维异常，行为古怪，伴肌肤甲错，口干不欲饮，双目晦暗，舌质紫暗，或见瘀斑瘀点，脉细涩或迟。④痰浊阻窍证：表情呆钝，智力衰退，或哭笑无常，喃喃独语，或终日无语，呆若木鸡，伴不思饮食，脘腹胀满，口多涎沫，头重如裹，舌质淡，苔白腻，脉滑。

治疗方法 AD 尚无法治愈。现有的治疗手段对临床症状的改善作用甚微，仅可保持病情现状，减缓病情进展。因此，宜采用综合治疗，在西医治疗的基础上，可联合应用具有活血化瘀、化痰开窍、疏肝解郁、培补脾肾、填精益髓等功效的中药，以扶正祛邪为主提高疗效。此外，精神调摄、智能训练、饮食起居调节既是预防措施又是治疗的重要环节。

西医治疗 主要有 5 种药物用于治疗 AD 相关认知障碍，其中 4 种为胆碱酯酶抑制剂（包括他克林、卡巴拉汀/利斯的明、加兰他敏、多奈哌齐），1 种为 N-甲基-D-天冬氨酸（NMDA）受体拮抗剂（美金刚）。

辨证论治 ①肾虚髓亏证：治以补肾益髓、填精养神，方选七福饮（《景岳全书》）加减，常用中药有人参、熟地黄、当归、白术、炙甘草、酸枣仁、远志等。②心脾两虚证：治以补益心脾、益气生精，方选还少丹（《医方集解》）加减，常用中药有熟地黄、枸杞子、山茱萸、苁蓉、远志、巴戟天、小茴香、杜仲、怀牛膝、楮实子、茯苓、山药、大枣、五味子、石菖蒲等。③瘀血阻络证：治以活血化瘀、开窍醒脑，方选通窍活血汤（《医林改错》）加减，常用中药有赤芍、川芎、桃仁、

红花、麝香、老葱、鲜姜、大枣、酒等。④痰浊阻窍证：治以豁痰开窍、健脾化浊，方选洗心汤（《辨证录》）加减，常用中药有人参、甘草、半夏、陈皮、石菖蒲、附子、茯神、酸枣仁、神曲等。

中成药治疗 ①健脑补肾丸：健脑补肾、益气健脾、安神定志，适用于脾肾两虚所致的健忘、失眠、头晕目眩、耳鸣、心悸、腰膝酸软、遗精；精神衰弱见上述诸证候者；孕妇忌服。②天智颗粒：平肝潜阳、补益肝肾、益智安神，适用于肝阳上亢的中风引起的智能减退，记忆力差，思维迟缓，定向力差、计算力差，理解多误，伴头晕目眩、头痛、烦躁易怒、失眠、口苦咽干、腰膝酸软等，即肝阳上亢的轻中度血管性痴呆属上述证候者；低血压患者禁服。③抗脑衰胶囊：补肾填精、益气养血、强身健脑，适用于肾精不足肝气血亏所引起的精神疲惫、失眠多梦、头晕目眩、体乏无力、记忆力减退；孕妇、哺乳期妇女禁用。④参芎胶囊：补肾健脾、填精益气、养血通络，适用于脾肾两虚所致的神疲乏力，头晕健忘，眼花耳鸣，心悸气短，腰膝酸软；儿童、孕妇禁用。

中医辅助疗法 ①头针疗法：取四神聪、印堂、上星、头维、完骨、脑户、脑门、百会、率谷、风池、神庭、大钟等穴。②穴位埋线：取心俞（双）、厥阴俞（双）、肝俞（双）、肾俞（双）、足三里（双）、丰隆（双）、气海等穴。

现代研究 包括基础实验研究和临床研究。

基础实验研究 通络救脑口服液可提高 AD 大鼠模型的海马区生长抑素和胆碱乙酰化酶蛋白的表达水平，并能上调一氧化氮

合酶，从而达到抗 AD 的作用。七福饮可能通过上调 AD 模型大鼠海马区 SS 蛋白的表达，进而改善 AD 大鼠的学习记忆能力，发挥防治 AD 的作用。灵芝多糖能显著升高老年性痴呆大鼠海马内降低的突触素/突触，可能是增强大鼠学习记忆产生抗痴呆作用的机制之一。何首乌的药理活性成分二苯乙烯苷对 β-淀粉样蛋白和过氧化氢致神经细胞存活率下降及乳酸脱氢酶漏出增多有明显拮抗作用，增加脑内单胺类递质水平，增强超氧化物歧化酶（SOD）活性，从而起到防止 AD 的作用。银杏叶提取物 EGb761 可影响 APP/Aβ 代谢途径，可能通过对 Aβ1-42 肽侧链基团产生化学修饰而影响 Aβ 的二级结构，减少 Aβ1-42β 折叠结构形成，发挥 Aβ 聚集和纤维形成作用。淫羊藿苷能激活磷脂酰肌醇 3-激酶/蛋白激酶 B（PI3K/AKT）信号通路，导致的 GSK-3β 通路的抑制，从而抑制 Tau 蛋白异常磷酸化作用。巴戟甲素能够降低细胞内活性氧的积累和油脂的过氧化产物丙二醛（MDA），并能抑制 Aβ25-35 诱导的钙超载，同时能够逆转 p21、CDK4、E2F1、Bax、人核转录因子肽（NF-κBp65）和胱天蛋白酶（Caspase）-3 等基因表达的改变，说明巴戟甲素能够从抗氧化和抗凋亡两个方面保护神经元细胞。

临床试验研究 阿尔茨海默病以髓海不足证和脾肾两虚证最多，提示该病的发生与肾精不足、髓海亏虚有密切关系。试验发现，礞石滚痰丸和血府逐瘀胶囊能够改善轻中度 AD 患者的认知功能，且能够提高后扣带回与脑功能区的连接性，改善脑功能，是治疗 AD 有效的方法。系统评价分析显示，中药可以有效改善 AD 患者的认知功能和精神状态，提高记忆力。

（蔡定芳 孙 燕）

chōudòng huìyǔ zōnghézhèng
抽动秽语综合征 （Tourette's syndrome，TS）

以头面、肢体和躯干等多部位肌肉突发性不自主抽动，伴有爆发性喉音或骂人词句为特征的锥体外系疾病。又称日勒德拉图雷特（Gilles de La Tourette）综合征或图雷特综合征（Tourette syndrome，TS）、慢性多发性抽搐（chronic multipletic）等。多发生于青少年期。伊塔尔（Itard，1825 年）最早报道，法国神经病学家日勒德拉图雷特（Georges Gilles de La Tourette）1885 年首先详细描述。该病属于中医学的瘛疭、慢惊风等范畴。

病因病机 中医认为该病的病因与情志不遂、外感六淫有关，病变以肝为主导，病理因素以痰火搏结、肝气疏泄太过为主。

证候诊断 尚无统一标准，较常见分为四型。①肝风内动证：摇头、耸肩、挤眉眨眼、噘嘴踢腿，动作频繁而有力，伴有烦躁易怒，头痛头晕，胁下胀满，尿赤便干，舌红苔黄，脉弦实大而有力。②痰火扰神证：头面、躯干肢体肌肉抽动，动作快而多且有力，呼叫不安，行路不稳，伴有喉中痰鸣，睡中易惊，口渴便干，舌红苔黄腻，脉弦大滑数。③脾虚肝亢证：全身不自主抽动，时发时止，时轻时重，喉中"吭吭"作响，性急易怒，面黄形瘦，倦怠乏力，胸闷胁胀，气短叹息，睡卧露睛，纳呆便溏，舌淡红苔薄白，脉细无力或沉滑。④阴虚风动证：挤眉眨眼，耸肩摇头，甩手踮脚，抖腿蹬脚，腰部肌肉抽动，肢体震颤，形体憔悴，神

萎，时有奇声秽语，两颧潮红，手足心热，舌红绛，光剥苔，脉细数无力。

治疗方法 一般症状较轻的患者可无须治疗，对已经确诊者则应早期采用药物疗法。开始治疗可以用小剂量，缓慢增加药量，减轻副作用，尤其在应用神经阻滞药或可乐定时更重要，治疗要有一定的疗程和适宜的剂量，不宜过早更换药物。当使用单一药物仅部分症状改善或抽动秽语综合征有复杂的伴随症状时可考虑联合用药。然而，联合用药并不是最佳手段，应持慎重态度。

西医治疗 ①心理行为治疗：根据 2011 年欧洲 TS 治疗指南建议，在药物治疗 TS 之前应首先运用心理行为治疗。主要有习惯逆转训练、效应预防暴露等。②药物治疗：常用药物有典型抗精神病药物，如氟哌啶醇、氟奋乃静、哌咪清等；非典型抗精神病药物，如喹硫平、利培酮、阿立哌唑、奥氮平；其他如硫必利、可乐定、尼古丁、大麻类等药物。③脑深部刺激：主要采用立体定向手术将微电极植入患者的脑内靶点，通过微电极的高频电刺激抑制靶点细胞的异常功能，适用于非常严重的、药物治疗无效的 TS 患者。④经颅微电流刺激：通过双侧夹耳电极，低强度微量电流刺激大脑，改变患者大脑异常的脑电波，促使大脑分泌与焦虑、抑郁、失眠及儿童相关心理精神疾病等存在密切联系的神经递质和激素，以实现对这些疾病的治疗。

辨证论治 ①肝风内动证：治以清肝泻火、息风镇惊，方选泻青丸，常用中药有龙胆草、山栀、大黄、羌活、防风、当归、川芎、钩藤、菊花、白芍、全蝎、蜈蚣。②痰火扰神证：治以清火

涤痰、平肝安神，方选礞石滚痰丸，常用中药有礞石、黄芩、制大黄、沉香、菖蒲、郁金、陈皮、半夏、钩藤、天竺黄、僵蚕、地龙、全蝎。③脾虚肝亢证：治以疏肝理脾、扶土抑木，方选缓肝理脾汤，常用中药有太子参、白术、茯苓、白芍、山药、钩藤、扁豆、陈皮、法夏、神曲、全蝎、炙甘草、柴胡、香附。④阴虚风动证：治以滋水涵木、柔肝息风，方选三甲复脉汤，常用中药有生地、白芍、麦冬、牡蛎、阿胶、麻仁、制鳖甲、制龟板、甘草、枸杞。

中成药治疗 ①局方至宝丹：开窍化浊、清热解毒，适用于痰热内闭抽搐者。②羚羊角粉：平肝息风、清肝明目，适用于肝风内动抽搐者。

中医辅助疗法 ①针灸：常用穴位有百会、四神聪、肝俞、胆俞、三阴交、合谷、足三里、太冲。烦躁配定神、心俞；眨眼、耸鼻加太阳、迎香；口角抽动配地仓、颊车；发音不清及秽语加廉泉、外金津、玉液。手法：快速进针，得气后平补平泻法。②推拿：取心俞、肝俞、膻中、大椎、曲池、太冲穴，用中指罗纹面对准穴位，依次持续用力揉按。③耳穴：取脑干、脑点、交感、心、肾穴，压埋耳针。

现代研究 ①中药复方作用机制研究：宁动颗粒能够调节 TS 患儿异常的血清白细胞介素（IL）-12 及肿瘤坏死因子（TNF）-α 水平，这可能是中药复方治疗 TS 的药效学机制之一，值得进一步深入探索。②新的治疗方法探索：重复性经颅磁刺激对发声抽动治疗的有效率显著高于运动抽动治疗的有效率，患者耐受性好，值得进一步扩大样本量开展临床研究验证。

（蔡定芳 张 雯）

shīmián

失眠（insomnia） 以频繁而持续的入睡困难和/或睡眠维持困难并导致睡眠感不满意为特征的睡眠障碍。失眠按临床常见的失眠形式有以下表现：①睡眠潜伏期延长：入睡时间超过 30 分钟；②睡眠维持障碍：夜间觉醒次数大于等于 2 次或凌晨早醒；③睡眠质量下降：睡眠浅、多梦；④总睡眠时间缩短：通常少于 6 小时；⑤日间残留效应：次晨感到头昏、精神不振、嗜睡、乏力等不同的临床形式。从而引起疲劳感、不安、无精打采、头痛、注意力不集中、记忆力减退等症状。失眠是临床常见病症之一，虽不属于危重疾病，但妨碍人们正常生活、工作、学习和健康，并能加重或诱发心悸、胸痹、眩晕、头痛、中风等病证。该病属于中医学的不寐、目不瞑、不得卧、不得眠等病证范畴。

病因病机 该病由于情志、饮食内伤，或病后及年迈，禀赋不足，心虚胆怯等病因，导致阴阳失调、营卫失调、脏腑失调、邪气致病、体质因素等，阴阳失调是失眠发病的总病机。失眠病位主要在心脏，并涉及肝、脾（胃）、肾三脏。

证候诊断 ①心火炽盛证：心烦不寐，躁扰不宁，口干舌燥，小便短赤，口舌生疮，舌尖红，苔薄黄，脉数有力或细数。②肝郁化火证：多由恼怒烦闷而生，表现为少寐，急躁易怒，目赤口苦，大便干结，舌红苔黄，脉弦而数。③痰热内扰证：常由饮食不节，暴饮暴食，恣食肥甘生冷，或嗜酒成癖，导致肠胃受热，痰热上扰。表现为不寐，头重，胸闷心烦，嗳气吞酸，不思饮食，苔黄腻，脉滑数。④阴虚火旺证：多因身体虚精亏，纵欲过度，遗精，使肾阴耗竭，心火独亢，表现为心烦不寐，五心烦热，耳鸣健忘，舌红，脉细数。⑤心脾两虚证：由于年迈体虚，劳心伤神或久病大病之后，引起气虚血亏，表现为多梦易醒，头晕目眩，神疲乏力，面黄色少华，舌淡苔薄，脉细弱。⑥心胆气虚证：由于突然受惊，或耳闻巨响，目睹异物，或涉险临危，表现为噩梦惊扰，夜寐易醒，胆怯心悸，遇事易惊，舌淡脉细弦。

治疗方法 包括中西医药物治疗、物理治疗、心理治疗、食补和自我暗示等方法。

西医治疗 主要以镇静催眠类西药为主，包括苯二氮䓬类、非二氮䓬类和巴比妥类、抗抑郁药物、抗精神病药、抗组胺类等药物，可显著增加睡眠时间，改善睡眠质量，但其对中枢神经系统有广泛的抑制作用，长期服用会产生依赖性和成瘾性，停药时又会出现反跳和戒断症状，进而加重失眠。据统计，慢性失眠的患者约有 20% 选择使用镇静催眠药物来解决失眠问题，尤其老年失眠患者使用较为普遍。世界卫生组织及许多国内外专家对失眠的治疗提出了"按需服用"和"小剂量间断"使用催眠镇静药物的原则。同时也加强对新型镇静催眠药物的研制。

辨证论治 ①心火炽盛证：治以清心泻火、安神定志，方选安神丸加减，常用中药有黄连、炒酸枣仁、黄芩、栀子、龙齿、柏子仁、远志、连翘、生地黄、当归、炙甘草。②肝郁化火证：治以疏肝泻热，佐以安神，方选龙胆泻肝汤加减，常用中药有龙胆草、黄芩、栀子、泽泻、车前草、当归、生地黄、茯神、龙骨、牡蛎、柴胡、甘草。③痰热内扰证：治以清化痰热、和中安神，方选黄连温胆汤加减，常用中药有黄连、枳实、竹茹、法半夏、陈皮、茯苓、栀子、远志、甘草。④阴虚火旺证：治以滋阴降火、养心安神，方选黄连阿胶汤加减，常用中药有黄连、黄芩、白芍、阿胶、龙齿、柏子仁。⑤心脾两虚证：治以补益心脾、养心安神，方选归脾汤或养心汤加减，常用中药有黄芪、龙眼肉、党参、白术、当归、茯神、炒酸枣仁、远志、肉桂、川芎、生姜、大枣、炙甘草。⑥心胆气虚证：治以益气镇惊、安神定志，方选安神定志丸，常用中药有人参、龙齿、茯苓、茯神、石菖蒲、远志、琥珀粉。

中医辅助治疗 主要包括针灸、刮痧、敷贴、药熨、熏洗等方法，临床随证治疗。针灸常用四神聪、神门、三阴交为主穴辨证配穴心俞、脾俞、足三里治疗心脾两虚证，配太溪、大陵、肾俞、心俞治疗阴虚火旺证。

现代研究 包括基础实验研究和临床实验研究。

基础实验研究 中医药治疗失眠疗效显著，毒副作用少，无成瘾性，具有独特的优势，其作用机制为：①调节5-羟色胺、γ-氨基丁酸、前列腺素等抑制性神经递质及谷氨酸、去甲肾上腺素、多巴胺等兴奋性神经递质含量；②影响白细胞介素（IL）-1、IL-6、肿瘤坏死因子（TNF）-α等细胞因子和缩胆囊素、食欲素及其他睡眠相关因子；③改善大脑皮层、中缝背核等中枢神经超微结构。柴胡加龙骨牡蛎汤可延长电刺激围绝经期大鼠的慢波睡眠深睡期，

而对慢波睡眠浅睡期和快速眼球运动睡眠无明显影响。酸枣仁汤亦对电刺激所致失眠大鼠的睡眠周期有影响，且随着剂量的变化作用不同，低剂量酸枣仁汤对失眠大鼠慢波睡眠Ⅰ期时相有显著延长作用，对慢波睡眠Ⅱ期（深睡期）没有明显影响，中剂量酸枣仁汤能明显延长失眠大鼠慢波睡眠浅睡期和慢波睡眠深睡期，高剂量酸枣仁汤对失眠大鼠慢波睡眠深睡期有显著延长作用。温胆汤能提高小鼠翻正反射消失阳性率，并能与戊巴比妥钠协同，明显延长小鼠睡眠时间，具有良好的改善睡眠的作用。

临床试验研究 失眠患者体质以躁红质、迟冷质为主。不同中医体质的失眠患者中，精神萎靡多见于晦涩质、腻滞质、迟冷质、倦质等体质者，烦躁焦虑多见于躁红质体质者，少见于腻滞质、迟冷质、倦质体质者，惊悸不安多见于倦质体质者，郁闷不舒多见于晦涩质体质者，思虑过度多见于腻滞质体质者。失眠患者证型分布受到性别、年龄、文化程度、地域和婚姻状况等多个因素的影响，其中肝郁化火、阴虚火旺、心脾两虚和心胆气虚等4个证型均是女性多于男性，21~40岁患者以心脾两虚型为主，41~70岁患者以阴虚火旺型为主，20岁以下和71岁以上患者分别以阴虚火旺型和痰热内扰型为主；研究生以上文化程度患者以心脾两虚型为主，本科文化程度患者以痰热内扰型为主，大专文化程度患者以阴虚火旺型为主，高中或者中专文化程度患者以心胆气虚型为主，初中及以下文化程度患者以阴虚火旺型为主；未婚者以心脾两虚型为主，已婚者以肝郁化火型为主。中医是治疗失眠

不可缺少的途径，显示出中医特色疗法。中医治疗不寐的方法很多，尤其以其副作用小而深受人们信赖。临床应充分利用古方、根据临床辨证加减药物，提高药物疗效。

（蔡定芳　秦保锋）

jǐsuǐyán

脊髓炎（myelitis）　以病变水平以下肢体瘫痪、感觉障碍和自主神经功能障碍为临床特征的脊髓灰质和/或白质的炎性病变。该病发病急骤，可以在数小时至1~2天内出现完全性截瘫，部分患者在发病前有背部疼痛、束带感、肢体麻木、无力等先驱症状，并于数天至十几天后逐渐发展至全瘫。脊髓炎的临床症状可以根据其病变部位、范围的不同，而有所差异。病变累及颈髓时，可以出现四肢瘫痪、呼吸困难、双上肢软瘫、双下肢硬瘫，病变部位在腰髓时，下肢呈弛缓性瘫痪，早期即可见肌肉萎缩。上升性脊髓炎，本型脊髓炎起病急骤，病变可以迅速由下向上发展，常在1~2天内，甚至数小时内病情达到高峰。出现四肢瘫痪、吞咽困难、言语不清、呼吸困难，甚至呼吸肌麻痹而死亡。仅根据该病之临床表现，其下肢瘫痪者，一般归于"痿躄"范畴，有排尿障碍者，可诊为"癃闭"，有排便困难者，又归属于"便秘"。

病因病机 中医学认为该病由外感时邪所致，又以感受温热邪毒为主。该病常由外邪湿热侵袭所致，故病初常有发热、头痛等外感证候。外邪入侵，首先犯肺，致使肺热叶焦，而成痿证。且湿热壅肺，通调水道之职失司，又因热邪过盛，下移膀胱，膀胱气化不利，而成癃闭。若热气偏入肠胃，以致津液竭燥，糟粕痼

结，而致便秘。由此痿躄、癃闭、便秘并见，而成急性脊髓炎。

脊髓炎迁延不愈，邪热伤津耗气，病由肺罹及脾、肝、肾诸脏。湿热伤脾，脾主肌肉、四肢，故见弛缓性瘫痪，且因气虚不能运化水津，水湿内停，可致足肿。久病精血亏损，肝肾阴虚，精虚不能灌溉，血虚不能营养，津亏不能濡润，致使肌肤干燥，肢体萎缩，强直不柔，而呈痉挛性瘫痪。此后复因阴虚内热，更灼津伤液，虚风内动，则可发生强烈痉挛。故随着病情的演变，瘫痪症状弛缓、痉挛之更替，病机由实转虚，而呈元气衰败之象。

证候诊断 该病可分虚实二端，病初见有外感证候者，多属实证，病久肢瘫痿躄者，多属虚证。临床可按其病程及临床表现，分为四型。①肺热阴伤证：病起发热，咽干口燥，或兼咳嗽咽痛，头痛昏胀，周身违和。热后突发腰以下肢体痿弱不用，弛缓麻木，或兼带脉灼痛，皮肤枯燥，小便赤涩不利，大便干结难行。舌质红，苔薄黄，脉细数。②湿热浸淫证：发热不扬，身体困重，下肢痿软，麻木微肿，伴胸脘痞闷，小便短涩，大便秘结，舌苔黄腻，脉象濡数。③脾肾虚损证：肢冷痿废不用，肌肉松弛消瘦，踝部水肿，或见压疮，面色苍黄不华，纳少腹胀便溏，间或尿频，大便自遗，伴头昏神疲，记忆力减退，舌质淡胖，舌苔薄白，脉沉细濡。④肝肾阴虚证：肢痿由弛转挛，两脚屈曲拘急，形体消瘦肤干，伴头昏目眩神疲，夜眠不实多梦，或见颧红烦热，舌质红绛，舌苔薄白，脉弦细数。

治疗方法 脊髓炎急性期应卧床休息，给予富含热量和维生素的饮食。或给予ATP、辅酶A、腺苷、胞二磷胆碱等药物，以促进神经功能的恢复。少量多次输注健康人新鲜血浆也有助于提高患者的免疫功能，有益于预防感染和恢复，勤翻身，保持皮肤清洁、干燥，注意按摩受压部位，防止压疮的发生，尿潴留严重者需导尿，可留置无菌导尿管，每3~4小时放尿1次，以防膀胱挛缩。留置导尿期间要注意预防泌尿系感染。对排便困难者，应及时清洁灌肠，或选用缓泻剂。

西医治疗 脊髓炎与自身免疫有关，临床上脊髓炎的治疗主要是使用糖皮质激素、间充质干细胞、米诺环素、神经生长因子等。另外，血浆置换、紫外线照射充氧自血回输，可促进脊髓功能的恢复。恢复期应该尽早开始功能锻炼，注意保持肢体处于功能位，以防患肢挛缩或畸形，对于已发生挛缩或畸形的患者应给予理疗、体疗等，进一步加强训练，可给予小剂量地西泮或苯海索口服，以缓解肌张力。

辨证论治 该病初期以邪实为主，治疗宜以祛邪为要，治当解表清热，疏风利湿。后期邪毒渐去，但正气已伤，治疗则以扶正补虚为主，宜益气健脾，滋补肝肾，佐以活血通络。

①肺热伤阴证：治以清肺润燥生津，方选清燥救肺汤加减，常用中药有人参、麦冬、杏仁、麻仁、生石膏、桑叶、沙参。②湿热浸淫证：治以清热利湿，通利筋脉，方选加味二妙散加减，常用中药有黄柏、苍术、防己、草薢、木通、薏苡仁、木瓜、牛膝。③脾胃亏虚证：治以补益脾胃，方选参苓白术散加减，常用中药有党参、白术、山药、扁豆、茯苓、薏苡仁、莲子肉、陈皮、砂仁、桔梗。④肝肾亏虚证：治以补益肝肾，强筋壮骨，方选虎潜丸加减，常用中药有龟甲、知母、熟地黄、白芍、狗骨、锁阳、干姜、陈皮。

中医辅助疗法 ①针灸：上肢瘫痪取大椎、肩髃、曲池、外关、颈5~7夹脊穴；下肢瘫痪取命门、环跳、秩边、足三里、阴陵泉、委中、腰1~5夹脊穴；小便不通取关元、气海、阴陵泉、三阴交。病初行泻法，不留针或少留针，每日1次。病久体弱者行平补平泻法。②推拿、按摩：病初起者开天门，运太阳，清天河水，退六腑，清板门，清补脾经，运内八卦。病程迁延者补脾经，补肾经，揉大椎，拿肩井，按揉肩髃、曲池、肝俞、肾俞，拿委中、承山，摇解溪。③贴剂：利用药物分子的渗透性，使药物分子通过皮肤直达病灶。

现代研究 包括以下两方面。

基础实验研究 中药提取物可通过抗炎消肿，调节细胞因子、机体免疫等作用保护神经细胞，如黄连素能减轻脊髓炎大鼠脊髓内基质金属蛋白酶（MMP）-9、细胞间黏附因子（ICAM）-1蛋白及mRNA的表达水平，黄芪多糖能够抑制脊髓炎豚鼠外周血$CD4^+T$淋巴细胞数$CD8^+T$淋巴细胞数以及$CD4^+/CD8^+$的变化，抑制神经元凋亡。银杏叶提取物通过减轻炎细胞浸润、促进髓鞘再生和防止轴突缺失，从而对EAE大鼠症状的改善起到一定作用。白藜芦醇（RE）是葡萄皮、坚果中富含的一种多酚类化合物，在免疫调节、神经保护和血管舒张三方面具有抗真菌、抗癌、抗氧化、抗炎、心血管保护及神经保护等多重生物学功能。苦参素通过下调脊髓内单核细胞趋化因子（MCP）-1的表达水平，可以减轻脊髓内炎症，改善神经功能评分。

临床试验研究　补阳还五汤联合甲泼尼龙、维生素 B_1、单唾液酸四己糖神经节苷脂、奥美拉唑等静脉滴注治疗急性脊髓炎，疗效确切，能促进脊髓功能恢复，促进自主下地行走、自主排尿恢复及肌力改善。黄芪桂枝五物汤合补中益气汤可改善患者肢体麻木、乏力、行走困难、膀胱功能障碍、四肢瘫痪、共济失调。

（蔡定芳　秦保锋）

jīwěisuō cèsuǒ yìnghuà

肌萎缩侧索硬化（amyotrophic lateral sclerosis，ALS）

选择性影响上、下运动神经元的退行性疾病。是运动神经元病（motor neurou disease，MND）的一种。MND 是以脑和脊髓中选择性的运动神经元变性减少为特征的进展性、致死性的一组神经退行性疾病。根据病变部位不同，临床可分为上运动神经元、下运动神经元及上下运动神经元同时受累三类。上、下运动神经元同时受损，即 ALS。在 MND 的各种类型中，ALS 可作为最具有代表性的一组疾病。ALS 临床表现为缓慢进展的肌无力、肌萎缩及锥体束征等，感觉系统一般不受累。肢体软弱无力，多为上肢远端肌肉无力，可见轻度肌肉萎缩，以大小鱼际肌、骨间肌为主，而后逐步影响到近端。多从一侧肢体或单肢发病，呈单向病程发展，罕有缓解。手部起病是最常见的发病形式，精细运动差、骨间肌及鱼际肌等萎缩，类似"爪形"。有些患者在肌肉萎缩出现的前后，可有患肢麻木和疼痛感等，萎缩的肌肉有时可伴肌束颤动。在疾病晚期不可逆的全身骨骼肌萎缩、无力、瘫痪卧床、恶病质状，最终死于呼吸障碍和延髓麻痹。ALS 大部分属于中医痿证范畴。

病因病机　根据 ALS 首发症状为渐进性手足痿弱无力，结合中医脾主四肢、肌肉、先天禀赋不足等理论，中医认为脾虚是运动神经元病关键核心病机，脾胃同居中州，主运化，司升降，营肌肉，养四肢，为后天之本生化之源。病变日久，脾胃生化衰惫，升降乱则呼吸困难，化源竭则生命垂危。临床实践证实该病以虚证为主，脾气亏虚、脾肾两虚、肝肾阴虚、肾元亏虚是该病的主要病理基础，风动、痰阻、血瘀等均由脾肾亏虚演变而来，形成虚中夹实之证。

证候诊断　①脾气亏虚证：舌质多淡红，苔薄，脉细弱。②脾肾两虚证：神疲怕冷，肢软乏力，或口齿欠清，轻度饮水呛咳，偶有吞咽不利，唾液增多。舌肌轻度萎缩，舌肌肌束颤动，苔薄，脉沉细。③肝肾阴虚证：四肢乏力，肌肉萎缩，下肢僵硬，肌肉眴动，甚至下肢抽动，可见舌肌萎缩，舌肌肌束颤动，舌质偏红，苔薄，脉弦细。④肾元亏虚证：肢体软弱无力，步履困难，言语不清，吞咽困难，饮水呛咳，痰涎壅盛，更衣不畅，周身肌肉眴动，可见四肢肌肤逆冷，舌肌萎缩如蚯蚓状，舌肌肌束颤动明显，舌质多数为暗红，苔薄，脉沉细弱。

治疗方法　包括西医治疗、中医辨证治疗。

西医治疗　①药物治疗：对于运动神经元病尚无特效治疗。利鲁唑（力如太）是唯一被美国食品与药品监督管理局（FDA）批准的用于 ALS 治疗确实有效的药物；其他药物有抗氧化药物（维生素 E、辅酶 Q10 等）、神经生长因子等。②干细胞移植。③支持疗法：无创呼吸机和经皮胃造瘘术都可以延长患者的生存期，高热量的饮食可能可以延长 ALS 患者的生存期。

辨证论治　①脾气亏虚证：治以益气健脾，方选参苓白术散、补中益气汤加减，常用中药有炙黄芪、当归、党参、炒白术、淮山药、陈皮、茯苓、淫羊藿、炙甘草、大枣。②脾肾两虚证：治以温补脾肾，方选四君子汤合右归丸加减，常用中药有党参、炒白术、淮山药、熟地、山茱萸、淫羊藿、鹿角胶、肉桂、益智仁、全蝎。③肝肾阴虚证：治以滋补肝肾，平肝息风，方选大定风珠加减，常用中药有生地、熟地、白芍、山茱萸、炙龟板、木瓜、阿胶、生牡蛎、生鳖甲。④肾元亏虚证：治以滋肾阴补肾阳，化痰开窍息风和络，方选地黄饮子加减，常用中药有熟地、山茱萸、肉苁蓉、巴戟天、麦冬、附子、桂枝、石菖蒲、远志、全蝎、天麻、蕲蛇。

每型有诸多兼证，有夹湿、热、痰、瘀之别，夹湿热者多用四妙丸加木瓜、豨莶草之属，清热利湿；夹风痰者常用涤痰汤加减，涤痰开窍；夹瘀者桃红四物汤加减；对肾阴肾阳皆虚而偏于肾阴虚者，以地黄饮子、左归丸、二至丸加减；偏肾阳虚者，加重桂枝、附子剂量，加鹿角胶、淫羊藿等。

现代研究　熊去氧胆脂酸可能对 ALS 的功能下降及病情进展具有延缓作用，其机制可能涉及多重神经保护作用。蜂毒素具有一定的抗神经炎性反应作用，蜂毒素可改善 ALS 小鼠的肌肉活动，但对生存期的延长并没有确实的证据。补肾健脾疏肝中药对延缓 ALS 功能量表评分下降趋势方面的效果与利鲁唑相似，在改善痿病中医证候尤其是中医证候的次要症状方面其效果优于利鲁唑。动物实验发现加味四君子汤对于敲除 ADAR2 亚基的 ALS 小鼠的运动功能减退有一定的延缓作用，且呈中药剂量的依存性。辨证使用针灸推拿，以阳经取穴位为主，最重阳明，并注重肝、脾、肾的治疗，再根据不同体质施以不同手法，对治疗 ALS 有一定的疗效。对 ALS 伴呼吸衰竭患者以中药益肺法配合穴位按摩，在排痰量以及呼吸功能改善方面有一定优势。

（蔡定芳　朱旭莹）

jīngshénbìng
精神病（psychosis）　丘脑、大脑功能紊乱导致感知、思维、情感和行为等方面出现异常的疾病，是由于多种器质性或非器质性原因而引起的。

疾病范围　常见的精神病有多种类型，如精神分裂症、抑郁症、焦虑症、情感性精神障碍、脑器质性精神障碍等。该病属于中医的癫狂、梅核气、脏躁范畴。

中医特征　精神分裂症的喃喃自语、不知所说的"阴证"多与癫证症状相吻合，而狂躁不宁、登高而歌、弃衣而走的"阳证"与中医的"狂证"相吻合。焦虑症的多数症状属于中医的脏躁、不寐、头痛。抑郁症多与郁病、梅核气、不寐等相关，中医的病证与西医相关的病名不能一一对应。如脏躁可能是西医的焦虑症，也有可能是抑郁症的一种表现。

治疗特点　中医治疗精神行为异常、焦虑、抑郁有悠久的历史，在中医诊疗史上，有许多著名的医案与验方。如治疗神经官能症（梅核气）的半夏厚朴汤、治疗广泛性焦虑（脏躁）的甘麦大枣汤，甚至治疗狂躁（癫狂）

的生铁落饮等在临床上经过了广泛的验证，为有效方剂。但是也要看到，中医在治疗抑郁症、焦虑症的过程中，迄今为止无快速起效的抗抑郁、抗焦虑药物，也没有发现能够代替高选择性 5-羟色胺再摄取抑制剂（SSRI）类药物。但是中医在全身慢行调节方面有疗效稳定、副反应小等特点，掌握好中医治疗精神科常见疾病的方法，结合西药，能够快速、稳定、低副反应综合治疗精神科常见疾病，造福于患者。

现代研究　虽然在古医籍中不乏中医药治疗精神科疾病的病案，但现代通过中医药（草药、成药或针灸）治疗精神疾病的有效研究仍然较少，急需基于真实世界研究（RCT）的实验来发现与推广抗精神病的中医药。中草药治疗焦虑症、抑郁症等精神科疾病的报道较多，基于中医治疗疾病的辨证施治法，无法像西医一样使用同一种方药治疗所有类似疾病。中成药在神经科疾病的治疗方面取得了一些成果。发现乌灵胶囊在改善抑郁与焦虑方面与黛力新有相似疗效，舒肝解郁胶囊能够有效改善焦虑与抑郁。养血清脑颗粒能够改善慢性头痛、改善失眠等躯体化症状。安神补脑液是一个使用数十年的改善睡眠的药物。中药单药研究也在一定程度上取得了一些成果。

（蔡定芳　潘卫东）

jiāolǜzhèng
焦虑症（neurotic anxiety）　以反复并持续的焦急、恐慌症状和自主神经紊乱为主要表现的精神障碍。又称焦虑性神经症。分为广泛性焦虑和惊恐障碍。主要表现为：无明确客观对象的紧张担心，坐立不安，还有自主神经症状（心悸、手抖、出汗、尿频

等）。各项调查均显示焦虑症女性的患病率是男性的 2～3 倍，发病年龄大多在 20～40 岁。该病属于中医学的烦躁范畴。

病因病机　中医认为烦躁的发生主要是由于素体气、血、阴液不足，脏腑阴阳失调，心神失养；或由于外感六淫之邪，或内伤七情，气滞血瘀，痰火上扰心神而引起神志不安，坐卧不宁；亦可继发于大病久病，或因感受外邪治疗失当导致余邪内伏，心神被扰而出现烦躁不宁，病位主要归属于肝、心、脾、肾、胆。该病的病机重点主要是本虚标实，虚者多为肝肾阴虚、心脾两虚、气血亏虚，实者多见七情不畅，忧思气结而至无形之气化生有形之邪。标本联系密切，正虚邪恋、虚实互见。烦躁证在临床上归属情志疾病范畴，故凡情志失调，怒、忧、思、悲、恐、惊均可诱发或加重病情。

证候诊断　①阳明实热，热蒸脑神证：壮热烦躁，汗出气粗，心烦不寐，大便不通或热结旁流，腹满硬痛或脐周疼痛，拒按，或见谵语，舌质红，苔黄燥或焦黑，甚或焦黑生芒刺，脉洪大或沉实。②热入营血，犯脑灼髓证：身热夜甚，烦躁不寐，甚或发狂，斑疹透露，吐血衄血，或尿血便血，舌红，脉细数。③痰火内扰，上犯脑窍证：发热面赤，气急烦闷，躁扰不宁，痰黄黏稠，大便秘结，小便短赤，舌质红，苔黄腻，脉滑数。④瘀血冲心，脑气失舒证：心烦躁扰，面唇青紫，眼窝暗黑，心胸刺痛，或少腹硬满疼痛，小便自利，大便色黑易解，舌质紫暗，有瘀点，脉沉实或结代。⑤阴虚火旺，髓海耗损证：虚烦不寐，燥扰不宁，心悸怔忡，健忘多梦，腰膝酸软，颧红唇赤，

手足心热，潮热盗汗，咽干口燥，尿黄便干，舌红少苔，脉细数。

治疗方法 包括西医治疗、中医辨证治疗、中成药治疗及中医辅助疗法。

西医治疗 ①药物治疗：包括抗焦虑剂苯二氮䓬类药、β肾上腺素能受体阻滞剂（如普萘洛尔）等。②手术治疗：有文献报道通过 MRI 导向下立体定向双侧内囊前肢毁损术治疗难治性焦虑症有良好的疗效。③心理行为治疗：认知治疗和行为治疗。

辨证论治 ①阳明实热，热蒸脑神证：治以急下存津、泻火清脑，方选大承气汤合白虎汤加减，常用中药有生大黄、炒厚朴、炒枳实、芒硝、生石膏、知母、甘草、粳米。②热入营血，犯脑灼髓证：治以透营凉血、清热醒脑，方选清营汤合犀角地黄汤加减，常用中药有羚羊角、玄参、麦冬、连翘、生地黄、黄连、金银花、竹叶卷心、白芍、丹皮。③痰火内扰，上犯脑窍证：治以清化热痰、泻火宁神，方选温胆汤加味加减，常用中药有黄连、黄芩、半夏、陈皮、枳实、竹茹、茯苓、甘草、生姜、大枣。④瘀血冲心，脑气失舒证：治以活血祛瘀、通调脑气，方选血府逐瘀汤加减，常用中药有桃仁、红花、当归、生地黄、川芎、赤芍、柴胡、枳壳、甘草、桔梗、牛膝。⑤阴虚火旺，髓海耗损证：治以滋阴降火、宁神养髓，方选知柏地黄丸加减，常用中药有熟地黄、山茱萸、山药、丹皮、茯苓、泽泻、知母、黄柏。

中成药治疗 ①解郁安神颗粒：舒肝解郁、安神定志，用于情志不舒，肝郁气滞等精神刺激所致的心烦、焦虑、失眠、健忘、更年期症候群、神经官能症等。②安神温胆丸：和胃化痰、安神定志，用于心胆虚怯，触事易惊，心悸不安，虚烦不寐。

中医辅助疗法 ①针灸疗法：针灸治疗该病在临床上有很好的疗效，该病多为本虚标实之证，治疗主张补虚泻实，调神安神。临床治疗以头针为主，也可配合相应的体针等。电针在临床中用于治疗焦虑症越来越受到重视，其可以提高针刺方法的刺激度，增强调和气血、疏通经络和调整督脉的作用。有研究报道，在针刺过程中结合音乐疗法、推拿等放松疗法，效果更加显著。②气功治疗：放松功对该病治疗有效。

现代研究 包括以下几个方面。

重复经颅磁刺激治疗研究 重复经颅磁刺激是一种非创伤性的大脑刺激技术。该技术是由巴克（Barke）于 1985 年创立的一项神经电生理技术，该技术的基本原理是应用脉冲磁场作用于脑组织，使皮质表层产生继发性电流，此电流可影响脑细胞的代谢和功能。通常高频刺激（>5Hz）可以易化局部神经元活动，提高大脑皮质的可兴奋性；而低频刺激（<1Hz）可以抑制局部神经元活动，降低大脑皮质的可兴奋性。对于惊恐障碍，大多数研究以高频 fTMS 刺激左侧背外侧前额叶（dorsallateral prefrontal cortex, DLPFC）区和低频 fTMS 刺激右侧 DLPFC 区为主。

神经影像学研究应用 杏仁核是位于大脑底部边缘系统的杏仁状结构，是调节动物情绪的核心区域。越来越多的研究表明，杏仁核脑区在焦虑症的发生过程中起到了决定性的作用。恐惧学习和记忆伴随了杏仁核区域突触传递效能的增强，同时逆转这种突触效能的变化可促进恐惧记忆的消退，除了杏仁核，岛叶和前扣带皮质也是至关重要的，这三个结构连接被称为"恐惧网络"。神经影像学表明创伤后应激障碍杏仁核区兴奋性增高，而内侧前额叶和前扣带回兴奋性降低，同时有证据表明海马区兴奋性也降低。杏仁核区高兴奋性对恐惧反应的持续性增高，前额区的低兴奋性表明对恐惧及恐惧消退的自上而下的调节潜能降低，而海马保存的环境相关的信息与分辨安全的环境困难有关，在神经影像学上不仅显示上述区域（海马、杏仁核、内侧前额叶和前扣带回）的功能异常，也发现结构的改变。

基础实验研究 酸枣仁汤治疗广泛性焦虑障碍效果显著，其多糖和黄酮类成分是抗焦虑作用的物质基础，其抗焦虑的机制可能与降低高架十字迷宫中焦虑大鼠海马中去甲肾上腺素的释放，降低 5-羟色胺功能，抑制海马中 5-羟色胺 的合成，以及提高脑组织 γ-氨基丁酸受体的 mRNA 表达水平有关。丹栀逍遥散、逍遥散、加味逍遥散的动物群居接触模型实验研究表明，三者均具有一定的抗焦虑作用，以丹栀逍遥散作用更佳。

临床试验研究 柴胡加龙骨牡蛎汤加减对于治疗广泛性焦虑症具有良好的抗焦虑作用，尤其对惧用苯二氮䓬类和三环抗抑郁药的患者具有较好的临床效果。清心涤痰汤对痰火内扰型广泛性焦虑症患者具有明显的治疗作用。

（蔡定芳 潘卫东）

yìyùzhèng

抑郁症（depressive disorder） 以显著而持久的心境低落为主要临床特征的精神障碍。临床表现情绪低落，兴趣和愉快感减退或丧失，可伴有思维迟缓、意志活动减退、睡眠障碍、躯体症状等。该病任何年龄段都有可能发生，女性发病率约为男性的两倍。中医学认为抑郁症属中医神志病中"郁证"范畴。散见于中医古籍中惊悸、怔忡、健忘、不寐、脏躁病、梅核气、百合病、奔豚、狐惑病、癫狂等病中。郁即忧郁不畅，是以胸闷胁胀，善太息，或不思饮食，失眠多梦，易怒善哭，甚至出现自杀倾向等症为主要临床表现的一类病证。中医的郁证有广义与狭义之分。《素问·六元正纪大论》中论述了木郁、火郁、土郁、金郁、水郁的"五郁"概念。元代《丹溪心法·六郁》首倡"六郁"学说，"气血冲和，万病莫生，一有怫郁，诸病生焉。故人身诸病，多生于郁"。并不都是局限于抑郁症。《景岳全书》着重论述了怒郁、思郁、忧郁三种郁证的证治，是以情绪抑郁为主的症状，与现代医学的抑郁症较为相似，可以称作狭义的郁证即抑郁症。

病因病机　西医病因病机尚不清楚，多数学者认为抑郁与心理社会因素、神经生物学因素、遗传因素等有密切联系。中医认为情志内伤是抑郁症常见的致病原因，主要责之于肝心脾三脏。肝主疏泄，性喜条达，情志过极则可使肝失条达，疏泄失司，气机不畅，而致肝气郁结，表现为情志抑郁，悲观厌世，善太息等症状。病久则由气及血，影响五脏。基本病机为肝失疏泄，致脾失健运，心失所养以及脏腑阴阳气血失调。病变起初以气滞为主，多可见兼血瘀、痰凝，多属实证；病程日久，则可虚实夹杂，形成心、脾、肝、肾亏虚的不同病变。

证候诊断　①肝郁气滞证：精神抑郁，情绪不宁，焦虑烦躁，胸部满闷，胸胁胀痛，脘闷嗳气，苔薄白，脉弦。②肝郁脾虚证：情绪低落，多愁善感，悲观厌世，善太息，虚烦不安，胸胁胀满，不思饮食，身倦乏力，腹痛腹泻，舌淡红，苔薄白，脉沉细。③心脾两虚证：心境低落，多思善疑，心悸易惊，头晕神疲，失眠，健忘，纳差，便溏，面色不华，舌淡，苔薄白，脉细。④肾虚肝郁证：情绪低落，精神萎靡，健忘，失眠，胸胁胀满，耳鸣，腰膝酸软，舌红，苔薄白，脉弦细或数。⑤肝胆湿热证：情绪低落，烦躁易怒，胁肋灼痛胀痛，或胁下有痞块按之疼痛，目黄，小便黄，身黄，色鲜明如橘子色，发热，口苦，纳差，恶心呕吐，腹胀，大便或闭或溏，舌红，苔黄腻，脉弦数或弦滑。

治疗方法　西医主要以药物、心理、物理治疗为主；中医药辨证选方用药。

西医治疗　主要包括药物治疗、心理治疗及物理治疗。

药物治疗　①三环类抗抑郁药（TCAs类）为经典的抗抑郁药，常用药物包括丙米嗪、阿米替林、多塞平、氯米帕明及马普替林等。②选择性5-羟色胺再摄取抑制剂（SSRIs类），常用药物为氟西汀、帕罗西汀、舍曲林、氟伏沙明及西酞普兰。③选择性5-羟色胺和去甲肾上腺素再摄取抑制剂（SNRIs类），常用药物为米氮平、文拉法辛、度洛西汀。④其他抗抑郁药物有曲唑酮、萘法唑酮、瑞波西汀、噻奈普汀、L-色氨酸及圣约翰草。伴有明显激越的抑郁症可选择有镇静作用的抗抑郁剂；伴有强迫症状的抑郁症可优先选用SSRIs或氯米帕明；非典型抑郁可选用SSRIs；精神病性抑郁不宜选用安非他酮。

心理治疗　适用于轻度抑郁症及严重抑郁症的恢复期。

物理治疗　①电抽搐治疗或改良电抽搐治疗（ECT）；②重复经颅磁刺激治疗；③脑深部电刺激治疗。

辨证论治　①肝郁气滞证：治以疏肝健脾、化痰散结，方选柴胡疏肝散合二陈汤加减，常用中药有柴胡、白芍、枳壳、炙甘草、川芎、陈皮、茯苓、香附、半夏、橘红。②肝郁脾虚证：治以疏肝和胃、理气解郁，方选逍遥散合痛泻要方加减，常用中药有柴胡、当归、白芍、白术、茯苓、生姜、薄荷、防风、炙甘草。③心脾两虚证：治以健脾养心、补益气血，方选归脾汤加减，常用中药有党参、黄芪、白术、茯苓、酸枣仁、龙眼肉、木香、远志、当归、生姜、大枣、炙甘草。④肾虚肝郁证：治以益肾调气、解郁安神，方选六味地黄汤合四逆散加减，常用中药有熟黄地、山茱萸、山药、牡丹皮、茯苓、泽泻、柴胡、白芍、枳壳、炙甘草。⑤肝胆湿热证：治以清肝利胆、宁心安神，方选龙胆泻肝丸合安神定志丸加减，常用中药有龙胆草、栀子、黄芩、柴胡、生地、车前子、泽泻、木通、炙甘草、当归、远志、石菖蒲、茯苓、茯神、朱砂、龙齿、党参。

中成药治疗　①柴胡舒肝丸：疏肝理气、消胀止痛，适合于抑郁肝郁气滞证。②归脾丸：益气健脾、养血安神，适合于抑郁心脾两虚证。

中医辅助疗法　①针灸：以脏腑和经络理论为指导，以健脑提神、疏肝解郁、调畅情志为原则，毫针刺用平补平泻法或泻法。治疗方法也由传统的毫针向多种疗法综合应用转变，如电针、灸法、穴位埋线、穴位按摩、耳穴、火罐、磁穴疗法、穴位贴敷、穴位注射等。②推拿：早期推拿可以拉伸肌肉，使僵直的肌肉放松，以推法、按法为主。胸背部施术推、揉、按、拨等按摩手法，可以起到行气通络，开胸化郁的功效。按压每个穴位时，患者要有酸、麻、胀、重或触电样感觉，即"得气"。③心理疗法：移情易性疗法；情志疗法；情境疗法。

现代研究　包括以下几个方面的研究。

药物基因组学研究　遗传学的差异是导致个体疗效差异的重要原因之一。其中药物代谢酶、转运蛋白、受体和其他药物作用靶点的基因多态性是引起药物效应和毒性个体差异的重要原因。抗抑郁药物基因组学的研究提供了一些候选基因，同时涉及药物代谢动力学及药效学，但研究结果不一致。

RS-fMRI下的抑郁患者脑活动研究　静息态功能磁共振成像（RS-fMRI）能够反映基础状态下大脑功能的病理生理变化，更好地体现抑郁症本身的脑功能变化特点，已用于抑郁症的发病机制、临床诊断、疗效评估、预后预测等方面的研究。抑郁症的异常活动脑区与默认网络有关。默认网络（default-mode network，DMN）活动异常可能是抑郁症的一个特质标志。该网络主要包括扣带回、内侧前额叶、海马、背侧丘脑、楔前叶、内侧颞叶等脑区。

中药对抑郁症递质的调节作用研究　具有抗抑郁作用的中草药主要有贯叶连翘、柴胡、石菖蒲、巴戟天、阔叶缬草、银杏叶、合欢花、积雪草、罗布麻、槟榔、刺五加、人参等。从远志中提取

的抗抑郁活性成分如3,6-二芥子酰基蔗糖（DISS）、乌头中提取的附子多糖-1（FPS）、胡椒碱、皂苷类等均有不同程度的抗抑郁作用。银杏叶提取物可以通过增加大脑微循环，从而使5-HT自身合成增加，抑郁症患者体液中存在氧自由基浓度的升高，其机制可能与银杏叶提取物通过消除患者体内异常增多的氧自由基起到对抑郁症的治疗作用。中药的黄酮成分如甘草黄酮、合欢花黄酮、酸枣仁总黄酮、罗布麻叶总黄酮、杨梅叶总黄酮、金丝桃类黄酮、黄芩黄酮以及葛根异黄酮的黄酮成分对抑郁有很好治疗效果，其机制可能与调节血清皮质酮水平、5-羟色胺能神经功能、海马组织、AchE活性、AchE含量和多巴胺能系统有关。

抗抑郁症治疗的新靶点研究　随着对抑郁症研究的深入开展，许多抗抑郁治疗的新靶点得以发现，包括单胺类受体、非单胺类受体、神经肽受体和激素系统等。三重重摄取抑制剂的化合物抗抑郁活性并且其安全性和耐受性均较好；5-羟色胺（5-HT）受体介导调控5-HT含量，可能与精神疾病的发病有关；自然杀伤细胞1（NK1）、自然杀伤细胞2（NK2）、自然杀伤细胞3（NK3）在大脑内部与压力机制、情绪调控、脑部情绪的处理有密切的关系。致炎因子与抑郁症的发生可能存在关联。在细胞因子研究方面，研究较多的是白细胞介素、肿瘤坏死因子和干扰素。

抗抑郁药透皮给药研究　透皮给药技术是一种将药物经局部皮肤导入体内的技术，可以应用于治疗全身性疾病和皮肤局部疾病。透皮给药药物生物利用度高，作用时间长，不良反应少。由于

受到药物分子量、亲水/亲油性和熔点等因素的影响，透皮给药技术的应用研究受到一定限制。2006年，美国食品药品监督管理局批准百时美-施贵宝等制药公司合作开发的司来吉兰透皮释药系统Emsam为首个用于治疗成人严重抑郁障碍的透皮贴片，也是唯一上市的抗抑郁药透皮制剂。

（蔡定芳　潘卫东）

yǎnbùjíbìng

眼部疾病（oculopathy）　眼部发生的功能性和器质性疾病。

疾病范围　眼是人体的视觉器官，接受外部的光刺激，并将光冲动传递到视中枢形成视觉。人类通过感官获得的信息，约90%都由眼完成。眼由眼球、眼附属器和视路等部分组成，这些部位发生的功能性和器质性疾病都属于眼部疾病。眼病导致视功能的减退，甚至丧失，从而威胁人类健康，带来严重社会危害，积极防治眼病具有十分重要的意义。根据受累部位的不同，眼病主要包括眼睑病、泪器病、结膜病、角膜病、巩膜病、葡萄膜疾病、白内障、青光眼、视网膜疾病、视路疾病、眼眶疾病、眼外伤、屈光不正、眼外肌病、眼部肿瘤等。

中医特征　眼属五官之一，司视觉。眼通过经络与脏腑和其他组织器官密切联系，中医眼科五轮学说，将眼部胞睑、两眦、白睛、黑睛和瞳神等五个部位，对应分为肉轮、血轮、气轮、风轮与水轮五个轮位，分别与脾（胃）、心（小肠）、肺（大肠）、肝（胆）和肾（膀胱）等脏腑相应，借以说明眼解剖、生理、病理及其与脏腑的相互关系，是眼局部与脏腑密切相关理论的具体体现。

眼病的致病因素较为广泛，且十分复杂，其常见病因包括外感六淫、疠气、七情内伤、外伤、饮食失调、劳倦过度、先天因素、衰老因素以及药物因素等。由于受致病因素的影响、感邪的轻重、发病的部位、体质的强弱等多方面的影响，其病机变化也是多种多样，主要由于脏腑、经络、气血、津液等的功能失调。眼病的症状多样，不仅可见不同程度的视觉异常，也有目痛、目痒、目赤、目肿、目眵、目泪、畏光、目偏斜等，也可能引起全身症状。

治疗特点 眼病的治疗，包括药物、手术、物理治疗等。眼病的药物治疗以眼局部治疗为主，必要时应给予全身用药；随着科技的进步，尤其是显微手术的不断发展，眼病的手术治疗在临床上地位越来越重要。

眼病的中医辨证方法，除常规辨证方法外，还有眼科的特有辨证方法：五轮辨证、八廓辨证、内外障辨证、眼常见症辨证等。中医眼科在长期的医疗实践中，积累了丰富的眼病治疗经验，拥有大量眼科方药和治疗方法，形成了独具特色的治疗体系，包括内治、外治、手术和眼科针灸等。中医眼科内治法是根据临床证候，辨证求因，审因论治，常用治法包括：祛风、清热、祛湿、祛痰、理气、理血、补益、退翳等。中医眼科手术源远流长，历代中医眼科医家都不同程度地认识到很多眼病，并非药物所能奏效，需施以手术。近代的中医眼科医家在继承古代针拨术的基础上发展的金针拨内障法曾使不少白内障患者重见光明。

现代研究 19 世纪，随着西医眼科的传入，出现了一批中西医学并举眼科文献。1949 年后，中西医的广泛交流与相互比较促进了眼科解剖、生理、诊断、治疗等方面的中西医结合的趋势。20 世纪 80 年代，眼科中西医结合实验研究逐渐起步，当时主要针对内眼出血等病证进行。20 世纪 90 年代以后，中西医结合的眼科实验研究进入突飞猛进的发展阶段，研究涉及的病种和眼的部位大大拓展，观察的对象、方法和指标更为丰富和细致。进入 21 世纪，共聚焦激光眼底扫描、多焦视网膜电图、视网膜光学相干断层扫描、超声生物显微镜等技术的广泛应用，以及国家中医药现代战略的实施，大大推动了中西医眼科的结合，中西医结合眼科的研究项目获得了国家"863"计划、攻关计划、支撑计划、公益行业专项和国家自然科学基金等的全面支持。

（段俊国）

qūguāngbùzhèng

屈光不正 （refractive error）

在调节松弛状态下，平行光线通过眼的屈光系统折射后，不能在视网膜黄斑中心凹聚焦，不能形成清晰的物像，而在视网膜前或后成像的现象。

疾病范围 在调节松弛状态下，平行光线经过眼的屈光系统折射后，在视网膜黄斑中心凹聚焦，形成清晰的物像，则为正视眼。如不能在视网膜上聚焦，不能形成清晰的物像，而在视网膜前或后成像，则为屈光不正。人眼的屈光状态受多种因素影响，遗传因素和环境因素都可导致屈光不正。

屈光不正包括近视、远视和散光，其表现为远视力下降、近视力下降，或远近视力均下降。在调节松弛状态下，平行光线经过眼的屈光系统折射后，聚焦在视网膜之前的屈光状态为近视；聚焦在视网膜之后的屈光状态为远视；由于眼球各径线屈光力不同，平行光线经该眼球屈光系统折射后不能形成一个焦点，而形成一条焦线的屈光状态称为散光。

中医特征 近视，古称"能近怯远""目不能远视"等，中医认为其多因过用目力，血伤气损，神光不能发越于远处；或因禀赋不足，肝肾两虚，神光衰弱，光华不能及远；或因久视久思，劳伤心气，气损及阳，心阳不能温煦充养目窍，阳气难于发越以视远。远视，古称"能远怯近"，乃由禀赋不足，阴阳失和，阴精不能收敛，目中光华不能收敛视近。古代中医眼科对散光的认识不多，未见明确记述。

治疗特点 屈光不正，应在医学验光基础上，以光学矫正为主。近视以凹透镜矫正，原则为最佳矫正视力最低度数；远视以凸透镜矫正，原则为最佳矫正视力最高度数；散光以柱镜矫正。屈光不正，成年后度数稳定者亦可考虑手术矫正。同时，近视应强调积极防控，预防近视的发生，控制近视的发展。中医眼科在近视防控和减轻因远视导致的视疲劳等方面具有特色和优势。

（段俊国 周春阳）

jìnshì

近视 （myopia）

在调节松弛状态下，平行光线通过眼的屈光系统折射后，不能在视网膜黄斑中心凹聚焦，不能形成清晰的物像，而在视网膜前成像的现象。近视的发生受遗传和环境等多因素的综合影响，确切发病机制仍不明确，与眼轴长度增加，也与角膜、晶状体的曲率或屈光指数过大有关。临床表现为：远距离视物模糊，近距离视物清晰，常移近所视目标，或眯眼视物。近视度数较高者，除远视力差外，常伴有夜间视力差、飞蚊症、闪光感等症状。部分患者可有视疲劳症状。验光为近视屈光状态，远视力可用负球镜矫正。可伴有外隐斜或外斜视或眼球突出。与正视眼相比，高度近视发生视网膜变性、视网膜脱离、黄斑出血、后巩膜葡萄肿、原发性开角型青光眼等的危险性要大得多。中国是全世界近视眼高发的国家，近视发生和发展呈现低龄化和高度化的趋势，已成为严重危害人群视觉健康的热点问题，正引起各方面关注和重视。古代医籍对该病早有认识，称为目不能远视、能近怯远症、近觑等，至清代黄庭镜的《目经大成》始称"近视"。

病因病机 该病中医认为其多因过用目力，久视伤血，血伤气损，气血不能濡养，以致目中神光不能发越于远处；或肝肾两虚，禀赋不足，神光衰弱，光华不能远及而仅能视近；或因久视久思，劳伤心气，气损及阳，心阳不能温煦充养目窍，阳气难于发越而仅能视近。

证候诊断 该病以气血不足证、肝肾两虚证、心气不足证常见。各型证候诊断要点如下。①气血不足证：视近清楚，视远模糊，眼底或可见视网膜呈豹纹状改变，或兼见面色不华，神疲乏力，舌质淡，苔薄白，脉细弱。②肝肾两虚证：能近怯远，可有眼前黑花飘动，眼底可见玻璃体液化混浊，视网膜呈豹纹状改变，或有头晕耳鸣，腰膝酸软，寐差多梦，舌质淡，脉细弱或弦细。③心气不足证：视近清楚，视远模糊，视物眯目，或兼见面白畏寒，神疲心悸，活动尤甚，健忘，舌质淡，苔白，脉细缓。

治疗方法 近视重在防控，积极治疗调节性近视，预防近视的发生、控制近视的发展。该病矫治以光学矫正为主，防控可配合中药、针灸、耳穴贴压等综合治疗。

西医治疗 近视的矫正以光学矫正为主，以凹透镜矫正，应在科学、正规验光基础上配镜，配镜的原则是选用获得最佳矫正视力的最低度数的镜片。也可配戴角膜接触镜，临床证据表明，角膜塑形镜对于近视度数的控制有较确切作用。成年后度数稳定者，可行准分子激光、飞秒激光角膜屈光手术，或者行晶体眼人工晶状体植入术，达到矫正视力和摘镜的目的。对于调节性近视，可选用短效的睫状肌麻痹（松弛）剂，如托吡卡胺等眼液滴眼，对调节性近视有效。经散瞳验光证实为近视者，尚无确切有效的药物、器械或者训练方法能够逆转或者减轻近视度数。

辨证论治 近视的矫治以光学矫正为主，中医辨证论治和针刺等外治法对近视防控和调节性近视有一定作用。①气血不足证：治以补血益气，用当归补血汤（《原机启微》）加减，常用中药有生地黄、天冬、川芎、牛膝、白芍、炙甘草、白术、防风、熟地黄、当归等。②肝肾两虚证：治以滋补肝肾，方选驻景丸（《中医眼科六经法要》）加减，常用中药有菟丝子、楮实子、茺蔚子、枸杞子、车前子、木瓜、寒水石、紫河车、三七、五味子等。③心气不足证：治以益气养心，方选定志丸（《审视瑶函》）加减，常用中药有远志、菖蒲、人参、茯苓、朱砂等。

中医辅助疗法 近视的中医药防控，除辨证论治给予中药外，可配合针灸、耳穴贴压、推拿，以及眼保健操等综合治疗。①针刺治疗，选穴以眼部穴位为主，全身取穴为辅，根据患者体质与病情的需要，选出2~3个穴位组，定期轮换使用穴位，常用下列数组穴位：承泣、翳明、四白、肩中俞；头维、攒竹、球后、风池；睛明、光明、太阳、太冲；百会、鱼腰、丝竹空、完骨等，每天针刺1组，轮换取穴，10天为1个疗程。②耳针，常取耳穴之神门、肝、脾、肾、眼、目1、目2，或在耳区寻找病理性压痛点，以皮内针或用王不留行籽等贴压于穴位。③梅花针，用梅花针轻轻打刺太阳穴、眶周；或打刺背部脊椎两侧（华佗夹脊穴）。④推拿法，主穴取攒竹下3分，配穴取攒竹、鱼腰、丝竹空、四白、睛明，可自我推拿或相互推拿，即以示指指端按住穴位，先主穴，后配穴，对准穴位作小圆圈按摩。⑤眼保健操。

预防调护 尚未近视，或已近视在正确验配眼镜后，应养成良好用眼习惯和生活习惯，积极预防近视的发生，控制近视的发展。①养成良好的用眼习惯，阅读和书写时保持端正的姿势，眼与书本应保持33cm左右的距离，连续阅读不超过45分钟。②学习和工作环境照明要适度，照明应明亮柔和无眩光或闪烁，黑板无反光，不在阳光直照或暗光下阅读或写字。③定期检查视力，对近期远视力下降者应查明原因，积极治疗，对验光确诊的近视应配戴合适的眼镜以保持良好的视力及正常调节与集合。④加强体育锻炼，增强体质，鼓励视觉发育阶段的儿童到视野开阔的场地游戏、运动。⑤注意营养均衡，勿偏食，勿过食甜食、软食。

现代研究 近视防控的基础与实验研究如下。

病因病机研究 根据《中医体质分类与判定》标准化计算研究显示近视儿童体质分型均以阴虚质、气虚质为主，随着儿童近视年龄的增加，气虚质比例明显增加。视杆细胞外节会压迫视网膜色素上皮，使其细胞核出现压迹，这一压力可传导至脉络膜，使脉络膜变薄，大血管管腔阻塞，并继续传导至巩膜，使巩膜生长扩张，导致眼轴变长。

动物实验研究 实验研究表明豚鼠出生后3周内远视度数下降明显，即正视化过程相对较快，之后直至11周远视度数继续下降，但速度变缓，相对于5个月龄的体成熟期，3周龄处于青少年期，对实验干预反应仍较为明显。采用-10D凹透镜诱导2周龄豚鼠2周后，诱导眼屈光度较对侧眼负增加-3.83D的相对近视，采用用-6.0 D的透镜诱导右眼作为诱导眼2周后，并与对侧眼进行比较成功诱导出（-3.31±1.04）D近视，上述研究证明，2~3周龄生长发育迅速，在此期间进行凹透镜远视离焦诱导，均可成功诱导出近视模型。

（段俊国 周春阳）

niánlíng xiāngguānxìng huángbān biànxìng

年龄相关性黄斑变性 （age-related macular degeneration, AMD）

早期以黄斑玻璃膜疣和视网膜色素上皮层改变为特征的特发性退行性眼部疾病。随年龄增加而发病率上升并导致患者中心视力下降，甚至失明。又称老年性黄斑变性。发病年龄一般在50岁以上，无性别差异，是发达国家老年人致盲的首要原因。随着中国人均寿命和眼科诊断水平的提高，该病的发病率呈逐年增高之势，临床上根据有无脉络膜新生血管（CNV）的生成而分为干性（萎缩型）和湿性（渗出型）两类，前者发病相对较多。该病属于中医学的视瞻昏渺范畴。

病因病机 该病发生的根本原因是年老体弱，脏气虚衰，其中脾气不足、肝肾亏损为其早期发病的主要机制，中后期多夹杂痰湿、肝郁、血瘀等而成本虚标实之证。肾虚脾弱为本，痰湿、瘀血为标，神光衰微或神光遮蔽，目始不明。常因年老肝肾不足，精血亏损，目失濡养；或阴虚火炎，灼烁目络以致神光暗淡；或饮食不节，脾虚失健，水湿不运，聚湿生痰，湿蕴化热，上泛清窍；或劳思竭视，耗伤气血，气血亏虚，神光衰微所致目昏不明。

证候诊断 该病临床大致以脾虚气弱证、肝肾亏虚证、痰湿蕴结证、络伤出血证、气血亏虚证、瘀血阻络证常见。各证候诊断要点如下。①脾虚气弱证：视力下降，视物模糊，或视物变形；眼底黄斑部有渗出性浅脱离，或反复出血。兼见头昏乏力，神疲倦怠，眼欲垂闭，不耐久视，纳呆便溏，舌淡苔白，脉弱无力。②肝肾亏虚证：视力下降，视物模糊，眼目干涩，或眼前固定暗影；眼底可见玻璃膜疣、渗出、出血。头晕耳鸣，腰膝酸软，失眠多梦，舌红少苔，脉细。③痰湿蕴结证：视物混矇日进，视物变形，头眼沉重；眼底黄斑部可见玻璃膜疣，后极部色素紊乱或脱失，渗出污秽，边界不清。胸脘满闷，胃呆纳少，肢体困重，舌苔白腻或黄腻，脉沉滑或弦滑。④络伤出血证：湿性渗出期，突发一眼视物不见；或视力下降，视物变形；眼底检查黄斑区出血，并伴有渗出和水肿。头痛失眠，舌暗红有瘀斑，苔薄，脉沉涩。⑤气血亏虚证：眼症同前，病程较长，视力下降明显；眼底检查可见黄斑区出血、渗出，或有灰白色机化斑及不规则色素团块。伴神疲乏力，面色萎黄，食少纳呆，舌淡苔白，脉细无力。⑥瘀血阻络证：眼症同前，病至后期；眼底检查可见黄斑部视网膜下新生血管膜，及残留的出血块和玻璃膜疣。头痛失眠，眼胀不适，舌暗红有瘀斑，脉沉涩或细涩。

治疗方法 该病由于病因不明，尚无确切疗法。干性AMD可进行视力矫正，少数可行激光治疗。湿性者根据眼底荧光血管造影（fundus fluorescein angiography，FFA）及吲哚青绿血管造影（ICG）结果选择激光光凝、光动力疗法（PDT）、经瞳孔温热疗法（TTT）、抗血管内皮生长因子制剂等以抑制CNV，但无法防止复发；中医以辨证治疗为主，在促进出血及渗出吸收，减少并发症等方面优势显著。

西医治疗 ①激光治疗：激光光凝被证实对AMD有远期疗效，可以诱导玻璃膜疣减退，封闭CNV，减少视网膜的缺血缺氧区，降低新生血管及其渗出所致的视力损害，但不能完全抑制CNV的发展，复发率高。②光动力疗法（PDT）、经瞳孔温热疗法（TTT）、放射治疗都有应用，但疗效有待进一步评价。③血管内皮生长因子（VEGF）抑制剂：湿性者，可于玻璃体腔内注射VEGF抑制剂。④手术治疗：清除视网膜下出血、去除CNV及黄斑转位，但术后视力欠理想。

辨证论治 该病在临床诊治过程中有虚有实，可针对病程不同阶段对该病进行辨证论治，具体治法及主方如下。①脾虚气弱证：治以健脾益气，方选益气聪明汤（《原机启微》）加减，常用中药有黄芪、人参、甘草、升麻、葛根、蔓荆子、黄柏、白芍等。②肝肾亏虚证：治以滋补肝肾、填精明目，方选驻景丸（《中医眼科六经法要》）加减，常用中药有菟丝子、楮实子、茺蔚子、枸杞子、车前子、木瓜、寒水石、紫河车、三七、五味子等。③痰湿蕴结证：治以燥湿化痰，用二陈汤（《太平惠民和剂局方》）加减，常用中药有半夏、橘红、白茯苓、甘草等。④络伤出血证：治以化瘀止血、行气消滞，方选生蒲黄汤（《中医眼科六经法要》）加减，常用中药有生蒲黄、旱莲草、丹参、荆芥炭、郁金、生地黄、川芎、牡丹皮等。⑤气血亏虚证：治以益气补血，方选人参养荣汤（《太平惠民和剂局方》）加减，常用中药有当归、白芍、熟地黄、人参、白术、茯苓、炙甘草、桂心、五味子、远志、陈皮、生姜、大枣、黄芪等。⑥瘀血阻络证：治以活血祛瘀，方选血府逐瘀汤（《医林改错》）加减，常用中药有桃仁、红花、当归、川芎、生地黄、赤芍、牛膝、桔梗、柴胡、枳壳、甘草等。

中成药治疗　①杞菊地黄丸：滋肾养肝，适用于肝肾亏虚证。②丹红化瘀口服液：活血化瘀、行气通络，适用于气滞血瘀引起的视物模糊不清，突然不见等络伤出血证。③生脉饮：益气复脉、养阴生津，适用于气血亏虚证。④补中益气丸：补中益气，适用于脾虚气弱证。

中医辅助疗法　年龄相关性黄斑变性还可使用针灸、穴位注射、中药离子导入法等辅助疗法。①针灸疗法：眼周穴选球后、攒竹、四白、丝竹空、太阳，采用捻转补法为主；远端穴选太冲、光明，采用提插捻转平补平泻手法；太溪、养老，采用捻转补法为主；远近取穴。②穴位注射：取睛明、球后、太阳、风池、养老、肝俞、脾俞、足三里、足光明、三阴交。用复方丹参注射液作穴位注射。③中药离子导入：选用中药川芎、当归、赤芍、丹参、柴胡、葛根、黄芪、熟地黄，加水煎煮滤出药液行直流电离子导入。

现代研究　以下是部分国家级或省级项目成果。

证候研究　研究发现，AMD的病因虽不明确，但其发生与遗传因素、环境影响、慢性光损害、高脂肪和高胆固醇饮食、营养失调、代谢及免疫性疾病、吸烟史、高血压等因素有关，相应的病机研究也在多领域进行，如视网膜色素上皮衰老、老化与脂褐素沉积、血管模式机制学说、炎性免疫学说、视杆细胞易感性学说等。利用这些相关研究的手段、方法、成果，以及阿姆斯勒（Amsler）表检查法、视野检查、视觉诱发电位、眼底荧光血管造影、光学相干断层扫描、多焦视网膜电图等，可形成大量客观的量化指标；许多研究都在寻找不同证型与AMD相关指标的关联性，通过分析发现辨证的部分客观指标，从而使该病的辨证客观化、微观化和计量化成为可能，来充实中医全身辨证和局部辨病的内容。如有研究观察Amsler表和视野检查，出现相对中心暗点的病变发生部位在浅层，以视网膜为主，多与脾虚、水湿停聚相关，而出现绝对中心暗点的病变在深层，即以色素上皮-玻璃膜-脉络膜毛细血管的综合病变为主，多从肝肾论治；有应用FFA比较分析黄斑病变病理特征与中医辨证的关系，认为脾虚型荧光素渗漏阳性率高，神经上皮脱离多见，眼底以水肿为主，色素改变少；肝肾阴虚型荧光素渗漏阳性率低，眼底以色素改变为主。通过类似的研究形成具有现代特色的新AMD的辨证分型标准，并根据这些指标在临床进行辨证，从而指导临床治疗。

药物研究　研究发现，中药对AMD诸如新生血管的某种病理阶段，可能作用有限，但通过补充某些成分，在预防和缓解病程上具有一定的作用。如枸杞子含丰富的玉米黄质，可降低出现AMD的概率，有助于降低老年人随身体细胞组织退化而患AMD的危险。临床报道及药理研究显示治疗AMD的许多中药可以抗血小板凝集、改善血液供应状况、抗缺氧，或含有烟酸、胡萝卜素、多种维生素及微量元素，有些药物还有促进T细胞活性，增强T细胞功能，调节免疫作用，为黄斑部感光细胞（视细胞）的生长发育提供物质和能量。中药所含的抗氧化成分可以防止自由基对细胞的损害，减轻氧化应激反应、延缓衰老，阻挡光损伤扩散，起到视网膜组织营养剂的作用，从而保护感光细胞。

（段俊国　李　强）

báinèizhàng

白内障（cataract）　各种原因如遗传、衰老、免疫与代谢异常、外伤、辐射等导致眼内环境异常，引起晶状体代谢失常、晶状体组织结构破坏，晶状体发生混浊的眼部疾病。引起眼内环境异常的原因包括衰老、遗传、物理或化学损伤、肿瘤、药物、全身性代谢性或免疫性疾病等。白内障是常见的主要致盲眼病。根据发病年龄分为先天性、婴儿性、青年性、成年性、老年性等白内障。根据病因分为年龄相关性、外伤性、并发性、代谢性、药物及中毒性白内障、发育性、后发性白内障等。根据混浊部位分为皮质性白内障、核性白内障、囊膜下白内障等。根据混浊的形态分为点状白内障、冠状白内障、板层状白内障、绕核白内障等。根据混浊程度分为未成熟期白内障、肿胀期白内障、成熟期白内障、过熟期白内障。该病属于中医学的圆翳内障、惊震内障、胎患内障等范畴。

病因病机　中医认为圆翳内障的发生与"肝风上冲""肝气冲上""肝肾俱虚"等因素有关，结合临床归纳如下。①肝热上扰，晶珠逐渐混浊。②年老体弱，肝肾不足，精血亏损，不能滋养晶珠而混浊。③年老脾虚气弱，运化失健，精微输布乏力，不能濡养晶珠而混浊，或水湿内生，上泛晶珠而混浊。而惊震内障多由外伤引起，导致气血失和，气滞膏凝，晶珠混浊；或脉络瘀滞，目失滋养，晶珠混浊渐为内障。

证候诊断　①肝热上扰证：视物不清，视力缓降，晶珠混浊，或有眵泪、目涩胀；时有头昏痛，口苦咽干，便结，舌红苔薄黄，脉弦或弦数。②肝肾不足证：视物昏花，视力缓降，晶珠混浊；头昏耳鸣，少寐健忘，腰酸腿软，口干，舌红苔少，脉细；或见耳鸣耳聋，潮热盗汗，虚烦不寐，口咽干痛，小便黄少，大便秘，舌红少津，苔薄黄，脉细弦数。③脾气虚弱证：视物模糊，视力缓降，晶珠混浊，或见晶珠混浊，视近尚明而视远模糊等；伴面色萎黄，少气懒言，肢体倦怠，舌

淡苔白，脉缓弱。

治疗方法　治疗白内障的最行之有效的方法还是手术，而中医药可从整体观念出发，对机体进行辨证论治，中药的作用机制可归纳为抗炎、调节免疫功能和改善血循环等。无论对手术后眼组织的恢复，还是对视功能的恢复，都较单纯西医治疗有一定优势。研究表明白内障的手术配合术后中医药治疗在预防角膜水肿混浊、葡萄膜炎、前房积血、人工晶体前膜、黄斑囊样水肿等术后并发症有一定效果。

西医治疗　①药物治疗可选用：营养类药物如无机盐、氨基酸、维生素等；醌型学说相关药物，如吡诺克辛滴眼液；抗氧化损伤药物，如谷胱甘肽；醛糖还原酶抑制剂，如苄达赖氨酸滴眼液。②手术治疗主要包括：白内障囊内摘除术、白内障囊外摘除联合人工晶体植入术以及超声乳化白内障吸出联合人工晶体植入术，后者是临床积极推崇的手术方法之一。

辨证论治　①肝热上扰证：治以清热平肝、明目退障，方选石决明散加减。因邪热为患，口苦便结者去方中性味辛温的羌活；肝热不甚，无口苦便结者，可去方中栀子、大黄；肝热夹风，头昏痛者，可酌加黄芩、桑叶、菊花、蔓荆子、钩藤、刺蒺藜以助清热平肝、明目退障之功；若口苦咽干甚者，加生地、玄参以清热生津。②肝肾不足证：治以补益肝肾、清热明目，方选杞菊地黄丸加减。用于肝血不滋，阴精不荣于上，少寐口干者，宜加女贞子、旱莲草；若阴亏虚火上炎，潮热虚烦，口咽干者，可用知柏地黄丸加地骨皮。③脾气虚弱证：治以益气健脾、利水渗湿，方选

四君子汤加减。

中成药治疗　滴眼液可选珍珠明目液，口服药物可选杞菊地黄丸、明目地黄丸、石斛夜光丸、明目片等。

中医辅助治疗　针灸治疗：取穴常用足厥阴肝经、足少阳胆经、足太阳膀胱经、足少阴肾经、足太阴脾经、足阳明胃经为主穴。①肝热上扰，晶珠混浊者，多针少灸，针用泻法，多针太冲、蠡沟、风池、阳白、攒竹、太阳等穴。②肝肾不足，晶珠失养者，针灸并用，均用补法，针睛明、肝俞、肾俞、太溪、太冲等穴。③脾气虚弱，晶珠混浊者，针灸并用，均用补法，针三阴交、血海、承泣、脾俞、胃俞等穴。

现代研究　主要包括病因病机和针灸治疗方面的研究。

病因病机研究　《秘传眼科龙木论》认为发病多由于"肝气上冲"为患；《世医得效方》认为是"肝肾俱虚"；《原机启微》白圆翳内障病因归为"阴弱不能配阳"。至近代临床实践，提出老年性白内障的发生主要由于肝、肾、脾功能失调，气血不足，不能上荣于目所致。肝开窍于目，目得血能视，肝血不足，肝阴亏损，不能上荣，晶珠失养而生混浊；肾主藏精，瞳神属肾，肾中精气濡养瞳神，而瞳神清澈，肾精不足，晶珠、神水不得濡养；脾为气血生化之源，脏腑之精气皆禀受于脾而上贯于目，若脾气虚弱，精气无法上输于目，晶珠失荣而生混浊。亦有医家认为该病多有火郁所致，因五脏均可生火，年老气血虚衰，精气不足，火郁于目，清窍闭塞精血不荣而致混浊。或有认为晶状体混浊与肺有关，肺在色为白，晶珠混浊后变白，"少阴里虚，精气不收，

真元不足，无力以化母气，肺金不化，结聚在瞳神之中，致成内障"与"肺脏气滞不能清肃下行以运输水谷精微而滋肾"为主要病机。西医认为氧化损伤是白内障形成的重要机制。氧化损伤后白内障晶状体中形成了二硫化物、甲硫氨酸、碘基丙氨酸以及高分子量可还原的聚合物，细胞质-细胞膜蛋白中存在可还原键；白内障晶状体中还原型谷胱甘肽减少，氧化型谷胱甘肽与蛋白质结合的混合二硫化物增加；细胞膜崩解，丙二醛形成，对氧化敏感的代谢活力减低，潜在性氧化物的浓度升高。临床上随着年龄的老化，晶状体发生一系列改变，如晶状体变黄提示有色素积聚；高分子蛋白质增加使透明度减低；蛋白质结构改变使某些活性基团显露，这些改变更易受到氧化的损害。

针灸治疗研究　对白内障针刺疗法的研究，在临床研究中针刺疗法往往与其他疗法相结合。研究指出：针刺可提高血锌含量，从而改善晶体的缺锌状态，使酶系统活性增强，因此改善晶体代谢，是病情缓解。总之，针刺以常用经络为主穴，采用补法，治疗早期白内障符合病因病机，疗效显著。障穴冷冻法是治疗老年性白内障进行期（初发期、膨胀期）行之有效的方法。

（段俊国）

bìngdúxìng jiǎomóyán

病毒性角膜炎（herpes simplex keratitis，HSK）　病毒感染导致角膜上皮发生炎症的眼部疾病。最常见的病毒类型为疱疹病毒，临床常表现为畏光、流泪、疼痛，结膜充血，视物模糊等症状，角膜染色常呈现典型的分支状或树枝状，后期可呈现地图状，具有病程长，易复发的特点，属于中医的新翳、聚星障范畴。

病因病机　该病多为外感风热，伤及黑睛，致生翳障。外邪入里化热，或素有肝经伏火，内外合新翳邪，以致肝胆火炽，灼伤黑睛。恣食肥甘厚味或煎炒之物，损伤脾胃，酿成脾胃湿热，土反侮木，熏蒸黑睛。素体阴虚，正气不足，或患热病后，津液耗伤，以致阴津亏乏，复感风邪所引起。

证候诊断　①风热客目证：患眼涩痛，羞明流泪，抱轮红赤，黑睛浅层点状混浊，或多或少，或疏散或密集；伴恶风发热，鼻塞，口干咽痛，苔薄黄，脉浮数。②肝胆火炽证：眼睑难睁，碜涩疼痛，灼热畏光，热泪频流，白睛混赤，黑睛生翳，扩大加深，呈树枝状或地图状；或兼见胁痛，口苦咽干，溺黄，舌红苔黄，脉弦数。③湿热犯目证：患眼泪热胶黏，抱轮红赤，黑睛生翳，如地图状，或黑睛深层生翳，呈圆盘状混浊、肿胀，或病情缠绵，反复发作；伴头重胸闷，口黏纳呆，便溏，舌红苔黄腻，脉濡数。④阴虚夹风证：眼内干涩不适，羞明较轻，抱轮微红，黑睛生翳日久，迁延不愈或时愈时发；常伴口干咽燥，舌红少津，脉细或细数。

治疗方法　治疗上以抗病毒为主，据多数文献报道，与单纯西药对照组相比，中西医结合治疗疗效更为显著，有利于缩短疗程和降低并发症及复发率。尤其当角膜水肿或浸润严重，结膜充血严重时，在清热解毒的基础上重用清热利水，凉血活血药；炎症严重而体实者加强泻下药物，均可收到很好效果，炎症恢复期，加强扶正祛邪、健脾补肾、退翳明目药，以达到增强机体抵抗力

与免疫功能，最大限度减轻角膜瘢痕形成，减少复发机会。

西医治疗　主要使用局部抗病毒药物，必要时结合全身用药：如阿昔洛韦、碘苷、三氟胸腺嘧啶核苷、阿糖胞苷等。根据患者的免疫状况或病情选用左旋咪唑、转移因子、干扰素、聚肌胞等免疫药物全身或局部使用，免疫治疗对控制病情和防止复发有重要的作用。对角膜溃疡保守治疗效果不佳者可选用结膜瓣成形术或睑缘缝合术，对有穿孔趋势者可考虑角膜移植术。

辨证论治　①风热客目证：治以疏风清热，方选银翘散加减，常于方中加柴胡、黄芩以增祛肝经风热之功；抱轮红赤，热邪较重者，可加赤芍、丹皮、板蓝根、大青叶、菊花、紫草以助清热散邪，凉血退赤之力；眼睑难睁、羞明多泪者，加蔓荆子、防风、桑叶以增清肝明目之功。②肝胆火炽证：治以清肝泻火，方选泻青丸加减，方中常加蝉蜕、木贼以退翳明目；小便黄赤者可加车前草、瞿麦、萹蓄以清利小便。③湿热犯目证：治以清热除湿，方选龙胆泻肝汤加减，抱轮红赤显著者，可加黄连以清热燥湿；黑睛肿胀甚者，加银花、秦皮、乌贼骨解毒退翳。④阴虚夹风证：治以滋阴祛风，方选加减地黄丸加减，可于方中加菊花、蝉衣以增退翳明目之功；兼气短乏力，眼干涩者，加党参、麦冬以益气生津；抱轮红赤较明显者，加知母、黄柏以滋阴降火。

中成药治疗　①清热解毒及退翳眼药水，如0.2%鱼腥草眼药水滴眼。②抗病毒冲剂。③清开灵注射液。

中医辅助治疗　①熏眼及湿热敷：用用金银花、连翘、蒲公

英、大青叶、薄荷、紫草、柴胡、秦皮、黄芩等水煎，作湿热敷或熏眼。②针刺治疗：可选用睛明、四白、丝竹空、攒竹、合谷、足三里、光明、肝俞等穴，每次局部取 2 穴，远端取 2 穴，交替使用，根据病情虚实，酌情使用补泻手法。

现代研究 包括以下三方面。

证候研究 中医学认为无论是外感六淫、内伤七情、饮食失调皆可导致该病，但最多见于外邪。角膜属于风轮，内应于肝，而脾与肝有相生相克关系，肝肾同源，故该病与肝、脾、肾关系密切。从病程上看该病早期以风热之邪为主，属表证；中期或顽固期以肝胆湿热或脾虚湿盛为主；后期也有虚中夹实的表现，内邪未清，机体内在阴虚或脾虚肝旺，气血不足，卫表不固等因素。

中药研究 研究者在中药对 HSV-1 的作用方面做了许多的实验室研究。有学者在实验中共做了 72 种中草药 139 个剂型的试验。其中薄荷、蒲公英、喜树碱的水煎剂对 HSV-1 具有明显抑制作用。而其他一系列研究表明鱼腥草、二秦眼药水（含秦艽、秦皮等药）、复方金银花、黄精多糖眼液、一叶萩碱滴眼液、土贝母苷滴眼液及汉防己甲素等在体外有较好的抑制 HSV-1 的作用而且效果都近似或优于阿昔洛韦滴眼液。研究表明中药具有较好的抗病毒、保护细胞的作用外，而且能够增加细胞对环境的耐受力和延长细胞寿命，还可能参与调节宿主对病毒的炎症及免疫反应。

西药研究 碘苷可抑制病毒 DNA 复制，药物组织通透性差，只对急性期的浅层病变有效。环胞苷抑制病毒 DNA 合成酶，阻止其 DNA 链延长。1% 三氟胸腺嘧啶核苷是胸苷拟似物，可以整合到病毒的 DNA 中，干扰病毒合成，尽管存在细胞毒性，安西他滨（环胞苷）仍是美国治疗病毒性角膜炎的金标准药物。阿昔洛韦是一种高选择抗病毒药物，但阿昔洛韦局部滴用角膜穿透性不好，房水浓度低，因此对基质型和内皮型角膜炎治疗效果欠佳。伐昔洛韦和万乃洛韦是阿昔洛韦的前体药，组织穿透性提高了 5~6 倍，具有较好的临床应用前景。研究认为，ACV 合并高浓度干扰素滴眼有较好疗效。干扰素是一种广谱抗病毒物质，间接抑制病毒的复制。针对病毒复制环节中的关键酶和需要的特殊原料，许多学者发现了大量拮抗病毒活性的药物如谷氨酰胺拟似物 L-DON、视黄原酸盐复合物 D609、乳铁蛋白等，但上述药物仍处于实验室研究阶段，短期内难以在临床使用。病毒性角膜炎治疗药物研究的另一个热点是利用特异性抗体对病毒进行导向治疗。已研制出针对 HSV-1 表面抗原 gD 的多克隆抗体 SP-510-50，该抗体的抗原识别区有多个结合位点，与病毒结合后可使其失活，达到治疗目的。

（段俊国）

shìwǎngmó jìngmàizǔsāi

视网膜静脉阻塞（retinal vein occlusion，RVO） 视网膜中央静脉主干或分支发生阻塞导致阻塞远端静脉扩张迂曲，血流淤滞，出血和视网膜水肿的眼部疾病。是最常见的视网膜血管病，也是致盲眼病之一。该病无对应中医病证名称，根据发病急缓和视力下降程度分别归属于中医学的暴盲、视瞻昏渺范畴。

病因病机 中医学认为该病的病机关键是脉络瘀阻，血溢脉外而遮蔽神光。“暴盲”是指眼外观正常而视力骤然下降，甚至盲无所见的内障眼病。其病因病机为情志郁结，肝失调达，玄府闭塞，或是嗜食肥甘，酿湿生热，痰热互结，闭阻络脉，或肝肾阴虚，虚火上炎，灼伤脉络，血溢络外，遮蔽清窍。“视瞻昏渺”是指眼外观端好，而视力渐降，视物昏蒙，或眼前有暗影遮挡的内障眼病。其病因病机是年老体弱，素体不足，气血亏虚，目失所养，气虚或阳虚不能升举，目失濡养，精血不能上承遂致该病，或是饥饱失常，嗜食肥甘厚腻及辛辣炙煿之品，伤于脾胃，运化失司，湿浊内生，久而化热，湿热上犯，壅滞目窍，或情志抑郁，肝失调达，肝郁气滞，气滞血瘀，玄府不利，或暴怒伤肝，肝火上炎，灼伤目络。总之，该病可因情志郁结，肝失条达，气滞血瘀，血溢络外；或因年老体弱，阴气渐衰，劳视竭思，房劳过度，暗耗精血，阴虚阳亢，虚火上炎，迫血妄行血不循经，溢于络外；或因嗜食烟酒，辛辣厚味，痰热内生，上扰目窍，血脉瘀阻出血而导致。

证候诊断 ①气滞血瘀证：全身见头胀头痛，胸胁胀闷，舌质紫暗或有瘀斑，脉弦紧或涩者。②肝阳上亢证：全身见头痛眩晕，口苦，耳鸣，心烦失眠，烦躁易怒，舌红脉弦或弦细数者。③痰浊瘀阻证：全身见头重眩晕，胸闷脘胀，体胖，舌淡苔腻，脉弦滑者。④阴虚火旺证：全身见头晕目眩，耳鸣，五心烦热，口干咽燥，舌红少津，脉细数者。

治疗方法 西医治疗视网膜静脉阻塞以药物为主。中医学认为该病的基本病机为气滞血瘀，一般以调理气机、活血化瘀立法，眼底所见结合全身情况，综合辨治，目的是促进视网膜出血吸收，减轻水肿，减少并发症。

西医治疗 ①纤溶制剂如尿激酶、去纤酶；②抗血小板聚集剂如阿司匹林、双嘧达莫；③糖皮质激素，适用于视网膜静脉炎症所致者，可减轻水肿，改善循环；④激光治疗：如黄斑水肿可做局部格栅样光凝；或封闭无灌注区预防和治疗新生血管；⑤抗血管内皮生长因子（VEGF）药物：通过抑制 VEGF，阻止血管内皮增生，减少视网膜渗漏，重建血－视网膜内屏障，促进网膜内渗出液吸收从而改善黄斑水肿，提高患者的视力，可单独应用或作为激光治疗的补充。

辨证论治 ①气滞血瘀证：治以理气活血、止血通络，方选血府逐瘀汤加郁金、青皮。②肝阳上亢证：治以平肝潜阳止血，方选天麻钩藤饮加减，失眠梦多者，可加珍珠母、夜交藤镇静安神。③痰浊痹阻证：治以化痰降浊止血，方选菖蒲郁金汤加减。④阴虚火旺证：治以滋阴降火、凉血散瘀，方选知柏地黄丸合二至丸加减。在全身辨证的同时还要注重眼底情况，如眼底出血色鲜红者，宜加白茅根、荆芥炭、侧柏叶等止血之品；眼底出血色紫暗者，宜加生蒲黄、茜草、生三七等化瘀止血之品；视网膜水肿甚者，加泽泻、车前子、茯苓、猪苓等利水之品。

中成药治疗 丹红化瘀口服液、葛根素注射液、丹参注射液、注射用血栓通等。

中医辅助疗法 包括中药单方口服、直流电离子导入等辅助疗法。例如可用水蛭粉、生三七粉口服；或三七、丹参、红花等注射液作电离子导入，用于出血后期。

现代研究 以下是部分国家级或省级项目成果。

证候研究 研究发现高原地区视网膜静脉阻塞的三个主要证型，即气虚血瘀证、肝阳上亢证、痰浊痹阻证患者的血清内皮素-1（ET-1）表达水平高于正常人，且三个证型中，气虚血瘀证组的 ET-1 水平高于肝阳上亢以及痰浊痹阻证，这可能是高原外环境低氧参与了视网膜静脉阻塞气虚血瘀的形成，并且加剧了静脉阻塞后的局部缺血缺氧，加重了视网膜血管内皮损伤，最终诱导了 ET-1 的高表达。

药物研究 研究发现中药成分复杂，多种药效物质往往通过多个靶点及多条作用途径，系统调节机体平衡来发挥综合疗效。在 RVO 模型大鼠的成分－靶点网络模型中，白细胞介素（IL）-1β、IL-6、IL-8、细胞间黏附因子（ICAM）-1，NOS2，CCL2，CXCL10 和 TNF 与炎症反应相关，VEGFA、SERPINF1 和 HIF1A 参与血管生成，BCL2、CDKN1A 和 BAX 调控细胞的凋亡，PLAT 与凝血过程相关；注射用血塞通的 5 个成分（人参皂苷 Rg1，Rb1，Rd，Re 和三七皂苷 R1）均参与调控炎症反应和细胞凋亡，人参皂苷 Rb1，Rg1 和三七皂苷 R1 作用于 PLAT，从而调节凝血过程；人参皂苷 Rb1 和 Rg1 还对血管生成相关基因有调节作用。证实血塞通能通过调控炎症反应、血管生成、细胞凋亡和凝血过程等多种途径发挥疗效，另外，血塞通还能够显著增加 RVO 大鼠的病变眼球的视网膜静脉血流量，改善 RVO 引起的水肿等组织病理学改变，并能够显著降低视网膜静脉阻塞引起的 IL-1β，IL-6 及 VEGF 升高，并呈一定的量效关系。

另一个具有多个靶点及多条作用途径的药物是丹参，在对视网膜中央静脉阻塞患者的观察中，丹参酮 II_A 磺酸钠注射液能提高患者的收缩期最大血流速度和舒张期最小血流速度，降低阻力指数，降低患者的全血高切黏度、全血低切黏度、血浆比黏度和纤维蛋白原，从而改善患者的视网膜循环，起到抗 RVO 的作用。其他的研究表明丹参酮 II_A 对机体的凝血机制具有双向调节的作用，既有抗凝血的作用，又有抗凝血酶的效果，从而使丹参酮 II A 具有止血、抑制水肿发生、促进血肿吸收的作用特点。

（段俊国　曾洁萍）

shìshénjīng wěisuō

视神经萎缩（optic atrophy）

视网膜节细胞及其轴突发生退行性病变而致视盘颜色变淡或苍白的眼部疾病。视神经萎缩不是单独的一种疾病，是多种眼及全身病变对神经损伤的最终结果，可由外伤、遗传等导致，发病率高，治疗困难，为常见的致盲的主要病种之一。该病属于中医学的青盲范畴。

病因病机 该病发生关键为目系失于濡养萎缩。常因先天禀赋不足；或久病体虚，精虚血少；或劳伤肝肾，精气亏损，而目系失养；或情志抑郁，肝气不舒；或外伤头目，经络受损，气滞血阻等而致目络瘀滞，玄府闭塞，神光泯灭。病因虽有多种，但最终局部病机主要有二：一为目系失养，一为目络瘀阻。

证候诊断 该病临床大致以肝肾亏虚证、肝郁气滞证、气滞血瘀证、气血两虚证常见。各证候诊断要点如下。①肝肾亏虚证：视力渐降，甚者失明，眼外观无异，眼底见视盘色淡，边缘或清或不清；兼有腰膝酸软，头晕耳鸣，舌淡苔白，脉沉细无力。②肝郁气滞证：视力渐降，视物昏蒙，甚至失明，视盘色淡白或苍白；兼见情志抑郁、胸胁胀痛，口苦咽干，食少太息，舌质红，苔薄，脉弦。③气滞血瘀证：头眼外伤，视力减退或丧失，视盘颜色苍白，边界清，动静脉细，头痛健忘，失眠多梦，舌质红或有瘀斑，舌苔薄白，脉细涩或结代脉。④气血两虚证：视力渐降，日久失明，兼久病体弱，少气乏力，懒言少语，面白唇淡，心悸失眠，舌淡苔薄白，脉沉细无力。

治疗方法 西医对该病尚无理想的治疗方法，一般多采用对症治疗。中医认为该病的基本病机为目系失养，采用药物与针刺方法可使大多数患者视力有所改善，治疗过程中应以补益气血，通络明目为要，结合全身情况，辨证论治。

西医治疗 ①进行全身检查，尽量发现可能的病因，并予以针对性治疗。②支持疗法：能量合剂静脉点滴；维生素 B_1、B_{12}、路丁等常规口服；肌苷片口服。③神经生长因子肌内注射治疗。

辨证论治 该病可针对病程不同阶段对该病进行辨证论治，具体治法及主方如下。①肝肾亏虚证：治以补益肝肾，方选左归饮（《景岳全书》）加减，常用中药有熟地黄、山药、山茱萸、枸杞子、山药、茯苓、炙甘草等。②肝郁气滞证：治以疏肝解郁、行气明目，方选丹栀逍遥散（《内科摘要》）加减，常用中药有柴胡、当归、白芍、茯苓、白术、甘草、薄荷、生姜、牡丹皮、栀子等。③气滞血瘀证：治以行气活血、通络开窍，方选血府逐瘀汤（《医

林改错》）加减，常用中药有桃仁、红花、当归、川芎、生地黄、赤芍、牛膝、桔梗、柴胡、枳壳、甘草等。④气血两虚证：治以益气养血、宁神开窍，方选人参养荣汤（《太平惠民和剂局方》）加减，常用中药有当归、白芍、熟地黄、人参、白术、茯苓、炙甘草、桂心、五味子、远志、陈皮、生姜、大枣、黄芪等。

中成药治疗 ①复明片：滋补肝肾、养阴生津，适用于肝肾亏虚型视神经萎缩者。②生脉饮：益气复脉、养阴生津，适用于气血亏虚证。③丹红化瘀口服液：活血化瘀、行气通络，适用于气滞血瘀证。④复方血栓通胶囊：活血化瘀、益气养阴，适用于本病有血瘀之象及久病者。

中医辅助疗法 视神经萎缩还可使用针灸、穴位注射、中药离子导入法等辅助疗法。①针灸疗法：辨证论治原则指导下选穴配方。眼周围常选睛明、上光明、承泣、球后、攒竹、丝竹空、鱼腰、瞳子髎；头区取阳白、四白、太阳、神庭、上星、百会、四神聪、头维、风池、翳明、头临泣、曲差、目窗、正营、率谷；全身取足三里、三阴交、阳陵泉、光明、行间、太冲、蠡沟、中都、昆仑、合谷、通里、肝俞、肾俞。②头针：取视区（位于枕骨粗隆上4cm，左右旁开各1cm），两针对称向下方刺入。③中药离子导入：利用直流电场作用，将拟导入的药物离子放在同性电极下，根据同性相斥，异性相吸的原理，将药物离子不经血液循环而直接导入眼内。多选维生素 B_{12}、决明子、丹参、川芎嗪等药导入。疗程同电针治疗。

现代研究 主要包括针灸疗法研究和药物研究。

针灸疗法研究 通过电针十二经络原穴，观察针刺前、中、后双侧图形视觉诱发电位（P-VEP）的变化研究显示，眼与十二经络存在密切关系，心经、脾经、大肠经、膀胱经语言关系最密切。针刺引起的P-VEP改变各经络不同，膀胱经呈易化效应，而其余各经络主要表现为抑制效应。针刺一侧经络，双眼P-VEP都有改变，但同侧更明显，这客观证实了眼与十二经脉有关，为针刺治疗眼病提供了依据。临床研究表明针刺可以有效改善颈内动脉和眼动脉的血流状况，可使血流速度向正常速度转化。

药物研究 明目逍遥汤（薄荷、柴胡、当归、白芍、焦白术、茯苓、炙甘草、丹皮、焦栀子、甘菊花）具有抗炎、解痉及明显抑制急性渗出性和慢性增生性炎症作用，治疗血虚肝郁型儿童视神经萎缩效果显著，该研究成果获1985年中国卫生部科技成果甲等奖。气虚血瘀证视神经萎缩，可采用生脉注射液加灯盏细辛注射液治疗为主，兼有气滞、血亏、阴虚等证候的用中药汤剂化裁调理，其有效性实验研究的依据是：生脉散中人参皂苷、麦冬黄酮、五味子素有改善心、脑血液循环，提高机体对缺氧的耐受性，可通过诱导超氧化物歧化酶清除氧自由基，减少脂质过氧化物生成，保护神经细胞。而灯盏细辛注射液中有效成分总黄酮具有较强的蛋白激酶C抑制作用，蛋白激酶C的移位激活在缺血性神经元损伤中起重要作用，可以防止脑缺血再灌注所致的细胞内钙超载，从而防治钙超载诱发的一系列病理反应所致的神经元损伤，保护视网膜神经节细胞及视神经。

（段俊国 李 强）

ěr-bí-yānhóu jíbìng

耳鼻咽喉疾病（otorhinolaryngologic disease） 耳、鼻、咽喉部位发生的功能性和器质性疾病。

疾病范围 由于耳鼻咽喉器官的构造、功能相互关联，毗邻关系复杂，耳鼻咽喉疾病范围涉及头部和颈部。主要包括鼻腔炎症（如急性鼻炎、慢性鼻炎、萎缩性鼻炎等）、鼻前庭疖、酒糟鼻、鼻息肉、扁桃体炎症、喉梗塞、喉癌、中耳炎、支气管异物、喉异物、梅尼埃病等。

中医特征 关于耳鼻咽喉科的学术理论、学术观点的整理和研究，已经取得了巨大成就与进展。如谭敬书教授等提出了"官窍脏腑相关学说""清窍清阳相关学说"等全新的理论概念。对古代学术观点如"肾开窍于耳""肺开窍于鼻""喉痹多属于火"等，运用现代医学手段进行了初步研究与探索。另外，诸如"耳聋治肺""鼻塞治心""金破不鸣""金实不鸣"等学术观点，亦得到重新认识，并用以更好地指导临床。南京中医药大学干祖望教授对咽喉与脏腑的关系提出了新的见解，认为声带属肝，得肺气而能震动；室带属脾，得气血之养而能活跃；会厌、披裂属阳明，环杓关节隶乎肝肾，以及提出了"金瘀不鸣"的观点等，并用以指导临床而取得较好疗效。

治疗特点 五官是人体的一部分，但是它与整体的脏腑经络息息相关。在临床中，中医主张从整体观点辨证出发，找病因、定部位、分虚实及邪正关系来决定证型进行治疗。

现代研究 由于中西医结合研究的深入发展，传统的中医耳鼻咽喉科理论或学术观点所包含的科学依据和科学内涵正在逐步得到不断深入的认识，从而获得更广泛的认同。如研究提出醛固酮、血清铁，以及肾与内耳的某些组织结构和免疫特性相似性，是肾开窍于耳，即肾与耳相互联系的物质基础之一。鼻腔纤毛上皮细胞及其功能和分泌性免疫球蛋白（secretory immunoglobulin，SIgA）是肺开窍于鼻，即肺与鼻相互联系的物质基础之一；并发现咽喉病多属于火之"虚火"，在身体某些特定部位可反映为温度的变化：阴虚之火上下部位的温度升高，阳虚之火（虚阳上浮）则上部温度升高而下部温度降低。从而证实了阴虚火旺，虚火上炎以及虚阳上浮，下寒上热理论的正确性。耳鼻咽喉科领域中西医结合研究的开展，为传统的中医理论与西医学理论之间，建立了沟通的桥梁。

（程仕萍）

tūfāxìng ěrlóng

突发性耳聋（sudden deafness，SD） 突然发生原因不明的感音神经性听力损失。可在数分钟、数小时或3天以内，至少在相连的2个频率听力下降20分贝以上，多发生于单侧，少数人双侧发病。发病时患者可伴耳鸣、耳堵塞感或眩晕、恶心、呕吐，但不反复发作。除第八脑神经外，一般无其他脑神经受损症状。该病属于中医学的暴聋范畴。

病因病机 风热之邪侵袭，首先犯肺，肺气失宣，邪壅耳窍而致病。情志不遂，郁怒伤肝，肝失疏泄，肝气郁结，气郁化火，肝火上扰，清阳受阻而发为暴聋。外感湿热之邪，或过食肥甘厚味，或思虑过度伤脾，脾失健运，湿聚为痰，痰湿久郁化火，痰火上壅耳窍。先天禀赋不足，素体阴虚，或房劳过度，或老年肾亏，或中年早衰，肾精亏虚，耳失濡养。或肾阴不足，虚火内生，上扰耳窍；肾阳不足，耳失温煦，亦可致耳聋发生。情志不舒，气机郁滞，气血瘀阻；或跌仆金刃，或爆震伤及气血，或久病不愈，邪气入络，气血瘀阻，清窍闭塞。饮食不节，或病后失于调养；或疲倦思虑过度，损伤心脾，气血不足。或熬夜失眠，心血耗伤，气血两亏，耳失充养而发病。

证候诊断 ①风邪外犯证：多因感冒或受寒之后，突发耳聋，伴鼻塞、流涕，或有头痛、耳胀闷，或有恶寒、发热、身痛，舌质红，苔薄白，脉浮。②肝火上炎证：情志抑郁或恼怒之后，突发耳聋，耳鸣如潮或风雷声，伴口苦口干，便秘尿黄，面红、目赤，舌红，苔黄，脉弦数。③痰火郁结证：耳聋耳鸣，耳中胀闷，或见头晕目眩，胸脘满闷，咳嗽痰多，口苦或淡而无味，二便不畅，舌红，苔黄腻，脉滑数。④血瘀耳窍证：耳聋突然发生，并迅速发展，常伴耳胀闷感或耳痛，耳鸣不休，或有眩晕，舌质暗红，脉涩。⑤气血亏虚证：听力下降，每遇疲劳之后加重，或见倦怠乏力，声低气怯，面色无华，食欲不振，脘腹胀满，大便溏薄，心悸失眠，舌质淡红，苔薄白，脉细弱。

治疗方法 该病的病程越短，用药越早，预后越好。中药治疗多为口服中药、中成药、针灸、按摩等。西医治疗主要为药物治疗、高压氧治疗等。

西医治疗 临床上常用的药物种类主要有糖皮质激素类、血管扩张剂、营养神经类药物等。①血管活性药物：低分子右旋糖酐、烟酸、罂粟碱、盐酸培他啶、丹参、金纳多（银杏叶提取物注射液)、杏丁(银杏达莫注射液)及钙拮抗剂等。②糖皮质激素类药:强效的免疫抑制剂,有抗炎、抗感染,增强机体对毒性代谢产物或细菌毒素的耐受性。③抗凝溶栓治疗:巴曲酶、蝮蛇抗栓酶等。④高压氧治疗:增加血氧含量,控制水肿,使血液黏稠度降低,有利于内耳血管淤塞的消除,使血液循环得到改善。

辨证论治 ①风邪外犯证:治以宣肺解表、散邪通窍,方选宣肺通窍汤,常用中药有麻黄、杏仁、防风、川芎、僵蚕、柴胡、路路通、石菖蒲、苍耳子、白芷、甘草。②肝火上炎证:治以清肝泻热、开郁通窍,方选龙胆泻肝汤,常用中药有龙胆草、栀子、黄芩、柴胡、车前子、泽泻、生地、丹皮、当归、菖蒲、甘草。③痰火郁结证:治以化痰清热、散结通窍,方选清气化痰丸加减,常用中药有胆南星、僵蚕、杏仁、瓜蒌仁、半夏、茯苓、陈皮、枳实、石菖蒲、甘草。④血瘀耳窍证:治以活血化瘀、通利耳窍,方选通窍活血汤加减,常用中药有川芎、当归、赤芍药、桃仁、红花、柴胡、丹参、路路通、石菖蒲、黄芪、青皮。⑤气血亏虚证:治以健脾益气、养血通窍,方选归脾汤加减,常用中药有党参、黄芪、白术、当归、茯神、远志、酸枣仁、柴胡、龙眼肉、木香、甘草。

中成药治疗 ①龙胆泻肝丸:疏肝解郁、清热泻火,适用于肝火上扰的耳鸣、耳聋。②涤痰丸:清热化痰、解郁通窍,适用于痰火壅结的耳聋。③银翘解毒片:疏风清热、宣肺散邪,适用于风邪外袭所致的耳聋。④三七通舒胶囊:行气活血、化痰通窍,适用于气滞血瘀所致耳聋。⑤归脾丸:健脾益气、养血通窍之,适用于气血亏虚所致耳聋。

中医辅助疗法 ①体针:取穴以局部为主配伍全身辨证取穴。主要局部穴位有听宫、听会、翳风、耳门四穴。局部选取耳门、听宫、听会、翳风等穴位。远端主穴选取引气归元(中脘、下脘、气海、关元)、商曲、阴都、气穴。辨证取穴,疏风散邪选取外关、合谷;清肝泻火选取太冲、太溪;化痰利湿选取丰隆、水道;活血祛瘀选取膈俞、血海;气亏虚选取脾俞、足三里。②浅针:取翳风(患侧)、听会(患侧)、肾俞(双侧)、关元、太溪(双侧),用补法。③热敏灸:以灸感渗透为度。④穴位埋线:选取耳门、听宫、听会、风池、足三里、三阴交等为主穴。⑤穴位注射:取翳风、中渚、耳门、听宫、听会、足三里等穴,每次选取以上穴位中的两个穴位,注射维生素 B_{12} 或 B_6。⑥小针刀:针对伴有眩晕的患者,可采用小针刀疗法活血化瘀,通经活络。⑦平衡针:对于不能坚持针刺的患者,可采用平衡针疗法。⑧鸣天鼓:两手掌心紧贴两耳,两手示指、中指、无名指、小指横按在两侧枕部,两中指相接触,将两示指翘起叠在中指上面,用力滑下,重重地叩击脑后枕部,即可闻及洪亮清晰之声如击鼓。⑨营治城廓:以两手分别自上而下按摩两侧耳轮。

现代研究 包括如下几个方面的内容。

相关因素研究 突聋的确切致病因素,较公认的是病毒感染、内耳供血障碍、药物中毒、自身免疫原性及免疫介导的内耳疾病等。

证型研究 研究发现在临床中耳聋的以肝火上扰及风热侵袭两种证型最为多见。暴聋的临床证型与耳聋的轻重程度相关。一般而言,轻中度聋多为风热侵袭型;中度聋多为肝火上扰型;重度聋多为气滞血瘀和痰火郁结两种类型,而重度和极重度聋多为脾胃虚弱和肾精亏损型。暴聋患者最易伴发眩晕症状的3种类型,分别为:肝火上扰型、痰火郁结型和气滞血瘀型。

动物模型研究 通过将新西兰实验大耳白兔造成食饵性动脉粥样硬化后,根据中医"气血相依""心主血脉"理论,每周两次耳缘静脉放血,引起耗气目的,复制出基本定性定位的气虚痰浊证模型。通过光学显微镜、透射和扫描电子显微镜观察技术研究噪声引起的耳蜗损伤模型,发现噪声暴露后首先引起耳蜗螺旋器的机械性损伤,继而引起代谢性的损伤,噪声可引起耳蜗内外毛细胞静纤毛倒伏、散乱和脱落。

药物研究 石菖蒲有扩张冠状动脉、改善缺氧和记忆障碍等作用;柴胡可抑制毛细血管通透性增加及渗出水肿,有明显的镇静安神、调节中枢神经系统和机体免疫的功能;丹参可改善微循环障碍、抗氧化及消除自由基,同时有抗凝、解痉功效;葛根具有改善内耳微循环,促进细胞代谢的作用。

证候研究 研究发现暴聋患者中以气滞血瘀证型患者最多,风热侵袭型次之。风热侵袭型暴聋患者中轻度和中度听力损失较多见,且以高频为主;而肝火上扰型暴聋则以中度听力损失为多数,听力损伤图形与风热侵袭型听力图相似;痰火郁结型、气血亏虚型和气滞血瘀型患者以重度聋、极重度聋听力损失为主。

(田 理 周 立)

Méiní'āibìng

梅尼埃病 （ Meniere disease, MD）

以膜迷路积水为主要病理改变的特发性内耳疾病。又称内耳眩晕症、美尼尔病。该病临床表现为反复发作的旋转性眩晕、耳闷胀感、耳聋或眼球震颤，多为单耳发病。具有发作性和复发性的特点，即眩晕有明显的发作期和间歇期。该病属于中医学的耳眩晕、痰饮等范畴。

病因病机 该病病因一般认为与自主神经功能失调有关。中医认为该病的发生是由情志所伤，肝气郁结、肝火上炎；或由劳伤过度，伤及气血、血虚生风上扰所致。该病多本虚标实，病位在头窍，与肝脾肾相关。

证候诊断 ①风热外袭证：突发眩晕，如立舟船，恶心呕吐，或耳鸣耳聋；伴有鼻塞流涕，咳嗽，咽痛，发热恶风，舌红，苔薄白，脉浮数。②肝阳上扰证：眩晕每因情绪波动而发，或耳鸣耳聋；心烦易怒，急躁，口苦咽干，胸胁苦满，头痛，舌红，苔黄，脉弦数。③痰浊中阻证：眩晕，恶心呕吐较剧烈，痰涎多，或耳鸣耳聋，胸闷不舒，头额胀闷，纳呆倦怠，舌淡，苔白腻，脉弦滑。④寒水上泛证：眩晕，或耳鸣耳聋，发作时心下悸动，畏寒，肢体不温，腰背冷痛，夜尿清频，舌淡白，苔白，脉沉细。⑤髓海不足证：眩晕频繁发作，发作时耳鸣较甚，听力下降，腰膝酸软，失眠多梦，五心烦热，舌红，少苔，脉细数。⑥上气不足证：眩晕劳累易发，或耳鸣耳聋，发作时面色苍白，神疲思睡，懒言，动则喘促，心悸，舌淡，苔薄白，脉细弱。

治疗方法 因该病的病因及发病机制不明，尚无使该病痊愈的治疗方法。多采用调节自主神经功能、改善内耳微循环、解除迷路积水为主的药物治疗及手术治疗。

西医治疗 ①药物治疗：前庭神经抑制剂如地西泮、苯海拉明等；抗胆碱能药如山莨菪碱等；血管扩张药如倍他司汀、银杏叶片等；利尿脱水药如氢氯噻嗪等；糖皮质激素如地塞米松、泼尼松等；以及维生素类药物。②中耳加压治疗控制患者眩晕症状。③化学性迷路切除术：全身及鼓室内使用氨基糖苷类抗生素（如链霉素及庆大霉素）利用其耳毒性，破坏内耳前庭功能，达到治疗眩晕的目的。④手术治疗如内淋巴囊减压术，球囊造瘘术、迷路破坏术，前庭神经切断术等。

辨证论治 治疗该病以止眩息风为原则。①风热外袭证：治以疏风散热，方选桑菊饮（《温病条辨》）加减，常用中药有桑叶、菊花、连翘、桔梗、苦杏仁、甘草、薄荷、芦根。②肝阳上扰证：治以平肝潜阳，方选天麻钩藤饮（《杂病证治新义》）加减，常用中药有天麻、钩藤、石决明、牛膝、杜仲、桑寄生、黄芩、栀子、首乌藤、茯神、益母草。③痰浊中阻证：治以化痰息风，方选半夏白术天麻汤（《医学心悟》）加减，常用中药有半夏、白术、天麻、茯苓、陈皮、甘草、生姜、大枣。④寒水上泛证：治以温阳利水，方选真武汤（《伤寒论》）加减，常用中药有附子、茯苓、白术、生姜、白芍。⑤髓海不足证：治以滋补肾阴，方选杞菊地黄丸（《医级宝鉴》）加减，常用中药有熟地黄、山药、山萸肉、牡丹皮、茯苓、泽泻、枸杞子、菊花。⑥上气不足证：治以健脾益气，方选归脾汤（《济生方》）加减，

常用中药有人参、白术、黄芪、茯神、龙眼肉、当归、远志、陈皮、酸枣仁、木香、炙甘草、生姜、大枣。

中成药治疗 杞菊地黄丸、六味地黄丸适用髓海不足证；上气不足证可选用归脾丸、补中益气丸等；寒水上泛证可选用右归丸、金匮肾气丸等；肝阳上扰证可选天麻丸、龙胆泻肝丸、杞菊地黄丸、养血舒肝丸等；痰浊中阻证可选半夏天麻丸、陈半六君丸等。

中医辅助疗法 ①体针：取百会、头维、风池、风府、神门、内关为主穴，合谷、外关、丰隆、中脘、解溪、行间、侠溪、肝俞、肾俞、命门、三阴交、关元、足三里、脾俞、气海等为配穴。实证用泻法，虚证用补法。②耳针、耳穴贴压：取肾、肝、脾、内耳、神门、皮质下、交感等穴，每次2~3穴；或行耳穴贴压。③头皮针：取双侧晕听区。④艾灸疗法：取百会穴艾灸，适用于虚证患者。

现代研究 学者认为可能与MD发生有关的基因种类主要有群体凝血因子C同源物基因、热休克蛋白基因等。有关MD与免疫系统之间的联系一直为学者所重视，有研究认为导致免疫系统与MD发病产生关联的主要原因有：①内淋巴囊存在着有孔血液供给，可使免疫抗原进入并引起肥大细胞脱颗粒作用和炎症反应；②循环免疫复合物可进入内淋巴囊循环和血管纹引起炎症反应，并导致渗透性增高，破坏液体平衡；③病毒性抗原免疫作用。

（程仕萍）

bíyán

鼻炎 （rhinitis）

各种致病因素引起的鼻腔黏膜炎性病变。鼻炎可因病毒、细菌、变应原、各种

理化因子以及某些全身性疾病引起。主要病理改变是鼻腔黏膜充血、肿胀、渗出、增生、萎缩或坏死等。鼻炎分为急性鼻炎、慢性鼻炎、萎缩性鼻炎和药物性鼻炎，其中以慢性鼻炎尤其是变应性鼻炎（又称过敏性鼻炎）最为常见。临床表现为鼻塞、鼻涕、嗅觉下降、头痛、头昏等。辅助检查手段包括前鼻镜检查、X 线鼻泪管造影、鼻腔分泌物涂片检测致病菌、鼻腔分泌物细菌培养+药敏、病毒检查。鼻炎治疗一般通过病因治疗，改善生活及环境，锻炼身体，提高机体的抵抗力为主，局部治疗包括鼻内用糖皮质激素、鼻内用减充血剂、鼻腔清洗等。该病属于中医学的"鼻鼽""鼻窒"等范畴。多内因肺、脾、肾三脏虚损，外由风、寒等六淫之邪侵袭为患。此病往往缠绵难愈，一则是正虚而邪恋，二则是外邪久客，化火灼津而痰浊阻塞鼻窍，因此顾护正气是根本治疗。方药多以内服苍耳子散合玉屏风散加减，配合中药熏洗外治为主。

（程仕萍）

bìanyìngxìng bíyán

变应性鼻炎 （allergic rhinitis, AR）

特应性个体接触致敏原后由IgE介导的以炎症介质（主要是组胺）释放、并有免疫活性细胞、促炎细胞、细胞因子等参与的鼻黏膜慢性炎症反应性疾病。又称变态反应性鼻炎，又称过敏性鼻炎。以发作性鼻痒、喷嚏、流清涕和鼻塞为特点。根据症状持续时间分为间歇性变应性鼻炎和持续性变应性鼻炎。该病属于中医学的鼻鼽范畴。

病因病机 多为脏腑亏损，正气不足，卫表不固，感受外邪（风邪、寒邪或异气之邪等），肺气不能宣降而致。发病与肺、脾、肾等密切相关，多为本虚标实之证。劳倦过度或大病之后等，致肺气虚弱，卫表不固，风寒邪气停聚鼻窍，肺气失宣，鼻窍不利而为该病。饮食不节、思虑过度等，致脾气虚弱，化生不足，鼻窍失养，抗邪无力，外邪侵犯鼻窍，发为鼻鼽。过服寒凉、久病不愈、房劳过度等，致肾阳不足，温煦失职，鼻窍失于温养，外邪易侵犯鼻窍，发为鼻鼽，亦可由于肾阳不足，寒水上泛鼻窍发为该病。如肺经素有郁热，或感受风热，肺失肃降，邪热上犯鼻窍，发为该病。病程长者，气虚瘀血对疾病的发展有重要影响，既是病理产物，也是致病因素。

证候诊断 该病以肺脾肾虚损为本，寒热痰瘀之邪为标。根据临床表现常分为四个证型。①肺气虚寒证：鼻痒，喷嚏连作，流清涕，鼻塞，遇风冷则加重；鼻黏膜及鼻甲肿大，淡红或苍白，可伴有畏寒或怕风、自汗、咳嗽痰稀，气短乏力等症；舌质淡，苔薄白，脉细弱。②脾气虚弱证：鼻痒，喷嚏连作，流清涕，鼻塞，劳累后加重；鼻黏膜及鼻甲肿大，色淡，可伴有四肢困倦，少气懒言，腹胀、纳呆、大便溏薄等症；舌质淡，舌体胖、边有齿印，脉细弱。③肾阳不足证：鼻痒，喷嚏连作，流清涕量甚多，鼻塞；鼻黏膜及鼻甲明显肿胀，色苍白，鼻道可见水样分泌物，可伴有腰膝酸软、四肢不温，耳鸣遗精，夜尿清长，神疲乏力等症；舌质淡，苔薄白，脉沉细。④肺经伏热证：鼻痒，喷嚏连作，流清涕，鼻塞，症状有时在遇热蒸汽时或在闷热天气发作；鼻黏膜色红，鼻甲肿大，可伴有咳嗽痰稠、口干、烦热等症；舌质红，苔薄黄，脉数。

治疗方法 以药物治疗为主，其中包括中医的辨证论治和西药的使用。中医辨证施治，采取中药、针灸等局部与整体相结合。西药治疗主要以局部用糖皮质激素、抗组胺药等抗变态反应药物内服等为主；必要时中西医结合治疗。

西医治疗 ①药物治疗：抗组胺药包括氯雷他定、氯苯那敏等，肥大细胞膜稳定剂有色甘酸二钠等，皮质激素类局部常用糠酸莫米松、布地奈德等鼻喷剂，减充血剂有羟甲唑啉鼻喷剂等。②免疫治疗：免疫疗法又称脱敏疗法、减敏疗法，通过皮肤试验或其他实验室方法确定患者的致敏原，选用一种或数种最相关的变应原制成系列稀释的浸液，皮下注射，达到改变患者的免疫反应性和减轻临床症状的效果。③手术治疗：必要时可选用手术治疗，如鼻中隔偏曲矫正术，针对下鼻甲肥大的下鼻甲部分切除术，以及筛前神经切除术等。另外，对于已明确的变应原，应尽可能避免接触致敏原。其他还有下鼻甲黏膜冷冻疗法、微波热凝、激光烧灼等，可降低鼻黏膜的敏感性。

辨证论治 目的在于调节肺、脾、肾的功能，通过改善机体内环境来降低其敏感性。①肺气虚寒证：治以温肺散寒、益气固表，方选温肺止流丹（《疡医大全》）、玉屏风散（《世医得效方》）合苍耳子散（《济生方》）加减，风寒盛、营卫不和者，合桂枝汤（《伤寒杂病论》），常用中药有黄芪、白术、防风、苍耳子、辛夷、桔梗、荆芥、细辛、人参、桂枝等。②脾气虚弱证：治以益气健脾、升阳通窍，方选补中益气汤（《脾胃论》）加减，常用中药有党参、炙黄芪、炙甘草、白术、当归、升麻、柴胡、陈皮等。③肾阳不足证：治以温补肾阳、散寒通窍，方选金匮肾气丸（《金匮要略》）或真武汤（《伤寒论》）加减，常用中药有由肉桂、制附子、熟地黄、山茱萸、牡丹皮、山药、茯苓、泽泻等。④肺经伏热证：治以清宣肺气、通利鼻窍，方选辛夷清肺饮《外科正宗》加减，常用中药有辛夷、黄芩、山栀子、麦冬、百合、石膏、知母、甘草、枇杷叶、升麻等。此外，乌梅、五味子、诃子等药具有酸敛止涕的作用，鼻流清涕较多者，在辨证的基础上，适当加入一两味此类药，收效较为快捷。

中成药治疗 ①玉屏风散：益气固表，用于肺气虚弱的变应性鼻炎。②补中益气丸：补中益气、升阳举陷，用于脾胃虚弱、清阳不升所致的变应性鼻炎。③右归丸：温补肾阳、填精止遗，用于肾阳不足、命门火衰所致的变应性鼻炎。④辛夷鼻炎丸：祛风清热解毒，用于肺经蕴热的变应性鼻炎。

中医其他疗法 ①穴位敷贴：用白芥子、延胡索、甘遂、细辛、半夏、麻黄各等分（或加麝香少许），研磨成粉，加新鲜姜汁调匀做成膏状，然后制成薄药饼，选取下列三组穴位中的一组进行敷贴，百劳、肺俞、风门；大椎、厥阴俞、脾俞；大杼、膏肓、肾俞。敷贴后，一般局部会有灼热、皮肤发红等反应，少数患者局部皮肤起疱，可任其自然破溃，无需特殊处理。②体针：针刺疗法主要包括针刺体穴和针刺病变部位两种方式，而体穴取穴又以局部取穴配合远部取穴为法。取百会、上星、印堂、迎香、曲池、合谷、足三里等穴，配合辨证加

减；用平补平泻法。③灸法：以肺俞为主穴，脾虚加脾俞，肾虚加肾俞，隔姜灸，每穴灸三壮。④穴位注射：可选黄芪、当归注射液，注射迎香、肺俞穴。⑤耳穴贴压法：可用王不留行籽或小磁珠，用小胶布贴于肺、脾、肾、肾上腺、内分泌、神门、内鼻等穴，每日自行按压数次。

现代研究 现代研究主要探讨提高临床疗效和规范治疗方案的几个方面。

证候研究 现代证候研究共识分型为肺气不足证、脾气虚弱证、肾阳亏虚证、肺经郁热证肝气郁结证和痰饮上犯证。

动物模型研究 变应性鼻炎的病理模型已经比较成功，难点在造出不同中医证候的变应性鼻炎动物模型，现在有药物导致肾阳虚变应性鼻炎模型、疲劳导致脾气虚变应性鼻炎模型等报道。

药物研究 探讨中医药治疗鼻鼽的疗效机制，主要限于变应性鼻炎，研究涉及的指标有IgE、组胺、白介素类、一氧化氮等。

发病机制研究 变应性鼻炎的发病机制随着参与基本免疫反应的免疫细胞和炎性介质等基本环节被逐个阐明，其发病机制也逐渐清晰。研究热点包括以下几点：①细胞因子网络对基本免疫反应的调节。细胞因子对变应性炎症的调节作用被逐步阐明。在变应性炎症反应中起核心作用的是$CD4^+T$细胞，它通过释放一系列细胞因子，调节急性和慢性变应性炎症反应，使患者分别出现速发相反应（急性）和迟发相反应（慢性）症状。根据细胞功能与细胞表达的分子标记，传统的方法将辅助性T细胞（Th细胞）分为Th1和Th2两个亚型。AR的发病机制比较公认的是Th1/Th2

免疫失衡学说，正常情况下Th1/Th2平衡，而有变应性疾病及免疫易感性体质者，由于该比例失衡导致免疫调节功能紊乱。②白介素参与变应性鼻炎的免疫发病。血清白细胞介素（IL）在AR患者病情发生、发展中具有较重要的作用，通过对其水平的检测，发现变应性鼻炎的发生及发展和IL-5、IL-4、IL-17、IL-23、IL-31水平有密切的关系。IL-21能下调IgE的产生，从而降低I型变态反应的严重程度，在抗原刺激的过敏性鼻炎小鼠模型中，早期给予IL-21能明显减轻过敏性症状，表明IL-21局部作用会减轻变应性鼻炎的临床症状。③1.3NLRs受体：研究发现，另一类模式识别受体，即核苷酸结合寡聚化结构域样受体（主要识别胞内病原体），也同样可能在炎症及过敏反应中发挥重要作用，可与Toll样受体发挥互补作用。另外基因研究发现，IL-4A受体基因Ile50Val和Glu375Ala多态性位点可能与日本人群中柳杉花粉过敏有一定相关性。此外，免疫治疗和基因治疗仍是研究热点，尚需更多研究来阐释机制，并应用于临床。

（田 理）

bídòuyán

鼻窦炎（sinusitis） 一个或多个鼻窦发生炎症的疾病。鼻窦炎可累及上颌窦、筛窦、额窦和蝶窦鼻窦炎，以流涕、鼻塞、头痛、嗅觉减较多为主要症状。有急、慢性之分。急性鼻窦炎多由上呼吸道感染引起，细菌与病毒感染可同时并发。慢性鼻窦炎较急性者多见，常为多个鼻窦同时受累。该病属于中医学的鼻渊范畴。

病因病机 该病因邪犯鼻窦，湿热蕴积，酿成痰浊所致。鼻渊名称最早见于《黄帝内经》。《素

问·气厥论》说："胆移热于脑，则辛頞鼻渊。鼻渊者，浊涕下不止也"。

急性鼻窦炎 ①风热犯鼻证：风热袭肺，或风寒化热，肺失清肃，风热上干，灼腐窦窍；②胆腑郁热证：外感热邪或湿热之邪，内传肝胆，或胆腑积热，循经上蒸于鼻，灼腐窦窍；③脾胃湿热证：外感热邪入里，湿热内蕴，内传阳明，脾胃湿热，循经上蒸，灼腐窦窍。

慢性鼻窦炎 ①肺气虚弱证：肺气亏虚，失于清肃，邪毒滞留窦窍；②脾气虚弱证：脾胃亏虚，清阳不升，浊阴上干，久滞鼻窍为患；③气血瘀阻证：病情迁延日久，气滞血瘀，邪毒羁留而成。

证候诊断 临床分为急性鼻窦炎和慢性鼻窦炎。各期证候诊断要点如下。

急性鼻窦炎 ①风热犯鼻证：鼻塞，嗅觉减退，鼻流黏涕，或白或黄，量多，头痛，恶寒发热，咳嗽，咽痛等；鼻黏膜充血肿胀，中鼻甲肿大，中鼻道或嗅沟有脓液；舌红，苔薄黄，脉浮数。②胆腑郁热证：鼻涕黏稠如脓，色黄，腥臭或带血丝，不易擤出，头痛较剧而持久，烦躁易怒，口苦等；鼻黏膜充血肿胀，中鼻甲肿大，中鼻道或嗅沟积脓；舌红，苔黄，脉数。持续性鼻塞，嗅觉消失，鼻流浊涕，色黄，量多，头胀痛，肢体困倦，脘腹胀满等。③脾胃湿热证：鼻腔积脓，鼻黏膜红肿，中鼻甲肿大；舌红，苔黄腻，脉滑数。

慢性鼻窦炎 ①肺气虚弱证：鼻流黏涕，色白或黄，或鼻塞时轻时重，嗅觉减退，每遇风冷时加重，头昏，气短乏力，咳嗽痰多；鼻黏膜淡红、肿胀，中鼻甲肿大；舌淡，苔薄白，脉弱。

②脾气虚弱证：鼻流黏涕，色白或微黄，量多，无臭味，鼻塞较重，嗅觉明显减退；头昏头胀重，体倦，纳差，腹胀；鼻黏膜淡红，中鼻甲肿大，或息肉样变，中鼻道有分泌物；舌淡，苔白，脉缓弱。③气血瘀阻证：鼻流浊涕，经久不愈，鼻阻塞，嗅觉失灵；耳内堵塞，或有耳鸣，语音不清；鼻黏膜暗红，中鼻甲肥大，或中鼻道有息肉，色暗红；舌暗红，脉涩。

治疗方法 治疗原则为消除病因，控制感染，配合局部用药促进鼻窦的通气引流。中药治疗多为口服中药、中成药、局部治疗、针灸、按摩等。西医治疗主要为药物治疗、手术治疗等。

西医治疗 分为急性鼻窦炎和慢性鼻窦炎。

急性鼻窦炎 ①抗生素治疗：首选β-内酰胺类抗生素，如阿莫西林或阿莫西林-克拉维酸；②鼻腔冲洗；③糖皮质激素。

慢性鼻窦炎 ①糖皮质激素；②大环内酯类药物；③黏液溶解促排剂；④抗过敏药物：包括口服或鼻用抗组胺药、口服白三烯受体拮抗剂；⑤手术治疗，12岁以下原则上不宜手术。

辨证论治 分为急性鼻窦炎和慢性鼻窦炎。

急性鼻窦炎 ①肺经风热证：治以疏风清热、宣肺通窍，方选银翘散加减，常用中药有金银花、连翘、薄荷、淡豆豉、荆芥穗、牛蒡子、桔梗、甘草、淡竹叶、芦根等。②胆腑郁热证：治以清泄胆热、利湿通窍，方选龙胆泻肝汤加减，常用中药有龙胆草、栀子、黄芩、泽泻、川木通、车前子、当归、柴胡、生地黄、甘草等。③脾胃湿热证：治以清热利湿、化浊通窍，方选甘露消毒丹加减，常用中药有白豆蔻、藿香、茵陈、滑石、川木通、石菖蒲、黄芩、川贝母、射干、薄荷、连翘等。

慢性鼻窦炎 ①肺气虚寒证：治以温补肺脏、散寒通窍，方选温肺止流丹加减，常用中药有人参、荆芥、细辛、防风、诃子、甘草、桔梗、鱼脑骨等。②脾气虚弱证：治以健脾利湿、益气通窍，方选参苓白术散加减，常用中药有人参、白术、茯苓、陈皮、怀山药、莲子肉、薏苡仁、炒扁豆、砂仁、桔梗、炙甘草等。③气血瘀阻证：治以活血通窍、清热利湿，方选通窍活血汤加减，常用中药有赤芍、川芎、桃仁、红枣、红花、鲜姜、麝香等。

中成药治疗 龙胆泻肝丸、甘露消毒丸、银翘解毒片、补中益气丸、参苓白术丸、复方丹参片等。

中医辅助疗法 ①穴位注射：用鱼腥草注射液作双下鼻甲封闭。②熏洗法：用芳香通窍、行气活血的药物，如苍耳子散、川芎茶调散等，放砂锅中，煎煮后倒入容器中，先令患者用鼻吸入热气，从口中吐出，用纱布浸不烫手药液热敷印堂、阳白等穴位。③体针疗法：主穴选取迎香、攒竹、上星、印堂；配穴选取合谷、列缺、足三里、三阴交。④艾灸法：主穴选取囟会、前顶、迎香、四白、上星。配穴选取足三里、三阴交、肺俞、脾俞、命门。

研究进展 包括以下五个方面的研究。

相关因素研究 急性鼻及鼻窦炎90%~98%由病毒感染引起，仅2%~10%由细菌感染引起。慢性鼻-鼻窦炎与细菌感染、解剖异常所致窦口-鼻道复合体阻塞、黏膜纤毛功能障碍、免疫功能障碍等因素相关。

证候研究　历代医家对鼻渊病因病机的论述可归结于两方面，新病多为火热所致，如肺热、胆热、湿热；久病多为虚证，如肺脾气虚、肾虚等。鼻窦炎的中医证型分布依次是脾气虚弱型、脾胃湿热型、肺经风热型、肺气虚寒型、胆腑郁热型。

动物模型研究　鼻腔膨胀海绵填塞可有效建立大鼠慢性鼻-鼻窦炎模型，术后约4周的急性期，逐渐转向慢性炎症，至12周形成稳定的慢性炎症，此时是进行进一步干预研究的成熟时机，细菌感染与慢性鼻-鼻窦炎的炎症持续状态并无明确相关性。用止血海绵作为肺炎链球菌的载体，可建立稳定的大鼠急性细菌性鼻腔鼻窦炎模型。

药物研究　鱼腥草对卡他球菌、金黄色葡萄球菌、流感杆菌、肺炎球菌、伤寒杆菌及结核分枝杆菌等多种革兰阳性和革兰阴性细菌、病毒均有不同程度的抑制，能增强白细胞吞噬能力，提高机体免疫力。黄芩抗菌范围较广，对多种革兰阳性菌、革兰阴性菌及螺旋体等均有抑制作用。白芷挥发油具有显著镇痛、镇静作用，白芷对大肠杆菌、宋氏痢疾杆菌、弗氏痢疾杆菌、变形杆菌、伤寒杆菌、副伤寒杆菌、铜绿假单胞菌、霍乱弧菌、革兰阳性菌及人型结核杆菌等有不同程度抑制作用。茯苓多糖等多种成分均具有抗肿瘤和调节免疫的功能。其注射液可显著提高慢性肝炎患者血清IgA水平，使HBsAg滴度下降，其抗病毒作用显著。

（田理周立）

yānhóuyán

咽喉炎（pharyngolaryngitis）

咽炎和喉炎的合称。咽炎发生于咽部，喉炎发生于喉部，二者均有急、慢性之分。急性咽炎是一种由细菌和/或病毒感染引起的发生于咽部的急性炎症性疾病。病变在咽黏膜及黏膜下，多累及咽部淋巴组织。好发于秋冬及冬春之交。表现为起病较急，咽痛、吞咽时加重，并可放射至同侧耳部，咽部红肿，或咽后壁淋巴滤泡有黄白色点状渗出物。伴发热、头痛，食欲不振和四肢酸痛。属中医学的喉痹、风热喉痹等范畴。慢性咽炎是一种发生在咽部的慢性弥漫性炎症性疾病。病变累及咽黏膜、黏膜下及淋巴组织。病理改变可分为单纯性、肥厚性、萎缩性。患者以成年人居多，表现为咽部不适，如咽干、发痒、灼热、微痛、异物感、痰黏着感等。病程长，反复发作。属于中医学的喉痹、虚火喉痹、慢喉痹等范畴。急性喉炎是一种发生于喉黏膜的急性卡他性炎症。好发于冬春季节，表现为声嘶、咳嗽、喉痛，喉部声带红肿，或声带黏膜下出血。小儿可出现呼吸困难、窒息，甚至死亡。属于中医学的喉喑、暴喑、卒喑范畴。慢性喉炎是一种发生于喉部的慢性非特异性炎症。病变在喉部黏膜及黏膜下。可由急性喉炎迁延而成，也可因喉部持续受刺激而发病。成年人及职业用嗓者好发。表现为声音嘶哑，喉部不适，如微痛、紧缩感、异物感等。属于中医学的喉喑、慢喉喑、久喑范畴。

病因病机　分急性咽喉炎、慢性咽炎和慢性喉炎，分叙如下。

急性咽喉炎　肺外感风邪是发病的主因。气候骤变，起居不慎，肺卫失固，风热或风寒之邪从口鼻或皮毛而入，乘虚内犯于肺，宣降失司，邪热上壅咽喉，发为该病。或平素过食辛热煎炒、醇酒厚味之类，胃肠积热，复感外邪，内外邪热搏结，蒸灼咽部，发为喉痹或喉痈。

慢性咽炎　多因脏腑虚损，咽部失养或痰瘀互结咽部所致。温热病后，热邪灼伤肺阴，或大量发汗伤阴或长期吸烟、吸入化学气体、粉尘等有害之物，损伤肺阴；或房劳过度，耗伤肾阴，或病后失养，肺肾阴虚，阴液不足，咽喉失滋养或阴虚生内热，虚火上灼咽部即可发为该病。饮食不节，思虑过度，劳伤脾胃，或久病失于调养，脾胃受损。脾胃虚弱，水谷精微生化不足，或清阳不升，津不上承，咽部失养；或津液聚而为痰，凝结咽喉，发为喉痹。因长期或大量服用清热苦寒药物，寒凉攻伐太过，或房劳过度，或操劳过甚，或久病失治，脾肾阳虚，阳气无以上布，咽喉失温煦，或虚阳上扰咽部，发为该病。喉痹反复发作，余邪滞留，津聚为痰，气血不通，痰瘀互结，闭阻咽喉，则迁延难愈。

慢性喉炎　多因肺肾阴虚，喉失濡养，或肺脾气虚，鼓动无力，或喉部血瘀痰凝等致声门开合不利而成。素体虚弱、久病消烁阴津、房劳过度、久咳久喘、讲话过多过久、烟熏酒灼等致肺肾阴亏，咽喉失养，或阴虚内热，虚火上炎即可发为该病；长期讲话过多、大病久病之后、颈部手术外伤、劳累过度等致肺脾气虚，鼓动无力，声门开合不利，引发该病；若长期患病，正气虚损或气虚反复感邪、正虚邪滞、结聚于喉、脉络阻塞、血瘀痰凝，声门开合失司，也可导致喉喑。

证候诊断　分急、慢性咽炎和急、慢性喉炎，分叙如下。

急性咽炎　以实证为主，表证者，以风热为主，里证者，属肺胃热盛，病位在咽，所属脏腑肺、胃。可分为两种证型。①外邪侵袭证（包括风热外侵证和风寒外侵证）：咽痛、干燥灼热，咽黏膜红赤肿胀，咽后壁淋巴滤泡红肿，伴鼻塞、流涕，发热恶寒，头痛，咳嗽痰黄，舌质边尖红，苔薄白或薄黄，脉浮数；或咽微痛、咳嗽痰稀、咽黏膜淡红而肿，伴恶寒发热，周身不适，舌质淡红，脉浮紧。②肺胃热盛证：咽痛较剧，口渴多饮，吞咽困难，咳嗽痰黏，咽黏膜红赤肿胀，咽后壁淋巴滤泡红肿，伴口渴，便秘尿黄，舌红苔黄，脉洪数。

慢性咽炎　该病病位在咽，以口咽部为主，证候以里证、虚证为主，其次为虚实夹杂。涉及脏腑主要有肺、脾（胃）、肾。可分为四种证型。①肺肾阴虚证：咽干，饮水后症状不解或略有缓解，咽部隐痛、灼热；或咽部哽哽不利，干咳或频频清嗓，痰少而稠，咽黏膜暗红，干燥萎缩，伴手足心热，午后颧红，耳鸣失眠、眼花干涩、腰膝酸软、舌质红，苔薄或无苔，脉细数。②脾胃虚弱证：咽部不适，咯痰不利，微干微痒、吭喀微痛，咽黏膜色淡微肿，或咽后壁痰样分泌物附着；伴喜热饮，或恶心干呕，呃逆反酸，倦怠乏力，或头昏重胀，脘腹痞满，食欲不佳，大便不调，舌质淡红，舌体胖大，边有齿印，苔薄白，脉细弱或濡缓。③脾肾阳虚证：咽部不适，痰涎清稀，哽哽不利，咽黏膜色淡，伴面色苍白，形寒肢冷，腰膝冷痛，小便清长，夜尿频多，胃脘冷痛，大便稀溏或五更泄泻，舌质淡胖，苔白，脉沉细。④痰瘀互结证：咽部异物梗阻感，咽干微痛。咯痰不爽，咽部肥厚，咽腔狭小，咽后壁淋巴滤泡增生，甚者融合成片，伴恶心欲吐，胸闷不舒，舌质暗红，或有瘀斑瘀点，苔薄白，脉弦滑。

急性喉炎　该病为实证、热证。初期，邪气在表，之后，可转为里热证。病变部位在喉，与肺、胃关系密切。①风寒袭肺证：卒然声嘶哑，喉部不适，微痛微痒，咳嗽声重，喉黏膜红赤，声带充血，发热恶寒，头痛，无汗，鼻塞清涕，舌苔薄白，脉浮紧。②风热袭肺证：卒然声音嘶哑，喉痛，干痒而咳，咯黄痰，喉部黏膜红赤，或声带充血，发热，微恶寒，头痛、鼻塞，流黄浊涕，舌边尖红，苔薄黄，脉浮或浮数。③痰热壅盛证：声音嘶哑甚或失声，喉干痛甚，咳黄稠痰，喉部黏膜红赤，或声带黏膜充血，发热烦渴，口干气粗，大便干尿黄，舌质红，苔黄厚，脉数大或滑数。

慢性喉炎　该病病位在喉，主要是声带。与肺、脾密切相关。证候以虚为主，或虚实夹杂。临床可分为三型。①肺肾阴虚证：声音嘶哑日久，讲话低沉费力，难以持久，讲话过多后症状加重；喉部干涩微痛，干咳，痰少而黏，时时清嗓。喉黏膜、假声带、声带微红，边缘增厚或干燥变薄，伴颧红唇赤，虚烦少寐，耳鸣头晕，手足心热，腰膝酸软，舌红少苔，脉细数。②肺脾气虚证：声嘶日久，劳则加重，语音低微，讲话费力，咽喉黏膜色淡，声带松弛无力，闭合不良，倦怠乏力，少气懒言，纳呆便溏，舌淡红，舌体胖，或有齿痕，苔白，脉虚弱。③血瘀痰凝证：声嘶较重，讲话费力，喉内不适，有异物感，常有清嗓、胸闷，可有肺肾阴虚或肺脾气虚症状，声带暗滞，边缘增厚，微凸，常有黏痰附于其上，舌质暗，或有瘀点，脉涩。

治疗方法　分急、慢性咽炎和急、慢性喉炎，分叙如下。

急性咽炎　治疗目的是控制感染，消除症状和体征，避免病情进一步发展。全身症状轻或无全身症状者，可以局部治疗为主；病情较重，全身症状明显者，应在局部治疗的同时，辨证施治。伴高热者，可以口服、肌注或静脉给予抗生素类药物和抗病毒类药物。

西医治疗　①一般疗法：卧床休息，多饮水、流质饮食。因咽痛而影响进食者，应给予营养支持治疗。咽痛剧烈或体温较高者，可酌情使用解热镇痛药。②抗细菌类药首选青霉素，青霉素过敏或耐药者，可选大环内酯类抗生素，如红霉素、阿奇霉素等。抗病毒药物如阿昔洛韦注射液、板蓝根注射液等。③局部用药：碘喉片、华素片及溶菌酶含片等含化，或地塞米松、抗生素注射液雾化吸入。

辨证论治　治疗以疏风清热、化痰利咽为主。①风热侵袭证：治以疏风清热、解毒利咽，方选疏风清热汤（《中医喉科学讲义》）加减，常用中药有荆芥、防风、牛蒡子、金银花、连翘、桔梗、黄芩、天花粉等。②风寒侵袭证：治以疏风散寒、宣肺利咽，方选六味汤（《喉科秘旨》）加减，常用中药有荆芥、防风、薄荷、桔梗、甘草、僵蚕、苏叶、杏仁、前胡等。③肺胃热盛证：治以清热解毒、消肿利咽，方选清咽利膈汤（《喉症全科紫珍集》）加减，常用中药有桑白皮、黄芩、栀子、黄连、桔梗、甘草、玄参、生大黄、玄明粉、射干、瓜蒌仁、夏枯草、射干、玄参、大青叶等。

中成药治疗　银翘解毒丸、荆防合剂、喉咽清口服液、六神丸、银黄含片等。

中医辅助疗法　①刺血法：咽喉痛较甚、发热者，可配合耳尖、少商、商阳穴点刺放血以助泻热。②体针：选合谷、内庭、曲池、肺俞、风池、大椎等穴，针用泻法。

慢性咽炎　该病尚无根治的有效方法，治疗目的是缓解咽部各种不适症状，避免长期咽部不适引起的情绪变化和对邻近器官的影响。治疗方法以局部治法和中医中药为主。局部治法包括：含化、含漱、雾化吸入、冷冻、激光、低温等离子消融等。全身治疗多为口服中药、中成药、针灸、耳穴等。

西医治疗　①祛除病因，如改善工作和生活环境，纠正各种不良的生活习惯，积极治疗鼻和鼻咽慢性炎症，提高机体抗病能力是防治该病的关键。②局部治疗：慢性单纯性咽炎，可采用含漱法，常用复方硼砂溶液、复方氯己定含漱液、1：5000呋喃西林液漱口；也可用含化法，如含碘喉片。慢性肥厚性咽炎，可用激光、冷冻、电凝固或低温等离子消融。萎缩性咽炎，可用2%碘甘油涂布，也可用雾化治疗，以减轻咽干症状。

辨证论治　治疗以补为主，滋阴降火、益气养血、温补脾肾等，针对痰瘀互结，予祛痰化瘀法。①肺肾阴虚证：治以滋养阴液、降火利咽，方选百合固金汤（《慎斋遗书》）加减，肺阴虚为主者，方选养阴清肺汤（《重楼玉钥》）加减，肾阴虚为主者，方选六味地黄丸（《小儿药证直诀》）加减，常用中药有玄参、麦冬、白芍、生地、丹皮、桔梗、石斛、玉竹、天花粉、百合、熟地、山茱萸、山药、丹皮、泽泻、茯苓、

知母、黄柏等。②脾胃虚弱证：治以健脾益气、升清降浊，方选补中益气汤（《内外伤辨惑论》）加减，常用中药有党参、黄芪、茯苓、白术、山药、扁豆、薏苡仁、砂仁、升麻、柴胡、当归等。③脾肾阳虚证：治以补益脾肾、温阳利咽，方选附子理中丸（《太平惠民和剂局方》）加减，常用中药有附子、人参、白术、干姜、甘草等。④痰瘀互结证：治以祛痰化瘀、散结利咽，方选贝母瓜蒌散（《医学心悟》）加减，常用中药有瓜蒌、贝母、茯苓、半夏、陈皮、南星、桔梗等。

中成药治疗　百合固金丸、附子理中片、补中益气片、铁笛丸、西瓜霜润喉片等。

中医辅助疗法　可以配合针灸治疗。①体针：选太溪、三阴交、足三里、丰隆等。②耳穴压丸：取咽喉、肾上腺、脾、肾等穴。用王不留行籽贴压于穴位。③按摩：用示指、中指、无名指在喉结旁开1~2寸处，或颈部第1~7颈椎棘突旁开1~3寸处，沿纵向平行线上下反复轻轻揉按，也可用一指禅推法，每次10~20分钟。

急性喉炎　治疗目的是控制感染，消除声带水肿，防止转变为慢性。小儿患者要预防喉阻塞。治法以辨证施治为主，配合局部治疗。症状较重或小儿患者，应使用抗生素和糖皮质激素。

西医治疗　禁声休息，尽量少讲话，使声带休息。复方安息香酊或庆大霉素和地塞米松药液雾化吸入。病情较重者，全身使用抗生素和糖皮质激素。

辨证论治　以祛邪宣肺、利喉开音为主。①风寒袭肺证：治以疏风散寒、宣肺开音，方选三拗汤（《太平惠民和剂局方》）加

减，常用中药有麻黄、杏仁、荆芥、防风、生姜、蝉蜕、甘草等。②风热袭肺证：治以疏风清热、肃肺开音，方选疏风清热汤（《中医喉科学讲义》）加减，常用中药有荆芥、防风、牛蒡子、金银花、连翘、桔梗、黄芩、天花粉、蝉蜕等。③痰热壅盛证：治以清热泻肺、化痰开音，方选泻白散（《小儿药证直诀》）加减，常用中药有桑白皮、地骨皮、黄芩、竹沥、瓜蒌皮、罗汉果、胖大海等。

中成药治疗　见急性咽炎。

中医辅助疗法　见急性咽炎。

慢性喉炎　治疗目的是恢复或改善发声，减轻或消除喉部不适症状。防止声带小结和息肉发生。以辨证论治为主，配合局部治疗。

西医治疗　①病因治疗：针对病因，采取不同的治疗方法。如戒烟、忌酒、避免物理、化学物质刺激，改善环境污染、治疗邻近器官疾病、注意声带休息、纠正不良发声习惯等。②物理治疗：如超短波理疗，碘离子透入，激光治疗等。

辨证论治　以养阴润燥、补益肺脾为主，血瘀痰凝者，予活血、化痰法，在辨证的基础上，配合利喉开音法。①肺肾阴虚证：治以滋阴降火、润喉开音，方选百合固金汤（《慎斋遗书》）加减，常用中药有百合、生地黄、熟地黄、麦冬、玄参、当归、白芍、桔梗、甘草、贝母、黄柏、知母等。②肺脾气虚证：治以补益肺脾、益气开音，方选补中益气汤（《内外伤辨惑论》）加减，常用中药有党参、黄芪、茯苓、白术、泽泻、薏苡仁、陈皮、升麻、诃子、五味子等。③血瘀痰凝证：治以行气活血、化痰开音，方选会厌逐瘀汤（《医林改错》）加

减，常用中药有当归、赤芍、红花、桃仁、生地、玄参、枳壳、柴胡、桔梗、甘草、贝母、瓜蒌仁、海浮石等。

中成药治疗 知柏地黄丸、补中益气丸、黄氏响声丸、金嗓利咽胶囊、清音丸、西瓜霜润喉片、润喉丸等。

现代研究 包括相关因素研究、证候研究、动物模型研究及药物研究等方面。

相关因素研究 慢性咽炎与颈椎病、胃食管反流、心血管危险因素（肥胖、血压升高、高血糖、高甘油三酯和高尿酸血症）存在着一定关联，随着患病时间的积累和病情的发展，炎性介质会扩散到颈椎间盘，进而引起颈椎病。食管反流现象的发生是导致慢性咽炎的重要原因之一，也是其难以根治的原因之一。慢性咽炎与上述心血管危险因素呈正关联，这种关联在排除年龄、性别、生活方式等影响因素后仍存在。亚急性甲状腺炎易表现为咽痛、咽部阻塞感而被误诊为慢性咽炎。

证候研究 慢性咽炎与上消化道疾病在病因和病理方面相互关联，中医各证型（虚火上炎证、肺脾气虚证、肝气郁滞证、痰热证）均有不同的上消化道疾病。各证型与年龄、病程、辛辣或生冷饮食习惯、熬夜生活习惯、邻近器官或全身疾病等发病因素有相关性，痰热蕴结证型与咽后壁菌群存在一定的相关性。声嘶日久、喉内异物感、咽喉干燥，喉部微痛，咳痰不爽。舌暗红或有瘀点，舌苔薄腻，脉细或涩，作为慢性喉炎血瘀痰凝证证候疗效指标选择具有合理性。

动物模型研究 常见的急、慢性咽炎经典动物模型有急性咽炎动物模型、慢性咽炎动物模型、细菌致炎模型、萎缩性咽炎模型。现阶段较为单一，仅采用化学刺激法复制，较少有针对性，很少考虑选用临床常见致病菌致炎模型等。

药物研究 清热利咽、健脾益气药物在动物模型上反映为控制和消除局部炎症症状，对咽黏膜具有明显的修复作用，对脾胃功能也具有调节作用。行气活血，化瘀通络药物配以化痰散结，润喉开音药能有效地改善慢性肥厚性喉炎及声带小结患者的症状和体征，而且能够全面改善患者全身的血液黏稠度。

（田 理 贾德蓉）

pífūbìng
皮肤病 （dermatosis）
发生在皮肤、黏膜及皮肤附属器的疾病。

疾病范围 皮肤是人体的最大器官，覆盖在身体表面，与外界环境直接接触，由表皮、真皮和皮下组织构成，还包括血管、淋巴管和神经，以及由表皮衍生而来的毛囊、皮脂腺、大汗腺、小汗腺和甲等附属器。皮肤的生理功能主要有保护、分泌、排泄、吸收、感觉等。皮肤（包括皮肤、黏膜及皮肤附属器）受到内外因素的影响后，其形态、结构和功能发生病理改变都属于皮肤病。对中医学而言，皮肤病主要对应于皮毛疾患，主要的病证包括痈、疽、痒疥、秃疮、皮痹、浸淫疮、四弯风、粉刺、瘾疹、狐惑病、阴阳毒、白驳、油风、漆疮、臭田螺、白屑风等。

中医特征 皮肤的生理与功能依赖于脏腑的功能，故有"脏居于内，象见于外"之说。心者，其华在面；肺者，其华在皮毛；肾者，其华在发；肝者，其华在爪；脾、胃、大肠、小肠、三焦、膀胱者，其华在唇四白，说明皮肤与五脏六腑均有关系，尤其是肺主皮毛，皮肤与肺的关系更为密切。肺将水谷精微布散到皮毛，充养皮毛，毫毛光泽。肺还可以宣发卫气，外达皮肤，发挥"卫外"的功能。皮肤的营养与功能和机体内的气血脏腑密切相关。皮肤依靠机体的气血营养维持其形态与功能；同时皮肤通过"卫外"功能直接保护机体内部脏腑功能的顺利运行，使机体内外相应形成一个整体，以维持机体正常的生理功能。气血脏腑功能失调可以影响皮肤的形态与功能。

皮肤病总的病因主要是风、寒、暑、湿、火、燥、虫毒所伤，饮食不节、血瘀痰饮、情志所伤、禀赋不耐、肝肾不足有关，致使表里出入，阴阳失调，邪正盛衰脏腑气血功能失调，而发病。

治疗特点 皮肤病的西医治疗包括针对病因或发病环节的治疗和对症治疗两个方面。部分病因明确的疾病，采取病因治疗；病因不明确者，针对发病的不同环节进行治疗，缓解病情。中医辨证论治应遵循"虚则补之，实则泻之"的原则。基本的辨证方法有八纲辨证、脏腑辨证、六淫辨证、卫气营血辨证、经络辨证等，皮肤病有其特殊性，既有全身症状及舌脉变化，亦有明显的皮肤损害改变，故有皮损辨证。治疗包括内治与外治，尤其注重外治的方法。

现代研究 当前中西医结合皮肤病学科研究工作不仅限于临床，并且与病理、生理、生化、免疫、分子生物学、电镜等结合进行研究，针对不同的疾病的特点，对中医药切入的关键点进行研究，如病毒性疾病，主要针对抑制其反复发作的关键点进行临床和实验研究，认为反复发作耗损气阴，从益气养阴进行调理，可以控制疾病的反复。针对免疫性疾病，切入点为延长复发的时间，调节免疫等等，同时将皮肤CT、皮肤镜、皮肤组织活检等检查和相关试验等客观指标充实到皮肤病的四诊中，提高诊断水平。将窄波紫外线、光动力、激光、X线等治疗手段应用于临床，提高临床治疗效果。虽然中西医结合治疗皮肤病取得了不少成绩，但仍有许多问题有待进一步的研究。如对皮肤肿瘤的免疫组织化学、红斑狼疮与性激素、结缔组织病中雷诺现象时的心脏变化等研究受到关注。

（陈达灿 李红毅）

xìjūnxìng pífūbìng

细菌性皮肤病（bacterial der-matosis） 球菌或杆菌感染所致的皮肤、黏膜病变。

疾病范围 根据细菌形态的不同可将细菌性皮肤病分为球菌性皮肤病和杆菌性皮肤病，前者主要由葡萄球菌或链球菌感染所致，简称脓皮病（pyoderma），多发生在正常皮肤，故又称原发性感染，最常见的有脓疱疮、毛囊炎、疖、痈、丹毒和蜂窝织炎；后者分为特异性感染（如皮肤结核和麻风）和非特异性感染（革兰阴性杆菌如变形杆菌、假单胞菌和大肠杆菌等）。该病属于中医学疮疡的范畴，主要对应的病证包括黄水疮、痈、疽、疔、疖、丹毒等。

中医特征 细菌性皮肤病的致病因素可分为外感和内伤两大类。外邪以热毒、火毒最为多见，起病较急，发展较快，多属阳证。《医宗金鉴·外科心法要诀》记载："凡痈疽阳盛者，初起焮肿，色赤疼痛，则易溃易敛……其为

阳证也。"内伤所致者大多因虚致病，起病较慢，发病较缓，多属阴证。此外，由于饮食不节，内伤脾胃，导致火毒内生而引起者，即使正气尚未虚衰，但多较单纯外邪引起者严重。一般认为从外感受者轻，五脏蕴结从内发外者重。细菌性皮肤病的发生往往非单一原因，常为数个病因共同作用或内伤与外感兼夹所致，或为实证，或为虚证，或虚实夹杂，正邪交争决定着疾病的发展和转归。

中医学认为该病多因暑湿、热毒之邪侵袭机体，引致疏泄异常，气血运行不畅，郁于肌肤所致。暑为夏令炎热之气，故其致病多在盛夏季节；暑为阳邪，常夹湿、夹热，易耗气伤津。湿有内湿、外湿之分，外湿是指感受自然界的湿气，如阴雨连绵，或久居湿地，或涉水雨淋，或水湿作业；内湿是各种因素而致脾失健运，水湿内停。内外湿邪交织泛于肌肤，症见水疱、糜烂、渗液，浸淫四溢，滋水淋漓。湿为阴邪，其性重浊黏滞，易遏伤阳气，阻碍气机，故湿邪难以速去，病程缠绵，病情反复发作。热为阳邪，火热同源，热为火之渐，热微则痒；火为热之极，热甚则痛，热盛肉腐。外感火热之邪，或由暑、湿等邪入里化热生火，或脏腑功能失调，热从内生。《医宗金鉴·外科心法要诀》中曰："痈疽原是火毒生。"热毒壅遏，致气血凝滞，营卫不和，蕴阻肌肤，不得外泄，熏蒸肌表，发为痈毒疮疡，症见皮疹色赤而肿、溃烂化脓、灼热痒痛，日久则伤阴耗血。

细菌性皮肤病病因主要有感受外邪、饮食所伤、脏腑失调等，总的病机为气血凝滞、营卫不和、

经络阻塞，病性不外虚实两端，虚为脾胃虚弱、气（阴）血不足，实为暑、湿、热、火毒等。

治疗特点 细菌性皮肤病大多病因明确，西医治疗主要是针对不同类型的致病细菌进行抗菌、抗感染治疗，可根据细菌培养和药敏试验选择敏感的抗生素，并配合对症处理以减轻症状。

中医治疗常需内治和外治相结合。内治法的总则为消、托、补，需要根据患者的体质、致病因素、病情轻重等辨证论治，"虚则补之，实则泻之"。发病初期用消法使之消散，并针对病因、病情运用清热解毒、清暑利湿、和营行瘀、凉血活血、泻火、理气、解表、温通、通里等治法，其中清热解毒最为常用；中期用托法以托毒外出，可用透托法或补托法；后期体质虚弱者，用健脾和胃、益气养阴、调补气血等补法以恢复正气，使之早日愈合。轻浅者单用外治即能痊愈；而严重病证，不仅需要内外合治，还须配合西药及支持疗法方可好转。此外，在治疗过程中，还应重视患者的精神调摄、饮食宜忌、日常起居、护理换药等。

现代研究 中西医结合研究在细菌性皮肤病的防治领域已取得明显的进展。在中草药单味药的提取、分析等药理学研究，地方草药的发掘、整理和一些中药有效成分的人工合成方面均取得可喜的成果。临床观察和实验室体外试验证实，黄芩、黄连、黄柏、金银花、大蒜、打黄、仙人掌、千里光、穿心莲、丹参、苍术、百蕊草、地骨皮、地榆、菊花、知母、夏枯草、补骨脂、茵陈蒿、连翘、四季青、金莲花、垂盆草等中草药对金黄色葡萄球菌、溶血性链球菌、铜绿假单胞

菌等均有不同程度的抑菌作用，对治疗细菌性皮肤病及其他感染性疾病具有重要意义。虽然中西医结合防治细菌性皮肤病已取得不少成就，但仍有许多问题有待于进一步的研究。如对临床或民间用之有效的复方、验方研究不足，还需要通过动物试验进行体内模拟，为临床治疗提供更确切的实验数据等。今后要加强对复方、验方的药理成分和作用机制的深入研究，以期中西医病证结合，通过发挥辨证论治的优势取得突破。

（陈达灿）

nóngpàochuāng

脓疱疮（impetigo） 化脓性球菌所致的具有接触传染性的化脓性皮肤病。其特征为发生丘疹和浅在性水疱、脓疱，易破溃而结成脓痂。多在夏秋季节发病，尤以夏末秋初汗多闷热的天气发病率最高。好发于儿童（尤其是2~7岁），多发于颜面、四肢等暴露部位，有接触传染和自身接种的特性，易在托儿所、幼儿园或家庭中传播流行。该病属于中医学黄水疮、滴脓疮的范畴。

病因病机 该病多因夏秋季节，汗多闷热，湿热交蒸，外感毒邪，郁于肌肤所致。小儿脾胃未充，容易积食停饮，婴儿喂养不周及儿童饮食不节，脾失健运，积湿生热，以致湿热内蕴。若小儿机体虚弱，肌肤娇嫩，腠理不密，汗多湿重，暑邪湿毒侵袭肌表，以致气机不畅，疏泄障碍，内外邪气搏结肌肤，壅郁腠理，熏蒸皮肤而发病。该病病位在皮肤，与脾密切相关。《外科锦囊集》中将此病特征描述为："毒水流入何处即生大水疱"，说明了该病具有传染性。

证候诊断 该病临床大致可分为实证和虚实夹杂证。实证者多为暑湿热邪蕴结肌肤，以暑湿热蕴证常见。虚实夹杂者多属本虚标实，正虚为脾气亏虚，邪实则为暑湿留滞。反复发作者邪毒久羁，可造成脾气虚弱，亦有直接表现为肝常有余、脾常不足的脾虚湿滞证。常见证候诊断要点如下。①暑湿热蕴证：脓疱多，周围有红晕，脓液色黄，破后糜烂面鲜红，伴附近臀核肿大；多有口干，大便干结，小便黄，或伴有发热，舌红，苔黄腻，脉濡滑数。②脾虚湿滞证：脓疱稀疏，脓液色淡白或淡黄，周围红晕不显，破后糜烂面淡红，多伴面部萎黄、纳呆、便溏，舌淡，苔薄微腻，脉濡细。少数患儿皮损泛发全身，病情严重者可出现中毒症状，如高热、恶寒、淋巴结肿大（淋巴结炎）、面肿、尿少而继发"水肿"（急性肾小球肾炎）；新生儿因抵抗力差，易并发"咳喘"（急性肺炎），甚至发生"热毒走黄"（败血症）而导致危证。

治疗方法 患儿应进行隔离，对已污染的衣物及环境及时消毒，以减少疾病传播。脓疱疮的治疗中西医各有所长，中医治疗强调整体调理，内外合治，标本兼顾，毒副作用较少，但对进展迅速皮损泛发、全身症状较重的严重病例不如西药效果快。临床上对轻证者一般采用中医中药治疗，对一些重症者（如高热、血白细胞数较高、败血症等）采用中西医结合治疗可取得较好疗效，既可以减少抗生素的副作用，又顾及了患儿的身体情况。

西医治疗 以外用药物治疗为主，皮损泛发或病情严重者可辅以系统药物治疗。①外用药物治疗以杀菌、消炎、干燥为原则，脓疱未破者可外用10%炉甘石洗剂，脓疱较大时应消毒后抽取疱液，脓疱破溃、渗液较多者可用1∶5000高锰酸钾液、0.1%依沙吖啶（利凡诺）溶液或0.5%新霉素溶液清洗湿敷，局部糜烂、渗液少者用氧化锌油外搽，脓疱已结痂可涂莫匹罗星软膏、夫西地酸乳膏、1%新霉素软膏等；②系统药物治疗：皮损泛发、全身症状较重者应及时使用抗生素，以控制感染病灶，清除或减少细菌产生的外毒素。选药应依据细菌培养和药物敏感试验而定，一般选择敏感的头孢类抗生素、耐青霉素酶的半合成新型青霉素或广谱半合成青霉素，对青霉素过敏者可选用大环内酯类抗生素或克林霉素。同时注意水电解质平衡，必要时予以支持疗法，可输注血浆或人血丙种球蛋白。

辨证论治 该病中医治疗总的法则是清暑利湿。实证以祛邪为主，虚实互见者应扶正与祛邪兼顾，对于表现脾虚的患儿，应注意健脾除湿。①暑湿热蕴证：治以清暑利湿解毒，方选清暑汤（《外科全生集》）加减，常用中药有金银花、连翘、花粉、滑石、赤芍、甘草、泽泻、淡竹叶、佩兰等。②脾虚湿滞证：治以健脾渗湿，方选参苓白术散（《太平惠民和剂局方》）加减，常用中药有党参、茯苓、白术、山药、炙甘草、白扁豆、莲子肉、薏苡仁、桔梗、砂仁、冬瓜仁、藿香等。

外治疗法 局部治疗原则为解毒、收敛、燥湿。脓液多者选用10%黄柏溶液或金银花、马齿苋、野菊花、蒲公英、千里光、紫花地丁、苦参、黄柏、白矾等适量煎水湿敷或外洗，脓液少者可用三黄洗剂或颠倒散洗剂外搽，局部糜烂者用青黛散油外涂，脓痂多而厚者用5%~10%硫磺软膏或黄连软膏外敷。

预防调护　炎热夏季宜每天洗澡1~2次，浴后扑痱子粉，保持皮肤清洁干燥，注意个人卫生，及时治疗各种瘙痒性皮肤病；患儿应适当隔离治疗，对其接触过的衣被、毛巾、用具、居住环境等应进行消毒处理，以防止接触传染；病变部位应避免搔抓，以免病情加重及传播；可用金银花、生薏苡仁、绿豆煎水代茶预防。

现代研究　随着抗生素的广泛及不合理应用，引起脓疱疮的金黄色葡萄球菌对各类抗生素逐渐产生耐药性，耐药金葡菌的发生率呈较快增长趋势。细菌对抗生素的耐药性是当前医学界亟待解决的难题，中药作为后抗生素时代的替代药物，已经引起全球范围内的关注，各国科学家对于中草药的研究越来越广泛和深入。

实验研究表明，某些中药及复方具有广谱抗菌、恢复人体微生态平衡、调节免疫、增强抗感染、干预并逆转细菌耐药性等作用。黄芩、黄连、黄柏、金银花、马齿苋、射干、大黄、蒲公英、五倍子、苍术、汉防己、鱼腥草、止痢灵、三黄片、黄连解毒汤、白虎汤、蒲公英解毒汤、清瘟败毒饮等，均具有不同程度的抗菌、延缓及消除耐药性的功效。金银花、忍冬藤、五倍子、地锦草、马勃、大黄等对金葡菌、溶血性链球菌等有强抑制作用；大蒜、石芽茶、谷精籽、黄柏等15种中草药提取液对耐青霉素细菌产生的β-内酰胺酶有不同程度的抑制作用。半枝莲、仙鹤草、蒲公英、夏枯草、桑叶、木瓜、侧柏叶、大血藤等对耐甲氧西林金葡菌（MRSA）具有较强的抗菌活性。白花蛇舌草所含总黄酮对球菌和杆菌均具有不同程度的抑制和杀灭作用，对球菌的抑菌作用优于杆菌；黄芩、黄连、黄柏、连翘、苍术、虎杖等对金葡菌具有较强的抑制作用，这为临床治疗MRSA感染提供了新的思路。具有抗菌作用的中药范围广阔，除清热解毒、清热燥湿等药外，活血、补虚类中药和复方也同样具有抗菌活性，如鸡血藤、益母草、丹参、牛膝、黄芪、党参、十全大补汤、补中益气汤等。因此，在中医理论指导下进行辨证论治，就能避免细菌对药物的耐药性，或对耐药菌有增敏或逆转作用。

通过中药多靶点的抗菌作用，可同时以不同方式抑制或杀死细菌，细菌不易产生耐药性，再加之其免疫调节等作用，恰当选择中药与抗生素联用不仅可以发挥中药自身的持久广谱抗菌作用，也可使抗生素更好地发挥作用，并能够同时增强免疫力、调节机体的平衡。尽管体外实验并不能完全模拟体内的复杂环境，但研究结果已表明在抑制耐药菌产生这方面，相对于单纯使用抗生素类药物，中西药联合应用更能够降低或避免耐药菌的产生，在减少细菌抗药性产生方面具有优势。

（陈达灿）

bìngdúxìng pífūbìng

病毒性皮肤病（viral dermatosis）　病毒感染所致的皮肤、黏膜病变。

疾病范围　病毒侵入人体后，对各种组织有其特殊的亲嗜性，如嗜神经和表皮者引起带状疱疹；嗜表皮者引起各种疣；对全身器官和皮肤都有影响者，如水痘、麻疹、风疹等。根据临床特点可将病毒性皮肤病分为三型：①新生物型：主要是病毒感染后引起细胞过度增殖所致，如人乳头瘤病毒所致的各种疣，人免疫缺陷病毒感染所致的卡波西肉瘤。②疱疹型：由疱疹病毒所致的，如单纯疱疹、带状疱疹、水痘、手足口病等。③红斑发疹型：主要由全身的病毒血症所致，如传染性红斑、麻疹、风疹等。

中医特征　病毒性皮肤病的发病特点在于时愈时发，无所休止。多数与疲劳、身体抵抗力下降有关，亦可存在感冒、发热等诱因。病位在上部者，多属风温风热，因"风性上行"；病位在下部者，多属湿火湿热，因"水性下趋"；病位在中部者，多属气郁火郁，因"气火之俱发于中也"。从病毒性皮肤病局部辨证的角度来看，疹之发，其位浅、其来速、变化快，与风邪特点相近；痘类病变则以疱中积液为著，其液始清、继则浊或脓，与水湿同类；而疣类病变则以形甚为长，或坚或韧，不外浊痰、瘀滞为患。

病毒性皮肤病与中医学的肺、脾、肝等重要脏腑关系密切，总体病因包括外因和内因，外因常为外感风热、湿热毒邪、时邪疫疠等，内因包括饮食失调、情志不畅、劳伤过度、正气亏虚等。主要病机包括：外感风热时邪，困阻肺卫，外发于肌肤；时邪热毒由表入里，郁积于肺、脾二经，致使湿热毒盛，外犯肌肤；邪毒入里，循经客肝，肝失疏泄，气血失和，气滞血瘀聚结肌肤；饮食不节，过食煎炸辛热厚味之品，肠胃湿热积滞，熏蒸肌肤；情志内伤，肝气郁结，化热化火，外攻肌肤；劳伤过度，耗损正气，卫外不固，易感复邪。

治疗特点　西医治疗病毒性皮肤病主要针对病因治疗和对症治疗两个方面。绝大多数病毒性皮肤病的病因明确，针对不同类型的病毒选择适合的抗病毒药物，较常用的药物如阿昔洛韦、伐昔洛韦、泛昔洛韦、利巴韦林、利巴韦林等。对症治疗则有助于减轻症状，提高生活质量。

中医认为病毒性皮肤病虽然大多表现在体表，但治疗时必须重视局部与全身的关系。整体观念和辨证论治是中医理论体系的核心。内治法方面，常运用到祛风法、清热法、祛湿法、润燥法、行气法、活血法、祛痰法、补益法、温通法。中医特色外用剂型有醋浸剂、药酒、散剂、膏药、熏蒸剂、箍围剂等。针对特定病种如带状疱疹、扁平疣、传染性软疣等，经常使用火针、围刺、滚刺、拔罐、刺络放血、划痕、艾灸等多种针灸特色疗法。

现代研究　病毒性皮肤病的治疗难点在于多数疾病很难彻底治愈，每于机体免疫力下降时发作，故治疗上除了抗病毒治疗病因外，通过提高机体免疫力而达到疾病少发、不发也是临床研究热点。纯中医或中西医结合治疗病毒性皮肤病已取得明显进展。例如中医传统疗法结合现代医学技术治疗带状疱疹后遗神经痛取得良好疗效，并从病理生理学的角度探讨带状疱疹后遗神经痛的发病机制。中药草预防尖锐湿疣复发的临床研究，现代医学从基质细胞衍生因子-1（SDF-1）、E-cadherin 等细胞因子在低危型人乳头瘤病毒（HPV）所致尖锐湿疣皮损中的表达探讨 HPV 持续感染及该病复发的相关免疫机制。对于临床验证有确切疗效的经典方剂进行现代医学实验研究或临床经验总结，如龙胆泻肝汤、普济消毒饮、加味二至丸等。对板蓝根、大青叶、鱼腥草、穿心莲等单味药或有效成分的抗病毒活性进行实验研究及作用机制研究，

均证实中药对病毒感染性疾病均有明显疗效。

（陈达灿）

dàizhuàng pàozhěn

带状疱疹（herpes zoster，HZ）

水痘-带状疱疹病毒再激活引起的伴有神经痛为特征的病毒性皮肤病。多见于成年人，发病无性别差异，好发于春秋季节，一般愈后不再复发。该病属于中医学的蛇串疮、缠腰火丹、火带疮、蛇丹、蜘蛛疮等范畴。

病因病机　中医认为带状疱疹主要是由于情志内伤，饮食失调，肝胆不和，气滞湿郁，化热化火，湿热火毒，郁阻经络，外攻皮肤所致。夹风邪易上攻头面，夹湿邪易下注致下肢和外阴皮损；湿毒炽盛易致躯干发病。该病初起多为湿热困阻，中期多为湿毒火盛，后期多为火热伤阴，气滞血瘀，或脾虚湿阻，余毒不清。该病病位在皮肤，与肝脾关系密切，病变日久不愈，邪气阻隔经络致气滞血瘀。

证候诊断　该病临床大致可分为急性期和疾病后期。急性期以外感湿热风火，或情志内伤、心肝火旺，或脾失健运、水湿内蕴常见；疾病后期以邪阻经络、气机不畅、气滞血瘀、病后耗伤正气常见。

急性期　①肝经郁热证：初起可见丘疹、丘疱疹或小水疱，疱壁紧张，后水疱多而胀大，基底鲜红，痛如火燎，夜寐不安；或水疱混浊溃破，或伴脓疱脓痂，或伴发热、头痛、全身不适；口干口苦，小便黄赤，大便干结，舌红，苔黄或黄厚干，脉弦滑或滑数。②脾虚湿蕴证：皮肤起大疱或黄白水疱，疱壁松弛易于穿破，渗水糜烂或化脓溃烂，严重者坏死结痂；纳呆，腹胀便溏，

舌质淡胖，苔黄腻或白腻，脉濡或滑。

疾病后期　气滞血瘀证：水疱干燥结痂，但刺痛不减或减而不止，入夜尤甚，口干心烦，舌暗红有瘀点，苔薄白或微黄，脉弦细。

治疗方法　带状疱疹中医早期治疗当从清热利湿、解毒止痛着手，预防后遗神经痛的出现；后期治疗以扶正祛邪、缓急止痛为重点。西医予抗病毒、消炎止痛、营养神经、局部对症处理，从而达到缩短病程、预防继发感染、阻止后遗神经痛发生的目的。

西医治疗　西医对该病的治疗原则主要为抗病毒、抗炎止痛、营养神经、缩短病程、预防继发感染和后遗神经痛。①抗病毒治疗常用有阿昔洛韦、伐昔洛韦、泛昔洛韦等；②消炎止痛治疗常用非甾体类、阿片类、吗啡类等；③对老年人和严重患者可考虑应用皮质类固醇剂；④营养神经药物常用维生素 B_1、维生素 B_{12}、甲钴胺等。

辨证论治　①肝经郁热证：治以清肝泻火、解毒止痛，方选龙胆泻肝汤（《医方集解》）加减，常用中药有龙胆草、黄芩、栀子、泽泻、车前子、当归、生地黄、柴胡、生甘草、绵茵陈、板蓝根、赤芍。②脾虚湿蕴证：治以健脾利湿、解毒止痛，方选除湿胃苓汤（《医宗金鉴》）加减，常用中药有苍术、厚朴、陈皮、猪苓、泽泻、茯苓、白术、滑石、防风、山栀、肉桂、生甘草。③气滞血瘀证：治以理气活血、通络止痛，方选柴胡疏肝散（《医学统旨》）合桃红四物汤（《玉机微义》）加减，常用中药有柴胡、陈皮、川芎、香附、枳壳、赤芍、炙甘草、

桃仁、红花、生地黄、当归、延胡索、丹参。

中成药治疗 ①新癀片：清热解毒、活血化瘀、消肿止痛，用于该病肝经郁热证、气滞血瘀证或疼痛明显者。②龙胆泻肝丸：清肝胆、利湿热，适用于肝经郁热证、水疱较多、疼痛剧烈者。③抗病毒口服液：清热祛湿、凉血解毒，用于该病肝经郁热证、红斑水疱明显者。

中医外治法 ①外洗：可用紫草、野菊花、蒲公英、地榆、苦参、大黄，每天1剂，煎水微温外洗患处。②湿敷：水疱溃破，糜烂渗液明显，宜用湿敷法治疗。③外搽：水疱未溃破者用三黄洗剂外搽；水疱已溃破，在湿敷的间歇期外搽青黛油或紫草油；水疱已结痂消退仍痛者用金粟兰酊或入地金牛酊外搽。

针灸治疗 ①体针：皮肤损害所在部位循经取穴，常用穴位有合谷、曲池、内关、三阴交、阴陵泉、足三里、阳陵泉等。②耳针：常用肝区、神门或皮疹分布之所属区。③艾条灸：点燃艾条一端，在皮损部位缓慢向左右上下回旋移动。④穴位注射：邻近取穴或循经取穴，如内关、曲池、足三里、三阴交、肝俞、胆俞、脾俞等，采用丹参注射液、维生素 B_{12} 注射液等。

现代研究 包括基础研究和临床研究。

基础研究 针对带状疱疹后遗神经痛（PHN）发病机制的研究是热点，研究发现星形胶质细胞激活对神经损伤疼痛有重要作用，活化的胶质细胞引起疼痛相关的活性物质和疼痛介质的释放，介导带状疱疹后神经痛。年龄与 PHN 发生率有明显相关性，年龄越大，PHN 发生率越高。T 细胞免疫在机体对抗水痘-带状疱疹病毒初次感染及再活化过程中发挥重要作用。

临床研究 对于头面部带状疱疹在使用常规药物治疗同时配合刺血拔罐治疗，与星状神经节阻滞治疗比较更有效。夹脊穴针刺配合穴位注射、低频电治疗均能明显改善带状疱疹神经痛患者的视觉模拟评分（VAS 评分）。针刺疗法、刺络拔罐、梅花针叩刺、艾灸和中药内服等综合疗法治疗带状疱疹后遗神经痛有良好的疗效及安全性。经方研究方面，龙胆泻肝汤、血府逐瘀汤、桃红四物汤等常用方剂在治疗不同证型带状疱疹的临床试验中均取得良好疗效。细胞免疫研究发现，带状疱疹发生、发展与 c-FLIP 表达水平有关，急性带状疱疹患者与正常对照组比较，c-FLIP 蛋白表达明显降低，针灸可提高 c-FLIP 蛋白表达，从而促进 T 细胞增殖，发挥治疗带状疱疹的作用。

（陈达灿）

zhēnjūnxìng pífūbìng

真菌性皮肤病（fungal dermatosis）

真菌感染所致的皮肤、黏膜及皮肤附属器病变。主要包括头癣、手足癣、甲真菌病、体股癣、花斑糠疹、马拉色菌毛囊炎、皮肤黏膜念珠菌病等。该病属于中医学的白秃疮、赤秃疮、肥疮、鹅掌风、臭田螺、鹅爪风、圆癣、紫白癜风、雪口疮、阴痒等范畴。

病因病机 中医认为该病是由风、湿、热、虫侵袭皮肤黏膜而致。外感湿热，毒蕴皮肤；或相互接触，虫毒沾染；或心脾积热循经上行，熏蒸口舌；或阴部卫生失理，湿热下注，虫毒郁阻皮肤黏膜。日久湿热化燥，肌肤失养；或气血不足，沾染虫毒，气血受损，肌肤失养。

证候诊断 中医对真菌病性皮肤病的辨证，初期以湿热毒蕴为主。但大多数真菌性皮肤病反复发作，主要是由于气血和肝脾肾三脏功能失调所致，或脾虚肝郁，或气血不足，或脾肾两虚。

治疗方法 真菌性皮肤病的治疗目标是清除病原菌，快速解除症状，防止复发。针对不同的致病菌，选用不同的抗真菌药物、外用药、口服药或两者联合，并配合对症处理以减轻症状，中西医结合治疗有助于快速缓解临床症状、减少复发。此外，注意个人卫生，不与他人共用衣物鞋袜、毛巾等，有助于减少被他人传染的机会；穿着宽松、透气的衣物鞋袜，积极治疗手足癣、甲癣，有助于减少自身传染的机会。

西医治疗 以外用治疗为主，皮损泛发或外用药物治疗疗效欠佳时可考虑系统药物或两者联合。①外用药物：如头癣可用碘酊、联苯苄唑溶液或霜剂或特比萘芬霜外搽；体股癣可用克霉唑霜、酮康唑霜、联苯苄唑霜或特比萘芬霜等外搽；手足癣应根据不同的临床类型选择不同剂型的外用抗真菌药，如水疱鳞屑型可用联苯苄唑霜或溶液、浸渍糜烂型可用枯矾粉、角化过度型可用复方苯甲酸软膏；甲真菌病外用治疗疗效有限、疗程长，一般使用5% 阿莫罗芬涂剂或 8% 环吡酮外搽。②系统药物治疗：头癣可用伊曲康唑，体股癣可用特比萘芬，手足癣常用的系统抗真菌药为伊曲康唑和特比萘芬，甲真菌病可用伊曲康唑间歇冲击疗法，外阴阴道念珠菌病可用氟康唑。系统治疗前及治疗过程中应定期检查肝功能，发现肝酶异常应避免使用或及时停用。

辨证论治 中医对真菌病性

皮肤病的治疗以外治为主，内治法主要用于外阴阴道念珠菌病、鹅口疮，以清热化湿解毒为大法。

外阴阴道念珠菌病 治以清热化湿、解毒止痒，方选草薢渗湿汤（《疡科心得集》）合龙胆泻肝汤（《太平惠民和剂局方》）加减，常用中药有草薢、薏苡仁、牡丹皮、赤芍、滑石、泽泻、苦参、地肤子、车前草等。

鹅口疮（小儿） ①心脾积热：治以泻脾清心、解毒护阴，方选清热泻脾散（《医宗金鉴》）合导赤散（《小儿药证直诀》）加减，常用中药有黄芩、生地黄、茯苓、淡竹叶、玄参、麦门冬、黄连、生石膏、灯心草等。②虚火上炎：治以滋肾养阴、降火归元，方选知柏地黄丸（《景岳全书》）加减，常用中药有知母、黄柏、熟地黄、山药、山茱萸、牡丹皮、泽泻、茯苓、牛膝等。

中成药治疗 治疗真菌性皮肤病的常用中成药包括两种：根据传统方剂研制的中药复方制剂以及从单味中药中提取有效成分制成的中成药，前者需辨证应用于临床，后者大多具有抗炎及免疫调节作用。①知柏地黄丸：滋阴清热，用于鹅口疮虚火上炎者，虚寒性病患者不适用，不宜和感冒类药同时服用。②百癣夏塔热片：清除异常黏液质、胆液质，消肿止痒，用于治疗手癣、体癣、足癣、花斑癣等，服用期间禁食刺激性食物。③四妙丸：清利下焦湿热，用于湿热下注之真菌性皮肤病。④润燥止痒胶囊：养血滋阴、祛风止痒、润肠通便，用于血虚风燥所致的皮肤瘙痒、痤疮。⑤湿毒清胶囊：养血润燥、化湿解毒、祛风止痒，用于血虚湿蕴足癣。

中医辅助疗法 真菌性皮肤病还可以用浴足、涂搽法、吹烘疗法等辅助疗法。①足浴：多用中草药水煎汁浸泡双足，常用药物有苦参、明矾、蛇床子、黄柏、白鲜皮、地肤子、百部、大黄、土槿皮等。②涂搽法：将药物制成煎剂、油剂、酊剂、洗剂、软膏等剂型，涂搽于病变部位的一种治疗方法。③吹烘疗法：在病变部位涂药后或在病变部位敷用吸透药液的纱块后，再加热烘的一种治疗方法。是利用热力作用，使患处气血流畅，腠理开疏，药力渗进，以达到痊愈。常用硫磺霜或其他中草药粉剂，常用于手足癣。④穴位注射法：选合谷、内关穴，针刺得气后，注射当归注射液。

现代研究 包括临床研究和药物研究。

临床研究 香莲外用治疗足癣真菌清除率、痊愈率与西药特比奈芬乳膏相当，有效率优于特比奈芬乳膏，在改善足癣鳞屑、角化症状方面优于特比奈芬乳膏，可以改善患者生活质量，且安全、无明显不良反应。香莲栓治疗复发性外阴阴道念珠菌病（RVVC）疗效相当于硝酸咪康唑栓，可以改善患者生活质量，且未见明显不良反应，有较好的安全性。

药物研究 现代药理学研究表明，众多的中药单体、单味中药和中药复方具有抗真菌作用。实验研究显示：黄连、黄柏和黄芩单药提取液对白色念珠菌有较强的抑菌效果。此外，大风子、皂角、川椒、明矾、藿香、地骨皮对皮肤癣菌有较强的抑菌作用，明矾对白色念珠菌效果较好，并且复方抑菌强度明显提高，说明中药之间有协同作用。另外一些中药单体，如小檗碱、苦参碱、黄芩苷、白鲜碱等也具有一定的抗真菌作用。

许多研究提示中药单体联合氮唑类或多烯类药物，能产生很强的协同抗耐药真菌作用，既可减少氮唑类或多烯类药物的使用剂量和不良反应，又可以延缓真菌耐药性的产生，具有重要的研究价值。

（陈达灿 范瑞强）

tèyìngxìng píyán

特应性皮炎 （atopic dermatitis，AD）

与遗传过敏素质有关的慢性、复发性、瘙痒性皮肤病。皮疹的反复发作、剧烈的瘙痒、睡眠的紊乱严重影响患者的生活质量。该病属于中医学的四弯风、奶癣、胎瘤疮等范畴。

病因病机 特应性皮炎的发病多由于先天禀赋不耐、胎毒遗热，后天饮食不节，脾失健运，湿热内生，感受外界风湿热邪，郁于肌肤而发病，病久导致脾虚血燥，肌肤失养。《黄帝内经·病机十九条》曰："诸痛痒疮，皆属于心""诸湿肿满，皆属于脾"，该病与心脾关系密切，脾胃虚和心火旺是主导病机。

证候诊断 该病根据年龄可分为婴儿期、儿童期、青少年及成人期。临床辨证需要将局部皮疹与全身症状相结合进行，其中心脾积热证常见于婴儿期；心火脾虚证常见于儿童反复发作的急性期；脾虚湿蕴证常见于婴儿和儿童反复发作的稳定期；脾虚血燥证常见于青少年和成人反复发作的稳定期。各个证型诊断要点如下。①心脾积热证：面部常见红斑、丘疹、脱屑，或者头皮黄色痂皮，时伴糜烂渗液，可扩散至躯干和四肢，患儿哭闹不安，可伴有大便秘结，小便短赤，指纹呈紫色达气关或者脉数。②心火脾虚证：颈部、肘窝、腘窝或者躯干部红斑、丘疱疹、水疱，或伴有糜烂渗液，瘙痒剧烈，患者烦躁不安，眠差，纳呆，口干，或伴有大便秘结，小便短赤，舌尖红，苔薄白或微黄，脉偏数。③脾虚湿蕴证：四肢或其他部位红斑、丘疹，或轻度肥厚，皮疹色暗淡，搔抓后可伴少许渗液，瘙痒，面色萎黄，倦怠乏力，食欲不振，口淡不渴，大便溏稀，舌质淡，苔薄白或腻，脉缓或指纹色淡。④脾虚血燥证：皮肤干燥，四肢、颈项皮损粗糙肥厚明显或见干燥性丘疹，伴有血痂或抓痕，色暗或色素沉着，瘙痒明显，纳差或伴有腹胀，舌质淡，苔白，脉细或沉缓。

治疗方法 AD 治疗的目的是控制病情，减少或延缓病情复发，改善患者生活质量。治疗应从整体考虑，兼顾近期疗效和远期疗效，尚没有彻底治愈 AD 的治疗手段。西医主要采用局部抗炎药物和对症治疗以快速控制病情，病情控制后逐渐过渡到每周 2~3 次的维持治疗以减少复发。中医药通过整体调节，不但可以改善皮疹，而且可以稳定病情，减少或延缓复发。因此，采用中西医结合治疗特应性皮炎，可以充分发挥各自优势，尽可能有效控制病情及减少复发。

西医治疗 局部外用药物包括几种。①局部糖皮质激素：可快速控制皮肤炎症，症状改善后逐步过渡到每周 2~3 次的维持治疗，可减少复发。②钙调神经磷酸酶抑制剂：如他克莫司、吡美莫司也有较好的抗炎作用，病情改善后亦可维持治疗。③局部细菌、真菌、病毒感染时，可使用相应的抗微生物制剂。系统治疗包括以下几个方面。①抗组胺药：瘙痒明显或伴有睡眠障碍可选用

第一代或者第二代抗组胺药物。②抗生素：感染严重时可选用适当的抗生素。③糖皮质激素：对于病情严重者，常规药物难以控制者可以考虑短期使用。④免疫抑制剂：病情严重常规疗法无效者可选用环孢素、氨甲蝶呤、硫唑嘌呤等药物，使用时需要注意适应证和禁忌证，并监测不良反应。⑤紫外线疗法：窄谱中波紫外线安全有效。6 岁以下儿童避免使用全身紫外线疗法。

辨证论治 基于 AD 以心火脾虚为主导病机，治以清心培土为法，急性发作期以清心火为主，兼以健脾；慢性缓解期健脾为主，兼以清心火。具体治法及主方如下。①心脾积热证：治以清心导赤，方选三心导赤散加减（《徐宜厚皮肤病临床经验辑要》），常用中药有连翘心、莲子心、栀子心、玄参、生地黄、灯心草、车前子、蝉蜕、甘草、茯苓等。②心火脾虚证：治以培土清心，方选培土清心方加减（陈达灿《特应性皮炎中西医结合治疗》），常用中药有连翘、淡竹叶、灯心草、钩藤、生地、薏苡仁、白术、山药、牡蛎、防风、甘草等。③脾虚蕴湿证：治以健脾渗湿，方选小儿化湿汤加减（《朱仁康临床经验集》），常用中药有太子参、苍术、炒白术、茯苓、炒麦芽、陈皮、泽泻、滑石、甘草、炒薏苡仁。④脾虚血燥证：治以健脾除湿、养血润肤，方选健脾润肤汤加减（赵炳南、张志礼《简明中医皮肤病学》），常用中药有党参、茯苓、苍白术、当归、丹参、鸡血藤、赤芍、白芍、生地、陈皮。

中成药治疗 参苓白术丸（或颗粒）：具有健脾渗湿功效，适用于脾虚湿蕴所致的特应性皮炎患者。

外治疗法 依据不同的皮疹特点选择不同的药物及剂型。①红肿、糜烂、渗出的皮损可选具有清热解毒收敛之功的中药水煎后冷湿敷，常用药物有马齿苋、黄柏、生地榆、野菊花等。②潮红、丘疹、丘疱疹无渗液的皮损，选用清热解毒润肤的中药水煎，冷却后外洗，常用药物有金银花、黄精、甘草等。③干燥、脱屑、肥厚苔藓样皮损，选用冰黄肤乐软膏、青鹏软膏、复方蛇脂软膏、或其他润肤膏外搽或封包治疗。

中医辅助疗法 推拿治疗尤其适合于 12 岁以下患者，发作期基本手法：清天河水，清心经、揉中脘，沿两侧膀胱经抚背；缓解期基本手法：补脾经，摩腹，捏脊，揉按足三里。

现代研究 包括临床研究和药物研究。

临床研究 多种临床随机对照研究显示中药经典方消风散、针刺和推拿方法对特应性皮炎的睡眠和瘙痒有缓解的作用，同时可以改善患者皮损的作用。

药物研究 实验研究发现，中草药有效成分在 AD 的治疗中可以起到抗炎及免疫调节作用。如甘草提取物甘草酸苷，不同剂量的药物对卵清蛋白诱导的小鼠 AD 模型血清白细胞介素（IL）-4 均有明显的抑制作用，对血清 γ 干扰素（IFN-γ）有明显的上调作用，而且临床上该药联合抗组胺治疗 AD 的总有效率（76.74%）优于单用抗组胺药的对照组（53.66%）。外用药物研究：野菊花采用 1,3-丁二醇提取后，局部外用于 NC/NgA 鼠 AD 模型皮疹，其不但可以改善 AD 模型的皮疹严重度，而且可以降低皮损中肥大细胞及嗜酸性粒细胞的数量；此外，采用高浓度外用时可以明

显降低血清总 IgE、IgG1、IL-4 及 IFN-γ 水平，减少皮损中 IL-4、IL-13 及 IFN-γmRNA 水平的表达，其作用与 0.1% 氢化可的松相似，而且没有副作用，野菊花是一个可选择的外用药。

（陈达灿）

xúnmázhěn

荨麻疹（urticaria） 皮肤黏膜小血管扩张及渗透性增加而出现局限性水肿反应的过敏性疾病。临床表现为大小不等的局限性水肿性风疹块，其特征为突然发生，发无定处，时隐时现，通常在 2～24 小时内消退，退后无痕迹，伴有剧痒，严重者可有发热、腹痛、腹泻、气促等症状。该病属于中医学的瘾疹、风疹块、鬼风疙瘩的范畴。

病因病机 该病多因禀性不耐，人体对某些物质敏感所致，可由食物、药物、生物制品、病灶感染、肠寄生虫病而发。病机为风寒外袭、蕴积肌肤，致使营卫不和而起；或由风热之邪，客于肌表，引起营卫失调所致；或由饮食不节，或有肠寄生虫，致肠胃湿热，郁于皮肤腠理间而发；或平素体弱、气血不足，或病久气血耗伤，因血虚生风、气虚卫外不固，风邪乘虚侵袭所致；或由情志内伤，冲任失调，肝肾不足，肌肤失养、生风生燥、郁于肌肤而发。

证候诊断 该病临床根据病程长短分为急性和慢性荨麻疹。一般急性荨麻疹多属实证，以风热相搏、风寒外束、肠胃湿热、毒热燔营证常见。慢性荨麻疹多属虚证、瘀证，以卫外不固、气血亏虚、冲任不调、阴虚血热、血瘀阻络证常见。各期证候诊断要点如下。

急性荨麻疹 ①风热相搏证：风团呈红色，相互融合成片，扪之灼热感，瘙痒难忍，遇热则剧，得冷则缓，伴有微热恶风，心烦口渴，咽弓充血，舌质红，苔薄黄或少苔，脉浮数。②风寒外束证：风团色泽淡红，或者色如瓷白，风吹或接触冷水后加重，得暖则减，伴恶风畏寒，口不渴，舌质淡红，苔薄白，脉浮紧。③肠胃湿热证：风团色泽鲜红，风团出现与饮食不节有关，多伴腹痛腹泻或呕吐胸闷，大便稀烂不畅，舌红苔黄腻，脉数或濡数。④毒热燔营证：发病突然，大片红色风团，甚则弥漫全身，瘙痒剧烈，伴壮热恶寒，口渴喜冷饮，或面红目赤，心烦不安，大便秘结，小便短赤，舌质红，苔黄或黄燥，脉洪数。

慢性荨麻疹 ①卫外不固证：皮疹多为针帽至蚕豆大，汗出着风或者表虚恶风后诱发，瘙痒不止，发作不休，伴有恶风自汗，舌质淡红，苔薄白或少苔，脉沉细。②气血亏虚证：风团色泽淡红或淡白，反复发作，迁延数月乃至数年未愈，或劳累后加重，伴有头晕，精神疲惫，面色㿠白，体倦乏力，失眠，舌质淡红，苔薄白或少苔，脉细缓。③冲任不调证：风团色泽淡红，月经前加重，经后则渐次消失，伴月经不调，经来腹痛，舌质正常或淡红，苔薄白或少苔，脉弦细或弦滑。④阴虚血热证：皮疹色暗不鲜，反复发作，迁延日久不愈，多于午后或夜间发作，伴心烦、心悸、盗汗、易怒、口干，舌红少苔或舌质淡，脉沉细。⑤血瘀阻络证：风团色泽暗红或呈紫红，多在压迫部位，伴有面色晦暗，或口唇青紫，口干不欲饮，舌质紫暗或有瘀点、瘀斑，苔少，脉细涩。

治疗方法 荨麻疹的病因、发病机制较复杂，其治疗首先应查寻病因和去除病因，西医予以抗过敏对症治疗，中医根据临床表现、病程长短进行辨证治疗。

西医治疗 ①病因治疗，消除刺激因素或可疑诱发因素最为重要。如幽门螺杆菌感染性荨麻疹予抗幽门螺杆菌的治疗；物理性荨麻疹者需减轻其诱发的物理刺激因素；对寄生虫病、食物和药物不耐受所引起的荨麻疹，予灭虫、避免可疑食物或药物。②药物治疗，主要包括抗组胺药物、糖皮质激素、抑制肥大细胞脱颗粒减少组胺释放药物、非特异性抗过敏药物、拟交感神经药。

辨证论治 急性荨麻疹多属实证，治以祛风、清热、散寒、凉血、解毒或以清肠胃湿热积滞为主；慢性荨麻疹多属虚证，瘀证，治以益气固表、养血祛风，或以活血通络，健脾和胃、调摄冲任为主。①风热相搏证：治以疏风清热、解表止痒，方选银翘散（《温病条辨》）加减，常用中药有金银花、连翘、淡竹叶、鱼腥草、牛蒡子、薄荷、荆芥、浮萍、蝉蜕、芦根。②风寒外束证：治以疏风散寒、调和营卫，方选桂枝麻黄各半汤（《伤寒论》）加减，常用中药有桂枝、麻黄、白芍、大枣、苏叶、防风、荆芥穗、杏仁、生姜。③肠胃湿热证：治以清肠利湿、祛风止痒，方选土茯茵陈汤加减，常用中药有土茯苓、绵茵陈、金银花、火炭母、布渣叶、山楂、苏叶、枳实、厚朴、连翘。④毒热燔营证：治以清营凉血、解毒止痒，方选犀角地黄汤（《备急千金要方》）加减，常用中药有水牛角、生地、鱼腥草、紫草、蝉衣、黄芩、丹皮、玄参、生石膏、赤芍、芦根。⑤卫外不固证：治以固表祛风，方选玉屏风散（《丹溪心法》）加减，常用中药有黄芪、防风、白术、乌梅、煅牡蛎、白芍、茯苓、乌豆衣、熟地黄、山茱萸。⑥气血亏虚证：治以益气养血，方选八珍汤（《正体类要》）加减，常用中药有党参、白术、茯苓、白芍、生地、柴胡、黄芩、阿胶。⑦冲任不调证：治以调摄冲任，方选四物汤（《仙授理伤续断秘方》）合二仙汤（《寿世保元》）加减，常用中药有仙茅、当归、川芎、淫羊藿、菟丝子、女贞子、旱莲草、丹参、牛膝、益母草、丹皮。⑧阴虚血热证：治以养阴清热、凉血祛风，方选知柏八味丸（《医宗金鉴》）加减，常用中药有山茱萸、茯苓、怀山药、牡丹皮、生地黄、熟地黄、黄柏、乌梅、五味子、煅牡蛎、泽泻、苏叶、防风、丹参。⑨血瘀阻络证：治以理气活血、通宣经络，方选桃红四物汤（《医宗金鉴》）加减，常用中药有桃仁、红花、当归、川芎、地龙、荆芥、防风、牛膝、乌药、青皮、乌蛇等。

中成药治疗 ①玉屏风颗粒：适用于卫气不固型之慢性荨麻疹。②六味地黄丸：适用于阴虚血热型之慢性荨麻疹。③八珍合剂：适用于气血亏虚型之慢性荨麻疹。④乌蛇止痒丸：适用于顽固性荨麻疹。⑤消风止痒冲剂：适用于风热型慢性荨麻疹。

中医辅助疗法 荨麻疹还可使用中药外洗、针灸、自血疗法、穴位敷贴等辅助疗法。①中药外洗：荆芥、防风、川芎、干姜皮、飞扬草、蛇床子，煎水外洗皮损处。②针灸疗法：风邪善犯阳经取大椎、血海、足三里；湿邪善犯脾经取脾俞、曲池、足三里；血燥生风易犯肝经取三阴交、血海、行间。风热之邪所致者取大椎、风池、百会、委中；肠胃不和所致者取大肠俞、中脘、合谷、足三里。③自血疗法：抽取自身静脉血 3～5ml，即刻肌注，隔天1次，5次为一疗程。④穴位敷贴：脐部消毒后，用加味玉屏风散（黄芪、防风、白术、乌梅、荆芥、冰片）适量，研粉末直接填敷于脐窝部，外贴普通胶布固定。

现代研究 主要包括证候研究和中药药物及传统疗法的研究。

证候研究 研究发现，用"病因+病位""病变层次+病机"的组合方式设计小儿荨麻疹的证候模型可分为肺胃风热、气血郁蒸证，肝肺风热、气血郁蒸证，肝胃风火、气血郁炽证，肝脾风湿、营血郁蒸证，肝肺燥热、血液蕴蒸证，心肝风热、营血失宣证，肺卫阳虚、卫阳不振证，肺脾风寒、营卫虚郁证。

中药药物及传统疗法的研究 研究发现，黄芪对大鼠被动皮肤过敏反应（PCA）有抑制作用，其可能的作用机制为抑制肥大细胞脱颗粒，减少炎症介质的释放。加味芍药甘草口服液（祛风止痒口服液）具有拮抗组胺及抑制肥大细胞脱颗粒的作用，同时还具有调整外周血单核细胞（PBMC）分泌白细胞介素（IL)-2 和 IL-4 等辅助性 T 细胞 1（Th1）和辅助性 T 细胞 2（Th2）类细胞因子的水平，以消除变异性炎症和恢复正常免疫功能。有研究表明，消风散治疗慢性荨麻疹，血清嗜酸性粒细胞绝对计数降低，改善嗜酸性粒细胞的稳定性，达到缓解迟发性变态反应的目的。传统疗法对慢性荨麻疹有较好的疗效，如采用中药内服结合穴位注射治疗慢性荨麻疹，其治疗后 $CD4^+$、$CD8^+$、$CD4^+/CD8^+$ 与治疗前比较有统计学差异，提示可调节细胞免疫功能，改善患者 T 淋巴细胞亚群。如采用自血疗法治疗慢性荨麻疹，发现其发生与 $CD3^+$ $CD19^+$ 淋巴细胞的减少，造成体内免疫功能失调有关，初步证实 B 淋巴细胞与慢性荨麻疹的发病具有一定的相关性。如采用背俞穴拔罐治疗可降低血清总 IgE 水平，抑制肥大细胞释放组胺等生物活性介质。如采用腧穴自血疗法治疗可降低白三烯（LTB4）、前列腺素 D2（PGD2）水平，通过影响慢性荨麻疹外周血血清中炎性介质的代谢而起到治疗作用。

（陈达灿）

yínxièbìng

银屑病（psoriasis） 基本皮肤损害为红色丘疹或斑块，上覆银白色鳞屑的慢性复发性炎症性皮肤病。俗称牛皮癣。其典型特征为反复发作的鳞屑性红斑或丘疹，伴瘙痒或疼痛，并有薄膜现象和点状出血，指甲和关节常会受累。多数患者具有明显的季节性，冬季加重、夏季减轻。该病属于中医学的白疕、干癣、松皮癣、狗皮癣等范畴。

病因病机 中医认为该病与外感风寒湿热、七情内伤、饮食不节、瘀阻肌肤、肝肾不足、冲任失调等均相关。初起时多由风、湿、热、火毒之邪侵袭肌肤，致营卫不和，气血失调，郁于肌腠而发；或因湿热蕴积，内不得利导，外不得宣泄，阻于肌表而生；或因情志郁结，气机壅滞，郁久化火，火毒蕴伏于营血，窜流肌表而成；或因病久不愈，风寒、风热、湿热之邪耗伤气血，则血虚风燥，肌肤失养；营血不足，气血循行受阻，以致瘀阻肌肤；肝肾不足，冲任失调，更使营血亏损，血虚生风。

证候诊断 现代医学将银屑

病分为寻常型银屑病、脓疱型银屑病、红皮病型银屑病及关节型银屑病。寻常型银屑病进行期以血热证、血热风盛证常见；寻常型银屑病稳定期和消退期以血燥证、血瘀证、血虚风燥证常见；脓疱型银屑病以湿热化毒证、热毒内蕴证常见；红皮病型银屑病以燔营灼血证、毒热入营证常见；关节型银屑病以寒湿痹证、风湿痹证、风湿毒证常见。各证候诊断要点如下。①血热内蕴证：多见寻常型进行期，皮疹迅速增多，色红，鳞屑多，部分呈点滴状，伴有瘙痒甚，有薄膜现象和筛状出血。伴有口干口苦，心烦易怒，大便干结，小便黄；舌红，苔黄，脉弦数。②血虚风燥证：多见于寻常型静止期，皮损色淡红，呈斑块状，鳞屑少，自觉瘙痒，伴有咽喉干燥，部分皮损干燥有裂纹，舌淡，苔少，脉沉细。③气滞血瘀证：多见于寻常型静止期或消退期，疾病反复多年，皮损呈较厚鳞屑的斑块，色暗红，舌暗红，或有瘀点，瘀斑，苔薄，脉涩。④湿毒蕴积证：多见于脓疱型或寻常型的蛎壳状的皮损，皮损见于皱褶部位，如腋下，腹股沟等处，红斑伴有糜烂渗出，瘙痒剧烈，或伴有脓疱、痂屑，或关节肿胀，疼痛，下肢沉重，舌红，苔黄腻，脉滑。⑤风寒湿痹证：多见于关节型，关节肿痛，活动受限，甚至僵硬变形，皮疹呈淡红斑，鳞屑厚，抓之易脱，伴有形寒肢冷，舌淡，苔白腻，脉濡滑。⑥火毒炽盛证：多见于红皮病型，全身皮肤潮红，肿胀，大量脱屑，或有密集小脓疱，皮损灼热疼痛，伴有高热畏寒，周身疼痛，口干欲饮，大便干结，小便黄少，舌红绛，苔黄腻，脉弦数。

治疗方法 该病的治疗目的是迅速改善患者症状、减少复发次数及延长复发间隔。临床上仅能对症治疗，尚无根治方法，多采用综合治疗的手段，中西医结合治疗适用于该病的整个病程。

西医治疗 ①免疫抑制剂如甲氨蝶呤（MTX）、环孢素等；②维A酸类如阿维A等；③免疫调节剂；④生物制剂如肿瘤坏死因子-α拮抗剂等。

辨证论治 银屑病是由血燥为本、瘀毒为标而发病，治则应"从血论治，诸法合用"，具体治法及主方如下。①血热内蕴证：治以疏风清热、凉血消斑，方选消风散（《外科正宗》）和犀角地黄汤（《奇效良方》）加减，常用中药有荆芥、防风、蝉蜕、苦参、苍术、知母、石膏、牛蒡子、犀角、地黄等。②血虚风燥证：治以养血、祛风、润燥，方选当归饮子（《丹溪心法》）加减，常用中药有当归、生地黄、白芍、川芎、何首乌、荆芥、防风、刺蒺藜、黄芪、生甘草等。③瘀滞肌肤证：治以活血化瘀、养血润燥，方选桃红四物汤（《医宗金鉴·妇科心法要诀》）加减，常用中药有桃仁、红花、熟地、当归、白芍、川芎等。④湿热蕴结证：治以清热利湿，方选萆薢渗湿汤（《疡科心得集》）加减，常用中药有萆薢、薏苡仁、茯苓、黄柏、丹皮、泽泻、滑石、通草等。⑤风湿寒痹证：治以祛风除湿、活血通络，方选独活寄生汤（《备急千金要方》）加减，常用药物有独活、桑寄生、秦艽、防风、细辛、肉桂、杜仲、生地黄、牛膝、当归、川芎、芍药、人参、茯苓、甘草等。⑥火毒炽盛证：治以清热解毒、清营凉血，方选黄连解毒汤（《肘后方》）合犀角地黄汤（《奇效良方》）加减，常用中药有黄连、黄芩、黄柏、栀子、羚羊角、生地黄、牡丹皮、芍药等。

中成药治疗 克银丸、复方青黛丸、消银片、银屑灵、雷公藤片等。

中医辅助疗法 银屑病还可选用针灸、穴位注射、耳针、放血、药浴等辅助疗法。①针灸疗法：主穴选取大椎、肺俞、曲池、合谷、血海、三阴交等。配穴选取头面部配风池、迎香、颧髎，上肢配支沟，下肢配足三里、丰隆。每次留针20~30分钟，每日或隔日1次。②穴位注射：主穴取肺俞，配穴取曲池、足三里，常用当归注射液、丹参注射液，每次每穴注入0.5~0.8ml，每次选取3~4穴。③耳针疗法：取神门、脾、肺、皮质下、内分泌、交感，每日1次埋针，两耳交替，10次为1疗程。④药浴疗法：药浴可去除鳞屑、清洁皮肤、改善血液循环，同时促进新陈代谢，增强治疗作用，适用于各型银屑病。常用药物有徐长卿、千里光、地肤子、黄柏、蛇床子、苍耳子、白鲜皮等。

现代研究 主要包括证候研究、药物研究和动物模型研究三方面。

证候研究 研究发现，银屑病不同证型的相关细胞和相关因子表达不同。不同证型在外周血T淋巴细胞亚群、淋巴细胞凋亡调控蛋白、红细胞免疫功能、红细胞变形能力和膜ATP酶活性、血浆血栓素B2（TXB2）和6-酮-前列腺素F1α（6-Keto-PGF1α）、血小板活化分子CD62P及CD63、血浆内皮素、血管内皮生长因子（VEGF）、血清转化生长因子（TGF)-2β、肿瘤坏死因子（TNF)-2α、CD34、白细胞介素

（IL)-2、γ干扰素（IFN-γ）、IL-4、IL-6、P物质、β-内啡肽等的表达都有所不同。不同证型在血液流变学和超微结构上的改变也有所不同。这些表明了中医分型更接近于反映病机变化本质，对不同证候的诊断及鉴别诊断提供有价值的微观指标，发现中医药治疗银屑病的作用靶点。

药物研究　对于中药治疗银屑病的药理研究，主要以经典方和单味中药为主。例如，有研究表明麻黄桂枝组方能通过抑制表皮细胞过度增殖来改善咪喹莫特诱导的小鼠银屑病样皮损；单味中药洋金花有较强的抗炎、抗皮肤瘙痒及抗过敏作用，可促进皮肤鳞片角化、对抗有丝分裂等作用，从而改善银屑病动物模型的皮损。

动物模型研究　病证结合动物模型就是在中医药理论的指导下，采用传统、现代或二者结合的科学技术方法，在实验动物基础上模拟、复制出与人体疾病、证候和病理改变相同或相近的实验动物模型。已有脾虚、血瘀、湿热等银屑病模型，但这些模型仍未形成统一标准，中医药治疗银屑病的机制研究有待不断深入。

（陈达灿）

báidiànfēng

白癜风（vitiligo）　原发性的局限性或泛发性皮肤色素脱失症。基本病理表现为黑素细胞减少或消失。临床上以皮肤颜色减退、变白、境界鲜明、无自觉症状为特征。病程慢性进行，病因不明。该病属于中医学的白蚀、白驳风等范畴。

病因病机　中医认为白癜风发病有外因和内因两大方面因素。外因主要为感受风邪，跌扑损伤；内因主要为情志内伤，肝气郁结，精血亏损等。邪搏肌肤，气血不和，气机不畅，或精血不足，肌肤失养而致。

证候诊断　该病证候大致可分为气血不和证、瘀血阻络证、肝肾不足证。①气血不和证：发病时间长短不一，多在半年至三年左右。皮损白斑光亮，好发于头、面、颈、四肢或泛发全身，起病速，蔓延快，常扩散一片皮损，无自觉症状或有微痒。舌苔薄白，舌质淡红，脉象细滑。②瘀血阻络证：病程日久，皮损局限一处或泛发全身，但可停止发展。亦可发生于外伤的部位。舌质暗红、有斑点或瘀斑、脉涩。③肝肾不足证：发病久，或有家庭史。证见皮损呈乳白色，局限或泛发。皮损区毛发变白，病情发展缓慢，对光敏感，皮肤干燥，伴头昏眼花，腰膝酸软，舌质红，苔少，脉细数。

治疗方法　白癜风易诊难治，发病机制还不十分明了，仍没有特效疗法。经过中医和西医的共同努力，在白癜风的治疗达成一定共识，小面积稳定期白癜风为了加速愈合，可行表皮移植术，病情发展迅速者可采用小剂量激素配合中医中药控制病情，若病情发展缓慢且面积较大者可以中医药治疗为主。《医宗金鉴·外科心法要诀》指出该病是由"风邪搏于皮肤，致令气血失和所致"。因此中医治疗多以活血化瘀，祛风通络为主。肝肾亏虚治以补益肝肾，调和气血并重。中西医结合治疗可提高疗效，减少激素的副作用。

西医治疗　白癜风西医治疗方法及药物种类繁多，其治疗的目的在于刺激黑素的形成，促进其发育及再产生，阻抑皮损的进一步扩张，使皮损区恢复正常肤色。临床上多采用全身治疗与局部治疗相结合。全身治疗，可选用补骨脂及其衍生物治疗；应激状态下皮损迅速发展和伴发自体免疫性疾病，可选择皮质类固醇激素治疗。皮损局限，可在皮损处使用类固醇激素，或选择8-甲氧补骨脂素或硫汞白斑涂剂，复方氮芥酊外涂。可应用窄波紫外线（308～311nm NB-UVB）照射。外科疗法，如自体表皮移植术适用于局限型、节段型的静止患者的治疗。

辨证论治　白癜风主要因气血失和，肌肤失养而致，故该病总的治疗原则为调和气血。①气血不和证：治以调和气血，方选四物汤（《太平惠民合剂局方》）加减，常用中药有生地黄、熟地黄、当归、川芎、浮萍、姜黄、制首乌、白鲜皮、蝉蜕、鸡血藤、防风等。②瘀血阻络证：治以活血化瘀，通经活络，方选通窍活血汤（《医林改错》）加减，常用中药有麝香、桃仁、红花、赤芍、川芎、葱、大枣等。③肝肾不足证：治以滋补肝肾，养血活血，方选六味地黄丸（《小儿药证直诀》）加减，常用中药有生地黄、山茱萸、茯苓、山药、枸杞子、当归、川芎、白芍、制首乌等。

中成药治疗　①六味地黄丸：滋补肝肾，用于肝肾不足型患者。②血府逐瘀口服液：活血化瘀、行气止痛，用于瘀血阻络型患者。③丹七片：活血化瘀，用于瘀血阻络型患者。④乌鸡白凤丸：补气养血、调经止带，用于气血不和型患者。⑤白蚀丸：补益肝肾、活血祛瘀、养血驱风，用于肝肾不足型患者。

中医辅助疗法　①针灸：气血不和证，取曲池、阳陵泉、风池、血海、三阴交、肺俞，用针刺平补平泻法；瘀血阻络证，取曲池、阳陵泉、风池、膈俞、合谷、肺俞、膻中，用针刺平补平泻法；肝肾不足证，取曲池、阳陵泉、风池、肺俞，用补法。②耳针：主穴选交感、内分泌、神门、肺，配穴选肾上腺、枕、膈、脑点、相应部位；每次选常用穴和备用穴各2~3个；或用王不留行籽置于小方块胶布贴敷于耳穴。③灸疗法：取阿是穴（患处局部），用艾条于患处局部施温和灸，以灸至白斑转为正常肤色或高度充血为度。④刺络拔罐疗法：取阿是穴，局部常规消毒，用三棱针在皮损处点刺，呈梅花状，再以火罐拔除污血。⑤皮肤针治疗：取阿是穴，局部常规皮肤消毒，以梅花针叩刺皮损处，中等叩刺，叩刺至皮肤渐红或略有出血为度。

现代研究 从发病机制、证候、临床和药物方面进行研究。

发病机制研究 细胞介导的免疫紊乱是白癜风发病的重要机制。许多研究发现细胞因子在白癜风脱色素过程中起着一定的作用，血清中可溶性白细胞介素-2受体（IL-2R）与白癜风活性有关，提示T淋巴细胞在活化，与节段型或泛发型白癜风比较，局灶型白癜风患者血清中可溶性IL-2R显著升高，病程<1a的患者中IL-2R含量处于高水平状态，现白细胞介素（IL）-8是一种单核细胞分泌的吸引白细胞的功能的细胞因子，还发现血清转化生长因子（TGF）-13含量下降，使成熟调节性T细胞（Treg）数量减少；白癜风病灶的扩散与IL-17有关。同时在白癜风免疫遗传学方面发现白癜风致病基因可以调控与白癜风相关自身免疫性疾病的发病，它们有共同的致病因素，受共同易感基因调控。

证候研究 据调查统计，指端型白癜风以脾肾阳虚为主要证型；散发型白癜风以肝郁气滞为主要证型。风湿蕴热证多见于进展期患者。

临床研究 主要以308mm准分子激光与308mm准分子光及窄波紫外线治疗白癜风的疗效观察及比较两者或三者的疗效比较，结果显示：308mm准分子激光疗效最佳。

药物研究 研究多为中药（中药复方、中药单体）、免疫调节剂和免疫抑制剂治疗白癜风的疗效及作用机制的研究，如复方补骨脂搽剂、祛白酊、高良姜素、补骨脂在动物模型上显示较好的疗效，作用机制涉及调控酪氨酸酶的活性，影响干细胞因子（SCF）/c-kit信号传导通路及细胞因子等方面。

（陈达灿 李红毅）

gǔshāng jíbìng

骨伤疾病（orthopedic diseases） 人体骨骼、关节、筋肉等运动系统功能与形态异常的疾病。

疾病范围 本系统疾病主要归属人体运动系统及其附属结缔组织发生异常，导致相应骨组织器官的运动、支持和保护功能偶联失衡。范围包括创伤急救、骨折、脱位、筋伤、内伤和骨病。

中医特征 骨骼、关节、筋肉等遭受力学及代谢异常改变发生损伤或疾病，导致气血、营卫、皮肉、筋骨、经络、脏腑以及津液的病理变化，出现局部的表现如疼痛、肿胀、功能障碍以及畸形、骨擦音、异常活动、弹性固定、关节盂空虚等，并可伴随全身的症状体征。

治疗特点 应从整体观念出发，辨病与辨证相结合，采用药物、手法、固定、手术、功能锻炼等，临床中应根据病情有针对性地应用，必要时采用综合疗法。

现代研究 对骨伤疾病的研究已逐步从蛋白组学、代谢组学、形态学及力学等方面深入探索其发病机制，一系列新技术、新方法亦应用于骨伤疾病的诊断及治疗。基于中医基础理论，传承名家经验，结合生物医学领域研究热点及创新成果，积极开展基础性及临床性实验对其进行科学论证。立足临床实践，手术操作入路不断得以优化，手术器械及辅助设备不断实现改良与创新；在基础研究方面，已塑造多种与骨伤疾患相关的动物模型用于模拟其病理过程，为探索新药及以补肾、活血、祛瘀为主的传统中药药理药效作用及其干预机制提供实验支持。

（刘献祥）

gǔzhé

骨折（fracture） 骨的完整性或连续性被中断或破坏的疾病。包括明显的皮质骨撕裂，也包括骨小梁的中断，即微骨折（microfracture）。外伤使正常骨质发生骨折，称外伤性骨折，包括儿童的外伤性骨骺分离。骨折发生在骨病变部位（如肿瘤、炎症、代谢性疾病等）称病理性骨折。骨折一般均伴有软组织的损伤。病因可分为外因和内因，外因主要包括直接暴力、间接暴力、肌肉牵拉和积累性损伤；内因主要与年龄和健康状况、骨骼的解剖结构特点及骨骼病变等密切相关。骨折后患处常出现疼痛、肿胀及活动功能障碍等临床表现，甚至并发休克、感染、内脏器官及重要神经血管的损伤，其主要临床特征为畸形、骨擦音及异常活动。骨折的诊断主要包括病史采集，体格检查，必要时可作 X 线摄片检查。

疾病范围 主要分类有：按照骨折程度分为完全骨折和不完全骨折；按骨折形态分为横行骨折、斜行骨折、螺旋形骨折和粉碎性骨折；按骨折部位是否与外界相通分为闭合性骨折和开放性骨折；按复位和外固定后骨折处的稳定性分为稳定骨折和不稳定骨折；按骨折发生的时间长短分为新鲜骨折和陈旧性骨折；按骨骼有无疾患可分为外伤性骨折和病理性骨折。

中医特征 轻微骨折可无全身症状。一般骨折，由于瘀血停聚，积瘀化热，常有发热（体温约 38.5℃），5～7 天后体温逐渐降至正常，无恶寒或寒战，兼有口渴、口苦、心烦、尿赤便秘、夜寐不安、脉浮数或弦紧、舌质红、苔黄厚腻。如合并外伤性休克和内脏损伤，还有相应的表现。骨折后脉络受损，气机凝滞，阻塞经络，不通则痛，故骨折部出现不同程度的疼痛、直接压痛和间接压痛（纵轴叩击痛和骨盆、胸廓挤压痛等）。骨折后局部经络损伤，营血离经，阻塞络道，瘀滞于肌肤腠理而出现肿胀。若骨折处出血较多，伤血离经，通过撕裂的肌膜及深筋膜，溢下皮下，即成瘀斑，严重肿胀时还可出现水疱、血疱。

治疗特点 其主要治疗方法包括复位、固定、药物治疗和功能锻炼。骨折发生后，应采取积极的措施严控并发症的发生，并在复位与固定的基础上依病情进展适时开展康复训练。

现代研究 动物骨折模型的深入研究为探讨骨折的发生原因、机制、愈合影响因素等提供了载体平台；基础实验大量开展，中

药活血化瘀、续筋接骨中药如田三七、自然铜、骨碎补的促进骨折愈合作用；临床应用传承"手摸心会"之正骨手法精髓，结合现代影像技术，以及"精准医学"，对诊治复杂性骨折发挥良性作用。骨折治疗，即在手术、外固定及康复功能锻炼的基础上，基于辨证论治，根据病情发展，因时加以活血化瘀、理气止痛、补肾壮筋类中药及理疗、针灸、养身保健功法（易筋经、八段锦等）进行干预，以期为改善局部血液循环、降低肿胀及疼痛程度发挥良效，促进骨折愈合。

（刘献祥）

ráogǔ yuǎnduān gǔzhé

桡骨远端骨折（fracture of distal radius） 发生在距桡骨远端关节面 2~3cm 以内的骨折。多发生于中老年人，女性多于男性。发生在儿童者，多为桡骨下端骨骺分离，或干骺端骨折并骨骺分离。

病因病机 从古人记载"腕折伤""手掌根出臼"，《诸病源候论》："夫腕伤重者，为断皮肉骨髓，伤筋脉，皆是卒然致损，故血气隔绝，不能周荣，所以须善系缚，按摩导引，令其血气复"至《医宗金鉴·正骨心法要旨》："若坠车马，手掌着地，只能伤腕"，指明桡骨远端骨折间接暴力为其主要损伤机制，根据受伤姿势和骨折移位的不同，可分为伸直型和屈曲型两种。据《伤科汇纂》记载，跌倒时，腕关节呈背伸位，手掌先着地，可造成伸直型骨折，即"内出者"；跌倒时，腕关节呈掌屈位，手背先着地，可造成屈曲型骨折，即"外出者"。此外"女子七七任脉虚，天癸竭""肝肾亏虚"易致"骨痿"，即骨质疏松症，故中老年人女性患者多发。

诊断依据 ①病史：手部着地或暴力直接作用于腕部的外伤史。②症状：伤后局部肿胀、疼痛、手腕功能部分或完全丧失。骨折远端向背侧移位时，可见"餐叉样"畸形；向桡侧移位时，呈枪上刺刀状畸形；缩短移位时，可触及上移的桡骨茎突；无移位或不完全骨折时，肿胀多不明显，仅感觉局部疼痛和压痛及前臂活动障碍。③体征：腕部环形压痛、畸形、纵轴叩击痛和骨擦音。④辅助检查：腕关节 X 线正侧位片，可明确骨折类型和移位方向。

治疗方法 治疗目的是运动功能恢复，治疗原则是固定、复位及功能锻炼。无移位骨折不需复位，单纯小夹板固定即可。移位骨折必须尽可能恢复腕关节的掌倾角及尺倾角，可采用手法复位结合小夹板或石膏固定的方法治疗；也可采取手术疗法，固定方法有经皮穿针固定、外固定器或切开复位内固定等。

中医药辅助治疗方法有早期采用活血化瘀药物，中期运用续筋接骨药物，后期注意养气血、壮筋骨、补肝肾药物的使用，以促进骨折尽快修复。解除固定后，应用中药熏洗以舒筋活络、通利关节，如海桐皮汤等。

骨折整复固定后，即可开始握拳、伸指，肘的屈伸和肩部各个方向的活动，以改善腕部的血液循环，促进骨折修复。外固定去除后，即应进行前臂的旋转、腕的环转、屈伸运动。运动范围由小到大，运动量逐渐增加，以尽早恢复前臂和手的功能。

预后和调护 关节外骨折得到良好复位，则愈合较快。但涉及关节面骨折，易出现创伤性关节炎。固定期间，应避免前臂的旋后运动，加强手指屈伸功能锻

炼，以利消肿。复位固定后应观察手部血液循环，随时调整夹板松紧度；注意将患肢保持在旋后15°或中立位，纠正骨折再移位倾向；伸直型骨折固定期间应避免腕关节向桡偏与背伸活动。

现代研究 随着对腕关节解剖和生物力学的深入认识，桡骨远端骨折的治疗方法经历了由传统的夹板石膏外固定、经皮穿刺针内固定和外固定器、内固定钢板和桡骨髓内钉以及重视腕关节功能恢复的关节镜技术、腕关节假体或替代物的移植术等开展，但没有任何一种单独的方法可处理全部类型的桡骨远端骨折，因此应该综合考虑，不同类型采取不同治疗方法，尽可能运用最简单、最安全的方法达到微创、解剖复位、相对稳定的内外固定。小夹板作为中医骨伤治疗的特色疗法，结合新型可塑型材料及外固定支具的改良（树脂绷带、记忆性低温热塑板等）与治疗理念的革新，确保了复位后稳定性及减少治疗后短缩畸形的发生。基于"动静结合""筋骨并重""内外兼治"的原则，应在骨折"瘀祛、新生、骨合"三阶段，积极予以活血化瘀、和营生新、补肝益肾之中药进行有效干预，并倡导早期功能锻炼的中西医结合康复理念。

（刘献祥）

zhuījiānpán tūchūzhèng

椎间盘突出症（protrusion of intervertebral disc）

椎间盘纤维环破裂，髓核从破裂之处突出于后方或椎管内，刺激或压迫相邻的脊神经根或脊髓等组织，产生颈肩痛、腰腿痛，麻木等症状的疾病。该病包括颈椎间盘突出症、胸椎间盘突出症、腰椎间盘突出症。该病属于中医学的痹证、腰腿痛等范畴。

病因病机 该病与椎间盘各组成部分（髓核、纤维环、软骨板）在外界因素的作用下，发生不同程度的退行性病变相关。中医认为，该病主要为外感与内伤，外感病因为风、寒、湿邪气侵袭入体内，内伤病因为气虚、血瘀、肾虚、痰阻等。外感与内伤等病因相互夹杂，缠绵难愈。《灵枢·百病始生》中云："风雨寒热，不得虚，邪不能独伤人""此必因虚邪之风，与其身形，两虚相得，乃客其行"；《素问·上古天真论》中云："年四十而阴气自半"，正气虚弱，从而易感风、寒、湿等邪；清·叶天士《临证指南医案》中云："平昔操持，有劳无逸，阳气大泄"。大量文献都表明因过度的、长期的劳损，渐使体质衰弱、元气损伤。椎间盘退变性疾病以中老年患者为多。椎间盘退变性疾病，不论在经络或筋骨，都离不开气血。正不胜邪，风寒湿邪久留不去，则流注经络、血脉、关节，导致"荣血泣，卫气去"的病理变化，久之至气血虚衰，出现头晕头痛、颈腰酸痛、肢体麻木、转侧不利、心悸失眠、筋脉拘挛等。

治疗方法 西医治疗常以手术治疗为主，对患者实行开放性手术消除突出的椎间盘。中医治疗包括中药、手法、针灸等方法，适合于初发或病情较轻的病例。其疗法目的是促使突出部位回纳，改善局部血液循环，增大椎间隙以减轻对神经根的压迫刺激，但此疗法多数不能彻底消除和回纳突出的椎间盘。

现代研究 现代学者在动物身上成功模拟了椎间盘从退变到突出的病理过程，为研究椎间盘突出症提供了合适的动物模型。分子生物学实验发现椎间盘细胞肿瘤坏死因子（TNF）-α、白细胞介素（IL）-1β等炎症信号分子表达增加，细胞凋亡明显。益气化瘀方治疗神经根型颈椎病效果显著，可明显改善颈项部疼痛或不适、上肢放射性疼痛、上肢麻木、眩晕、神疲、肢体乏力等症状，且固定压痛点、颈部活动度检查、椎间孔挤压试验、臂丛神经牵拉试验、皮肤感觉及腱反射等分级评分也有明显改善。

（王拥军）

jǐngzhuījiānpán tūchūzhèng

颈椎间盘突出症（herniation of cervical disc）

由于退行性变或外力作用，颈椎间盘纤维环破裂，髓核从椎间隙后缘突出，压迫或刺激神经根或脊髓，而出现项背酸痛、肢体麻木、肌疲乏力等一系列症候群。该病属中医学的痹证范畴。

病因病机 随着年龄增长，颈椎会产生各种退行性变，而椎间盘的退行性变是颈椎病发生发展中最关键的原因。颈椎间盘髓核、纤维环、软骨板，尤其是髓核，发生不同程度的退行性病变后，在外界因素的作用下，导致椎间盘纤维环破裂，髓核组织从破裂之处突出或脱出椎管内，从而造成相邻的组织，如脊神经根和脊髓受压，引起头痛、眩晕；心悸、胸闷；颈部酸胀、活动受限；肩背部疼痛、上肢麻木胀痛；步态失稳、四肢无力等症状和体征，严重时发生高位截瘫危及生命。在增龄退变基础上，日常的过度活动和不当姿势引起的慢性劳损、颈椎失稳后的急性外伤、急慢性咽喉部炎症造成的周围组织炎性水肿以及各种原因造成的人体代谢失常（钙磷代谢、激素代谢），都容易加重颈椎及椎间盘的退变。椎间盘是人体各组织中最早和最易随年龄发生退行性改变的组织，由于年龄的增长，髓核丧失一部分水分及其原有弹性。退变的颈椎间盘受轻微外伤即可引起椎间盘突出。颈椎过伸性损伤可使近侧椎体向后移位，屈曲性损伤可使双侧小关节脱位，结果椎间盘后方张力增加，导致纤维环和后纵韧带破裂，髓核突出。

西医诊断　颈椎间盘前部较高较厚，正常髓核位置偏后，且纤维环后方薄弱，故髓核容易向后方突出或脱出，而椎间盘的后方有脊髓、神经根等重要结构，因此突出的髓核容易刺激或压迫脊髓或神经根，产生临床症状。根据颈椎间盘向椎管内突出的位置不同而有不同的临床表现。

　侧方突出型　突出部位在后纵韧带的外侧，钩椎关节的内侧。该处是颈脊神经经过的地方，因此，突出的椎间盘可压迫脊神经根而产生根性症状，表现为单侧的根性症状。轻者出现颈脊神经支配区（即患侧上肢）的麻木感，重者可出现受累神经节段支配区的剧烈疼痛，如刀割样或烧灼样，同时伴有针刺样或过电样窜麻感，疼痛症状可因咳嗽而加重。此外，尚有痛性斜颈、肌肉痉挛及颈部活动受限等表现，尚可出现上肢发沉、无力、握力减退、持物坠落等现象。体格检查可发现被动活动颈部或从头部向下作纵轴方向加压时均可引起疼痛加重，受累神经节段有运动、感觉及反射的改变，神经支配区域相应肌力减退和肌肉萎缩等表现。

　旁中央突出型　突出部位偏向一侧而在脊髓与脊神经之间，因此可以同时压迫二者而产生单侧脊髓及神经根症状。除有侧方突出型的表现外，尚可出现不同程度的单侧脊髓受压的症状，表现为病变水平以下同侧肢体肌张力增加、肌力减弱、腱反射亢进、浅反射减弱，并出现病理反射，可出现触觉及深感觉障碍；对侧则以感觉障碍为主，即有温度觉及痛觉障碍，而感觉障碍的分布多与病变水平不相符合，病变对侧下肢的运动功能良好。

　中央突出型　突出部位在椎管中央，因此可以压迫脊髓双侧腹面而产生脊髓双侧的症状。此型无颈脊神经受累的症状，表现为双侧脊髓受压。早期症状以感觉障碍为主或以运动障碍为主；晚期则表现为不同程度的上运动神经元或神经束损害的不全痉挛性瘫痪。

证候诊断　①风寒痹阻证：颈项疼痛，板滞，肌肉痉挛，僵硬，转颈困难，舌淡苔白。②瘀血痹阻证：颈肩疼痛麻木，以痛为重，经久不愈，疼痛难忍，夜间尤甚，舌紫苔腻。③气虚血瘀证：颈肩麻木，面色不华，倦怠少气，舌质紫暗。④脾肾亏虚证：颈肩乏力肌肉萎缩，舌质暗，脉沉细。

治疗方法　运用中西医结合治疗，常在西医西药治疗基础上，根据辨证分型遣方用药，往往达到良好疗效。

　西医治疗　该病以非手术疗法为主，若出现脊髓压迫症状，则应尽早行手术治疗。

　非手术疗法　①牵引：颈椎牵引常作为神经根型、颈型和交感型颈椎病的首选疗法。但脊髓型颈椎病脊髓受压较明显者和有明显颈椎节段性不稳者不宜采用。②推拿：中医学认为颈椎病系因颈项长期劳累，气血失和，加上外感风寒、阻滞经络所致，推拿治疗可以调和气血，祛风散寒，舒筋通络，从而达到解痉止痛的作用。推拿适用于除了严重颈脊髓受压以外的所有各型颈椎病。③理疗：理疗能改善局部血液循环，放松痉挛肌肉，缓解症状。方法可选用高频（微波、超短波）、低中频电疗（如 TENS、间动电疗、电脑中频）、超声波、磁疗等。④运动疗法：症状基本缓解或呈慢性状态时，可开始医疗体操以促进症状的进一步消除及巩固疗效。症状急性发作期宜局部休息，不宜增加运动刺激。有较明显或进行性脊髓受压症状时禁忌运动，特别是颈椎后仰运动应禁忌。椎动脉型颈椎病时颈部旋转运动宜轻柔缓慢，幅度要适当控制。⑤神经阻滞疗法：硬膜外腔阻滞（椎间孔阻滞）和椎旁交感神经阻滞术，是有效的治疗方法，反复单次阻滞或置管连续注药，都能收到很好的效果。⑥西药治疗：颈椎病症状显著时常用药物作辅助治疗以促进症状缓解，常用药物有解痉镇痛药、非甾体类消炎止痛药、神经营养药及血管扩张药等。

　手术疗法　对颈椎间盘突出症诊断明确，对反复发作，经非手术治疗无效，或是出现脊髓压迫症状者，应及早行手术治疗。手术方式包括前路减压固定融合、前路突出髓核摘除、人工颈椎间盘置换术、微创经皮内镜技术下的突出髓核摘除术等。

　辨证论治　①风寒痹阻证：治以疏风通络、和营解肌，方选葛根汤，常用中药有葛根、麻黄、桂枝、芍药、甘草、生姜、大枣等。②瘀血痹阻证：治以祛瘀通络、蠲痹止痛，方选身痛逐瘀汤，常用中药有秦艽、川芎、桃仁、红花、甘草、羌活、没药、当归、五灵脂、牛膝、地龙。③气虚血瘀证：治以补益气血、活血通络，方选补阳还五汤，常用中药有黄芪、当归、赤芍、地龙、川芎、红花、桃仁。④脾肾亏虚证：治以补益气血、涵养脾肾，方选十全大补汤，常用中药有人参、黄芪、白术、白芍、茯苓、当归、甘草、川芎、地黄、肉桂。

现代研究　包括中西医对颈椎间盘突出症的机制研究。研究发现，创伤性颈椎间盘损伤最典型的病理征象是椎间盘软骨板的破裂，与椎骨钩突裂隙和椎间盘中央裂隙等颈椎间盘退行性改变的征象不同。颈部脊髓由于齿状韧带作用而较固定，当外力致椎间盘纤维环和后纵韧带破裂，髓核突出易引起颈部脊髓受压。颈部脊髓受压后变细变软，并可在早期形成空洞，脊髓损伤区域不大，但不少患者可因此表现出不同程度的瘫痪状态。颈部脊神经根在椎间盘水平横行进入椎间孔，颈椎后外侧纤维环和后纵韧带较薄弱，髓核易从该处突出，即使突出物很小也会引起神经根受压。

气血之于形体，无处不到。"血行失度，随损伤之处而停积"所以"时损痛也"；"积劳受损，经脉之气不及贯串"，引起气虚血瘀，组织缺氧微循环障碍，椎间盘血供下降营养不足，加速了退变和突出。颈椎病是劳损内伤本虚标实证候，瘀血阻脉，不通则痛；瘀血之不除，新血不可生，气虚无援，血运不畅，荣养失职，引起了不荣则痛和肢麻等症状。

（王拥军）

yāozhuījiānpán tūchūzhèng

腰椎间盘突出症（prolapse of lumbar intervertebarl disc）　由于退行性变或外力作用，腰椎间盘纤维环破裂，髓核突出，压迫神经根、血管、脊髓、马尾神经等，引发腰痛及腰脊神经所支配的下肢放射性疼痛、麻痹，或引起双下肢、鞍区麻痹，二便障碍等为主要表现的疾病，又称腰椎纤维环破裂症，腰椎髓核脱出症。该病属于中医学的腰腿痛、腰痛连膝等范畴。

病因病机　青春期后人体各种组织即出现退行性变，其中椎间盘的变化发生较早，主要变化是髓核脱水，脱水后椎间盘失去其正常的弹性和张力，在此基础上由于较重的外伤或多次反复的不明显损伤，造成纤维环软弱或破裂，髓核即由该处突出。腰椎间盘突出的基本因素是椎间盘退变，但是导致椎间盘突出症的诱发因素尚未有明确定论。该病的中医病因复杂多样，有风邪、寒邪、湿邪、湿热、痰浊、体虚、肾虚、闪挫、跌仆、劳伤等。

西医诊断　大多数腰椎间盘突出症患者根据临床症状或体征即可作出正确的诊断，辅以影像学检查作出明确诊断。

体格检查　主要的症状和体征是：①腰痛合并"坐骨神经痛"放射至小腿或足部，直腿抬高试验阳性；②在腰4～5或腰5骶1棘间韧带侧方有明显的压痛点，同时有至小腿或足部的放射性痛；③小腿前外或后外侧皮肤感觉减退趾肌力减退，患侧跟腱反射减退或消失，X线片可排除其他骨性病变。

影像学检查　①X线检查：需拍腰骶椎的正侧位片，必要时加照左右斜位片，常有脊柱侧弯有时可见椎间隙变窄椎体边缘唇状增生，X线征象虽不能作为确诊腰椎间盘突出症的依据，但可借此排除一些疾患，如腰椎结核、骨性关节炎、骨肿瘤和脊椎滑脱等；②CT或MRI检查：重症患者或不典型的病例在诊断有困难时，可考虑作脊髓碘油造影CT扫描和磁共振等特殊检查以明确诊断及突出部位。

证候诊断　①风寒阻滞证：腰部疼痛拘急，或连及脊背，或窜及腿膝，腰间觉冷，得温痛减。苔薄白，脉浮紧。②寒湿痹阻证：腰部冷痛重着，转侧不利，静卧而痛不减，阴雨天可使疼痛加剧，舌苔白腻，脉沉而迟缓。③湿热内蕴证：腰部疼痛，痛处常伴有热感，雨天或暑天疼痛加重，烦热口渴，小便短赤，舌苔黄腻，脉濡数。④气滞血瘀证：腰痛如针刺，痛有定处，痛处拒按，日轻夜重。轻者仰卧不便，重者腰部不能转侧，舌苔紫暗，或有瘀斑，脉涩。⑤肾虚证：腰部酸痛为主，喜按喜揉，遇劳加重，卧床减轻，易反复发作。偏阳虚者，少腹拘急，手足不温，舌淡，脉沉细；偏阴虚者，心烦失眠，口燥咽干，面色潮红，手足心热，舌红，脉弦细数。

治疗方法　早期腰椎间盘突出症，症状轻微，不需要做特殊的治疗。注意卧床休息，避免腰椎受外力压迫。此外，应用其他方法积极锻炼腰部肌肉力量，增加腰椎前韧带，后韧带及侧韧带的力量，避免椎间盘受压迫突破人体正常韧带，肌肉的保护。加强腰部肌肉的锻炼可以预防和延缓颈椎病的发生和发展并治疗早期腰椎间盘突出。据调查，腰部肌肉韧带发达，力量大的人群中，腰椎间盘突出继续发作发展的概率下降了80%，所以，腰部周围韧带，肌肉的锻炼强大，对于椎间盘突出的治疗恢复具有重要的意义。

手术疗法　治疗腰椎间盘突出症的重要方法，手术疗效是十分肯定的，文献报道在近期疗效，手术疗法优于非手术疗法，而在远期疗效则两者非常近似。一般而言，临床可采用非手术疗法的，一定先采取非手术疗法，不要一味追求手术治疗，因为手术可带来下腰椎的不稳定、骨质增生及神经根粘连等一系列问题。但对于某些破裂、游离型或伴有椎管狭窄的病例则须采用手术治疗，应严格选择手术适应证。

辨证论治　①风寒阻滞证：治以祛风散寒、除湿止痛，方选独活寄生汤，常用中药有独活、桑寄生、杜仲、牛膝、细辛、秦艽、茯苓、肉桂心、防风、川芎、当归、芍药等。②寒湿痹阻证：治以祛寒行湿、温通经络，方选甘姜苓术汤，常用中药有甘草、干姜、白术、茯苓。③湿热内蕴证：治以清热利湿、舒筋止痛，方选加味二妙丸，常用中药有苍术、黄柏、牛膝、归尾、防己、萆薢、龟板、薏苡仁。④气滞血瘀证：治以活血化瘀、理气止痛，方选活络效灵丹，常用中药有当归、丹参、乳香、没药。⑤肾虚证：肾阳虚者，温阳补肾，方选右归丸；肾阴虚者，滋阴益肾，方选左归丸；无明显偏虚者，方选青蛾丸。

中医辅助疗法　①针灸疗法：按照经络学说选取相应腧穴，主要为肾俞、环跳、承山、足三里、阳陵泉、昆仑、三阴交、阿是穴等。针刺手法宜平补平泻，或以泻为主，或以补为主，临证应辨证应用。亦可针刺后加用艾灸以散寒、舒通经络。②手法治疗：常采用按、摩、推、拿、扳、点穴等手法，于局部疼痛之处，或辨证取穴之部位，施行手法，以活血、舒筋、通络、止痛、活利关节。

现代研究　腰椎间盘突出症引起的腰痛与机体纤维蛋白溶解酶活性降低、椎管内外瘢痕组织形成粘连有关。椎间盘病变的疼痛机制主要源于腰骶神经根机械性受压及其神经周围的炎性改变，微循环障碍致缺血缺氧及氢离子、钾离子等致痛致炎物质浓度升高，痛觉感受到异常刺激而处于激惹状态。现代医学研究表明，痹症是有其特定的客观病理变化的，造模痹症初期以神经血管释放致痛致炎物质为主；后期则局部氢离子浓度升高明显。治疗腰痛的代表方独活寄生汤在消除大鼠实验性关节炎肿胀程度方面优于-水杨酸钠。茯苓、泽泻等渗湿利水药物，可通过抑制肾小管对钠离子的再吸收而具有一定的镇痛效应，其中有的效应部位在中枢，有的在神经末梢。配伍应用具有良好的协同效应。

（王拥军）

jǐzhù xiāngguānxìng jíbìng

脊柱相关性疾病（Spine related disease）

脊椎退变，骨质增生、关节错缝，脊柱力学不平衡等因素导致脊髓、脊神经、交感神经、血管等邻近组织受到挤压或刺激而引起的内脏或组织器官病症的疾病。又称脊源性疾病。该病属于中医学的痹症、痉证、痿证等范畴。

病因病机　中医学认为脊柱相关性疾病的发病原因是年高肝肾不足，气血失和，卫阳不固，腠理空疏，气血凝滞，筋骨懈惰；西医学认为此病的发病原因是椎间盘退变，脊柱韧带肥厚钙化，骨质增生，肌肉功能异常等病变，导致椎间孔变窄、神经根受、脊髓和血管受压，引起颈椎病、腰椎间盘突出症、腰椎管狭窄症等疾病。

西医诊断　①自觉症状：脊背疼痛、脊柱活动障碍、疼痛、酸胀、沉重麻木、对应器官功能障碍，具有一项或几项临床表现。②望诊检查：从患者的上至寰枕关节，下至尾骨在内，外至肩胛骨内缘线，仔细观察脊柱中线及脊柱两侧，脊柱是否有侧弯、棘突凹陷或凸起，偏离或偏歪中线者，脊柱区带内色素改变。③触诊：采用三指触诊法，可发现棘突增粗、压痛、偏离中线，及与脊柱有关的肌肉、韧带附着点有明显的痉挛、增粗、条索状或沙粒状硬结、剥离、摩擦音等阳性反应物者。④X线及其他辅助检查：适用于有一项以上支持脊柱综合征诊断者，早期错位辅助检查难以发现，触诊与自觉症状难以确诊者。⑤各专科会诊：排除骨折、脱位、肿瘤、结核、嗜酸细胞肉芽肿及严重的器质性病变者。⑥化验室检查：排除炎症，风湿等因素。

证候诊断　①寒湿型：冷痛重着，转侧不利，逐渐加重，静卧痛不减，遇阴天加重，苔白腻，脉沉而迟缓。②湿热型：痛处伴热感，热天加重，小便短赤，苔黄腻，脉数有力。③瘀血型：痛如刺，有定处，日轻夜重，痛处拒按，舌质紫暗，或有瘀斑，脉涩。④肾虚型：痛处喜按，腿膝无力，遇劳加重，反复发作，少气乏力，舌淡，脉细沉。

治疗方法　该病疾病范围较广，治疗方法颇多，主要概括如下几个方面。

辨证论治　①寒湿证：治以散寒行湿、温经通络，方选甘姜苓术汤，常用中药有干姜、甘草、茯苓、白术。②湿热证：治以清热利湿、舒筋止痛，方选四妙丸，常用中药有苍术、黄柏、薏苡仁、牛膝。③瘀血证：治以活血化瘀、理气止痛，方选身痛逐瘀汤，常用中药有当归、川芎、桃仁、红花、没药、五灵脂、香附、牛膝。④肾虚证：治以温补肾阳或滋补肾阴，方选右归丸或左归丸，常用中药有地黄、山药、川芎、山茱萸、枸杞子等。

手法治疗 以"筋出槽""骨错缝"的理论，以"中西结合互参"为主要手段，与国际上"整脊疗法"的研究和实践接轨，形成了各自不同风格的手法流派。任何病邪的产生，都是直接或间接地致脊柱某一或某些部分（即节段）偏离正常位置，从而使督脉气血不能畅通。治疗以整复脊柱错动为主要手段，达到通其经络、调其气血、振奋阳气、协调脏腑的目的。治疗手法强调技巧、功力，要求一准、二巧、三果断。

康复训练 康复训练的目的是矫正人体的不良姿态和体态，以更好的治疗和预防脊柱相关疾病。例如，矫正不良姿势，避免头前屈，并且经常作颈部的回缩练习，可以有效预防脊柱病的发生与发展。本类疾病是由于力学问题而产生的，也只有通过力学的方法才能解决，这就是矫形学的研究范畴。从矫正不良姿态和体态的目的出发，研究者综合人体力学、人体工程学、矫形学、足迹学、舞蹈形体训练等多个学科研究结果，研制了一种可以矫正人体不良姿态和体态的功能鞋，也可以有效矫正不良姿态和体态。

整脊疗法 根据人体脊椎关节错位的位置，采用不同的坐、卧姿，通过各种手法的运用，在数分钟内能达成止痛和治疗效果。也就是利用自然痊愈的方法，矫正脊椎，使神经不再受到侵犯，而恢复原有功能。脊椎矫正疗法非常注重解剖学和X线影像学，为脊椎的手法矫正，奠定了坚实的基础，使之有效而且安全。整脊疗法是一种医疗技术方法，而非属一般按摩，所以施行者必须是经过训练的医师，整脊医师施行手法之前必须有一个判断分析脊柱病变节段的过程，包括问诊、触诊、X线等影像学分析、神经定位等，施治时的手法必需是正规的，这样并发症自然就不易发生，效果亦会非常显著。精通整脊技术和脊柱相关疾病的医师，可以通过脊椎触诊、观察分析脊椎X线片，客观地、精确地判断一个人的健康状况，并运用整脊手法矫正脊椎的错位关节，从而达到"治未病"的保健目的。

现代研究 临床研究发现，整脊疗法对于脊源性疾病的治疗效果良好作用：①通过手法纠正脊椎关节移位，恢复和改善脊柱生理曲度。②通过手法解除脊柱周围软组织痉挛，调节脊神经功能，从而改善支配脏器的功能。③通过手法调节脊柱平衡，达到脏腑气血调和，经络运行畅通的作用。因此，加强对脊柱相关性疾病的研究，将开辟出治疗传统意义上慢性病和疑难病的新方法、新途径。这个主要是说很多疾病的病因，发病机制是可能与脊柱的生理，病性相关的，类似中医的整体学说，脊柱相关性疾病往往需要综合考虑，才能有效治疗。

（王拥军）

gǔhuàisǐ

骨坏死（osteonecrosis） 骨组织的结构破坏导致骨功能部分或全部丧失的疾病。又称无菌性骨坏死或缺血性骨坏死。无菌性骨坏死不是一种单独的疾病，是许多引起骨血供破坏疾病的最终结果。临床上以股骨头坏死最多见。引起骨坏死的原因很多，比如创伤、过量饮酒、慢性肝病、应用肾上腺皮质激素类药物，肾移植，系统性红斑狼疮和其他结缔组织疾病，减压病，高空病，镰状细胞贫血，各种血红蛋白病和凝血性疾病，胰腺炎，高脂血症，烧伤，痛风和高尿酸血症，动脉硬化和其他血管阻塞性疾病，化疗、放疗和热损伤，过敏反应，白血病，血友病，骨骺滑脱，关节重建术后，关节脱位手法复位术后等，以及不明原因的特发性骨坏死。但临床上最常见的为创伤、应用肾上腺皮质激素类药物，过量摄入酒精，减压病和血红蛋白病。该病属于中医学的骨蚀、骨痹、髀枢痹、骨痿等范畴。

病因病机 中医认为骨坏死病的早期主要为"痹"证，日久则发为痿痹。其原因有创伤，内损和外邪侵袭。损伤是致病的主要原因，而正气虚弱、外邪侵袭则是该病发病的重要因素，肝肾不足、气滞血瘀、正虚邪侵均可导致该病发生。

证候诊断 参照年由国家中医药管理局制定发布《中医病证诊断疗效标准》和2002年国家药品监督管理局编写的《中药新药临床研究指导原则》的诊断标准。①气滞血瘀型：髋部疼痛或刺痛、舌暗、舌边有瘀斑；X线片示股骨头内硬化带不明显，头内密度不均；MRI示2级关节积液。痛处固定，关节活动受限，腹股沟区压痛，心烦，苔白，脉弦。②肾虚血瘀型：髋部隐痛，神疲乏力，潮热盗汗，苔白，脉细数；X线片示股骨头内存在连续硬化带，MRI示2级骨髓水肿。关节沉重，腰膝酸软，失眠，MRI示3级关节积液，血液流变学检查示200/S升高，3/S升高。③痰瘀蕴结型：髋部酸痛，关节沉重，行走乏力，舌淡胖，苔腻，X线示股骨头内存在硬化带囊性改变；MRI示3级骨髓水肿。心烦、脉濡缓或脉滑；MRI示1级关节积液；血清载脂蛋白含量（ApoB）增多、高密度脂蛋白（HDL）含量下降。

治疗方法　骨坏死性疾病常发生在股骨头、腕舟骨、月骨、胫骨结节、距骨、足舟骨、跟骨。对于骨坏死的治疗，总的原则应为通痹化瘀，补肾健骨。对于早期患者僵痛，活动不适者，应以通痹化瘀为主；对于萎弱失用者，应以补肾健骨为主。现代医学保守治疗主要是限制负重，使用镇痛药和电刺激疗法，所占比例很小，主要用于全身情况不好或有系统病等不宜采用其他治疗方法者。在中国则主要是中医中药治疗，保守地估计约半数患者在接受各种中药治疗，包括自制中药内服、膏药外用，中药药浴等。采用中西医结合的保守疗法进行治疗，在传统中医药内外兼治的基础上，使用抗凝和促纤溶药物，纠正患者的血液状态，从而阻止骨坏死的疾病进展速度，避免手术治疗，取得更佳的疗效。

西医治疗　①保守治疗：限制负重；功能锻炼；中药外洗。②手术治疗：钻孔或髓芯减压；植骨手术（缝匠肌带骨瓣植入、股方肌带骨瓣植入、旋髂深血管带骨瓣植入、带血管蒂的大转子骨瓣植入、吻合血管腓骨游离植入、游离植骨、游离植骨加血管束植入、松质骨植骨加多条血管束植入）；截骨术。③人工关节置换术：人工关节置换是治疗晚期股骨头坏死的最后选择，主要采用的是全髋关节置换，其最主要的缺点是后期假体松动。

辨证论治　①气滞血瘀型：治以行气活血、化瘀止痛，方选桃红四物汤加减，常用中药有当归、熟地、川芎、白芍、桃仁、红花。②肾虚血瘀型：治以补益肝肾、行气活血，方选独活寄生汤加减，常用中药有独活、防风、茯苓、土茯苓、红花、生地黄、田三七、五味子、葛根、菊花、桑寄生、枸杞子。③痰瘀蕴结型：治以祛痰化湿、活血化瘀，方选桃红四物汤合二陈汤加味，常用中药有当归、熟地、川芎、白芍、桃仁、红花、半夏、茯苓、广陈皮、昆布、海藻、生甘草。

中成药治疗　通络生骨胶囊、复方生脉成骨胶囊、仙灵骨葆胶囊（偏肾阳虚）、知柏地黄丸（偏肾阴虚）、伤科健骨片等。

中医辅助疗法　按摩、针灸、拔罐、敷贴、熏洗、牵引、导引等外治法。

现代研究　独活寄生汤有调节免疫作用：①增加免疫器官质量。②增加巨噬细胞吞噬功能。③抑制迟发性皮肤变态反应。补肝肾强筋壮骨的中药均有调节骨细胞增殖与凋亡平衡，抑制凋亡，促进骨再生，提高骨的机械强度，提高骨密度的作用。活血化瘀药具有以下作用：①改善微循环障碍；②调节血液流变特性，降低血液黏滞性；③扩张外周血管，增加器官血容量；④抑制血小板黏附，聚集和释放；⑤有些还具有抗炎镇痛、降血脂、增强细胞对缺氧的耐受力、提高超氧化物歧化酶的活性、减轻组织对缺血的再灌注损伤的作用。

（董福慧　程仕萍）

zhōuwéixuèguǎn jíbìng

周围血管疾病（peripheral vascular disease，PVD）　发生在四肢的动脉、静脉以及淋巴系统的疾病。

疾病范围　周围血管疾病包括动脉、静脉及淋巴管的狭窄、闭塞（栓塞）、扩张、损伤、畸形等改变而引起的疾病，临床常见的疾病有下肢静脉炎、动脉硬化性闭塞症、下肢静脉曲张、深静脉血栓形成、血栓闭塞性脉管炎等。对中医学而言，本系统疾病主要对应的病证包括脱疽、筋瘤、血痹、脉痹、股肿、大脚风等。

中医特征　中医学并无血管外科专科，但有关周围血管和淋巴管外科疾病的描述散见于历代文献中，最早见于《黄帝内经》："发于足趾，名曰脱疽，其状赤黑，死不治，不赤黑，不死，急斩之，不则死矣"。张仲景《伤寒杂病论》中的当归四逆汤、黄芪桂枝五物汤、抵挡汤等方剂，至今仍被广泛应用于治疗周围血管和淋巴管疾病。中医学认为周围血管及淋巴结疾病其病位在脉、在络、在血。从病因而言，与外感六淫、饮食不节、劳倦内伤、情志刺激、先天禀赋不足等多种在素有关。周围血管疾病的发生是邪正相争的过程无论是内因所致还是外因引发，病机特点是气滞血瘀。《素问·至真要大论》曰："疏其气血，令其条达，而致和平"。因此，活血化瘀是周围血管病的治疗总则。

治疗特点　在治疗上，中医积累了丰富的经验，由于中医认为脉络痹阻、气滞血瘀为其病理变化的共同点，所以理气活血、化瘀通络为周围血管和淋巴管病的基本治法。治疗周围血管疾病，一般采用药物治疗与手术治疗相结合。强调辨证论治内服中药，选用适当的外治疗法，配合活血化瘀中成药制剂及改善循环的西药可以更好地改善血液循环及微循环。血管重建术对于挽救缺血坏死的肢体、减轻疼痛有积极有效的作用。对于严重肢体坏疽者，可在改善血液循环的基础上实施截肢手术。

现代研究 中医治疗周围血管病，其优势主要体现在：①历史悠久，有丰富的经验可资借鉴；②可通过自成体系的认知疾病方式，分析、归纳出周围血管病的病因、病机，辨证确立相应的治疗原则；③根据周围血管病各个阶段的不同临床表现辨证施治，在以活血化瘀为主的治则中兼以理气行郁、清热解毒、调和营卫、化湿祛痰、温阳通脉、软坚散结等方法中得以灵活选方；④能全面调整人体的脏腑机能，促进气血调和，阴阳平衡，增强体质；⑤用药比较安全，疗效稳定。

活血化瘀法在治疗周围血管病中意义重大。国内多项实验研究证实，活血化瘀法能扩张肢体血管，降低血管阻力，增加肢体搏动性血流量，并能通过对血黏度和红细胞聚集性的作用，改善血液流变学状况。再者可根据病情发挥中医外治优势，可采用中药汤药熏、药浸、药浴、外敷、针刺、艾灸等方法。临床上运用中药提取液进行静脉点滴治疗，在治疗周围血管病中取得了很大成绩。中医治疗周围血管病注重全身的整体治疗效果以及身心的综合康复，疗效稳定，安全可靠，可以减少并发症的发生，不仅早期疾病的治愈率高，就是后期疾病的有效率也比较理想。多项实验研究证实：中药有增加肢体搏动性血流量，改善血管弹性，抗凝、溶栓、祛聚等作用。

手术治疗周围血管疾病正在蓬勃发展之中，手术技术在不断地进步，但是有资料报道，由于手术适应证的限制，约2/3的患者不可能采用手术治疗。另外，有报道动脉重建术5年后通畅率多低于50%；介入治疗后半年，约30%～50%发生再狭窄；静脉曲张术后，因60%患者深静脉瓣膜功能不全而表现出较高的复发率。若患者在手术的同时能得到中药口服及中药静脉点滴治疗后，可取得巩固手术疗效的满意效果；中药防治经皮经腔血管成形（PTA）术后再狭窄的试验研究已经取得初步成果。中西医结合治疗周围血管疾病已成为中国治疗周围血管疾病的独特疗法，并日益显示其优势。

(何清湖 匡 琳)

dòngmài yìnghuàxìng bìsèzhèng

动脉硬化性闭塞症（arteriosclerosis obliterans，ASO） 大、中动脉硬化、内膜出现斑块引发动脉狭窄、闭塞所致的下肢慢性缺血改变的周围血管疾病。多发生于大中动脉，临床以下肢慢性缺血性改变为主。临床特点为：下肢发凉、麻木、间歇性跛行、皮色苍白或潮红紫暗、肢端营养不良等。该病属中医学的脱疽、脉痹等范畴。

病因病机 动脉硬化性闭塞症与饮食失节、脏腑亏虚、经脉瘀阻有密切关系。经脉闭塞，气血凝滞；脉道以通，气血乃行。饮食膏粱厚味，致油甘肥腻之物大过，久之瘀于脉道，又由于年老体衰、脏腑亏虚，心、脾、肾功能失司而致病。劳倦思虑过度伤于心，而心血耗伤，血脉不畅，则脉道不通渐致脉道闭阻；脾主四肢及运化，脾气虚不得散精，气血难达四末；肾藏精生髓主骨，肾气虚衰，精气不足卫外不固，易受寒湿之邪侵袭，寒凝血瘀而致经脉闭塞。因气血不通和肢体失濡养，故见疼痛，手足发冷，四肢麻木，甚或坏疽。

证候诊断 该病多见寒凝血脉证、血瘀脉络证、热毒蕴结证、脾肾阳虚证等。各型证候诊断要点如下。①寒凝血脉证：肢体肢端发凉、冰冷，肤色苍白，肢体疼痛，舌苔白质淡，脉沉迟或弦细。②血瘀脉络证：肢体发凉麻木，瘀痛，夜间静息疼痛，病位瘀点或瘀斑，皮色潮红或紫红色，舌有瘀点瘀斑，或舌质红绛、紫暗，脉弦涩或沉细。③热毒蕴结证：肢体坏疽或呈干性或伴脓出，局部红肿疼痛或伴瘀点瘀斑，可有发热，恶寒，严重者神志失常，舌质红绛，舌苔初白腻，随后黄腻，久之黄燥或黑苔，脉滑数、弦数或洪数。④脾肾阳虚证：年老体弱，全身怕冷，肢体发凉，肌肉枯萎，神疲乏力，足跟及腰疼痛，阳痿，性事减退，食少纳呆，膀胱胀满，舌质淡，苔白，脉沉细。

治疗方法 随着中西医结合治疗动脉硬化性闭塞症的广泛开展，在西医手术、药物、介入等手段治疗下合理选择和辨证使用中药和中医的其他疗法是较为理想的治疗方法。随着现代科技发展腔内血管技术应用于临床，动脉球囊扩张术、支架置入等已经越来越被人们认可。中医理论认为全身是一个有机的整体，整体治疗和辨证论治是中医治疗该病的主导方法，具体原则有温经散寒、活血化瘀、清热解毒、清热利湿和补肾健脾为主。中医治疗动脉硬化性闭塞症手段丰富，有内服、外敷、药熏、药熨、药浸、药浴、针灸、穴位注射等。中医药治疗的优势在于，早期干预，副作用小，能长期使用，后期明显缓解症状，降低截肢平面，同时中医药治疗对预防和治疗动脉重建术或支架成形术再狭窄也有积极的作用。综合运用各种疗法能提升疗效，缩短病程，改善症状，提高患者生活质量。

西医治疗　包括手术治疗和非手术治疗。

手术治疗　①经皮腔内血管成形术：适用于单处或多处短段狭窄者，如有可能与血管内支架应用则提高其远期通畅率。②动脉旁路转流术：根据病变不同的部位，以人工血管及自身大隐静脉于闭塞段的远近端做搭桥转流，可选择术式有：主髂或股动脉旁路术、腋腹动脉旁路术、双侧股动脉旁路术、股-胫动脉旁路术。③动脉内膜剥膜术：主要适用于短段的主-髂动脉闭塞。手术直接剥除病变部位动脉增厚的内膜、斑块和血栓。④干细胞移植：自体干细胞移植在动脉闭塞无法手术的情况下，提供了一种尝试。疗效待评定。⑤截肢术：局部坏疽时可行截肢术。

非手术治疗　①降血脂：阿托伐他汀、辛伐他汀、脂必泰等降血脂药物可以控制血脂、调整患者的脂代谢。②扩血管：丁咯地尔、前列地尔注射液、口服妥拉苏林、贝前列素钠、丁咯地尔等药物可以扩张血管、改善微循环。③抗凝祛聚：口服阿司匹林、双嘧达莫、注射剂肝素用来抗凝祛聚。5-羟色胺拮抗剂沙格雷酯、西洛他唑等也应用于临床。④去纤溶栓：蕲蛇酶、降纤酶、尿激酶、巴曲酶等可以降纤、溶栓改善肢体供血。凝血酶抑制剂，如诺保思泰也可用于该病的治疗。

辨证论治　中医内治适合于非手术治疗的患者，及术后恢复期的患者。①寒凝血脉证：治以温经散寒、活血化瘀，方选阳和汤（《外科证治全生集》）加减，

常用中药有熟地黄、白芥子、炮姜炭、麻黄、肉桂、鹿角胶等。②血瘀脉络证：治以活血化瘀、通络止痛，方选桃红四物汤（《医宗金鉴》）加减，常用中药有桃仁、红花、当归、熟地黄、白芍、川芎等。③热毒蕴结证：治以清热解毒、利湿通络，方选四妙勇安汤（《验方新编》）加减，常用中药有金银花、玄参、当归、黄柏、地龙、牛膝、苍术等。④脾肾阳虚证：治以补肾健脾、益气活血，方选右归丸（《景岳全书》）加减，常用中药有熟地黄、山药、山茱萸、枸杞子、菟丝子、鹿角胶、龟板胶、牛膝等。

中成药治疗　①脉血康：破血祛瘀、通脉止痛，适用于动脉硬化性闭塞症血瘀脉络证的患者，孕妇禁用。②通塞脉片：益气养阴清热、活血化瘀通络，适用于动脉硬化性闭塞症热毒蕴结证的患者。③脉管复康片：活血化瘀、通经活络，适用于瘀血阻滞，脉管不通引起的动脉硬化闭塞症，孕妇禁用。④血府逐瘀丸：活血祛瘀、行气止痛，适用于动脉硬化性闭塞症气滞血瘀证的患者，孕妇禁用。⑤大黄䗪虫丸：活血祛瘀、消癥化癥，适用于动脉硬化性闭塞症血瘀脉络证的患者，孕妇禁用，皮肤过敏者停服。

中医辅助疗法　动脉硬化性闭塞症还可运用针灸、穴位注射、外敷药物等辅助疗法。①针刺：选取肩髃、合谷、曲池、足三里、阳陵泉、三阴交等穴位，强刺激。加用电针可提高疗效。②穴位注射：还可给予曲池、内关、外关、足三里或三阴交等穴位注射丹参注射液。③外敷药物：未溃者可用当归、桑枝、威灵仙、苏木等适量活血化瘀通络之药物水煎熏洗，注意水温不要太高（40℃以

下）；已溃者可外用生肌玉红膏、紫草油、冲和膏、黄连膏、龙珠膏等，以达祛腐生肌之功效。

现代研究　中药治疗动脉硬化性闭塞症的机制可概括为：①抑制自由基反应，改善线粒体功能，增加ATP生成，改善"气虚"症状；②抑制血小板聚集及血栓形成，降低血液黏度，抑制血栓形成；③明显改善血管内皮功能，调节血管活性物质和细胞生长因子分泌；④调节血脂；⑤改善血液流变学。现代药理研究表明，活血化瘀类药物如当归、牛膝、川芎、地龙、水蛭等具有扩张血管、改善微循环、降低血液黏度、促进纤溶活性等作用。黄芪具有调节免疫功能，通过抑制血管内皮细胞下泡沫细胞形成，抑制血管平滑肌细胞增殖，促进血管平滑肌细胞凋亡，降低成纤维细胞胶原合成速率及降低胆固醇、甘油三酯等作用。单味药和中药复方是从多方面、多层次、多靶点综合发挥作用的，运用中药防治动脉硬化性闭塞症具有广阔的前景和优势。

（何清湖　匡　琳）

xiàzhī jìngmàiyán

下肢静脉炎（phlebitis of lower extremities，PLE）　下肢特别是小腿静脉曲张引起的炎症反应。该病临床表现常以患肢肿胀、疼痛、皮肤增厚和色素沉着以及浅表静脉曲张为主要症状，同时伴有条索状物或是硬结节以及存在明显触痛感等，是较为常见的周围血管疾病之一，多见于从事持久体力劳动或站立工作的人员。该病属于中医学臁疮、脉痹、筋瘤的范畴。

病因病机　中医认为下肢静脉炎是由于情志不畅，肝气郁结，日久郁而化热，致肝胆湿热，湿

热下注，气血瘀滞，脉络不通而致。该病急性期多因肝胆湿热下注，湿热蕴结，气机受阻致使瘀血阻络，急性期以湿热、血瘀为主。慢性期多因肝肾不足，寒湿乘虚侵袭机体而伤及脉络，导致气滞血瘀，慢性期则以气虚、瘀热为主。

证候诊断 该病多见湿热瘀阻证、寒湿凝筋证、气虚寒凝证等。各型证候诊断要点如下。①湿热瘀阻证：患肢瘀肿，疼痛，青筋隐现，紫红色索条或肿硬区。或见小腿瘀肿溃烂，疮口色暗，伴烦躁不安，发热口渴，尿赤，便干，舌质暗红或紫，伴瘀斑瘀点，苔黄或白，脉滑数或弦数。②寒湿凝筋证：患肢瘀肿，疼痛，得暖则减，患处皮色紫暗，形寒肢冷，口淡不渴，小便清长，舌淡暗，伴瘀斑瘀点，苔白腻，脉弦细。③气虚寒凝证：患肢肿胀久不消退，疼痛，沉重麻木，患处皮色暗黑，或皮色苍白，青筋露出，按之不硬无明显凹陷，伴气短乏力，舌淡有齿痕，苔薄白，脉沉涩。

治疗方法 早期病情轻时以保守治疗为主，中医药对下肢静脉炎引发的疼痛、肿胀、溃疡、淤积性皮炎等有较显著的疗效；病情严重时，可采取手术治疗，手术之前必须了解下肢深静脉及交通支瓣膜功能。中西医结合对下肢静脉炎及其并发症的治疗更加系统化。

西医治疗 从手术治疗和非手术治疗分而论之。

手术治疗 凡是有症状的病例，只要没有禁忌证，控制感染后，均可行手术治疗。常见的手术方式有三种：①高位结扎大隐静脉或小隐静脉。②高位结扎大隐静脉加剥脱大隐静脉或小隐静脉。③结扎功能不全的交通支。

非手术治疗 ①抗生素，可选用青霉素、头孢类等。②扩血管、抗凝，可给予低分子右旋糖酐及阿司匹林片等。③溶栓治疗，可用尿激酶等。

辨证论治 中医内治适合于非手术治疗的患者，及术后恢复期的患者。具体治法及主方如下。①湿热瘀阻证：治以清热利湿、活血化瘀，方选三妙丸（《医学正传》）合桃红四物汤（《医宗金鉴》）加减，常用中药有黄连、黄芩、黄柏、大黄、栀子、当归、白芍、熟地、川芎、桃仁、红花、白术、薏苡仁、泽泻、防己、茯苓等。②寒湿凝筋证：治以温经散寒、活血化瘀，方选暖肝煎（《景岳全书》）合当归四逆汤（《伤寒论》）加减，常用中药有当归、枸杞、小茴香、肉桂、乌药、沉香、茯苓、生姜、桂枝、白芍、木通、细辛、甘草、大枣等。③气虚寒凝证：治以益气活血、散寒解毒，方选补阳还五汤（《医林改错》）合阳和汤（《外科证治全生集》）加减，常用中药有黄芪、党参、当归、白术、桃仁、红花、人参、熟地黄、白芥子、炮姜炭、麻黄、肉桂、鹿角胶等。

中成药治疗 ①大黄蛰虫丸：活血祛瘀、消癥化癥，适用于下肢静脉炎血瘀脉络证的患者。②当归龙荟丸：清利肝胆、清热解毒，适用于下肢静脉炎湿热瘀阻证的患者。③通塞脉片：益气养阴清热、活血化瘀通络，适用于下肢静脉炎热毒蕴结证的患者。

中医辅助疗法 下肢静脉炎还可运用针灸、外敷药物等辅助疗法。①外敷药物：用白醋调如意金黄散，湿润状态下用桑皮纸包裹外敷；也可用冰片、芒硝，两药研为粗末，混匀，装入缝制

有条格的布袋内，均匀地摊平，外敷于患肢并固定，待药袋湿后将药袋解下，晾干，然后揉为粉末，再外敷于患肢。溃疡者可应用珍珠散、白玉膏、生肌散、玉红生肌膏、紫草油等外敷。②熏洗疗法：常用药物有蛇床子、地肤子、白鲜皮、苦参、大黄、赤芍、黄柏、苍术等煎水，熏洗患肢。③针刺：常取太冲、太溪、复留、地机、阴陵泉、足三里、血海、三阴交、梁丘、伏兔、髀关及阿是穴等穴位，手法实者用泻法，虚者或实中夹虚者用平补平泻手法。

现代研究 现代药理研究，活血化瘀药物能够促进血管通畅，建立丰富的侧支循环，以促进组织再生，从而改变血管内壁弹性，快速修复受损的瓣膜，可使突起的团状、条索状血管团逐渐缩小。地龙能抑制血小板聚集，减少血浆纤维蛋白生成，降低血液黏稠度；水蛭素可促进凝血酶和血小板解离，减轻周围组织炎性反应和水肿，改善微循环，降低血管阻力，对血管壁有直接的扩张作用；桃仁能够降低血管阻力，具有抗凝血及抗血栓作用；大黄能抑制血清胆固醇升高，调整脂质代谢紊乱，能降低血液黏稠度，对微循环有改善作用。

(何清湖 匡琳)

nánxìng shēngzhí xìtǒng jíbìng

男性生殖系统疾病（male reproductive system disease） 阴囊、阴茎、睾丸、输精管道和附属腺体发生的功能性和器质性疾病。常见病症有前列腺疾病、性功能障碍及男性不育症等。

疾病范围 男性生殖系统由内生殖器和外生殖器组成，外生殖器包括阴囊和阴茎，内生殖器由生殖腺（睾丸）、输精管道

（附睾、输精管、射精管和尿道）、附属腺体（精囊腺、前列腺、尿道球腺）组成。凡内生殖器和外生殖器发生的功能性和器质性疾病都属于男性生殖系统疾病，如前列腺炎、前列腺增生症、尿道炎、睾丸炎、生殖器肿块、性功能障碍和男性不育症等。此外，阴茎异常勃起和睾丸扭转属生殖系统疾病急症，需提高警惕。中医学认为，本系统疾病病位主要在肾，与其他脏腑相关。主要对应的病证包括阳痿、无嗣、早泄、淋证、癃闭、腰痛、精浊、血精和遗精等。

中医特征 该病与肾、膀胱、肝、脾等脏腑有关，病因主要有房事过度、饮食失宜、情志不遂、脏腑失调及先天禀赋不足等。病机不外虚实两端，虚为肾、肝、脾之气血阴阳不足，实为气滞、水停、血瘀、湿阻等。

肾藏精，主生长发育和生殖。肾精亏虚，精关不固而出现遗精、早泄，还可影响机体的生殖能力，导致不育。膀胱藏津液，得肾气蒸腾气化，清者上升输布全身，浊者下降排出为小便。肾气亏虚，气化失司，膀胱功能失调，则出现精浊、精癃等病。

肝藏血，肾藏精，肾精的充盛，有赖于肝血滋养，肝血亏虚易致肾精亏虚。脾为后天之本，肾精有赖水谷之精充养，脾胃亏虚，久则肾精亏虚。上述各脏腑生理功能相辅相成，病理上亦相互影响，一脏受损，常可累及其他脏腑，共同为病。

治疗特点 主要采用西医辨病与中医辨证相结合的诊疗模式，发挥西医局部精准和中医整体调理互补的优势。西医治疗包括针对病因治疗和对症治疗两个方面，中医辨证论治应遵循"虚则补之，实则泻之"的原则。

现代研究 中西医结合研究在病因病机，诊断治疗以及实验研究方面有新的进展。诊断方面，例如男性不育症患者精液分析与中医证型的关系研究，将精液分析等客观指标作为微观辨证，丰富了中医四诊，提高了中医辨证水平。治疗方面，中西药联合治疗本系统疾病疗效稳定且副反应少，例如癃闭舒胶囊联合多沙唑嗪延缓良性前列腺增生症疾病进展，5型磷酸二酯酶抑制剂联合中药治疗男性勃起功能障碍具有改善局部勃起功能和整体调理全身症状的优势。针刺在改善慢性前列腺炎患者疼痛、不适感方面也凸显出较大的优势。在实验研究方面，运用现代实验研究技术，对于临床验证有确切疗效的中医方药，如五子衍宗丸、左归丸、右归丸等，进行了效应机制的研究。

中西医结合防治男性生殖系统疾病虽取得不少成就，但大多数病因和发病机制尚未阐明，男性生殖系统疾病与其他系统疾病的相关性及治疗尚缺少高水平的研究，缺少以配偶妊娠率为金标准的高水平男性不育症循证医学研究，临床研究和临床实践中应加强对女方的关注。中医药在西医辅助生殖治疗前后发挥的作用尚需进一步科学证实。

（宋春生）

qiánlièxiànyán

前列腺炎（prostatitis） 前列腺受到致病菌感染和/或某些非感染因素刺激而出现的以尿道刺激症状和慢性盆腔疼痛为主要临床表现的前列腺炎症性疾病。属于泌尿外科及男科常见病。临床表现为会阴、骨盆、耻骨上区或外生殖器疼痛伴有不同程度的排尿问题和射精障碍等。属于中医学白淫、白浊、精浊、热淋等范畴。

疾病范围 前列腺炎共分为四型：Ⅰ型，急性细菌性前列腺炎；Ⅱ型，慢性细菌性前列腺炎；Ⅲ型，慢性非细菌性前列腺炎/慢性盆腔疼痛综合征（Ⅲa型炎性慢性盆腔疼痛综合征，Ⅲb非炎性慢性盆腔疼痛综合征）；Ⅳ型，无症状性前列腺炎，无主观症状，仅在前列腺方面的检查时发现炎症证据。对中医学而言，Ⅰ型相当于"热淋"，Ⅱ型和Ⅲ型相当于"精浊"。

中医特色 该病病位虽在精室（前列腺），但涉及肝、肾、膀胱、三焦等脏腑，多因湿热蕴结精室或寒湿凝滞肝脉而成，病久及肾或气血瘀阻，湿热是标，肾亏是本，瘀血是疾病发展的病理反应。

治疗特点 应采用个体化的综合治疗。抗生素主要用于治疗Ⅰ型，Ⅱ型和Ⅲa型；α受体阻滞剂是治疗Ⅱ型或Ⅲ型前列腺炎的基本药物；非甾体抗炎镇痛药可以缓解Ⅲ型的疼痛和不适。前列腺按摩和热疗也是传统的治疗方法。心理治疗和中医辨证治疗适合于各类型患者。据患者病症特点，中医常采取个体化治疗方案，常采取清热利湿、补肾、理气、活血等法治疗。

现代研究 病因病机、疾病诊断、中西医结合治疗和实验研究方面均有新的进展。例如慢性前列腺炎中医证型和病机规律研究，主要体现在3个不同时期，20世纪60年代以前多集中在以湿热下注为主的研究，20世纪60年代至20世纪末又集中以瘀血内阻为主的研究，20世纪末至今，病机研究是以湿热瘀滞、肝气郁结为多。前列腺炎的病机演变多认为湿热下注出现在病变早期，中期多为湿热瘀阻，而后期多伴脾肾亏虚。对于在该病诊疗过程发挥中医特色具有启发意义。又如将前列腺指检、前列腺液常规参数和血清前列腺特异抗原等客观指标充实到中医四诊中，提高了诊断水平。应用中药或中西药结合或针刺治疗前列腺炎，疗效稳定且副反应少；运用现代实验研究技术，对于临床验证有确切疗效的中医方药，进行了效应机制的研究。

(宋春生)

mànxìng qiánlièxiànyán

慢性前列腺炎 (chronic prostatitis, CP)

以尿道刺激症状和慢性盆腔疼痛为主要临床表现，常合并精神心理症状的疾病。包括慢性细菌性前列腺炎和慢性非细菌性前列腺炎，慢性细菌性前列腺炎有反复发作的下尿路感染症状，如尿频、尿急、尿痛、排尿烧灼感，排尿困难、尿潴留，后尿道、肛门、会阴区坠胀不适，持续时间超过3个月。慢性非细菌性前列腺炎，又分为炎性慢性盆腔疼痛综合征和非炎性慢性盆腔疼痛综合征，主要表现为骨盆区域疼痛，可见于会阴、阴茎、肛周部、尿道、耻骨部或腰骶部等部位。排尿异常可表现为尿急、尿频、尿痛和夜尿增多等。由于慢性疼痛久治不愈，患者生活质量下降，并可能有性功能障碍、焦虑、抑郁、失眠、记忆力下降等。属于中医学的精浊、热淋、白浊等范畴。

病因病机 中医相火妄动，所愿不遂，或忍精不泄，肾火郁而不散，离位之精化成白浊；或湿热内侵，壅滞气血而成；病久伤阴，肾阴暗耗，可出现阴虚火旺。湿热、肾虚、瘀滞是该病发展的主要病理环节。

证候诊断 该病在心肾，初病多实，久病多虚。湿热为发病之标，肾虚为发病之本，而瘀滞是疾病进一步发展的病理反应。①湿热下注证：小便频数，灼热涩痛，尿道口有乳白色分泌物流出，会阴不适，阴囊潮湿，舌红，苔黄腻，脉滑数。②气滞血瘀证：腹股沟、会阴、少腹坠胀疼痛，小便赤涩，腰酸乏力，舌质正常或有紫斑，苔薄白，脉弦涩。③阴虚火旺证：会阴部坠胀，尿道口常有白色黏性分泌物，甚至欲念萌动即自行溢出；头晕眼花，腰膝酸软，失眠，多梦，遗精，咽干口燥，形体消瘦，舌红，少苔，脉细数。④肾阳虚损证：尿后余沥滴白，头昏神疲，腰膝酸软，形寒肢冷，舌淡胖，苔薄白，脉沉细。

治疗方法 由于慢性前列腺炎病因尚不清楚，西医尚无特效的治疗方法，主要以减轻或消除临床症状，提高患者生活质量为主要目的。因此该病宜采用综合治疗，中西医结合治疗适用于该病的整个病程。该病也可单用中药治疗，必要时加用西药治疗，在辨证论治的前提下，可根据具体情况选用西药。治疗过程中注重生活与饮食调理。

西医治疗 ①当尿液培养明确没有感染致病菌，而解脲支原体和衣原体是可疑致病因素时，临床可试用全量米诺环素、多西环素或红霉素4周；②α受体阻滞剂，例如坦索罗辛、特拉唑嗪和抗胆碱能药如溴丙胺太林对刺激性排尿不适有作用。

辨证论治 总的治疗原则为清利、补肾、活血。①湿热下注证：治以清化湿热，方选八正散，常用中药有萹蓄、滑石、茵陈、黄柏、赤白芍、通草、当归、栀子、车前子、生甘草等。②气滞血瘀证：治以活血化瘀、利尿通淋，方选少腹逐瘀汤加减，常用中药有小茴香、干姜、延胡索、没药、当归、川芎、官桂、赤白芍、蒲黄、五灵脂等。③阴虚火旺证：治以滋阴降火，方选知柏地黄丸加减，常用中药有知母、黄柏、熟地黄、山药、山茱萸、茯苓、泽泻、牡丹皮等。④肾阳不足证：治以温补肾阳，方选金匮肾气丸加减，常用中药有地黄、山药、山茱萸、泽泻、茯苓、丹皮、桂枝、附子等。

中成药治疗 ①宁泌泰胶囊：清热解毒、利湿通淋，适用于前列腺炎湿热蕴结者。②癃清片：清热解毒、凉血通淋，用于下焦湿热所致的热淋。

中医辅助疗法 该病还可用针灸、前列腺按摩、前列腺热疗、坐浴等辅助疗法。①针灸疗法：主穴选取中极、足三里、阴陵泉、三阴交等，或根据不同证型辨证选穴。②前列腺按摩治疗：定期按摩前列腺，不仅可以缓解前列腺充血状态，而且可以排泄前列腺液及炎性分泌物。③坐浴：可用热水、内服药剂的第三煎药汁坐浴，可改善前列腺局部的血液循环状况。

现代研究 主要在证候研究和药物研究方面。

证候研究 该病的中医证型主要有湿热下注证、气滞血瘀证、肝气郁结证。中医证型与西医检查指标的相关性研究，丰富了中医四诊内容，有利于提高临床诊治水平。

药物研究 由于西医对该病尚无特效的治疗方法，中医通过辨证论治凸显出独特优势。20世纪以来，中医药治疗慢性前列腺炎的作用机制研究取得了显著进展。细胞因子与慢性前列腺炎关系成为研究的焦点，抗炎症因子、促炎症因子及其相互关系影响该病的发生发展。大量基础研究表明，中药能够通过抑制促炎症因子和升高抗炎症因子发挥治疗作用。中药复方前列化浊方对大鼠前列腺炎模型中细胞因子信号转导抑制蛋白调控的研究结果显示，中药可能通过升高细胞因子信号转导抑制蛋白而发挥治疗作用。大量研究表明，中医药治疗该病是通过多靶点、多环节、多途径发挥治疗作用的，符合该病是多因素通过不同机制引起的临床综合征的特点。

（宋春生）

liángxìng qiánlièxiàn zēngshēngzhèng

良性前列腺增生症（benign prostatic hyperplasia，BPH）

以前列腺间质及上皮细胞的增生为特征，以进行性尿频、排尿困难为临床特点的老年男性常见疾病。年龄增长和正常的雄激素水平是 BPH 的主要危险因素。该病属于中医学的癃闭范畴，其中小便不畅，点滴而少，病势较缓者称为癃；小便闭塞，点滴不通，病势较急者称为闭。中医文献也称该病为"精癃"。

病因病机　该病发生多因年老肾气渐衰，气化不利，痰瘀互结水道而成。病性为本虚标实，病位主要在膀胱与肾。但小便的通畅，有赖三焦气化，而三焦气化主要依靠肺的通调，脾的转输，肾的气化，肝的疏泄来维持，故肺、脾、肝、肾功能失调，亦可致该病。该病湿热下注，肺热气壅，气滞血瘀，尿路阻塞为实证；中气不足，肾元亏虚者为虚证。但各种原因引起的该病，常相互关联，或彼此兼夹。

尿闭不通，水气内停，上凌心肺，并发喘证、心悸。水液潴留体内，溢于肌肤则伴发水肿。脾肾衰败，气化不利，湿浊内壅，可致关格。

证候诊断　该病可分为湿热下注证、肺热气壅证、气滞血瘀证、脾肾气虚证、肾阳不足证和肾阴亏虚证六种证型。各证候诊断要点如下。

实证　①湿热下注证：小便频数而黄赤，小腹胀满，尿道灼热或涩痛，排尿不畅，口苦口黏，或口渴不欲饮，或大便不畅，舌质红，苔黄腻，脉数。②肺热气壅证：小便不畅或点滴不通，或量少短赤，咽干，烦渴欲饮，呼吸急促，或有咳嗽，舌红，苔薄黄，脉数。③气滞血瘀证：小便不通或通而不爽，尿线变细或点滴而下，或尿道涩痛，闭塞不通，情志抑郁，或多烦善怒，胁腹胀痛，舌质暗或有瘀点瘀斑，苔薄黄，脉弦数。

虚证　①脾肾气虚证：小腹坠胀，时欲小便而不得出，或量少不畅，尿线细甚或夜间遗尿或尿闭不通，神疲乏力，食欲不振，气短而语声低微，舌淡，苔薄脉细。②肾阳不足证：小便频数，夜间尤甚，尿线变细，余沥不尽，排出无力，面色㿠白，神疲怯冷，畏寒肢冷，腰膝冷而酸软无力，舌淡胖，苔薄白，脉沉细或弱。③肾阴亏虚证：小便频数不爽，尿少热赤，或闭塞不通，头晕耳鸣，腰膝酸软，五心烦热，大便秘结，舌红少津，苔少或黄，脉细数。

治疗方法　BPH 的治疗目的是减轻或消除患者临床症状，提高患者的生活质量，防止或延缓疾病进展。未有手术适应证患者适合采取中西医结合治疗，中西药联合可有效改善患者症状，延

缓疾病进展。

西医治疗　良性前列腺增生症西医治疗包括待机处理、药物治疗、微创疗法、手术治疗。待机处理是一种非积极治疗，适用于下尿路症状轻微，或症状虽较明显，但可以耐受及残余尿量不多的患者，但应注意定期随访，内容包括直肠指诊、尿液测定、肾功能、尿流率及 B 超检查等。注意症状变化，是否出现了并发症及手术指征，一旦出现并发症或手术指征应及时处理。

药物治疗　①α₁肾上腺素能受体阻滞剂已成为 BPH 最常用的治疗药物，例如：特拉唑嗪、多沙唑嗪、坦索罗辛；②5-α 还原酶抑制剂，非那雄胺是唯一可耐受且有效的抑制血清与前列腺组织内双氢睾酮浓度的药物；③植物药，优点为无毒、无副作用，耐受性好，可长期服用。

微创疗法　①微波治疗，适用于不能耐受手术或不接受手术的患者，急性尿路感染，膀胱功能已受到影响者不适用微波治疗；②射频治疗，适用于轻中度 BPH 患者。装有心脏起搏器、带有金属假体者、尿路感染急性期、有出血倾向者不适用射频治疗；此外，还有激光治疗、支架治疗等。

手术治疗　一般来说，当残余尿在 60ml 以上，或因梗阻诱发膀胱憩室、结石、肾及输尿管积水者，或由于梗阻引起慢性或反复发作的泌尿系感染者，或因急性尿潴留或反复出现尿潴留经非手术治疗无效或导尿失败者，可采用手术疗法。但当膀胱逼尿肌功能受损时则手术效果不理想。①耻骨上（经膀胱）前列腺摘除术；②耻骨后前列腺摘除术；③保留尿道的耻骨后前列腺摘除术；④前列腺联合部切开术。

辨证论治 该病为本虚标实，膀胱湿热，肺热气壅，肝郁气滞，尿路阻塞，以致膀胱气化不利者为实证；脾气不升，肾阳衰惫，导致膀胱气化无权者为虚证。

实证 ①湿热下注证：治以清热泻火、利水通淋，方选八正散，常用中药有车前子、瞿麦、萹蓄、滑石、山栀子仁、炙甘草、通草等。②肺热气壅证：治以清热利水，方选清肺饮，常用中药有黄芩、鱼腥草、瓜蒌、桑白皮、芦根、地骨皮、茯苓、泽泻等。③气滞血瘀证：治以疏肝理气、通利小便，方选柴胡疏肝散加味，常用中药有陈皮、柴胡、青皮、乌药、当归、王不留行、郁金、石韦、车前子、冬葵子、茯苓等。

虚证 ①脾肾气虚证：治以补中益气、化气行水，方选补中益气汤和春泽汤，常用中药有党参、黄芪、白术、桂枝、茯苓、猪苓、泽泻、车前子等。②肾阳不足证：治以温补肾阳、化气利水，方选济生肾气丸加减，常用中药有熟地、山药、山茱萸、茯苓、泽泻、牡丹皮、附子、肉桂等。③肾阴亏虚证：治以滋补肾阴、通窍利尿，方选知柏地黄丸加减，常用中药有知母、黄柏、熟地黄、山茱萸、山药、茯苓、牡丹皮、泽泻等。

中成药治疗 ①癃闭舒胶囊：温肾化气、清热通淋、活血化瘀、散结止痛，用于肾气不足，湿热瘀阻之癃闭所致尿频、尿急、尿赤、尿痛、尿细如线，小腹拘急疼痛，腰膝酸软等症。②泽桂癃爽胶囊：行瘀散结、化气利水，用于膀胱瘀阻型前列腺增生及慢性前列腺炎，症见夜尿频多，排尿困难，小腹胀满，或小便频急，排尿不尽，少腹、会阴或腰骶疼痛或不适、睾丸坠胀不适、尿后滴白等。

中医辅助疗法 **针灸疗法**：针刺关元、气海、三阴交、阴陵泉等穴，阳虚者加灸关元、气海等穴位。

现代研究 主要在证候研究和药物研究方面。

证候研究 BPH 的中医证型以血瘀下焦证和肾阴亏虚证多见，病程、前列腺体积与中医证型相关性研究表明，血瘀下焦证 BPH 患者多是病程较短、病情轻、前列腺体积小，同时组织学上以间质增生为主；肾阴亏虚证 BPH 患者多是病程较长、病情重、前列腺体积较大，组织学上以腺体增生为主。疾病初期以实证多见，久病则易出现虚实夹杂。实证患者前列腺体积偏小，但排尿梗阻症状较明显，在组织学上以间质增生为主，可伴有炎细胞浸润；虚证患者前列腺体积偏大，排尿常表现为无力，在组织学上以腺体增生为主。

药物研究 中西药联合治疗该病有独特的优势，研究中西药联合治疗该病的优势和作用特点，对于优化临床治疗方案具有指导价值。临床随机双盲多中心研究表明，癃闭舒胶囊联合甲磺酸多沙唑嗪具有延缓疾病进展的作用，伴有残余尿异常的患者适合采用两药联合治疗。

实验研究发现中草药提取物抑制模型大鼠的 BPH 可能机制包括：通过抑制前列腺细胞的增殖及减少前列腺组织中碱性成纤维细胞生长因子的表达；降低睾酮、雌二醇的水平，调节大鼠的性激素平衡。中药复方治疗该病的药理学机制也得到进一步证实。如泽桂癃爽胶囊能改善 BPH 症状，缩小前列腺体积，提高最大尿流率，作用机制与抑制碱性成纤维

细胞生长因子表达有关。

(宋春生)

bóqǐ gōngnéng zhàng'ài

勃起功能障碍 （eretile dysfunction，ED）

阴茎持续不能达到和/或维持足够的勃起以获得满意性生活的疾病。按病因可分为心理性 ED、器质性 ED 和混合性 ED。《黄帝内经》将该病称为"阴痿""宗筋弛纵""筋痿"。现在中医学统一称之为"阳痿"。

病因病机 阴茎勃起，必赖心火之先动，亦有赖于肝、肾、脾精血濡养。禀赋不足、劳伤久病，七情内伤，外邪侵袭等致肝、肾、心、脾受损，气血阴阳亏虚，阴络失荣；肝郁湿阻，经络失畅导致宗筋不用而成。该病多虚实相兼，肝郁不舒，湿热下注属实；命门火衰，心脾两虚，惊恐伤肾属虚。

证候诊断 辨证之要，首分虚实，次明病位，三审寒热。

虚证 ①命门火衰证：阳事不举，或举而不坚，神疲倦怠，畏寒肢冷，面色㿠白，头晕耳鸣，腰膝酸软，夜尿清长，舌淡胖，苔薄白，脉沉细。②心脾两虚证：阳痿不举，心悸，失眠多梦，神疲乏力，面色萎黄，食少纳呆，便溏，舌淡胖有齿痕，苔薄白，脉细弱。③惊恐伤肾证：阳痿不振，心悸易惊，胆怯多疑，夜多噩梦，常有惊吓史，苔薄白，脉弦细。

实证 ①肝郁不舒证：阳事不起，或起而不坚，心情抑郁，胸胁胀痛，胃脘满闷，食少便溏，苔薄白，脉弦。②湿热下注证：阴茎痿软，阴囊湿痒，睾丸坠胀作痛，小便赤涩灼痛，胸胁胀满，肢体困倦，口苦，舌红苔黄腻，脉滑数。

治疗方法 心理治疗与性技

术指导在阳痿的治疗中发挥重要的作用，尤其对功能性阳痿治疗更为重要。中西医结合治疗快速改善患者勃起功能的同时，可以缓解全身症状。对功能性、轻度的 ED 单纯采用中药或者 5 型磷酸二酯酶抑制剂通常可达到比较理想的疗效。对于器质性或混合性的 ED，建议采取中医辨证论治联合西医治疗。

西医治疗 ①口服药物治疗，一线疗法：5 型磷酸二酯酶抑制剂，西地那非、伐地那非、他达拉非。这类药物需性生活前服用，且伴有性刺激方能发挥疗效。此外，还有作用于阴茎勃起的中枢性药物，例如育亨宾、多巴胺能药物、溴隐亭等。②海绵体注射血管活性药物，常用药物有前列地尔、罂粟碱，酚妥拉明，该疗法的不良反应为阴茎持续勃起和海绵体纤维化。此外，还有真空负压装置、阴茎静脉手术、阴茎血管重建术、阴茎假体植入术等治疗方法。

辨证论治 该病基本的病理变化是肝郁、湿热、肾虚和血瘀，临床以疏肝解郁、活血化瘀、清热利湿、补肾壮阳和滋补肝肾等为主要治法。

虚证 ①命门火衰证：治以温肾壮阳，方选赞育丸，常用中药有巴戟天、肉桂、淫羊藿、韭菜子、熟地黄、山茱萸、枸杞子、锁阳等。②心脾两虚证：治以补益心脾，方选归脾汤，常用中药有党参、黄芪、白术、茯苓、当归、枣仁、远志、木香等。③惊恐伤肾证：治以益肾宁神，方选启阳娱心丹加减，常用中药有人参、菟丝子、当归、白芍、远志、茯神、龙齿、石菖蒲、柴胡、郁金等。

实证 ①肝气郁结证：治以疏肝解郁，方选逍遥散，常用中药有当归、柴胡、郁金、香附、茯苓、丹皮、佛手等。②湿热下注证：治以清热利湿，方选龙胆泻肝汤，常用中药有龙胆草、丹皮、栀子、黄芩、车前子、泽泻、土茯苓、柴胡、香附、当归、生地黄、牛膝等。

中成药治疗 疏肝益阳胶囊：疏肝解郁、活血补肾适用于肝郁肾虚和肝郁肾虚兼血瘀证所致功能性阳痿和轻度动脉供血不足性阳痿，症见阳痿，阴茎痿软不举或举而不坚，胸闷善太息，胸胁胀满，腰膝酸软，舌淡或有瘀斑，脉弦或弦细。

中医辅助疗法 勃起功能障碍还可使用针灸治疗。

虚证 ①命门火衰证：灸关元、气海、命门、肾俞等穴。②心脾两虚证：针刺足三里、郄门、神门、心俞、脾俞等穴。

实证 ①肝郁不舒证：选取太冲、期门、支沟、曲泉等穴。②湿热下注证：选取足三里、阴陵泉、三阴交、天枢等穴。

现代研究 主要在证候研究和药物研究方面。

证候研究 勃起功能障碍患者中医证候规律研究表明，ED 患者单一证候较少，多为复合证型。最常见的证候包括肝郁肾虚、肝肾阴虚、湿热下注、肝郁脾虚、肝经湿热、肝郁气滞。影响证候变化的主要因素是体质、年龄、发病情况、既往史、程度、病程、有无吸烟史、饮食习惯。肝郁不疏 ED 患者阴茎血流动力学指标较优，而血瘀证患者药物实验和血流动力学指标与动脉性勃起功能障碍接近。

药物研究 中药治疗 ED 的机制包括促进一氧化氮释放、提高一氧化氮合酶的活性及环鸟苷酸含量、抑制磷酸二酯酶 5 及 Ras homologue 激酶、减少胶原沉积、抗氧化、对离子通道和内皮细胞的调控等途径。

实验研究发现，单味中药提取物，可以通过松弛阴茎海绵体平滑肌、改善阴茎内皮功能、增加睾酮水平等机制发挥治疗作用。如大青蒾、丁香、五味子提取物均可松弛平滑肌，小百花地榆乙醇提取物可通过促进一氧化氮生成改善阴茎内皮细胞功能，牛蒡根水提取物增加大鼠血睾酮水平。中药复方疏肝益阳胶囊可以增加动脉性 ED 大鼠阴茎海绵体组织中内皮一氧化氮合成酶和一氧化氮合酶表达，抑制磷酸二酯酶 5 表达，与西地那非抑制磷酸二酯酶 5 有相同的作用路径；伊地饮增加其阴茎海绵体内的一氧化氮合酶活性，增加一氧化氮、环鸟苷酸的含量。

（宋春生）

nánxìng búyùzhèng

男性不育症（male inferlitity, MI） 夫妇同居 1 年以上，未采取任何避孕措施，由于男方因素造成女方不孕的疾病。该病不是一个独立的疾病，是由一种因素或多种因素作用于生殖众多环节后所致的一种病证。该病属于中医学的无嗣、无子等范畴。

病因病机 该病多因禀赋不足或后天房劳过度，致肾精不足，无以生子。饮食不节，脾胃受损，水谷精微不能化生精血，生殖之精失于充养。嗜食肥甘，烟酒过度，内生湿热，或感受湿热之邪，循经下注，扰动精室，灼伤精液致精少不育。久病入络或跌扑外伤，瘀血阻滞经络，精道不通而致不育。

证候诊断 临床上据精液检查结果，该病分为免疫性不育、少精子症、弱精子症、畸形精子症、无精子症、无精液症、精浆异常等。尽管该病西医分型较多，中医发挥异病同治特色，可统筹治疗。各证候诊断要点如下。①肾阳不足证：精冷不育，精子数少，活动力弱，或射精无力，性欲减退，阳痿早泄，畏寒肢冷，腰膝酸软，小便清长，头晕耳鸣，舌淡苔白，脉沉细。②肾阴亏虚证：遗精滑泄，耳鸣眩晕，失眠多梦，腰膝酸软，五心烦热，口燥咽干，舌红苔少，脉细数。③气血两虚证：性欲减退，阳事不兴，或精子数少，成活率低、活动力弱，体虚易感冒，面色失华，食少便溏，舌淡胖，边有齿痕，苔薄白，脉细弱。④湿热下注证：精液质黄黏稠，或有凝块，抗精子抗体阳性。伴有小便热赤，口苦，口渴，心烦，失眠，舌红苔黄腻，脉濡数。⑤气滞血瘀证，婚后多年不育，抗精子抗体阳性，叹息，胸胁满闷或胀满，嗳气，食欲不振，少腹胀痛，舌质偏红或暗红或见瘀点瘀斑，脉弦或涩。

治疗方法　男性不育症不是一种独立的疾病，而是由某一种或很多疾病与因素造成的结果。对部分病因已明确的疾病，直接治疗病因；对病因不明者，采取措施提高精子质量和配偶妊娠率；对于某些内科不能治疗或疗效不佳或符合手术适应证的疾病应考虑手术治疗。中西医结合治疗适用于该病的整个病程。

西医治疗　包括药物、手术和现代辅助受孕技术。

药物治疗　精索静脉曲张结扎术后的少精子症，促性腺功能低下型性腺功能减退症，选择性垂体分泌卵泡刺激素/黄体生成素缺陷症，促性腺激素分泌正常的特发性不育可以试用以下药物治疗。①促性腺激素，如人绒毛膜促性腺激素和人绝经期促性腺激素；②脉冲式促性腺激素释放激素治疗，用一个便携式微量输液泵，可定时定量地向体内注入促黄体激素释放激素类似物；③促进内源性促性腺激素分泌，枸橼酸克罗米芬通过竞争结合下丘脑胞质内雌激素受体，反馈性增加下丘脑促性腺激素释放激素的脉冲释放，增加卵泡刺激素和黄体生成素，从而提高睾酮和雌二醇水平；④睾酮反跳治疗，给予外源性雄激素，抑制促性腺激素分泌，停用雄激素后，反跳性促进卵泡刺激素和黄体生成素分泌，刺激生精作用。

手术治疗　精索静脉曲张高位结扎术，隐睾固定术，输精管-输精管吻合术或输精管附睾吻合术。

辅助受孕技术　丈夫精液人工授精和宫腔内人工授精，主要用于宫颈因素引起的不育；卵泡浆内精子显微注射、附睾精子抽吸技术、供者精液人工授精。

辨证论治　首辨虚实，虚求之于脏腑气血，实责之于气、湿、瘀。治疗也须结合分类及证候特点宜攻补兼施，寒温并用。《石室秘录》提出治不育六法："精寒者温其火，气衰者补其气，痰多者消其痰，火盛者补其水，精少者添其精，气郁者舒其气，则男子无子者可以有子，不可徒补其肾也。"①肾阳不足证：治以补肾壮阳，方选右归饮或右归丸加减，常用中药有熟地黄、山茱萸、山药、枸杞、淫羊藿、杜仲、菟丝子、肉桂等。②肾阴亏虚证：治以滋阴降火、补肾填精，方选大补阴丸或知柏地黄丸，常用中药有生地黄、熟地黄、炙鳖甲、炙龟板、知母、黄柏、女贞子、旱莲草、枸杞子、丹皮、泽泻、茯苓等。③气血亏虚证：治以健脾益气、养血充精，方选人参养荣汤或十全大补汤，常用中药有党参、白术、茯苓、生黄芪、熟地黄、当归、白芍、川芎、五味子、陈皮、远志等。④湿热下注证：治以泻肝清热利湿，方选龙胆泻肝汤，龙胆草、栀子、黄芩、柴胡、生地、车前子、泽泻、牛膝、土茯苓、红藤等。⑤气滞血瘀证：治以行气活血，方选血府逐瘀汤或少腹逐瘀汤或桃红四物汤，常用中药有柴胡、当归、桃仁、红花、白芍、赤芍、枳实、桔梗、川牛膝、小茴香、延胡索、丹参、乳香、没药、乌药等。

中成药治疗　①生精胶囊：补肾益精、滋阴壮阳，用于肾阳不足所致腰膝酸软，头晕耳鸣，神疲乏力，男子无精、少精、弱精、精液不液化等症。②还少胶囊：温肾补脾、养血益精，用于肾精不足、肾气虚弱引起的阳痿、遗精、早泄，以及因男性少精、弱精、无精引起的不育。

中医辅助疗法　男性不育症还可使用针灸等，据不同证型选择穴位。①肾阳不足证：主穴选取命门、肾俞、关元、气海、足三里等。②肾阴亏虚证：主穴选取太溪、肾俞、复溜、阴谷、三阴交、足三里等。③气血亏虚证：主穴选取足三里、气海、关元、脾俞等。④湿热下注证：主穴选取中极、三阴交、阴陵泉、足三里等。⑤气滞血瘀证：主穴选取太冲、血海、膈俞等。

现代研究　研究表明该病中医证型多为本虚标实，虚实夹杂，临床常见为肾虚兼夹瘀血和肾虚兼夹湿热等复合证型。中医证型与检测指标的相关性研究表明，肾精亏虚不育症患者精子密度、精子活动力均下降，肾虚血瘀不育症患者精子畸形率明显升高。这类研究充实了微观辨证，例如据精液和前列腺液中有白细胞，可给予解毒利湿，活血祛瘀；无白细胞，给予活血补肾，温阳填精治疗。诸多研究表明中医补肾药物具有调节内分泌功效。

（宋春生）

fùchǎnkē jíbìng

妇产科疾病（obstetrical and gynecological disease）

女性生殖系统病理改变导致的一系列疾病，包括产科疾病和妇科疾病。

疾病范围 产科疾病是女性在妊娠期、分娩期及产褥期全过程中孕产妇、胚胎及胎儿所发生的病理变化而引起的疾病。包括妊娠期高血压疾病、妊娠期肝内胆汁淤积症等妊娠期特有疾病；自然流产、异位妊娠等异常妊娠；妊娠合并内外科疾病；妊娠合并感染性疾病；胎儿生长受限、胎儿窘迫等胎儿异常；胎盘与胎膜异常；羊水量与脐带异常；多胎妊娠；异常分娩；分娩期并发症；产褥期并发症。妇科疾病指女性在非妊娠期生殖系统的病理改变引起的疾病。包括女性生殖器炎症、女性生殖器损伤和发育异常、女性生殖器肿瘤、女子生殖内分泌异常及其他一些特有疾病。中医妇科疾病主要表现在女性经、带、胎、产和妇科杂病诸方面。范围包括月经病、带下病、妊娠病、临产病、产后病、妇科杂病、前阴病等。

中医特征 妇科疾病致病因素有淫邪因素、情志因素、生活因素及体质因素。其致病因素包括湿热、瘀血、积滞等。该病病位在大肠，涉及脾、肝、肾诸脏。湿热蕴肠，气滞络瘀为基本病机，脾虚失健为主要发病基础，饮食不调常是主要发病诱因。病机包括脏腑功能失常影响冲任为病，气血失调影响冲任为病，直接损伤胞宫影响冲任为病。

治疗特点 采用辨证论治、栓剂、针灸等方法治疗，可以取得较好的临床疗效。常采用补肾滋肾、疏肝养肝、健脾和胃、调理气血诸法来调补冲任。还可以配合外治法中药保留灌肠，使药物直达病所。

（吴效科 张加多）

duōnáng luǎncháo zōnghézhēng

多囊卵巢综合征（polycystic ovarian syndrome，PCOS）

以雄激素过多、持续无排卵、卵巢多囊改变为特征的妇科内分泌异常性疾病。又称斯－李综合征（Stein-Leventhal syndrome）。常伴有胰岛素抵抗和肥胖。PCOS 的诊断标准采用欧洲生殖和胚胎医学会与美国生殖医学会 2003 年提出的鹿特丹标准：①稀发排卵或持续无排卵；②高雄激素的临床表现和/或高雄激素血症；③卵巢多囊改变：超声提示一侧或双侧的卵巢直径 2~9 mm 的卵泡≥12 个，和/或卵巢体积≥10 ml；④3 项中符合 2 项并排除其他高雄激素病因，如先天性肾上腺皮质增生、库欣综合征、分泌雄激素的肿瘤。该病属于中医学的月经后期、闭经、不孕等范畴。

病因病机 病因尚不清晰。内分泌特征为血清黄体生成素（Luteinizing Hormone，LH）升高，雄激素升高，E1/E2>1。

素体肥胖或恣食肥甘厚味，或饮食不节，损伤脾胃，痰湿内生，下注冲任，壅滞胞脉，则经行延后，甚或闭经，痰湿脂膜闭塞胞宫，而致不孕；素体肾阳不足或后天耗伤肾阴，致肾阴阳亏虚，精亏血少，天癸乏源，冲任亏虚，不能摄精成孕；水不涵木，或情志不遂，恚怒伤肝，肝疏泄不及或太过，均致气机失调，气滞则血结，胞脉闭阻，则经闭不孕。脾肾阳虚，气化失司，痰湿内生，阻滞气机，气机升降失常，气滞血易滞，遂致瘀，痰瘀交结，壅塞胞宫，冲任阻滞，血海不能满溢则闭经、不孕。该病病位在胞宫，病性为本虚标实。

证候诊断 ①脾虚痰湿证：婚久不孕，形体肥胖，经行后期，甚则闭经，带下量多，色白质黏无臭，头晕心悸，胸闷泛恶，面目虚浮或㿠白，舌淡胖有齿痕，苔白腻，脉沉滑。②肾虚肝郁证：婚久不孕，月经后期量少甚或闭经，多毛，痤疮，头昏，腰酸，郁郁寡欢，带下量少或无，阴道干涩疼痛，乳房胀痛，心烦，或少量溢乳，经行腹痛，舌暗红，苔白，脉细弦。③肾虚血瘀证：婚久不孕，月经稀少、渐至闭经，多毛，面部痤疮，伴腰酸腿软，头晕耳鸣，性欲淡漠，带下量少或无，阴道干涩疼痛，口干，心烦，便秘，肌肤甲错，舌质暗红或紫暗，舌边有瘀点、瘀斑，脉沉细。④痰瘀互结证：婚久不孕，月经失调，肥胖，多毛，痤疮，伴带下量多色白质清晰，或胸胁满闷，或呕恶痰多，或神疲嗜睡，头晕目眩，怕冷或腹冷，伴经行小腹胀痛拒按，块下痛减，舌暗红舌边有瘀点，脉弦细。

治疗方法 包括降低雄激素水平，调整研究周期，改善胰岛素抵抗，促进排卵。中医主要以补肾化痰活血为主，结合辨证加减用药。中医药在调整生殖功能和内分泌代谢方面有一定的优势。中医对 PCOS 的治疗疗效肯定，且副作用少。中西医结合是治疗 PCOS 有效的途径。

西医治疗 ①调整生活方式：对肥胖型多囊卵巢综合征患者，应控制饮食和增加运动以降低体重，可增加胰岛素敏感性，降低胰岛素、睾酮水平，从而恢复排卵和生育功能。②调整月经周期：通过口服避孕药和孕激素后半周期疗法，可抑制子宫内膜过度增生，抑制垂体 LH 的分泌，恢复排卵。③降低雄激素水平：糖皮质类固醇激素如地塞米松可以降低肾上腺来源的雄激素过多；环丙孕酮能抑制垂体促性腺激素的分泌，使体内睾酮水平降低；螺内酯能抑制卵巢和肾上腺合成雄激素，增强雄激素的分解。④改善胰岛素抵抗：对肥胖或有胰岛素抵抗的患者常用胰岛素增敏剂。二甲双胍可抑制肝脏合成葡萄糖，增加外周组织对胰岛素的敏感性，降低胰岛素水平，从而纠正高雄激素状态，改善卵巢排卵功能。⑤促排卵：对于有生育要求的患者在调整生活方式、抗雄激素和改善胰岛素抵抗的基础上，可应用促排卵药物，如克罗米芬、促性腺激素等。⑥手术治疗：腹腔镜下卵巢打孔术及卵巢楔形切除术可使血清 LH 和睾酮水平下降，增加妊娠机会，并降低流产的危险。但术后可能出现卵巢周围粘连及卵巢功能低下。

辨证论治 ①脾虚痰湿证：治以健脾化痰、理气调经，方选苍附导痰汤（《叶氏女科》）加减，常用中药有茯苓、香附、枳壳、苍术、淫羊藿、黄连、丹参。也可用调经促孕丸、温经丸。②肾虚肝郁证：治以补肾疏肝、理气调经，方选百灵调肝汤（《百灵妇科》）加减，常用中药有当归、瓜蒌、赤芍、川楝子、牛膝、通草、青皮。也可用调经种子丸、安坤赞育丸。③肾虚血瘀证：治以补

肾活血、调经助孕，方选补肾活血汤加减，常用中药有熟地、山药、山茱萸、枸杞子、丹参、红花、生山楂。也可用暖宫孕子丸、女金丸。④痰瘀互结证：治以化痰祛瘀、调经助孕，方选芎归二陈汤加减，常用中药有陈皮、半夏、丹参、茯苓、甘草、川芎、当归、巴戟天、杜仲、生山楂。也可用大黄䗪虫丸、启宫丸。

中医辅助疗法 针刺治疗根据不同证型选取不同穴位。脾虚痰湿证选取足三里、三阴交、丰隆、脾俞、中极等穴；肾虚肝郁证选取关元、三阴交、太冲、肾俞、地机等穴；肾虚血瘀证选取关元、中极、三阴交、太溪、血海等穴；痰瘀互结证选取关元、足三里、丰隆、照海、太溪等穴。选用冻品电针，于月经的第 8、10、12、14、16 天，每天针刺 1 次，留针 30 分钟，连用 6 个月。

现代研究 研究显示，苍附导痰汤配合促排卵治疗，能改善胰岛素抵抗状态，促进性腺功能，促使卵泡发育，提高排卵率，着床率，提高妊娠率。中药黄连的主要生物碱活性成分小檗碱具有明显改善胰岛素抵抗的作用，可以改善地塞米松诱导的颗粒细胞胰岛素抵抗情况，并提高葡萄糖转运蛋白 4（Glut4）转运葡萄糖的能力。丹参的主要有效成分脂溶性丹参酮能够降低雄激素、促进排卵、降低血糖、降低体重、提高胰岛素敏感性、能够调节 P-COS 模式动物卵巢局部的胰岛素信号传导蛋白表达和雄激素合成酶表达。

(吴效科 张多加)

luǎncháo zǎoshuāi

卵巢早衰（premature ovarian failure，POF）

以 40 岁之前自然绝经为主要表现的卵巢功能衰

竭。又称闭经。卵巢早衰常见外周血促性腺激素水平升高和雌激素水平的降低，伴有不同程度的潮热多汗、面部潮红、性欲低下等雌激素低下相关的症状。该病属于中医学的血枯、闭经等范畴。

病因病机 肾阴不足，精亏血少，天癸不足，冲任血虚，胞宫失于濡养，经水渐断；肾阳不足，不能温化肾精以生天癸，冲任气血不通，胞宫失于温养，月水难至；肾精不足，天癸难充，冲任失畅，胞宫失养，月经的化源亏乏。肾中精气亏虚是根本原因，而肝之疏泄、脾之运化与其也有密切关系。该病以虚为主，虚实相兼。

证候诊断 ①肝肾阴虚证：月经周期延后，量少，色红，质稠，或经闭，腰膝酸软，五心烦热，烘热汗出，烦躁易怒，阴户干涩，灼痛，头晕目眩，耳鸣健忘，失眠多梦，两目干涩，视物昏花，舌红，苔少，脉弦细数或脉细数。②肾虚肝郁证：月经周期延后，量少，色暗，夹有血块或闭经，腰膝酸软，精神抑郁，烘热汗出，头晕耳鸣，胸闷叹息，胸胁胀痛，烦躁易怒，舌质暗淡，苔薄，脉弦细，沉迟无力。③气血虚弱证：月经周期延后，量少，色淡，质稀或闭经，头晕眼花，心悸气短，面色萎黄，神疲肢倦，舌质淡，苔薄白，脉细弱或沉缓。④脾肾阳虚证：月经周期延后，量少，色淡，质稀或闭经，腰膝酸软，带下清冷，腹中冷痛，畏寒肢冷，面色㿠白，面浮肢肿，性欲淡漠，久泻，或五更泄泻，舌淡胖，边有齿痕，苔白滑，脉沉细迟弱，或沉迟无力。⑤肾阴阳两虚证：月经延后或停闭不行，烘热汗出，腰背冷痛，头晕耳鸣，带下清稀，量少，小便频数，阴

道干涩，性欲淡漠，舌质淡，苔白，脉沉迟缓弱。

治疗方法 西医以恢复人工月经，防止生殖道过早萎缩、防止骨质疏松为治疗目的。中医以补肾滋肾，疏肝健脾，未病先防为治疗原则。中医西医相结合，可以取长补短，已成为治疗 POF 的主要手段。可以减少西药用量，降低西药副作用，弥补单纯中药或者单纯西药的缺陷和不足。

西医治疗 ①雌孕激素替代治疗：雌孕激素替代治疗对于年轻的 POF 患者来说是非常重要的，即可以缓解低雌激素症状及泌尿生殖道萎缩，又可以预防远期并发症（骨质疏松、老年性痴呆症等）。②预防骨质疏松：除激素替代疗法外，每天保证 1200 毫克钙的摄入。维生素 D400～800 单位/天，进行必要的体育锻炼。③免疫治疗：因免疫因素是卵巢早衰的一个病因，所以对有免疫因素证据的这部分卵巢早衰患者进行免疫抑制治疗是有效的。

辨证论治 ①肝肾阴虚证：治以滋补肝肾、养血调经，方选左归丸（《景岳全书》）加减，常用中药有熟地、山茱萸、龟甲胶、山药、菟丝子、鹿角胶、枸杞子、川牛膝、知母、菊花；也可用六味地黄丸、杞菊地黄丸、坤宝丸。②肾虚肝郁证：治以补肾疏肝、理气调经，方选一贯煎（《续名医类案》）加减，常用中药有北沙参、麦冬、当归、地黄、川楝子、枸杞子、陈皮、白芍等；也可用六味地黄丸合逍遥丸、妇科调经片。③气血虚弱证：治以补气养血、和营调经，方选人参养荣汤（《三因极一病证方论》）加减，常用中药有人参、黄芪、白术、茯苓、甘草、陈皮、熟地、当归、白芍、五味子、远志、肉桂、合欢花等；

也可用八珍胶囊。④脾肾阳虚证：治以温肾健脾、暖宫调经，方选温土毓麟汤（《傅青主女科》）加减，常用中药有巴戟天、覆盆子、白术、人参、山药、神曲、当归、川芎、山茱萸等；也可用调经促孕丸、滋肾育胎丸。⑤肾阴阳两虚证：治以滋肾益阴、温肾助阳，方选二仙汤（《中医方剂临床手册》）加减，常用中药有仙茅、淫羊藿、白术、人参、山药、神曲、当归、川芎、枸杞子、山茱萸等。

中医辅助疗法 ①耳针：取子宫、卵巢、内分泌、配肾、心、肝、三焦、胃等穴，用王不留行籽或磁珠贴敷耳穴区，轻轻揉压，刺激穴位，左右耳交替使用。②体针：主穴选取足三里、关元、中极、三阴交、血海、子宫；配穴选取肝肾阴虚证，配肾俞、肝俞、太溪；肾虚肝郁证，配肾俞、肝俞、太冲；气血虚弱证，配肝俞、脾俞、气海；脾肾阳虚证，配脾俞、肾俞、中脘；肾阴阳俱虚证，配肾俞、命门、腰阳关。③灸法：取双侧足三里、气海、关元、中极、三阴交、子宫等穴位，使用艾条灸法，闭经各证均可使用灸法，可应用多功能艾灸仪治疗。

现代研究 针灸能激活脑内多巴胺系统，调整脑-垂体-卵巢的自身功能，使生殖内分泌恢复正常的生理动态。补肾中药可提高体内的雌激素水平，其疗效优于激素替代治疗的效果。补肾益气中药能提高机体内分泌腺体的功能，改善下丘脑-垂体-性腺轴的功能，增加体内性激素，调节内环境。益肾填精的中药对卵巢功能障碍、月经过少、闭经、不孕症等，有良好的治疗作用，能够调节下丘脑-垂体-性腺，保护

和恢复卵巢功能。

（吴效科　张多加）

zìrán liúchǎn

自然流产（spontaneous abortion）　妊娠在 28 周以内自然终止。早期自然流产指发生在妊娠 12 周内者；晚期自然流产指发生在 12 周至 28 周者。该病属于中医学的胎漏、胎动不安、堕胎、小产等范畴。

病因病机 胚胎因素：遗传因素（亲代、子代染色体异常，遗传性疾病纯合子）和孕卵发育异常（精、卵异常，基因突变）；母体因素：全身性疾患（病毒感染、传染病、心肾功能不全、高血压），内分泌异常（黄体不健、甲状腺功能异常），生殖器官异常（子宫形态异常、宫颈功能不全、盆腔肿瘤）；免疫因素：母-胎免疫应答低下［封闭抗体不足、辅助性 T 细胞 1（Th1）/辅助性 T 细胞 2（Th2）失衡］，自身/同种免疫损伤（ACL、血型抗体等）；创伤因素等。

素体阴虚，或失血伤阴，或久病失养，或多产房劳，耗散精血。孕后血聚养胎，阴血愈虚，虚热内生，热扰胎元；或因瘀血内停，胞脉阻滞，冲任不固。冲任损伤，胎结不实，胎元不固，终致殒堕离宫而下。

证候诊断 ①肾虚证：妊娠期阴道少量流血，色淡暗，腰酸，腹坠痛，头晕耳鸣，两膝酸软，小便频数，夜尿多，或曾屡次堕胎，舌淡，苔白，脉沉细滑迟弱。②气血虚弱证：妊娠期阴道少量流血，色淡红，质稀薄，或腰腹胀痛，小腹空坠，神疲肢倦，面色㿠白，头晕眼花，心悸气短，舌质淡，苔薄白，脉细滑。③血热证：妊娠期阴道下血，色深红或鲜红，质稠，或腰腹坠胀作痛，

心烦少寐，口干口渴，溲赤便结，舌质红，苔黄，脉滑数。④血瘀证：宿有癥疾，或孕后阴道下血，色暗红或红，甚则腰酸腹痛下坠，舌暗或边有瘀点，脉弦滑或沉弦。⑤胎殒难留证：多由胎漏、胎动不安发展而来，阴道流血量逐渐增多，腹痛坠加重或会阴逼坠，或羊水溢出，舌紫暗或边有瘀点，脉沉弦。⑥胎堕不全证：胎殒之后，尚有部分残留宫腔内，阴道流血不止，甚至大量出血，腹痛阵作，舌淡红，苔薄白，脉沉细无力。

治疗方法 西医治疗先兆流产主要采用激素补充法，疗效明显，但随着西药在先兆流产的治疗应用中，逐渐发现其有一定的不良反应。中医治疗先兆流产以补肾安胎为大法，根据不同证型辅以益气养血、清热等。中西医结合治疗先兆流产有明确的优势，适用范围广泛、效果显著、不良反应小。难免流产及不全流产以下胎益母为主。必要时采用轻清宫术或钳刮术尽快排出子宫内容物。若殒堕过程中，突然阴血暴下，出现气随血脱的危象，又当益气固脱以救其急；在施行清宫术时，同时配合输血、抗休克等急救措施。胎堕完全者，宜调养气血为主。

西医治疗 患者应卧床休息，禁性生活，黄体功能不足者可补充孕激素。早期妊娠发生难免流产或不全流产时，应及时行负压吸宫术。认真检查流产组织，并送病理检查。晚期流产，需促进宫缩，等胎儿及胎盘完全娩出后，检查胎盘胎膜是否完全，必要时刮宫以清除宫腔内残留的妊娠产物。阴道流血过多者，完善化验检查，必要时输血输液、抗休克治疗，出血时间较长者，应给予

抗生素预防感染。完全流产，如没有感染征象一般不需要处理可行超声检查，明确宫腔内有无残留。稽留流产，通常行人工流产。如胚胎停止发育时间较长，妊娠组织机化与子宫壁紧密粘连，可能造成手术困难，并可能由于凝血功能异常而导致大出血。处理前应检查血常规，出凝血时间，血小板计数等，并做好输血准备。

辨证论治 中医以补肾安胎为大法，根据不同证型辨证论治。①肾虚证：治以补肾益气、固冲安胎，方选寿胎丸（《医学衷中参西录》）加减，常用中药有桑寄生、菟丝子、续断、阿胶、党参、白术；也可选保胎灵。脾肾两虚证，可用滋肾育胎丸。②气血虚弱证：治以补气养血、固肾安胎，方选胎元饮（《景岳全书》）加减，常用中药有党参、白术、甘草、人参、杜仲、白芍、熟地、炙甘草、陈皮、黄芪、阿胶、升麻、桑寄生；也可选保胎丸。③血热证：治以清热凉血、固冲安胎，方选保阴煎（《景岳全书》）加减，常用中药有生地、熟地、黄芩、黄柏、续断、山药、白芍、苎麻根；肾虚血热者，可用孕康口服液。④血瘀证：治以活血消癥、补肾安胎，方选桂枝茯苓丸（《金匮要略》）加减，常用中药有桂枝、茯苓、白芍、丹皮、桃仁、菟丝子、桑寄生、续断。⑤胎殒难留证：治以益气祛瘀，方选脱花煎（《景岳全书》）加减，常用中药有益母草、当归、川芎、肉桂、牛膝、红花、车前子。⑥胎堕不全证：治以益气祛瘀，方选脱花煎（《景岳全书》）加减，常用中药有当归、川芎、肉桂、牛膝、红花、车前子、人参、益母草、炒蒲黄；也可用益母草颗粒。

现代研究 中西医结合治疗

先兆流产的有效率优于西药治疗，可以有效地改善先兆流产的临床症状，提高血清孕酮、人绒毛膜促性腺激素和雌二醇水平。

（吴效科 张多加）

wéijuéjīngqī zōnghézhēng

围绝经期综合征 （perimenopausal syndrome） 妇女绝经前后性激素波动或减少导致一系列躯体及精神心理症状的综合征。临床表现主要有：①月经紊乱，月经周期不规则，持续时间及月经量不一；②血管舒缩症状：主要表现为潮热，其特点是反复出现短暂的面部和颈部及胸部皮肤阵阵发红，伴有烘热，继之出汗；③自主神经失调症状：常出现如心悸、眩晕、头痛、失眠、耳鸣等自主神经失调症状；④精神神经症状：注意力不集中、激动易怒、焦虑不安或情绪低落、抑郁，不能自我控制等。该病属于中医学的经断前后诸证等范畴。

病因病机 女子49岁前后，肾所藏的精和天癸由少至衰，冲任二脉衰少。在此生理转折时期，受内、外环境的影响，易导致肾阴阳失调，或肝气郁结，或脾虚而发病。该病之本在肾，常累及心、肝、脾等多脏、多经。

证候诊断 ①肾虚肝郁证：绝经前后烘热汗出、伴情志异常（烦躁易怒，或易于激动，或精神紧张，或抑郁寡欢），腰膝酸软，头晕失眠，乳房胀痛，或胁肋疼痛，口苦咽干，或月经紊乱，量少或多，经色鲜红，舌淡红，苔薄白，脉弦细。②心肾不交证：绝经前后烘热汗出、心悸怔忡，腰膝酸软，头晕耳鸣，心烦不宁，失眠多梦，甚情志异常，或月经紊乱，量少，色红，舌红，苔薄白，脉细数。③阴虚火旺证：绝经前后烘热汗出、心烦易怒，手

足心热，面部潮红，口干便秘，懊恼不安，坐卧不宁，夜卧多梦善惊，月经先期，量少，色红质稠，舌红，少苔，脉细数。④肾阴虚证：经断前后烘热汗出，腰膝酸软，头晕耳鸣，口燥咽干，失眠多梦，或皮肤瘙痒，尿少便干，月经周期紊乱，先期量少或多，或崩漏，舌红，苔少，脉细数。⑤肾阳虚证：经断前后形寒肢冷，头晕耳鸣，腰背冷痛，腰膝酸软，精神萎靡，面色晦暗，性欲淡漠，小便频数或失禁，带下量多，月经紊乱，量多或少，色淡质稀，舌淡，苔白滑，脉沉细而迟。⑥肾阴阳俱虚证：绝经前后时而畏风怕冷，时而潮热汗出，腰酸酸软，头晕耳鸣，健忘，夜尿频数，月经紊乱，量少或多，舌红，苔薄，脉沉细。

治疗方法　西医治疗目标为缓解近期症状，并能早期发现、有效预防骨质疏松症、动脉硬化等老年性疾病。中医以调理肾阴阳为大法，若涉及他脏者，则兼而治之。临床多以西药激素替代、辅助中药，中医辨证施治、标本兼顾互相结合为主，取得良好的治疗效果。

西医治疗　①一般治疗：心理疏导，必要时可选用适量的镇静药以助睡眠，坚持身体锻炼，健康饮食，增加日晒时间，摄入含钙丰富食物，预防骨质疏松。②激素替代治疗：主要药物为雌激素，可辅以孕激素。适应证包括因雌激素缺乏所致的老年性阴道炎、泌尿道感染、精神神经症状及骨质疏松等。禁忌证包括严重肝病、胆汁淤积性疾病、深静脉血栓性疾病及雌激素依赖性肿瘤患者。用药剂量应个体化，以最小有效量为佳。

辨证论治　①肾虚肝郁证：治以补肾疏肝，方选滋水清肝饮（《医宗己任编》）加减，常用中药有熟地、山药、山茱萸、白芍、柴胡、郁金、香附、赤芍；也可用左归丸合逍遥丸。②心肾不交证：治以滋肾宁心，方选六味地黄丸（《小儿药证直诀》）合黄连阿胶汤（《伤寒论》）加减，常用中药有熟地、山药、山茱萸、茯苓、牡丹皮、枸杞子、白芍、莲子心、炒枣仁、黄连、合欢皮；也可用坤泰胶囊。③阴虚火旺证：治以滋阴降火，方选知柏地黄汤（《景岳全书》）加减，常用中药有生地、熟地、枸杞子、怀山药、山茱萸、茯苓、炙甘草、盐知母、地骨皮、牡丹皮；也可用坤宝丸。④肾阴虚证：治以滋肾养阴，方选左归丸（《景岳全书》）加减，常用中药有熟地、山药、山茱萸、茯苓、牡丹皮、枸杞子、白芍、炙甘草；也可用更年片（胶囊）。⑤肾阳虚证：治以温肾扶阳，方选右归丸（《景岳全书》）加减，常用中药有山药、菟丝子、山茱萸、熟地、枸杞子、鹿角胶、杜仲、淫羊藿；也可用龙凤宝胶囊。⑥肾阴阳具虚证：治以滋肾养阴、温肾扶阳，方选二仙汤（《妇产科学》）合二至丸（《摄生众妙方》）加减，常用中药有仙茅、淫羊藿、巴戟天、旱莲草、女贞子、菟丝子、当归、何首乌、生龙骨、牡蛎、知母、黄柏。

中医辅助疗法　①耳穴贴压：适用于伴有烘热汗出、精神紧张等症状者。取肾、心、肝、胆、神门、内分泌等穴，用王不留行籽或磁珠贴压，肾、心、肝穴用弱刺激手法，胆、神门、内分泌穴用强刺激手法。②体针：调卫健脑针法，适用于伴有失眠症状者，取肾俞、内关、神门、四神聪等穴位，平刺进针；滚针疗法，

适用于伴有神经衰弱睡眠障碍症者；电针，适用于伴有尿频、尿急以及排尿困难等症状者，取肾俞、关于、大赫、水道、三阴交等穴位。③灸法：适用于伴有怕冷、四肢不温、夜尿频多等阳虚症状者，采用隔姜片艾灸命门、气海、涌泉；月经过多者灸断红穴。④应用针刺加灸法治疗围绝经期综合征，取穴中极、子宫或气海、膻中、期门，对症取建里、内关、合谷、复溜、上印堂、神庭、本神、三阴交、太溪、行间等。针刺得气后在腹部穴位加艾条温和灸。

现代研究　中西医结合疗法可使围绝经期综合征患者甲襞微循环血流加快，血管痉挛能得到缓解，祥周水肿及出血消失，汗腺导管明显减少，雌激素水平上升，血脂下降，同时临床症状得到缓解。中西医结合的疗效明显优于纯西医激素替代治疗与纯中药治疗。

（吴效科　张多加）

zǐgōng nèimó yìwèizhèng

子宫内膜异位症（endometriosis）　子宫内膜的腺体和间质组织出现在子宫体以外的部位，引起继发性进行性加重的痛经、盆腔粘连、不孕、月经异常等症状的妇科疾病。该病是激素依赖性疾病，在自然绝经和人工绝经后，异位的子宫内膜可逐渐萎缩、吸收。该病虽为良性疾病，但却具有种植、侵袭及远处转移的特点。该病属于中医学的癥瘕，痛经等范畴。

病因病机　邪气内伏或精血素亏，更值经期前后冲任二脉气血变化急骤之时，导致胞宫的气血运行不畅，不通则痛。该病实证居多，虚证较少，夹虚者多，全实者少。

证候诊断 ①寒凝血瘀证：经前或经期小腹冷痛，得热痛减，形寒肢冷，经色紫暗有血块，月经量少或错后，经行呕恶，经行大便溏泄，带下量多色白；舌质紫暗，或有瘀斑瘀点，或舌底络脉迂曲苔白，脉弦涩或沉紧。②气滞血瘀证：经前或经期小腹胀痛或刺痛，情志抑郁或烦躁易怒，经色紫暗有块或经行不畅，经前或经期乳房胀痛，肛门坠胀，月经先后不定期，经量或多或少；舌质暗红或有瘀斑、瘀点，或舌底络脉迂曲，脉弦或弦涩。③肾虚血瘀证：经行小腹坠痛，腰膝酸软，经色淡暗或夹块，月经量少或错后，头晕耳鸣，夜尿频多；舌质淡暗，或有瘀斑瘀点，苔薄白，脉沉细或沉涩。④湿热瘀阻证：经前或经期小腹胀痛或灼痛，带下量多，色黄质稠，经色暗红或酱红，质稠或夹黏液，月经量多或经期延长，口腻或纳呆，大便溏而不爽或干结，小便色黄或短赤；舌质红或暗红，苔黄腻，脉弦数或弦滑。

治疗方法 治疗目的是缩减和去除病灶，减轻和控制疼痛，治疗和促进生育，预防和减少复发。中西医结合治疗方法效果明显优于单纯中医或西医治疗，既克服了单纯中医治疗见效慢、病程长的缺点，又可以避免西医治疗剂量大，副作用多，复发率高的弊端。西医根据患者年龄、症状、病变部位和范围以及对生育要求等选择治疗方法。中医治以调理冲任气血为主，根据不同的证候，或行气，或活血，或散寒，或补虚，或泻实。经期调血止痛以治标，平时辨证求因以治本。

西医治疗 症状轻或无症状的轻微患者可选用期待疗法。慢性盆腔痛、痛经症状明显、有生育要求及无卵巢囊肿形成的患者可给予药物治疗，如口服避孕药物及高效孕激素；假绝经疗法，促性腺激素释放激素激动剂，可促进异位内膜萎缩。药物治疗无效、年轻和有生育要求的患者行保留生育功能的手术；年轻无生育要求的重度患者，可行保留卵巢功能的手术，并辅以性激素治疗；症状及病变均严重的45岁以上的重症患者，考虑行根治性手术。

辨证论治 ①寒凝血瘀证：治以温经散寒、化瘀止痛，方选少腹逐瘀汤（《医林改错》）加减，常用中药有小茴香、干姜、延胡索、五灵脂、没药、川芎、当归、生蒲黄、官桂、赤芍、乌药、巴戟天；也可用少腹逐瘀胶囊、桂枝茯苓胶囊、艾附暖宫丸。②气滞血瘀证：治以疏肝行气、化瘀止痛，方选膈下逐瘀汤（《医林改错》）加减，常用中药有枳壳、乌药、香附、当归、川芎、赤芍、桃红、红花、牡丹皮、延胡索、五灵脂、甘草；也可用丹莪妇康煎膏、散结镇痛胶囊。③肾虚血瘀证：治以补肾益气、化瘀止痛，方选归仙灵化瘀汤（经验方）加减，常用中药有淫羊藿、肉苁蓉、菟丝子、首乌、牛膝、丹参、赤芍、黄芪、党参、莪术、川楝子、延胡索。④湿热瘀阻证：治以清利湿热、化瘀止痛，方选清热调血汤（《古今医鉴》）加减，常用中药有生地、黄连、牡丹皮、当归、川芎、红花、桃仁、莪术、延胡索、香附、白芍、败酱草、薏苡仁。

中药外治法 ①中药保留灌肠：推荐方药有三棱、莪术、当归、延胡索、川芎、赤芍、桃仁、红藤、牛膝；根据病情，适当加减；水煎取液，适宜温度，保留灌肠，经期停用。②中药外敷：可选用活血化瘀止痛中药研末，随症加减，进行穴位贴敷、脐疗等方法。

中医辅助疗法 针灸治疗即通过针刺或艾灸腧穴，以疏通经络气血，扶正祛邪，调节脏腑阴阳，具有改善微循环、调节内分泌、提高机体免疫力、分解粘连组织、消散包块、镇痛解痉等功效。①体针：根据病情，辨证选取中极、关元、气海、三阴交、阴陵泉、隐白等穴位，采用平补平泻手法进行治疗；经前或经行期治疗。或选用火针疗法。②耳针：根据病情，辨证选取耳穴子宫、卵巢、交感、内分泌、神门、肝、肾、庭中。毫针捻转中强刺激，或在上述穴位埋豆。经前或经行期治疗。③灸法：根据病情，可选用热敏灸、雷火灸、温盒灸、中国灸等疗法。

现代研究 有学者通过腹腔镜探查子宫内膜异位症，根据病变情况选择不同的手术方式，术后予以促性腺激素释放激素激动剂，配合口服中药（黄芪、菟丝子、三棱、莪术、丹参、香附、淫羊藿），可明显提高治愈率及妊娠率。

（吴效科　张加多）

yìwèi rènshēn

异位妊娠（ectopic pregnancy）

孕卵在子宫体腔以外着床发育的异常妊娠过程。又称宫外孕。依受精卵在子宫体腔外种植部位不同，异位妊娠分为输卵管妊娠、卵巢妊娠、腹腔妊娠、阔韧带妊娠、宫颈妊娠。输卵管妊娠占异位妊娠的95%左右。常见病因有输卵管炎症、输卵管妊娠史或手术史、输卵管发育不良或功能异常、辅助生殖技术、避孕失败等。因输卵管管腔狭窄，管壁薄且缺乏黏膜下组织，不利于胚胎的生长发育，常发生输卵管妊娠流产，输卵管妊娠破裂，陈旧性宫外孕，继发性腹腔妊娠。典型症状为停经后腹痛与阴道流血。输卵管妊娠发生流产或破裂之前，常表现为一侧下腹部隐痛或酸胀感。当输卵管妊娠流产或破裂时：则突感一侧下腹部撕裂样疼痛，常伴有恶心、呕吐，严重者可形成失血性休克。异位妊娠是妇产科常见急腹症，是孕产妇死亡原因之一。该病属于中医学的少腹瘀血、癥瘕等范畴。

病因病机 先天肾气不足，或少腹宿有瘀滞，或感受湿热之邪，导致冲任阻滞，胞脉不畅，孕卵异位着床。病性为"少腹瘀血"之实证或虚实夹杂之证。

证候诊断 ①未破损期：孕后一侧少腹隐痛或持续作痛，或阴道出血量少淋漓，可伴呕恶，纳少厌食，舌红苔薄，脉弦滑。②已破损期：腹痛拒按，腹部有压痛及反跳痛，未见进行性加重，或兼有少量阴道流血，舌红苔薄脉细滑。③包块期：下腹痛逐渐渐轻，或仅有下腹坠胀不适，少腹包块形成，阴道出血量少或停止，舌暗苔薄，脉细涩或弦细。

治疗方法 密切观察病情变化，根据病情变化，及时采取适当的治疗措施。西医采用杀胚药物治疗及手术治疗的方法。中医初始以杀胚消癥，活血止痛为主；中期以活血止血，杀胚消癥为主；最后以活血化瘀消癥为主。中西医结合保守治疗异位妊娠，可有效提高异位妊娠保守治疗成功率，而且用药较安全，是保守治疗异位妊娠的有效方法之一。

西医治疗 主要包括药物治疗与手术治疗。

药物治疗 采用米非司酮及化学药物治疗，主要适用于早期输卵管妊娠，要求保留生育能力的年轻患者。须符合：无药物治疗禁忌证；未发生破裂或流产；妊娠囊径≤4cm；无明显内出血；血清中人绒毛膜促性腺激素（β-HCG）含量<2 000IU/L。常用的化疗药物有氨甲蝶呤和氟尿嘧啶。

手术治疗 分为保守手术和根治手术。保守手术为保留患侧输卵管，根治手术为切除患侧输卵管。保守手术适用于有生育要求的年轻妇女。根据受精卵着床部位及输卵管病变情况选择术式，若为输卵管伞部妊娠可行挤压，将妊娠产物挤出；壶腹部妊娠行输卵管切开，取出胚胎再缝合；峡部妊娠行病变节段切除及断端吻合术。根治手术适用于无生育要求的输卵管妊娠，内出血并发休克的急症患者。

辨证论治 ①未破损期：治以杀胚消癥、化瘀止痛，方选新宫外孕Ⅰ号方（经验方），常用中药有丹参、赤芍、延胡索、莪术、穿山甲、牡蛎、蜈蚣、紫草等。②已破损期：治以化瘀止血、杀胚消癥，方选新宫外孕Ⅱ号方（经验方）加减，常用中药有炒蒲黄、三七、茜草、炒地榆、小蓟、蜈蚣、紫草、丹参、赤芍等。③包块期：治以活血化瘀、消癥散结，方选新宫外孕Ⅲ号方（经验方）加减，常用中药有丹参、赤芍、三棱、莪术、穿山甲、牡蛎、水蛭等；也可用血府逐瘀胶囊、散结镇痛胶囊或丹参注射液。

中药外治 可配合外敷中药及中药保留灌肠以内外同治。①消癥散（经验方）：由千年健、追地风、川椒、羌活、独活、血竭、乳香、没药、五加皮、白芷、桑寄生、赤芍、归尾、续断、艾叶、透骨草组成，适用于未破损型或陈旧性宫外孕。②保留灌肠

中药（经验方）：由桃仁、赤芍、蒲公英、三棱、莪术、丹参、透骨草组成，上药浓煎，保留灌肠；适用于陈旧性宫外孕。

现代研究 氨甲蝶呤是一种叶酸拮抗剂，通过与细胞内二氢叶酸还原酶的结合阻断二氢叶酸转化为具有生物活性的四氢叶酸，导致嘌呤和嘧啶的合成被抑制，从而干扰 DNA、RNA、蛋白质及胚胎滋养细胞的分裂导致细胞死亡。西医杀胚药联合中药治疗异位妊娠，可提高保守治疗成功率，缩短血 β-HCG 下降至正常的时间、缩小包块。

（吴效科 张多加）

miǎnyìxìng búyùn

免疫性不孕（immune infertility） 女性排卵和生殖道功能正常，配偶精液检查无异常，无明显致病因素，有抗生育免疫证据存在的不孕症。抗生育免疫证据指检出与不孕有关的自身抗体，分为非器官特异性自身抗体和器官特异性自身抗体。非器官特异性自身抗体是存在于不同组织的共同抗原的抗体，包括磷脂抗体、抗核抗体、抗 DNA 抗体等。器官特异性自身抗体是针对某个特异性器官组织自身抗原的抗体，如抗精子抗体、抗卵巢抗体、抗子宫内膜抗体和抗绒毛膜促性腺激素抗体等。该病属于中医学的断续，全不产的范畴。

病因病机 以肾虚，冲任气血失调为主要病机，邪毒、湿热、瘀血等为诱因。该病以本虚为主，可见虚实兼夹之证。

证候诊断 ①肾阴不足证：月经先期，量少，色红无血块，或月经尚正常，但腰腿酸软，头昏眼花，失眠，性情急躁，口干，五心烦热，午后潮热，舌质偏红，苔少，脉细数。②肾阳虚弱证：

婚后不孕，月经后期，量少色淡，或月经稀发，闭经，面色晦暗，形寒，小腹冷感，腰痛如折，性欲淡漠，小便清长，大便不实，舌淡苔白，脉沉细或沉迟。③肝肾不足证：婚久不孕，月经量少，周期延长甚则经闭，色淡，偶有乳胀，腰酸，耳鸣如蝉，头晕，心烦，失眠，烘热汗出，口舌干燥，便秘，舌淡苔薄，脉细小弦。④肾虚血瘀证：婚久不孕，下腹刺痛，痛有定处，经色暗，夹血块，痛经，舌质暗或有瘀点，脉细涩。⑤湿热瘀结证：口干，口苦或口酸，月经鲜红，带下量多，色黄或黄白，质黏腻，纳食较差，倦怠乏力，喜睡眠，小便黄少，舌红，苔黄腻或厚，脉濡略数。

治疗方法 西医可以通过免疫抑制治疗，隔绝疗法等予以对症治疗。中医采用辨证与辨病相结合，以补肾祛瘀为治疗大法，根据患者具体兼证加减，使经调病除，则胎孕可成。中医、西医治疗免疫性不孕各有优缺点。西医治疗存在副作用较多、周期长等问题。中医治疗通过在不同的环节发挥不同的作用，消除了亢进的免疫反应，并且提高减弱的免疫稳定性，从而使疗效较高，但疗程、疗效判定缺少统一的量化指标。两者结合，可以起到协同作用，提高治疗效果。

西医治疗 对于抗精子抗体阳性的患者，性生活时应使用避孕套，可避免精子抗原对女方再次形成抗原抗体反应。免疫抑制治疗：常用低剂量持续疗法，如肾上腺皮质激素类药物，具有抗炎、干扰巨噬细胞对抗原的加工及降低补体对精子的细胞毒作用。对于封闭抗体阴性的患者，可应用淋巴细胞免疫治疗诱导封闭抗体的产生。

辨证论治 ①肾阴不足证：治以滋肾养血、调补冲任，方选养精种玉汤（《傅青主女科》）加减，常用中药有当归、熟地、赤芍、菟丝子、女贞子、甘草、丹参、枸杞子、茯苓、覆盆子、淮山药等；也可用六味地黄丸。②肾阳不足证：治以温肾固阳、化湿固精，方选温胞饮（《傅青主女科》）加减，常用中药有巴戟、补骨脂、菟丝子、杜仲、肉桂、人参、白术、山药、芡实等；也可用滋肾育胎丸。③肝肾不足证：治以滋养肝肾、调理冲任，方选调肝汤（《傅青主女科》）合归肾丸（《景岳全书》）加减，常用中药有当归、白芍、山药、山茱萸、巴戟天、阿胶、熟地黄、茯苓、枸杞子、杜仲、菟丝子、甘草等。④肾虚血瘀证：治以补肾化瘀、理气清解，方选抗免汤（经验方），常用中药有当归、川芎、赤芍、桃仁、红花、五灵脂、蒲黄、大黄、丹参、牡丹皮、威灵仙、淫羊藿、巴戟天、菟丝子、怀山药等；也可用女金丸。⑤湿热瘀结证：治以清热除湿、化瘀调经，方选茵陈蒿汤（《伤寒论》）加减，常用中药有黄芩、黄连、茵陈、丹参、赤芍、黄柏、党参、枸杞、淮山药、牡丹皮、猪苓等。

中医辅助疗法 针灸对于机体免疫功能具有双向调节作用，有利于调节紊乱的机体免疫系统功能，改善生殖内环境。主穴选肾俞、三阴交、太溪。根据不同分型选择不同的配穴：血瘀者配内关、膈俞；肾阳虚温针灸关元；肝郁配肝俞、太冲；湿热配丰隆。

现代研究 夫妇间人类淋巴细胞抗原相容性增加，封闭抗体不足，可能是造成流产的原因。通过应用以健脾补肾为主的助孕3号丸（党参、黄芪、菟丝子、续断等中药提炼成小丸）治疗自然流产，可有提高免疫功能，促进封闭抗体的形成的。另外，中西医结合治疗抗精子抗体、抗卵巢抗体或抗子宫内膜抗体阳性的不孕，在清除免疫性抗体、提高抗体转阴率方面，有明显的优势。

(张多加 吴效科)

zǐgōng jīliú

子宫肌瘤 （uterine myoma，hysteromyoma，uterus myoma）

发生于子宫，由平滑肌和少量纤维构成的良性肿瘤。按子宫肌瘤生长部位，分为子宫体肌瘤和子宫颈肌瘤。按肌瘤与子宫肌壁的关系分为肌壁间肌瘤、浆膜下肌瘤、黏膜下肌瘤。肌瘤位于子宫肌壁间，周围被肌层包围者为肌壁间肌瘤；肌瘤向子宫浆膜面生长，肌瘤表面仅由子宫浆膜覆盖者为浆膜下肌瘤；肌瘤向宫腔方向生长，突出于宫腔，表面仅有黏膜覆盖者为黏膜下肌瘤。该病临床上多无明显症状，常在体检时偶然发现。常见症状则与肌瘤生长部位、有无变性有关。大的肌壁间肌瘤和黏膜下肌瘤可导致经量增多，经期延长，白带增多。子宫前壁肌瘤可压迫膀胱引起尿频，尿急。子宫后壁肌瘤可引起下腹坠胀不适，便秘等症状。该病属于中医学的石瘕、癥瘕等范畴。

病因病机 脏腑不和，气血失调，痰、郁、瘀等聚结胞宫，日久成癥。初起多实，久则虚实夹杂。

证候诊断 ①气滞血瘀证：小腹包块坚硬，胀痛拒按，月经量多，经行不畅，色紫暗有块，精神抑郁，经前乳房胀痛，胸胁胀闷，或心烦易怒，小腹胀痛或刺痛，舌边有瘀点或瘀斑，苔薄白，脉弦涩。②寒湿凝滞证：小腹包块坚硬，冷痛拒按，月经后期，经期延长，量少色暗有块，手足不温，带下量多，色白清稀，舌质淡紫，苔薄腻，脉沉紧。③痰湿瘀阻证：小腹有包块，胀满，月经后期，量少不畅，或量多有块，经质稠黏，带下量多，色白质黏稠，脘痞多痰，形体肥胖，嗜睡肢倦，舌胖紫暗，苔白腻，脉沉滑。④肾虚血瘀证：小腹有包块，月经量多或少，色紫暗，有血块，腰酸膝软，头晕耳鸣，夜尿频多，舌淡暗，舌边有瘀点瘀斑，脉沉涩。⑤气虚血瘀：小腹包块，小腹空坠，月经量多，经期延长，色淡有块，神疲乏力，气短懒言，纳少便溏，面色无华，舌淡暗，边尖有瘀点或瘀斑，脉细涩。⑥湿热瘀阻证：小腹包块，疼痛拒按，经行量多，经期延长，色红有块，质黏稠，带下量多，色黄秽臭，腰骶酸痛，溲黄便结，舌暗红，边有瘀点瘀斑，苔黄腻，脉滑数。

治疗方法 西医根据患者的症状、年龄和生育要求，以及肌瘤的类型、大小、数目采用药物或手术治疗。中医治以活血化瘀、软坚散结，佐以行气化痰，兼调寒热。根据患者体质强弱，病之久暂，酌用攻补。并遵循"衰其大半而止"的原则，不可一味攻伐，以免损伤元气。

西医治疗 无症状肌瘤一般不需治疗，特别是近绝经期妇女。绝经后肌瘤多可萎缩和症状消失。每3~6个月随访一次，若出现症状可考虑进一步治疗。药物治疗适用于症状轻、近绝经年龄或全身情况不宜手术者，如促性腺激素释放激素类似物、米非司酮。但停药后肌瘤又会逐渐增大到原来大小。手术治疗适用于月经过多继发贫血，严重腹痛，肌瘤过大引起膀胱、直肠等压迫症状等的患者，包括子宫肌瘤切除术和子宫切除术。

辨证论治 ①气滞血瘀证：治以行气活血、化瘀消癥，方选膈下逐瘀汤（《医林改错》）加减，常用中药有桃仁、牡丹皮、赤芍、乌药、延胡索、当归、川芎、五灵脂、红花、枳壳、甘草、香附、三棱、莪术；也可用逍遥散合桂枝茯苓丸、宫瘤消胶囊。②寒湿凝滞证：治以温经散寒、活血消癥，方选少腹逐瘀汤（《医林改错》）加减，常用中药有茴香、炮姜、延胡索、五灵脂、没药、川芎、当归、蒲黄、肉桂、赤芍、艾叶、苍术、吴茱萸。③痰湿瘀阻证：治以化痰除湿、活血消癥，方选散聚汤（《妇科秘诀大全》）加减，常用中药有杏仁、陈皮、槟榔、半夏、茯苓、桂心、当归、甘草、丹参、水蛭。④肾虚血瘀证：治以补肾活血、清癥散结，方选金匮肾气丸（《金匮要略》）合桂枝茯苓丸（《金匮要略》）加减，常用中药有熟地、山茱萸、山药、茯苓、泽泻、牡丹皮、肉桂、桂枝、桃仁、白芍。⑤气虚血瘀证：治以益气养血、清癥散结，方选金匮肾气丸（《金匮要略》）合桂枝茯苓丸（《金匮要略》）加减，常用中药有熟地、山茱萸、山药、茯苓、泽泻、牡丹皮、肉桂、桂枝、桃仁、白芍。⑥湿热瘀阻证：治以清热利湿、活血清癥，方选大黄牡丹皮汤（《金匮要略》）加减，常用中药有大黄、芒硝、牡丹皮、桃仁、冬瓜仁、红藤、石见穿、赤芍。

中医辅助疗法 针刺治疗通过疏通经络、调治冲任督带、调节内分泌系统、改善血液流变凝血机制，起到活血化瘤的作用。主穴选取气海、关元、子宫、中极等，配穴根据不同证型选取不同穴位，气滞血瘀证配太冲、归来、膈俞、合谷；寒凝血瘀证配阴陵泉、归来、血海；痰湿瘀阻证配足三里、丰隆；肾虚血瘀证配三阴交、肾俞、血海；湿热瘀阻证配足三里、归来、丰隆。

现代研究 用白芨混合微粒栓塞治疗子宫肌瘤，肿块逐渐缩小。有学者应用孕激素受体拮抗剂米非司酮联合中药汤剂（柴胡、赤芍、郁金、丹参、皂角刺、王不留行、三棱、莪术、川牛膝、桃仁、昆布、海藻、炙鳖甲、夏枯草、山慈菇、党参、黄芪、人参、茯苓、泽泻、陈皮、鸡内金、肉桂、乌药）治疗子宫肌瘤经 B 超确认，远期治疗效果好。

（吴效科 张多加）

pénqiāng yánxìng jíbìng

盆腔炎性疾病（pelvic inflammatory disease，PID） 发生于女性盆腔生殖器官、子宫周围结缔组织及盆腔腹膜的炎症。可出现下腹痛、阴道分泌物增多、发热、排尿时尿道有灼热感、性交疼痛和不规律的出血。该病属于中医学的妇人腹痛、癥瘕等范畴。

疾病范围 该病属于女性上生殖道的一组感染性疾病。主要包括子宫内膜炎、输卵管炎、输卵管卵巢脓肿、盆腔腹膜炎。炎症可局限于一个部位，也可同时累及几个部位，以输卵管炎、输卵管卵巢炎最常见。多发生在性活跃期、有月经的妇女。若未能及时、彻底治疗，可导致不孕、输卵管妊娠、慢性盆腔痛和炎症反复发作等。

中医特征 中医认为该病的病因与六淫邪气、饮食不节、情志内伤及先天禀赋不足有关。其致病因素包括湿热、瘀血、寒凝等。该病病位在胞宫，涉及脾、肝、肾诸脏。肾阳虚衰、血虚失荣、气滞血瘀、湿热瘀结，寒湿凝滞为基本病机。该病多属虚中夹实。

治疗特点 西医主要依靠抗生素药物治疗。手术治疗适用于抗生素控制不满意的输卵管卵巢脓肿或盆腔脓肿。中医治疗原则以通调冲任气血为主。采用辨证论治、中药保留灌肠、栓剂、针灸等方法治疗，可以取得较好的临床疗效。

(吴效科 张多加)

pénqiāng yánxìng jíbìng hòuyízhèng

盆腔炎性疾病后遗症（sequelae of pelvic inflammatory disease）

盆腔炎性疾病未得到及时正确的诊断或治疗，会形成盆腔炎性疾病后遗症，既往称慢性盆腔炎。主要病理改变为组织破坏、广泛粘连、增生及瘢痕形成，导致：输卵管阻塞、输卵管增粗；输卵管卵巢粘连形成输卵管卵巢肿块；若输卵管伞端闭锁、浆液性渗出物聚集形成输卵管积水或输卵管积脓或输卵管卵巢的脓肿吸收，被浆液性渗出物代替形成输卵管积水或输卵管卵巢囊肿；盆腔结缔组织表现为主、骶韧带增生、变厚，若病变广泛，可使子宫固定。该病病情较顽固，可导致不孕，异位妊娠，盆腔炎性疾病反复发作，慢性盆腔痛，常在劳累、性交后或月经前后加重。该病属于中医学的妇人腹痛范畴。

病因病机 主要机制为冲任虚衰，胞脉失养，"不荣而痛"，或冲任阻滞，胞脉失畅，"不通则痛"。病理性质可见虚证、实证、虚实夹杂证。

证候诊断 ①湿热瘀结证：下腹胀痛或刺痛，痛处固定，腰骶胀痛，带下量多，色黄质稠或气臭，经期腹痛加重，经期延长或月经量多，口腻或纳呆，小便黄，大便溏而不爽或大便干结，舌质红或暗红，或见边尖瘀点或瘀斑，苔黄腻或白腻，脉弦滑或弦数。②肾阳虚衰证：小腹冷痛下坠，喜温喜按，腰酸膝软，头晕耳鸣，畏寒肢冷，小便频数，夜尿量多，大便不实，舌淡，苔白滑，脉沉弱。③气滞血瘀证：下腹胀痛或刺痛，情志抑郁或烦躁，带下量多，色黄或白质稠，月经先后不定，量多或少，经色紫暗有块或排出不畅，经前乳房胀痛，情志不畅则腹痛加重，脘腹胀满，舌质暗红或瘀斑瘀点，苔白或黄，脉弦。④寒湿瘀滞证：下腹冷痛或刺痛，腰骶冷痛，带下量多，色白质稀，形寒肢冷，经期腹痛加重，得温痛减，月经量少或月经错后，经色紫暗或夹血块，大便溏泄，舌质暗或瘀点，苔白腻，脉沉迟或沉涩。⑤肾虚血瘀证：下腹绵绵作痛或刺痛，腰骶酸痛，带下量多，色白质清晰，遇劳累下腹或腰骶酸痛加重，头晕耳鸣，经量多或少，经色暗淡或夹块，夜尿频多，舌质暗淡或有瘀点瘀斑，苔白或腻，脉沉涩。⑥气虚血瘀证：下腹疼痛或坠痛，缠绵日久，痛连腰骶，经行加重，带下量多，色白质稀，经期延长或月经量多，经血淡暗或夹块，精神萎靡，体倦乏力，食少纳呆；舌淡暗，或有瘀点瘀斑，苔白，脉弦细或沉涩无力。

治疗方法 首先辨其疼痛的部位、性质、程度及发作时间，结合全身症状、月经和带下的情况，以审其寒、热、虚、实。治疗原则以通调冲任气血为主。对于急性发作者，可采用中西医结合方法治疗。

西医治疗 根据具体情况选择治疗方案。不孕患者，多需要辅助生育技术协助受孕。短波、超短波、微波、激光等物理疗法促进盆腔局部血液循环，改善组织营养状态，提高新陈代谢，以利于炎症吸收和消退。反复发作者，在应用抗生素药物治疗的基础上可根据具体情况，选择手术治疗。

辨证论治 ①湿热瘀结证：治以清热除湿、化瘀止痛，方选银甲丸（《王渭川妇科经验选》）加减，常用中药有金银花、连翘、桔梗、生黄芪、红藤、生鳖甲、蒲公英、紫花地丁、生蒲黄、琥珀粉（冲服）、砂仁、蛇床子；也可选用妇科千金片、金刚藤胶囊、花红片、妇康口服液。②气滞血瘀证：治以疏肝行气、化瘀止痛，方选膈下逐瘀汤（《医林改错》）加减，常用中药有五灵脂、当归、川芎、桃仁、牡丹皮、赤芍、乌药、延胡索、甘草、香附、红花、枳壳；也可用丹黄祛瘀片（胶囊）。③寒湿瘀滞证：治以祛寒除湿、化瘀止痛，方选少腹逐瘀汤（《医林改错》）合桂枝茯苓丸（《金匮要略》）加减，常用中药有小茴香、干姜、延胡索、当归、川芎、肉桂、赤芍、生蒲黄、五灵脂、制没药、桂枝、茯苓、丹皮、桃仁；也可用桂枝茯苓胶囊。④肾虚血瘀证：治以补肾活血、化瘀止痛，方选杜断桑寄失笑散（《素问病机气宜保命集》）加减，常用中药有杜仲、川断、桑寄生、生蒲黄、五灵脂、川牛膝、大血藤、没药、延胡索、丹参、三棱、川芎；也可用妇宝颗粒。⑤气虚血瘀证：治以益气健脾、化瘀止痛，方选理冲汤（《医学衷中参西录》）加减，常用有中药黄芪、党参、白术、山药、知母、三棱、莪术、鸡内金、川芎、当归、丹参、广木香；也可用丹黄祛瘀片（胶囊）。

中药外治法 ①直肠给药、中医灌肠或直肠滴注：选用大血藤、败酱草、丹参、赤芍、延胡索、三棱、莪术等中药，随症加减；也可用康妇消炎栓直肠纳药等。②中药封包外敷：下腹或腰骶部，选用大血藤、败酱草、丹参、赤芍、乳香、没药、透骨草、苍术、白术、三棱、莪术、细辛等中药，随证加减。③中药穴位敷贴：选用三七、血竭、蒲黄、白芷、沉香、羌活等中药，随证加减，研末或制成丸剂，贴敷于三阴交、气海、神阙、血海、归来、子宫、太冲、关元等穴。④中药离子导入：选用大血藤、丹参、赤芍、香附、没药、乳香、红花、三棱、莪术、延胡索、苍术、透骨草、白芷、川芎等中药，随证加减。上述药物亦可应用经皮给药治疗仪进行治疗。

现代研究 炎克宁冲剂可调节大鼠慢性盆腔炎局部免疫功能；妇友冲剂可改善慢性盆腔炎患者的血液流变学指标和免疫功能。

（吴效科 张多加）

shēngzhídào yánzhèng

生殖道炎症（genital tract inflammation）
各种致病微生物引起的生殖道炎症性疾病。包括阴道炎和宫颈炎。该病属于中医学的阴痒等范畴。

病因病机 外阴阴道与尿道、肛门毗邻，局部潮湿，易受污染；生育年龄妇女性生活较频繁，且外阴阴道是分娩、宫腔操作的必经之道，容易受到损伤及外界病原体的感染；绝经后妇女及婴幼儿雌激素水平较低，局部抵抗力下降，易发生感染。另外，子宫颈阴道部鳞状上皮与阴道鳞状上皮相延续，阴道炎症均可引起子宫颈阴道部炎症。由于子宫颈管黏膜上皮为单层柱状，抗感染能力较差，易发生感染，临床多见的子宫颈炎是急性子宫颈管黏膜炎，若急性子宫颈炎未经及时诊治或病原体持续存在，可导致慢性子宫颈炎症。

该病分为虚、实两个方面。因肝肾阴虚、精血亏损、外阴失养或脾肾不足，湿邪内生，伤及任带，带下浸渍阴部而致阴痒者，属虚证；因肝经湿热下注、外感湿热邪毒，或湿热生虫，虫蚀阴中以致阴痒者，为实证。

证候诊断 ①肝经湿热证：带下量多，色白或黄，呈泡沫状或黄绿如脓，甚或杂有赤带，有臭味，外阴瘙痒，头晕目胀，心烦口苦，胸胁、少腹胀痛，尿黄便结，舌质红，苔黄，脉弦涩。②湿虫滋生证：阴部瘙痒，如虫行状，甚则奇痒难忍，灼热疼痛，带下量多，色黄呈泡沫状，臭秽，心烦少寐，胸闷呃逆，口苦咽干，小便黄赤，舌红，苔黄腻，脉滑数。③肝肾阴虚证：阴中灼痛、疼痛、瘙痒、干涩，带下色黄或赤，头晕，耳鸣，心烦易怒，腰膝酸软，咽干口燥，舌红苔少，脉细数。④脾虚湿盛证：带下量多，色白或灰白色，阴痒。面色㿠白，倦怠便溏，舌苔厚腻，脉濡滑。⑤热毒蕴结证：带下量多，色黄或黄绿如脓，质稠，或夹血色，或浑浊如米泔，臭秽，小腹胀痛，腰骶酸痛，小便黄赤，或有阴部灼痛、瘙痒，舌红，苔黄，脉滑数。⑥肾阳虚损证：带下量多，色白质稀，清冷如水，淋漓不止，面色晦暗，腰脊酸楚，形寒肢冷，大便稀薄或五更泄泻，尿频清长，或夜尿频多，舌质淡，苔薄白或润，脉沉迟。

治疗方法 西医要明确病变部位及病因，给予相应的对症治疗。中医治疗着重调理肾、肝、脾的功能。故要注意"治外必本诸内"的原则，采用内服与外治、整体与局部相结合进行施治。感染病虫者，应侧重于外治法。由于广谱抗生素的滥用、重复交叉感染的增多，导致耐药情况越来越严重，中西医结合治疗可以减少不良反应，增加疗效，降低复发率，不易产生耐药菌株，具有临床应用价值。

西医治疗 阴道假丝酵母菌病选择局部或全身抗真菌药物治疗，根据疾病分类决定疗程长短；滴虫性阴道炎采用口服抗滴虫药物，性伴侣需同时治疗；细菌性阴道病主要采用针对厌氧菌的治疗；解脲支原体及沙眼衣原体感染根据衣原体、支原体培养和药物敏感性实验结果，选择敏感的抗生素治疗；老年性阴道炎治疗原则为补充雌激素，增强阴道抵抗力，抑制细菌生长。急性宫颈炎主要选择抗生素治疗，包括经验性和针对病原体的抗生素治疗；慢性宫颈炎有炎症表现的糜烂样改变及子宫颈息肉以局部治疗为主，治疗前必须除外子宫颈上皮内瘤变和子宫颈癌。

辨证论治 ①肝经湿热证：治以泻肝清热、除湿止痒，方选龙胆泻肝汤（《医宗金鉴》）加减，常用中药有龙胆草、山栀子、黄芩、柴胡、车前子、生地、泽泻、当归、虎杖、苦参等；也可用龙胆泻肝丸。②湿虫滋生证：治以清热利湿、杀虫止痒，方选草薢渗湿汤（《疡科心得集》）加减，常用中药有草薢、薏苡仁、赤茯苓、黄柏、牡丹皮、泽泻、滑石、通草、防风、苦参等。③肝肾阴虚证：治以调补肝肾、滋阴降火，方选知柏地黄丸（《医宗金鉴》）

加减,常用中药有熟地、山茱萸、山药、泽泻、茯苓、黄柏、丹皮、知母、首乌、白鲜皮等。④脾虚湿盛证:治以健脾利湿、升阳止带,方选完带汤(《傅青主女科》)加减,常用中药有白术、山药、人参、白芍、车前子、苍术、甘草、陈皮、黑芥穗、柴胡等;也可用参苓白术丸。⑤热毒蕴结证:治以清热解毒、燥湿止带,方选止带方(《世补斋不谢方》)合五味消毒饮(《医宗金鉴》)加减,常用中药有猪苓、茯苓、车前子、泽泻、茵陈、赤芍、蒲公英、紫花地丁、牡丹皮、黄柏、金银花等。⑥肾阳虚损证:治以温肾助阳、涩精止带,用内补丸(《女科切要》)加减,常用中药有鹿茸、菟丝子、沙蒺藜、紫菀茸、黄芪、肉桂、桑螵蛸、肉苁蓉、制附子、茯神、白蒺藜等。

中药外治 阴道炎:①蛇床子方由蛇床子、花椒子、黄柏、白矾、苦参等组成,煎汤熏洗外阴或阴道;②溻痒方由鹤虱、苦参、威灵仙、当归尾、蛇床子、狼毒等组成,煎汤先熏后坐浴,外阴溃疡者忌用。宫颈炎症:①苦参洗方由苦参、狼毒、黄柏、蛇床子、乌梅等组成,水煎取汁进行阴道灌洗;②阴道灌洗方由野菊花、蛇床子、百部、黄柏、苍术、苦参、艾叶等组成,水煎进行阴道灌洗。

现代研究 有学者根据湿热生虫的理论,配制苦参蛇柏汤(苦参、黄柏、蛇床子、地肤子、白鲜皮、土茯苓、当归、川芎、金银花、蒲公英、大青叶、甘草)治疗阴痒,疗效满意。阴道炎治疗以重建阴道微生态系统,恢复阴道防御功能为关键。微生态调节剂包括益生菌(如定君生、延华等)、益生元(如蔗糖凝胶等)

和合生剂。

(吴效科 张多加)

wàiyīn yìnghuàxìng táixiǎn

外阴硬化性苔藓 (vulua lichen sclerosis,VLS)

以外阴及肛周皮肤萎缩变薄,色素减退呈白色病变为主要特征的疾病。曾称外阴白斑。病理特征为表皮萎缩、过度角化及黑素细胞减少,造成外阴苍白及皮肤萎缩。主要表现为外阴病损区瘙痒及外阴烧灼感。严重时可有性交痛,甚至性交困难。病损区常位于大阴唇、小阴唇、阴蒂包皮、阴唇后联合及肛周,可见小阴唇变小甚至消失,大阴唇变薄,皮肤颜色变白、发亮、皱缩,弹性差,常伴有皲裂,晚期可出现阴道口挛缩狭窄。该病属于中医学的阴痒、阴痛范畴。

病因病机 肝经绕阴器,肾开窍于前后二阴,肝肾阴虚、精血亏损、外阴失养而致外阴干枯,萎缩变白,血虚生风而瘙痒不止;或肝经湿热下注、带下浸渍阴部,导致外阴奇痒,局部表皮增厚,失去弹性,甚则萎缩变白。该病发生的内因主在肝肾精亏,外因与风、燥、湿邪密切相关。

证候诊断 ①肝肾阴虚证:外阴干燥瘙痒,夜间尤甚,局部皮肤黏膜萎缩平坦,色素减退或消失,变白或粉红,干燥薄脆,阴道口缩小,伴头晕目眩,两目干涩,腰膝酸软,耳鸣乏力,舌红,苔少,脉细或细数。②血虚化燥证:外阴干燥瘙痒,变薄变白,脱屑,皲裂,阴唇阴蒂萎缩或粘连,头晕眼花,心悸怔忡,气短乏力,面色萎黄,舌淡,苔薄,脉细。③脾肾阳虚证:外阴瘙痒,局部皮肤黏膜薄脆,变白,弹性减弱,腰背酸痛,小便频数,四肢欠温,形寒畏冷,面浮肢肿,纳差便溏,性欲淡漠,舌淡胖,

苔薄白或薄润,脉沉细无力。④肝郁气滞证:外阴瘙痒、干燥、灼热疼痛,局部皮肤粗糙、增厚或皲裂、脱屑、溃疡,或色素减退,性情抑郁,经前乳房胀痛,胸闷嗳气,两胁胀痛,舌质淡,苔薄,脉细弦。⑤湿热下注证:外阴奇痒,灼热疼痛,带下量多,色黄气秽,局部皮肤黏膜粗糙肥厚或破损溃疡,渗流黄水,胸闷烦躁,口苦口干,溲赤便秘,舌红,苔黄腻,脉弦数。

治疗方法 依据"治外必本诸内"的原则,采用内服与外治,整体与局部相结合进行施治。内治法重在滋补肝肾之阴,外治以清热祛湿止痒为主。

西医治疗 ①一般治疗:保持外阴皮肤清洁、干燥,忌食过敏、辛辣食物和少饮酒。不宜用刺激性肥皂、清洁剂或药物擦洗外阴。忌穿不透气的化纤内裤。对精神较紧张、瘙痒症状明显以致失眠者,可加用镇静、安眠和抗过敏药物。②局部药物治疗:包括使用2%丙酸睾酮或苯酸睾酮油膏或水剂,或丙酸睾酮制剂与1%或2.5%氢化可的松软膏混合,或0.3%黄体酮油膏,或0.05%氯倍他索软膏涂擦患部,至瘙痒缓解,然后连续减少用药频率。

辨证论治 ①肝肾阴虚证:治以补益肝肾、养荣润燥,方选归肾丸(《景岳全书》)合二至丸(《医方集解》)加减,常用中药有熟地、山药、山茱萸、茯苓、当归、枸杞子、杜仲、菟丝子、女贞子、旱莲草等;肾阴虚,可用六味地黄丸。②血虚化燥证:治以益气养血、润燥止痒,方选人参养荣汤(《太平惠民和剂局方》)加减,常用中药有人参、白术、茯苓、甘草、陈皮、黄芪、当归、白芍、熟地黄、五味子、

桂心、远志等。③脾肾阳虚证：治以温肾健脾、养血润燥，方选右归丸（《景岳全书》）加减，常用中药有熟地、附子（炮附片）、肉桂、山药、山茱萸（酒炙）、菟丝子、鹿角胶、枸杞子、当归、杜仲（盐炒）；肾阳虚，可用金匮肾气丸。④肝郁气滞证：治以疏肝解郁、养血通络，方选黑逍遥散（《太平惠民和剂局方》）加减，常用中药有柴胡、白芍、当归身、白术、茯苓、甘草、熟地、川芎等；也用逍遥丸。⑤湿热下注证：治以清热利湿、通络止痒，方选龙胆泻肝汤（《医宗金鉴》）加减，常用中药有龙胆草、黄芩、山栀子、泽泻、木通、车前子、当归、生地黄、柴胡、生甘草等；也可用龙胆泻肝丸。

中药外治 外阴鳞状上皮增生：①外洗方（经验方）由茵陈、蒲公英、紫花地丁、地肤子、何首乌、冰片等组成，水煎外洗，用于肝郁气滞证；②白斑外洗方（经验方）由鹤虱、苦参、蛇床子、野菊花等组成，水煎熏洗、坐浴，用于湿热下注证。外阴硬化性苔藓：①外洗方（经验方）由淫羊藿、白花蛇舌草、蒺藜、当归、川断、白鲜皮、硼砂等组成，水煎外洗、坐浴，用于肝肾阴虚证；②外洗方（经验方）由艾叶、川椒、硼砂、马齿苋、当归等组成，水煎外洗、坐浴，用于脾肾阳虚证。

中医辅助疗法 温针灸能旺盛阴部血行，改善局部新陈代谢，有明显的再生修复生肌止痒作用，适于肝肾阴虚、血虚生风、脾肾阳虚等型。①膀胱截石位取穴组：曲骨、横骨、会阴、阴廉、阴阜（阴蒂上 1 寸，旁开 1.5 寸）。②俯卧位取穴组：肝俞、肾俞、脾俞、足三里、血海、三阴交、

太溪。阴阜穴用 3 寸针向下斜刺，以局部有酸胀感为度，其余穴位用 1.5 寸针，四肢部针感须沿肢体向上传导，躯干部穴应使针感放射到会阴部。

现代研究 外阴硬化性苔藓病损部位的组织中脂质过氧化产物增多，DNA 过氧化损伤广泛存在，真皮内蛋白质过度氧化，提示其中存在氧化性损伤。超氧化物歧化酶（SOD）在外阴硬化性苔藓病损部位组织中的表达低于外阴正常皮肤。SOD 的减少，抵抗氧自由基损伤的作用减弱，可能导致 VLS 皮肤组织的损伤。

有学者应用中药外洗（白斑 1 号方：苦参、黄柏、蛇床子、百部、白鲜皮、制首乌、红花、白芷、丹参、丹皮、防风、紫草、土茯苓；白斑 2 号方：苦参、白鲜皮、蛇床子、黄柏、补骨脂、制首乌、丹参、牡丹皮、红花、白芷、熟地、百部、土茯苓），外涂白斑散（百部、黄柏、牡丹皮、白鲜皮、金银花、紫河车），结合外阴皮下注射（维生素 B_1、维生素 B_{12}）治疗外阴硬化性苔藓，临床症状及病理组织均有明显好转。

（吴效科　张多加）

gōngnéngshītiáoxìng zǐgōng chūxuè
功能失调性子宫出血（dysfunctional uterine bleading，DUB）
生殖内分泌轴功能紊乱造成的异常子宫出血，分为无排卵性和有排卵性两大类。简称功血。无排卵性功血表现为月经周期紊乱，经期长短不一，经量不定或增多，甚至大量出血。有排卵性功血月经周期规律，可表现为月经过多，或周期缩短，或经间期出血，或经期延长。该病属于中医学的崩漏等范畴。

病因病机 冲任损伤，不能制约经血。或由肾阴不足，阴虚

内热，热伏冲任；或由肾阳虚衰，封藏失职；或由脾气虚弱，冲任不固；或由热伤冲任，迫血妄行；或由瘀阻冲任，血不循经。

证候诊断 ①肾阴虚证：经血非时而下，出血量少或多，淋漓不断，血色鲜红，质稠，头晕耳鸣，腰酸膝软，手足心热，颧赤唇红，舌红苔少，脉细数。②肾阳虚证：经血非时而下，出血量多，淋漓不尽，色淡质稀，腰痛如折，畏寒肢冷，小便清长，大便溏薄，面色晦暗，舌淡暗，苔薄白，脉沉弱。③脾虚证：经血非时而下，量多如崩，或淋漓不断，色淡质稀，神疲体倦，气短懒言，不思饮食，四肢不温，或面浮肢肿，面色淡黄，舌淡胖，苔薄白，脉缓弱。④血热证：经血非时而下，量多如崩，或淋漓不断，血色深红，质稠，心烦少寐，渴喜冷饮，头晕面赤，舌红，苔黄，脉滑数。⑤血瘀证：经血非时而下，量多或少，淋漓不净，血色紫暗有块，小腹疼痛拒按，舌紫暗，或有瘀点，脉涩或弦涩有力。

治疗方法 青春期及生育年龄无排卵性功血以止血、调整周期、促排卵为主；绝经过渡期功血以止血、调整周期、减少经量，防止子宫内膜病变为治疗原则。常采用性激素止血和调整月经周期。对大量出血患者，要求性激素治疗 8 小时内见效，24～48 小时内出血基本停止。有排卵性功血以促进卵泡发育及促进黄体功能治疗为主。

辨证论治 根据病情的缓急轻重、出血的久暂，采用"急则治其标，缓则治其本"的原则。中医运用塞流、澄源、复旧三法辨证论治。塞流指止血以固本，澄源即求因治本，复旧指调理善

后。中西医结合疗法治疗功血，能有效控制出血，调整月经周期，从而巩固疗效，防止复发。①肾阴虚证：治以滋肾益阴、固冲止血，方选左归丸（《景岳全书》）加减，常用中药有熟地、山药、续断、桑寄生、山茱萸、菟丝子、鹿角胶、龟板胶、旱莲草、炒地榆等；也可用六味地黄丸。②肾阳虚证：治以温肾助阳、固冲止血，方选大补元煎（《景岳全书》）加减，常用中药有人参、山药、熟地、当归、山萸肉、枸杞、杜仲、炙甘草、补骨脂、鹿角胶、艾叶炭等；也可用滋肾育胎丸。③脾虚证：治以健脾益气、固冲止血，方选固冲汤（《医学衷中参西录》）加减，常用中药有白术、黄芪、煅龙骨、煅牡蛎、山茱萸、白芍、海螵蛸、茜草根、棕炭、五倍子等；也可用补中益气丸、人参归脾丸。④血热证：治以清热凉血、固冲止血，方选清热固经汤（《简明中医妇科学》）加减，常用中药有生地、地骨皮、炙龟板、牡蛎粉、阿胶、黄芩、藕节、陈棕炭、甘草、焦栀子、地榆等；也可用葆宫止血颗粒、裸花紫珠片。⑤血瘀证：治以活血祛瘀、固冲止血，方选逐瘀止崩汤（《安徽中医验方选集》）加减，常用中药有当归、川芎、三七、没药、五灵脂、丹皮炭、炒艾叶、炒丹参、阿胶（蒲黄炒）、龙骨、牡蛎、乌贼骨等；也可用龙血竭胶囊、益母草冲剂。

中医辅助疗法 针灸治疗可以调补冲任两经之气血，能够固摄制约经血妄行，起到治疗功血的作用。①体针：肾阴虚证选太溪、三阴交、肾俞，用补法；肾阳虚证选命门、肾俞、腰阳关，用补法；脾虚选脾俞、百会、足三里，用补法；血热选脾俞、足三里、血海，用泻法；血瘀选脾俞、百会、足三里、子宫穴，用泻法；血脱选人中、灸百会、气海穴，或急服人参粉，或注射参附液以回阳固脱。②耳针：取子宫、卵巢、内分泌穴。肾阳亏虚型，夜寐不宁，可耳穴压籽心和神门穴。③艾灸：取百会、关元、三阴交、隐白，用于气虚证。

现代研究 采用中药人工周期（在肾主生殖理论指导下，以调补肾阴阳为基本原则，结合现代医学卵泡发育的各个阶段，给予补肾—活血化瘀—补肾—活血调经周期性用药的一种治疗方法）治疗青春期功血，可以起到调整月经周期，促进自然排卵之功效。

（吴效科　张多加）

yuèjīngbìng

月经病（emmeniopathy） 月经周期、经期和/或经量异常，以及伴随月经周期出现明显不适的疾病。

疾病范围 月经的周期异常包括月经先期、月经后期、月经先后不定期；经期异常包括缩短、经期延长；经量异常包括月经过多、月经过少；月经周期、经量均紊乱的有崩漏；非生理性闭经；伴随月经周期前后出现的明显不适有痛经、经行吐衄、经行头痛、经行眩晕、经行身痛、经行发热、经行泄泻、经行浮肿、经行乳房胀痛、经行情志异常、经行口糜、经行瘖瘰等；绝经前后出现的病症有经断前后诸证、经断复来等。

中医特征 该病的主要发病机制是脏腑功能失常，气血失调，导致冲任二脉的损伤。其病因除外感邪气、内伤七情、房劳多产、饮食不节之外，尚需注意体质因素对月经病发生的影响。

治疗特点 辨证着重在月经的期、量、色、质及伴随月经周期出现的局部症状，同时结合全身证候，运用四诊八纲进行综合分析。治疗原则重在治本调经。治疗大法有补肾、扶脾、疏肝、调理气血。补肾的目的在于益先天之真阴，以填精养血为主，佐以助阳益气，使阳生阴长，精血俱旺。扶脾的目的在于益气血之源，以健脾升阳为主。脾胃健运，气血充盛，源盛而流自畅。疏肝的目的在于通调气机，用药以开郁行气为主，佐以养血柔肝之品，使肝气得疏，气血调畅，则经病可愈。调理气血当辨气病、血病，病在气者，治气为主，治血为佐；病在血者，治血为主，治气为佐。在月经病的论治过程中，首辨经病、他病的不同。如因他病致经不调者，当治他病，病去则经自调；若因经不调而生他病者，当予调经，经调则他病自愈。次辨标本缓急的不同，急则治其标，缓则治其本。再辨月经周期各阶段的不同，以指导用药：经期血室正开，大寒大热之剂用时宜慎；经前血海充盈，勿滥补，宜予疏导；经后血海空虚，勿强攻，宜予调补。

（吴效科　张加多）

bìjīng

闭经（amenorrhoea） 无月经或月经停止。根据既往有无月经来潮分为原发性闭经和继发性闭经。原发性闭经指年龄超过13岁，第二性征未发育；或年龄超过15岁，第二性征已发育，月经还未来潮。继发性闭经指正常月经周期建立后月经停止6个月，或按自身原来月经周期计算停经3个周期以上者。青春期前、妊娠期、哺乳期及绝经后的月经不来潮属生理现象。按生殖轴和功能失调的部位分类，闭经可分为下丘脑性闭经、垂体性闭经、卵巢性闭经、子宫性闭经，以及下生殖道发育异常导致的闭经。该病属于中医学的女子不月、闭经、经水不通等范畴。

病因病机 原发性闭经，多为遗传原因或先天性发育缺陷引起。继发性闭经以下丘脑性最常见，依次为垂体、卵巢、子宫性及下生殖道发育异常。下丘脑性闭经的特点是下丘脑合成和分泌促性腺激素释放激素缺陷或下降，导致垂体促性腺激素分泌下降。垂体性闭经主要病变在垂体。腺垂体器质性病变或功能失调影响促性腺激素的分泌，继而影响卵巢功能。卵巢性闭经，闭经的原因在卵巢，卵巢分泌的性激素水平低下，子宫内膜不发生周期性变化而致。

血海不能按时满溢。或者因精血不足，冲任不充，血海空虚，无血可下；或因邪气阻隔，冲任受损，脉道不通，经血不得下行。病性分为虚证，实证，虚实夹杂之证。

证候诊断 ①肾气虚证：月经初潮来迟，或月经后期量少，渐至闭经，头晕耳鸣，腰酸腿软，小便频数，性欲淡漠，舌淡红，苔薄白，脉沉细。②肾阴虚证：月经补潮来迟，或月经后期量少，渐至闭经，头晕耳鸣，腰膝酸软，或足跟痛，手足心热，甚则潮热盗汗，心烦少寐，颧赤唇红，舌红，苔少或无苔，脉细数。③肾阳虚证：月经初潮来迟，或月经后期量少，渐至闭经，头晕耳鸣，腰痛如折，畏寒肢冷，小便清长，夜尿多，大便溏薄，面色晦暗，或目眶暗黑，舌淡，苔白，脉沉弱。④脾虚证：月经停闭数月，肢倦神疲，食欲不振，脘腹胀闷，大便溏薄，面色淡黄，舌淡胖有齿痕，苔白腻，脉缓弱。⑤血虚

证：月经停闭数月，头晕眼药，心悸怔忡，少寐多梦，皮肤不润，面色萎黄，舌淡，苔少，脉细。⑥气滞血瘀证：月经停闭数月，小腹胀痛，拒按，精神抑郁，烦躁易怒，胸胁胀满，嗳气叹息，舌紫暗或有瘀点，脉沉弦或涩而有力。⑦寒凝血瘀证：月经停闭数月，小腹冷痛拒按，得热则痛缓，形寒肢冷，面色青白，舌紫暗，苔白，脉沉紧。⑧痰湿阻滞证：月经停闭数月，带下量多，色白质稠，形体肥胖，或面浮肢肿，神疲肢倦，头晕目眩，心悸气短，胸脘满闷，舌淡胖，苔白腻，脉滑。

治疗方法 西医主要明确病变环节及病因，给予相应的对症治疗。中医根据病证，虚者补而通之，或补肾滋肾，或补脾益气，或补血益阴，以滋养精血之源；实者泻泄而通之，或理气活血，或温经通脉，或祛邪行滞，以疏通冲任经脉；虚实夹杂者当补中有通，攻中有养。单纯西医治疗可促使月经来潮，改善症状。中医则是从根本上调整人体脏腑阴阳功能，使机体达到阴阳平衡、气血充沛、脏腑功能协调。在发挥机体本身作用后逐渐恢复性腺轴的功能，故把中西医有机地结合起来，做到扬长避短，既可收到近期明显的效果，而且可使其疗效巩固。

西医治疗 单纯西医治疗可促使月经来潮，改善症状。①病因治疗。部分患者去除病因后可恢复月经。如神经、精神应激起因的患者，应进行有效的心理疏导；低体质量或因过度节食、消瘦所致闭经者应调整饮食、加强营养；对于下丘脑（颅咽管肿瘤）、垂体肿瘤（不包括分泌催乳素的肿瘤）及卵巢肿瘤引起的闭

经，应手术去除肿瘤。②雌激素和/或孕激素治疗。对青春期性幼稚及成人低雌激素血症所致的闭经，应采用雌激素治疗。可根据子宫内膜增殖程度定期加用孕激素或采用雌、孕激素序贯周期疗法。③针对疾病病理、生理紊乱的内分泌治疗。根据闭经的病因及其病理、生理机制，采用有针对性的内分泌药物治疗以纠正体内紊乱的激素水平。如垂体泌乳素肿瘤以溴隐亭治疗为首选。④促排卵治疗。

辨证论治 ①肾气虚证：治以补肾益气、养血调经，方选大补元煎（《景岳全书》）加减，常用中药有人参、山药、杜仲、山茱萸、枸杞、当归、熟地、甘草、丹参、牛膝。②肾阴虚证：治以滋肾益阴、养血调经，方选左归丸（《景岳全书》）加减，常用中药有熟地、枸杞子、山茱萸、牛膝、山药、菟丝子、龟板胶；也可用六味地黄丸。③肾阳虚证：治以温肾助阳、养血调经，方选十补丸（《济生方》）加减，常用中药有鹿茸、炮附、肉桂、熟地、山茱萸、泽泻、茯苓、牡丹皮、五味子；也可用滋肾育胎丸。④脾虚证：治以健脾益气、养血调经，方选参苓白术散（《和剂局方》）加减，常用中药有人参、白术、茯苓、白扁豆、甘草、莲子肉、桔梗、山药、薏苡仁、砂仁、当归、牛膝。⑤血虚证：治以补血养血、活血调经，方选小营煎（《景岳全书》）加减，常用中药有当归、熟地、白芍、山药、枸杞子、炙甘草、鸡内金、鸡血藤；气血两虚者，用八珍益母丸。⑥气滞血瘀证：治以行气活血、祛瘀通经，方选膈下逐瘀汤（《医林改错》）加减，常用中药有当归、赤芍、桃仁、川芎、枳壳、红花、

延胡索、五灵脂、牡丹皮、乌药、香附、甘草；也可用膈下逐瘀丸。⑦寒凝血瘀证：治以温经散寒、活血调经，方选温经汤（《妇人大全良方》）加减，常用中药有肉桂、当归、川芎、人参、莪术、牡丹皮、牛膝、白芍、甘草；也可用少腹逐瘀颗粒。⑧痰湿阻滞证：治以豁痰除湿、活血通经，方选丹溪治湿痰方（《丹溪心法》）加减，常用中药有苍术、白术、半夏、茯苓、滑石、香附、川芎、当归；也可用二陈丸。

中医辅助疗法 针刺可以刺激中枢下丘脑，进而调节垂体功能，使失调的内分泌得以恢复而达到治疗闭经的目的。主穴选取关元、三阴交、中极、气海、中脘等穴。肝肾不足，配肝俞、肾俞、太溪；脾虚，配足三里、血海、中脘；气血虚弱，温针灸足三里、关元；气滞血瘀，配合谷、太冲、血海；寒邪阻滞，配阴陵泉、温针灸关元；痰湿阻滞，配中脘、水分、天枢、阴陵泉、丰隆。平补平泻，补泻兼施，以得气为度。

现代研究 根据中医“肾藏精、主生殖”等理论，有学者采用补肾益精，养血行血的养血补肾片治疗肾虚型继发性闭经，疗效较好；并有调节β内啡肽（β-EP）水平的作用。另有学者依据阴阳生长转化的规律，制订月经周期节律诱导法，把月经周期分为四期，即月经后期、经间排卵期、经前期、行经期，按四期特点予以中药治疗功能性闭经，取得了良好的效果。

（吴效科　张多加）

yuánfāxìng tòngjīng

原发性痛经（primary dysmenorrhea） 生殖器官无器质性病变的痛经，表现为行经前后或月经期出现下腹部疼痛，坠胀，伴有腰酸或其他不适，症状严重影响生活质量。该病主要与月经时子宫内膜前列腺素含量增高有关。多见于青春期，常在初潮后1~2年内发病，疼痛多自月经来潮后开始，最早出现在经前12小时，以行经第1日疼痛最剧烈，疼痛2~3日后缓解，疼痛常呈痉挛性，通常位于下腹部耻骨上，可放射至腰骶部和大腿内侧；可伴有恶性、呕吐、腹泻、头晕、乏力等症状，严重时面色发白、出冷汗；妇科检查无异常发现。该病属于中医学的痛经、经行腹痛等范畴。

病因病机 与冲任、胞宫的周期性生理变化密切相关。邪气内伏或精血素亏，更值经期前后冲任二脉气血变化较为急骤，导致胞宫的气血运行不畅，不通则痛；或冲任、胞宫失于濡养，不荣而痛。

证候诊断 ①肾气亏损证：经期或经后，小腹隐隐作痛，喜按，月经量少，色淡质稀，头晕耳鸣，腰酸腿软，小便清长，面色晦暗，舌淡，苔薄，脉沉细。②气血虚弱证：经期或经后，小腹隐痛喜按，月经量少，色淡质稀，神疲乏力，头晕心悸，失眠多梦，面色苍白，舌淡，苔薄，脉细。③气滞血瘀证：每于经前或经期小腹胀痛、拒按，胸胁乳房胀痛，经量少或行而不畅，经色紫暗有块，血块下则痛减，舌质紫暗而有瘀点，脉弦或弦涩有力。④寒凝血瘀证：经前或经期小腹冷痛拒按，得热则痛减，经血量少，经色暗红而有瘀块，畏寒，手足欠温，面色青白，舌暗，苔白，脉沉紧。

治疗方法 根据痛经发生的时间、部位、疼痛的性质及程度，结合月经的情况，全身证候与患者素体情况等，辨其虚实、寒热、在气、在血。治以调理冲任气血为主。经期调血止痛以治标，迅速缓解，消除疼痛。平时辨证求因以治本。用药以通调气血为主，兼顾标本虚实。西药治疗，虽可暂时缓解疼痛，但不治本，不能有效巩固，中西医结合治疗原发性痛经疗效巩固，效果好，副作用小。

西医治疗 ①一般治疗：帮助患者打消顾虑，树立信心，可缓解疼痛。足够的休息和睡眠、规律而适度的锻炼、戒烟均对缓解疼痛有一定的帮助。②药物治疗：前列腺素合成酶抑制剂，减少前列腺素产生，防止过强子宫收缩和痉挛，从而减轻或消除疼痛；避孕药，通过抑制排卵减少月经血前列腺素含量，适用于要求避孕的痛经患者。

辨证论治 ①肾气亏损证：治以补肾填精、养血止痛，方选调肝汤（《傅青主女科》）加减，常用中药有巴戟、山茱萸、当归、白芍、阿胶、山药、甘草。②气血虚弱证：治以补气养血、和中止痛，方选黄芪建中汤（《金匮要略》）加减，常用中药有黄芪、党参、桂枝、当归、白芍、饴糖、炙甘草、生姜、大枣；也可用八珍益母丸。③气滞血瘀证：治以行气活血、祛瘀止痛，方选膈下逐瘀汤（《医林改错》）加减，常用中药有枳壳、乌药、香附、当归、红花、川芎、赤芍、桃红、牡丹皮、延胡索、五灵脂、甘草等；也可用元胡止痛片。④寒凝血瘀证：治以温经散寒、祛瘀止痛，方选温经汤（《妇人大全良方》）加减，常用中药有肉桂、当归、川芎、人参、莪术、牡丹皮、牛膝、白芍、甘草；也可用少腹逐瘀颗粒。

中医辅助疗法 ①针刺：能消除或减轻子宫平滑肌的异常收缩和痉挛，从而达到消除或减轻疼痛的目的。主穴选取双肾俞、双次髎、中极、关元、双三阴交等。寒凝血瘀证配双归来、双血海；气滞血瘀证配双太冲、双血海、双地机；肾气亏损证配气海、双太溪；气血不足证配气海、双足三里。双肾俞以1.5寸芒针直刺，用补法；双次髎以3寸芒针向小腹方向刺入，针感向小腹部放散，传至外生殖器，同侧肾俞、次髎可用电针，用连续波，强度以患者耐受为宜。气海、关元采取三进一退补之，使针感向小腹两旁扩散，下达外阴部；归来、中极进针后，令针感向下放散；双三阴交使局部有麻胀感并向上传导为佳，促进循环感应。②艾灸：常规取穴关元、中极、气海、三阴交等，用艾条温和灸，经前使用至经行痛止。

现代研究 用痛经宁（由当归、白芍、柴胡、郁金、肉桂、香附、延胡索等组成）治疗原发性痛经，证实了该方药治疗原发性痛经的作用与调节雌、孕激素受体表达，调节雌、孕激素效应水平，双向调节前列腺素、β内啡肽相关。

（吴效科 张加多）

pái luǎn zhàng'ài

排卵障碍（ovulation failure）

下丘脑-垂体-卵巢性腺轴的功能异常，或卵巢功能障碍，导致的卵子发育和排出异常的疾病。世界卫生组织将其分为三类：①Ⅰ型排卵障碍：下丘脑或垂体异常，引起的内源性雌激素水平低落，卵泡刺激素（FSH）、促黄体生成素（LH）水平低下，导致的排卵异常。②Ⅱ型排卵障碍：内源性FSH、LH水平失调，引发的多囊卵巢综合征，导致的排卵异常。③Ⅲ型排卵障碍：卵巢功能衰竭，FSH、LH水平升高，雌激素水平低落，导致的排卵异常。该病属于中医学的闭经、崩漏、不孕等范畴。

病因病机 卵子源于生殖之精所生的天癸，藏于肾，其发育与肾精密切相关。卵子的排出有赖于肾阳鼓动，肝之疏泄，冲任气血调畅。肾虚、肝郁、痰湿和血瘀都可导致排卵异常。

证候诊断 ①肾气虚证：月经先后不定或闭经，经量或多或少，色暗，头晕耳鸣，腰腿酸软，精神疲倦，小便清长，舌质淡，苔薄，脉沉细。②肾阳虚证：月经后期，量少色淡，或月经稀发，闭经，面色晦暗，腰酸腿软，性欲淡漠，小便清长，大便不实，舌淡苔白，脉沉细或沉迟。③肾阴虚证：月经先期，经量少、色红，头晕心悸，腰腿酸软，五心烦热，咽干口渴，潮热盗汗，舌质红，苔少，脉细数。④肝郁证：月经愆期，量多少不定经前乳房胀痛，胸胁不舒，小腹胀痛，精神抑郁，烦躁易怒，舌红苔薄脉弦。⑤痰湿证：形体肥胖，经行延后，甚或闭经带下量多，色白质黏，无臭，头晕心悸，胸闷泛恶，面色㿠白，苔白腻，脉滑。⑥血瘀证：月经后期，量少或多，色紫黑，有血块，经行不畅甚或漏下不止，少腹疼痛拒按，经前痛剧，舌紫暗或舌边有瘀点。

治疗方法 西医以调整月经周期，促排卵治疗为主。中医以补肾为主，佐以疏肝理气、活血化瘀、祛痰利湿等，使经调病除，促进孕卵的排出。西药促排卵效果是高促排卵低妊娠率，且有时会有卵巢过度刺激综合征、卵泡过早黄素化等副作用。中医药及针灸疗法对卵泡发育及促排卵均有较好的临床疗效，且副作用少，但不足之处是单用中药治疗疗程长，见效慢，近期疗效不如西药，但远期疗效好。若能在中医治疗的同时加用西药，并配合针灸疗法，则疗效可明显提高。

西医治疗 ①Ⅰ型排卵障碍：病变在下丘脑，应脉冲式给予GnRH诱导排卵；病变在垂体，应给予含有LH的促性腺激素诱导排卵。②Ⅱ型排卵障碍：氯米芬促排卵；二甲双胍口服；卵巢打孔。③其他原因引起的排卵障碍：专科治疗基础疾病，如高催乳素血症、甲状腺疾病、肾上腺疾病，仍无排卵，可用促排卵药物诱导排卵。

辨证论治 ①肾气虚证：治以补肾益气、填精益髓，方选毓麟珠（《景岳全书》）加减，常用中药有人参、白术、茯苓、菟丝子、川芎、当归、芍药、鹿角霜、熟地、杜仲、川椒、炙甘草等；也可用乌鸡白凤丸。②肾阳虚证：治以温肾固阳、化湿固精，方选温胞饮（《傅青主女科》）加减，常用中药有巴戟、补骨脂、菟丝子、杜仲、肉桂、人参、白术、山药、芡实等。③肾阴虚证：治以滋肾养血、调补冲任，方选养精种玉汤（《傅青主女科》）加减，常用中药有熟地、当归、白芍、山萸肉等。④肝郁证：治以疏肝解郁、理血调经，方选开郁种玉汤（《傅青主女科》）加减，常用中药有香附、丹皮、当归、白芍、白术、茯苓、花粉等；也可用逍遥丸；气血两虚兼有郁滞证，用定坤丹。⑤痰湿证：治以燥湿化痰、理气调经，方选启宫丸（经验方）加减，常用中药有陈皮、苍术、香附、神曲、茯苓、川芎、制半夏等。⑥血瘀证：治以活血化瘀、温经通络，方选少腹逐瘀汤（《医林改错》）加减，常用中药有当归、川芎、没药、延胡索、赤芍、肉桂、干姜、小茴香、生蒲黄、五灵脂等。

中医辅助疗法 针灸能激动脑内多巴胺系统，调整下丘脑-垂体-卵巢轴的自身功能，可引起血液中黄体生成素、卵泡刺激素水平发生变化，促使卵泡成熟破裂、排卵。在排卵期结合针灸治疗，能有效地疏通冲、任、三阴经经气，促使成熟卵泡破裂，提高排卵率。于月经周期第 5 天开始，隔日一次针刺治疗。取关元、中极、子宫（双侧）、三阴交、地机、膈俞、心俞、肾俞穴，用平补平泻手法，经期停针。

现代研究 针灸对下丘脑-垂体-卵巢轴有良性的双相调节作用，同时对机体的免疫系统、交感神经系统亦有一定的调节作用。电针刺激低促性腺激素型排卵障碍大鼠模型的中极穴、关元穴、子宫穴、三阴交，可改善大鼠的促进卵泡生长发育和排卵，提高FSH 及 LH 的含量。补肾助孕方（自拟方）由当归、生地黄、熟地黄、白芍、菟丝子、桑寄生、女贞子、黄精、旱莲草、丹参、赤芍、川牛膝、鸡血藤、党参、陈皮、香附等中药组成，联合促排卵药可以显著改善优势卵泡期子宫内膜的厚度及血清促卵泡素（FSH）及促黄体生成素（LH）水平。

（吴效科　张多加）

érkē jíbìng

儿科疾病 （pediatric diseases）

儿童时期发生的疾病。

疾病范围 儿科疾病通常分为：新生儿疾病、呼吸系统疾病、循环系统疾病、消化系统疾病、泌尿系统疾病、神经系统疾病、造血系统疾病、内分泌疾病、结缔组织病及免疫性疾病、营养性疾病、感染性疾病、寄生虫病、小儿常见心理障碍、小儿危重症、中医相关疾病。

中医特征 中医认为小儿具有脏腑娇嫩、形气未充，生机蓬勃、发育迅速的生理特点，决定小儿的病理特点：发病容易、传变迅速；脏气清灵，易趋康复。

治疗特点 不同年龄阶段的小儿生理、病理、心理特点各异，在疾病种类、病理、临床表现以及预后各个方面都与成人不同，因此在疾病的治疗和处理上须充分考虑年龄因素。

（何清湖　罗银河）

fǎnfù hūxīdào gǎnrǎn

反复呼吸道感染 （recurrent respiratory tract infection）

反复发生上、下呼吸道的感染性疾病，小儿在一年内发生上、下呼吸道感染次数频繁，超过了一定范围的呼吸道感染疾病。反复呼吸道感染的患儿简称"复感儿"。古代医籍中的虚人感冒、体虚感冒等与该病相似。

病因病机 该病多因正气不足，肺、脾、肾三脏虚弱，卫外不固，对外邪的抵抗力差；加上寒暖不能自调，六淫之邪不论从皮毛而入，或从口鼻而受，犯于肺卫。正与邪的消长变化，导致小儿反复呼吸道感染的发生。该病病位在肺、脾、肾三脏。病性为本虚标实，感染期以邪实为主，多为风寒、风热、外寒里热，或夹积、夹痰；迁延期正虚邪恋，热、痰、积未尽，肺脾肾虚显现；恢复期则以正虚为主，肺脾肾三脏虚损。

证候诊断 该病临床大致可分为在呼吸道感染发作期、迁延期和恢复期。本条所述，以恢复期证候为主。恢复期证候诊断要点如下。①营卫失和，邪毒留恋证：反复感冒，恶寒怕热，不耐寒凉，平时汗多，肌肉松弛，或伴有低热，咽红不消退，扁桃体肿大；或肺炎喘嗽后久不康复，舌淡红，苔薄白，或花剥，脉浮数无力，指纹紫滞。②肺脾两虚，气血不足证：屡受外邪，咳喘迁延不已，或愈后又作，面黄少华，厌食，或恣食肥甘生冷，肌肉松弛，或大便溏薄，咳嗽多汗，唇红色淡，舌质淡红，脉数无力，指纹淡。③肾虚骨弱，精血失充证：反复感冒，甚则咳喘，面白无华，肌肉松弛，动则自汗，寐则盗汗，睡不安宁，五心烦热，立、行、齿、发、语迟，或鸡胸龟背，舌苔薄白，脉数无力。

治疗方法 该病中西医结合治疗效果较好。西医主要是针对引起患儿复感的病因进行治疗，酌情配合免疫调节剂，以消除易感因素；中医以扶正固本为主，调整脏腑功能，提高患儿抗病能力。

西医治疗 感染期按照呼吸道感染进行治疗，同时免疫功能低下者可配合免疫调节剂治疗。免疫调节剂包括：①匹多莫德；②胸腺肽；③左旋咪唑。此外可以补充适量的微量元素。

辨证论治 在呼吸道感染发作期，应按不同的疾病治疗，同时适当注意小儿正虚的体质特点。迁延期以扶正为主，兼以祛邪，正复邪自退。恢复期当固本为要，或补气固表，或运脾和营，或补肾壮骨。本节所述，以恢复期治疗为主，此时要抓住补益的时机，使"正气存内，邪不可干"，以达到减轻减少发作的效果。具体治法及主方如下。①营卫失和，邪毒留恋证：治以扶正固表、调和营卫，方选黄芪桂枝五物汤（《金匮要略》）加减，常用中药有黄芪、桂枝、白芍、炙甘草、大枣等；②肺脾两虚，气血不足证：治以健脾益气，补肺固表，方选玉屏风散（《丹溪心法》）加减，常用中药有黄芪、白术、党参、山药、牡蛎、陈皮、防风等。③肾虚骨弱，精血失充证：治以补肾壮骨，填阴温阳，方选补肾地黄丸（《医宗金鉴》）加减，常用中药有熟地、山药、山茱萸、五味子、麦冬、菟丝子、泽泻、茯苓、丹皮等。

中成药治疗　治疗反复呼吸道感染的常用中成药免疫调节作用。①黄芪颗粒：补气固表，适用于反复呼吸道感染肺脾气虚证。②玉屏风口服液：益气、固表、止汗，适用于表虚不固，自汗恶风，面色㿠白，或体虚易感风邪者。③童康片：补肺固表、健脾益胃、适用于反复呼吸道感染肺脾两虚证。④槐杞黄颗粒：益气养阴，适用于气阴两虚引起的儿童体质虚弱，反复感冒。⑤百令胶囊：补肺肾、益精气，适用于反复呼吸道感染肺肾两虚证。

中医辅助疗法　反复呼吸道感染还可使用耳压、推拿、敷贴等辅助疗法。①耳压疗法：取穴咽喉、气管、肺、大肠、脾、肾、内分泌、皮质下、神门、脑干、耳尖（放血）。②推拿疗法：补脾经，补肺经，补肾经。用于反复呼吸道感染多汗者。③敷贴疗法：细辛、白芥子、甘遂、皂荚、五倍子、冰片等中药，共研细末，姜汁调为糊状，敷于双肺俞，外用胶布固定。三伏天使用，用于反复呼吸道感染虚证兼痰浊内郁者。

现代研究　包括证候研究和药物研究。

证候研究　研究发现，反复呼吸道感染患者其证型以虚证为主，尤以肺脾气虚证、肺脾气阴两虚证为主。非急性期以肺脾气虚、夹湿夹滞为主要的证型特点。患儿大都体质嫩弱，肺、脾、肾三脏功能虚损不足比较突出，并易形成夹寒、夹湿、夹痰，内蕴化热，日久成瘀等不同证候。脾肾不足的复感儿的血清 IgA 和 IgG 均降低。

药物研究　反复呼吸道感染涉及多种原因，主要与解剖因素、屏障破坏、营养物质缺乏、免疫功能紊乱等因素有关。现代药理研究表明，黄芪能抗病毒感染，对机体干扰素系统有明显的刺激作用，可调节、促进机体的体液免疫和细胞免疫，具有增强非特异性和特异性免疫功能的作用；白术明显能提高机体的细胞免疫及体液免疫功能。实验研究发现，中草药有效成分，如多糖、挥发油、甾醇等，在反复呼吸道感染治疗中具有免疫调节作用。如党参主要成分有党参多糖、植物甾醇等能增强免疫力。人参多糖能增加人体免疫力。白术挥发油可提高巨噬细胞的活性，增强机体非特异性免疫功能。

（何清湖　罗银河）

xiǎo'ér fèiyán

小儿肺炎（infantile pneumonia）

不同病原体或其他因素所致的儿童肺部炎症。基本病理改变为肺组织充血、水肿、炎性浸润。临床以发热、咳嗽、气促、呼吸困难及肺部固定湿啰音为主要表现，严重者可累及循环、神经等系统而出现相应的临床症状，如心力衰竭、中毒性脑病等。该病属于中医学的肺炎、喘嗽等范畴。

病因病机　该病多因小儿形气未充，肺脏娇嫩，卫外不固，加之感受风邪，由口鼻或皮毛而入，侵犯肺卫，致肺气郁闭，肺失宣降，闭郁不宣，化热灼津炼液成痰，阻于气道，肃降无权，从而出现咳嗽、气喘、痰鸣、鼻煽等肺气闭塞的证候，发为肺炎喘嗽。该病病机关键为肺气郁闭，痰热是其主要病理产物，病变部位主要在肺，常累及心肝。疾病初期、中期以标实为主，多为风寒、风热、痰热、毒热闭肺；后期多属虚实夹杂，正虚多为阴虚、气虚，邪实则多见余热留恋。在疾病中期，由于邪毒炽盛、正气不支，可产生心阳虚衰和邪陷厥阴的危重症。

证候诊断　该病临床大致可分为常证和变证，证候诊断要点如下。

常证　①风寒闭肺证：恶寒发热，无汗，呛咳气急，痰白而稀，口不渴，咽不红，舌质不红，舌苔薄白或白腻，脉浮紧，指纹浮红。②风热闭肺证：发热恶风，咳嗽气急，微有汗出，痰多，痰黏稠或黄，口渴咽红，舌红，苔薄白或黄，脉浮数。重证则见高热，咳嗽微喘，气急鼻煽，喉中痰鸣，面赤，便干尿黄，舌红，苔黄，脉滑数，指纹紫滞。③痰热闭肺证：发热烦躁，咳嗽喘促，气急鼻煽，喉间痰鸣，口唇青紫，面赤口渴，胸闷胀满，泛吐痰涎，舌质红，舌苔黄腻，脉象弦滑。④毒热闭肺证：高热持续，咳嗽剧烈，气急鼻煽，喘憋，涕泪俱无，鼻孔干燥，面赤唇红，烦躁口渴，小便短黄，大便秘结，舌红而干，舌苔黄，脉滑数。⑤阴虚肺热证：病程较长，干咳少痰，低热盗汗，面色潮红，五心烦热，舌质红乏津，舌苔花剥、少苔或无苔，脉细数。⑥肺脾气虚证：低热起伏不定，面白少华，动则汗出，咳嗽无力，喉中痰鸣，食欲不振，大便溏，舌质偏淡，舌苔薄白，脉细无力。

变证 ①心阳虚衰证：突然面色苍白，口唇青紫，呼吸困难，或呼吸浅促，额汗不温，四肢厥冷，烦躁不安，或神萎淡漠，右胁下出现痞块并逐渐增大，舌质略紫，苔薄白，脉细弱而数，指纹青紫，可达命关。②邪陷厥阴证：壮热烦躁，神昏谵语，四肢抽搐，口噤项强，两目窜视，舌质红绛，指纹青紫，可达命关，或透关射甲。

治疗方法 小儿肺炎应采取中西医结合内外合治的综合疗法。治疗原则为积极控制感染、改善通气功能、防止并发症。轻症肺炎，积极控制感染，同时予以中医辨证治疗，开肺化痰，止咳平喘，尽量减少并发症的发生；重症肺炎或有并发症者，则以西医急救治疗为主，也可配合中成药静脉滴注；迁延性、慢性肺炎，以中医治疗为主，以扶正祛邪为基本治疗原则，同时可采用中医背部外敷中药及拔罐等疗法促进肺部炎症恢复。

西医治疗 小儿肺炎的治疗主要包括以下几个方面。①病因治疗：根据不同病原选择药物。细菌感染者，宜采用抗生素治疗；病毒感染无理想的抗病毒药；②对症治疗：包括氧疗、保持呼吸道通畅、腹胀的治疗、肺炎合并心力衰竭的治疗等；③并存症和并发症的治疗：对并存佝偻病、营养不良者应给予相应疾病的治疗。对并发脓胸、脓气胸者应及时抽脓、抽气。对年龄小、中毒症状重，或脓液黏稠，经反复穿刺抽脓不畅者，或张力性气胸宜考虑胸腔闭式引流。④糖皮质激素的应用：中毒症状明显，严重喘憋，伴有脑水肿、中毒性脑病，

伴有感染性休克、呼吸衰竭，胸膜有渗出者等可使用糖皮质激素治疗。

辨证论治 分为常证和变证进行辨证论治。

常证 ①风寒闭肺证：治以辛温开肺、化痰止咳，方选华盖散（《太平惠民和剂局方》）加减，常用中药有麻黄、杏仁、甘草、桑白皮、紫苏子、茯苓、陈皮等。②风热闭肺证：治以辛凉宣肺、清热化痰，方选银翘散（《温病条辨》）合麻杏石甘汤（《伤寒论》）加减，常用中药有麻黄、杏仁、生石膏、生甘草、金银花、连翘、薄荷、桔梗、牛蒡子等。③痰热闭肺证：治以清热宣肺、涤痰定喘，方选五虎汤（《医宗金鉴》）合葶苈大枣泻肺汤（《金匮要略》）加减，常用中药有麻黄、杏仁、生石膏、生甘草、细茶、桑白皮、葶苈子、苏子、前胡、黄芩、虎杖等。④毒热闭肺证：治以清热解毒、泻肺开闭，方选黄连解毒汤（《外台秘要》）合三拗汤（《太平惠民和剂局方》）加减，常用中药有黄芩、黄连、黄柏、栀子、麻黄、杏仁、甘草等。⑤阴虚肺热证：治以养阴清肺、润肺止咳，方选沙参麦冬汤（《温病条辨》）加减，常用中药有南沙参、麦门冬、玉竹、天花粉、桑叶、款冬花、扁豆、甘草等。⑥肺脾气虚证：治以健脾益气、肃肺化痰，方选人参五味子汤（《幼幼集成》）加减，常用中药有人参、五味子、茯苓、白术、百部、橘红、生甘草等。

变证 ①心阳虚衰证：治以温补心阳、救逆固脱，方选参附龙牡救逆汤（验方）加减，常用中药有人参、附子、龙骨、牡蛎、白芍、甘草等。②内陷厥阴证：治以平肝息风、清心开窍，方选

羚角钩藤汤（《重订通俗伤寒论》）合牛黄清心丸（《痘疹世医心法》）加减，常用中药有羚羊角、钩藤、茯神、白芍、甘草、生地、牛黄、黄芩、黄连、栀子、郁金、朱砂等。

中成药治疗 ①养阴清肺口服液：养阴润肺、清热利咽，用于小儿肺炎的阴虚肺热证。②止咳橘红口服液：清肺、止咳、化痰，用于痰热阻肺引起的咳嗽痰多，胸满气短，咽干喉痒。③儿童清肺丸：清肺、止咳、化痰，用于小儿肺经痰热，外感风寒引起的面赤身热，咳嗽气促，痰多黏稠，咽痛声哑。④玉屏风散：益气固表止汗，用于小儿肺炎病久表虚自汗。

中医辅助疗法 小儿肺炎还可使用针灸、拔罐、外治等辅助疗法。①针灸疗法：体针主穴选取尺泽、孔最、列缺、合谷、肺俞、足三里。配穴选取痰热闭肺，加少商、丰隆、曲池、中脘；阳气虚脱，加气海、关元、百会。②拔罐疗法：取肩胛双侧下部，用拔罐法，用于肺炎后期啰音不消失者。③外治疗法：由桑叶、知母、杏仁、前胡、白前、桔梗、甘草、银花、鱼腥草等中药制成雾化剂，超声雾化吸入，用于风热闭肺证；纱布包大黄、芒硝、大蒜等中药敷胸，用于肺部湿性啰音久不消失者。如皮肤未出现刺激反应，可连用3~5天。

现代研究 包括证型研究和药物研究。

证型研究 研究发现，不同病原体所致的小儿肺炎中医证型分布具有以下特点：小儿病毒性肺炎以痰热闭肺证最多，其次为风热闭肺证。小儿支原体肺炎以实证、热证为主，风热闭肺证、痰热闭肺证、肺热蕴阻证、阴虚

肺热证、肺脾气虚证是其最多见的证型。合胞病毒性肺炎证型主要分为肺气闭塞型。腺病毒肺炎以风寒袭肺、风热犯肺及痰热闭肺证多见。小儿肺炎初期，南北方证型分布无明显差异；后期南北方虚证分布差异明显，北方阴虚肺热证多见，南方肺脾气虚证居多。小儿肺炎风热闭肺证7岁以下患儿所占比例最大。痰热闭肺证在1~3岁肺炎患儿最多见，毒热闭肺证多见于幼儿组肺炎患儿。风热闭肺证和痰热闭肺证在春季多见。

药物研究　分子生物学研究表明，小儿肺炎与细胞内多条信号传导通路的活化密切相关，如丝裂原活化蛋白激酶（MAPK）信号通路、核因子 κB（NF-κB）信号通路、泛素/蛋白酶体信号通路、JAK/STAT 信号途径。实验研究发现，中草药有效成分，如苷类、生物碱、黄酮及醚类等，在小儿肺炎治疗中具有抗炎、解热、平喘、止咳和免疫调节等多种作用。如黄芩苷能通过抑制 AP-1 信号通路的激活来降低炎性细胞因子分泌，从而减轻病理损伤，对流感引起的肺炎有良好的治疗作用。细辛醇浸剂、挥发油等对革兰阳性菌、枯草杆菌和伤寒杆菌有一定的体外抑制作用，煎剂对结核杆菌和伤寒杆菌亦有抑制作用。细辛挥发油对多种真菌如黄曲霉菌、黑曲霉菌、白色念珠菌等均有抑制作用。α-细辛醚有抑制呼吸道合胞病毒增殖的作用。中成药治疗小儿肺炎的药理学机制也得到进一步证实。如痰热清注射液具有抗炎作用，对呼吸道有关致病菌都有一定抑制作用，并有较强的抗呼吸道病毒作用，并能显著增强抗生素的疗效。

（何清湖　罗银河）

xiǎo'ér yànshízhèng
小儿厌食症（infantile anorexia）

小儿较长时间食欲减退，厌恶进食，食量减少的疾病。该病并非一个独立的疾病，可仅涉及消化系统的功能或器质性障碍，也可为微量元素缺乏、喂养方式不合理、全身性疾病、精神因素影响、药物影响、气候水土因素等的一种表现。该病属于中医学的恶食、不思食等范畴。

病因病机　该病多由先天不足、他病伤脾、喂养不当、情志失调等引起，病位在脾胃。脾为阴土，得阳则运，以升为运，胃为阳土，得阴则和，以降为和，两者互为表里，共居中焦运化水谷精微供养机体。小儿胎禀不足，多在生后即表现不欲吮乳；小儿稚阴稚阳之体，脾胃功能较弱，乳食不知自节或误入不洁饮食，家长缺乏喂养知识导致喂养不当，均可使受纳运化失司；他病伤脾胃或情志失调，肝失疏泄乘脾犯胃，导致脾胃功能不调，临床表现为厌食。

证候诊断　该病以脏腑辨证为纲，以脾胃辨证为主，偏重脾运化功能失健。常见证候有脾失健运证、脾胃气虚证、脾胃阴虚证，各证候诊断要点如下。①脾失健运证：食欲不振，厌恶进食，食而乏味，偶尔多食后脘腹胀满，或伴胸脘痞闷，嗳气，恶心，大便不调，形体尚可，精神如常，舌淡红，苔薄白或薄腻，脉尚有力。②脾胃气虚证：不思进食，食而不化，大便偏稀或便溏，夹不消化食物，面色少华，肢倦乏力，形体偏瘦，舌淡，苔薄白，脉缓无力。③脾胃阴虚证：不思饮食，食少饮多，大便偏干，小便短黄，皮肤较干燥，可伴烦躁少寐，手足心热，舌红少津，苔少或花剥苔，脉细数；多见于温热病后失养或素体阴虚，或偏嗜辛辣饮食。

治疗方法　小儿厌食症如因原发病导致，需积极治疗原发病。西医无特殊治疗，建立合理、规律的饮食习惯，改善进食环境，适当体育锻炼。该病除治疗原发病外，多采用中医治疗，包括汤剂、中成药、推拿、针刺、中药外治等，以提高小儿食欲，促进营养消化吸收。

辨证论治　小儿厌食症以运脾开胃为基本治则，多轻清之剂、化湿醒脾之品。①脾失健运证：治以调和脾胃、运脾开胃，方选不换金正气散（《太平惠民和剂局方》）加减，常用中药有厚朴、藿香、半夏、苍术、陈皮、焦山楂、神曲、麦芽、甘草等。②脾胃气虚证：治以健脾益气、佐以助运，方选异功散（《小儿药证直诀》）加减，常用中药有党参、白术、茯苓、陈皮、砂仁、扁豆、甘草等。③脾胃阴虚证：治以滋脾养胃、佐以助运，方选养胃增液汤（验方）加减，常用中药有石斛、麦冬、乌梅、沙参、玉竹、白芍、香橼、甘草等。

中成药治疗　治疗小儿厌食症的常用中成药为根据传统方剂研制的中药复方制剂，需辨证应用于临床。①小儿香橘丸：运脾开胃，用于脾失健运证。②儿康宁糖浆：益气健脾、和中开胃，用于脾胃气虚证。

中医辅助疗法　小儿厌食症较多使用针灸、推拿、中药外等辅助疗法。①针灸疗法：主穴选取足三里、三阴交等，配穴选取脾失健运配点刺四缝，脾胃气血配脾俞、胃俞等，脾胃阴虚配中脘、内关、阴陵泉等。均不留针，每日1次。②推拿疗法：补脾土、运内八卦、清胃经、揉掐掌横纹、摩腹、揉足三里，用于脾失健运证；补脾土、运内八卦、揉足三里、摩腹、捏脊，用于脾胃气虚证；揉板门、补胃经、运内八卦、分手阴阳、揉上马、揉中脘，用于脾胃阴虚证。③中药外治：牙皂、砂仁、茯苓、焦山楂、焦麦芽、神曲、肉豆蔻、人参、白术、厚朴、木香、冰片、麝香等中药，粉碎成末，凡士林调膏状，外敷中脘、气海穴。

现代研究 包括证候研究和药物研究。

证候研究 通过对小儿厌食症的临床证型分布特点与用药规律的研究，各个证候之间存在一定的相关性和差异性，建立了一个相关性较好的《小儿厌食（喂养障碍）中医证候评价量表》，可用于小儿厌食症的治疗、康复评估。胃肠道黏膜结构变化、胃肠道动力不足可导致小儿厌食的发生。联合发病原因，基于下丘脑腹内侧（VMN）、外侧区（LH）对摄食行为的中枢调节作用提出的"脑肠肽-食欲中枢"假说研究逐渐深入到分子及基因水平，涉及大脑相应区域神经元调节、中枢和外周内源性阿片肽 β-EP、瘦素、血管活性肠肽、八肽缩胆囊素以及对胃促生长素（Ghrelin）信号通路的可能影响。

药物研究 研究重点在于探明部分用于治疗小儿厌食症的中药复方血清药理效应的物质基础，包括儿宝颗粒对改善模型大鼠胃肠黏膜的病理形态与生长抑制素（SS）、VIP 的异常表达，开胃进食汤上调脾虚证大鼠胃肠平滑肌钙调蛋白 mRNA 的表达，加减益胃汤下调厌食大鼠结肠平滑肌细胞中 CCKB-R mRNA 的高表达。实验研究表明，以健脾益气中药

为主组成的中药复方通过多种途径影响"肠-脑"轴，发挥药理作用。如运脾中药复方对 VMN 神经元对外周传入摄食负反馈信号敏感性的降低作用，对中枢和外周 β-内啡肽的促进分泌作用；观音合剂对幼龄厌食模型大鼠外周血瘦素水平的提高及对 CCK、VIP 的负调节作用。

（何清湖 李丽鹏）

yīngyòuér fùxiè

婴幼儿腹泻（infantile diarrhea） 好发于 6 个月~2 岁婴幼儿的多病原多病因引起的以腹泻、呕吐为主要症状的胃肠道功能紊乱综合征。根据病因不同可分为感染性腹泻和非感染性腹泻，连续病程小于 2 周称急性腹泻，病程 2 周至 2 个月为迁延性腹泻，病程超过 2 个月为慢性腹泻。该病属于中医学的泄泻、呕吐等范畴。

病因病机 该病多因小儿脾胃虚弱，加之感受外邪、内伤饮食、病后失养，胃不受纳或纳后不能充分腐熟水谷，脾失健运，水谷精微不化，水反为湿，谷反为滞，清浊不分，合污而下，并入大肠，发为泄泻；胃气上逆，则有呕吐。小儿尚属稚阴稚阳之体，呕、泄之后，气随津脱，容易出现气阴两伤的变证，或泻下过度，久泻不止，阴损及阳，导致阴竭阳脱。

证候诊断 该病临床大致可分常证和变证，常证重在辨寒、热、虚、实，变证重在辨阴、阳。常证以风寒泻、湿热泻、伤食泻、脾虚泻、脾肾阳虚泻多见；变证分气阴两伤证、阴竭阳脱证。

常证 ①风寒泻：大便次数增多，清稀夹有泡沫，臭气不甚，肠鸣腹痛，或伴恶风、恶寒、发热，流清涕、咳嗽，舌质淡，苔薄白，脉浮紧，指纹淡红。②湿

热泻：大便次数增多，泻下急迫，呈水样或蛋花样，或泻下黏滞不爽，有臭气，腹痛时作，哭闹、烦躁，食欲不振，可伴恶心呕吐，神疲乏力，发热，口渴，小便短黄，舌质红，苔黄腻，脉滑数，指纹紫。③伤食泻：大便次数增多或大便稀溏，夹有乳凝块或食物残渣，气味酸臭，或如败卵，脘腹胀满，腹痛拒按，泻后痛减，嗳气酸溲，或有呕吐，不思乳食，夜卧不安，苔厚腻，或微黄，脉滑数，指纹滞。④脾虚泻：病程通常较长，大便稀溏，色淡不臭，多于食后作泻，时轻时重，神疲倦怠，面色萎黄或白，腹胀纳呆，舌淡苔白，脉缓弱，指纹淡。⑤脾肾阳虚泻：久泻不止，大便清稀，澄澈清冷，完谷不化，或见脱肛，形寒肢冷，面色㿠白，精神萎靡，睡时露睛，舌淡苔白，脉细弱，指纹淡。

变证 ①气阴两伤证：多见暴泻患儿，啼哭少泪，囟门凹陷，皮肤干燥或枯瘪，精神萎靡，小便短少甚或无尿。舌红少津，苔少或无苔，脉细数。②阴竭阳脱证：泻下不止，次频量多，面色青灰或苍白，精神萎靡，表情淡漠，哭声微弱，啼哭无泪，少尿或无尿，四肢厥冷，舌淡无津，脉沉细欲绝。

治疗方法 婴幼儿腹泻以预防和纠正脱水、调整饮食、合理用药、预防并发症为治疗原则。急性腹泻需注意维持水、电解质平衡，如有感染证据需抗感染；迁延性腹泻和慢性腹泻应重视饮食疗法及肠道菌群平衡。中医治疗以运脾化湿为基本治则，针对不同病因可配合小儿推拿、针灸、药物外敷等治疗，在改善症状、缩短病程、调节肠道菌群等方面具有较大优势。该病可采取中西

医结合治疗，在病程各阶段均可使用。

西医治疗 ①液体疗法：主要是纠正水、电解质紊乱及酸碱失衡，降低腹泻尤其是急性腹泻的病死率；②饮食疗法：在保证机体生理需要、补充疾病消耗的基础上合理调整饮食，减轻胃肠负担，对严重呕吐者可暂时禁食4~6小时，无须禁水；③微生态疗法：常用的有双歧杆菌三联活菌散、屎肠球菌、需氧芽胞杆菌等，有助于恢复肠道正常菌群生态，抑制病原菌定植和侵袭，控制腹泻；④肠黏膜保护剂：常用的有蒙脱石粉；⑤锌剂：包括葡萄糖酸锌口服液、酵母锌片等，世界卫生组织推荐急性腹泻患儿每日予元素锌10mg（<6个月）或20mg（>6个月），疗程10~14天。慎用止泻剂如洛哌丁胺等，因其具有抑制胃肠蠕动作用，可加重细菌繁殖和毒素吸收甚至导致麻痹性肠梗阻。对于病原学检查阳性或有其他明显感染证据的一般腹泻患儿，可酌情选用抗生素，新生儿、小婴儿、免疫功能低下及重症腹泻者应选用抗生素。

辨证论治 婴幼儿腹泻以运脾化湿为基本治则，实证以祛邪为主，虚证以扶脾为主。具体治法及主方如下。①风寒泻：治以疏风散寒、化湿和中，方选藿香正气散（《太平惠民和剂局方》）加减，常用中药有藿香、苏叶、苍术、厚朴、半夏、大腹皮、茯苓、陈皮、甘草、防风、羌活、荆芥等。②湿热泻：治以清肠解热、利湿止泻，方选葛根黄芩黄连汤（《伤寒论》）加减，常用中药有葛根、黄芩、黄连、白芍、甘草、马齿苋、马鞭草、茯苓、泽泻等。③伤食泻：治以消食化滞、运脾和胃，方选保和丸（《丹溪心法》）加减，常用中药有焦三楂、焦神曲、焦麦芽、半夏、茯苓、陈皮、连翘、莱菔子、木香、厚朴等。④脾虚泻：治以健脾益气、助运止泻，方选参苓白术散（《太平惠民和剂局方》）加减，常用中药有人参、茯苓、白术、白扁豆、莲子、山药、砂仁、薏苡仁、桔梗、陈皮、苍术、焦山楂等。⑤脾肾阳虚证：治以温补脾肾、固涩止泻，方选附子理中汤（《三因极一病证方论》）合四神丸（《内科摘要》）加减，常用中药有附子、党参、白术、炮姜、吴茱萸、补骨脂、肉豆蔻、山药、炙黄芪、升麻等。⑥气阴两伤证：治以健脾益气、酸甘敛阴，方选人参乌梅汤（《温病条辨》）加减，常用中药有人参、乌梅、木瓜、山药、莲肉、石斛、白芍、甘草等。⑦阴竭阳脱证：治以挽阴回阳、救逆固脱，方选生脉散（《医学启源》）合参附龙牡救逆汤（《中医儿科学》验方）加减，常用中药有人参、麦冬、五味子、附子、龙骨、牡蛎、白芍、炙甘草、干姜等。

中成药治疗 ①藿香正气口服液：适用于风寒泻，或内伤湿滞者。②葛根芩连微丸：适用于湿热泻。③保和丸：适用于伤食泻。④附子理中丸：适用于脾肾阳虚泻。

中医辅助疗法 小儿推拿、针灸、中药外治对婴幼儿腹泻均有较好的疗效，且无明显副作用。①推拿疗法：分阴阳，揉外劳宫，推三关，摩腹，揉脐，揉龟尾，运土入水，用于风寒泻；分阴阳，清大肠，清小肠，退六腑，揉小天心，运土入水，用于湿热泻；揉板门，清大肠，补脾土，摩腹，运内八卦，点揉天枢，掐十指节，用于伤食泻；推三关，补脾土，补大肠，摩腹，推上七节骨，捏脊，重按脾俞、胃俞、大肠俞，用于脾虚泻。②针灸疗法：主穴选足三里、中脘、脾俞、止泻穴等，配穴选内庭、气海、天枢；发热加曲池，呕吐加内关、上脘，伤食加刺四缝穴，水样便多加刺三阴交；实证用泻法，虚证用补法；脾虚泻和脾肾阳虚泻可取足三里、中脘、神阙、隔姜灸或艾条温和灸。③中药外治：丁香、吴茱萸、胡椒，研末醋调，填脐外敷。

现代研究 有健脾益气药、温阳药物组成的方药，均涉及胃肠道动力学途径。参苓白术散治疗腹泻的途径涉及肠道钠-葡萄糖协同转运蛋白1（SGLT1）mRNA基因表达，其对炎症性腹泻的治疗途径包括抑制氧化应激反应、影响丝裂原活化蛋白激酶（MAPK）信号通路。七味白术散则能清除感染乳鼠肠道中的人类轮状病毒（HRV），保护小肠黏膜上皮细胞。调控水通道蛋白4（AQP4）及相关因子钠钾三磷酸腺苷酶、蛋白激酶C（PKC）基因，对抗Caco-2细胞的高渗性脱水损伤是加味人参乌梅汤治疗抗腹泻的作用机制。多数的中药有效成分中含有的葡萄糖苷类形式成分，可以通过肠道菌群代谢而发挥药效，除此之外含有的蛋白质、多糖等对肠道微生态的平衡均有好的保护作用。同时，中药对肠道菌群的数量和种类也有一定影响。比如黄连水煎剂对小鼠肠道肠球菌、肠杆菌、乳杆菌、双歧杆菌均有增加作用且和剂量存在一定关联。通过对艰难梭菌体外培养实验的研究，参苓白术散和理中汤均可抑制其毒素tcdA/tcdB基因的表达，两者在抗腹泻上存在共同的药理机制。

（何清湖 李丽鹏）

xiǎo'ér jíxìng shènxiǎoqiú shènyán

小儿急性肾小球肾炎 （infantile acute glomerulonephritis）

发生于小儿的、病因不一、急性起病，临床症状以血尿为主，伴不同程度蛋白尿、水肿、高血压或肾功能不全为特点的肾小球疾患。多有前驱感染，基本病理改变为肾小球弥漫性、渗出性、增生性炎症，电镜下肾小球基底膜上皮侧见到"驼峰"样电子致密物沉积为特征性改变。本节讨论的主要是原发性肾小球肾炎。该病属于中医学的水肿之风水、肾风、尿血、水肿等范畴。

病因病机、证候诊断、治疗方法以及现代研究见急性肾小球肾炎。

（何清湖　李丽鹏）

xiǎo'ér shènbìng zōnghézhēng

小儿肾病综合征 （infantile nephrotic syndrome）

多种原因引起肾小球基底膜通透性增高，以大量蛋白尿、低蛋白血症、水肿和高脂血症为主要表现的临床症候群。肾小球通透性增高导致血浆内蛋白质从尿中丢失为基本病变，低蛋白血症、水肿和高脂血症均为继发的病理生理改变。肾病综合征按病因可分为原发性、继发性、先天性 3 种类型，该条目主要讨论原发性肾病综合征。该病属于中医学的水肿、阴水等范畴。

病因病机　该病多因禀赋不足、久病体虚，小儿肺脾肾三脏不足，或他脏久病损及三脏，或外邪入里损及三脏，肺脾肾功能虚弱，气化、运化功能失常，封藏失职，精微外泄，精微不能输布而下泄则出现蛋白尿，水液停聚、泛溢肌肤则发为水肿。外感、水湿、湿热、瘀血及湿浊，这些外感或内生之邪与肺脾肾三脏虚弱互为因果，促进该病的发生、发展。其中以水湿为贯穿病程始终的病理产物，既可阻碍气机伤阳，又可郁而化热形成湿热，久结难分，促使瘀血形成。瘀血又进一步加重气滞，气滞则血瘀，湿浊不化，水毒潴留。病程演变中长期使用药物，药物偏性或药毒也可助火生热，或耗损阳气、阳损及阴，导致病情演变。该病因病机涉及内伤、外感、药物等，影响脏腑、气血、阴阳，总体属正虚邪实、本虚标实、虚实夹杂的病证。

证候诊断　该病分为本证和标证。本证以肺脾气虚证、脾肾阳虚证、气阴两虚证、肝肾阴虚证常见；标证以外感风邪证、水湿证、湿热证、湿浊证、血瘀证常见。各证候诊断要点如下。

本证　①肺脾气虚证：该证多在病初，全身浮肿，面目为甚，面白身重，小便减少，气短乏力，自汗、易感冒，纳呆便溏，或兼咳嗽，上气喘息。舌淡胖，脉细弱。②脾肾阳虚证：该证多在病初或复发时水肿明显出现，全身浮肿明显，按之难起或不起，腰腹以下为甚，神疲蜷卧，面白虚浮，畏寒肢冷，小便短少不利，纳少纳差，恶心呕吐，便溏，可伴有胸水、腹水，舌淡胖或见齿痕，苔白滑、腻，脉沉细无力。③气阴两虚证：该证多在久病反复时出现，浮肿时现，病势较缓，面色无华，神疲乏力，自汗或盗汗，易感冒，口干咽燥却不欲多饮，同时见心烦，手足心热，舌红，苔少，脉细弱或细数无力。④肝肾阴虚证：该证多在病久反复或大剂量使用激素治疗时出现，浮肿或轻或重，头痛头晕，心烦躁扰，手足心热，口干咽燥，或有面色潮红，多汗，双目干涩，视物不清，痤疮，失眠，舌红，苔少，脉弦细数。

标证　①外感风邪：该证为病程中有感冒、咳嗽、肺炎等疾病而出现风寒、风热等不同证型，以发热，恶风，无汗或有汗，头身疼，或咽痛，或咳喘为特点，苔薄，脉浮。②水湿证：该证多在肾病重度水肿时出现，以全身广泛浮肿，可伴胸水、腹水、阴囊水肿，小便短少不利为特点，或见皮肤光亮，或见腹胀水臌，肠间辘辘有声，或见胸闷气短，心下痞满，咳喘，头胀头晕，舌暗，苔白腻、滑，脉沉。③湿热证：该证多在病程中有皮肤感染、尿路感染等而出现上焦、中焦、下焦湿热等不同证型，以舌红，苔黄腻，脉滑数为辨证要点，上焦湿热可见皮肤疮毒，中焦湿热可见口黏口苦，脘闷纳差，渴不欲饮，身热不扬，下焦湿热可见小便频数、不爽，尿痛，色黄赤浑浊，小腹坠胀，腰痛。④湿浊证：该证为病程中出现的急慢性肾功能衰竭，以身重困倦、水肿加重，恶心呕吐，精神萎靡，血尿素氮和肌酐升高为特点，苔厚腻，脉沉或脉濡。⑤血瘀证：该证可见于病程各个阶段，以面色晦暗，眼睑下发青、发暗，唇舌紫暗，舌底迂曲，舌有瘀点或瘀斑为辨证要点，实验室检查有高凝倾向也可作微观辨证的依据。或见肌肤不泽、肌肤甲错，有紫纹或血缕，常伴胁下痛、腰痛，胁下有癥瘕，脉弦涩。

治疗方法　该病需正确使用肾上腺皮质激素为主，控制水肿，供给适量的营养，维持水电解质平衡，预防和控制感染，以提高缓解率，减少复发，减轻药物副作用为治疗目的。该病尚无治愈方法，且长期使用激素或细胞毒性药物会带来相应的副作用，因此宜采用综合治疗，中西医结合治疗适用于该病的整个病程。该病以正虚为本，邪实为标，在病程各个阶段标本虚实主次不一，中医治疗重在扶正培本，各阶段均可益气健脾补肾、调理阴阳，配合宣肺利水、清热化湿、降浊、活血化瘀等方法祛除标邪。

西医治疗 治疗 NS 的西药包括：①糖皮质激素如泼尼松、氢化可的松、甲泼尼龙等，为控制病情的重要药物，根据个体对药物的治疗分为激素敏感、激素依赖、激素耐药，有短、中、长程三种疗法。②细胞免疫抑制剂药物如环磷酰胺、环孢霉素 A、霉酚酸酯、雷公藤多苷等，用于肾病综合征频繁复发，糖皮质激素依赖、耐药、出现严重副作用时；③血管紧张素转换酶抑制剂如卡托普利、福辛普利等，对改善肾小球局部血流动力学、减轻尿蛋白、延缓肾小球硬化有一定积极作用，尤其适用于伴有高血压的肾病综合征；④免疫调节剂如左旋咪唑，通常作为糖皮质激素的辅助治疗，适用于频复发、常伴感染、糖皮质激素依赖者。⑤抗凝及纤溶剂：包括肝素、尿激酶、双嘧达莫，前两种为静脉使用，病情好转后改用双嘧达莫口服，主要是为了预防和治疗血栓形成。

辨证论治 肾病综合征临床证候为本虚标实、虚实夹杂，水肿期或外邪湿热等邪实明显时，当以祛邪为主以急则治其标，水肿、外邪缓解或久病反复后，宜攻补兼施或扶正补虚为主以缓则治其本。

本证 ①肺脾气虚证：治以益气健脾、宣肺利水，方选防己黄芪汤（《金匮要略》）合五苓散（《伤寒论》）加减，常用中药有防己、黄芪、茯苓、白术、泽泻、猪苓、车前子、桂枝、甘草等。②脾肾阳虚证：偏脾阳虚治以温阳健脾、行气利水，方选实脾饮（《济生方》）加减；偏肾阳虚治以温肾健脾、化气通阳利水，方选真武汤（《伤寒论》）合黄芪桂枝五物汤（《金匮要略》）加减，常用中药有附子、干姜、生姜、黄芪、白术、茯苓、泽泻、猪苓、苍术、黄芪、大腹皮、厚朴、草果仁、木香、甘草等。③气阴两虚证：治以益气养阴、化湿清热，方选六味地黄丸（《小儿药证直诀》）加减，常用中药有生地、熟地、山茱萸、山药、泽泻、茯苓、丹皮、黄芪等。④肝肾阴虚证：治以滋阴补肾、平肝潜阳，方选知柏地黄丸（《医宗金鉴》）加减，常用中药有黄柏、知母、地黄、女贞子、山茱萸、丹皮、茯苓、山药、泽泻。

标证 ①外感风邪证：外感风寒治以辛温宣肺祛风，方选麻黄汤（《伤寒论》）或小青龙汤（《伤寒论》）加减，常用中药有麻黄、桂枝、杏仁、甘草、细辛、白芍、半夏、干姜、五味子等；外感风热治以辛凉宣肺祛风，方选银翘散（《温病条辨》）加减，常用中药有金银花、连翘、竹叶、荆芥、牛蒡子、淡豆豉、薄荷、桔梗、芦根、甘草等。②水湿证：治以补气健脾、逐水消肿，方选五苓散（《伤寒论》）合己椒苈黄丸（《金匮要略》）加减，常用中药有茯苓、白术、猪苓、泽泻、桂枝、防己、椒目、葶苈子、大黄等。③湿热证：上焦湿热治以清热解毒，方选五味消毒饮（《医宗金鉴》）加减，常用中药有野菊花、金银花、蒲公英、紫花地丁、天葵子等；中焦湿热治以化浊利湿，方选甘露消毒丹（《医效秘传》）加减，常用中药有滑石、茵陈、石菖蒲、黄芩、川贝、连翘、藿香、射干、白蔻仁、薄荷、木通等；下焦湿热治以清热利湿，方选八正散（《太平惠民和剂局方》）加减，常用中药有车前子、瞿麦、萹蓄、滑石、栀子、木通、大黄、甘草等。④湿浊证：治以利湿降浊，方选温胆汤（《世医得效方》）加减，常用中药有半夏、竹茹、枳实、陈皮、茯苓、人参、炙甘草等。⑤血瘀证：治以活血化瘀，方选桃红四物汤（《医宗金鉴》）加减，常用中药有桃仁、红花、当归、川芎、白芍、地黄、水蛭、三棱、莪术、生山楂等。

中成药治疗 治疗肾病综合征的常用中成药包括两种：根据传统方剂研制的中药复方制剂以及从单味中药中提取有效成分制成的中成药，前者需辨证应用于临床，后者大多具有抗炎及免疫调节作用。①肾炎温阳片：温补肾阳、化气行水，用于肾综之脾肾阳虚证，孕妇慎服。②肾炎消肿片：健脾渗湿、通阳利水，用于肾综之水湿偏脾虚湿困证，孕妇慎服。③肾炎康复片：益气养阴、补益肝肾、清解余邪，用于肾综之气阴两虚证。④雷公藤多苷片：除湿通络，有抗炎及抑制细胞免疫和体液免疫等作用，用于肾病各种证型，有严重心血管病和老年患者慎用，孕妇禁用。

现代研究 包括证候研究和药物研究。

证候研究 肾综的中医证候分型临床上以脾肾阳虚、阴虚湿热两种最常见，用药规律相应以补虚药、利水渗湿药、清热药最多。各个证型与光镜肾脏病理类型存在相关性，其中肺脾气虚型、脾虚湿困型、脾肾阳虚型、肝肾阴虚型以轻微病变（MCNS）、系膜增生性肾小球肾炎（MsPGN）多见，气阴两虚型以 MCNS、局灶节段硬化（FSGS）多见，后者与前四者存在较显著的差异性。在小儿频复发性肾综中，肝肾阴虚型病理以 MsPGN 多见。血瘀证的发生与病程长短、糖皮质激素使用、24 小时尿蛋白水平以及虚损证积分显著相关。难治性肾综的发病机制可能涉及糖皮质激素受体（GR）、热休克蛋白 90（HSP90）的调节，也与肾组织核因子-κB（NF-κB）活化有关。

药物研究　用于治疗肾病综合征的中药及中药复方涉及共同的调节机制：对水通调蛋白（AQP-2）的调节，对 AVP-V2 受体的调节。可能还包括对肾组织 VEGF 及 TGF-β1 的下调而产生抗蛋白尿和降脂作用。中药单药黄芪，其黄芪总黄酮能选择性提高机体的 CD4⁺T 细胞水平、提高机体 IFN-γ 水平来增强细胞免疫及体液免疫功能；黄芪皂苷可通过修复足细胞损伤改善肾脏滤过功能。通过对在肾病综合征治疗中占有重要地位。雷公藤多苷作为免疫抑制药物治疗肾病的药理机制得到进一步阐明，可通过抑制系膜细胞增殖和细胞外基质沉积和肾组织 TGF-βmRNA 表达对不可逆性肾小球硬化系膜损伤产生作用。

（何清湖　李丽鹏）

xiǎo'ér gǎnrǎnxìng xiūkè
小儿感染性休克（infantile septic shock）

儿童机体对病原微生物及其产物的炎症免疫反应失控，导致急性循环和微循环功能紊乱，最终导致细胞代谢和脏器功能障碍的循环衰竭综合征。是儿科常见危重症之一。若不及时妥善治疗，严重者引起器官功能受损，甚至发展为多器官功能衰竭。该综合征属于中医学的厥证等范畴。

病因病机　该病病因多为温热邪毒。热毒内郁，阳气伏遏，失于宣通，难达肢末，乃致热深厥深。邪入营血，蒙闭心包，引动肝风，出现神昏抽搐。热毒之邪，炼液为痰，痰热相搏，交结于气道，出现喉中痰鸣。热盛耗气伤阴，导致气阴耗竭，由于邪热燔灼营血，加之阳气虚衰，运血无力导致瘀血内生。病情进一步发展，阴液大伤，阴脱阳无所附，造成阴竭阳脱之证。该病早期表现为邪热内闭；若正不胜邪，则由内闭而致外脱；最后阴阳离绝，导致死亡。

证候诊断　该病临床大致可分为发作期和休止期。发作期以惊痫、风痫、痰痫、瘀血痫常见；休止期以虚痰盛证、脾肾两虚证常见。各证候诊断要点如下。①热毒内闭证：高热，烦躁，或精神萎靡，甚则神志昏迷，强直抽搐，喉中痰鸣，胸腹灼热，面色苍白，手足厥冷，口渴喜饮，小便短赤，大便秘结，舌红，苔黄燥，脉细数。②气阴亏竭证：神志不清，面色苍白，呼吸促而弱，皮肤干燥，尿少口干，四肢厥冷，唇舌干绛，苔少而干，脉细数而无力。③阴竭阳脱证：神志不清，面色青灰，皮肤紫花或大片瘀斑，皮肤湿冷，四肢冰凉过肘膝，汗出如油，呼吸不整，体温不升，唇紫发青，苔白滑，脉微欲绝，指纹淡隐。

治疗方法　感染性休克属危重症，西医应积极控制感染和抗休克治疗。配合中医治以回阳救逆，益气固脱。

西医治疗　①补充血容量、纠正酸中毒：补充血容量是抢救感染性休克最基本而主要的措施之一，以维持有效循环血量，改善组织灌流，纠正酸中毒多与扩容同时进行。②给氧与呼吸支持：保证氧供及通气，充分发挥呼吸代偿作用；③血管活性药物：如多巴胺、肾上腺素等用以调整微血管的舒缩功能，改善微血管的灌流。④肾上腺皮质激素：甲泼尼龙、地塞米松等肾上腺皮质激素在重症休克时使用，宜大剂量、短疗程、及早使用能。⑤控制感染：是防治感染性休克最基本的措施之一。早期、足量、联合、静脉给药、疗程足够，以迅速彻底控制感染。⑥纠正凝血障碍：早期可给予小剂量肝素，若明确有弥散性血管内凝血（DIC），则应按 DIC 常规治疗。

辨证论治　感染性休克属危重症，应"急则治其标，缓则治其本"，急救以扶正固脱为主，兼以祛邪。①热毒内闭证：治以清热解毒、通腑开窍，方选清瘟败毒饮（《疫疹一得》）合小承气汤（《伤寒论》）加减，常用中药有生石膏、生地、黄连、黄芩、知母、赤芍、牡丹皮、玄参、连翘、大黄、厚朴等。②气阴亏竭证：治以益气养阴、救逆固脱，方选生脉散（《内外伤辨惑论》）加减，常用中药有麦冬、五味子、人参等。③阴竭阳脱证：治以益气回阳、救逆固脱，方选参附汤（《校注妇人良方》）或参附龙牡救逆汤（验方）加减，常用中药有人参、附子、龙骨、牡蛎、生姜、大枣等。

中成药治疗　治疗感染性休克的常用中成药主要是根据传统方剂研制的中药复方制剂，需辨证应用于临床。①参附注射液：回阳救逆、益气固脱，用于阴竭阳脱的厥脱证。②生脉注射液：益气养阴、复脉固脱，用于感染性休克气阴亏竭证。

现代研究 包括治法研究和药物研究。

治法研究 临床研究发现，感染性休克病机多为热毒夹瘀，内闭脏腑而致气阴两脱。中医治疗方法以回阳救逆法、益气救阴法、开闭固脱法为主。

药物研究 感染性休克心功能受抑制是一个多因素、多通路参与的结果，血清肿瘤坏死因子（TNF）-α 和 NO 通过影响钙离子流动导致心肌细胞内钙超载，线粒体释放细胞色素 C 或通过 TNF-2a 与受体结合启动细胞凋亡等。实验研究发现，中草药有效成分，如苷类、生物碱等，在感染性休克治疗中具有抗炎、抗休克和免疫调节等多种作用。如人参皂苷 Rb1 可减少 TLR4mRNA 表达水平，抑制 TNF-α，保护感染性休克大鼠肝、肺组织。附子水溶性生物碱能调节心衰细胞内酶的活力与离子浓度，心肌细胞活力明显减小，细胞内 Ca^{2+}-ATP 酶和 Ca^{2+}-Mg^{2+}-ATP 酶的活性与 Na^+、Mg^{2+} 含量降低，K^+、Ca^{2+} 的含量与 Na^+-K^+-ATP 酶的活性上升；去乙酰毛花苷能提高心衰细胞的细胞活性，并能升高模型细胞 Na^+、Mg^{2+} 含量，提高细胞内 Ca^{2+}-ATP 酶和 Ca^{2+}-Mg^{2+}-ATP 酶的活性，降低 K^+、Ca^{2+} 的含量与 Na^+-K^+-ATP 酶的活性。中药复方治疗感染性休克的药理学机制也得到进一步证实。如生脉注射液通过调控细胞因子，拮抗全身炎症反应而保护心肌细胞。复苏合剂可以明显增加感染性休克患者的心排血指数（CI）、全心舒张期末容积指数（GEDVI），降低血管外肺水指数（EVLWI），增加心排血量，有利于纠正感染性休克患者血流动力学紊乱。

（何清湖 罗银河）

nǎoxìng tānhuàn

脑性瘫痪（cerebral palsy，CP） 出生前到出生后 1 个月以内各种原因所致的以中枢性运动障碍及姿势异常，可伴智力低下、惊厥发作、行为异常、听力、视力障碍等的非进行性脑损伤。属于中医学的五迟、五软、五硬和痿证等范畴。

病因病机 该病主要原因为患儿先天禀赋不足，或产前孕母将养失宜，损及胎儿，导致小儿先天肾精不充，脑髓失养；或产时及产后因素导致瘀血、痰浊阻于脑络，而致脑髓失其所用。病机为肝、脾、肾三脏功能失调，脑髓损伤。该病大多属于虚证，若血瘀痰阻，脑窍闭塞，亦可见实证。

证候诊断 该病临床以虚证为主，以肝肾亏虚证、脾肾两亏证常见。随着对脑性瘫痪认识的加深，该病也可为虚实夹杂证，如脾虚肝亢证。各证候诊断要点如下。①肝肾亏虚证：肢体不自主运动，关节活动不灵，手足徐动或震颤，动作不协调，或语言不利，或失听失明，或失聪，舌淡，苔薄白，脉细软，指纹沉细。②脾肾两亏证：头项软弱，不能抬举，口软唇弛，吸吮或咀嚼困难，肌肉松软无力，按压失于弹性，面白，舌淡，苔薄白，脉沉无力。③脾虚肝亢证：肢体强直拘挛，强硬失用，烦躁易怒，遇到外界刺激后加重，食少纳呆，肌肉瘦削，舌质胖大或瘦薄，舌苔少或白腻，脉象沉弱或细，指纹淡。④痰瘀阻滞证：自出生后反应迟钝，智力低下，肌肤甲错，毛发枯槁，口流痰涎，吞咽困难，关节强硬，肌肉软弱，动作不自主，或有癫痫发作，舌质紫暗，苔白腻，脉沉涩。

治疗方法 脑性瘫痪的治疗应重视早期康复治疗，特别是出生后 6~9 个月的阶段内采取中西医综合康复疗法，中医辨证、推拿、针灸与西医体能运动训练、技能训练、语言训练等相结合，纠正患儿异常姿势，促进正常运动发育，力求患儿全面的康复。

西医治疗 ①功能训练：包括体能运动训练、技能训练、语言训练等。②引导式教育疗法（Peto 疗法）：利用教育的形式，以认知感觉交流的方式，对患儿日常生活给予各种与其年龄、疾病类型相适应的课题的刺激。③物理疗法：如电疗、光疗、磁疗、超短波、温热疗法、激光疗法、水疗、生物反馈疗法等。④感觉统合治疗：通过运动装置促进儿童处理感觉输入，应用感觉信息从而获得姿势的控制。⑤药物治疗：尚未发现治疗脑瘫的特效药物，但对合并症状如癫痫者可应用抗癫痫药物。⑥手术治疗：主要用于痉挛型脑瘫，目的是矫正畸形，恢复或改善肌力与肌张力的平衡。

辨证论治 ①肝肾亏虚证：治以滋补肝肾、强筋健骨，方选六味地黄丸（《小儿药证直诀》）合虎潜丸（《丹溪心法》）加减，常用中药有熟地黄、山茱萸、山药、茯苓、牡丹皮、泽泻、龟板、黄柏、知母、白芍、锁阳、陈皮等。②脾肾两亏证：治以健脾补肾、强肌壮骨，方选补中益气汤（《脾胃论》）合补肾地黄丸（《医宗金鉴》）加减，常用中药有黄芪、人参、白术、当归、陈皮、熟地黄、山茱萸、山药、茯苓、牡丹皮、泽泻、牛膝、鹿茸等。③脾虚肝亢证：治以柔肝健脾、益气养血，方选缓肝理脾汤（《医宗金鉴》）加减，常用中药有桂枝、白术、人参、茯苓、白芍、陈皮、山药等。④痰瘀阻滞证：治以涤痰开窍、活血通络，方选通窍活血汤（《医林改错》）合二陈汤（《医宗金鉴》）加减，常用中药有赤芍、川芎、桃仁、红花、麝香、陈皮、法半夏等。

中医辅助疗法 脑性瘫痪还可使用针灸、推拿、中药外治等辅助疗法。

针灸疗法 ①体针：智力低下，取百会、四神聪、智三针；语言障碍，取通里、廉泉、金津、玉液；上肢瘫取肩髃、曲池、合谷等穴；下肢瘫取环跳、阳陵泉、悬钟等穴；剪刀步取风市、髀关等穴；尖足取解溪、昆仑等穴；流涎取上廉泉、地仓等穴；吞咽困难取廉泉、天突等穴；二便失禁取上髎、次髎、中极、关元等穴。据肢体瘫痪部位不同分别针刺华佗夹脊穴的不同节段。针刺后肌张力低下患儿可灸背部的肾俞、命门、腰阳关等穴，下肢的血海、足三里、阳陵泉、三阴交等穴。②头针：取运动区、足运感区。若上肢瘫痪，取对侧顶颞前斜线中2/5；下肢瘫痪，取对侧顶颞前斜线上1/5及顶旁线。

推拿疗法 采取按、揉、捏、拿等手法作用于患肢。

中药外治法 将黄芪、当归、川芎、鸡血藤、红花、伸筋草等药加水煮沸，将药液倒入浴盆中，待温度适当时，用药液浸洗患肢，每次浸洗30分钟，隔日一次。

现代研究 包括证候研究和药物研究。

证候研究 研究发现，脑瘫中医证型以肝肾亏虚证为主，其次为脾肾两亏证、脾虚肝亢证、痰瘀阻滞证；脑瘫的不同证候在年龄上存在差异，各个年龄段的痉挛型脑瘫中，肾精不足证、肝血虚证是其基础证。三岁以下患儿的肺脾两虚、阴虚风动、心血虚证型略多于三岁以上患儿，但差异不大。三岁以上患儿组脾气虚、脾阳虚、脾虚湿困明显高于三岁以下患儿组。

药物研究 研究发现，脑瘫的病理改变很广泛，痉挛型双瘫以脑室周围白质软化改变为主，多见于早产儿；不随意运动型可见基底核病变或脑室周围白质软化；共济失调型大部分为先天性小脑发育不全。中草药有效成分，如多糖、多肽等，在脑性瘫痪治疗中具有神经营养、抗氧化和免疫调节等多种作用。如鹿茸多肽在体外可明显促进神经干细胞向神经元的分化，并且对神经细胞有营养作用。川芎嗪对缺血缺氧损伤的神经元具有神经保护作用，其机制可能与抗氧化、抗凋亡和增加线粒体生物合成相关因子（$PGC1\alpha$，TFAM）的表达有关。中药复方治疗类风湿关节炎的药理学机制也得到进一步证实。如参鹿启智汤治疗痉挛型脑瘫，能提高患者生活质量，改善运动功能和智力水平。脑瘫饮对痉挛型患儿肌张力低下的改善疗效显著。

(何清湖 罗银河)

ér tóng diān xián

儿童癫痫 （children epilepsy）

发生于儿童的因脑部神经元高度同步化的异常放电导致突然、反复和短暂的中枢神经系统功能失常为特征的慢性脑部疾病。又称罗兰多（Rolando）癫痫。有明显的遗传倾向。此症状群表现为短暂、单纯的部分面部偏侧运动发作，如单侧面肌、口咽肌、口唇的短暂强直或阵挛性抽动。该病属于中医学的痫病、癫痫等范畴。

病因病机 该病多因先天禀赋不足，元阴虚弱；或跌仆撞击，瘀阻脑络；或饮食不洁，虫毒侵入；或伤及脾胃，痰浊内生；或受惊恐，痰浊上扰。每遇外感六淫，风邪所干，或肝失条达，气机逆乱，阳升风动，触及宿痰，乘势上逆，阻塞心窍，内扰神明，外闭经络，而致癫痫发作。其病位在脑，与心、肝、脾、肾四脏密切相关。病理性质为邪实正虚，邪实者，以顽痰阻窍为主，肝风、瘀血、郁火为之助虐；正虚者，因反复发作，或素体虚弱，致心、肝、脾、肾内亏，气血耗伤，痰浊内生隐伏。因痰有聚散，风有动静，气有顺逆，故时发时止。发作期风痰上涌，邪阻心窍，内扰神明，外闭经络；休止期脏腑气阴亏虚，痰浊内生。癫痫频发日久，或迁延失治，顽痰凝滞，气血受损，可见虚证或虚实夹杂之证。一般病程迁延之缓解期常见为脾虚痰盛证，病程经久或先天禀赋不足者，也可为脾肾两虚证。

证候诊断 儿童癫痫临床大致可分为发作期和休止期。发作期以惊痫、风痫、痰痫、瘀血痫常见；休止期以脾虚痰盛证、脾肾两虚证常见。

发作期 ①惊痫：起病前多有受惊恐史，发作前心中惊恐，发作时吐舌惊叫大啼，恍惚失魂，惊惕不安，面色时红时白，原地转圈，舌苔薄白，脉弦滑。②风痫：发作前头昏眩晕，发作时昏仆倒地，人事不知，四肢抽动明显，颈项强直扭转，两目上视或斜视，牙关紧闭，面色红赤，脉弦滑，苔白腻。③痰痫：发作时突然跌仆，神志模糊，痰涎壅盛，喉间痰鸣，口吐痰沫，抽搐不甚，或精神恍惚而无抽搐，瞪目直视，呆木无知，舌苔白腻，脉弦滑。④瘀血痫：多有外伤及产伤史，发作时头晕眩仆，昏不知人，四肢抽搐，头部刺痛，痛处固定，面唇青紫，形体消瘦，肌肤枯燥色暗，大便干结，舌暗有瘀斑，脉细涩。

休止期 ①脾虚痰盛证：癫痫发作频繁或反复发作，神疲乏力，面色无华，时作眩晕，食欲欠佳，大便稀薄，舌质淡，苔薄腻，脉细软。②脾肾两虚证：发病年久，屡发不止，瘛疭抖动，时有眩晕，智力迟钝，腰膝酸软，神疲乏力，少气懒言，四肢不温，睡眠不宁，大便稀溏，舌淡红，舌苔白，脉沉细无力。

治疗方法 儿童癫痫的治疗宜采用以抗癫痫药物治疗为主的综合疗法，完全或大部分控制发作，去除病因。强调早期、长期规律用药，用药剂量个体化，定期复查。中西医结合治疗有很大优势。西医合理使用抗癫痫药物，中医治疗应分清标本：发作期宜先治标，采取镇静安神、息风止惊、豁痰开窍、化瘀通窍等辨证治疗；休止期以治本为主，宜健脾化痰，补益脾肾。

西医治疗 抗癫痫药的选择主要取决于发作类型。①强直阵挛性发作：卡马西平、丙戊酸钠、苯巴比妥、苯妥英钠、托吡酯（妥泰）；②单纯局灶性发作：卡马西平、丙戊酸钠、苯巴比妥；③复杂局灶性发作：卡马西平、奥卡西平、苯巴比妥、苯妥英钠、扑痫酮；④失神发作：乙琥胺、氯硝西泮、丙戊酸钠、拉莫三嗪；⑤肌阵挛、失张力发作：丙戊酸钠、氯硝西泮、拉莫三嗪、妥泰、乙琥胺；⑥强直发作：卡马西平、苯巴比妥、丙戊酸钠、拉莫三嗪；⑦婴儿痉挛症：促肾上腺皮质激素、硝西泮、氯硝西泮、丙戊酸钠；⑧伦诺克斯－加斯托（Lennox-Gastaut）综合征：氯硝西泮、丙戊酸钠、拉莫三嗪、妥泰。对于癫痫持续状态的治疗包括快速控制惊厥和支持治疗。快速控制惊厥首选苯二氮䓬类药物：如地西泮、劳拉西泮或氯硝西泮。手术治疗主要针对有明确局灶性癫痫发作起源的难治性癫痫。

辨证论治 儿童癫痫的治疗应分清标本虚实，实证以治标为主，着重豁痰息风、镇惊开窍；虚证以治本为重，宜健脾化痰、补益脾肾。具体治法及主方如下。

发作期 ①惊痫：治以镇惊安神，方选镇惊丸（《医宗金鉴》）加减，常用中药有茯神、麦冬、枣仁、珍珠、朱砂、石菖蒲、远志、钩藤、胆南星、天竺黄、水牛角、牛黄、黄连、甘草等。②痰痫：治以涤痰开窍，方选涤痰汤（《奇效良方》）加减，常用中药有橘红、半夏、胆南星、石菖蒲、远志、枳实、竹茹等。③风痫：治以息风定痫，方选定痫丸（《医学心悟》）加减，常用中药有羚羊角、天麻、全蝎、钩藤、蝉蜕、石菖蒲、远志、川贝、胆南星、半夏、竹沥、琥珀、朱砂、茯神等。④瘀血痫：治以化瘀通窍，方选通窍活血汤（《医林改错》）加减，常用中药有桃仁、红花、川芎、赤芍、麝香、老葱、全蝎、地龙、生姜、红枣等。

休止期 ①脾虚痰盛证：治以健脾化痰，方选六君子汤（《医方考》）加减，常用中药有太子参、白术、茯苓、半夏、陈皮、菖蒲、远志、山药等。②脾肾两虚证：治以补益脾肾，方选河车八味丸（《幼幼集成》）加减，常用中药有紫河车、鹿茸、茯苓、山药、泽泻、生地黄、五味子、麦冬、牡丹皮、附子、肉桂等。

中成药治疗 治疗儿童癫痫的常用中成药包括两种：根据传统方剂研制的中药复方制剂以及从单味中药中提取有效成分制成的中成药，前者需辨证应用于临床，后者大多具有抗炎及免疫调节作用。①医痫丸：祛风化痰、定痫止搐，用于痰阻脑络所致的癫痫。②癫痫白金丸：豁痰通窍、清心安神的，用于癫痫证见痰气壅塞，癫痫发狂，猝然昏倒，口吐涎沫者。③镇痫片：镇心安神、豁痰通窍，用于癫痫证见癫狂心乱，痰迷心窍，神志昏迷，四肢抽搐，口角流涎。④朱砂安神丸：镇心安神、清热养血，用于证见癫痫失眠多梦，惊悸怔忡，心烦神乱，或胸中懊侬，舌尖红，脉细数者。⑤礞石滚痰丸：逐痰降火，用于痰火扰心所致的癫狂惊悸，或喘咳痰稠，大便秘结。

中医辅助疗法 儿童癫痫还可使用针灸、埋线、敷贴等辅助疗法。

针灸疗法 实证取人中、合谷、十宣、涌泉，针刺，用泻法；虚证取大椎、神门、心俞、丰隆、内关。针刺，平补平泻法。癫痫持续状态，针刺取穴：①内关、人中、风府、大椎、后溪、申脉。②长强、鸠尾、阳陵泉、筋缩。③头维透率谷、百会透强间。

埋线疗法 常用穴：大椎、腰奇、鸠尾。备用穴：翳风。每次选用2~3穴，埋入医用羊肠线，隔20日埋入1次，常用穴和备用穴轮换使用。

敷贴疗法 用生吴茱萸研末，加少许冰片，取生面粉适量，凡士林调为膏状，外用纱布及胶布固定。风痫取神阙穴，痰痫取脾俞穴，惊痫取肝俞穴，其他痫证取神阙穴、加脾俞或肝俞。在此基础上随症加穴，如痰多加膻中，热重加大椎。

现代研究 包括证候研究和药物研究。

证候研究 研究发现，儿童癫痫以脾虚痰盛证多见，病程长以虚证或虚实夹杂证多见，病程短以实证多见，发病于儿童期以虚实夹杂证或虚证多见，放电部位起源于颞叶者以风痰内阻证多见，起源于额叶者以痰火上扰证多见，全面性放电以脾虚痰盛证多见。

药物研究 癫痫的发病机制尚未完全明了，比较公认的机制包括 GABA、c-fos、c-jun、Ca^{2+} 通道等 3 个机制。实验研究发现，中草药有效成分，如苷类、生物碱、黄酮及萜类等，在癫痫治疗中具有抗癫痫、抗惊厥的作用。例如，姜黄素对匹罗卡品（毛果芸香碱）诱导的癫痫大鼠有抗惊厥作用，并且自由基和一氧化碳合酶的调制可能参与这种作用。灵芝孢子粉可显著提高癫痫大鼠皮质和海马部位抑制性氨基酸 GABA 免疫反应阳性细胞的含量，降低兴奋性氨基酸谷氨酸的含量，同时神经元形态学明显好转。石菖蒲的有效成分 α-细辛醚抗惊抗癫痫的作用机制主要是作用于 GABA 能系统，通过抑制 GABA-T 活性以降低 GABA 分解代谢，上调 GAD67 表达使合成增加，上调 GABAA 受体表达以增强 GABA 介导的抑制功能。

（何清湖 罗银河）

xīnshēng'ér huángdǎn

新生儿黄疸 （neonatal jaundice）

新生儿体内胆红素增高而导致皮肤黏膜、巩膜黄染的疾病。由于新生儿胆红素代谢特点，新生儿黄疸可分为生理性黄疸和病理性黄疸，生理性黄疸属于排他性诊断，即必须排除病理性黄疸后方可确定。病理性黄疸因致病病因不同大致分为感染性和非感染性两大类。该病属于中医学的胎黄、胎疸等范畴。

病因病机 该病与先天禀赋因素及后天感受湿邪或湿热毒邪密切相关，病位在肝胆、脾胃。其母素体湿盛或内蕴湿热毒邪，可遗于胎儿；或母体内发育不全，先天胆道不通；或分娩之时，出生之后，婴儿感受湿热邪毒。小儿脾阳待充，主要病机为脾胃湿热或寒湿滞脾，肝失疏泄，胆汁外溢而致发黄，日久则气滞血瘀，脉络瘀积，或因先天缺陷胆道阻塞而致胆汁内瘀，泛溢肌肤发黄。胎黄重症可因热毒炽盛，湿热化火，内陷厥阴导致动风危象；或毒邪过盛，损耗阳气，加之小儿本身正气偏弱，导致气阳虚衰而出现胎黄虚脱之证。

证候诊断 该病临床大致可分为常证和变证。活动期以湿热熏蒸证、寒湿阻滞证、气滞血瘀多见；变证分胎黄动风证和胎黄虚脱证。

常证 ①湿热熏蒸证：皮肤面目发黄，颜色鲜明，烦躁啼哭或精神疲倦，吮乳减少或不吮乳，小便短黄，舌质红，苔黄腻。②寒湿阻滞证：皮肤面目发黄，色泽晦暗，黄疸持久不退或退而复发，病程较长，精神倦怠，四肢欠温，不欲吮乳，时有啼哭，哭声不亮，小便短少，大便便溏或便色灰白，舌质偏淡，苔白腻。③气滞血瘀证：皮肤面目发黄，颜色晦滞，日益加重，腹部胀满，啼哭不止，神疲，不欲吮乳，右胁下痞块，小便短黄，大便不调或便色灰白，舌紫暗或见瘀斑、瘀点，指纹晦滞，苔黄或白。

变证 ①胎黄动风证：此证多由湿热熏蒸型发展而来，病情危重，表现黄疸迅速加重，嗜睡，神昏，抽搐，舌质红，苔黄腻。②胎黄虚脱证：为阳气欲脱之危证，表现黄疸迅速加重，面色苍黄，神昏，四肢厥冷，胸腹欠温，或见气促、气息微弱，口唇、指甲青紫，舌淡苔白。

治疗方法 新生儿黄疸的治疗，在采用必要的对症治疗同时，需针对病因进行治疗，预防胆红素脑病（核黄疸）发生。

西医治疗 ①光照疗法。利用光-氧作用，让皮肤浅层组织的未结合胆红素在光照下转变成水溶性的胆红素，无需通过肝脏代谢，而是通过尿液和胆汁排除，其中以波长 425~475nm 的蓝光和波长 510~530nm 的绿光效果较好。②肝酶诱导剂：该类药物能增加尿二苷磷酸葡萄糖醛酸基转移酶（UDPGT）的生成和肝脏摄取未结合胆红素的能力，常用药物为苯巴比妥。③白蛋白，通过输入血浆或白蛋白以增加与未结合胆红素的联结，从而降低胆红素水平，减少胆红素脑病的发生。④换血疗法，适用于溶血性黄疸，主要是换出大量胆红素和部分血中游离抗体及致敏红细胞。

辨证论治 ①湿热熏蒸证：治以清热利湿退黄，方选茵陈蒿汤（《伤寒论》）加味，常用中药有茵陈、栀子、大黄、黄芩、金钱草、龙胆草、虎杖、陈皮、半夏、竹茹、泽泻、车前草、猪苓等。②寒湿阻滞证：治以温中化湿，方选茵陈理中汤（《伤寒全生集》）加味，常用中药有茵陈、干姜、人参、白术、附子、吴茱萸、桂枝、薏苡仁、茯苓、陈皮、半夏、山药、砂仁、神曲等。③气滞血瘀证：治以化瘀消积退黄，方选血府逐瘀汤（《医林改错》）

加减，常用中药有柴胡、郁金、枳壳、桃仁、当归、丹参、赤芍、丹皮、仙鹤草、木香、三棱、莪术、水蛭等。④胎黄动风证：治以平肝息风、利湿退黄，方选羚角钩藤汤（《通俗伤寒论》）加减，重者可予安宫牛黄丸（《温病条辨》）或紫雪丹（《太平惠民和剂局方》）鼻饲，常用中药有羚羊角、钩藤、天麻、茵陈、栀子、大黄、车前子、赤芍、黄连、黄芩、冰片、牛黄、石决明、牛膝、僵蚕等。⑤胎黄虚脱证：治以回阳固脱，方选参附汤（《正体类要》）合生脉散（《内外伤辨惑论》）加减，常用中药有人参、附子、麦冬、五味子、干姜等。

中成药治疗 ①茵栀黄口服液：清热利湿退黄，用于湿热熏蒸型黄疸。②茵栀黄注射液：清热利湿退黄，用于湿热熏蒸证。

中医辅助疗法 ①中药灌肠：茵陈、大黄、甘草等水煎取汁保留灌肠，用于湿热熏蒸证；溶血性黄疸、先天性胆道梗阻性黄疸不适宜使用。②中药外洗：黄柏适量，水煎去渣，温浸浴；有皮肤溃疡、外伤或感染者不宜用。

现代研究 包括证候研究和药物研究。

证候研究 研究发现，新生儿体质与病理性黄疸的发生具有一定的相关性，其中以偏热体最易出现病理性黄疸，平衡体质次之。新生儿黄疸中医辨证以阳黄居多，胎龄偏小、出生体重偏低者易呈现出阴黄。阴黄证在直接胆红素/非直接胆红素比值、γ-谷氨酰转肽酶（γ-GT）、碱性磷酸酶（ALP）水平上较阳黄证明显升高，在血清谷丙转氨酶（ALT）、谷草转氨酸（AST）、血清总胆红素水平上二者无明显差异。在新生儿母乳性黄疸中，黄

疸持续时间过长，过用苦寒或寒凉类药物，血清ALP及γ-GT水平持续过高可导致阳黄向阴黄转化，而合理增加母乳喂养次数可减少这种证型转化。

药物研究 在基于Cox模型的黄连对G6PD缺乏导致的新生儿黄疸发病影响研究及实验室研究中，并未发现黄连有诱发或加重新生儿黄疸的证据，相反具有保护作用。黄连和小檗碱具有还原属性或抗氧化活性，但并非氧化剂药物；正常或略高于药典剂量的黄连或小檗碱对G6PD活性下降的红细胞膜抗氧化系统具有保护作用，作用机制可能与降低血液中MDA、提高SOD含量，增加红细胞膜磷脂酰丝氨酸、磷脂酰胆碱、条谱带蛋白Ⅱ的含量及改善相应功能蛋白的酶活性有关。大黄可明显降低胆汁酸的毒性作用，抑制肝细胞纤维化，对减轻新生儿黄疸肝内胆汁淤积有积极治疗作用。

（何清湖 李丽鹏）

xīnshēng'ér quēxuèquēyǎngxìng nǎobìng

新生儿缺血缺氧性脑病

（neonatal hypoxie-ischemic encephalopathy）围生期窒息引起部分或完全缺氧、脑血流减少或暂停所致的新生儿脑损伤，严重者可造成永久性神经功能损害，是引起新生儿急性死亡和慢性神经系统伤残的常见原因之一。该病属于中医学惊风、癫痫等范畴。

病因病机 该病的病因分先天和后天两个方面。先天因素为父母精血亏损，或孕期调护失宜，损伤胎元之气。后天因素主要是分娩不顺，胎位不正、难产，导致窒息，致使胎儿颅脑损伤。该病与五脏虚损有关，以脾、肝、肾三脏关系最为密切。

证候诊断 该病临床大致可分为轻证和重证。轻证为气血不足证和气虚血瘀证，重证为阳气衰脱证。①气血不足证：生后1天内哭闹不安，物动即恐，声响即动，肢体拘紧，下颌抖动，吮乳如常，面色虚白，前囟不填，舌质淡红，指纹在风关内。②气虚血瘀证：生后嗜睡，对外反应淡漠，肢体松软，时而手足抽掣，翻眼，肌紧握拳，面青缩腮，前囟稍填，舌质暗红，指纹达风关以上。③阳气衰脱证：生后昏睡或呈昏迷状，肢体松软或拘紧，惊搐频作，一啼气绝，遍体皆紫，复时四肢厥冷。前囟满填，舌质淡白或紫暗，指纹可达命关。

治疗方法 新生儿缺血缺氧性脑病发病较急，治疗应及时谨慎，及早干预，足够疗程。西医采用有效的支持疗法及综合措施，中医采取益气活血、息风定惊、回阳救逆法。

西医治疗 ①支持疗法：维持良好的通气换气功能、维持良好的循环功能、维持血糖在正常高值范围、控制输液量；②控制惊厥：首选苯巴比妥；③治疗脑水肿：首选呋塞米；④其他：如低温、硫酸镁和神经营养因子等治疗，但其疗效有待进一步证实；⑤新生儿期后治疗：尽早进行智能和体能康复训练。

辨证论治 新生儿缺血缺氧性脑病的治疗应分清病情轻重虚实，该病实证少，虚实夹杂者居多。气血不足以补益气血、息风定惊为主，气虚血瘀以益气通络、化瘀定惊为主，阳气衰脱以开窍定惊、回阳救逆为主。①气血不足证：治以补益气血、息风定惊，方选八珍汤（《正体类要》）加减，常用中药有当归、川芎、白芍、熟地、人参、白术、茯苓、甘草、

生姜、大枣等。②气虚血瘀证：治以益气通络、化瘀定惊，方选桃红四物汤（《医宗金鉴》）合钩藤饮（《医宗金鉴》）加减，常用中药有桃仁、红花、地黄、当归、芍药、川芎、人参、全蝎、羚羊角、天麻、钩藤等。③阳气衰脱证：治以开窍定惊、回阳救逆，方选参附汤（《校注妇人良方》）加减，常用中药有人参、附子、生姜、大枣等。

中医辅助疗法 新生儿缺血缺氧性脑病还可使用针灸、推拿等辅助疗法。

针灸疗法 ①体针：根据不同病症选取不同穴位。智力低下，取百会、风池、四神聪；语言障碍，取通里、廉泉、金津、玉液；颈项软瘫，取天柱、大椎（或身柱）；上肢瘫痪，取肩髃、曲池、外关、合谷；下肢瘫痪，取环跳、髀关、伏兔、足三里；腰部软瘫，取肾俞、腰阳关；肘部拘急，取手三里、支正；足内翻，取绝骨、或承山外1寸；足外翻，取三阴交、太溪（或血海）、承山内1寸；足下垂，取解溪、商丘、丘墟；剪刀步态，取风市、阳陵泉、绝骨。②头针：根据不同病症选取不同穴位。上肢瘫痪，选取对侧顶颞前斜线中2/5；下肢瘫痪，选取对称顶颞前斜线上1/5及顶旁线；面瘫、流涎及运动性失语，选取对侧顶颞前线下2/5。感觉障碍，选取对侧顶颞后斜线；小脑病变，选取枕下旁线；精神失常，选取情感区；手功能障碍，选取运动区。

推拿疗法 通用取穴，揉足三里、解溪、委中，拿承山、三阴交、肩井，捏脊。下肢：在点阳陵泉穴的基础上，顺序拿、揉腿外侧肌群；或在点委中穴的基础上，拿、揉后部肌群直至跟腱；或在点环跳穴的基础上，拿、揉内收肌群。上肢：在点中府穴的基础上，拿、揉上臂前肌群；或在点肩井穴的基础上，拿、揉上臂后肌群；或在点曲池穴的基础上，拿、揉前臂的前后肌群等。有舒筋活络、强筋壮骨的作用。

现代研究 包括病机研究和药物研究。

病机研究 新生儿缺氧缺血性脑病患者的发病机制主要与脑细胞代谢引起脑损伤、脑血管自动调节功能受阻引起脑损伤及兴奋性氨基酸引起的脑损伤有关。血瘀贯穿新生儿缺氧缺血性脑病整个发病过程。血瘀证与血液的高凝状态，凝血系统与抗凝系统平衡失调，血小板功能异常改变有关，大多存在微循环障碍，器官血液减少。

药物研究 实验研究发现，中草药有效成分，如酚类、生物碱、酮类等，在新生儿缺氧缺血性脑病治疗中具有抗凝、抗氧化等多种作用。如丹酚酸有较强的抗血小板聚集的作用，可以显著降低血浆的血栓烷B2（TXB2）水平。丹参酮有抗血栓形成，改善微循环，抗氧化损伤等作用。红花黄色素可抑制血小板激活因子介导的血小板活化作用。中药复方治疗新生儿缺氧缺血性脑病的药理学机制也得到进一步证实。如复方丹参注射液能调节微循环，改善缺血区的血液供应及组织细胞对氧的利用，清除体内的大量氧自由基，阻滞钙离子内流，抑制细胞钙超载，同时减少脑细胞兴奋性氨基酸的释放，使部分神经元免于变性。儿脑清能改善脑血流，解除脑缺氧缺血性损伤，清除脑水肿，阻止脑细胞软化、变性、出血以及坏死。

（何清湖 罗银河）

xìngzǎoshú

性早熟（sexual prematurity, progenesis, sexual precosity）女孩在8岁、男孩在9岁以前呈现第二性征的内分泌疾病。即女孩出现乳房发育，阴毛、外生殖器改变，月经来潮，腋毛生长，男孩出现睾丸容积增大超过3ml，继之阴茎增粗、增长，阴毛、腋毛及胡须生长，声音低沉或痤疮等，为儿童青春期特征提早出现的一类内分泌疾病。临床上，根据所见性征与真实性别是否一致分为同性性早熟和异性性早熟，根据下丘脑－垂体－性腺轴（HPG）功能是否提前发动分为中枢性性早熟（真性性早熟）和外周性性早熟（假性性早熟）。该病在中国古代医学文献中暂未发现相应记载，1980年上海首次报道采用中医中药治疗性早熟的案例。

病因病机 中医认为人体正常的发育、性腺成熟尤其是"天癸"的期至主要依赖于阴阳平和，肝肾功能充实，儿童在生理上本属"稚阴稚阳"之体，尚处"肝常有余""肾常不足"的状态，心智未全，容易发生阴阳失衡，生病后呈现易虚易实状态。体质易感为内因，长期肥甘厚味、营养过剩，或大量、长期摄入含有性激素的药物或食物，或长期反复受外界心理干扰、不良影响等多种外因综合作用，导致肝肾阴阳失衡，阴虚火旺，相火妄动，性征提前。

证候诊断 该病辨证以"肾"为主，主证为阴虚火旺，或兼肝经郁热证，诊断要点如下。①阴虚火旺证：女孩8岁前出现第二性征，甚者月经来潮，男孩9岁出现第二性征。伴有潮热，盗汗，五心烦热，便秘，舌红或舌尖红，少苔，脉细数。②肝经郁热证：

女孩 8 岁前见乳核增大，触之疼痛，阴道分泌物增多；男孩 9 岁前见阴茎勃起，变声。伴胸闷不舒，心烦易怒，痤疮，便秘，舌红，苔黄或黄腻，脉弦数或细数。

治疗方法　该病的治疗因病因而定，中枢性性早熟的治疗目的在抑制或减慢发育进程，抑制骨骼成熟，改善成人期最终身高，预防与性早熟可能相关的社会心理问题。对于外周性性早熟尚无特效的治疗方法，因此宜采用综合治疗，中西医结合治疗适用于该病的整个病程。

西医治疗　主要是针对中枢性性早熟采用促性腺激素释放激素类似物（GnRHa），包括：①曲普瑞林，为天然 GnRH10 肽的第 6 位 L-甘氨酸被 D-色氨酸取代；②亮丙瑞林，为天然 GnRH10 肽的第 6 位 L-甘氨酸被 D-亮氨酸取代；二者均可控制性发育，减缓生长速度。肿瘤引起者应手术切除或进行放、化疗；

辨证论治　①阴虚火旺证：治以滋阴补肾、清泻相火，方选知柏地黄丸（《医宗金鉴》）加减，常用中药有知母、黄柏、熟地黄、山茱萸、山药、丹皮、茯苓、泽泻等。②肝经郁热证：治以疏肝解郁、清利湿热，方选丹栀逍遥散（《内科摘要》）加减，常用中药有丹皮、栀子、柴胡、当归、白芍、茯苓、白术、甘草等。

现代研究　包括证候研究和研究研究。

证候研究　研究发现，单纯阴虚火旺证型较少，多以阴虚火旺为主证，或兼肝郁化火，或有湿热内蕴、痰湿困脾，病机以肾的阴阳失衡，肝火偏旺，痰湿凝滞为主，相应地以滋阴泻火、清热疏肝理气、健脾燥痰为治则。

药物研究　研究发现，由生地、知母、丹皮、泽泻、黄柏、炙龟甲组成的滋阴泻火中药方可通过抑制兴奋性氨基酸递质的释放、促进抑制性氨基酸递质和 β-内啡肽的释放，抑制下丘脑 GnRH 神经元功能活动，下调 GnRH 基因表达导致 GnRH 分泌减少，同时通过增加模型大鼠的棘型 GnRH 神经元，减少垂体 GnRH 受体的 mRNA 表达以降低垂体前叶细胞对其的反应性，共同抑制提前启动的下丘脑-垂体-性腺轴（HPGA）功能。通过对 HPGA 轴的调控，可下调模型大鼠骺软骨 IGF-1、IGF-1R 基因表达，减缓骨骼发育，但是对骨形成的关键基因核心结合因子 α1 无明显影响，停药后对骨骼的抑制作用可逆。在对滋阴泻火的传统代表方大补阴丸的研究中表明，该药可能通过抑制下丘脑 Kiss-1、GPR54 两组基因的表达而抑制下丘脑 GnRH 的合成和释放，达到治疗真性性早熟的目的。而对于临床较少见的痰热证型，中药复方可明显降低血清中雌二醇水平，延缓骨龄成熟且无抑制身高作用。

（何清湖　李丽鹏）

xiǎoér yíniàozhèng

小儿遗尿症（infantile enuresis）　5 周岁以上的小儿睡眠状态下不自主排尿，每周 2 次以上，持续 6 个月以上的病症。该病有明显家族遗传倾向，男性发病率较高，且有一定的自愈倾向。临床上可分为原发性与继发性遗尿，单纯性与症状性遗尿。

病因病机　遗尿主要是膀胱失约所致，病因有虚、实两方面，以虚为主。概因小儿先天禀赋不足，肾气虚弱或久病失养，或情志过极，七情所伤，均导致膀胱开合失司而致遗尿。该病病位在肾与膀胱，与肺脾肝密切相关。肾为先天之本，与膀胱相表里，司二便，下元虚寒，肾气不固，肾的气化功能失调直接影响膀胱气化功能；或上焦肺通调水道功能失调，中焦脾运化功能异常，上虚不能制下，水道制约无权，排泄无度；或肾水匮乏不足升腾以济心火，情志过极化火，耗伤心神与肾气，水火不济导致梦中遗尿、欲醒不能；或肝失疏泄，肝经湿热流注下焦，可移热于膀胱致开合失司。

证候诊断　该病辨证重在辨虚实寒热，各期证候诊断要点如下。①下元虚寒证：睡中遗尿不自知，每晚 1 次以上，小便清长，面白虚浮，腰软，形寒肢冷，智力可较同龄儿稍差，舌淡苔白，脉沉迟无力。②肺脾气虚证：睡中遗尿，白天尿频，面白无华，神疲乏力，食欲不振，自汗出，易感冒，舌淡，苔薄白，脉缓弱。③心肾不交证：夜寐多梦，梦中遗尿，易哭易惊，白天多动少静，记忆力差，形体偏瘦，或五心烦热，舌红少苔，脉沉细数。④肝经湿热证：睡中遗尿，小便黄而少，夜梦较多，性情急躁，或夜间磨牙，口苦口渴，或面赤唇红，目睛红赤，舌红苔黄腻，脉滑数或弦滑，脉较有力。

治疗方法　小儿遗尿症的治疗主要是针对膀胱功能进行训练，如有原发病如脊柱隐裂等需治疗原发病，预防小儿因此产生的社会心理问题。该病宜采用中西医结合治疗的方法，以固涩止遗为总治则，随症调理。

西医治疗　该病无特殊药物治疗，做好外阴清洁和小儿心理疏通工作，可采取膀胱功能训练以锻炼膀胱括约肌功能，达到自主排尿的目的。

辨证论治　该病以虚为主，

尤其以气虚、阳虚为甚。①下元虚寒证：治以温阳益肾、固涩止遗，方选菟丝子散（《医宗必读》）加减，常用中药有菟丝子、巴戟天、肉苁蓉、附子、五味子、山茱萸、牡蛎、桑螵蛸等。②肺脾气虚证：治以补肺健脾、升阳固涩，方选补中益气汤（《脾胃论》）合缩泉丸（《校注妇人良方》）加减，常用中药有党参、黄芪、白术、当归、陈皮、柴胡、升麻、陈皮、益智仁、山药、乌药、甘草等。③心肾不交证：治以清心滋肾、安神固脬，方选交泰丸（《韩氏医通》）合桂枝龙骨牡蛎汤（《伤寒论》）加减，常用中药有黄连、肉桂、桂枝、龙骨、牡蛎、牡蛎、甘草等。④肝经湿热证：治以清热利湿、缓急止遗，方选龙胆泻肝汤（《太平惠民和剂局方》）加减，常用中药有龙胆草、车前子、柴胡、黄芩、栀子、当归、泽泻、木通、生地、甘草等。

中成药治疗　该病治疗常用的中成药多为传统复方提炼为丸，多为益气固涩之剂，需根据临床辨证使用。①缩泉丸：补肾缩尿，用于下元虚寒或脾胃虚寒的小儿。②五子衍宗丸：补肾益精，用于小儿遗尿者症见发育迟缓，腰痛腰软，尿后余沥。

中医辅助疗法　小儿遗尿症还可使用针灸、推拿、穴位中药外敷、穴位激光治疗等辅助疗法。

针灸疗法　主穴：肾俞、关元、膀胱俞、中极等。配穴：三焦俞、委中、三阴交、阳陵泉，睡眠沉者加神门、心俞，面白少华、自汗者加肺俞、尺泽。每日1次，可针后加灸。

推拿疗法　补脾经，补肾经，揉丹田，摩腹，揉龟尾，推三关，按百会。

穴位中药外敷　五倍子、何首乌适量，研末醋调敷肚脐，外盖纱布，每晚1次，多用于肾气不足者；或覆盆子、金樱子、菟丝子、五味子、仙茅、补骨脂、山茱萸、桑螵蛸、丁香、肉桂适量，研末混装，每次1g填脐，滴1~2滴白酒后外用暖脐膏固定，3天换1次药，适用于肾气不足兼寒者。

穴位激光治疗　取穴关元、足三里、三阴交，以1.0~2.0毫瓦（mW）的氦氖激光照射，用于肾气不足与肺脾气虚证。

现代研究　在对中药传统方剂多靶点的药理研究中发现，缩泉丸减少尿液、改善膀胱的功能可能与提高血清中醛固酮（ALD）和抗利尿激素（ADH）水平，增加逼尿肌中腺苷酸环化酶（AC）活性、环磷酸腺苷（cAMP）、蛋白激酶A（PKA）含量，增加尿液中水通道蛋白AQP2含量，上调逼尿肌中PKA蛋白表达、肾髓质中AQP-2mRNA及AVPR-V2mRNA表达水平，最终调节下丘脑-垂体-肾上腺皮质轴功能有关。其中单药以益智仁的作用最为明显，证实了益智仁温肾缩尿的物质基础在于"石油醚部位+食盐"。类似研究发现，对于采用温阳益肾法治疗小儿遗尿症也可通过提高ADH水平来达到。研究发现另一条重要通道，即膀胱逼尿肌ICCs细胞中HCN通道，通过下调该通道蛋白含量，达到改善逼尿肌功能不稳定的治疗目的。

（何清湖　李丽鹏）

zhōngxīyī jiéhé yīxué yánjiū

中西医结合医学研究　（study on integrated Chinese and western medicine）

采用现代科学方法及工具，对中西医结合医学进行研究的实践活动。中西医结合研究是结合医学研究的一部分，是以发展人类科学医学作为最终目标，对中医的合理经验内容进行重新研究，将传统中医的实践和认识提高到现代医学水平，从而为人类科学医学增加新内容，进而解决新出现的医学问题。

内容与方法　主要包括中西医结合基础研究、中西医结合临床研究和中西医结合动物模型研究三个方面。

中西医结合基础研究　主要包括藏象研究、经络研究、气血研究、病因病机研究。中西医结合基础理论的主要研究内容在于运用现代科学技术及方法进行中医的藏象、气血津液、证与辨证等的研究，中医宏观辨证与西医微观诊断相结合的研究，提高中医诊断的客观化、标准化方面的研究等。例如：在藏象学说和气血津液学说研究方面，多侧重于从藏象生理、脏腑相关、脏腑和气血津液的生物学基础等多个方面探讨中医藏象和气血津液的实质，从而入手开展中西医学结合研究。

中西医结合临床研究　主要包括诊法研究、证候研究、疾病证候分类研究、治则研究、治法研究。①借助现代科学技术对中医的四诊进行量化研究，如荧光分色测定舌色、彩色电视原理研究舌色、电镜观察、舌诊仪、脉象仪等的研究；②运用现代科技方法，从多学科、多途径和多层次着手，在整体水平、器官水平和细胞水平、分子水平、基因水平等对"证"的实质进行了广泛而深入的研究。包括通过病证流行病学调查和多学科、多途径、多指标同步测试与相关分析，引入现代医学检测技术和客观指标，逐步充实中医辨证的计量诊断，进行病证指标客观化和诊断的标准化研究；把内窥镜观测、影像学观测、血液流变学、免疫学、生化学、酶学、病理学、组织细胞学、系统生物学等指标作为中医辨证的微观指标纳入中医辨证论治体系的微观辨证研究等。③治法研究如中国中医研究院西苑医院陈可冀等发现，采用活血化瘀治则，选用冠心2号以及川芎等药物治疗心脑疾病效果也较满意。于是，他们与中医研究院中药研究所合作，对冠心2号、川芎、丹参、赤芍、红花、益母草、蒲黄、莪术、当归等活血化瘀方药进行了生化、药理等的实验研究。初步阐明了活血化瘀药的一些作用机制。如抗血栓、溶栓、改变血栓结构，降低纤维蛋白血栓稳定性、抗心肌缺血及坏死等作用。

中西医结合动物模型研究包括证候动物模型及病证结合动物模型研究。证候动物模型是在中医理论的指导下，运用现代动物实验方法"仿造"的既符合中医证候的基本要点，又包含人类疾病的病因、病生理与形态等主要特征。已有寒证、热证、虚证、实证、气虚证、血虚证等证候的动物模型。病证结合动物模型又称证病结合动物模型，是指在同一动物体上同时复制具有相互联系的现代医学的病及中医证候，其实质是一类中西医结合模型。

意义 中西医结合医学研究从实际的角度讲对传统中医学事业的蓬勃发展起到了积极的促进作用。融入现代科学技术在中医药创新发展中研究了许多问题，如脏腑问题、经络问题、气血问题、证候问题、治则问题、药性问题以及大量的临床病证方药等问题，取得丰硕的成果，所作出

的贡献不容忽视。

（吕爱平 程仕萍）

zhōngxīyī bǐjiào

中西医比较（comparison between TCM and western medicine）

从不同角度、不同内容，根据一定的标准对中西医进行对照比较、分析学习的一种方法和过程，从而确定其相同点与不同点或相关性。包括中西医历史背景的比较，哲学观（如系统分析、还原分析）的比较、中西医的理论体系（脏器概念、病种概念、病机学说）的比较；临床（如诊断方法）的比较、研究方法（如逻辑方法、实验方法、定性研究、定量研究）的比较；医学模式的比较；社会、文化环境等方面的异同以及发展过程和互动关系的比较。

中西医通过比较，能够互相借鉴，互相吸取对方的长处，取长补短，有利于寻找中西医结合的突破口，促进中西医结合理论的发展。

（吕爱平 樊丹平）

dìngxìng yánjiū

定性研究（qualitative research）

以研究者本人作为研究工具，在自然情境下采用多种资料收集方法对社会现象进行整体性探究，使用归纳法分析资料和形成理论，通过与研究对象互动对其行为和意义建构获得解释性理解的一种活动。

定性研究是从研究对象的角度去了解、并尽量理解发生的现象，比如行为、观点、态度和经验等，以自然性、归纳法、开放性和整体观为基本原则，主要采用非概率抽样方法，研究过程主要包括：研究目的（或问题）的提出、研究设计与抽样、资料收集、资料分析和研究报告撰写。

定性研究资料收集方法有访谈法、观察法、实物资料研究法、德尔菲法、共识法以及案例研究法等，且每种方法根据研究目的、对象等等的不同还可更进一步分为不同的方法。资料分析方法有：类属分析、情景分析、概念分析、惯用语分析、话语分析和叙述分析等。

定性研究的基本原则与中医学诊疗疾病的特点有异曲同工之处，能够研究中医医生和患者的知识、态度、观点、动机、期望，观察中医医疗行为、医患关系，了解干预措施实施过程中的障碍，以更好地促进临床证据在医疗实践中的应用，并充分体现以患者为中心的医疗模式。

（吕爱平 郭晴晴）

dìngliàng yánjiū

定量研究（quantitative research）

社会科学领域的一种基本研究范式，定量，是以数字化符号为基础去测量，与定性研究相比，也称量化研究。具体是指设立研究假设，进行严格的研究设计，按照预先程序收集资料并进行数量化分析，用数字或量表表述研究结果，对假设进行检验的一种研究范式。它是科学研究的重要步骤和方法之一。

定量研究是运用数学工具和统计学方法收集、处理研究资料的，能够客观、准确地描述研究的现象与规律，可以在研究中最大程度地发挥数据的效能，也在医药领域中得到广泛应用。但是医学研究非常复杂，存在大量的非数字化信息，比如随机对照试验在评价中医辨证论治干预、名老中医临床经验研究、中医古文献研究中都显现出了局限性。20世纪以来，越来越多的研究者们已经开始将定量和定性研究各自

的优势和特点有机结合，以找到适合中医药自身特性的、科学的研究方法。

（吕爱平　樊丹平）

系统生物学研究 （systems biology research）

xìtǒng shēngwùxué yánjiū

对生物系统中细胞网络的组分以及各组分间相互作用、高通量全基因组实验技术的应用、和计算方法与实验效果的整合的协同研究。

系统生物学是利用生物信息（DNA、mRNA、蛋白质、功能蛋白、生物信息途径、生物信息网络）在细胞、组织、器官和生物体整体水平上研究结构和功能各异的分子及其相互作用，并通过计算生物学来定量阐明和预测生物功能表型和行为的一门系统科学。其主要特征是从分子、细胞、器官到机体和从个体、群体到生态系统的不同层次上生物信息的整合和定量化。主要研究基因表达、基因转换开关、信号转导途径，以及系统出现疾病的机制分析四个方面。

系统生物学研究方法逐步发展为中药复方现代研究的支撑技术，广泛用于中医"证候"模型的评价和筛选、中药配伍规律研究、复方药代动力学研究及新药的开发等。系统生物学的研究还为药物研究和治疗提供了模型，有助于识别抵消药效的反馈机制，预测药物对系统的副作用。

（程仕萍）

中西医结合医学基础研究 （basic study on integrated Chinese and western medicine）

zhōngxīyī jiéhé yīxué jīchǔ yánjiū

探讨中医基础理论科学内涵的研究。中医基础理论包括阴阳学说、五行学说、藏象学说、气血津液学说、经络学说、病因病机学说、预防和治则等，在指导复杂性疾病的诊断和治疗方面有实际意义。但是，因其产生的年代、形成的哲学体系和科学体系与现代医学不同，其科学内涵和使用价值，不能单纯地用现有的西医方法和理论来诠释和衡量。含有整体、动态的特性方法，适用于中医基础理论的研究。

科技部中医973专题资助过中医基础理论整理与创新研究、"肺与大肠相表里"脏腑相关理论的应用基础研究、基于"肾藏精"的藏象理论基础研究、基于"肝藏血主疏泄"的藏象理论研究、"脾主运化、统血"等脾藏象理论研究、基于"肾藏精"的藏象理论基础研究、基于病证结合的气血相关理论研究、"上火"的机制与防治研究、中医病因病机理论继承与创新研究、中医理论体系框架结构研究、中医证候临床辨证的基础研究等项目。国家自然科学基金也资助了一批中医基础理论的研究课题。血瘀、气行血和补气活血、气不摄血和补气固摄、热毒血瘀和清热凉血等基础研究论文已经在SCI收录期刊发表。

（韩晶岩）

藏象研究 （study on the viscera-state doctrine）

zàngxiàng yánjiū

用现代医学、生物学、系统生物学、实验动物学等方法，探讨藏象学说科学内涵的研究。藏是体内的脏腑，象是表现于外的征候，故也称之为脏象。藏象学说是基于外在征候，探讨脏腑生理功能、病理变化、脏腑与器官、脏腑与脏腑之间关系等的理论，是中医基础理论的核心内容之一。流行病学、基础医学、分子生物学、系统生物学、微循环、神经科学、实验动物学的方法已经用于藏象研究。

藏象学说是从春秋到汉代，基于临床观察，结合人和自然的关系，利用当时的哲学思想，总结出的理论，其中的心藏象、肺藏象、脾藏象、肝藏象、肾藏象与西医学中的 Heart、lung、spleen、Liver、kidney 既有相似之处，又不尽相同。但是，在西医学进入中国之初，翻译者将 Heart 与心藏象之心、lung 与肺藏象之肺、spleen 与脾藏象之脾、Liver 与肝藏象之肝、kidney 与肾藏象之肾混为一谈，以致现代人将藏象学说中的心、肺、脾、肝、肾与 Heart、lung、spleen、Liver、kidney 相混淆。基于藏象学说建立的中医诊疗思维和方法，在防治慢性、复杂性疾病方面有优势。研究藏象学说的科学内涵，有助于在防治慢性、复杂性疾病方面产出原创性思维和方法。研究藏象学说的科学内涵对于发展中医理论有重要意义。

（韩晶岩）

心藏象研究 （study on the viscera-state doctrine of heart）

xīnzàngxiàng yánjiū

对心主血脉、主藏神、其华在面、开窍于舌等理论的研究。心藏象是在长期临床观察和实践中形成的理论，涉及了行血、主管脉、藏神、与面舌相关联的内容，不能将心藏象简单地理解为 Heart。

研究结果　包括心主血脉、主藏神、其华在面、开窍于舌等方面的研究结果。

心主血脉　心具有管理血和脉的作用。血液包含血细胞和血浆。血细胞由肾藏的精所生，血浆由脾运化的水谷精微和肺吸入的清气补充。心的主要作用是推动血行。心行血的作用主要依赖于心气。运行到心的水谷精微和氧气，产生ATP，通过细胞骨架，维持了心肌结构和心肌收缩功能。脉是循行血液的通道，有大血管和微血管之分。大血管主要运行血液，微血管主要完成气血津液的交换。心气行血，使水谷精微和氧气沿脉循行周身。由水谷精微和氧气产生的 ATP 维持了血管内皮细胞的细胞骨架，支撑着血管内皮细胞的形态，通过细胞间的缝隙连接和细胞膜离子泵等维护了脉的完整性和通透性。

心藏神 心主血脉，通过脉和其内循行的血液，灌注机体各脏腑和组织。密集分布于脑的微血管网，循行其内的血液提供了脑神经细胞活动所需的氧和营养物质，是神经细胞生存的微环境。神是对精神意识和思维活动，即对脑神经细胞功能活动状态的概括。脑组织重量占人体重的 2%～3%，而耗氧量占全身耗氧量的 20%～30%，由于脑组织的能量主要源于糖的有氧代谢，脑组织对血液供应非常依赖。心行血的动力、脉管的完整性、血液的灌流量都影响对脑的氧气和营养物质的供应。血和脉都由心所主。心主的血脉维持了神经元活动的微环境。

其华在面 面部皮肤内有丰富的微血管，易于观察微循环灌注状态。血液充盈、面部皮肤内微循环灌注正常时，面部微红润泽。血虚、血液不充盈、面部皮肤内微循环灌注不足时，面部色白无光泽。血瘀时，面色紫暗。

开窍于舌 血管及循行其内的血液决定了舌体的大小、形态、色调等。舌表面的丝状乳头含有丰富的微血管。血液充盈和血运正常时，丝状乳头内微循环灌注和循行良好，舌体呈淡红色。血虚、血液不充盈时，丝状乳头内微循环灌注不足，舌体呈淡白色

而小。阴虚者，津液少、血液黏稠，丝状乳头内黏稠的血液灌注不足时，舌体呈暗红而小。气虚，心行血之力不足，血行速度低下，微血管直径增加，舌体呈胖大。阳虚，心行血之力不足，血行速度低下，微血管直径增加的同时，又有津液外漏，舌体呈胖大且有齿痕（舌肿大，被牙齿挤压的痕迹）。血脉瘀阻时，丝状乳头内微血管血运停止，舌体表面可以呈现出紫色斑点。舌体的大小、形态、色调等受血管、微血管、血质、血运状态的影响。通过色质的变化，可推测心气血阴阳的变化。

指导意义 心藏象理论在指导心血管疾病、脑血管疾病、微循环障碍相关疾病的治疗方面有重要意义。补气活血的芪参益气滴丸可提高心肌组织中 ATP 合成酶亚基 ATP5D 的表达，改善心肌能量和心肌结构，恢复心功能。活血化瘀的复方丹参滴丸可以改善心脏微循环障碍、心肌损伤和心肌纤维化。养血清脑颗粒通过改善脑微循环障碍，减轻海马神经元神损伤。研究心主血脉、主藏神、其华在面、开窍于舌等心藏象理论的科学内涵，有助于提高心血管系统疾病、脑血管系统疾病、血管性痴呆等的治疗水平。

（韩晶岩）

fèizàngxiàng yánjiū

肺藏象研究（study on the viscera-state doctrine of lung） 对肺主宣发和肃降、主气、司呼吸、朝百脉、主治节、其华在皮毛、开窍于鼻等理论的研究。肺藏象是通过长期的临床观察，总结出来的理论。肺藏象涉及了人与自然的气体交换、气的生成和气血津液的循行、皮肤和呼吸道黏膜的屏障等内容，不可以将其简单地理解为 Lung。

研究结果 包括肺主宣发和肃降、主气、司呼吸、朝百脉、主治节、其华在皮毛、开窍于鼻等方面的研究结果。

肺主宣发和肃降 肺的运动，将气向上、向外输出为宣发，将气向下、向内纳入为肃降。肺的宣发和肃降完成了呼出浊气和吸入清气的呼吸过程。

肺主气、司呼吸 由脾运化的水谷精微与肺吸入的清气，在肺汇合，形成了宗气。宗气在脉内循行的部分为营气，溢出脉外的部分为卫气。由宗气（水谷精微和清气）产生的 ATP 发挥各种生理作用。宗气足时，可产生足够的 ATP，维持体温。粒细胞产生的 ATP，可强化其吞噬能力。血管内皮细胞产生的 ATP，通过细胞骨架、血管内皮间的连接蛋白，维持血管的通透性和完整性。呼吸道上皮细胞产生的 ATP，通过细胞骨架、上皮细胞连接蛋白、维持呼吸道上皮的完整性，抵御经由呼吸道黏膜进入的异物。皮肤、汗孔的气，可维护屏障和调节汗孔的开闭。

肺朝百脉 连接于右心房的肺动脉，逐级分支、形成毛细血管网。肺毛细血管行走于肺泡之间，与肺泡共同完成气血交换，将脾运化的水谷精微与吸入的清气汇成宗气。宗气经由肺静脉，进入左心，循行于周身。肺是百脉汇聚的场所。

肺主治节 治是调整，节是节度。肺的宣发和肃降，不仅完成了呼吸运动，还行津液和血液，调节了气血津液的循行。

其华在皮毛 皮肤和汗孔开闭都由卫气调节。肺的宣发和肃降、主气、司呼吸的功能正常，则宗气和卫气充足，可调节皮肤和汗孔，抵御气候变化对人体的

侵袭。

开窍于鼻　鼻是清气入肺的途径，也是气候因素影响肺的关口。肺的宣发和肃降异常也可表现于鼻。

指导意义　研究肺藏象科学内涵的研究有助于提高呼吸系统疾病、皮肤和呼吸道过敏反应、免疫功能低下、头面和皮肤水肿、异常出汗、气候相关疾病的防治水平，产出原创的诊疗方法。寒冷刺激可以通过皮肤和鼻，影响于肺，导致肺损伤。内毒素也可以引起肺微循环障碍和肺损伤。麻杏石甘汤可以改善内毒素引起的大鼠肺微循环障碍和肺损伤。宣肺化痰的小青龙汤对免疫异常性哮喘小鼠有改善作用。

（韩晶岩）

gānzàngxiàng yánjiū

肝藏象研究（study on the viscera-state doctrine of liver）　对肝主疏泄、主藏血、主调血、其华在筋、开窍于目等理论的研究。肝藏象是通过长期的临床观察和实践，总结出来的理论，涉及了机体适应情志刺激的能力，调整内稳态，调节气血的分布和循行，与筋目相关等内容，不可将肝藏象简单地理解为西医的 Liver。

研究结果　包括肝主疏泄、主藏血、主调血、其华在筋、开窍于目等方面的研究结果。

肝主疏泄　疏是调节，泄是移动，泛指气血津液的移动。肝可调节气血津液的移动。中医将机体抵抗精神刺激，维持气血津液循行的功能归属于肝。喜、怒、忧、思、悲、恐、惊等七情的刺激，可影响气血津液的循行。肝的疏泄功能可以有限度地抵御七情引发的气血津液循行的紊乱。突然、长期、过度的七情刺激超过肝的疏泄能力时，可引发气血

津液循行的紊乱。后天之气，包括经由肺吸入的清气（主要是氧气）和经由脾运化的水谷精微。循行于脉内的气为营气，游溢到脉外的气为卫气。血，包括血细胞和血浆。血浆的成分，如氧气、营养物质和水，经由微血管游溢到脉外，营养血管周围组织和细胞。津液，包括清稀的津和黏稠的液，通过脾的运化，经由小肠和大肠吸收，直接进入血管和淋巴管。在脉内循行过程中，津液通过微血管内皮细胞的水通道、缝隙和质膜微囊游溢出脉外、经由淋巴管或微血管回流。血管和淋巴管的状态，影响了气血津液的循行、游溢和津液的回流。肝主疏泄与边缘系统相关。边缘系统的扣带回、杏仁复合体、隔区、海马与情绪反应相关。边缘系统的杏仁体和下丘脑调控着摄食活动。下丘脑与促性激素的基础水平和周期性变化有关，控制着生殖功能。下丘脑调节交感神经和副交感神经。杏仁体与下丘脑及脑干中许多部位有双向纤维联系，从而控制情绪行为的表达。边缘系统-脑干-自主神经通路调节动脉的收缩或舒张。突然、长期、过度的七情刺激，可以引起脑边缘叶-脑干-自主神经系统的过度兴奋，引起动脉和小动脉收缩，使上游的气血津液被阻塞，下游的气血津液被消耗。收缩的动脉舒张还可出现缺血再灌注损伤。自主神经的紊乱，还可引起胃肠的平滑肌异常舒缩，出现呕吐或腹泻；引起支气管平滑肌舒缩的紊乱，出现呼吸困难；引起卵巢的血管舒缩紊乱，影响排卵，出现月经不调；引起子宫平滑肌舒缩紊乱，出现月经痛等。疏肝理气中药，通过调节肝的疏泄功能，调整自主神经的紊乱，调节平滑

肌舒缩紊乱，缓解上述疾病。

肝主藏血和调血　肝既可储备部分血液，又可防止出血。肝还可调节血液的分布。肝调血的作用是以肝的疏泄功能为基础的。肝主疏泄，通过边缘系统-脑干-自主神经通路调控血管收缩与扩张，影响了血液的分布和供应。摄食后，开放胃肠的血管，以利于消化和吸收。饭后 2 小时后，开放肌肉和脑的血管以利于学习和工作，发挥调血的功能。

其华在筋、爪　筋是肌肉连接骨骼的部分，也包括平滑肌。平滑肌受自主神经调控，也由微循环的血液所养。胃肠的平滑肌有规律的舒缩，完成消化运动；血管平滑肌有规律的舒缩，完成了调血；支气管平滑肌有规律的舒缩完成了呼吸运动等。平滑肌是疏泄的效应部位，与多种生理活动相关。肝失疏泄，胃肠平滑肌异常舒缩，可引起呕吐或腹泻；小动脉平滑肌异常收缩，可引起高血压；支气管平滑肌异常收缩，可引起呼气困难。手足震颤、肢体麻木、屈伸不利、牙关紧闭、角弓反张等都与筋相关。爪为筋之余，是筋的末端。

开窍于目　球结膜和眼底是最易观察到血管的部位。肝的疏泄和调血功能，与血管的舒缩反应相关。通过眼球和眼底血管的舒缩状态可以推测肝主疏泄和调血的功能状态。

指导意义　肝藏象，包括肝主疏泄、主藏血和调血、其华在筋、开窍于目等，对认识、诊断和治疗情志相关的疾病、平滑肌舒缩异常相关疾病，创新防治方法都有重要的意义。肝藏象的理论在指导七情刺激引起的情绪异常，情志相关的高血压、呕吐、腹泻、哮喘、月经不调和痛经、

筋病、目病等方面有临床优势。

（韩晶岩）

pízàngxiàng yánjiū

脾藏象研究（study on the vis-cera-state doctrine of spleen）

对脾主运化、主生血、主统血、主肌肉和四肢、恶湿、其华在唇、开窍于口等理论的研究。脾藏象是在长期临床观察形成的理论，涉及了运化和吸收营养物质、能量代谢、防止出血、食物性过敏反应等内容，不能将其简单地理解为 Spleen。

研究结果 包括脾主运化、主生血、主统血、主肌肉和四肢、恶湿、其华在唇、开窍于口等方面的研究结果。

脾主运化 脾有转运水谷，将水谷化成可吸收的精微的功能。水谷经过胃进入十二指肠、空肠、回肠，在胰腺释放的淀粉酶、蛋白酶、脂肪酶的作用下，被分解成多糖、双糖、多肽、寡肽、长链脂肪酸等。小肠上皮细胞内的二糖酶将二糖分解成单糖，二肽酶将二肽分解成氨基酸，将长链脂肪酸分解成短链脂肪酸。这些水谷的精微与水一起通过小肠上皮细胞，进入微血管和微淋巴管，成为血液中的营养成分。

脾生血 经由脾运化的水谷精微（水、营养物质、微量元素等），经小肠吸收入血，是血液中血细胞以外成分的主要来源。血液中的糖、脂肪、氨基酸等水谷精微，在氧气的参与下，在代谢过程中产生 ATP，是维持生命活动不可或缺的重要物质，该类物质的获取，依赖于脾的运化功能。

脾统血 脾运化的水谷精微，可以维护血管的通透性和完整性，防止血液成分外漏。由血管内皮细胞、细胞缝隙链接、血管基底膜、周细胞等构成的血管屏障可防止血液成分外漏。其中，血管内皮细胞的形态、排列、连接等在维持血管屏障方面发挥了重要的作用。脾运化的糖、蛋白、脂肪等水谷精微，在氧气的参与下，产生的 ATP 与细胞骨架的亲和性较高。ATP 充足时，细胞骨架聚合、排列整齐。细胞骨架即可维持血管内皮细胞形态，又可通过细胞内的连接蛋白闭锁小带蛋白-1，影响细胞间缝隙连接蛋白紧密连接蛋白-5，闭合蛋白，缝隙间黏附分子-1，血管内皮钙黏蛋白 VE 等，维持细胞间的缝隙连接，防止血液成分外漏。当脾运化功能不足，吸收的水谷精微减少时，可影响 ATP 的产生，进而，ATP 降解的 ADP 蓄积。由于，ADP 与细胞骨架的亲和性较低，当 ADP 蓄积时，血管内皮细胞骨架解聚、断裂，可引起血管内皮细胞形态变化和血管内皮间缝隙扩大，导致血液成分外漏。脾虚，运化的水谷精微不足引发的微血管通透性异常，血液成分外漏。

脾主肌肉和四肢 肌是横纹肌。四肢是横纹肌发达的部位。脾运化的水谷精微，及其产生的 ATP 维持了肌的基本结构细胞骨架的聚合和排列，影响了横纹肌的形态和收缩功能。

脾恶湿 脾运化功能正常时，水谷被化成水谷之精微。水谷之精微颗粒较小，进入小肠和血管内，不被视作异物，机体不发生异常反应。脾运化功能低下时，一方面，难以将水谷充分地化成精微，肠腔内残存水谷的大颗粒，另一方面，水谷精微不足，小肠上皮细胞内细胞骨架解聚合和重排，导致小肠绒毛的上皮细胞脱落、排列松散。残存水谷的大颗粒，如食物蛋白有机会进入小肠，被巨噬细胞识别和吞噬，启动免疫反应，出现分泌物和排泄物多的腹泻、哮喘、湿疹等食物性过敏反应。生、冷、硬的食物一方面消耗脾的运化功能，另一方面易于在肠腔内残留水谷的大颗粒，引发食物性过敏反应。

其华在唇 唇是微血管丰富器官。血液充盈度和巡行状态可影响唇的染色和光泽。通过唇的染色和光泽的变化，可以推测血液充盈度和巡行状态，进而，可以判断脾的运化、生血和统血等功能状态。

开窍于口 脾的运化主管消化和吸收功能。脾虚，运化无力时，摄入的饮食难以消化和吸收，既可影响食欲，又可出现味觉的异常。

指导意义 基于脾藏象理论建立的六君子汤治疗消化不良症候群、参苓白术散治疗慢性腹泻、补中益气汤防治食物性过敏、重症肌无力、归脾汤治疗紫癜都有很好的临床疗效。研究脾主运化、主生血和统血、主肌肉和四肢、恶湿、开窍于唇、其华在口等脾藏象理论的科学内涵，不仅有助于提高在消化系统疾病（消化不良症候群、慢性腹泻）、免疫系统疾病（如食物过敏、重症肌无力）、出血性疾病等防治水平，还有可能产出原创性思维和方法。

（韩晶岩）

shènzàngxiàng yánjiū

肾藏象研究（study on the vis-cera-state doctrine of kidney）

对肾主藏精、主水、主纳气、主骨、其华在发、开窍于耳和二阴等理论的研究。肾藏象是通过长期的临床观察和实践，总结出来的理论。肾藏象涉及了机体储藏的遗传信息，促进生殖系统发育、促进骨骼和脑发育，促进血细胞生成、温煦和滋养脏腑、调节水液、维持深呼吸等内容，不可将其简单地理解为 Kidney。

研究结果 包括肾主藏精、主水、主纳气、主骨、其华在发、开窍于耳和二阴等方面的研究结果。

肾主藏精 精是源于父母的受精卵，在水谷精微和清气滋养下形成的物质。有促进生殖、生髓、促进骨骼和脑发育、促进血细胞生成、滋养和温煦其他脏腑的作用。

肾精促生殖 精通过丘脑—垂体—性腺轴，维持女子的卵细胞的发育和排卵，维持月经。精还可调控子宫内膜容受性，提高受精卵的着床能力。精通过丘脑—垂体—性腺轴，维持男子的睾丸及附属性腺的功能，影响精子发生、发育、成熟及储存的环节，促进精子生成和提高精子活力。

肾精生髓主骨 精可生髓，髓可滋养骨骼，维系骨骼的发育和生长。精足，则骨壮；精不足，则骨发育迟缓，或骨质疏松。肾精促骨骼发育的作用与1,25-二羟维生素 D_3、骨形态发生蛋白7、Wnt/β-catenin 信号途径等相关。1,25-二羟维生素 D_3 是一种钙调节激素，能促进小肠上皮细胞对钙磷的吸收；刺激成骨细胞，促进血和骨中柠檬酸与钙螯合成复合物，转运至新骨处，有利于钙盐的沉积；它还可作用于类基质，并刺激关键性酶使之产生前胶原，促进骨基质中有机质的形成。肾精虚，肾脏中1α-羟化酶减少，使25-二羟维生素 D_3 转化成维生素 D 的活性形式 1,25-二羟维生素 D_3 水平下降，可引起机体钙、磷代谢异常，致使骨量丢失，发生骨质疏松。骨形态发生蛋白7主要由肾脏合成并进入血液通过自分泌和旁分泌途径来调节肾和骨的

生理功能。骨形态发生蛋白7 I 型和 I 型受体表达于肾脏、肾小球、近曲小管和髓质集合管上皮细胞的胞浆膜。骨形态发生蛋白7可诱导间充质细胞向成骨、成软骨细胞分化，进而产生新生骨。骨形态发生蛋白7能使软骨细胞外的基质蛋白合成增加，阻碍分解代谢介质的退化作用。骨形态发生蛋白7还可与甲状旁腺素、胰岛素样生长因子等蛋白分子协同促进骨的重建塑型。Wnt/β-catenin 信号途径在骨代谢中发挥作用，与骨和软骨的形成以及发育相关。

肾精生髓养脑 骨髓间充质干细胞向神经干细胞的分化，参与了神经细胞的更新。脊髓中的糖蛋白 Galetin-1 可以促进脑内的干细胞发育成神经元。精足，脊髓和脑髓充，神经细胞发育正常。精不足，则脊髓和脑髓空，神经细胞发育障碍。髓内的造血干细胞可生成各种血细胞。补肾中药可以促进骨髓间充质干细胞向中枢神经系统的神经干细胞的分化。

肾精生髓化血 肾精可以生髓，化血，主要化血细胞。骨髓的造血干细胞是一种具有高度的自我更新，定向分化以及损伤后自我修复能力的干细胞，有分化为血细胞的增殖潜能。骨髓中大多数造血干细胞位于骨组织构成的骨龛中，受到骨龛微环境的调节。成骨细胞是骨内膜表面的内衬细胞，可能调节造血干细胞的功能。通过调节"骨内膜龛"的大小，可以控制造血干细胞的数量，维持造血干细胞的稳定状态。破坏骨龛可影响造血干细胞池的功能。肾藏精，主骨生髓，为造血干细胞分化成血细胞提供了条件。另外，肾脏远曲小管、肾脏皮质、髓质小管周围的毛细血管

内皮细胞产生促红细胞生成因子是一个由 193 个氨基酸组成的糖蛋白激素，可促进原始红细胞的增生分化成熟，促进骨髓内网织红细胞的释放，促进骨髓对铁的吸收，有利于红细胞生成，为骨骼的生长发育提供了必要的物质条件。

肾精可滋养和温煦其他脏腑 精滋养各脏腑的作用为肾阴。温煦各脏腑的作用为肾阳。肾阴虚和肾阳虚患者的基因表达谱的变化有明显的区别。肾阳虚证者的尿 17 羟皮质类固醇含量低下，下丘脑-垂体-肾上腺皮质、性腺轴、甲状腺轴紊乱，动物实验也证明了肾阳虚大鼠的甲状腺激素相关基因低表达。甲状腺激素与能量代谢相关。肾阴虚患者外周血中免疫功能、新陈代谢、蛋白质生物合成、氧化应激、遗传信息过程、离子通道、蛋白质氨基酸去磷酸化、细胞凋亡、细胞信号传导等相关基因表达异常，这些基因涉及多轴突导向信号转导通路、蛋白磷酸酶信号转导通路、细胞质囊泡信号转导通路、G 蛋白信号转导通路、钙信号转导通路、丝裂酶原活化蛋白激酶信号转导通路等。最重要的信号转导通路有蛋白磷酸酶信号转导通路、G 蛋白信号转导通路。参与蛋白磷酸酶信号转导通路的基因有细胞分裂周期蛋白 14B、钙调磷酸酶 A/钙依赖磷酸酶 A、蛋白酪氨酸磷酸酶非受体型 4 等，参与 G 蛋白信号转导通路的基因有钙调磷酸酶 A/钙依赖磷酸酶 A、G 蛋白 α 抑制活性多肽 3 等。此外，肾阴虚患者外周血中 α1 微球蛋白、血浆视黄醇结合蛋白、转甲状腺素蛋白以及热休克蛋白（HSP）高表达，纤维蛋白原重链、α1-抗胰蛋白酶、补体 C4 等

蛋白低表达。蛋白组学的研究也证实肾阴虚证者血浆 HSP27 表达显著升高。HSP27 是 HSP 家族中的重要一员，可保护细胞免受各种应激因素的损伤，也可参与细胞的增殖、分化以及细胞凋亡的信号转导调节等。肾虚者 HSP27 的高表达，提示可能是各种慢性刺激引发机体发生应激反应。

肾主水　肾通过升清降浊、调控膀胱的开合、温煦脾肺调节水。肾主水作用与 Kidney 的作用有吻合和交叉。血液通过肾动脉的分子到达肾小球。肾小球的血管屏障由血管内皮、基底膜、足突细胞构成。正常时，血浆白蛋白和血细胞透过肾小球的微血管网。但是，当血管内皮细胞、基底膜、足突细胞损伤时，血浆白蛋白和血细胞就可透过肾小球，混在尿中。血浆液中的小分子物质可以透过肾小球，再经过肾小管时，部分被重吸收。肾的升清降浊是调节水液代谢的重要环节。

肾主纳气　肾协助肺完成深吸气。肾小管上皮细胞有泌氢保钠、泌钾保钠、泌氨保钠的作用，并回收碳酸氢根进入血液，维持血浆中碳酸氢根的浓度。血浆中的碳酸氢根 HCO_3^- 是二氧化碳在血中运输的主要形式，影响血浆中的二氧化碳分压和酸碱度。血浆中二氧化碳分压和酸碱度值可通过外周化学感受器，对延髓呼吸中枢发生作用，调控肺部呼吸的频率和深度，协助肺完成深吸气。

其华在发　毛囊黑色素干细胞对维持黑发起重要作用。肾虚可能影响毛囊黑色素干细胞，出现白发和脱发。

肾开窍于耳和二阴　内耳的毛细胞是听觉感受器，肾虚时，毛细胞萎缩，听力下降，并出现声细如蝉状耳鸣。补肾中药可以减轻内耳毛细胞损伤，治疗高音频耳鸣。肾可调控生殖器，调控排尿、排便。肾虚可导致睾丸和精子发育异常，出现男性不育；也可以引起女子排卵和着床异常，出现女性不孕。肾气不固可引起的尿失禁和腹泻。

指导意义　肾藏象对指导小儿软骨病、骨质疏松症、阿尔茨海默型痴呆、不孕不育、再生不良性贫血和地中海性贫血、重力性水肿、吸气性呼吸困难都有重要的临床意义。

（韩晶岩）

zàngfǔ guānxì yánjiū

脏腑关系研究（study on the interrelationship of viscera）

对脏与脏、脏与腑、腑与腑之间关系进行探讨的研究。脏腑关系是在长期临床观察和实践中形成的理论，不仅局限于解剖上的直接联系，还涉及了生理和病理方面的联系。流行病学、医学、实验动物学的方法已经用于脏腑关系的研究。

研究结果　包括脏与脏、脏与腑、腑与腑之间的关系等方面的研究结果。

脏与脏的关系　五脏之间的关系，包括心与肺、心与肝、心与脾、心与肾、肺与肝、肺与肾、肺与脾、肝与脾、肝与肾等关系。

脏与腑的关系　五脏与六腑之间的关系，又称表里关系，包括肺与大肠相表里、心与小肠相表里、肝与胆相表里、脾与胃相表里、肾与膀胱相表里。

肺与大肠相表里的研究被列为 2009 年 973 计划中医理论专题项目。由北京中医药大学的高思华教授任首席科学家，设 8 个课题组，历时 5 年，通过文献整理、临床研究和基础研究，理清了肺与大肠相表里的本义为肺与大肠互为表里；诠释了肺与大肠相表里的内涵为肺与大肠在生理上相辅相成、病理上相互影响、临床证候上相互表征；肺与大肠组织同源、生理互用、具有相同的生物学基础，表现为肺与大肠的黏膜免疫、平滑肌肌动蛋白、水通道、T 淋巴细胞等在发育时期有同步性；肺与大肠的病变可以相互传变，支气管哮喘、慢阻肺、急性肺损伤等有近半数患者可出现腹胀、大便异常；上述呼吸系统疾病模型，可见肠黏膜损伤、肠蠕动低下；相反，溃疡性结肠炎、肠易激综合征、重症胰腺炎等患者，有近半数的患者出现气短、咳嗽、喘息等肺部症状。上述肠疾病的动物模型，也显示出肺损伤。另外，基于肺与大肠相表里的理论，通过多中心、随机、双盲对照研究，证实了用通腑的方法，治疗急性肺损伤，缓解了呼吸系统症状，减轻了住院时间和降低了死亡率。动物实验也显示，用通腑的方法可以改善急性肺损伤大鼠的肺功能、减轻肺损伤；联用治肺和治肠的方法可以减轻结肠组织损伤、改善肠和肺的屏障。但是，有关其他脏腑关系的研究还缺少基础理论和临床研究积累。

腑与腑的关系　六腑之间的关系，包括胆、胃、小肠、大肠、膀胱、三焦之间的关系。

指导意义　人体是一个相互联系的整体，疾病多是复杂的网络异常。从脏腑关系来分析和治疗疾病，有助于疾病的网络调控和系统恢复。脏腑关系，特别是肺与大肠的研究对指导相关脏腑疾病的治疗有意义。

（韩晶岩）

jīngluò yánjiū

经络研究 （study on channels and collaterals）

用医学、生物学、生物化学、生物物理学等方法探讨经络客观存在的证据、循行途径、与脏腑相关性等的研究。经络是中医理论核心内容之一，是通行气血、联络内外的通路。

经络是存在于活体内的、通行气血的通道。医学研究中常用的解剖学、组织学、组织化学等非活体研究方法都难以满足经络研究的需要。电学、声学、光学、同位素示踪等生物物理学的方法可以在体探测到机体的电、声、光、离子、氧分压等的特征和血流动态。但是，由于经络研究的在体检测方法还不够完善，所以，经络研究还远没有达到揭示经络实质的水平。

经络理论指导着中医各科的诊断、辨证和治疗，特别是指导针灸、按摩、气功的非药物疗法的临床。经络研究有理论意义，也有临床意义。

（韩晶岩）

jīngluò shēnglǐ wùlǐ tèxìng yánjiū

经络生理物理特性研究 （study on the biophysics characteristics of channels and collaterals）

用电学、声学、热学、光学和同位素示踪等方法，从经络生物物理学特性角度探讨经络本质的研究。

研究结果　包括循经低电阻和肌电、循经声传导、经络热辐射、经络发光、同位素循经迁移等方面的研究结果。

循经低电阻和肌电　循经电学特性主要表现为经络的电阻特性方面。皮肤低阻点的分布基本是循经的，但排列并不相连；穴位低电阻点的阻抗一般较其周围非穴点的阻抗值低；低阻点的联

线绝大多数分布在经脉线上，或在其两侧 0.5 cm 的范围之内，在测试经脉与其两侧相邻经脉之间的对照区内，很少有低电阻点的出现。用生理记录仪器检测经络循行部位肌电，部分可诱导出经络感传的受试者，测得循经感传的平均传速为每秒 2.0±0.8 cm，循经肌电活动速度为每秒 2.3±0.8 cm。循经肌电仅在循经感传区域出现。

循经声传导　在人体经穴输入低频声波，用声电传感器在穴位所在经其他穴处可以记录到较经外较强的声信号。循经声传导特性为：输入经穴的低频声波在体内具有循经传导的特点；声波循经传导的速度为 10 m/s 左右，声波在传导中有衰减；若受试者有病痛，其声波传导受阻，病愈后，经络导声状态恢复；动物实验显示，切断皮肤、皮下浅筋膜对声信号的传导均无明显影响，而切断深筋膜组织后循经声波消失。

经络热辐射　用红外线热像仪进行了循经感传线上的温度变化的研究，观察到受试者主观感觉的热感（或冷感）与探测仪所显示的红外线图像亮带辉度的变化基本一致，辉度改变的部位也与经脉的循行路线基本符合，但与神经、血管和淋巴管的走向不同，如果感传的性质为酸、胀、麻而无冷、热的感觉，则热像图上也记录不到温度变化的图像；针灸刺激后经脉线出现的高温带，温度与针前对照升高了 1℃ 以上，其热像图中的高温带的出现与发展，都稍迟于感传出现的时间。高温带与针感的强度有明显的关系，针感强者，高温带也比较明显。

经络发光　高灵敏光电倍增

管为探测器检测到十四经腧穴的超微弱冷光明显强于非腧穴的超微弱冷光。另外，用高灵敏度人体光传输检测装置测得，艾灸前后手厥阴心包经及其周边非经络组织上的光传输效率降低，而手厥阴心包经上光传输效率降低更明显。

同位素循经迁移　应用放射性同位素检测经脉的循行路线。穴位注射过锝酸钠洗脱液，用大视野 γ 闪烁照相机自动扫描，记录到放射性同位素迁徙过程的图像，观察到同位素沿十二经脉迁徙的距离平均为 57.36±16.65 cm；手足三阴经的示踪轨迹在四肢可以走完经脉全程，进入胸腹腔器官即逐渐散开，与经脉循行路线基本一致。手足三阳经的示踪轨迹在肱骨、股骨中段的相应穴位即向内侧偏移。正常人十二经脉放射性同位素迁移的平均潜伏期为 37.28±15.63 秒；外加 100 mmHg 的压力，可将同位素的循经迁移阻断。解除压迫，同位素立即恢复其正常的迁徙；在穴位的不同深度注射同位素，迁移轨迹与经脉线符合率也不尽相同。

指导意义　经络生物物理学特性研究多在活体动态水平上检测经络系统的信息，获得了若干与经络相关的生物物理学特征，为经络本质的研究提供了良好的研究方法。

（韩晶岩）

jīngluò huàxué tèxìng yánjiū

经络化学特性研究 （study on the chemical characteristics of channels and collaterals）

用现代科技手段从经络循行部位的生物化学特性角度探讨经络本质的研究。所用到的仪器有微型化学传感器、针型化学传感器、三通道氧分压仪，针型氧分压传感器、

针型 pH 离子电极。

研究结果 经络循行部位的生物化学特征研究集中在离子、氧分压和二氧化碳分压、微量元素、神经递质和环核苷酸等方面。

离子 离子选择性针型电极检测腧穴的 Ca^{2+}、Na^+、K^+、H^+ 等离子的动态变化，与非经非穴处对比，发现健康人和家兔的部分腧穴 Ca^{2+}、K^+ 明显偏高，而 Na^+ 明显偏低。针刺丰隆可以提高足三里穴 Na^+、H^+ 的浓度。用胃内放置气囊建立大鼠胃胀模型，可检测到胃经的足三里处 Ca^{2+} 和 Na^+ 的浓度降低，K^+ 浓度升高，而胃痛后，Ca^{2+}、Na^+、K^+ 都恢复到正常水平。阻断细胞膜上的 Ca^{2+}、Na^+、K^+ 离子通道，或阻断 Ca^{2+} 活动的配体钙调素的活性，都可阻断针刺的效果。心律失常家兔心经和心包经的 H^+ 等明显升高。另外，针刺同一腧穴时有 K^+ 增高、Na^+ 同步下降，或 K^+ 降低、Na^+ 升高的负相关现象。这些结果提示了离子与经脉活动相关。用质子激发 X 射线荧光发射技术发现下巨虚穴位结缔组织结构中的钙含量比非腧穴处的区域高数十倍。

氧分压和二氧化碳分压 用针型氧分压传感器检测腧穴处皮肤的氧分压，发现腧穴的氧分压明显高于非腧穴部位。电针腧穴可使本经循行线上皮肤的氧分压显著降低，而经络两侧的非经穴对照点的皮肤无明显变化。针刺心包经的间使穴，皮肤的二氧化碳呼出量显著升高。

微量元素 用质子激发 X 射线荧光发射技术测定结缔组织中的钾、磷、铁、锌、锰等元素的富集。针刺足三里穴，穴位组织中锌的含量明显升高。

神经递质 在大多数经络和腧穴的中心处乙酰胆碱、β 内啡呔、促肾上腺皮质激素、去甲肾上腺素、血管活性肠肽（VIP）等神经递质和激素的含量高于非经和非腧穴区域。皮肤的针刺信号传递线路与交感肾上腺素能物质有密切的关系，交感物质的释放和对局部 α 受体的作用与针刺信号传递相关。人和大鼠经络线组织中有 P 物质、神经肽 Y 及 VIP 等 3 种神经递质分布。

环核苷酸 腧穴区域的环核苷酸比非经和非腧穴区域集中。

指导意义 经络循行与各种生物化反应相关，从生物化学角度研究经络循行，有助于阐明经络的实质和针灸的作用机制。

（韩晶岩）

xúnjīng gǎnchuán yánjiū

循经感传研究（study on propagated sensation along channel）

应用生物物理学方法对刺激穴位引发循经传导酸、麻、胀、重等感觉的现象的研究。

研究结果 包括对循经感传现象的描述、循经感传形成机制等方面的研究结果。

循经感传现象的描述 关于循经感传现象，因刺激方法和受试者个体的不同，多为酸、麻、胀、重感，也有虫爬感、跳感、流水感、冷感等。循经感传现象不分性别、年龄、职业、民族、健康人、病人，在经脉的路线上给以有效的刺激，多可引出程度不同的循经感传。关于循经感传的宽度与刺激方法和强度有关，其中，电脉冲刺激多呈一定宽度的带状，针刺或穴位注射呈线状、绳索状。四肢远端较窄，近端和躯干部较宽。循经感传在肌肉浅薄处较浅，肌肉丰厚处较深。关于循经感传的方向和回流，刺激四肢末端的井穴，感传向躯干、头面部方向单向传导。刺激经脉中途的穴位，感传大多向上下方双向传导。大多数受试者在停止刺激后，感传又能由原传导路线向刺激穴位回流，直至消失。关于循经感传的速度，一般在 0.10 m/s 左右，有"间歇"，或"跨越式"传导。循经感传在病人、病经、病所的感传出现率高，尤其是感传的路线与病变部位有密切的关系。伴随着循经感传，在感传所经过的部位产生皮肤麻木带，各种感觉降低，或有循经出汗、充血性红线、贫血性白线甚至出血现象。激发感传可以显著提高循经感传的阳性率及其显著程度，可使感传从无到有、从弱到强、从短到长、从不至病所到可至病所，隐性感传通过激发可以转化为显性感传。针刺循经感传是可以控制的，在针刺过程中，只要针刺深度适当、方向准确、刺激适量，就能使针感按照要求的方向进行感传，进而提高针刺的临床疗效。循经感传通常多与古典经络主干循行路线基本符合，四肢部基本一致，躯干部常有偏离，而在头面部则有较大差异。感传线路长度宽窄深浅的变化以及感传性质、方向、速度等的不同，因时间不同而出现的差别。在感传过程中于经线上用弹簧压力棒施加一定的机械压力，可阻断循经感传。在感传线上局部降温，亦可使感传被阻滞。随着循经感传被阻滞，相应脏腑的效应也受到影响。

循经感传形成机制的研究 包括以下三个方面。

循经感传与肌电 用生理记录仪器检测经络巡行部位肌电，部分可诱导出经络感传的受试者，测得循经感传的平均传速为每秒 2.0 ± 0.8 cm，循经肌电活动速度

为每秒 2.3 ± 0.8 cm。循经肌电仪在循经感传区域出现，提示循经感传的机制与神经骨骼肌系统的功能有关。

循经感传与红外热像图 用红外热像图可以显示循经感传者的红外热像图有变化。针刺胆经，胆经的皮温发生变化。

循经感传与容积传输 容积传输是细胞外液和脑脊液中的广泛存在的细胞通信方式。容积传输主要发生在细胞外液中，细胞外基质结构、细胞外液的流动方式、浓度梯度、电场梯度、温度梯度和压力梯度等都影响容积传输。可将循经感传现象理解为刺激通过感觉神经的轴突反射，在末梢释放物质及刺激肥大细胞释放组胺等生物活性物质，这些存在于组织液中的物质，以容积传输的方式传播，除了一般的浓度扩散之外，还受组织液流动的约束和输运，产生循经的长距离迁移，作用于远端的组织，在进一步刺激了其他感觉神经末梢后，其信号传入大脑的感觉中枢，便形成了循经感传现象。

指导意义 循经感传与针灸疗效关系十分密切，历代医家都把提高和控制感传，以达"气至病所"作为提高针灸疗效的重要手段。运用现代科学技术和方法结合针灸临床研究均初步证实循经感传与针灸疗效、针刺镇痛、针麻效果的关系密切。所获得的研究结果，对指导临床，提高针灸疗效有着重要意义。

（韩晶岩　王传社）

jīngluò yǔ zàngfǔ xiāngguān yánjiū

经络与脏腑相关研究 （study on relationship between channel and ZangFu） 用现代科学技术对经络与脏腑之间在生理、病理上相互影响及刺激经络可调解脏腑功能的现象所进行的研究。医学、生物学、实验动物学的方法已经用于经络-脏腑相关研究。

研究结果 经络与脏腑之间关系的研究取得的成果如下。

对大鼠急性心肌缺血的模型的心经和肺经的腕、肘、腋三段的研究，证实心经与相应脏腑、五官的心、肺、小肠、目系、脑、舌等存在相对特异性的联系，而与同神经节段的肺经经脉存在着相对特异性。而且 P 物质、神经肽 Y、血管活性肠肽（VIP）等肽能神经元可能是其形态和物质的基础。心经和肺经对心脏功能都有调整作用，但心经作用要明显强于肺经。心包经、心经、三焦经、肾经、脾经对肾上腺素致心率变化均有影响。不同时辰针刺十二经腧穴对左心功能有影响。"脾与胃""肾与膀胱""肝与胆"表里相关与现代器官系统的生理解剖相接近。

半结扎家兔小肠、直肠，引起心、肺脏器功能损害，静注 $FeCl_3$ 溶液造成肺心损害模型，引起回、盲、结肠电异常，在这种脏腑表里造模基础上，进而研究相应表里经脉对相同脏腑的异常功能的调整作用，但是，其中机制尚不清楚。

尸体解剖发现膀胱经内的背俞与交感干和交-脊联系点体表投影关系十分密切，而现代生理学研究认为背部是躯体神经和自主神经分布与体表及脏腑的主要通道和枢纽。膀胱经是十二经脉的核心，背俞穴是联系十二经脉的枢纽。

指导意义 经脉-脏腑相关的研究无论在推动针灸和中西医结合学科发展都具有重要的意义。以经脉-脏腑相关为核心和重点突破口，可推进经络研究的深入和发展。

（韩晶岩　王传社）

jīngluò yǔ shēng yánjiū

经络与声研究 （study on sound conduction and channel） 用检测声传导的方法研究经络。用机械振动，使物体内以应力波形式释放出多余的能量，产生声信息，同时，以声传感器将声信息转换成电信号经放大后加以显示或记录。使用的研究设备包括声波输入系统、功率放大器、小型激振器、数据采集及分析系统。声测经络研究需要在屏蔽室内进行。

研究结果 研究者发现，在人体腧穴处输入低频声波，可在腧穴所在经的其他腧穴处记录到较强的声信号，并将该研究方法称为声测经络。

指导意义 用检测声传导的方法研究经络循行是在整体、动态的条件下进行的研究，与中医理论的整体、动态观相吻合，有助于揭示经络的科学本质。在腧穴输入低频声波还可以治疗某些疾病。

（韩晶岩）

qìxuè yánjiū

气血研究 （study on Qi and blood） 体内最重要的两种物质，气血理论是中医理论体系中的重要组成部分，只有全身气血的温煦濡养，才能使五脏六腑、四肢百骸维持并发挥正常生理功能。气血任何一方有问题，或相互间协调出现异常，均会导致各脏腑功能的失调，引发疾病。

气和血生理上相互依存，相互作用，病理上也相互影响而引发气血病变。气是人体内活力很强、运行不息的极精微物质，血是循行于脉中富有营养的红色液态物质，都是构成和维持人体生命活动的基本物质之一。气血和形体相应，故能相得而生，反之则病，因此通过观察神色气血的变化对疾病的预估及治疗有一定价值。此外气血研究还可以确定治则，指导用药，并作为辨证诊断的依据，对判断疾病等有较大的临床意义。脉搏信号是反映人体生理和病理特征的一种信息，脉搏能反映人的身体状态是否健康且蕴含着丰富的生理病理信息，也包含气血病理信息。根据脉搏信号的传播特性和变化规律能够判别其反映气血阴阳特性。脉搏信号的变化规律除了反映心血管功能以外，同样反映着和气血密切相关的一些生理病症，对脉搏特征参数合理且有效的检测、识别、提取、分析与应用都具有很大的意义，可有效的诊断出人体由于气血病理所引发的疾病，对预防与治疗有很大的医学价值。

（武密山）

qìxuè shēnglǐ yánjiū
气血生理研究（study on physiology of Qi and blood）

气血生理是指气与血的生理功能对正常机体运转的作用，包括气的温煦、固摄和血的濡养、化神，二者相互依存、相互资生、相互影响，共同对人体发挥作用。两者是构成人体的基本物质，也是维持人体生命活动的基本物质。其来源有赖于生理功能的正常和饮食物的持续供给。气血的病变多由过度损耗引起，一般表现为躯体及生理器官组织等的功能性改变，主要以虚证为主。

研究内容 气血之间存在着密切的联系，两者常相互影响，或同时发病，或互为因果，临床常见气血病证，同时可见气血失常也是各种病症常见的病机之一，可根据气血生理研究判断，是否存在气血亏损或运行障碍，因此气血生理研究表明气血与人的生命休戚与共，与疾病的预防、治疗及预后紧密相连。气血是人体中最重要的两种物质，人身之气化作用"气主煦之，血主濡之"，气血的温煦濡养，才能使人体的五脏六腑、四肢百骸维持并发挥正常的生理功能。气血的任何一方出现问题，或气血之间的协调出现异常，均会导致脏腑功能失调，引起多种疾病的产生。气血充足及其功能协调与否决定了正气的强弱，影响到邪正盛衰的变化；而气血为人体阴阳的主要物质基础，气属阳、血属阴，阴阳失调根源于气血的失常。气血是流通于五脏的基础物质。气血有赖于脏腑功能活动，才能正常摄纳、生化、输布；脏腑功能活动以气血作为物质基础和动力源泉。

研究方法 由于气血生理与血液黏滞性及微循环功能密切相关，气血生理的研究大多围绕血液黏滞性及微循环医学展开，气血发生变化随之血液黏滞性会随之升高或减低。但还需结合中医脏腑学说理论，理解气血生理才能阐释疾病发病的机制，在中医思想指导下，加强基础和临床合作研究，对气血研究开展广泛深入的研究。

研究结果 主要包括以下几个方面。

气血为人身之根本 气血为人身之源，为生命活动之所系。气血为人身之至宝，是构成人体的重要物质。气血与生命存亡休戚相关，为人身之根本。气血是维持人身生命的基本物质，"人之一身，不离乎气血"无气血，则无构成人身之基础；无气血，生命活动也难以正常进行。通过肺泡扩散入血液的 O_2 必须通过血液循环的运输，才能到达组织，供组织代谢利用；而组织代谢产生的 CO_2，也必须由血液循环运输到肺泡才能排出体外。而血液的运行又需要氧气的循环。如脾脏是体内最大的淋巴器官，含有大量的免疫活性细胞，这些活性细胞可以释放大量造血因子，因此在机体防御和造血方面起重要作用。运用健脾益气药治疗血虚动物，结果健脾益气药物治疗血虚证及贫血类疾病的疗效机制在于增进食欲，改善脾胃功能，从而增加造血营养物质的吸收和利用。气血同源于水谷之精气，气血一体，气与血是相互资生、相互维系的。气血的相互依存，"相随而不相离也"，"气为血之帅"，气推动血液运行，气对血的统帅作用，是推动血液运行的动力。在脉中运行，实赖于气之统帅和推动。气血正常运行，是人体健康的必要条件。

气血的关系 气为血帅，血为气母。气为血帅是指：①气能行血，气的推动作用是血液循行的动力，气行则血行，气有一息不运，血即一息不行。②气能摄血。气的固摄作用保证了血液循环在正常血管之中，而不妄行逸于脉外，如果血液从脑血管大量溢出，就是危急重病脑溢血。③气能生血。气化是血液生成的动力，气是化生血液的原材料。血为气母是指：气在生成、运行和发挥气的功能时，始终离不开血。血为气的生成和功能活动提供必需的营养物质，血赖气之运载而运行，输达全身，气赖血之场所和血的营养滋润而发挥作用。血盛才会气旺，血衰就会气少。血为气守，气才有所依附，血不载气，气随血散，气无以归。"气即无形之血，血即有形之气"。气血相互渗透，相互促进，相互转化，相互依存，相互制约，相互作用，须臾不可分割，二者必须达到和谐相处，才能保证气血正常生理功能的正常发挥。气血两虚证以血细胞比容减少，全血黏度降低，血色淡红，管祥细长为特点，反映其循环血液处于低黏滞状态；气虚血瘀证、气滞血瘀证血液黏度明显升高，红细胞聚集，微血管扩张、瘀血，其血液处于高黏滞状态。气虚血瘀证以血浆黏度增高为明显，反映其循环血液倾向于"高黏"，气滞血瘀证以血细胞比容及其聚集性增加为突出，反映其循环血液倾向于"高浓""高聚"。

气血病机　万病乃气血失和之症，机体气血中和稳态失衡必然导致疾病。气血失常病机同阴阳失调病机、邪正盛衰病机一样，不仅是脏腑、经络、形体、九窍各种病机变化的基础，也是分析和研究各种临床病证病机的基础。在生理活动和病理变化过程中，功能和物质是相互依存的。脏腑气机的升降出入障碍，必然就会反映气血的代谢失调；气血升降出入失调，亦将导致脏腑的功能障碍。研究脏腑病机，必须以气血改变作为依据之一。气血病机是诸种疾病的基本病机。经络病机是经络中气血盛衰及运行异常的病变机制，包括经络的气血失调、气血运行逆乱、气血瘀滞、气血衰竭等。情志病机中气机的运行变化是情志发生的生理基础，如果情志刺激强度超过五脏系统的调节功能，特别是肝的疏泄功能，使气血运行不能保持常态，而引起气机紊乱，基础物质代谢失调，脏腑协调平衡破坏，临床上因其血液黏滞性的增加、流性的减弱而表现除"气滞"特性，血细胞因易于聚集成堆，瘀滞不

通，而表现血瘀证的本质，可导致情志失常，并且导致瘀血痰饮等病理产物形成。伤寒六经病机是外感风寒导致六经所属脏腑的阴阳、气血、虚实、寒热的变化。

气血为病应注重调治　气血失调，乃百病之本，"血气不和，百病乃变化而生"，气血失调是疾病发生的主要原因，人体疾病的产生和病理改变无不涉及气血，气血失调，乃百病之本。气血调治之法：在气血两者中，重视气的作用，气是人体生命之源，人体生命活动，全受气的支配，治血与理气相连，理气与治血结合，对血多活之、养之，对气多行之、补之。在气血关系上，气为血之帅，气行则血行，气滞则血瘀，先治气而后治血。治气虽在治血之先，然而这仅是治疗的先后不同，并非治血可忽略之，治气勿忘治血，气血兼顾。以气血相关理论，活血化瘀以活血养血之品为主，治疗善于行气活血，补气活血，并根据瘀血的部位、病因的不同，把握病机，知常达变，灵活用药，从而达到行血化瘀的目的。根据各种血液黏滞性及微循环功能障碍特点，结合中医脏腑学说理论，认为气虚血瘀者可从脾化瘀，气滞血瘀者可从肝治瘀。属低黏滞状态者，应"补其不足"，属高黏滞状态者，应"攻其有余"。甲襞微循环及血液黏滞性检测有助于深入认识气血病证的病理生理过程，对气血常见病证的临床分型及指导临床治疗有积极意义。

指导意义　气血生理的研究，能补充阐释疾病发病的机制，指导疾病的诊断，从而指导疾病的防治，确定治则和治法，指导临床选方用药。如依据"调和气血"的治疗原则，临床中医药分为补

气药、补血药、补气活血药等。

（武密山）

qìxū yánjiū

气虚研究 （study on deficiency of Qi）

气虚指气的生成与来源不足或消耗过度致气亏虚，不能正常发挥作用，以致人体脏腑功能活动减退所形成的病理变化。气是构成人体和维持人体生命活动的最基本物质，由肾中的精气、脾胃吸收运化水谷之气和肺吸入的清气共同结合而成。气虚原因主要有：先天禀赋不足，后天失于调养，肺、脾、肾功能失调，影响精气生成；过度劳累、久病重病或失治误治（如汗、吐、下过度）等因素，使精气耗损过多。《类经·摄生类》曰："人之有生，全赖此气"。如果人体之气虚必然削弱人体的正气、影响人体正常的生理功能，容易产生其他疾病。

研究内容　气虚病证可涉及身体各个方面、气虚现代研究机制、脏器气虚对发病的科学依据等。气的正常运行是人体健康的基础，气虚致病是由于元气不足，脏腑功能减退，而影响脏腑生理功能致病，或因机体、脏腑功能状态低下易患多种疾病，如临床资料显示：气虚与五迟、五软、遗尿、虚喘、泄泻、脱肛等疾病的发生密切相关。

研究方法　近代医学工作者对气虚证的实质进行研究，自由基的代谢失衡引起细胞内ATP合成不足是产生气虚证的内在基础，并结合实验研究对各气虚脏腑相对应的西医疾病进行了汇总，对肺气虚、脾气虚、心气虚等作了较深入的研究。

研究结果　气虚病证可涉及全身各个方面，如气虚则卫外无力，肌表不固，而易汗出；气虚

则四肢肌肉失养，周身倦怠乏力；气虚则清阳不升、清窍失养而精神萎顿，头昏耳鸣；气虚则无力以帅血行，则脉象虚弱无力或微细；气虚则水液代谢失调，水液不化，输布障碍，可凝痰成饮，甚则水邪泛滥而成水肿；气虚还可导致脏腑功能减退，从而表现一系列脏腑虚弱征象。

气虚体质是气虚证产生的基础，气虚证的实质研究可以为气虚体质的实质研究提供参考和借鉴。自由基的代谢失衡引起细胞内 ATP 合成不足是产生气虚证的内在基础。大多数气虚证患者白细胞总数偏低，经过治疗白细胞总数都有提高。基于"劳则气耗"的理论，应用过度劳累法制备中医气虚模型。血液的正常循行需借助气的推动，气的生成不足、损耗太过或升降出入失常往往导致血液的循行失常，成为血管病变发生的始动因素，这与血管内皮功能障碍、血管内皮引起血液和血管之间的稳态机制破坏为血管病变发生始动因素相吻合。细胞功能障碍系血管内皮细胞在病理因素（如高血脂、氧自由基、吸烟、高血流切应力）等作用下，失去正常功能的病理过程，是各种急性心脑血管病事件发生发展的潜在危险因素及关键环节。

肺气虚证的实验模型大致有致敏原诱发的哮喘模型、感染性哮喘模型、运动性哮喘模型、转基因模型、收缩剂致痉模型、职业性哮喘模型。例如：一般采用腹腔注射、腹腔注射加皮下注射进行系统致敏、雾化吸入或呼吸道滴入、腹腔注射结合雾化吸入致敏原等方法，制作致敏原诱发的哮喘模型。运动性哮喘动物模型则多采用机械通气下冷空气过度通气方法诱发。转基因动物哮喘模型是利用基因敲除或转基因技术，将外源基因引入动物胚系细胞后，观察其表达的蛋白质对机体的作用，借此推测某些基因表达产物变化在哮喘发生中的作用。肺气虚证慢性支气管炎与肺气肿大鼠存在着低氧血症和高碳酸血症，血液存在着浓、黏、集、聚的流变特性，且肺气虚证肺气肿上述变化劣于肺气虚证慢性支气管炎。肺气虚证生化研究：肺气虚证大鼠气管冲洗液、肺匀浆、血清中溶菌酶含量，可作为肺气虚证重要的客观指标之一，为肺气虚证客观定量化诊断和深入研究肺气虚证本质提供依据。

脾气虚证动物模型的研究：脾气虚证动物模型的研制，早期多采取利用单因素造模的方法。例如利血平模型、新斯的明模型，以及采用单味泻下药大黄、番泻叶等建立的脾气虚模型。近些年根据中医学发病理论应用多因素造模方法建立符合中医理论的脾气虚证动物模型。这些方法主要有过劳加饮食失节法、耗气破气法、耗气破气加饮食失节法，泻下加劳倦法等。利用"基础饮食+负重游泳"的方法成功地建立了大鼠气虚模型。脾气虚证的机制研究，主要从消化功能，消化道病理、能量代谢、微量元素、神经内分泌改变、免疫功能的改变等方面进行，涉及指标达到 70 种以上。从中医脾主运化，主肌肉、统血以及"四季脾旺不受邪"等理论出发，运用现代科研方法，对脾气虚证的一些表现作出了解释。脾虚是以消化道病理改变和功能障碍为主的，代谢、内分泌和免疫等多系统和器官的紊乱。

心气虚患者，甲皱微循环的形态积分、流态积分、祥周状态积分的积分值、血细胞比容降低、血沉增快，血沉方程 K 值增大、血细胞比容降低是气虚的病理基础之一。

心气虚证定量指标的研究进展：①血浆环磷酸腺苷（cAMP）、环磷酸鸟苷（cGMP）和心房钠尿因子（ANF）：cAMP、cGMP 普遍存在于生物细胞和体液中，是调节机体细胞内新陈代谢和各种生理活动的重要物质之一，对心肌细胞、血管平滑肌细胞的功能起着重要的作用。cAMP、cGMP 分别是 ANF 的第二信使。心力衰竭心气虚患者的血浆 cAMP 及 ANF 与心功能状态呈明显的负相关。②心功能：心气虚患者五项主要心功能指标（dz/dt）max（C 波振幅，评价心室收缩力、心搏量）、HI、PEP/LVET（评价左室收缩功能状态的指标）、CI、A/C 或 O/C（评价舒张功能的指标）进行量化研究，心气未虚者甚至健康人尚能反映隐匿性心气虚证的存在，可作为早期诊断的参考依据。心气虚证客观评价指标的定位、定性、定量研究，心功能的研究涉及了心功能、血液流变学、微循环、免疫学、酶学、内分泌学等等。现有指标多停留在对确诊患者的分析描述上，尚少应用于对"证"的诊断方面。

指导意义　通过现代医学对气虚证的深入研究，能深入揭示机体脏腑功能状态低下的科学因素，对中医发病学上有重要的意义，有利于科学阐释调补五脏之气，增加机体正气，达到扶正固本的治疗原则，从而防治临床因气虚所导致的疾病。

（武密山）

qìzhì yánjiū

气滞研究（study on Qi stagnation）　气滞指人体某一部位或某一脏腑气机不利，气行阻滞而不畅，从而产生脏腑机能失调或障碍等病理改变。又称气郁、气结。由气滞而导致某些脏腑、经络的功能障碍，出现局部的胀满、疼痛等证候表现则称为气滞证。可因饮食邪气，或七情郁结，或体弱气虚不运所致。随所滞之处而出现不同症状。气滞于脾则胃纳减少，胀满疼痛；气滞于肝则肝气横逆，胁痛易怒；气滞于肺则肺气不清，痰多喘咳。气滞于经络则该经循行路线相关部位疼痛或运动障碍，或相应的症状。气滞过甚可致血瘀。

研究内容 气滞当属病理产物、气滞与脏腑的关系、气滞的病理生理基础研究、气滞致病机制等。气机阻滞、运行不畅的病因、病机及多种多样的病证，临床显示的症状各不相同，但实质上与气机的运行紧密相连。气滞与肝最为密切，但与其他脏腑相互影响，如气机与血液的运行、呼吸吐纳、运化功能、藏泄互用等。气是构成人体的最基本物质，也是维持人体生命活动的最基本物质，而且气是脏腑生理活动的产物。无论在生理还是病理情况下，气都肯定是物质的、是有形质的。那么，气就和血液、津液一样，在疾病过程中，由于其运动不利或郁滞不通，或结聚于人体某一部位所形成的病理状态下的气（即气滞），应当称其为病理产物。

气滞是病理产物，它具有和瘀血、水湿痰饮、结石等其他病理产物相同的性质：它们都是由于各种致病因素作用于人体，导致脏腑经络气血功能失调所形成的病理产物，其停留于体内又可作为新的病因，导致其他病证的发生，成为继发性病因。由于气滞的存在，气的推动和气化功能

障碍又可使经络和组织中的血液和津液运行不畅，继而可能导致瘀血和水湿痰饮等病理产物的产生；同时，脏腑中气滞的存在，又可能造成脏腑的功能失调。气滞和其他病理产物相比较的主要特点是：气滞是无形的病理产物，作为人体内存在的病理性物质具有肉眼看不到的特点，类似无形之痰。因此，它和肉眼可能看到的瘀血、痰相比较属于无形的病理产物。气滞证亦有局部胀痛、痞闷等症状表现，但扪之却无形的特点。通过分析气滞的性质特点，气滞当属病理产物。

研究方法 近代中医工作者结合古代著作和临床数据对气滞研究进行了系统的整理，并结合病理生理基础研究，对气滞研究作了较深入的研究，如气滞病因病机、气滞与五脏的研究、气机致病机理等，尤其是气滞证与气滞病生基础两者间的关系。气滞研究对进一步完善当代医学对气滞的理解与认知，增加气滞的临床辨证施治的准确性与科学性是气滞研究的重点。

气滞是引起许多疾病的重要原因之一，气滞所引起的疾病做一个整体的简要分析。

肺系病证 肝与肺的关系主要表现于气机的调节方面，肺主降而肝主升，二者相互协调，对全身气机的调畅是一个重要的环节。若肝气郁滞则会导致肺失宣降的病变而出现咳、喘之证。例如咳嗽：咳嗽是内科的一个常见病，它的发病与肺密切相关，《素问·咳论》又说"五脏六腑皆令人咳，非独肺也"，说明五脏六腑皆与咳嗽有关，就肝与咳嗽而言，在气机升降方面肺居上焦，其气清肃主降；肝居下焦，其气升发主升，肝与肺一升一降，共同维

持气机升降。病理上如果由于情志因素导致肝气郁滞，进而气郁化火，都可影响肺气肃降，使肺气上逆而咳。症见咳嗽，痰黏如絮不易咯出，胸胁胀满，舌淡红苔薄白，脉弦。治则：疏肝理气。方药：小柴胡汤或四逆散配合宣降肺气药物。

脾胃系病证 肝脾两脏的关系重点在于肝的疏泄功能和脾胃的运化功能之间的相互影响。脾胃的运化有赖于肝的疏泄，肝的疏泄功能正常，则脾胃的运化功能健旺，若肝失疏泄，肝气郁滞就影响脾胃的运化功能，从而引起"肝脾不和"和"肝气犯胃"的病理表现。"气滞"表现为胸胁脘腹等处的胀闷作痛的表现。其与情志忧思、抑郁相关。慢性胃炎、乳腺增生患者较不符合的患者更易发生抑郁、焦虑。

肝胆系病证 肝为人体重要脏器，气血，经络方面的病证多与之有关，如头痛、胁痛、臌胀等。如头痛是临床常见症状，往往反复发作，经久难愈。而肝郁气滞最易导致头痛，特别是巅顶头痛，且多见于更年期妇女。因此阶段家务繁重，工作压力大，情绪多不稳定，容易导致肝气郁滞，上达巅顶。如《素问·举痛论》云："百病生于气"；"足厥阴肝经，循少腹挟胃，布胸胁与督脉会合于巅顶。"故肝郁气滞易引起头痛。症见易出现头顶胀痛，心烦，失眠，嗳气，善叹息。治则：疏肝潜阳，理气解郁。方药：柴胡疏肝散加减。

胁痛 胁痛指一侧或两侧胁肋疼痛为主要表现的病证。若情志抑郁或恼怒伤肝，可使肝失条达，气机不畅，肝气郁结，气阻络痹而致胁痛。症见胁肋胀痛，走窜不定，随情志变化而加重或

减轻，多伴胸闷太息，食少嗳气，脘痞腹胀等症。治则：疏肝解郁，理气止痛。方药：柴胡疏肝散加减。

肾系病证肝肾之间的关系极为密切，有"肝肾同源"之说。肝主疏泄与肾主封藏之间存在着相互制约、相反相成的关系。若肝失疏泄，肝气郁滞，则会导致水肿、癃闭、痛经、闭经等病证。例如痛经：痛经古称"经行腹痛"或"经病疼痛"，等等，是妇科常见病和多发病。多与情志不畅，肝郁气滞，气血运行不畅，血行受阻，冲任经脉不利，经血滞于胞中所致。如《张氏医通·妇人门上》："经行之际……若郁怒则气逆，气逆则血滞于腰腿心腹背胁之间，遇经行时则痛而重"。症见经前或经期小腹部胀痛，且量少，色紫暗夹有血块，淋漓不畅，或呈腐肉样物，血块排除后疼痛减轻，胸胁乳房胀痛，舌边尖瘀点，舌紫暗，脉弦。治则：理气活血，逐瘀止痛。方药：膈下逐瘀汤加减。

气血津液病证　因肝具有调畅气机，推动血液和津液运行的功能，若肝疏泄失常，肝郁气滞则会使气血津液运行不畅而导致郁病、积聚等病证。例如郁证：五志过极，七情内伤为郁病主要原因，素体虚弱或性格内向肝气易结为郁病的主要病机。症见精神恬郁，情绪不宁，善太息，或胸闷胁痛，女子月事不调，经前乳胀，或脘腹胀痛及两胁，吞酸嗳气，或脘腹痞胀，不思饮食，肠鸣，咽中如有物阻，吞之不下，咯之不出。治则：疏肝解郁，理气和中。方药：柴胡疏肝散加减。

研究结果　气滞证的病生基础研究：气滞及其有关证候的病生基础与下列因素有关：神经系统，首先是脑皮质的兴奋及抑制过程的功能紊乱，（内抑制过程的减退）影响到皮质下自主神经中枢间脑即下丘脑，而致自主神经功能紊乱，主要是交感神经兴奋性增强，包括腹腔交感神经丛的功能紊乱，影响到人的情绪上的异常改变，影响到消化系统，内分泌腺，代谢和电解质的平衡的紊乱。而其中交感神经偏亢是一个重要的环节，几乎与所有证候有关。肝郁气滞证的病生基础有：脑皮质功能的紊乱，自主神经系统功能紊乱，环磷酸腺苷（cAMP）/环磷酸鸟苷（cGMP）比值失调，血黏度增高；微循环障碍，血栓素 TXA_2、前列腺素 PGI_2 的平衡失调。

指导意义　正确认识气滞和气滞证的属性，对于进一步完善中医基础理论对气的认识，从而指导气滞证的临床辨证施治，探索新的治疗途径，提高治疗气滞证的疗效等方面都有一定的意义。如对气滞证实质的正确认识，有助于临床上正确地使用理气法。理气法不但是调理气机的方法，而且也是祛除气滞病理产物的方法。理气法是针对实证而设，本质上是一种祛邪的治法，它和一般祛邪治法的使用一样，应当中病即止，防止其使用过度而损伤正气。

（武密山）

xuèxū yánjiū

血虚研究（study on deficiency of blood；study on blood-insufficiency）　血虚指血液不足，血的营养和滋润功能减退，以致脏腑经络、形体器官等失养的病理状态。临床常见面色淡白或萎黄、毛发不泽、唇舌、爪甲淡白，头晕、视物昏花，怔忡，心悸，健忘，失眠，乏力等虚弱症候。

研究内容　血虚研究内容归纳为：血虚形成病因、血虚证病理现代研究、常用血虚证动物模型研究、血虚证的治疗方药等。血液的形成与五脏功能活动密切相关，现代医学证实，人体在贫血状态时，各种免疫功能均下降，而传统补血方药对血虚证都能增强机体免疫，促进造血干祖细胞的增殖分化，红细胞的生长。血虚形成原因：①血的生成不足，如气虚不能生血，或脏腑功能减退，如脾失健运，胃气虚弱，不能运化水谷精气，难以化生成血液；②来源不足，则血液生化乏源。血虚证的病因依次为情志因素、不良饮食习惯、平素体质、疾病病程、失血史、生育因素、药毒损伤和出生时体质。与传统的血虚证的认识比较，增添了药毒损伤这个病因。由于现代社会迅速发展的同时也带来了不少的负面影响，如严重的环境污染，产生了许多新的致病因素。药毒损伤这个病因尤应值得现代人们的重视。

研究方法　血虚证是一个涉及人体多系统、多组织、多器官的病证，对该证的研究多从血虚证的发病病因、病理、动物模型等不同方面进行。

研究结果　血虚证的中医基本病理主要有气不生血、瘀血不去、新血不生等多种类型。现代研究血虚证病理改变主要反映在微观上。血虚患者甲皱管袢血色淡红或苍白，管袢减少、排列不整齐，畸形管袢数增多，管袢长度变短；血流断线或粒流，管袢出血或瘀血。脑血管血流阻力增高，血管的弹性和舒缩功能降低，颅底动脉两侧流速差值大，供血不平衡。头发超微结构表现毛小皮纹络紊乱、边缘不整、缺损，毛小皮剥离，洞状损伤，毛干鼓状膨大以及毛干赘生物等。不同血虚程度（六个月病程）的大鼠视网膜病理改变，发现随着实验周期的延长，大鼠视网膜病理改变逐渐加重，后期出现稳定的萎缩病变。光镜下观察：视网膜各层结构呈不同程度疏松、水肿，内、外核层细胞排列紊乱，间隙增宽。电镜下观察：视网膜光受器细胞内节线粒体数量减少，肿大，甚则脱嵴、空泡形成；外节膜盘肿胀，不规则，排列紊乱疏松，严重扭曲变形、断裂、空泡形成。

血虚患者全血比黏度降低，还原黏度明显升高，血沉加快，红细胞比容降低，红细胞数量减少，血红蛋白含量降低，网织红细胞增多，红细胞变形能力降低。血虚患者红细胞膜的 Na^+、K^+-ATPase 和 Ca^{2+}、Mg^{2+}-ATPase 酶活性降低，膜离子转运功能异常，红细胞胞内 Ca^{2+}、Na^+ 含量升高，K^+、Mg^{2+} 浓度降低。因 ATP 来源障碍，机体新陈代谢减慢，清除自由基能力降低，自由基累积使细胞膜的不饱和脂肪酸发生脂质过氧化反应，导致超氧化物歧化酶（SOD）活力降低，而过氧化脂质（LPO）水平增高。肝血虚证患者存在外周交感-肾上腺髓质功能降低，副交感偏亢，卵巢功能减退，低 T_3 综合征，舒缩血管的活性物质含量异常，水盐代谢紊乱及细胞内第二信使物质含量异常等病理生理变化。血虚患者血浆中谷胱甘肽过氧化酶水平降低与血硒的降低呈正相关。血虚证患者机体为保持自身内环境的相对稳定，代偿性地作出了相应的适应性变化。

血虚证动物模型研究在不断地改进和发展，制模方法较多，而且制模机制更趋向于与中医理论指导下的血虚证的发病机制类同。模型动物常用大鼠、小鼠、家兔等。不同制模法各有其特点，常用的有以下几种。①失血性血虚证动物模型：采用放血法或结合其他方法如限食、饥饿、疲劳等方法制备。失血法可有效降低外周血中全血细胞数量，但放血量难以精确控制，模型间差别较大。②化学损伤性血虚证动物模型：常用具有溶血作用的乙酰苯肼（APH）和细胞毒作用的环磷酰胺（CTX）制模。此种造模方法从双重环节上造成动物血虚，表现为骨髓超微结构发生变化，造血微环境遭到破坏，骨髓有核细胞数量及其增殖速度下降，导致各类细胞数量全面下降。③放射损伤性血虚证动物模型：常用不同剂量 ^{60}Co 射线照射动物全身，使动物造血干祖细胞减少，造成白细胞数量下降和骨髓损伤。造模效果明显，但需特殊设备，且照射量的控制有一定难度。适用于中药补血类方剂及单药的药效学评价。④免疫介导型血虚证动物模型：先使模型动物免疫功能严重受损，再输入一些特定的免疫活性细胞。这些细胞在宿主体内生存，使宿主出现造血抑制，引起全血细胞减少。这种模型制作复杂，条件要求高。

血虚证的治疗方药以虚则补之为总则。中医根据血虚证的不同病因、病机、证型，辨证施以补血法。常用方有四物汤、当归补血汤、八珍汤、归脾汤等。现代研究表明许多补血方药都通过增强免疫，促进造血干祖细胞的增殖分化，促进血细胞的生成而发挥补血作用。实验研究较多的有对一些方剂的研究如四物汤：四物汤白芍、熟地补血，川芎行血、当归行血、补血，四物相配，补而不滞，平调阴阳，补血养血。四物汤通过多成分、多环节改善血虚证动物的造血功能，促进外周血中从 RBC 和骨髓有核细胞数的回升，促进骨髓造血干祖细胞的增殖，增强骨髓造血干祖细胞的集落形成能力，抑制细胞凋亡，促进骨髓基质细胞分泌造血因子，抑制造血抑制因子的分泌，增高血虚时红细胞膜上 Na^+-K^+-ATP 酶的活性，增加 CD34 抗原分子的表达。当归补血汤由黄芪和当归按 5:1 比例组成，黄芪大补脾肺元气，裕生血之源，当归益血和营，补血养血。当归补血汤有促进免疫，促进血细胞的生成、保护心肌、抗自由基、耐缺氧等作用。研究发现当归补血汤能显著增加血虚模型小鼠的红细胞、白细胞、骨髓有核细胞的数量，改善网织红细胞在外周血中的比例及骨髓超微结构，延长模型小鼠的游泳时间、升高体温等。采用整体实验法、MTT 比色法、H-胸腺嘧啶核苷（^3H-TdR）渗入法、半固体造血细胞集落形成技术等，测定血虚小鼠外周血象、骨髓有核细胞数和造血干祖细胞集落水平，当归补血汤多糖在补血的同时也有免疫增强作用。八珍汤由人参、茯苓、甘草、白术四君子汤和当归、熟地、白芍、川芎四物汤组成，具有气血双补之功。八珍汤能显著增强机体的免疫功能，促进骨髓造血干祖细胞的增殖，促进淋巴细胞活化及分泌等。能增强血虚小鼠的细胞免疫、体液免疫和非特异性免疫作用，防治实验性白细胞减少，提高失血后小鼠的 Hb、RBC 及红细胞 C3b 受体水平，降低红细胞免疫复合物水平，改善气虚大鼠的血液流变学及细胞形态学异常，改善贫血症状。八珍汤补血的作用与刺激脾淋巴细胞产生集落刺激因子（Cs-Fs）、EPO及EPO样生长因子的分泌与造血微环境的基质细胞分泌正性和负性造血生长因子有关。八珍汤能促进环磷酰胺所致血虚模型小鼠骨髓细胞增殖，经八珍汤诱导制备的巨噬细胞、脾细胞、肺条件培养液和骨骼肌条件培养液能促进血虚模型小鼠骨髓细胞增殖，促进血虚模型小鼠骨髓基质细胞分泌肿瘤坏死因子（TNF）。

指导意义　从血虚证的发病原因、病理、动物模型制作及传统方药等方面在整体、细胞、分子等水平上对血虚证做了深入的研究，在血虚病理变化、动物模型制作及四物汤、当归补血汤等相关方药研究上取得了一定的共识。血虚证的机制的探讨从外周血细胞的变化逐步深入到血细胞内酶的改变，从整体形、神变化逐步深入到分子水平的异常表达。尽管一系列相关研究的动物模型都具有片面性，不能真正反映中医血虚证实质，但是作为一种必要的研究手段，动物的替代实验研究仍然不失其重要性。通过放血、化学损伤、放射线损伤等造成血虚证的动物实验研究，发现了传统方药对血虚证都能增强机体免疫，促进造血干祖细胞的增殖分化，促进血细胞的生成从而发挥补血作用。这些研究大大丰富和发展了传统的中医血虚理论，为疾病的预防、诊断、治疗、预后判断提供了更客观、更全面的指导。

（武密山　谭曦然）

xuèyū yánjiū

血瘀研究（study on syndrome of blood stasis）

因气虚、气滞、寒凝、血热等原因，导致血瘀而血行不畅，或外伤或各种急、慢性病导致出血未能及时消散而引起的病理状态。

研究内容　血瘀研究内容归纳为：与血瘀证不同程度相关性的疾病、血瘀证的明确诊断标准、活血化瘀药物的临床应用分类、血瘀致病机制等。血瘀证与微循环障碍等紧密相连可见于多种疾病，血瘀证也可见于疾病的不同发展阶段。它是人体血行不畅、瘀血内阻所导致的病理生理整体反应状态，既有血瘀证的共性，也有因始动因素（如热郁气虚、痰凝等）不同而产生的各自的特性，如气虚血瘀、热郁血瘀、痰凝血瘀等。血瘀证与微循环障碍。血瘀证诊断是具有中国传统医学特色的诊断，涉及病种多，具有指导实践的意义。传统观点认为，久病多瘀，慢病多瘀，温热病重症及创伤也多有瘀证。瘀血证具有多样性，有潜瘀血证或前瘀血证。不少国家对此进行了相应的临床和实验研究，并取得了一定的进展。如美国医生所熟识的ABC药（activating blood circulation herbs），即活血化瘀药；日本医生称之为Oketsu Syndrome，即血瘀证。血瘀证是由血行不畅或血流瘀滞而形成的。中国古典医书记述甚多。中国甘肃武威出土的汉简就有"治瘀医方"，记载了应用当归、丹皮及川芎等活血化瘀药。

血瘀证与微循环障碍、血液流变性失常、血流动力学异常和结缔组织代谢异常等有关，至少以下疾病可能与血瘀证表现相关。根据其程度不同，可进行相应的合理治疗。这些疾病包括：心血管系统（冠心病心绞痛、急性心肌梗死、风湿性心脏病、心力衰竭、各类脉管炎等）；消化系统（溃疡病、胃炎、消化道出血、慢性肝炎等）；呼吸系统（慢性阻塞性肺疾病、高原反应等）；泌尿系统（急慢性肾炎、血尿等）；血液系统疾病（真性红细胞增多症、紫癜、再生障碍性贫血等）；神经精神系统（脑中风、脑外伤、慢性头痛等）；免疫系统（硬皮病、红斑狼疮、类风湿性关节炎等）；代谢系统（高脂血症、糖尿病神经血管并发症等）；结缔组织系统（灼伤及外伤性皮肤瘢痕、角膜瘢痕等）；妇产科（功能性子宫出血、痛经、子宫肌瘤等）；儿科（新生儿硬肿症、肝炎及紫癜等）；皮肤科（红斑结节类病、色素沉着、酒糟鼻等）；眼科（视网膜血管阻塞病、眼部免疫病及退行性病）；口腔及耳鼻喉科（三叉神经痛、突发性耳聋等）；骨科（骨折等）；外科（部分急腹症等）；肿瘤科（血管瘤、肝癌等）；器官移植（排异反应等）。由于血瘀证涉及多种疾病，临床应用活血化瘀药的适应证较多，疗效明显，故有"活血化瘀现象"。

研究方法　在中医理论指导下，结合现代医学技术和方法，研究血瘀证与微循环障碍、血液流变性失常、血流动力学异常等之间的关系，及对血瘀证实质相关研究等方面进一步探讨，为理论、实验及临床研究提供思路方法和科学依据。

研究结果　现代血瘀证诊断标准的创立：1988年10月，"血瘀证国际会议"，提出了以下参考标准。该标准获得日本、韩国等国际学术界的认同。其诊断标准包括：①舌紫暗或有瘀斑瘀点；②典型涩脉或无脉；③痛有定处（或久痛、锥刺性痛、不喜按）；④瘀血腹证；⑤癥积；⑥离经之血（出血或外伤瘀血）；⑦皮肤黏膜瘀血斑，脉络异常；⑧痛经伴色黑有血块或闭经；⑨肌肤甲错；⑩偏瘫麻木；瘀血狂躁；理化检查具有血液循环瘀滞表现。以上表现中的任何一项都可诊断为血瘀证。该标准既突出了中医传统特色，又兼顾了现代医学检查结果，可谓宏观与微观的结合。

常用活血化瘀药物的临床应用分类：对传统 16 部本草学专著进行统计分析，发现常用的活血化瘀药物约为 150 种（有的药物各本草学专著间认识并不一致）。认识比较一致的可归纳为 3 大类。①和血类药物：指有养血、调和血脉作用的药物。该类药物有当归、丹皮、丹参、生地黄、赤芍药和鸡血藤 6 种。②活血类药物：指有活血、行血通瘀作用的药物。该类药物有川芎、蒲黄、红花、刘寄奴、五灵脂、郁金、三七、穿山甲、姜黄、益母草、泽兰、苏木、海风藤、一枝蒿、牛膝、马鞭草、延胡索、鬼箭羽、紫薇和王不留行共 20 种。③破血类药物：指有破血消瘀作用峻猛的药物。该类药物有大黄、水蛭、虻虫、蛴螬、自然铜、三棱、莪术、乳香、没药、血竭和桃仁共 11 种。对 34 种活血化瘀药物就 26 项血液流变学功能等做了比较研究，结果表明，破血药与活血药强度确有不同。

血瘀证的证候实质，是各种致病因子所造成的全身或局部组织器官的缺血、缺氧、血循环障碍以及血液流变性和黏滞性异常而导致各组织器官水肿、炎症渗出、血栓形成、组织变性、结缔组织增生等一系列的病理变化。血瘀为现代病理学中的血液循环障碍及结缔组织的增生和变性，即局部缺血、局部瘀血、体内出血、血栓形成、局部水肿、增生

或变性的结缔组织。血瘀证证候实质相关研究结果如下。①血瘀证与炎症反应：致病因素常导致炎症细胞的激活和渗出，炎症细胞（如中性粒细胞、单核性吞噬细胞）和血管内皮细胞的激活可产生和释放大量的氧自由基，刺激单核吞噬细胞产生和分泌大量的细胞因子如 TNF-α、TGF-β、PDGF-B、PAF 等，在炎症病理和纤维化发生发展中起重要作用。②血瘀证与微循环障碍：微循环异常主要表现在血管周围有出血或渗出，血流速度变慢，毛细血管袢变细，数量减少，还可见血管内弥漫性凝血。中医"久病入络"理论的病理基础是血瘀证，而病理实质微循环障碍。运用舌诊对血瘀型心脑血管病患者与健康者进行了比较，发现无论舌象异常与否，血瘀型患者的微循环障碍均极显著地高于对照组，证明血瘀证是与微循环障碍相联系的病理生理过程。③血瘀证与高黏滞血症：高黏滞血症由一种或几种血流黏滞因素升高造成，是以血液流变学参数异常变化为特征的综合征。血瘀证与高黏滞血症之间的血液流变学指标，全血比黏度（高切、低切）、血浆比黏度、血细胞比容、红细胞聚集指数、平均红细胞体积、红细胞体积分配宽度、平均血小板体积及血小板体积分配宽度、均明显相关。④血瘀证与血管内皮细胞：随着细胞、分子生物学研究的深入，已注意到血瘀证病理变化的中心环节可能在于血管内皮细胞的变化。血管内皮细胞是一个十分活跃的代谢及内分泌器官，许多血管活性因子都是由血管内皮细胞所分泌。各种诱因引起血管内皮细胞激活，从而引起了机体微环境中血管内皮细胞的腔面内

与血管周围的变化。⑤血瘀证与老化的关系：老年期有血液流变学性质的改变，表现在血液流动性较差，血液凝固因子处于高凝状态，血小板的寿命较短，从而新生血小板较多，血小板的功能与活性则有明显增强，同时还存在血管的随龄硬化，正常老年人血液可能处于高黏、高凝和易于血栓形成的倾向。这也证实了中医"老年多瘀"的说法。⑥血瘀证与相关基因表达：不同证候的基因表达谱应有差异，生物体不同的组织细胞所含的基因组是相同的，但是基因表达的格局是不同的，不同基因表达的调控有其个性，也有其共性。因此，对相关的基因表达全景图的研究必将为确定证候相关基因提供可能。

指导意义　血瘀证实质研究主要趋向于血液流变学、血流动力学、微循环、生化检查、免疫功能，主要集中于血液的理化指标上，但中医的"血瘀"不仅仅是血液本身的改变。因此，将血瘀证与血液高黏状态等同起来，认为高黏状态就等于血瘀证，以单一的理化指标代替整体血瘀证，会导致"血瘀"泛滥。深化血瘀证证候实质的研究，需要通过基础、临床及应用研究逐步完成。

（武密山）

bìngyīn bìngjī yánjiū

病因病机研究（study on etiology and pathogenesis of disease）　对疾病发生、发展和变化的基本规律所进行的研究。病因病机理论是中医学关于人体疾病产生的原因及其发生、发展、变化、转归的机制和基本规律的理论，是中医学基础理论的重要组成部分。以天人相应、阴阳五行、五运六气等学说为指导，以藏象、经络、精气血津液等学说

为基础，以临床实践观察为依据，研究疾病发生、发展变化的机制和基本规律，阐述这些变化与临床证治的关系。

研究内容 中医病因病机理论与现代医学的病原和病理不同，它是以中医学术的原理和方法来认识疾病的理论，是中医用以指导临床辨证论治的依据。研究病因病机、证候与疾病病理两者间的关系，以及中医的"因"与西医的"病"之间的关系，是研究的重点。包括病因学、发病学、病机的构成和分类、审察病机的原则和方法等。

病因学 病因，是指导致疾病发生的原因。中医学认为主要有六淫、疠气、七情、饮食、劳逸伤、外伤及病理产物性病因，如痰饮、瘀血。中医病因学主要是研究各致病因素的性质及所致病症的特点，便于临床辨证求因，据因论治。

中医学的病因是中医认识疾病发生发展及临床症状体征聚类的表达模式。如六淫致病，既有客观存在的外感性的"风、寒、暑、湿、燥、火"，但在临证审因时，时常是通过症状、体征与这些病因之间的"取类比象"而抽离出的类同的共性特点而推导出的病因。中医的病因确切地说是指根据症状变量及其组合来探求病因及病机。从控制论来说，人体信息的输出和输入是有对应性的，中医病因理论即根据输出的症状变量的属性与聚类分析来推导输入情况，寻找其对应的这种确定性。

发病学 发病，是研究各种病因对人体作用而导致疾病发生的规律。要认识发病的规律，必须研究发病有关的各种条件，包括各致病因素的性质与强弱，人体抵抗力的盛衰和体质类型，以及致病时的环境影响等因素。中医学探究发病的基本原理，是建立在正与邪的相对关系上的。正气是人体各种物质结构及其所产生的抗病力的总称；邪气是各种致病因素的统称。致病因素作用于人体后是否发病，取决于邪正双方的力量对比。发病与否以及疾病的轻重顺逆，取决于邪正的势力消长对比，这是中医学发病的最基本原理。发病理论还包括影响发病的主要因素、发病途径和发病形式等。

病机学 病机，即疾病发生、发展和变化的机制，又称病理。主要包括基本病机、脏腑病机、经络病机等。基本病机包括邪正盛衰、阴阳失调、气血失常和津液代谢失常等。脏腑病机包括五脏病机、六腑病机、脏与腑关系失调病机等。经络病机包括十二经脉及奇经八脉病机，看重阐释经脉气血虚实、气血逆乱、气血郁滞和气血衰竭等。

中医病因病机学说经过了相当长的历史时期，经历代医家不断总结提高才逐步形成理论。《黄帝内经》的萌芽时期，明确提出六淫、七情、饮食、劳倦等各类致病因素，并将病因分为阴阳两大类，"病机"一词也首见于《黄帝内经·至真要大论》，并列出了邪正盛衰的基本病机大纲，奠定了中医病因病机的基础。东汉张仲景《伤寒杂病论》创立了伤寒六经辨证学说，对杂病的病因和致病途径方面提出的病因分三类，较《黄帝内经》阴阳分类有所发展。隋代的《诸病源候论》是中国第一部论述病因病机的专著，对内、外、妇、儿各科中的六十七类病的病因、病机与证候，作了具体阐述。宋代《三因极一病证方论》，提出了病因分类的三因学说，在中医病因学发展史上，至今，都有重要的地位。金元时期，金元四大家围绕内伤杂病，各自从不同角度发展了病机学说，刘完素阐明了实火病机的理论，李杲提出"阴火"的病理概念，朱丹溪对六郁病机进行了阐发。明清时期，中医病因病机学在外感温热病和疫疠方面得到系统的发展。清代王清任对血瘀病机理论做了新的发挥，唐宗海著《血证论》又发展了气血病机理论。总之，经过历代医家的共同努力，中医病因病机学术的内容已经十分丰富，但尚缺乏系统和科学的整理。研究病因病机的专著多有出版，如陈肇智、李咸荣主编的《中医病机论》，中医病因病机的研究趋于系统化。

对病因病机的现代研究，仍然是比较松散化的，最多的还是各种病因实质以及致病机制的临床观察以及动物模型实验研究，另外还有外感病因与气象医学、生态学的关系研究。

研究方法 开展动物模型的体内外实验研究是常用的方法，随着现代科学技术的快速发展，尤其是系统生物学技术方法的进步与不断完善，可以紧密结合临床流行病学调查，进行病因病机的病理生物学基础的研究，但深入细致的基础研究仍受到一定的制约。而且基于中医病因病机学"审症求因"的倒推式病因病机理论，一些动物造模的方法单纯依靠模仿外在病因，被认为不能准确代表中医病因病机的特性，在研究上还存在一些局限。

中医病因病机理论有其特殊的中医学整体观及"取类比象"的思维特点。将自然界的变化规律与人类的生命活动及疾病现象进行类比，总结和概括疾病发生、发展与转归的规律性。中医的病因病机学这种与西医学的病原微生物学及病理学在思维方式上的不同，如基于认知语言学的中医病因病机概念隐喻研究、中医病因病机学的科学文化分析等。这些基于逻辑学、科学性及文化学角度对中医病因病机学说的探讨，有利于在以现代疾病为对象的病因研究中，运用中医学的思维方法去研究疾病病因病机的演变规律。随着教学、科研和医疗工作的需要，以及人类历史的发展及疾病谱的改变，对疾病的病因病机认识也需不断深化与更新。

（武密山）

bìngyīn lǐlùn yánjiū

病因理论研究（study on etiology）

研究各种病邪的特性，阐释对人体结构和功能的主要影响和致病特点的理论。是中医学理论体系中的重要组成部分。病因，指导致人体发生疾病的原因，也称"致病因素""病邪"。包括六淫、疫气、七情、饮食、劳逸、病理产物、外伤、诸虫等。

研究内容 中医病因理论的主要特点：一是通过发病的客观条件认识病因，如感受风寒、外部刺激引起情志变化、饮食伤及脾胃；二是用"取象比类"认识病因，如自然之风气善行数变、轻扬开泄、摇动树木，认为人感受外邪后出现头痛、汗出、游走性关节痛和瘙痒，与自然风气相同，认为是感受风邪；三是"审证求因"，为认识病因的主要方法，根据疾病的临床表现，从各种病邪的性质和致病特点入手，来推求病因。

对于各种病因的内涵及致病特点的研究是中医病因学说的重要内容，对各种病因的致病机制

研究、流行病学研究、各种病因之间的关系研究也是研究的热点与难点，开展了大量临床应用基础研究与现代实验研究。对病因理论的现代研究除了在概念分类方面的讨论外，主要集中在以下几个方面：六淫实质的实验及临床观察研究、外感病因与气象医学的研究、外感病因致病机制的动物模型体内体外实验、外感病因与微生物学及生态学研究、七情的生理病理基础研究以及七情学说的临床观察研究及动物实验研究揭示七情致病机制。

研究结果 中医病因的实验研究多种多样，多为模拟中医病因、审证求因、病证结合。其中有病因造模研究，比如对大鼠采用过度疲劳、束缚应激和饮食失节的方法造出肝郁脾虚的复合模型，对临床研究是一种新的尝试。采用夹尾刺激和不规则喂养法来研究功能性消化不良，证明这种模式可广泛应用于功能性消化不良 FD 的实验研究，有利于深入研究 FD 的病因和发病机制。复合病因造模法，为病因实验研究的提高和完善作了贡献，但是这种研究尚有局限，研究未能深入和广泛开展，比如多是对饮食、郁怒等方面的造模，而情志的其他方面造模有困难。对病因的创新性研究：归纳伏邪的理论渊源、内涵及分类：伏邪有外感和内伤之分，李可老中医强调反复发作的顽症痼疾或重症必是有伏邪尤其是外感风寒伏邪深伏于内，成为其临床攻克急危重症和疑难杂症的一大得力手段。

指导意义 病因理论是中医学关于人体疾病产生的原因和基本规律的理论。它以阴阳五行、气血津液、藏象、经络等理论为基础，是中医学基础理论的重要

组成部分。研究病因的科学内涵，了解掌握中医病因特点，加以预防或诱导，可有效地防治疾病，有利于更好地为临床服务。

（武密山）

bìngjī lǐlùn yánjiū

病机理论研究（study on pathogenesis）

中医学以阴阳五行、精气血津液、藏象经络、病因发病等为理论基础，研究疾病发生、发展、变化、转归的机制和基本规律的理论。具有中医特色的病理学，以病机作为出发点和归宿，重点研究普遍的病理变化规律和基础病机类型的形成。病机，即疾病发生、发展和变化的机制，即病因作用于人体，致使机体某一部位或层次的生理状态遭到破坏，产生或形态或功能或代谢等方面的失调或障碍的病理变化。中医学的病机是在辨别、分析、归纳所有证候（症状、体征等）的基础上对疾病的本质作出的结论。

研究内容 病机理论的内容包括疾病发生、发展与传变的机制。病机理论的内涵有两个层次，即基本病机与系统分类病机。基本病机，即基本病理反应过程，是某些具有共性的病理发展过程。基本病机包括正邪盛衰、阴阳失调、气血失调及津液代谢失常几个方面。系统分类病机，侧重于机体脏腑经络组织等不同方面的病理反应过程，包括外感病机、内伤病机、经络病机。其中，外感病机包括伤寒六经病机、温病的卫气营血病机、湿热病的三焦病机，主要阐释外感病邪侵袭人体后，所引起的疾病发生发展的一般规律。内伤病的病机，主要包括"内生五邪"病机和脏腑病机。"内生五邪"病机，是由于气血津液和脏腑的生理功能异常，

产生的类似风、寒、湿、燥、火等外邪致病的综合性病机变化，由于病起于内，故称为"内风""内寒""内湿""内燥""内火"。脏腑病机，是指脏腑的生理功能失调的内在机制，主要表现于两方面：一是指脏腑功能的太过或不及，以及各功能间相互关系的失调；二是指脏腑本身的阴阳气血的失调和脏腑病机的相互影响等方面。经络病机，主要致病因素（包括外感性和内伤性）直接或间接作用于经络系统而引起的经络气血病理变化，包括经络气血的偏胜偏衰、经络气血运行逆乱、经络气血的运行阻滞等。

近代中医工作者结合临床实际对病机学说的理论进行了初步的整理，涌现了病机层次说、痰瘀同源说、体质病机说等新观点，使病机学日趋系统化。并结合动物实验，运用现代自然科学方法对某些病机作了较深入的研究，如瘀血病机的研究，五脏病机，尤其是肾虚、脾虚、肺气虚、肝火旺等本质的研究。

研究结果 通过对病机学说历代文献的整理、临床实践及实验研究的深入，各种新的病机理论不断涌现，如六经病机的阶段说、病理层次说、卫气营血病机的热毒说、体质病机说等。同时，运用现代自然科学方法，对某些病机做深入研究层出不穷，如以环磷酸腺苷（cAMP）与环磷酸鸟苷（cGMP）在血浆中的浓度和比值来研究阴阳失调；用自主神经、能量代谢来研究"阳虚则寒"和"阴虚则热"的机制；用交感-肾上腺髓质功能的亢进或肝的灭活功能下降来说明肝火旺盛的机制、用监测"外湿"环境中动物的骨骼肌线粒体以及促胃液素和醛固酮的分泌来研究"外湿"的致病

机制等。有研究者使用小鼠和豚鼠制作了哮证模型，专门对"痰瘀伏肺"病机做观察。小鼠外感温燥咳喘病机的实验研究，实验结果为温燥之"痰、咳、喘"诸证提供了具体而切实的实验证据。现代临床大家李可老中医轻病名，重病机，"凡病皆本气自病"，主张气一元论，重视阳气和中气（胃气），认为现代人阳虚者十之八九。这些现代研究对病机理论的发展具有很大的推动，使其作为中医基础理论的一门分支学科逐渐分化出来，其框架和基本内容也已初步形成。

指导意义 在中医的临床工作中，病机既是诊断的主要结论，又是治疗的基本依据，从而成为连接中医诊断和治疗的纽带。审察病机既是中医诊疗过程的关键环节，又是中医基础理论和中医临床医学的交汇点。由此可见，病机理论在中医理论体系中处于非常重要的地位。研究病机的实质内涵，以及研究病机的演变规律，对临床应用有一定的指导意义，对病机理论的充实有一定的帮助。

（武密山）

liùyín zhìbìng yánjiū

六淫致病研究 （study on pathogenesis of six excesses）

六气（风、寒、暑、湿、燥、火）发生太过或不及，在人体正气不足、抵抗力下降时，导致人体发生各种病证的过程。六气便能成为致病因素，导致人体发生疾病。六淫，即风、寒、暑、湿、燥、火六种外感病邪的统称，本是自然界的六种气候变化，在正常的情况下，称为"六气"，是自然界六种不同的气象变化因素，是由宇宙自然界的阴阳消长运动所形成的。"六气"的正常运行，是形成

温热寒凉四季气候变化的主要原因，是万物生长发育的必要条件，人也循四时生长收藏的规律而生长发育，所以，正常的"六气"不易于使人致病。六淫之"淫"，为太过或浸淫之意。"六淫"可以理解为六气太过，或令人致病的六气。

研究内容 六淫致病研究内容归纳为：六淫致病的五大共性、"六淫"与"六气"的关系界定研究、六淫致病机制研究、六淫各自特性及相应的现代研究简述等。《黄帝内经》认为，如果气候变化急剧超过了人体调节功能的限度，或者由于人体调节功能失常，不能及时适应外界环境变化，就容易引起疾病的发生。在这种情况下，由于"太过"的原因，自然界正常的"六气"就会转变为致病的"六淫"，如春季气候温和，人患病易呈热病；夏季气候炎热，人患病多为暑热病证；秋季气候干燥，则人患病多为燥证；冬季寒冷多伤寒。换言之，人的各种机能会随自然界的变化而变化，疾病的产生也因此有一定的季节性，此季节性不单指狭隘的春夏秋冬四季，而是广义上的受到地理环境、饮食喜好等因素影响的"季节性"，甚至一日之内的气温高低变化都是与"六淫"密切相关的。六淫致病，具有五大共性特点。①外感性：六淫邪气多从肌表、口鼻侵犯人体而发病，由表及里、由浅入深进行传变；②季节性：六淫之邪是与六气太多或不及，非其时而有其气有关，由于四季气候特点不同而春季多风病，夏季多暑病，长夏多湿病，秋季多燥病，冬季多寒病；③地区性：六淫致病常与居住地区和环境密切相关，如西北高原多寒病、燥病，东南沿海多湿病，温

病，久居潮湿环境多湿病，高温作业多患火热燥病；④相兼性：六淫邪气既可单独侵袭人体致病，亦可两者以上兼夹同时侵犯人体而致病，如风寒感冒、湿热泄泻、风寒湿三气杂至合而为痹等；⑤转化性：六淫致病在疾病发展过程中，不仅可以互相影响，在一定条件下也可以互相转化，如暑湿日久可以化燥伤阴，寒邪入里可以从阳化热，病邪的转化多与邪郁和体质有关。

由于六淫致病与气象因素密切相关，六淫实质的理论研究大多主要围绕着气象医学展开。从气象因素角度而言，风、寒、暑、湿、燥、热（火）这六种因素可分别归属于气温、气湿与气流的范畴。对六淫致病的某些特点及机制作出现代医学的解释，可将气象因素与某些病理变化之间的联系，即"六气"与"六淫"的界限客观化。六淫致病又具有各自的特性与各自致病的个性特点，围绕这些特性，展开了很多有关六淫实质与致病机制的实验及临床研究。

研究结果 有学者根据六淫和气象的关系提出了气象病理学的概念，认为某些疾病与四季气候变化存在直接和间接的关系。从"六淫"与医学微生物学的关系入手进行研究，六淫不单纯是气候的异常，而是包括物理、化学因素同时又包括病原微生物的综合性致病因素，气候条件对病原微生物的生长繁殖及人体的抵抗力均有重要的影响，六淫的实质包括两种主要因素，一是各种气象因素，如温度、湿度、气象等对人体的影响，二是存在于大气中的生物性致病因子如细菌、病毒等。

六淫致病各有特性，对六淫致病的现代研究主要是通过证候模型或者临床观察入手，解释六淫致病特性的内在机制。六淫各自特性及相应的现代研究简述如下。①风邪：风为阳邪，轻扬开泄，易袭阳位；风性善行数变；风性主动；风为百病之长。现代气象医学的研究表明，风是由气温和气压的变化而引起大气流动而形成的。流动性大，变化多端，穿透性强。风常以"气溶胶"的形式存在，流感、柯萨奇等100多种病毒能通过气溶胶的方式引起疾病，相当多的疾病与气溶胶感染有关。这一认识与中医学"风为百病之长"的观点，即风邪变化迅速多端，致病具有广泛性，能兼夹其他病邪侵犯人体的认识是一致的。但也正是风邪致病的广泛性和不确定性等这些特点，导致了风邪致病机制研究的困难。②热邪：火热为阳邪，燔灼上炎；热易耗气伤津；火热易伤风动血；火热与心相应，易扰心神出现心烦狂躁；火邪易致疮痈。③暑邪：暑邪是夏季火热之气所化。暑邪致病根据轻重分为两种：一为伤暑，二为中暑。中暑病情为重。暑为阳邪，其性炎热；暑性升散，易伤津耗气扰神；暑多夹湿。热邪、暑邪是与温度关系密切的致病因素，作用机制还与致病性微生物关系密切。以热性药制作大鼠热证模型，通过与正常组对照，发现舌的病理改变以上皮增殖加快、代谢旺盛为主要特征，并有火热亢盛的病理表现。现代医学认为多种外感温热证和内伤火热证与某些病原微生物或条件致病微生物感染密切相关。痈、肿、疮、疡主要是由金黄色葡萄球菌、乙型溶血性链球菌等细菌感染所致。④湿邪：湿邪为阴邪，易阻滞气机，遏伤阳气；湿性重浊而

趋下，易袭人之阴位；湿性黏滞。⑤燥邪：燥性干涩，易伤津液；燥易伤肺。湿和燥是以湿度为特点的致病因素，突出表现为机体水液代谢失调的典型病理变化，从现代医学观点分析，燥邪与体液丧失和消耗引起的脱水症有关，对于外感燥邪的研究，多涉及文献理论探讨及临床经验总结方面。湿邪并非单指水湿，随着对外感湿邪研究的进一步深入，认为湿邪还包括需要一定湿度生长繁殖的病原微生物，与免疫、能量代谢、胃肠道功能，水液代谢等密切相关。潮湿环境影响病原微生物的繁殖和传播可能是湿邪致病的途径之一，研究发现外湿、寒湿、湿热大鼠双歧杆菌数明显减少，屏障作用减弱，引起需氧或兼性厌氧菌增加，导致某些肠道致病菌在肠黏膜上繁殖而引起腹泻。湿证的病理基础为机体全身或局部水液代谢失调，组织细胞含水量过剩，造成细胞或组织间隙水肿，渗出增加。湿邪是免疫异常与病毒相互作用的复合产品。湿邪致病可引起细胞免疫功能的降低，使外湿证大鼠免疫系统功能紊乱，白细胞介素（IL)-2活性降低。湿邪还可导致大鼠处于低能消耗状态，出现骨骼肌线粒体氧化磷酸化效率及呼吸控制率降低，ATP 生成减少等变化；湿热症大鼠超氧化物歧化酶（SOD）活力降低，丙二醛（MDA）水平升高，与机体氧化与抗氧化失调有关。临床观察到湿阻证患者 T 淋巴细胞亚群、IL-2 受体、红细胞免疫功能、尿木糖排泄率等指标变化。此外，湿邪可引起胃肠消化、吸收及运动功能减弱。⑥寒邪：寒邪为阴邪，易伤阳气；寒邪凝滞而主痛；寒性收引。寒邪的现代研究中，通过建立外感

风寒证小鼠模型，观察到风寒刺激后小鼠的单核吞噬细胞系统廓清功能及腹腔巨噬细胞释放过氧化氢量受到明显抑制，同时风寒两气致病的作用机制与抑制机体非特异性细胞免疫功能有关；风寒犯肺证猪模型的眼球结膜微循环障碍，显示了寒性凝滞，收引的特性；通过对寒凝血瘀证家兔模型进行血液流变学观察，发现受试动物存在明显的血液流变学异常。

指导意义 六淫致病研究针对不同的外邪的特点，确定不同外邪的诊断体系、所致证候的客观与主观量化的疗效评价体系，从而研究六淫病邪致病证候的本质及临床基础，使传统六淫病因理论不断充实和发展，更好地指导临床实践。

（武密山）

qīqíng zhìbìng yánjiū
七情致病研究（study on pathogenesis of seven emotions）

七情（即喜、怒、忧、思、悲、恐、惊七种情志活动）发生异常，使脏腑气机逆乱，气血不和，经络阻塞，从而导致人体发生各种病证的过程。在正常情况下，七情不会使人致病，如心情舒畅，可以缓和紧张情绪，使人体气血和平，健康无病。然而，一旦七情异常，不仅是导致内伤发病的重要因素，在疾病过程中，情志的异常变化，还是影响病情发展和预后的重要因素。

研究内容 七情致病研究内容归纳为：七情的自然情志、七情与内脏的关系研究、七情的致病机制、七情致病常见精神症状、心理疗法等。在情志刺激太过强烈、突然或持久，超出了人体本身的生理活动所能调节的范围，导致人体气机紊乱，脏腑气血功能失调，阴阳失常便发生疾病。另外，在人体正气虚弱、脏腑机能衰退的情况下，由于对情志刺激的调节能力低下，也会引起疾病的发生。七情所伤各有偏重，所伤脏腑也不同。随着越来越多的心理疗法科学性的提高，心理疗法也被广泛地应用到临床实践中。七情是人类的七种情志活动，包括喜、怒、忧、思、悲、恐、惊等。人类所有的情绪变化都可以称为情志活动，七情则是其中七种具体的情志。"人非草木，孰能无情"，每个人遇事都会表现出自己不同的情感，即不同的情志，这是由人类对外界不同事物的不同反应所引起。如可笑的事情引起喜，可恨的事情引起怒，可怕的事情引起恐等，都是正常的情志活动，对人体一般没有不良影响，有的还有益于身心。只有在情志刺激太过强烈、突然或持久，超出了人体本身的生理活动所能调节的范围，导致人体气机紊乱，脏腑气血功能失调，阴阳失常便发生疾病。另外，在人体正气虚弱、脏腑机能衰退的情况下，由于对情志刺激的调节能力低下，也会引起疾病的发生。此时，情志的刺激即转化为直接的致病因素而引起多种内伤疾病，则称为内伤七情。

七情与内脏的关系：情志活动是脏腑功能活动的表现形式之一，脏腑的精气是产生情志活动的物质基础。人体是以五脏为中心的有机整体，五脏生化贮藏精气，当外界的刺激作用于相关的内脏时，该脏的精气活动作出相应的反应，产生了不同的情志变化。七情的生理基础是五脏气血阴阳。以五脏为基础、气血津液为物质营养，通过经络运营而产生。情志源于五脏精气活动，是五脏功能的外在表现，五脏气血阴阳的平衡协调决定正常情志的不同表现。情志活动依附于五脏，有赖于精气血津液等营养物质源源不断的营养，从而才能产生各种不同的情志表现于外。正常的情志活动是内脏阴阳气血平衡的外在反应，神清气爽，精力充沛，思维敏捷，情绪稳定，可以协调生理活动。反之，如果内脏的功能紊乱，气血运行失调，出现或虚或实的改变时，也会引起情志的异常变化。情志太过或不及以及人体正气衰弱难以承受情志刺激的情况下，喜怒忧思悲恐惊的七情活动便会成为致病因素。

研究结果 七情致病直接伤及内脏。七情为人的内在情志，由内而发，多作用于人的内脏，不同的情志伤人，会影响相应的内脏，从而导致不同的病理过程。《素问·阴阳应象大论》指出：心"在志为喜，喜伤心"；肝"在志为怒，怒伤肝"；脾"在志为思，思伤脾"；肺"在志为忧，忧伤肺"；肾"在志为恐，恐伤肾"。①易伤心神；②以心肝脾证居多。

七情致病影响脏腑气机。①扰乱气机，《素问·举痛论》则概括为："怒则气上""喜则气缓""悲则气消""恐则气下""惊则气乱""思则气结"；②导致痰瘀；③损伤正气。

七情致病常出现精神症状：七情致病不仅可伤形出现躯体症状，还可以表现一系列精神症状。就临床而言，患者常因忧愁思虑伤心脾，不仅有纳呆嗳气，四肢倦怠，心下痞满等躯体症状，还有精神恍惚，萎靡不振，失眠健忘等精神症状；因郁怒伤肝，可表现精神抑郁，郁而化火则烦躁不安；因惊恐伤肾，可表现神志不定而惊慌失措，甚或错乱；因过喜伤心可表现哭笑无常，神志错乱，狂妄躁动等精神症状。

情绪波动影响病情变化。七情致病，其临床症状可随情志的波动而发生改变。一般而言，情志的异常波动可加重病情，或促其恶化甚或死亡。相反，良好的情志活动则有助于治疗和促进康复。若病后情绪乐观豁达，积极与疾病抗争，可使五脏安和，气血调畅，病情可减轻或消除。

根据七情致病的原理，中医学创立和积累了许多心理治疗的科学方法，并往往能收到比药物治疗更好的效果。①情志相胜疗法：有意识地采用另一种情志活动去控制或调节因某种刺激而引起的疾病，从而达到治愈疾病的目的。如"怒伤肝，悲胜怒""喜伤心，恐胜喜""思伤脾，怒胜思""忧伤肺，喜胜忧""恐伤肾，思胜恐"。②移情易性疗法：分散患者对疾病的注意力，把注意力转移到其他地方，或者改变其周围环境，避开不良刺激所在，使其从某种情感转移到另外的人或事上，或者通过谈心、学习使其改变情操。具体方法则因人因病而宜，分别用唱歌、书法、绘画等陶冶情操，从而达到治愈疾病的目的。③顺情从欲疗法：在人类社会中，衣食住行等是必要的生活物质需求，而这些必要的生活物质愿望得不到满足，从而导致精神情志的改变，在治疗中仅靠说服开导，移情易性则达不到治疗目的，还需得到社会必要的支持。如天灾人祸造成情志失常，通过集体的关怀，社会的救济等，这都是顺情从欲的治疗措施。④语言诱导疗法：临床上首先取得患者的信任，对患者以同情的态度，向患者详细询问病情，利用劝说开导，使患者如实地吐出真情，将痛苦诉说出来，也是一种"心理疏导"方法，有利于病情的治疗。

指导意义 七情致病的研究结果表明，调整情绪变化可以治病，七情情绪过度变化可以引起疾病，但还可以利用情志相胜理论来治疗疾病。在疾病的诊断、治疗、护理过程中，要充分重视患者的情志因素，积极防止和及时消除不良情志，对疾病的防治和护理具有重要意义。

(武密山)

zhōngyī tǐzhì yánjiū

中医体质研究 (study on TCM constitution)

中医体质指人体在先天遗传与后天生长的基础上，在各种因素的影响下，所形成的一种相对稳定的特殊状态，其反映的是对疾病的易感性及发病类型的倾向性。表现出的形态结构、生理功能以及心理状态等方面综合的、相对稳定的特质，与心理性格具有相关性。中医体质学说是以中医理论为主导，研究人类各种体质特征、体质类型的生理、病理特点，并以此分析疾病的反应状态、病变的性质及发展趋向，从而指导疾病预防和治疗的一门学说。

研究内容 中医体质研究内容归纳为：运用中医理论和思考对人体进行分类，与现代医学生理病理不同，用中医指导临床辨证论治。如体质的具体分型、体质与病证之间的密切联系及体质与发病易感性等为重点研究内容。

体质分型 中医体质的基本决定因素：①体质过程论；②心身构成论；③环境制约论；④禀赋遗传论。体质分型：《黄帝内经》根据人体阴阳强弱和筋骨气血不等，将体质分为太阴之人、少阴之人、太阳之人、少阳之人、阴阳平和之人。

现代体质的分类研究，一般是从临床角度根据疾病群体中的体质变化、表现特征及与疾病的关系等方面对体质作出分类。较有代表性的分类方法有王琦的九种体质分类法（将体质分为平和质、阴虚质、阳虚质、气虚质、湿热质、瘀血质、痰湿质、气郁质和特禀质）和匡调元的六种体质分类法（正常质、晦涩质、腻滞质、燥热质、迟冷质、倦㿠质）。九种体质分类法内涵如下。

平和质 强健壮实的体质状态，表现为体态适中，面色红润，精力充沛状态。①形体特征：体形匀称健壮。②常见表现：面色、肤色润泽，头发稠密有光泽，目光有神，鼻色明润，嗅觉通利，口和，唇色红润，不易疲劳，精力充沛，耐受寒热，睡眠良好，胃纳佳，二便正常，舌色淡红，苔薄白，脉和有神。③心理特征：性格随和开朗。④发病倾向：平素患病较少。

气虚质 由于元气不足，以气息低弱、机体、脏腑功能状态低下为主要特征的一种体质状态。①形体特征：肌肉不健壮。②常见表现：平素语音低怯，气短懒言，肢体容易疲乏，精神不振，易出汗，舌淡红，舌体胖大、边有齿痕，脉象虚缓。兼面色偏黄或白，目光少神，口淡，唇色少华，毛发不华，头晕，健忘，大便正常，或有便秘但不结硬，或大便不成形，便后仍觉未尽，小便正常或偏多。③心理特征：性格内向、情绪不稳定、胆小不喜欢冒险。④发病倾向：平素体质虚弱，卫表不固易患感冒；或病后抗病能力弱易迁延不愈；易患内脏下垂、虚劳等病。

阳虚质 由于阳气不足、以

虚寒现象为主要特征的体质状态。①形体特征：多形体白胖，肌肉不壮。②常见表现：平素畏冷，手足不温，喜热饮食，精神不振，睡眠偏多，舌淡胖嫩边有齿痕、苔润，脉象沉迟而弱。兼面色柔白，目胞晦暗，口唇色淡，毛发易落，易出汗，大便溏薄，小便清长。③心理特征：性格多沉静、内向。④发病倾向：发病多为寒证，或易从寒化，易病痰饮、肿胀、泄泻、阳痿。

阴虚质　由于体内津液精血等阴液亏少，以阴虚内热为主要特征的体质状态。①形体特征：体形瘦长。②常见表现：手足心热，平素易口燥咽干，鼻微干，口渴喜冷饮，大便干燥，舌红少津少苔。可兼面色潮红、有烘热感，目干涩，视物花，唇红微干，皮肤偏干，易生皱纹，眩晕耳鸣，睡眠差，小便短涩，脉象细弦或数。③心理特征：性情急躁，外向好动，活泼。④发病倾向：平素易患有阴亏燥热的病变，或病后易表现为阴亏症状。

痰湿质　由于水液内停而痰湿凝聚，以黏滞重浊为主要特征的体质状态。①形体特征：体形肥胖、腹部肥满松软。②常见表现：面部皮肤油脂较多，多汗且黏，胸闷，痰多。可兼面色淡黄而暗，眼胞微浮，容易困倦，平素舌体胖大，舌苔白腻，口黏腻或甜，身重不爽，脉滑，喜食肥甘甜黏，大便正常或不实，小便不多或微混。③心理特征：性格偏温和稳重恭谦、和达、多善于忍耐。④发病倾向：易患消渴、中风、胸痹等病证。

湿热质　以湿热内蕴为主要特征的体质状态。①形体特征：形体偏胖或苍瘦。②常见表现：平素面垢油光，易生痤疮粉刺，舌质偏红，苔黄腻，容易口苦口干，身重困倦。可兼体偏胖或苍瘦，心烦懈怠，眼睛红赤，大便燥结，或黏滞，小便短赤，男易阴囊潮湿，女易带下增多，脉象多见滑数。③心理特征：性格多急躁易怒。④发病倾向：易患疮疖、黄疸、火热等病证。

瘀血质　瘀血质是指体内有血液运行不畅的潜在倾向或瘀血内阻的病理基础，并表现出一系列外在征象的体质状态。①形体特征：瘦人居多。②常见表现：平素面色晦暗，皮肤偏暗或色素沉着，容易出现瘀斑、易患疼痛，口唇暗淡或紫，舌质暗有点、片状瘀斑，舌下静脉曲张，脉象细涩或结代。可兼眼眶暗黑，鼻部暗滞，发易脱落，肌肤干，女性多见痛经、闭经、或经血中多凝血块，或经色紫黑有块、崩漏、或有出血倾向、吐血。③心理特征：性格心情易烦，急躁健忘。④发病倾向：易患出血、癥瘕、中风、胸痹等病。

气郁质　由于长期情志不畅、气机郁滞而形成的以性格内向不稳定、忧郁脆弱、敏感多疑为主要表现的体质状态。①形体特征：形体瘦者为多。②常见表现：性格内向不稳定、忧郁脆弱、敏感多疑，对精神刺激适应能力较差，平素忧郁面貌，神情多烦闷不乐。可兼胸胁胀满，或走窜疼痛，伴善太息，或嗳气呃逆，或咽间有异物感，或乳房胀痛，睡眠较差，食欲减退，惊悸怔忡，健忘，痰多，大便多干，小便正常，舌淡红，苔薄白，脉象弦细。③心理特征：性格内向不稳定、忧郁脆弱、敏感多疑。④发病倾向：易患郁症、脏躁、百合病、不寐、梅核气、惊恐等病证。

特禀质　表现为一种特异性体质，多指由于先天性和遗传因素造成的一种体质缺陷，包括先天性、遗传性的生理缺陷，先天性、遗传性疾病，过敏反应，原发性免疫缺陷等。①形体特征：无特殊，或有畸形，或有先天生理缺陷。②常见表现：遗传性疾病有垂直遗传，先天性、家族性特征；胎传性疾病为母体影响胎儿个体生长发育及相关疾病特征。③心理特征：因禀质特异情况而不同。④发病倾向：过敏体质者易药物过敏，易患花粉症等；遗传疾病如血友病，先天愚型等；胎传疾病如"五迟""五软""解颅"、胎寒、胎热、胎赤、胎惊、胎肥、胎痫、胎弱等。

体质与证的关系　同样是湿邪侵犯人体，有人不易患病，有人易患湿热病证，有人易患寒湿病证，这都跟体质有关。六淫作为外来邪气，其侵犯人体是一种诱发因素，即外因，但疾病具体病证与体质也存在密切联系，体质是人群中的个体在其生长发育过程中所形成的代谢、功能与结构上的特殊性，这种特殊性将会决定个体对某些致病因素具有易感性，甚至会决定个体的病变证型。

体质与发病的关系　不同类型的体质决定它对某种致病因子的易感性及其所发生病变的倾向性。如妇女阴虚质，发病则多因阴精亏损，冲任失荣致月经过少、产后大便难等，更可因阴虚火旺，热扰冲任导致月经先期，经间期出血、崩漏、经行发热、脏躁等；阳虚质，发病则多为阳气不足，阴寒偏盛，冲任欠通盛而致月经后期、经行泄泻、带下病等；肾虚质，发病则多为肾气亏虚，冲任功能失常致月经后期、绝经前后诸证、胎动不安、滑胎等；气血虚弱质，发病则易因气血虚弱，冲任失养而致痛经、闭经、经行身痛、经行眩晕、缺乳等病；脾湿质，发病常易因脂膏痰湿阻滞冲任而致闭经、经行浮肿等；瘀滞质，发病则易因气滞或血瘀，冲任阻滞而致经行乳胀、妊娠腹痛、产后恶露不绝等。

研究结果 中外体质的比较研究：朝鲜医创立了独特的四象医学，即根据机体脏腑阴阳之盛衰变化，将人分为太阳人、少阳人、少阴人、太阴人四象人。日本汉方一贯堂医学将以体质分类用方，热毒证体质按年龄不同用柴胡清肝散、荆芥连翘汤、龙胆泻肝汤，瘀血证体质用导赤散，脏毒证体质用防风通圣散。中医体质分类是根据人群中的个体不同的形态结构、生理功能、心理状态等方面的特征，按照一定的标准，采用一定的方法，通过整理、分析、归纳，分成若干类型。由于每个个体都是由精、气、血、津液等基本物质构成，它们之间又相互影响，因此，在实际生活与医疗实践中，虽然可以发现较为典型的某种体质，但多数人的体质特征是不典型的，兼夹体质广泛存在于广大人群当中，且兼夹体质的种类和程度也因人而异。

体质与疾病的关系研究：①体质对病邪的易感性和耐受性，即不同体质的人容易感受的邪气和好发的疾病不同，对邪气的耐受力也各不相同；②体质与病变类型的倾向性有关，即在没有疾病的情况下，由于体质在功能、结构等方面的差异，因而已具有一定潜在的倾向性（称为"质势"）。当病邪作用于不同体质时，病势将会以质势为基础，随质势而发生变化，即"从化"现象，病证性质随体质而变化。

体质与情志的关系研究：不仅不同的气质类型在情志病变的易感性方面存在明显的差异，而且外来精神刺激引发情志病变的具体类型，也往往随个体心理气质的偏颇而变化。例如"A型行为类型"与冠心病发病有明确关系，"A型行为类型"不是冠心病的结果，而是其起因。对肝郁证患者发现在病前就具某些共同的人格心理特征及行为模式，如情绪不稳定、心理冲突频繁、心境压抑、多疑易怒、焦虑烦躁、孤僻拘谨等。凡具此特征和模式的人，不仅易罹患肝郁证，而且药物治疗的效果不佳，往往反复发作，难以根除。

指导意义 体质是人体生命过程中，在先天禀赋和后天获得的基础上所形成的形态结构、生理功能和心理状态方面综合的、相对稳定的固有特质。中医学根据人的形态、功能、心理等方面的特征，综合的、动态的、整体的来认识人体的差异现象，直接用于指导临床。

（武密山）

zhōngxīyī jiéhé yīxué línchuáng yánjiū
中西医结合医学临床研究
（clinical study on integrated Chinese and western medicine）以疾病的诊断、治疗、预后、病因和预防为主要研究内容，以患者为主要研究对象，以医疗服务机构为主要研究基地，由多学科人员共同参与组织实施的科学研究活动。

临床研究按照研究设计类型可分为描述性研究和分析性研究。描述性研究主要包括生态学研究、病例报告和病例丛以及横断面研究；分析性研究主要包括病例-对照研究或回顾性研究、即时和非即时的前瞻性队列研究、临床试验。临床试验（clinical trial）指任何在人体（患者或健康志愿者）进行药物的系统性研究，以证实或揭示试验药物的作用、不良反应及/或试验药物的吸收、分布、代谢和排泄，目的是确定试验药物的疗效与安全性。临床试验一般分为Ⅰ、Ⅱ、Ⅲ、Ⅳ期临床试验和 EAP（expanded access program）临床试验。循证医学时代的临床研究从设计、伦理审查、注册、实施到统计分析、总结报告，已经形成了一整套规范化的系统。中医药临床研究也逐年增多，规范化设计、实施的大型、甚至国际化的临床研究也多有开展，但由于诸多瓶颈制约，还有待于整体质量提升和研究水平的突破。为此，中医药临床研究应该坚持"遵循国际通则"和"突出中医药特色""科学顶层设计"与"临床实际执行"之间的和谐统一，加强组织协调，角色分工，强调国际合作，促进转化。在运作模式上，整合学术和商业资源，以学术研究组织（ARO）主导，合同研究组织（CRO）和基地管理组织（SMO）参与的合作模式无疑更为合理和高效。此模式使研究参与者各司其职，保证整个临床研究流程的完整性和专业性，保障临床研究质量和效率，ARO 的主导地位也使临床研究的科学性和独立性得到较好体现。

（谢雁鸣 刘峘）

zhěnfǎ yánjiū
诊法研究（study on TCM diagnostic methods）对中医的望诊、闻诊、问诊、切诊等中医诊断学的主要研究内容之一，诊法是为了了解患者的病情而对患者进行的必要的检查，以获取疾病有关信息的方法，是中医临床诊疗实践过程中必不可少的重要环节，是医生了解与认识疾病的重

要手段，是判断疾病，认识证型的前提和依据，是医生诊断和治疗疾病的前提。

研究内容　主要集中在对传统中医诊断方法的拓展和深入探索。包括对中医传统诊法的拓展以及对诊法的标准化、数字化、客观化研究。如中医舌诊、面诊、脉诊、闻诊、问诊研究，中医诊法客观化信息采集、仪器研发及临床应用。

研究方法　现代医学对疾病的诊断已经进入细胞、分子水平，传统诊法也向微观发展。

意义　中医诊法现代研究为诊法客观化规范化奠定了基础。

（牛　欣　朱庆文　张治霞）

shézhěn yánjiū

舌诊研究（study on TCM tongue diagnosis）

舌诊是用视觉观察患者的舌质和舌苔的变化，以了解病情，推测预后的诊断方法。是中医诊察疾病的重要手段，在对舌的生理认识以及对临床病变进行观察的基础上逐渐形成，舌质与舌苔在反映病证方面各有侧重。

研究内容　舌诊信息的提取较脉诊为简单，但仍容易受到医生的临床经验、光照因素等的影响。在各种光源条件、数码图像采集、计算机图形分析等有利条件下，发展现代化的舌诊信息采集分析设备是中医舌诊发展的必然趋势。

研究方法　舌诊的现代客观化量化研究主要依据中医舌诊相关理论，运用现代生物科技手段如计算机图像处理技术，实现对舌的定量分析。

研究结果　自 20 世纪初始，国内外众多学者使用各种方法对舌进行研究，已经在舌诊的研究方法、舌象产生的机制与诊断意义、舌诊信息提取的设备及舌诊信息的分析方法等多方面取得了重大突破。

应用现代科技手段与传统研究方法相结合进行舌诊的现代研究，取得了一系列成就。首先，传统的研究方法结合现代医学手段如 B 超、电镜、热像仪、舌色检查仪、舌体测算仪等的广泛使用，实验室血液流变学的检测、舌苔脱落细胞的检测、酸碱度、细胞免疫机制的检测以及分子生物技术的应用，使舌诊的研究进入了一个崭新的平台；其次，电子计算机技术和网络信息技术的发展和应用，如运用中医舌诊专家系统测定舌质的 RGB 值以及多色度空间的转换实现舌象的量化，改进的 Confidence-connected 区域生长算子提取裂纹区域，有限维模型分析舌色范围，模糊 C 均值（FCM）聚类算法区分舌质舌苔，基于 JSEG 算法和 KNN 法对苔质自动分离使舌象数字化以及新型的舌象采集装置实现舌象信息的全面提取和舌色、苔色、苔厚、腐腻、裂纹、润燥等指标的自动分析等等，中医舌诊研究由此进入了现代化、信息化、客观化、标准化之飞速发展的轨道；再者，舌诊研究的动物模型的出现等将舌诊研究拓展到动物实验领域。

指导意义　建立舌诊客观统一识别标准，从关键点上突破中医证候研究中缺乏客观量化指标的困境。而且，随着互联网技术的发展，远程诊疗已成为当代医学诊疗的重要手段，而舌诊的现代化研究成果将为这一技术提供方法和技术上的支持。

（牛　欣　朱庆文　张治霞）

shézhěnyí

舌诊仪（apparatus for TCM tongue inspection）

在中医基础理论指导下，运用计算机图像识别技术，以图像采集设备代替人眼，纳入舌诊的综合信息如舌形、舌态、舌质、舌苔等内容直接转化为图像输入计算机，并将之处理成数字图像的舌诊信息获取与分析装置。

基本内容　舌诊仪一般由图像采集设备、标准光源、计算机、高分辨率监视器和机架等构成。系统的实现涉及舌图像采集、光源设计、彩色校正、舌象分析等。舌诊信息的分析主要包括：图形用户界面（graphical user interface，GUI）模块、数据管理模块、舌象采集与预模块、舌象处理与分析模块、诊断与治疗模块等。舌诊仪的工作原理是通过图像采集装置采集舌图，并把舌图传输给计算机，通过计算机进行舌图信息的分析来判断舌象特征，除即时显示出清晰标准的舌象外，同时报告出各种色度学参数和关系图像，辅助医生进行舌象的定性及定量诊断。

应用计算机图像处理技术的舌诊辅助系统首先要进行舌象图像的采集，受试者采用正坐位，面对光亮处，张口，自然地将舌伸出口外，舌体放松，舌面展平，舌尖略向下，尽量张口，以充分暴露舌体。对舌下络脉的观察，要求患者将舌尖轻轻向上翘起，舌尖轻抵上腭或门齿内槽。由专人负责照相，照相机镜头以约 10° 的俯角对准舌体，近距离（40 cm）闪光摄像。计算机将舌象切割处理后，进行舌色定量测定，并及时录入相应临床资料，以数据库形式保存。其次，观察舌质与舌苔。对所采集的病例，全部进行测定和统计，选取舌尖及舌边无苔质覆盖区域为舌质区域，进行相应的 RGB 量值诊断。结合临床，将舌色分为淡白、淡红、红绛、暗红、紫红、淡紫、青紫等进行观察。对于舌质的其他内容如胖瘦、齿痕、裂纹、瘀斑等，亦进行分级处理，与系统内标准舌进行比较后确定。胖瘦：对于舌体胖瘦分为胖大（或胖肿）、适中、瘦小（或瘦瘪）；齿痕：分有、无。裂纹：分为有、无。瘀斑：分为无、瘀点、瘀斑三级。无：舌面及舌下均未见瘀点、瘀斑；瘀点：直径小于 5 mm；瘀斑：直径大于 5 mm。临床资料及测定结果以数据库形式保存。舌苔采用复合分级方法，将舌苔分为薄白苔、薄白腻苔、厚白苔、厚白腻苔、薄黄苔、薄黄腻苔、厚黄苔、厚黄腻苔、黄褐苔、灰黑苔等。舌苔 RGB 测定：采用与舌质参数分析相同的方法，取舌面有代表性的舌苔覆盖区域为舌苔区域，并与标准舌进行比较后确定舌色，然后取舌苔典型区域进行相应的 RGB 量值测定。舌苔面积的测定：通过舌诊专家系统，在选定舌质和舌苔测定，系统可根据舌质和舌苔的参数计算出舌苔分布面积，其测定结果以舌苔覆盖面积与舌体面积的百分比值表示。

意义 应用舌诊仪对大样本的健康人和患者的舌象进行检测，有较高的临床结合率，并能对舌象进行定性和定量分析，满足临床实践的要求，为中医舌诊的临床、教学、科研提供了可靠的检测方法和数据。

（牛 欣 朱庆文 张治霞）

màizhěn yánjiū

脉诊研究（study on TCM pulse diagnosis）

脉诊是医生运用手食、中、无名三指指腹触按患者的腕部桡动脉脉搏，运用轻重不同的指力，对各种脉象进行鉴别，借以诊断疾病的方法，又称切脉、按脉、持脉。脉象的形成与脏腑气血密切相关，若脏腑气血发生病变，血脉运行就会受到影响，脉象就有变化。中医脉诊本质是以腕部桡动脉处的脉搏和血压信息，候人体整体条件下的血流动力学功能。

研究内容 阐明脉诊的价值并使其客观化，提高脉诊的临床应用价值，是现代脉诊研究的重要内容。

脉诊客观化研究 在诠释传统中医脉诊理论的基础上，充分运用现代脉诊技术，将中医特色的脉象信息采集与分析方法相结合，运用中医脉诊信息系统，对脉象信息进行全息检测、动态定标，结合中医整体观、动态观、平衡观，通过自身六部脉象的动态比较分析，揭示相关脏腑功能失常、气血阴阳失调的病理变化，为疾病的中医辅助诊断及早期发现提供客观的试验依据和检测仪器。

脉象特征自动分析 脉诊客观化的基础，分析结果的准确程度决定了后续处理的可靠性和系统的实用性。可以将脉象特征的自动分析分为整体信息分析和局部信息分析。这方面的研究内容如下。①基于超声动态图像的自动图像识别技术和分析方法。②基于时域特征：完善和改进已有的压力脉图脉搏主波、重搏波、重搏波谷的分析方法。研究阻抗脉图、容积脉图分割、识别与分析方法。③基于频域特征：如 FFT 分析。④基于血流和血管特征：血流阻力、血管弹性对脉图的影响。⑤基于血管动态运动特征：血管三维运动和扩张收缩对于脉图的影响。⑥基于综合特征：较为复杂的中医脉象的形成需要多种脉图综合分析，如弦脉、滑脉等。

研究方法 包括以下两种研究方法。

中医脉诊系统 一个非线性的多维多阶的可以无限组合的复杂系统，通过对脉诊信息进行多维提取、降阶分析和升维升阶整合，从"位、数、形、势"四种属性对脉诊进行数字化表达。

金氏脉学 通过对脉象的客观分析，在位、数、形、势的基础上，提出了脉元的概念，将脉象信息分解为压力、位移、位置、频率、节律等可以被仪器设备直接测量的物理分量，这些分量就称为脉元。

研究结果 国内外中医学、西医学、数理、生物、工程学等多学科学者，运用各种测试技术和方法，研制出多种性能各异的脉象脉诊仪，有 MX-3C 型、MX-811 型、ZM-III 型、MXY-1 型、BYS-14 型四导脉象仪、MTYA 型脉图仪等。其区别主要在于传感器，比较成熟的传感器是压力传感器，常见的有单头式压力传感器，双头式压力传感器和三头式压力传感器。此外超声脉搏传感器的使用，使得中医脉诊"位、数、形、势"特征得以直观和准确的图形表述，结合后期的计算机自动图像处理技术，可以较准确地得出浮、沉、数、迟、洪、细等重要的常见的脉象。无论在脉诊仪的研制、脉图分析方法、脉搏波及脉象形成机制的研究；三部九候的临床、分析方法及机制研究，正常脉象的生理变异及脉图研究；还是在脉象、脉图与病、证关系研究等方面都取得了显著的成绩。

指导意义 脉诊研究使中医脉象图像化、客观化、数据化。脉诊客观化的主要目的是构建中医传统脉学理论与现代临床实践之间的桥梁，使中医脉诊能够在临床中得到广泛的应用。随着现代科学技术的高速发展，运用先进的中医脉诊仪，通过大量的临床试验研究，建立脉象数据库，运用计算机对典型脉象进行记录、处理，并借助统计学分析，可能推动中医脉诊客观化临床研究进入一个新的发展阶段。通过六部脉象的动态采集与对比分析，进行脉象与疾病、证候、病机的相关性研究，揭示脉象与疾病、病机、证候的相关性，特别是针对恶性肿瘤、功能性疾病、亚健康状态的早期客观化诊断研究，使脉诊的客观化研究能够真正地应用于临床，为中医临床辨证论治、临床常见重大疾病的诊断、早期发现及疗效评价提供客观依据。

（牛　欣　朱庆文　张治霞）

màizhěnyí

脉诊仪（TCM pulse pattern diagnostic system）

一种能对中医脉象信息进行自动采集、分析、处理，最后得出中医脉诊结果的中医脉诊设备。

基本内容　脉诊仪由传感器、信号处理装置、A/D 转换器和计算机主机组成。传感器采集人体桡动脉寸关尺三个部位的脉搏信号，信号处理装置对脉搏信号进行放大、滤波等处理，A/D 转换器将处理后的脉搏信号输入计算机设备，计算机承担脉象信息存储、分析及输出。探测脉象信息的传感器和脉象信息的分析和处理方法是中医脉诊仪的关键技术。比较成熟的传感器是压力传感器，常见的有单头式压力传感器，双头式压力传感器和三头式压力传感器。所谓脉象信息分析和处理，即是针对脉搏波图的分析和处理，

从中辨别中医脉象的位、数、形、势特征，进而将脉搏波图归纳为不同的中医脉象。脉象分析和处理方法有时域分析、频域分析、样本训练与聚类等方法。

脉位属性指标：心动周期内桡动脉横切面轴心到皮肤距离最大值、最小值以及变化率[距离变化率＝（最大值−最小值）/心动周期时间]；脉数属性指标：脉数属性包括至数（脉率）和均匀度（脉律）2 个要素。平脉脉率：60～90 次/分钟或一息四至为参照，为 70～90 次/分钟。迟脉的脉率均在 60 次/分钟以下，数脉的脉率在 90 次/分钟以上。节律均匀度参数：心率/脉率、压力脉搏波波幅的变化和高低波幅的比例。心率/脉率比值＝1，脉率规整；比值≠1，脉率不规整；比值＝固定值，为规整间歇；比值≠固定值，为不规整间歇；脉形属性指标：脉象流利度、脉象紧张度：脉搏波传导速度、脉宽、脉长；脉势属性指标：桡动脉横切面轴心轨迹面积、轴心周期动能和周期功率。

意义　将计算机应用于脉诊研究，将基础研究和临床研究结合起来，研制出多方面反映脉象信息的灵敏、实用的脉象仪，可将医生对脉象的主观感觉与脉诊仪客观采集到的数据有机地联系起来，为一些临床常见重大疾病的诊断及早期发现提供客观依据。

（牛　欣　朱庆文　张治霞）

zhènghòu liànghuà zhěnduàn yánjiū

证候量化诊断研究（study on quantitative diagnosis of TCM syndromes）

在中医基础理论的指导下，以临床实践为基础，应用多种现代量化诊断的方法和技术，在揭示辨证原理与规律的基础上，将证候与证候基本要素之

间诊断关系进行计量刻画，制定出具有特色的中医辨证量表，构建以证候要素为核心的辨证新体系。

基本内容　包括筛选相关因素、确定相关因素的权重、确定相关因素的强度、确定诊断阈值等方面内容。

研究方法　主要应用以下方法：①半定量方法，将临床症状、体征直接分级计分，采用相加计数法、累积计数法、分类计数法等进行指标积分的计数根据指标出现率和指标积分数高低考虑临床实际，进行辨证诊断；②多元统计分析方法，为中医证候研究引入规范和量化的数学描述，能够对证候规律做出一定解释。常用的多元统计分析方法有：判别分析、相关分析、回归分析等；③临床科研设计、衡量、评价方法（design, measurement and evaluation in clinical research, DME 方法），以群体为研究对象，对群体进行描述、分析、实践、理论，是用动态的、定量的、群体的思维方法考虑问题，基于这种动态思维确立诊断标准化与规范化；④计算机智能模式识别，帮助建立中医证候数学模型。

证的量化诊断需要在一定的标准下进行，量化标准必须同时具有判断证候的有无和判别轻重程度的功能，才能在主次轻重上与其他基本证候进行横向比较。证候量化诊断标准，必须要有明确的、计量的相关因素及诊断阈值，在临床应用中才能根据相关因素的积分多少判断这种证候是否出现。

意义　证候是一典型的非线性复杂系统，用解决复杂问题、系统问题的方法来研究中医证候符合中医理论可提升研究结果的科

学性和认知度 是中医证候定量化、规范化研究的新途径。

（牛 欣 朱庆文 张治霞）

zhènghòu liàngbiǎo

证候量表 （TCM syndrome scale）

以中医基本理论和临床实际为指导，借鉴量表的研究思路和方法，根据中医临床辨证思维和数理推断规律研制的用于病症量化诊断和评价的测量工具。量表作为一种测量工具，可试图确定主观的或是抽象概念的定量化测量的程序，其主要作用和目的在于精确测量一个较抽象或综合性较强的概念。中医证候量表根据中医辨证特色和思维规律研制，符合中医基本理论和临床实际，为中医证候规范、诊疗评价等研究提供科学的思路与方法。

基本内容 制定证候量表首先要对中医证候加以规范化，依据系统生物学的观点，对辨证指标进行量化，结合生存质量及其量表对辨证指标系统评价。证候量表的建立有以下关键环节：①建立理论框架。在中医基础理论指导下，通过文献查阅、定性研究及专家咨询的方法确定所测量概念的内涵及外延，建立科学概念模型；②形成与筛选条目。采用定性与定量相结合的方法，进行临床调查，对临床数据采用多元统计方法，根据统计结果筛选条目；③条目量化及权重。证候量表的重要内容，吸取国内外症状量化分级的经验，选用恰当的权重方法，制定证所属症状的分级量化标准；④证候量表结果评价。多为医生根据经验进行评价。中医证候量表的大部分条目针对问诊内容而设，舌、脉等信息条目则主要出现在访谈内容中。

意义 证候量表主要用于证候诊断、体质判定和疗效评价，

可以弥补临床疗效判断指标的缺陷，从多维角度反映患者生理功能、心理功能与环境条件等，客观反映患者的疾病证候治疗满意性等内容，具有重要意义。编制证候量表如果能结合舌诊、脉诊、面诊等客观化手段和技术，形成中医证候客观化诊疗体系，则可增加其临床实用价值。

（牛 欣 朱庆文 张治霞）

zhènghòu yánjiū

证候研究 （study on TCM syndrome）

对证候的表观信息和本质所进行的研究。证候研究目的是揭示中医证候分类和四诊（望诊、闻诊、问诊、切诊）信息之间的规律，寻找具有鉴别诊断意义的四诊信息或者提取分类规则，为证候分类和分类标准提供参考，减少证候分类及其诊断标准中的主观性和模糊性。

研究内容 证候研究主要包含证候规范化研究和证候基础性研究两方面。

证候规范化研究 包括证名规范化、证候的诊断标准研究以及证候的量化研究。证候的诊断标准的研究是证候规范化的主体工作，是证候规范化研究的重点和难点。证候的量化研究是证候诊断标准化的一部分，其实质是量化各种中医症状以实现证候的量化。通过考察各项症状出现的频率、症状持续时间、症状的性质程度、症状与外界刺激的关系四个方面予以综合量化。

证候基础性研究 包括四诊客观化研究与证候生物学基础研究。其目的是从整体观上揭示证候群特异性生物学基础及其科学内涵，探索同病异证、异病同证以及同病异治和异病同治的物质基础，阐明应证方药的整体调节效应机制，指导临床用药和新药

开发。四诊客观化研究借助已有科技手段客观采集分析四诊获得信息，使四诊信息通过某些生化指标的改变或可观察到的现象表达出来。

研究方法 证候生物学基础研究从中医整体观出发，采用系统生物学理论，以基因组学、蛋白质组学、代谢组学技术为平台，借助细胞生物学、分子免疫学、生物化学、分子生物学等技术，结合具体学科中的方法，进行中医证候实质的研究。

研究意义 证候研究是中医药现代化发展的关键环节，对证名、证候诊断标准、证候的量化进行规范化研究并结合现代科学的先进手段对证候本质进行阐述，揭示中医证候的生物学基础，对推进中医理论体系的现代化有重要的意义。

（雷 燕 杨 静）

zhènghòu biāozhǔn yánjiū

证候标准研究 （study on standardization of TCM syndrome）

证候标准是通过临床研究、文献整理、专家讨论等方法建立并发布的证的诊断标准。证候标准具有确定内容，学术性、实用性、规范性强的证型模式，是临床辨证的准则，是制定临床证候的依据，为中医证候的规范化研究提供可行途径。其中，文献研究是证候标准研究的基础，临床调研是构建证候标准研究的重要环节，专家问卷调查可提高证候标准的指导性，症状、体征量化是证候标准建立的关键，计算智能等数学模型方法的介入为证候诊断研究提供技术平台。

内容与方法 建立合适的证候标准不仅要考虑证候标准的内容组成，即辨证依据，还要考虑辨证思维过程的要求，辨证依据

的临床特性及其相互关系等。中医证候标准研究主要从三方面开展：一是研究病证所属症状、体征的标准，包括症状术语的标准、症状间逻辑关系标准、症状体征分级标准、症状体征测量方法标准；二是研究疾病所属各证的标准，具体完成疾病所属各证基本构成标准，疾病所属各证构成比确定，疾病所属各证的症状构成标准，疾病所属中医各证临床诊断标准，疾病所属中医各证基本演变规律的确认；三是从病证结合入手，逐步建立证候诊断标准体系。在提取证候要素的前提下，以 DME（设计、衡量、评价）及循证医学为指导，进行临床大样本的数据收集，采用数理统计方法进行数据分析，建立证候的定性和定量诊断标准。

研究结果　在证候概念的标准化、证候命名、类型的标准化以及证候诊断指标标准化等多方面，很多研究人员作出了丰富的研究成果，发展了证候标准的研究内容。但由于绝大多数以病为纲的证候标准研究结果缺乏应用于临床、被临床治疗结果所验证的证据，也缺乏运用了某种证候标准进而提高了的临床疗效证据，甚至所得的证候标准与临床实际相去甚远而缺乏临床应用价值。中医证候标准化研究还处于初级阶段。

意义　开展中医证候的标准化研究是中医临床诊疗客观化发展的前提，将现代信息技术、数理统计分析等多学科技术手段引入到证候的标准化研究中，使中医证候名称统一规范，证候类型明确，证候诊断标准客观，进一步提高中医临床科研的水平，使中医临床研究的结果可重复，促进中医学的规范化发展。

（雷　燕　杨　静）

zhènghòu shízhì yánjiū

证候实质研究（TCM syndromes research）　证候实质是在中医药理论指导下，运用分子生物学、现代流行病学、医学统计学、遗传学等现代科学理论、方法与手段获得的，可反映证本质的信息和证据。证候实质研究是中医理论现代化研究的主要领域，其近期目标是寻找和确定中医证的客观检测指标，对证进行定量的表达，远期目标是用客观检测指标对疾病做出定量的证的诊断，从而实现以现代医学的客观检测指标为中介，实现中西两种医学本质上的交汇与融合。

内容与方法　中医证候实质的研究是中医药现代化的核心内容，对于揭示中医基础理论的科学内涵具有现实意义。运用多种现代技术和方法，分别从生化、生理、超微结构等方面结合系统生物学技术共同探讨证候实质的意义，从证候的整体性、物质性与功能性对每个证候的本质进行客观指标的研究。并通过进一步研究、完善证候宏观标准，促进证候标准的规范化、客观化，使证候实质研究更具规范性、科学性。对证候实质的研究方法，需要注意从如下五方面研究展开。①进行证候的规范化：证候的规范化是实现中医学标准化和现代化的重要步骤，建立规范化的证候诊断标准是深入证候实质研究的前提与基础。证候的诊断标准及规范化使得证候的内涵和外延得以明确限定，有利于证候实质研究的开展。②采用病证结合方法：证候实质的研究不能脱离疾病孤立开展，不同的病，即使是相同的证，其理化客观指标也可能是不同的。只有开展病证结合进行研究，才有可能更真实地揭

示证候的实质。③严格科研设计：采用临床流行病学/DME 方法，进行大样本临床研究。中医证候临床调研应以中医辨证理论为核心，借鉴现代医学科研设计中的病例对照研究和流行病学人群对照研究、横断面研究等设计方法，收集特定时间内疾病的中医证候及其理化检查指标，为疾病辨证分型及证候演变规律的阐明提供依据，更客观的揭示证候研究的实质。④合理利用动物模型：中医证候动物模型是依据中医理论，对人类疾病原型的某些特征进行模拟复制，培养得到的反映某一类中医证候特征的动物模型。使用证候动物模型开展实验研究，可替代某些在人体上无法开展的证候实质的研究。⑤结合多学科研究：证候是对疾病过程中的病理状态的综合描述，涵盖了诸多因素相互作用的动态变化信息，定性描述和动态变化是其主要特征。证候信息多具有模糊性和不确定性的特征，属于复杂巨系统范畴。运用复杂性思维方法，结合现代医学、数学、计算机等学科的研究成果，按中医学发展的规律，从多层次、多角度、多指标全面而深入地研究证候实质的科学意义。

证候实质的研究应坚持中医自主发展道路，并充分利用现代多学科的研究新理论（如系统论、控制论、信息论和耗散结构理论、证候晶体学等）与新方法（蛋白质组学、代谢组学、基因芯片、量表和问卷、隐结构分析等），在证名与证候规范的基础上，引入微观分析，宏观指标与微观指标相结合，辨病与辨证相结合，临床与实验研究并举，以证本质的研究为突破口，推进中医的现代化进程。

研究结果 20 世纪 50 年代末，国内开始了证候实质的研究，首先开始的是肾实质的研究。70 年代中期，证候实质研究进入了全面铺开、纵深发展的时期。70 年代末期，中医证候动物模型研究逐渐发展起来。80 年代之后，对某些证候实质的研究越来越深入，取得了许多单项的研究成果，但都缺乏特异性。21 世纪以来，许多学者结合系统生物学等新方法从不同角度探讨了证候的实质，为证候实质研究提供了新思路。

一般研究进展 关于五脏证候实质，分别对肾阴虚证、肾阳虚证、脾气虚证、脾阳虚证、脾阴虚证、心气虚证、心阴虚证、肺气虚证、肝气虚证、肝郁证、脾胃虚寒证、肝郁脾虚证、心肾不交证等证型进行了各种客观指标的研究。譬如，肾阳虚证研究发现患者的 17-羟皮质类固醇降低；肾阳虚证的延迟反应是继发于垂体功能低，其下丘脑-垂体-肾上腺皮质系统中可能有不同部位、不同程度的功能紊乱，提示肾阳虚证的主要发病环节可能在下丘脑。对于脾脏本质多从生化酶学、免疫学、微量元素几个方面进行。心实质则集中于冠心病的心气虚和心阴虚证，考察了心功能、血液流变学、免疫学、自主神经功能、生化学以及细胞生物学和基因学等指标，发现了它们与心气虚与心阴虚存在有不同程度、不同层次的关联。肺本质主要针对肺气虚证，从肺部 X 线检查、肺功能、心功能、血液流变学、细胞能量代谢、自主神经功能状态、微量元素、生物化学及免疫学等方面着眼；而肝实质研究多从自主神经功能状态、血液流变学、肝血流图及生物化学等方面进行。阴虚证和阳虚证，多从环核苷酸的环腺苷酸和环鸟苷酸这一对具有拮抗性的物质、内分泌和免疫功能、血清微量元素、血液流变学、自主神经功能等方面指标进行。寒证和热证的实质是以自主神经系统功能作为主要研究对象的，主要测定了尿儿茶酚胺、环磷酸腺苷（cAMP）、环磷酸鸟苷（cGMP）、前列腺素 E2（PGE2）以及前列腺素 F2A（PGF2A）等的变化，探讨了寒、热证的能量代谢变化，认为寒证时机体物质代谢特别是分解代谢受抑制，能量产生不足，热证时则相反。也有研究关注了寒热两证与肾上腺皮质功能的关系。此外，对生殖系统和中枢神经系统的功能与寒、热证的关系也有报道。血瘀证实质的研究广泛而深入，主要是从血瘀证症状体征如何标准化着手的，其方法是在已认定的血瘀证症状体征的基础上，从临床方面探讨了各病种血瘀证客观指标改变的情况，从多项相互关联的结果中归纳出数项带有普遍性的客观监测指标，并在此之上对血瘀证重新进行规范。

组学研究进展 找到具有相对排他性的某一或某些理化指标作为某一证候实质的判断标准并非易事。基因组学与蛋白质组学、代谢组学技术的出现促使学界又开始努力进行着深入的探索。在证候本质的研究中引入并联合采用基因组学、蛋白质组学和代谢组学等现代系统生物学理论和技术对目标组织同步检测，以获得证候基因表达谱、证候总体蛋白质表达图谱、证候相关代谢群谱，再运用生物信息学技术将图谱与证候进行关联分析，从而更全面、更确切地揭示证候的动态发生机制。有学者认为血浆蛋白质组学是对血浆中某一时段的全部蛋白质的表达和功能模式进行研究，可以在以往证候研究基础上，对不同证候血浆进行分析，找出与其相关的一过性、阶段性和持续性变化的功能蛋白，并很可能成为中医者长期以来寻找的证实质。研究者从网络的角度展开对证候生物学基础的探索，建立了从"表型网络-生物分子网络-药物网络"理解病证方关系的研究框架，由此进一步提出证候生物分子网络标志的构想，并进行了寒证与热证的案例研究。通过对代谢组学与中医证候整体性关系、时空性关系，以及结果分析时降维的关系比较，研究者认为代谢组学与中医证候在分析问题及解决问题方面具有相同的思维。证候是多种基因参与的，且已经超过了人体正常的网络调节能力，是处于络病状态的症状群。基因的差异性是证候之间差别的物质基础，又是确定其所代表的症状在疾病证候中重要性、贡献度的依据。组学层次上的证候实质研究的方法，是探求证候独特表达的差异基因、差异蛋白及差异代谢组分，以寻找证候物质基础"生物标志物群"为目的。证候的物质基础可能是由功能相关的基因群或蛋白质群体表达异常及特异的代谢组分共同构成。

指导意义 证候实质研究是中医证候规范化的基础，是中医基础理论研究的主要领域。利用分子生物学、系统生物学、现代流行病学、医学统计学等现代自然科学多学科方法，在中医理论指导下揭示证候的科学内涵，为证候实质现代化研究开辟了多种思路和方法，对于中医药的现代化进程有着举足轻重的作用。

（雷 燕 杨 静）

jíbìng zhènghòu fēnlèi yánjiū
疾病证候分类研究（study on syndrome differentiation of diseases）

疾病证候分类是基于体质、致病因素、病程、临床特征，依据中医理论，将同一疾病划分成若干个亚类和阶段的分类和诊断方法。疾病证候分类便于个体化、精细化、动态化的治疗。

内容与方法 现代医学以疾病为诊断和治疗单元，针对疾病，确定了诊断标准和治疗指南。但是，由于遗传因素、环境因素、致病因素，就诊的时间和治疗过程等的不同，即使是同一种疾病也会发生不尽相同的病理变化，呈现出不尽相同的临床表现和特征，用同样的治疗方法难以应对同一疾病的所有患者，难以应对同一疾病的不同阶段。疾病证候分类可依据遗传因素、环境因素、致病因素、就诊的时间和治疗过程中反映出来的临床特征，如症状、体征，进行分类（即辨证），将同一疾病区分为不同的证候（相当于亚类），并依据证候确定针对性、个体化、精细化和动态化的治疗。

疾病临床表现是其病理变化的表征，有些病理变化可以通过血、尿、便的检查、功能学测定、影像学检查、可视化观察获得相关信息，但是，有些微细的变化、早期的变化、功能方面的变化，可能通过舌象、脉象、自觉症状（痛、胀、痒、麻木、烦心、恶心、疲劳等）等反映出来，用现代医学现有的检查方法难以检测出来。四诊是经过两千多年的临床积累总结出来的望、闻、问、切四种收集疾病信息的诊查方法，在收集患者的微细变化、早期变化、功能方面的变化方面可以补充现代医学诊查方法的不足。

证候，又称证，是对患者就诊时的疾病本质的概括，可反映患者的体质、致病因素、疾病的发展阶段、前期诊治的效果等。疾病证候分类，又称辨证，是受过中医理论和临床培训的医生，在现代医学检查的基础上，用中医理论，分析四诊收集的疾病和患者相关信息（如病史、症状和体征等），对患者所患的疾病进行亚类和阶段的分类。症状和体征是辨别证候的主要依据。由于不同的医生接受过的中医教育和中医临床培训的背景不一，运用望、闻、问、切等四诊方法收集疾病和患者的信息时，又有一定的主观性，所以，四诊方法客观化和中医辨证方法标准化是需要解决的问题。

研究结果 在四诊方面，舌摄影和舌色调分析等方法已经在部分医院用于舌和苔的观察，脉诊仪已经在部分医院用于脉象的收集，红外热像图已经被部分医院用于寒凝、瘀血、发热等的研究。症状与证候判定的多元分析、流行病学方法、基因测序、蛋白组学、代谢组学的方法也已经在证候分类研究中应用，计算机标准化辨证软件也已经在部分医院应用。中华中医药学会、中西医结合学会的专业委员已经制定了若干个疾病证候分类的标准。但是，上述四诊方法的客观化、辨证方法标准化的研究成果还不能满足临床应用的需求，其临床普及和应用还不够广泛。

指导意义 疾病证候分类可以将疾病划分为若干个症候，将同一种疾病区分成若干个亚类和阶段，有助于理解和把握疾病的复杂性和阶段性，有助于对疾病进行针对性、个体化、精细化和动态化的治疗，有助于提高临床诊治效果。以常见的风寒感冒为例，初期感冒，由于季节、体质等的不同，可呈现出以流清涕、头痛和肌肉痛为主的，发热、流黄涕和咽痛为主的等不同亚类，前者是可被划分为风寒感冒，用辛温解表的葛根汤治疗，后者可被划分为风热感冒，用辛凉解表的银翘散治疗。感冒中期，出现发热、咳黄痰、呼吸困难时，则转化为肺热，须改用清肺热的麻杏石甘汤治疗。感冒后期，热退后，遗留干咳、口干、乏力，则是热邪消退、气津消耗，须改用补肺气津的麦门冬汤调养。

疾病证候分类在指导中医药疗法的临床效果评价方面也有重要意义。现代医学在进行临床疗效评价时多以疾病为中心，制定入选和排除标准，选择观察对象。中医药疗法多针对疾病的某个证候、进行干预的，所以，在评价中医药疗法的疗效时，需要依据特定的证候，制定入选和排除标准，选择观察对象。

（谭　勇　吕爱平）

qìxūzhèng yánjiū
气虚证研究（study on Qi deficiency syndrome）

气虚证是由于先天禀赋不足，或饮食不调，或劳倦内伤，久病不复，或年老体弱等因素，导致机体元气不足，脏腑组织机能减退所表现的虚弱证候。又称气不足证。证见气短，乏力，神疲，自汗，脉虚等症。在脏腑辨证分型中，可分为心气虚、肺气虚、脾气虚、肾气虚等证，多见于冠心病、慢性阻塞性肺气肿、胃下垂、泄泻等属气虚证型者。

内容和方法 气虚证是临床常见的证候类型，该证临床症状较多，最常用的气虚证诊断标准是2002年郑筱萸主编的《中药新药临床研究指导原则（试行）》中的诊断标准，主证：气短，乏力，神疲，脉虚；次证：自汗，懒言，舌淡。具备主证 2 项及次证 1 项即可诊断。

气能防御、抵抗外邪入侵，这与现代医学免疫理论认识一致，研究证实气虚患者免疫功能的确下降。"气为血帅"，气虚患者因气推动作用减弱，导致血行无力而致瘀，出现一系列血瘀的症状，如血液流变学变化及甲皱微循环障碍。"气能行血"，心脏射血有赖于气的推动作用，故气虚患者心功能差，血流动力学差。脉象是气推动血液运行的具体表现，气虚患者脉象虚弱说明了血行无力，从中西医结合的角度解释了气虚证的证候实质。

气虚证作为常见的系列症候群之一，由于脏腑辨证分型有别，所属疾病具有不同特点，所以不同的脏腑气虚证表现不尽相同。现代研究对各脏腑气虚证开展计量诊断，在研究中医数字辨证过程中制定出虚证部分症状计量表，对气虚证研究做出很大贡献。

实质研究 研究发现气虚证患者的免疫球蛋白 IgG、IgM 和补体 C3、C4 明显增高，白细胞数明显升高，外周血中性粒细胞化学发光值降低，T 淋巴细胞 CD4+ 亚群、T 淋巴祖细胞集落（TL-CFU）、T 淋巴细胞总数（OKT3）、辅助性 T 细胞（OKT4）、抑制性 T 细胞（OKT8）均较健康人显著下降，这说明气虚患者免疫功能低下。在对心功能、血流动力学的研究中发现，气虚证者心功能及血流动力学特性下降，血液流变学女性气虚证患者全血高切、低切显著升高。对气虚证与甲皱微循环的研究发现，气虚证管袢充盈度较差，微血流流态较正常组

显著差；袢周渗出、出血，袢顶瘀血较正常组高，均有统计学意义，说明气虚证微循环差。在对气虚证患者脉图的研究中发现，脉图的主波高度、潮波高度、升支最大斜率（E）、脉图总面积、脉图舒张期面积显著降低，脉图上升支时间显著升高，说明气虚证脉象虚弱。对气虚证患者的舌象研究中发现，气虚证在舌体上特点是胖大，有齿痕，舌质淡白为主，舌苔以白苔和薄润苔为主；全角化上皮细胞计数低于对照组，而未角化上皮细胞计数高于对照组，中性粒细胞计数均高于对照组。对中医气虚证状态研究中发现，气虚证是现代生理学中氧代谢功能低下的一种状态，运用反映人体内氧含量及氧代谢水平的有关指标作为临床诊断气虚证的依据是可行的。

模型研究 为更完善地开展气虚证实验研究，中医基础实验发展了不同的气虚动物模型的造模方法，如采用泻下法制造气虚动物模型，采用单纯疲劳法制造气虚模型，采用烟熏法制造肺气虚动物模型，采用胃饲秋水仙碱水溶液制作脾气虚动物模型，腹腔注射嘌呤霉素制造肾气虚证模型，X 线照射制造脾气虚动物模型。以苦寒伤胃理论制造脾气虚模型，以耗气破血药物灌胃制造脾气虚模型，以灌饲食醋、苦寒泻下加耗气破气制造脾气虚动物模型，采用手术结扎左冠状动脉或者失血的方式制造心气虚的动物模型。气虚证动物模型主要以大鼠与小鼠为模型对象，造模方法多样化，但总体上以疲劳的方法为主，劳则耗气，此法符合中医理论，在疲劳的基础上加用限食、泻下的方法，可使气更不足，气虚证候更明显。

临床研究 气虚证的治疗，主要以补气扶正固本为原则。临床中使用补气扶正固本中药结合不同脏腑定位治疗气虚证，能够使患者反应免疫力水平的指标升高；在不同的实验中采用四君子汤、参芪苓煎剂以及人参皂苷等补气扶正类中药可以使气虚证造模动物的免疫功能增强，自由基代谢能力增强，血液黏稠度降低，耐力增加。在应用针灸对气虚证动物模型开展的有关实验中，也同样发现对于免疫功能、血液流变学指标有改善作用。

研究结果 从 20 世纪 80 年代开始气虚证的诊断标准制定经过了几个阶段的发展过程，其中 1995 年卫生部制定的《中药新药临床研究指导原则》首次提出气虚证的疗效判定标准，将气虚证的疗效评价分为临床痊愈、显效、有效、无效 4 种，并提出疗效性观察指标。2002 年郑筱萸主编的《中药新药临床研究指导原则（试行）》，提出气虚证症状量化分级表并将临床疗效具体化、数字化，使其诊断及疗效评价更具科学性，可重复性及可操作性强。

在气虚证的脏腑辨证分型有关研究中，研究者在研究中发现，射血指数（PEP/LVET）可作为心气虚量化的诊断新指标。有学者首次利用判别分析法选取舌、脉、食欲、气短、神疲等 11 项临床表现作为影响因素，制定了脾气虚证的量化诊断表。也有学者采用最大似然判别法及条件概率的方法，分别建立了肺气虚证与心气虚证计量诊断表，从中医四诊合参的角度制作量化诊断标准，具有鲜明的中医特色。

在单一疾病的气虚证诊断标准研究中，分别对中风病、短暂性脑缺血发作、慢性阻塞性肺疾

病、慢性功能性便秘、功能性子宫性出血、儿科、肠癌、肺癌等疾病的气虚证型进行了诊断标准的辨证量化研究，将气虚证的诊断标准扩展至更精确的水平，以便临床疗效评价。

指导意义　气虚证涉及多脏及临床多种疾病，多见于疾病发展初期及潜隐期，对多病所见气虚证的本质分别研究，归纳、抽象得出规律性结果进行概括，对于给予对症治疗或及时用药调整机体功能以提高临床疗效具有重要意义。气虚证的中西医结合研究对推动中医证候的现代化、加快中医现代化进程具有重要意义。

（雷　燕　杨　静）

qìzhìzhèng yánjiū

气滞证研究（study on Qi stagnation syndrome）　气滞证是由于某一脏腑或者某一部位气机阻滞、运行不畅所表现的证候。表现为局部或全身胀满、痞闷，甚或胀痛、窜痛，部位不固定，症状时轻时重，随情绪变化而加重或减轻，或因太息、嗳气、矢气而减轻，脉弦，可无明显舌质变化。情志不舒，忧郁悲伤，思虑过度，可出现气机郁滞；痰饮、瘀血、宿食、蛔虫、砂石等病理物质的阻塞，或阴寒凝滞，湿邪阻碍，外伤络阻等，都可以导致气机郁滞；脏气虚弱，运行乏力亦可出现气机阻滞。

内容和方法　气滞证是因气机不畅出现脏腑和经络等功能障碍的症候群。气滞证涉及多个脏腑，临床常见的气滞证有肝气郁结证、胃肠气滞证、肝胃不和证等。以闷胀、疼痛，疼痛攻窜或阵阵发作为辨证要点。气的运行发生障碍，气机不畅则痞胀，障碍不通则疼痛，气得运行则症减。脾胃气滞则胃纳减少，胀满疼痛；

肝气滞则肝气横逆，胁痛易怒；肺气壅滞则肺气不降，喘咳难卧；经络气滞则出现经络循行部位的疼痛或运动障碍等症状。因此气滞是气机不畅出现脏腑和经络等功能障碍的症候群。

实质研究　人体的功能活动依赖于气机的调畅，肝主疏泄的功能对于气机调畅至关重要，肝气郁结是导致气滞不畅的主要原因。现代研究表明肝郁气滞的实质为脑皮质的兴奋及抑制过程的功能紊乱，影响到皮质下自主神经中枢间脑，而致自主神经功能紊乱，主要是交感神经兴奋性增强，可以影响人的情绪，波及消化系统、内分泌腺、代谢和电解质的平衡紊乱。其中交感神经兴奋是重要环节。

模型研究　肝气郁滞模型造模的关键是"郁怒"。因此有学者用束缚法建立"肝郁气滞"的模型，发现气郁证大鼠存在明显的血管内皮结构和功能的损伤，神经、内分泌、免疫系统紊乱失衡，是"百病皆生于气，始于郁"理论的实验基础。具体方法：小鼠被困于容积为 50ml 的束缚管中，四肢仅能进行微小的动作，特别是实验后期，随着小鼠体重的增加，造模小鼠更是全身被限制于狭小空间内致使郁怒而无法宣泄，更为贴近肝郁气滞的中医证候病因。此外有学者通过注射、激怒等方法进行造模研究。

临床研究　气滞证的治疗原则为行气疏滞。代表方剂有柴胡疏肝散和理气开郁方。现代研究表明柴胡疏肝散能改善肝郁证小鼠的胃肠功能的作用；减少肝损伤中转氨酶的含量，抗肝硬化等；通过抑制 5-羟色胺神经功能，影响中枢神经递质代谢，发挥抗抑郁的作用；通过下调 Th 细胞分化

信号蛋白蛋白激酶 C（PKC）的表达水平而调节免疫能力。理气开郁方在不同的实验中有镇痛、消炎、解热作用；抑制病原因子作用；保肝、调整代谢作用；扩冠强心作用；改善血液理化特性，调节微循环功能，调整内分泌功能等。

研究结果　现代研究认为肝郁是高级神经活动紊乱而出现的一组证候群，情志异常是主要病因，而气滞是情志异常引起机体调控功能失常而致内环境失衡的病理过程，其过程可分为 5 个方面：① 交感中枢的调节失常；②交感肾上腺系统调控异常，导致神经体液异常；使得儿茶酚胺升高，从而引起血小板聚集增加及超微结构的改变；③ 外周各交感特异性通路调节紊乱，引起心血管功能改变；④ 血小板、血管及血流功能的改变，造成环磷酸腺苷（cAMP）/环磷酸鸟苷（cGMP）的失调；⑤ 交感肾上腺系统失常，促使免疫调节紊乱。上述因素直接或间接构成了气滞的病理变化。

指导意义　气滞的病理生理基础、理气开郁方治疗的现代研究，为气滞证的诊断和治疗提供了现代医学的基础。其他研究者以此为鉴，深入地研究气滞证的本质及理气开郁方的机制。此外通过对气滞证的诠释，为提高气滞证的诊治疗效，提供了一定的依据。

（雷　燕　王　强　张佳琪）

xuèxūzhèng yánjiū

血虚证研究（study on blood deficiency syndrome）　血虚证是由于机体内血液亏少，不能濡养脏腑经络所引起的证候。以面色淡白或萎黄，口唇、眼睑、爪甲色淡，头晕眼花，心悸多梦，手

足发麻，妇女经血量少色淡、衍期甚或闭经、舌淡脉细等为主要表现的虚弱证候。多因先天不足，或后天失养，脾胃虚弱，生化乏源；或各种急慢性出血、思虑过度、瘀血阻络等所致。

内容和方法　心主血，肝藏血，脾为生化之源，因此血虚多以心、肝、脾三脏为主。其诊断标准为：面色苍白、起立时眼前昏暗、唇舌色淡、脉细。同时具备以上任意三项就可以诊断为"血虚证"。西医学认为血虚时，机体造血功能抑制，免疫功能降低，红细胞膜的酶如 Na^+-K^+-ATP 酶活性降低，水盐代谢紊乱及细胞内一些信使物质含量异常等。经典治疗血虚的方药如四物汤、当归补血汤等等都能增强机体免疫，促进造血干祖细胞的增殖分化，促进血细胞的生成从而发挥补血作用。

实质研究　血虚证患者全血比黏度，红细胞沉降率，血细胞比容，红细胞数量，血红蛋白含量，网织红细胞，红细胞变形能力等均发生了改变。此外，血虚证患者的免疫功能也发生了改变。血虚证与贫血、冠心病、神经症等密切相关。

模型研究　复制性血虚证模型对血虚证的研究尤为重要。血虚动物模型主要包括失血性、化学损伤性、放射损伤性。失血性血虚动物模型通过放血引起外周血中的细胞数量减少。化学损伤性血虚动物模型是采用具有溶血作用的乙酰苯肼来制备，乙酰苯肼是一种强氧化剂，对红细胞有缓慢的进行性氧化型损伤作用，尤其是干扰红细胞内的葡萄糖-6-磷酸脱氧酶，促进血红蛋白变性形成海氏小体，使红细胞易于崩解，最终造成机体内溶血性贫血，

导致肌肤、黏膜、毛发及脏器的失养，也就出现了中医的血虚证候。放射损伤性血虚动物模型通过射线照射对红细胞造成损伤导致贫血。

研究结果　血虚患者全血比黏度降低，还原黏度明显升高，红细胞沉降率加快，血细胞比容降低，红细胞数量减少，血红蛋白含量降低，网织红细胞增多，红细胞变形能力降低。血虚患者因三磷酸腺苷来源障碍，机体新陈代谢减慢，清除自由基能力降低，自由基积累使细胞膜的不饱和脂肪酸发生脂质过氧化反应，导致超氧化物歧化酶活力降低，而过氧化脂质水平增高。血虚患者 CD3 型、CD4 型细胞水平下降，CD8 型细胞水平不变，CD4/CD8 比值降低。血虚证患者机体为保持自身内环境的相对稳定，代偿性的作出了相应的适应性变化。总之血虚证主要表现骨髓造血功能下降、外周血细胞数量减少；血流动力学下降、血细胞比容及红细胞变形能力下降；免疫功能下降，机体清除自由基的能力下降，产生增多；激素及神经递质分泌紊乱，包括血浆降钙素基因相关肽和醛固酮升高，心钠素降低；生育功能下降，视网膜改变，甚至出现萎缩病变。

血虚证在西医病种分布上，不仅见于贫血，还可见其他病，如冠心病、神经症、病毒性心肌炎等。从研究中发现血虚证的血红蛋白量与血虚证的程度、血虚证的症状出现率呈相应关系，血红蛋白含量越低，血虚证的程度及症状出现率就越高。血虚证的血红蛋白量在正常值范围内，并不表示其血红蛋白含量没减少，而只是表明其减少的程度较轻，尚未达到西医界定的正常值的下

限，由此反映出作为诊断贫血的血红蛋白量的标准，并不完全适合血虚证的诊断。贫血常常是一个症状，而不是一个独立的疾病。各系统疾病均可引起贫血，贫血中以气血两虚为主要证型，其实质反映了气与血的关系。由于血虚，使气失血的充养及依附进而导致气虚，最终出现气血两虚。但是，若针对原发病治疗随着发病的好转贫血往往也随之好转。通过血虚证与贫血的对比研究可以看出，血虚证和贫血在概念上都是血液的减少，两者之间有一定的关系，但又不能互相等同。现代医学证实，人体在贫血状态时，各种免疫功能均下降。

研究者观察到化学损伤性和放射损伤性血虚证小鼠骨髓细胞出现典型的凋亡变化，骨髓造血干祖细胞数量减少，外周血细胞减少，射线照射所致血虚证模型对红细胞的作用不如对白细胞的作用明显，此模型较接近临床上的再生障碍性贫血；环磷酰胺腹腔注射造模，简单易行，其给药剂量，途径及次数可灵活选用，但代偿反应明显，外周血象下降持续时间较短；综合放血法指标明确，不需要特殊设备，造模主要着眼于直接造成外周血中的细胞数量减少，更接近临床中医血虚证。

补血方剂当属四物汤、当归补血汤等。四物汤具有提高红细胞功能，改善血虚症状，促进和保持造血功能恢复，增加心脏收缩功能和改善微循环，刺激免疫功能恢复和消除自由基的作用。当归补血汤提高非特异性免疫、细胞免疫；刺激造血多能干细胞的增殖和分化，增加网织红细胞、血红蛋白、白细胞等数量等。

指导意义　运用现代医学的

知识，揭示了血虚证的机制，阐明补血方药的作用机制，为补血新药的开发以及血虚证的临床治疗奠定基础。

（雷　燕　王　强　张佳琪）

xuèyūzhèng yánjiū

血瘀证研究 （study on blood stasis syndrome） 血瘀证是血在脉内循行不畅，或溢于脉外引发的证候。具体表现为疼痛如针刺、固定、拒按、夜间加重；体表肿块青紫，腹内肿块坚硬而推之不移；出血紫暗或夹有血块，大便色黑如柏油状；面色黧黑，唇甲青紫，眼下紫斑，肌肤甲错，腹部青筋显露；妇女经闭，或为崩漏；舌质紫暗、紫斑、紫点，舌下脉络曲张，或舌边有青紫色条状线，脉涩，或结代，或无脉等。可见于胸痹心痛、中风病、冠心病、脑血管病、肝病及肝纤维化等多种疾病。

内容和方法 血瘀证的研究应包括以下几个方面：①血瘀证动物模型的研究。②疾病发生机制的阐述及治疗方法的探讨。③活血化瘀中药和方剂的研究。模型建立需具备3个条件：①对模型的研究，应该能够得出原型的信息；②模型能够代替原型；③模型与原型之间有相似关系。就证候动物模型而言，所谓原型就是指某一证候所必见的症状和体征。因此，成功的中医证候模型应该既符合血瘀证的诊断标准，又有较公认的病理生理变化指标，用活血化瘀代表方剂治疗可使血瘀状况得到改善或逆转。血瘀证是一种常见的证候，经过多年研究，一般认为它涉及血液循环障碍、结缔组织病变、组织增生、内分泌紊乱、免疫异常、精神错乱异常等多个方面。血瘀证会引起血液流变学异常、血小板功能

改变、血管内皮损伤、微循环障碍、血流动力学异常等。活血化瘀方药的作用机制包括温经活血、清热化瘀、行气活血、益气活血、祛痰化瘀等。常用的药物包括血府逐瘀汤、桃红四物汤、温经汤、大黄牡丹皮汤。对活血化瘀药物的研究有重要的意义。

研究结果 研究表明血瘀模型血细胞比容明显增高，变形能力明显降低，红细胞聚集指数升高，血小板聚集率升高；血小板也处于高度活化状态；内皮细胞NO含量降低，内皮素水平升高，内皮功能下降；微循环出现障碍；C反应蛋白、白细胞介素（IL）-6、肿瘤坏死因子（TNF）、黏附分子等表达异常。通过舌脉表现，血瘀证的诊断清晰。血瘀证的诊断标准要重视中医整体症状体征遴选、微观病理指标要有可靠性和可行性、定量诊断与定性诊断兼顾、循证医学与专家意见并重的建议，以制定具有普适性和实用性的血瘀证诊断标准。血瘀证的动物模型分类如下，一类是采用物理、化学、自然衰老等方法，模拟中医认识的血瘀证的致病因素，如外伤、寒凝、气滞等，制成血瘀证动物模型，此类属病因模型。二类是多采用手术方法，模拟西医学的血管病理，如血管阻塞、内皮损伤、微循环障碍和血液病理生理如血液流变学和血流动力学障碍等，制成血瘀证动物模型，此类属病理或病理生理模型。三类是采用物理、化学、手术等方法，模拟中医血瘀证临床表现，此类属生物表征模型。但是暂时还没有出现能够完全体现血瘀证四诊要点的复合模型。血府逐瘀汤等活血药具有改善血流动力学、血液流变学、抗血栓和改善微循环、抗血栓、抗动脉

粥样硬化及心肌缺血、抑制组织异常增生、抑制炎症、抑制肿瘤等方面作用。

指导意义 通过血瘀证动物模型的建立，已成功复制了血瘀证，发现了血瘀证的实质，对临床医生诊断血瘀证提供了诊断依据。通过分子水平的研究，揭示了血瘀证的病理机制及活血化瘀药的干预作用，对于指导临床用药有重要的意义。

（雷　燕　王　强　张佳琪）

qìxūxuèyūzhèng yánjiū

气虚血瘀证研究 （study on Qi deficiency and blood stasis syndrome） 气虚血瘀证是由于气虚运血无力，血行瘀滞而表现的证候。常由病久气虚，渐致瘀血内停而引起，临床表现为：短气、乏力、懒动、面色不荣、便溏、喜暖、病变部位疼痛、麻木，或有肿块，舌淡暗有紫斑，脉沉涩。这里气虚血瘀证不完全等同于气虚证加血瘀证的特点，气虚与血瘀既有因果关系，更有权重之不同。

内容和方法 气虚血瘀证是因气虚无力行血而致血行瘀滞的病理变化。以气虚，无力行血而致血瘀为主要病机；由于气主行血，当血虚运行无力时，其推动血行之力匮乏，无力行血而致血行阻滞，因此出现乏力、少力脉虚等气虚特点；血行瘀滞不通，固有疼痛、部位固定、舌紫暗等瘀血征。

实质研究 现阶段主要从基因组学，蛋白质组学、代谢组学等范畴对气虚血瘀证进行系统生物学方面的研究。基因组学研究显示气虚血瘀证大鼠细胞凋亡相关基因Bcl-2强阳性表达，与炎症免疫相关的基因表达增加，有学者研究发现经皮冠状动脉介入术后气虚血瘀证患者 *CYP2C19**2 基

因突变增加。蛋白组学研究显示气虚血瘀证大鼠血清结合珠蛋白、补体 C3、锌 α2 糖蛋白、免疫球蛋白 λ 轻链增加，T 淋巴细胞抗原 5（CD5）抗原样蛋白减少，这些蛋白的产生与机体抗氧化损伤、炎症反应、免疫调节等有关，有利于气虚血瘀证生物标志物的发现。有学者研究发现血清淀粉样蛋白、铜蓝蛋白、肌球蛋白 H11 及补体 C6 在冠心病不稳定性心绞痛气虚血瘀证患者中高表达，载脂蛋白 A4、凝溶胶蛋白、血红蛋白 B 及转铁蛋白等 6 种蛋白在冠心病不稳定性心绞痛气虚血瘀证患者中低表达，这些血浆蛋白表达的异常为不稳定性心绞痛气虚血瘀证分子标志物的发现和药物新靶点的研究提供线索。代谢组学研究发现气虚血瘀证大鼠对比于正常大鼠尿液中甲酸、肌氨酸酐含量增高，α-酮戊二酸、柠檬酸、牛磺酸、氧化三甲胺、琥珀酸、马尿酸含量降低，提示着气虚血瘀证的发生与肾功能异常有关。有学者通过对冠心病不稳定型心绞痛痰浊瘀阻证、气虚血瘀证患者的血浆样本进行比较，发现气虚血瘀组患者柠檬酸、高密度脂蛋白、不饱和脂肪酸、氧化三甲胺含量高于痰浊瘀阻证患者，而乳酸、葡萄糖、半乳糖、N-乙酰糖蛋白、低密度脂蛋白、脂类化合物、酮体、天门冬氨酸、谷氨酰胺、酪氨酸、脯氨酸的含量低于痰浊闭阻证患者，从能量代谢、糖代谢、脂质代谢、氨基酸代谢等方面揭示了不稳定性心绞痛气虚血瘀证患者和痰浊闭阻证患者的标志性代谢物。

模型研究 气虚血瘀证动物模型的研究是揭示气虚血瘀证机制的重要途径。有学者通过检索 1994～2004 年气虚血瘀证文献，总结气虚血瘀证动物模型制作方法如下：单纯游泳诱导气虚血瘀证模型；游泳加复合因素诱导气虚血瘀证模型；老年+阿霉素+外伤诱导气虚血瘀证模型；去甲肾上腺素诱导气虚血瘀证模型；饥饿+普萘洛尔+高分子右旋糖酐诱导气虚血瘀证模型；甲硝基亚硝基胍+雷尼替丁+饥饱失常的综合法诱导气虚血瘀证模型。

临床研究 气虚血瘀证临床常用方剂补阳还五汤可以改善心肌供血、抗动脉粥样硬化与降脂作用、抗脑缺血及脑缺血再灌注损伤、改善血液流变学、抗血栓作用、对周围神经损伤的修复作用。在临床上可用于脑血管疾病、心血管系统疾病、神经系统疾病、消化系统疾病、骨伤科疾病、五官科疾病等。

研究结果 微循环改变是临床研究气虚血瘀证的重要指标，是气虚血瘀证的重要生物学基础。凝血异常可能是气虚血瘀证的重要生物学基础，此时出现血流变学异常、血液出现高凝状态。血管内皮细胞分泌的血管活性物质，包括一氧化氮、血管紧张素 Ⅱ、内皮素、前列环素等因子平衡失衡是临床气虚血瘀证重要的物质基础。虚夹瘀的程度越重，超氧化物歧化酶（SOD）的活性越低，因此气虚血瘀证时出现自由基与脂质过氧化损伤。有学者通过研究中风后遗症"气虚血瘀"大鼠模型能量代谢的变化，发现该模型存在能量代谢障碍，出现线粒体损伤，三磷酸腺苷合成能力下降。气虚血瘀证的细胞免疫、体液免疫功能降低，因此免疫功能改变是气虚血瘀证重要生物学基础。从上可以看出气虚血瘀证对出现微循环障碍、内皮功能受损、过氧化物产生增多、

免疫功能下降。

指导意义 对于气虚血瘀证的研究，主要从病理生理学、分子生物学、免疫学等层面阐发气虚血瘀证的本质。通过对气虚血瘀证本质的研究，为气虚血瘀证的诊断与治疗提供新的思路，为提高气虚血瘀证患者的诊治疗效提供了基础。

（雷 燕 王 强 张佳琪）

qìzhìxuèyūzhèng yánjiū

气滞血瘀证研究（study on the stagnation of Qi and blood stasis） 气滞血瘀证是由于气滞不行以致血运障碍，而出现既有气滞又有血瘀的证候。临床可见胸胁胀满，走窜疼痛，急躁易怒，胁下痞块，刺痛拒按，舌质紫暗或见瘀斑，妇女可痛经或经色紫暗，脉涩等证。多由情志不遂，肝气郁结，或外邪侵袭所致。

内容和方法 气是人体内活力很强运行不息的极精微物质，是构成人体和维持人体生命活动的基本物质，血是循行于脉中而富有营养的红色液态物质，有营养、滋润等作用，是构成人体和维持人体生命活动的基本物质，气能生血、行血、摄血，血能养气、载气。情志不遂，或闪挫外伤，或寒邪内阻时，气机阻滞，气的行血功能就会受到影响，产生了"血瘀"，而血又能载气，血瘀亦会影响气机的运行。肝主疏泄而藏血，具有调节情志的功能，情志不遂，则肝气郁滞，疏泄失职，出现相应的症状。

实质研究 现阶段研究显示气虚血瘀患者存在微循环障碍、血液流变性异常、血流动力学障碍、血小板聚集性增高、血液凝固性增高或纤溶性降低、病理切片有瘀血表现和血管阻塞等病理性改变，上述改变可作为实验室

依据，明确气虚血瘀证的诊断。

模型研究　气滞血瘀证动物模型的制备大体上可分为两种，第一种是从气滞血瘀的病因病机入手，二是从现代研究气滞血瘀的病理生理异常入手。中医认为"怒伤肝，久则郁"，研究者采用各种方式激怒大鼠，包括夹尾，束缚，冰水浴，不可预知的声光电等等方法，造成实验动物的反应迟钝，毛发光泽缺失，活动量减少，易怒，舌质紫暗等表现，多因素刺激组全血黏度与血浆黏度明显高于对照组，从外表表征和客观指标均符合气滞血瘀证的表现。

研究证实肾上腺素增多与焦虑不安，烦躁，暴怒等情绪密切相关，有学者通过一次大剂量注射肾上腺素模拟机体暴怒状态，多次小剂量注射肾上腺素模拟较长时间情感不舒，实验动物亦出现了大鼠血黏度增高，红细胞变形能力降低，易于聚集等血液黏、聚状态，符合血瘀证的客观征象。两者比较而言，肾上腺素注射方法简单易行，而多因素刺激组符合中医病因病机理论。

临床研究　在不同的实验中采用当归芍药散、补阳还五汤、膈下逐瘀汤等方剂治疗气滞血瘀相关病证，均使患者的症状得到改善，说明行气活血中药对气滞血瘀有明显的改善和调节作用。

研究结果　气滞血瘀证客观征象主要表现在与血管壁、血细胞功能相关的微循环障碍方面，如血管舒张紊乱、血小板功能异常以及血液的黏滞性、血细胞黏附性升高等。研究表明各种血瘀证患者多有血液黏度和血液流变学的异常，多数病例表现为血液黏度增高和血液流变性降低，很多血管性疾病如冠心病或者缺血

性中风，中医认为是属于"血瘀证"范畴血液流变学的共同特点是血液黏性增高；血细胞聚集性增强；血沉值增大，血细胞比容增高，这一切表明血液处于高浓度的浓、黏、聚状态，血液流动性下降，凝固性增高，流变性异常，从而导致循环障碍，而形成血瘀证，导致全身或局部血行的生理功能异常。

指导意义　气滞血瘀是临床常见证，正确认识气滞血瘀的病因病机、识别气滞血瘀的临床表现，对指导临床用药，提高临床疗效有重要意义。

（雷　燕　姜　明　张佳琪）

xuèrèxuèyūzhèng yánjiū

血热血瘀证研究（study on blood heat and stasis syndrome）　血热血瘀证是血热引起血瘀的证候，又称血热搏结证、瘀热互结证。多由感受温热之邪深入血分，或情志内伤，五志化火，或脏腑功能失调，或瘀血滞留，郁而化热以致血热搏结而成。

内容和方法　血热证，是指血分有热，或热邪侵犯血分而出现的伤阴动血及热扰神明为主要表现的证候，多因外感热邪，情志郁结，饮食偏嗜所致。具体表现为身热，心烦，女子月经过多或崩漏，发斑吐衄，尿血便血，舌质红绛，脉细数，甚者则神昏或躁扰发狂等。血瘀证，是指瘀血内阻，以疼痛、肿块、出血、舌紫，脉涩等为主要表现的证候，多由外伤跌仆，内伤出血，劳伤过度，以致瘀血停滞所致。瘀血停着，凝滞经脉，气血不利，可聚积为肿块，或疼痛如针刺刀割，痛处不移而拒按，唇甲青紫，舌色紫暗，或见紫斑瘀点等。瘀血阻塞则溢于脉外，可引起出血。血热证日久可以化瘀，血瘀证日

久可以化热，以上征象不必悉具，凡血热与血瘀参见，结合病史分析，即可诊断为血热血瘀证。

实质研究　现代中西医结合研究认为不稳定心绞痛患者体内"脂毒""糖毒""浊毒""瘀毒"蓄积蕴结，心脉不畅，郁而化热，终致络热血瘀，瘀热互结，进而导致胸痹心痛病。有学者认为瘀热相搏是不稳定心绞痛的发病关键，瘀热相搏产生炎症反应，使易损斑块破裂，血栓形成，最终导致不稳定心绞痛的发病。另有学者研究发现高血压病瘀热互结证患者血管性血友病因子（vWF）、血小板膜蛋白（GMP-140）、纤维蛋白原（Fg）、凝血酶原片段（F1＋2）、抗凝血酶（AT）活性、血浆组织型纤溶酶原激活剂（t-PA）活性、纤溶酶原激活剂抑制剂（PAI-l）活性、血浆黏度、全血还原黏度等指标均发生显著改变，说明血小板高活性状态和高聚集性是高血压病瘀热互结证的重要病理基础。

模型研究　有学者采用皮下注射干酵母悬混液所致的血热血瘀大鼠模型体温、全血及血浆黏度升高，符合临床血热血瘀证病理特征。有学者采用经脉注射内毒素制备瘀热互结大鼠模型，发现模型组大鼠的血液流变学指标均呈低黏、低、低聚、低凝状态。另有学者采用联合注射角叉菜胶和活性干酵母的方法建立瘀热互结证大鼠模型，结果显示模型大鼠出现明显瘀、热表征，如舌质红紫、舌下脉络增粗增长、爪甲红紫色、尾部出现明显瘀斑、体温升高等异常表现，实验室检查也证实模型大鼠血液呈高黏状态改变（全血黏度、红细胞比容、红细胞电泳时间等指标显著升高）血液流速明显减慢，流态明显异

常等病理表现。

临床研究 由大黄、丹皮、赤芍、石菖蒲等八味药组成的凉血通瘀方提取物能明显降低血热血瘀模型大鼠的体温升高和全血、血浆黏度，说明该方具有凉血活血作用。凉血通瘀方挥发油部位具有凉血活血作用，主要成分为β-细辛醚、丹皮酚、α-细辛醚、菖蒲酮。另有研究表明犀角地黄汤能够有效干预瘀热证 H 型高血压大鼠的肿瘤坏死因子（TNF）-α、白细胞介素（IL）-6 及血液流变学，犀角地黄汤加味中药汤剂可明显改善慢性免疫性血小板减少症的临床症状，明显提高外周血血小板计数。

研究结果 血热血瘀证作为血热证和血瘀证的复合证，表现在多种疾病发生发展过程中，针对该证采用的凉血化瘀法对高黏血症、高脂血症、冠心病、心肌梗死、慢性肝炎、肝硬化、慢性肾炎、乳糜血尿，乃至类风湿性关节炎等风湿性疾病或自身免疫性疾病，高血压病、糖尿病、复发性口疮、血液病、肿瘤、精神神经系统疾病等也有一定疗效，值得重视。通过现代研究表明，凉血散瘀剂能动态调节血栓素-前列环素（TXA2-PGI2）系统，可使低凝促凝、高凝抗凝，消除瘀血和出血状态，因而可以用于治疗过敏性紫癜等皮肤疾病，体现了中医辨病和辨证相结合的优势，对于指导中西医结合治疗该证有重要意义。

指导意义 内伤杂病中应重视瘀热为患，正确认识了解血热血瘀证的证治特点，可拓宽临床治疗瘀热搏结疾病的视野，避免失治误治，进一步提高中医药治疗的疗效。

（雷 燕 景晓杨 张佳琪）

wàishāng xuèyūzhèng yánjiū

外伤血瘀证研究（study on trauma caused blood stasis） 外伤血瘀证是由外伤引起的体内血流不畅，血不循经，经脉受阻，血液瘀滞，以局部疼痛如针刺、痛有定处，或有肿块，或见出血为临床表现的证候。外伤血瘀证作为血瘀证的一种，多见于外伤后脑部、关节、皮肤及软组织处的血肿，临床多以活血化瘀、散结止痛为治则。

内容和方法 外伤血瘀证多因创伤、扭伤、压伤、折伤导致，刺痛、痛有定处、拒按，脉络瘀血（诸如口唇、齿龈、爪甲紫暗，肤表赤缕，或腹部青筋外露），皮下瘀斑、癥积、离经之血，舌质紫暗或有瘀斑、瘀点，舌脉粗张，脉涩、无脉或沉弦、沉迟为主要表现。相关研究多从外伤导致的微循环病理变化开展。

实质研究 从整体分析血瘀证主要表现为微循环障碍，血液流变异常，血小板功能亢进以及血流量降低，免疫功能生化代谢异常等，以动物局部压伤所造成的模型，通过各种生理、生化、病理的检测，绝大多数指标显示的改变都是与经典的血瘀证临床及实验指征相符的。外伤血瘀的定量动物（大鼠）模型已建立，血瘀的凝血活化能亦呈现时相性改变，与凝血的时相变化一致，这就从血液体系热力学参数的角度深化了对外伤血瘀本质的认识。

模型研究 外伤血瘀证动物模型的研制如下：①击伤法：采用重物击伤大鼠单侧后肢来造模，并以"皮未破而内损"为度。结果从动物的表现来看，具有"病理性肿块""瘀血""固定性疼痛"等情况，即与血瘀的诊断依据相符。②压伤法：将雄性家兔固定于兔台上，应用杠杆压力器在其右后肢大腿内侧肌肉上加压75kg，持续 1.5 小时，结果可导致动物局部压伤红肿，球结膜微循环障碍，血液流变学指标异常，疼痛拒按，局部瘀血肿块，肢体偏瘫和血管异常等，均符合外伤血瘀证的临床表现。

临床研究 有学者研究显示颅脑外伤后血瘀头痛治疗中联合通窍活血汤加味及针灸治疗可有效地提高临床治疗效果及生活质量。另有学者研究发现活血促愈胶囊能明显抑制打击锤引起的外伤血瘀大鼠受伤部位的软组织肿胀，减轻机械刺激引起的受伤部位的软组织疼痛，并能降低外伤血瘀大鼠全血黏度，提高红细胞聚集指数，对外伤血瘀大鼠受伤部位的软组织损伤亦有明显的修复作用，以上作用都以中、高剂量组最为显著，提示活血促愈胶囊具有减轻外伤血瘀的作用。

研究结果 外伤血瘀证的现代研究中，局部瘀血症状与全身瘀血症状的比较至关重要，凡是肌肉丰富的部位受到较长时间（>1h）的挤压，由于局部缺血对机体引起了局部及全身的双重反应。局部反应主要表现是压伤部位的红肿、压痛、肢体舒缩功能障碍，局部血流明显减少，其中包括中小动静脉及做循环的障碍，压伤后 X 线造影显示，动脉萎缩狭窄，静脉扩张瘀血。局部压伤组织病理检查显示，局部肌肉水肿，组织肿胀并进而引起肌肉缺血坏死。局部的压伤也引起全身的反应，主要是血液流变学指标的明显异常，如全血黏度、血浆黏度、红细胞沉降率、纤维蛋白原等明显增高，血小板聚集功能亢进，血栓素增多，这些均提示了机体全身凝血机制失调，处于高度黏聚状态。血液流变性改变的同时，微循环也发生明显相应改变，如血管模糊、不光滑，血流呈断线状等血瘀的特征性改变。长时间挤压，动物处于高度紧张及疼痛的应激状态，这种状态引起交感肾上腺系统的亢进，同时，体内自由基分解能力下降，对细胞的破坏作用增加，细胞免疫功能下降，这些引起了许多脏器出现肿胀瘀血，毛细血管扩张，红细胞聚集等变化，严重者甚至引起脏器功能的衰竭。

血瘀的发生与发展有着鲜明的时相性，外伤后，先出现短时相的血液高凝状态，随后较长时相的低凝状态，继之以恢复过程，整个过程近一周。如仅从动物的表征来看，具有"病理性肿块"，"瘀血"及"固定性疼痛"等情况，即与血瘀的诊断依据相符。在血瘀证的诊断标准中，实验室依据之一为"血液凝固性升高"。根据本项研究结果，似应在血瘀证的临床诊断标准中，注意血液凝固性的时相向变化。

指导意义 外伤血瘀证的研究在临床应用中，其血浆纤维蛋白原浓度、活化部分凝血活酶时间、血小板聚集功能和凝血时间4项指标明显延长，凝血酶原时间、血浆黏度和凝血斜率明显下降，对于临床用药有重要指导作用，同时可以促进中西医结合对血瘀证进一步研究。

（雷 燕 修成奎 张佳琪）

gānyūxuèzhèng yánjiū

肝瘀血证研究（study on liver blood stasis syndrome） 肝瘀血证是肝病中以肝血瘀阻为主要病机的症状群。常见于黄疸、胁痛、积聚、臌胀、肝炎、肝硬化和肝癌等慢性肝脏疾病过程中。

内容和方法 肝瘀血证主要是邪毒内侵、正邪交争所导致的肝内气血凝滞、脉络瘀阻所引起的一系列证候表现。病理状态下，由于湿热、情志、劳倦等多种原因，肝主疏泄和藏血的生理功能失调，导致肝郁气滞、血行不畅、血脉瘀阻，形成肝瘀血证。相关研究对肝瘀血证形成的病因、病理发展及治疗进行了多方面探讨，取得了一定成果。

实质研究 肝有血海之称，肝主疏泄，有贮藏血液和调节循环血量的功能，肝功能失调后，表现为脉道不通，瘀血阻滞，形成肝瘀血证。正常肝脏的血液经三支肝静脉汇入下腔静脉，肝脏血管丰富，参与机体多种代谢，一旦肝静脉回流受阻，肝静脉压力升高，肝脏即发生瘀血性肿大。肝脏长期瘀血、缺氧，致使肝小叶中央区肝细胞萎缩坏死、小叶中央区纤维化，最终形成瘀血性肝硬化，表现出相应的肝功能失常，血流动力学改变，蛋白质和胆红素等代谢障碍。现代医学中众多生化指标与肝瘀血证有一定的相关性，但离散度大，特异性差，无法实现其诊断价值。因此如何运用先进科学技术进一步探讨肝瘀血证的现代医学机制，阐释其分子生物学基础，有着重要的意义，由于肝瘀血证的临床表现多样，研制病证结合的肝瘀血证模型是研究的关键。

模型研究 可分为两类：一类是根据血瘀证病因病机建立的动物模型，另一类是根据血瘀证研究中发现的病理生理过程异常而制作的血瘀证模型。一个好的血瘀证动物模型，应该既符合中医的传统理论，具有血瘀证的临床表现，又有肯定的病理生理变化，用活血化瘀类方药治疗可使症状得到改善和逆转。

临床研究 有学者研究发现肝血瘀症患者使用血府逐瘀汤短期内，血瘀证表现有所改善，但血清肝纤维化指标中仅透明质酸下降明显，而人Ⅲ型前胶原（hPC Ⅲ）及层黏蛋白（LN）均无显著下降。继续治疗后，血清hPC Ⅲ、透明质酸（HA）、LN均显著下降。说明血府逐瘀汤治疗肝纤维化有效，但需要足够长的疗程，才可引起肝纤维化指标的全面改善。

研究结果 肝瘀血的临床表现和后果，有肝脏体积肿大，肝区压痛、肝功能损害，肝颈静脉反流征阳性、脾瘀血肿大。肝瘀血证除了具有血瘀证的一些共同特征外，尚具有其独特的一面：肝病血瘀证的组织病理学改变主要表现在炎症活动度、肝纤维化、假小叶形成、异性肝细胞增生和癌结节形成等。结缔组织增生与变性也是瘀血的内容之一，表现在慢性肝病病理上即是肝纤维化的形成，肝纤维化也是肝病血瘀证候产生的直接原因，肝病血瘀证的实质之一是肝纤维化。

肝瘀血证是一系列临床征象的集合，其病理表现多样，主要涉及有关炎症、血流动力学或血液流变学的改变以及代谢障碍引起的变化如雌激素灭活障碍所致的蜘蛛痣、肝掌和纤维增生，还有组织无限制增生或细胞分化不良。肝瘀血证的肝功能慢性损害表现突出，与纤维化指标、门静脉高压引起的改变密切相关。肝瘀血证不仅存在着全身血流动力学和血液流变学异常，肝脏局部的血液循环障碍也十分明显。肝瘀血证患者细胞免疫功能低下，体液免疫相对活跃，维生素A低于正常，维生素C、E高于正常。有研究表明运用益气活血解毒的方法治疗慢性肝炎，取得了较好疗效，亦证实益气活血合剂有降低肝胶原蛋白含量，促进肝组织血流灌注，调整免疫功能，防治肝纤维化等作用。动物实验及临床研究以肝脏病理学、电镜、免疫组化、肝组织及血清中反映胶原代谢的酶和代谢产物等方面均证实活血化瘀药及复方不仅可抑制（阻断）肝内纤维组织的增生，而且可使已形成的纤维化重吸收，活血化瘀治疗的有效性可反证"血瘀"之存在。

指导意义　肝瘀血证是一个动态的发展变化过程，在不同个体、不同病证、不同阶段，其组织病理学和病理生理学改变存在着量的差异和质的差别。活血化瘀法对于肝胆疾病的治疗有特殊疗效，若能扩展辨治思路，在治法的探讨上采用多种治法联用，把活血化瘀法广泛应用于肝胆疾病的治疗领域，会取得更好的突破性的疗效，为中西医结合治疗肝病开辟新的途径。对于控制感染，治疗急慢性肝脏疾病，具有重要的意义。

（雷　燕　景晓杨　张佳琪）

xīnqìxūzhèng yánjiū

心气虚证研究（study on the heart Qi deficiency syndrome）

由于心气不足、鼓动无力所导致的证候。又名心气亏虚证，心气不足证。多由先天不足，素体久虚，劳倦过度，年老体弱，久病失养，失治误治，以及其他脏腑疾病的传变所致。多见于惊悸、不寐、胸痹、虚劳，以及西医的心律失常、心衰、冠心病、贫血、神经衰弱等疾病。

研究思路　心主血，司神明。心脏的正常搏动，血液在脉管内的正常流动，以及心所主司的精神意识思维活动，均有赖于心气

的鼓动和振奋。若久病体虚，劳神过度，暴病损伤正气，禀赋不足或老年脏气亏虚，使心气不足以鼓动和振奋心脏功能，便会心神失养，血脉运行不畅，出现心气虚证。临床主要表现为：心悸怔忡，气短胸闷，精神疲乏；或有自汗，动则诸症加剧，面色淡白，舌质淡白，脉虚无力或数而无力，或结、代。辨证要点为：①以心气不足，鼓动无力，血行不畅以及心神失养为主要病机；②以心悸和气虚症状并见为辨证依据；③以身倦乏力、自汗、气短、面色淡白等气虚的一般症状；④以心悸或怔忡、动则尤甚、脉虚弱或结代等为定位症状。

心的功能决定了心在人体中的重要作用，故又称心为"君主之官""生之本""五脏六腑之大主"。心主血脉，心气推动血液在脉中运行全身，心在液为汗，血液和津液同源互化。心气不足，推动无力，影响血液和津液的运行，久则经脉壅塞不通，津液输布排泄障碍，导致血瘀、水肿等病变。通过动物模型和临床研究心气虚证的实质，能进一步认识心的生理、病理变化，加强中医证候和现代医学相关疾病的联系。

研究方法　对于心气虚证的研究涉及了心功能、心脏形态结构、神经内分泌因子、血液流变学、心电学、细胞凋亡、核酸及热量代谢等多方面的内容，这些研究采用西医学研究方法探讨了心气虚证的客观实质，取得一定成果。

研究内容　主要包括以下三个方面的内容。

心气虚动物模型研究　根据饥则损气是气虚证产生的重要因素，惊劳是导致心虚证的常见病因，和大剂量普萘洛尔、垂体后

叶素可造成心功能减退和心肌损害的原理，通过减少对动物的投食量以饥而损气，强迫负重游泳拟惊劳病因，大剂量灌服普萘洛尔和注射垂体后叶素等导致心气耗损的综合方式制备心气虚证模型。结果，造模动物的临床表现与心气虚证的诊断标准基本一致。造模动物一般表现为造模后1星期内活动增强，急切寻食。2星期后开始出现活动减少、精神差、毛发竖立枯槁、鼠尾淡白。加服普萘洛尔后，在上述基础上出现呼吸急促。心率表现为初期心率加快，后期减慢。心功能检查多项指标减退。血生化检查也显示有异常。此外，采用结扎大鼠左冠状动脉造成慢性心力衰竭模型，该模型具有呼吸频率和心率加快，饲料消耗指数及体重增加指数下降，力竭性游泳时间缩短，心功能参数每搏输出量（SV）、每分输出量（CO）、心排血指数（CI）均下降，左室射血时间（LVET）缩短等特点，这些特点与临床心气虚证证候十分类似，因而该模型可以被当作是一种较理想的心气虚心力衰竭病证结合模型。其心率、呼吸、力竭性游泳时间、心功能参数等成为该病证模型中心气虚证候的客观标准。

心气虚兼夹症候的研究　心气虚证是多种心血管疾病的主要证候，随着病情进一步发展，心气虚证可损及心阳，兼见畏寒、肢冷、舌体淡胖、苔白滑等症。临床心气虚证常表现为心气阳虚或心气阴虚，通过相关研究可以发现不同证候间差异的实质，进而能更切合实际的指导临床。

心气虚证治疗的研究　人参注射液可明显改善心气虚患者的心气虚及瘀血症状和体征，改善患者低心排出量状态，改善全血

比黏度、全血还原黏度、血浆比黏度、纤维蛋白原含量及体外形成血栓的长度、干重、湿重等指标。这些都证实人参具有益气祛瘀作用，其机制可能与其强心、抑制血小板聚集，促进纤溶、改善微循环等作用有关。有学者研究发现人参注射液可以改善心气虚患者心气虚症状，改善瘀血症状和体征，对 ST-T 波和左室肥大伴劳损的异常心电图也均有较好疗效，同时低心排出量状态、全血比黏度、全血还原黏度、血浆比黏度、纤维蛋白原含量及体外形成血栓的长度、干重、湿重等指标也获明显改善。说明人参具有益气祛瘀作用，机制可能与其强心、抑制血小板聚集，促进纤溶、改善微循环等作用有关。

研究结果　心气虚证和心功能的关系。心气虚患者存在着不同程度的心功能减退，其心脏储备功能较健康人低。其中舒张功能不全可能是心气虚证的早期表现，进一步发展可以出现收缩功能不全。收缩和/或舒张功能障碍与气虚程度有关，并随气虚程度加重而加重。相对于左室收缩功能而言，心气虚证和左室舒张功能相关性更大。此外，心气虚证还与心脏形态结构异常有一定相关性。有学者指出心气虚为充血性心力衰竭的基本病理变化，其中气虚阳虚为本，血瘀水泛为标，益气温阳、活血利水法是防治充血性心力衰竭的基本打法。廖家桢于 1981 年最早提出心气虚者具有左心室收缩功能不全的表现。

心气虚证不只是左心功能减退，而且也是血液流变学、微循环等多种功能减退或障碍的综合表现。部分揭示了所谓"气虚致瘀"即是指主要由心气亏虚，不能维持血脉运行所致，从而丰富

了气血相关理论的内容。有学者证实了心气虚患者有低左心泵力、低心排出量、血液高凝固性和高黏滞性，以及微循环异常等情况存在，并发现心气虚证患者的临床症状及体征的积分值与血流动力学参数呈负相关，而与血液流变学及微循环参数呈正相关。心气虚证 CHF 患者存在心率变异性异常，血液黏度增高，心肌能量代谢异常。

心气虚证与神经内分泌因子的关系。研究发现随心气虚的加重 RAS 激活愈加明显，RAS 激活对心气虚的加重起重要作用，心气虚者的炎症因子高于正常群体、心气虚证可以导致 B 型脑利钠肽比心阳虚证低，提示前者是后者的进一步发展。

指导意义　心血管疾病是危害人类健康和导致死亡的主要疾病，心气虚是多种心血管疾病的发病基础。通过中西医结合方式对心气虚证实质的现代研究，使我们对心气虚证有了更为深入的认识，为心气虚证诊断的标准化和客观化提供了依据，对提高临床治疗心血管疾病有重要的意义。

（雷　燕　景晓杨　张佳琪）

píxūzhèng yánjiū

脾虚证研究 （study on spleen deficiency syndrome）

脾虚证是脾胃气虚、运化功能失调所致的证候。证见神疲懒言、体倦乏力、纳呆便溏等症。本证多因饮食不节、劳倦、思虑过度，或先天禀赋不足所引起，可见于胃痞、泄泻、水肿、慢性胃炎、胃下垂、慢性非特异性溃疡性结肠炎等多种疾病。

内容和方法　对于脾虚证的研究，多从胃肠道消化、吸收功能降低和紊乱的改变入手，以此作为脾虚证的基本病理生理学基

础。在检测指标的选择方面，也设计了反映胃肠道消化、吸收和运动障碍的有关指标，如以唾液淀粉酶、促胃液素、胰泌素、胰蛋白酶和脂肪酶等代表胃肠道的消化功能；以 D-木糖吸收试验、维生素吸收试验和血氨基酸含量测定等代表胃肠道的吸收功能；以碘-131 胶囊排空试验和钡餐胃排空试验代表胃肠道运动试验。

研究结果　脾虚证本质研究途径概括为临床研究、动物模型、以药探理三种，其中临床研究是基础，以药探理、动物模型为临床研究的进一步深入。

临床研究　观察脾气虚患者心功能动态变化及其与木糖吸收率的关系，发现脾气虚患者在木糖吸收率降低、小肠吸收功能减退的同时，存在心功能变化，具体表现在每分输出量、心脏指数、左室有效泵力、左心能量有效利用率、心肌耗氧量降低，而总外周阻力增高；另有研究发现脾虚证与脂质代谢紊乱关系密切。

动物模型　已初步拟定脾虚证模型诊断规范，从造模时间、症状体征、木糖吸收功能、自主神经功能、细胞免疫功能等方面明确加以规定。并提出较为完善的造模规范：体质选择方面，将实验前动物的细胞免疫功能和自主神经功能情况作为分组的参考依据；造模方法选择耗气破气降气加苦寒泻下法（厚朴三物汤加旋覆花），用药剂量大；造模要分阶段进行，先大剂量顿伤，再正常量造模；造模期 4 周左右为宜。

实验研究　有研究认为脾虚时神经、内分泌功能、蛋白质代谢等环节发生障碍，影响到红细胞表面形态结构、物质组成，可能是大鼠红细胞免疫功能受损的机制；采用化学发光测定分析法，

对利血平造模小鼠腹腔巨噬细胞吞噬功能、红细胞免疫功能进行测定。说明脾虚时机体非特异性免疫功能失调、腹腔巨噬细胞吞噬能力下降、红细胞免疫功能下降是导致机体免疫功能低下的原因之一。四君子汤则是通过增强腹腔巨噬细胞吞噬功能，提高红细胞免疫功能而达到健脾益气的目的。

指标选择研究 研究结果表明，大多数脾虚证患者确有不同程度的消化、吸收或运动功能的障碍，其阳性率超过其他指标，其中尤以木糖吸收试验和唾液淀粉酶试验经全国不同省市的10多个科研单位的重复验证，证明其阳性率明显高于其他指标，是多数研究脾气虚证学者公认为敏感性和特异性较高的一个可靠、实用而简便的指标。

指导意义 对脾虚证的研究认为脾气虚证的实质为胃肠道的消化、吸收和运动功能的低下或障碍，从而产生了一系列的病理生理改变。临床中一些营养不良性病变，如贫血和低蛋白血症，以及代谢失调性病变如维生素缺乏症和吸收不良综合征等，都是由于胃肠道的消化、吸收和运动功能低下而引起的继发性变化，在其原发性和继发性病变的基础上，可同时或随之出现免疫功能的紊乱。因此，临床上诊断为脾虚证的患者，可从胃肠运动、消化液分泌及小肠吸收等方面进行药物治疗。

（雷 燕 修成奎 杨 静）

shènxūzhèng yánjiū

肾虚证研究 （study on kidney deficiency syndrome） 肾虚证是肾气、肾阴、肾阳不足所致各种证候的总称。肾阳虚证是由于素体阳虚、年高肾亏、房劳过度、久病伤肾等，使肾阳亏虚，机体失却温煦所表现的证候。证见腰膝酸软、性欲减退、畏寒肢冷、精神萎靡等症，可见于阳痿、水肿、性功能减退、肾上腺皮质功能减退症、慢性肾功能衰竭、心力衰竭等疾病。肾阴虚证是由于肾阴亏损、失于滋养、虚热内生所表现的证候，证见腰膝酸软而痛、五心烦热、眩晕耳鸣、潮热盗汗、口咽干燥等症。本证多因久病伤肾，房事过度，后禀赋不足，或过服温燥药物，使真阴耗损所致，常见于糖尿病、高血压病、结核病、甲状腺功能亢进等疾病。

内容和方法 肾虚证的诊断标准：全国中西医结合虚证与老年病研究专业委员会对肾虚证诊断要求具备以下三项：①腰脊酸痛（外伤性除外）；②胫酸膝软或足跟痛；③耳鸣或耳聋；④发脱或齿摇；⑤尿后有余沥或失禁；⑥性功能减退、不育、不孕。

肾虚证的动物模型分为：①肾阳虚证；②"恐伤肾"肾虚证；③"劳倦过度、房室不节"肾虚证；④老年性肾虚证；⑤胎儿宫内发育迟缓肾虚证；⑥肾气虚证；⑦肾虚骨质疏松症；⑧证病结合肾虚证。

中医肾脏的研究主要是从肾虚入手，围绕下丘脑-垂体-靶腺轴及免疫网络等进行了大量的工作，以阐明中医肾脏的本质，从肾本质的研究进入证本质的研究，经历了脏腑辨证和方剂辨证研究思路的两个阶段。最初发现肾阳虚患者普遍有尿17羟皮质类固醇含量值低下的现象，成为研究肾阳虚证的重要线索与突破口；从肾上腺皮质功能往上追溯，发现肾阳虚证具有下丘脑-垂体-肾上腺皮质轴上有不同环节、不同程度的功能紊乱，属于一种隐潜性变化，说明"证"是有物质基础的，实现了科学研究中的可测量性和可重复性；进一步的研究增加了甲状腺轴与性腺轴功能，推论肾阳虚证的主要发病环节为下丘脑的调节功能紊乱；药物验证提供了极有利的条件说明补肾药可直接作用于下丘脑，通过改善下丘脑儿茶酚胺类神经元功能的老化，对下丘脑促肾上腺皮质激素释放激素（CRH）形态与功能的特异性调节作用，并通过直接提高 CRHmRNA 表达水平，从而调节 HPAT （下丘脑-垂体-肾上腺-胸腺）轴的受抑状态。

研究结果 对于肾虚证临床与实验的研究，多从内分泌、免疫、自由基、微量元素、激素等方面进行探讨。

肾虚证与内分泌 有研究通过对慢性支气管炎辨证符合肾阳虚者的下丘脑-垂体-甲状腺功能的测定，包括 T_3 （三碘甲状腺原氨酸）、T_4 （四碘甲状腺原氨酸）、TSH （促甲状腺激素）、TRH （促甲状腺激素释放激素）兴奋试验，发现慢性支气管肾阳虚者存在下丘脑-垂体-甲状腺轴有不同程度的功能紊乱；同时有研究从形态学角度研究了填精补肾中药对老年动物下丘脑-垂体-性腺-胸腺（HPGT）轴的影响，实验表明老年大鼠 HPGT 各器官随增龄发生明显变化。

肾虚证与免疫 研究者对慢性支气管肾阳虚型患者 E-花环进行了检测，发现肾阳虚者 E-RFC （E-玫瑰花环形成率）值降低，淋巴细胞转化率也降低。另外有研究检测肾虚患者外周血 NK 细胞（自然杀伤细胞）活性，发现肾虚患者的 NK 细胞活性明显低于健康人，且肾阳虚组低于肾气虚组和肾阴虚组，表明 NK 细胞活性低下可能是多种肾虚的共同表现之一；并发现肾气虚、肾阴虚、肾阳虚各组的红细胞免疫功能均明显低于对照组，其补体活性也都明显低于对照组。

肾虚证与自由基 通过测定各证型患者血清 MDA（丙二醛）含量，发现虚证组中有肾虚之象的病人 MDA 含量明显高于无肾虚的其他虚证患者，并与实证、虚实夹杂证组无显著差异，结果提示肾虚者自由基损伤较重。另有研究表明肾阴虚证患者都有一定程度的氧自由基损伤，但在形成的原因和机体防御消除的机制等方面是不同的。

肾虚证与微量元素及激素 肾为人体"先天之本""精血之海"，肾气的盛衰与锌、锰、铜、铁、铬等生命元素密切相关。有研究观察到肾阴虚患者血液中环磷酸腺苷（cAMP）、Zn^{2+}、Cu^{2+} 含量明显高于正常人，而用六味地黄冲剂、汤剂、丸剂治疗的肾阴虚患者血液中 cAMP、Zn^{2+}、Cu^{2+} 含量均明显降低，临床肾阴虚症状明显改善；还有研究表明，肾阳虚生长激素睡眠值和对生长激素释放激素的反应均降低，认为这是老年人易发生肾虚的生化基础和病理机制之一。

指导意义 对于肾虚证本质的研究，多围绕下丘脑-垂体-靶腺轴及免疫网络等进行，临床治疗选方左归饮、右归饮、补肾丸、鹿茸丸、补肾磁石丸等。找到与证相对应的综合性功能网络以及调控中心，发挥中医运用其宏观着眼的特色，发挥其调节功能网络与功能基因的优势，将是在更高的层次上体现中、西医的互补性，并为中西医结合展示了更广阔的天地。

（雷 燕 修成奎 杨 静）

rèzhèng yánjiū

热证研究（study on heat syndrome） 热证是感受热邪，或阳盛阴衰，表现为机体功能亢进的证候。临床多见发热喜凉、口渴饮冷、面红目赤、烦躁不安、小便短赤、大便燥结、舌红苔黄而干、脉数。

内容和方法 热证研究可从实热证和虚热证入手，对不同热证的发生原因、病机改变、动物模型模拟研究、临床治疗机制及用药专家学者进行了深入探索，对热证的实质、动物模型及治疗得到了有关研究总结。

实质研究 热证有虚实两种不同状态。实热和虚热的基本表现是一致的，但其病理和热象程度并不一致。有研究认为，虚热证时垂体-甲状腺功能活跃；实热证早期交感神经和垂体-肾上腺系统功能增强，随后垂体-甲状腺系统功能也提高。甲状腺功能改变可能是实热证、虚热证表现的共同病理基础之一，尤其与虚热证关系密切。研究结果显示虚热证组患者的三碘甲状腺原氨酸（T_3）、甲状腺素（T_4）水平均升高，反三碘甲状腺原氨酸（rT_3）有所下降；而实热证组患者 T_3、T_4、rT_3 和促甲状腺激素（TSH）水平与正常对照组比较均无统计学差异。实热证、虚热证时大鼠肝细胞线粒体呼吸链琥珀酸脱氢酶（SDH）活力均升高，机体能量代谢都比较旺盛，这种病理性亢进反应使机体产能和耗能增加，引起肝细胞超微结构及线粒体的面积、体积等变化，其中实热证大鼠肝细胞超微结构及线粒体变化没有虚热证大鼠那么明显。

动物模型研究 实热证模型研究中，"气有余便是火"，气过盛则易出现火象，表现为实火、实热证，因此通过补气药（如党参、黄芪等）可用于实热证造模。此外，有采用乙醇、辣椒汁或辣椒+乙醇制造热证模型。另外，模拟发生热性病的病因，以细菌、病毒、内毒素等作为致毒材料，通过给动物体内注大肠杆菌、布氏杆菌、肺炎链球菌产生内毒素而发热，或直接注入内毒素而引起实热证，动物多选用兔或大鼠进行研究。虚热证动物模型是中医证候动物模型中研究较多的一种。采用温热类中药（如附子、干姜、肉桂、仙茅、淫羊藿等）以热甚耗伤阴液为病机，制成虚热证模型。

热证作为辨别疾病的纲领性证候之一，分为阳盛则热的实热证和阴虚则热的虚热证，尚不能用某一特征性指标来为反映这一证候的变化，为解释其对应的病理生理学基础，进行相关的热证研究很有必要，主要通过实热证和虚热证动物模型的建立以及相关的实验室检测和临床检测，运用现代科学技术探讨热证的分子生物学基础。

临床研究 现代研究表明大承气汤具有调控胃肠激素的作用，改善里实热证大鼠胃肠道分泌紊乱的机制可能与提高胃肠道促胃液素（GAS），降低胃动素（MTL）、血管活性肠肽（VIP）及双向调节神经降压素（NT）分泌水平密切相关。

研究结果 热证是机体功能活动亢盛的反映，热证时交感神经功能处于兴奋状态，可引起心率加快、血中儿茶酚胺升高；热证基础代谢率偏高，氧耗量增多，产热增强；热证时中枢神经系统兴奋性增强，表现为自主活动增加，体温较高，体重增加率较低。热证患者血浆中多巴胺 β 羟化酶

（DβH）活性及尿中儿茶酚胺（CA）、环核苷酸、17-羟皮质类固醇均增高，说明交感-肾上腺髓质功能活动增强是热证的共性。内分泌激素水平是形成热证证候的主要机制之一。T_3、T_4 或 FT_3（血清游离三碘甲腺原氨酸）、FT_4（血清游离甲状腺素）升高时，基础代谢率升高，氧消耗增加而热产生增多，表现为热证。有研究结果提示睾酮（T）值高为构成热证的因素之一。

指导意义 热证同寒证一起体现了机体在内外致病因素作用下的不同反应状态，表现在中医的病因病机学说、体质学说和辨证论治等各个环节，探讨热证的病理生理变化规律，对于从中西医结合角度进一步认识热证的基础及其临床研究具有重要意义。

（雷 燕 景晓杨 杨 静）

hánzhèng yánjiū

寒证研究（study on cold syndrome）

寒证是感受寒邪，或阳虚阴盛，出现的痛或凉为主要表现的证候。

内容和方法 寒证与阳气关系密切。寒邪必困阳气，而感受寒邪者，因其素禀阳气不足者，尤易感于寒。临床表现为恶寒喜暖，口淡不渴或渴不能饮，喜饮热汤，面色苍白，肢冷蜷卧，小便清长，大便溏薄，舌质淡，苔白而滑润，脉迟或紧等。根据病邪侵袭位置与虚实的不同，寒证可分为表寒证和里寒证，实寒证和虚寒证，外寒里热证等。对寒证的研究主要从其实质研究、模型研究与临床研究方面开展。

实质研究 寒证动物实验显示心电活动较弱，自主活动减少，体温较低，体重增加率低，脑中去甲肾上腺素（NE）和多巴胺（DA）的含量降低，5-羟色胺（5-HT）的含量升高，儿茶酚胺含量较低。有学者发现虚寒证患者前列腺素 E_2（PGE_2）排出量下降，前列腺素 F_2（PGF_2）排出量升高，PGE_2/PGF_2 比值明显下降。有学者发现寒证中 FT_3、FT_4 数值低，基础代谢及氧耗量降低。寒证大鼠儿茶酚胺降低或变化不大；另有学者研究观察到，寒证时刺激的痛阈和惊厥值比对照组高，寒证时免疫功能低下。

动物模型研究 实寒证模型研究通过注射经处理的新鲜啤酒酵母、灌饲冰水、冷冻等法施加寒性刺激或饲养于风（5~6级）、寒（3℃~7℃）环境中，制成胃实寒证模型、寒凝血瘀证动物模型；虚寒证模型的研究。运用清热药物（诸如山栀子、黄芩、龙胆草、莲子心、知母、石膏等）按不同比例制成水煎剂，以造成虚寒证模型。

临床研究 有学者研究发现虚寒组中无论是肾阳虚或是其他阳虚患者尿中儿茶酚胺和环磷酸腺苷（cAMP）、17-羟皮质类固醇排出量降低，环磷酸鸟苷（cGMP）增高，导致 cAMP/cGMP 比值下降。在女性寒证患者中，性激素 T 值低，E_2 值高。

寒证作为辨别疾病的纲领性证候之一，尚不能用某一特征性指标来为反映，为解释其对应的病理生理学基础，进行相关的寒证实质研究很有必要，主要通过寒证动物模型的建立以及相关的实验室检测和临床检测，运用现代科学技术探讨寒证的科学内涵。

研究结果 寒证是机体功能活动衰减的表现，寒证时能量代谢低下。寒证状态是由于脑内促肾上腺皮质激素释放因子和促性腺激素释放激素（LHRH）的释放不足所致。寒证患者呈现出副交感神经功能占优势，交感神经功能处于抑制状态，神经类型多为抑制型。虚寒患者交感-肾上腺髓质系统功能低下而副交感系统兴奋性增高。寒证与内分泌水平的相关性较大。实验证明用温阳的附子、干姜和补气的党参、黄芪复方治疗寒证，可使肾上腺及尿内皮质素的含量增加，脑内NE、DA递质含量均提高，5-羟色胺（5-HT）则降低。

指导意义 寒证作为辨别疾病性质的纲领之一，反映了肌体阴阳偏盛偏衰的实质，是决定用药或温或凉的关键之一，所以它在临证工作上有很大现实意义。但由于错综复杂的病情，运用中西医结合的方式根据寒证症状出现的参差情况来加以辨识显得尤为重要。

（雷 燕 景晓杨 杨 静）

xūzhèng yánjiū

虚证研究（study on deficient syndrome）

对人体正气虚弱各种临床表现的病理概括，多形容因先天禀赋不足，后天脾胃失养，大病久病之后时，机体出现的一种功能低下的状态，是人体正常功能和维护健康能力的低下的一种证候表现。虚证内容繁杂，不但包括气、血、阴、阳的亏损，亦包括阴阳、表里、寒热的虚损，各个脏腑的虚损等。

内容和方法 虚证是中医特有的概念之一，与阴证，阳证，寒证，热证，表证，里证，实证一起，构成中医的八纲辨证的主要内容。中医的虚证，包括气、血、阴、阳的亏损。

实质研究 虚证的现代研究主要包括以下几个方面：①病理形态学的改变，虚证患者腺垂体（垂体前叶）、肾上腺皮质、甲状腺、睾丸或卵巢均出现不同程度的退行性变，故认为虚证的病理解剖学基础是内分泌腺变性或萎缩，严重的慢性炎症及各器官细胞的变性。②免疫系统功能的改变，在虚证态下，可表现为体液免疫功能紊乱，细胞免疫功能低下，多数学者比较一致地认为细胞免疫功能低下是虚证的共同特点，在阴虚、阳虚以及气虚、气阴两虚、阴阳两虚等虚证时均可表现为细胞免疫功能低下。随着细胞免疫学研究进展，认为辅助性 T 细胞（Th）与抑制性 T 细胞（Ts）调节人体所有的免疫反应，故有可能从 Th 与 Ts 及 Th/Ts 比值的改变分析免疫反应的类型及其与虚证的联系。③内分泌系统功能的改变，在对阳虚证，特别是对肾阳虚证的研究中发现：肾阳虚患者可具有下丘脑-垂体-肾上腺皮质系统的不同环节、不同程度的紊乱，其主要表现为可逆性的，肾上腺皮质系统功能低下，经温补肾阳药物治疗后可得到改善或纠正，阳虚表现也趋于消失。同时也发现：肾阳虚证患者，存在下丘脑-垂体-甲状腺系统，下丘脑-垂体-性腺系统的功能低下，低下的程度往往与虚损程度密切相关，经温肾助阳药物治疗后可得到改善或纠正。故认为肾阳虚证的主要发病环节可能在下丘脑及或更高级的中枢。④自主神经功能的改变，在虚证状态下，则可表现为不同类型的自主神经功能紊乱。如阳虚证时，可表现为交感神经的兴奋性相对低于副交感神经的兴奋性；脾虚患者可表现为交感神经功能低下，而副交感神经功能相对亢进；在冠心病患者中，气虚型可表现为副交感神经兴奋性增高，阴虚型则呈现交感神经兴奋性增高。故一般认为，阴虚证时交感神经系统的兴奋性高于副交感神经的兴奋性，阳虚证时则是副交感神经兴奋性高于交感神经的兴奋性。⑤环核苷酸的变化，环核苷酸［如环磷酸腺苷（cAMP）与环磷酸鸟苷（cGMP）］作为某些激素的第二信使，调节许多重要的生理功能。大多认为：阳虚时 cAMP 含量可升高或降低，但共同点 cAMP/cGMP 比值降低，阴虚者多表现为 cAMP 含量的明显升高。cAMP/cGMP 比值却无明显升高。⑥代谢改变，虚证状态时的物质代谢与能量代谢的改变，有人认为在阴虚特别是阴虚火旺时体内蛋白质分解可能增强，阳虚时则可能减弱；肾阴虚时体内能量代谢活动亢进，而肾阳虚时则减弱。⑦微量元素的改变，有学者认为微量元素的体内平衡可能是机体阴平阳秘，阴阳平衡的物质基础之一，通过微量元素与虚证的研究认为：凡有虚象的病例，其血清、全血或头发、指甲等不同样品中，锌的含量（浓度）均明显降低，锌铜比值呈降低趋势。⑧自由基的改变，现代医学认为人体衰老与自由基关系密切，中医则认为年老多虚，故开始重视虚证与自由基、衰老与自由基的研究。经实验发现：虚证患者红细胞内超氧化物歧化酶（SOD）活性明显低于健康人及实证患者，虚证各型的 SOD 活性均降低，其余低程度依次为气虚、阴虚和气阴两虚，且各型间均有明显差异。虚证积分与红细胞 SOD 活性呈负相关，虚证积分越高，其红细胞内 SOD 活性就越低，故 SOD 活性在一定程度上反映了人体正气的盛衰，值得进一步研究。⑨遗传相关性，先天不足可以引起虚证，从理论上分析，肾虚与遗传应有一定的内在联系。有学者认为人类白细胞抗原（HLA）是人类重要的免疫遗传标志之一，与机体的免疫应答及对疾病的易感性有密切关系。有报告认为脾虚证与 HLA-B2 有显著关联，提示脾虚的本质可能与免疫遗传因素有一定的关系。

模型研究　根据文献报道的虚证动物模型包括气虚、血虚、阳虚和阴虚四种类型。以气虚为例，又包括肺气虚、心气虚和脾气虚模型，肺气虚动物模型多采用烟熏复合木瓜蛋白酶雾化吸入法进行制备；心气虚动物模型多采用冠状动脉结扎法，或者高脂饮食＋免疫损伤＋慢性放血法进行制备；脾气虚动物模型多烟熏加感染法、耗气破气加饥饱失常法、苦寒泻下＋劳累＋饥饱失常三因素复合法进行制备。

临床研究　虚证的治疗原则是扶正固本。针对肺气虚动物模型采用参芪补肺汤进行治疗，发现模型组核因子 κB（NF-κB）、基质金属蛋白酶（MMP）-9、组织型金属蛋白酶抑制物-1（TIMP-1）水平下降，小气道管壁厚度减小，平滑肌层增厚减慢。运用参芪肺宝治疗，模型组氧化物歧化酶水平升高，丙二醛（MDA）水平降低，对气虚动物模型有良好效果。

研究结果　虚证的病理变化特征主要表现为腺垂体、肾上腺皮质、甲状腺、胸腺、睾丸或卵巢等出现退行性变化。现代学者亦从脏腑的层面和免疫学层面探讨了虚证的本质，以六味地黄丸为例，文献报道，100% 煎剂和水剂醇提取液能提高淋巴细胞的转化率，对淋巴细胞转化具有激发作用，使淋巴细胞转化功能恢复到正常水平。亦可抑制地塞米松所致小鼠腹腔巨噬细胞功能低下和血液中淋巴细胞降低，促进干扰素的产生。有学者采用基因组芯片技术及基因表达差异谱发现肾虚本质涉及肾虚证存在神经-内分泌-免疫以及神经-内分泌-骨代谢两大基因调控路线的紊乱，补肾能纠正该网络功能低下。从肝线粒体蛋白质组学角度阐述肾阳虚证证与能量代谢的关系，发现肾阳虚证涉及能量代谢相关酶紊乱。临床研究表明，白细胞介素（IL）-1 和肿瘤坏死因子（TNF）等细胞因子表达水平增高是肺阴虚证的本质。

指导意义 虚证是中医临床上的常见证候，内容繁杂，表现多样，掌握虚证的基本特征，对于疾病性质的准确判断和临床用药的正确选择有着重要意义。

（雷燕 姜明 杨静）

shízhèng yánjiū

实证研究 (study on excessive syndrome)

实证是邪气过盛而正未虚所反映出来的一类证候。多因感受外邪，或内脏功能失调，以致痰饮、水湿、瘀血、食积停滞于体内所致。《素问·通评虚实论》中云："邪气盛则实，精气夺则虚。"

内容和方法 实证的现代研究主要包括以下方面。①"实证"辨证标准的制订，可在系统总结古代文献的基础上，由专家讨论。讨论的内容可包括："实证"的定义，实证的主要指标和参考指标，以及某些有特异性诊断价值的指标，在反复讨论后可提出"实证"规范化试行方案，供全国各地验证修改。②从异病同治入手，寻找突破口，从国内对脏象学说研究来看，肾、脾、心的"虚证"研究都采用了这一方法。异病同治体现了对矛盾的普遍性规律的运用，抓住不同疾病"实证"所具有的共同的关键性特征，建立反映共性的客观指标，进行本质

研究。作者通过实践认为，这一方法对于"实证"的研究尤为重要。③充分利用现代科学方法，应充分运用现代医学、心身医学、心理学、社会学等多学科的研究方法及各种先进的科学技术，从社会心理、生物等多途径、多层次、整体动态地探索生命的奥秘，为寻找构成实证宏观改变的微观指标创造必要的条件。④动物模型的研究，国内选用激怒刺激方法引发大鼠打斗，制作肝郁证动物模型，根据是大鼠性情暴躁易激怒。大鼠凝血过程与人类较为接近，而血流变学的改变是研究气滞血瘀的主要指标之一。实验表明，这种肝郁证的动物模型，比起药物造模更接近临床的病因和病证。对深入进行"实证"的实验研究，可望提供较为理想的分析工具。

研究结果 临床研究多以典型病症为主，以阳明腑实证为例，是许多外感热病病程中所出现的邪热内炽、又伴有腹部实证症状的一组全身性综合证候，以痞、满、燥、实、坚为主症。现代研究证实，阳明腑实证发生时存在着严重的肠道屏障功能损伤，这是阳明腑实证发生的病理生理基础；而且明确了阳明腑实证状态下，由于肠道屏障功能损伤，致使出现肠源性内毒素血症和肠道细菌移位，诱使机体炎症反应失控，进而表达、产生和释放大量炎症介质，造成组织损伤、功能破坏，最终致休克、脓毒症、多器官功能障碍综合征、多器官功能衰竭引起死亡。内毒素血症、全身炎症反应综合征（SIRS），肠道屏障损伤和阳明腑实证互为因果，互相促进。治疗多采用通里攻下法，其机制是因为保护了肠道屏障功能，阻止或有效减少了

内毒素血症的发生和细菌移位，从不同水平阻断炎性因子的连锁反应。

指导意义 实证作为八纲辨证的纲领之一，在临床上的表现多样，更能与八纲辨证中的其他因素结合，使病情更加扑朔迷离，故辨明实证的特点，认清实证的本质，对临床指导用药，判断患者预后情况等具有重要意义。

（雷燕 姜明 杨静）

biǎozhèng yánjiū

表证研究 (study on exterior syndrome)

表证是外邪侵犯人体的皮肤黏膜阶段，出现的一系列症状和体征的总称。表证常见于外感病的初期。表证有两个明显的特点，一是外感时邪，由邪气入侵人体所引起；二是病位浅，病轻易治。

内容和方法 表证是指外邪（外界的各种致病因素）侵犯机体浅表部位（皮肤、肌肉、经络等）所出现的证候群，相当于现代医学疾病中的上呼吸道感染及多种传染病初期的证候群。表证是多种病证发生早期的阶段性发病过程，可分为表寒证和表热证。

实质研究 有学者发现亚急性风寒环境刺激不但可抑制小鼠单核-巨噬系统免疫功能，而且还可一过性地导致胸腺萎缩、脾脏减重、胸腺组织 环磷酸腺苷含量及环磷酸腺苷/环磷酸鸟苷比值升高、外周淋巴细胞 酸性 α-醋酸萘酯酶标记（ANAE）阳性率下降以及脾细胞分裂原反应性降低，提示风寒二气致病的一个主要机制是降低了机体整体免疫功能，导致抵抗力下降。有学者还从免疫功能、体温调节和能量代谢方面对卫气虚损证候的病理生理基础进行了探索，认为风寒刺激是导致卫气虚损的主要病因。

模型研究 表证动物模型应同时具备以下条件：①发生于疾病之初期；②有发热症状，但发热相对较低；③类似恶寒表现，动物可表现为耸毛、蜷卧等；④内脏无明显实质性损害。现阶段表证动物模型包括风寒型、风热型、卫气（阳）虚外感型、体虚易感性。有学者模仿中医六气病因学说中的风、寒二气，用自制风寒刺激箱（箱内工作指标：温度 10±3℃，风速 2.5m/s）建立 NIH 小鼠风寒表证模型；有学者采用多种攻毒方法，采用多种病原微生物或细菌病毒作为攻毒的材料，如细菌（金黄色葡萄球菌、布氏杆菌等）、内毒素（大肠杆菌内毒素）和病毒（仙台病毒、流感病毒、兔瘟病毒等）等以不同的途径接种动物，在攻毒初期均或多或少地出现类似表热证的表现。有学者用切除甲状腺或外周胃饲甲巯咪唑的方法造成甲状腺功能低下，复制了一系列的卫气虚证动物模型。有学者在新西兰兔胎儿期和吮乳期，采用先天不足与后天失养因素复制体弱易感动物模型。

临床研究 提高机体非特异免疫功能、促进体液免疫、促进肝脏 RNA 合成等，是多数解表方的共性；发汗、镇痛、抗低体温、促进 VMA 排泄及提高细胞免疫功能等，是辛温代表方的特点；解热、抗炎、抑制细胞免疫、降低糖代谢水平等，是辛凉代表方的特点。

研究结果 现代研究已证实肺与肠道均为内分泌器官，均可合成血管活性肠肽（VIP）、肠三叶因子（ITF）、P 物质（SP）、缩胆囊素（CCK）、铃蟾肽（BN）、表面活性物质等，这些活性物质对肺和肠的功能活动均具有重要调节作用。ITF 的主要生理作用是肠道上皮的保护和修复。最近研究发现，ITF 在呼吸道中的表达高于结肠组织中的表达，且与肺功能密切相关。

指导意义 表证是外邪侵入人体之初的发病情况，了解表证的表现并积极加以干预，遏止病邪的进一步向内、向里传变，对于疾病的防治具有重要意义。而且呼吸道流行病（如严重急性呼吸综合征等）的最初表现均为外感症状，若能及时发现、鉴别并且积极加入中医药干预治疗，则对患者的预后必将产生积极作用。

（雷 燕 姜 明 杨 静）

lǐzhèng yánjiū

里证研究（study on interior syndrome） 里证与表证相对，是疾病深在于里（脏腑、气血、骨髓）或发于里的一类证候临床表现的总称。里证病位广泛，症状繁多，以脏腑症状为主要表现，多见于外感病的中、后期或内伤疾病。里证的成因大致有三种情况：一是表邪内传入里，侵犯脏腑；二是外邪直接侵犯脏腑；三是七情刺激，饮食不节，劳逸过度等损伤脏腑，引起功能失调，气血逆乱而致病。里证的特点可归纳为两点：一是病位深在，二是病情一般较重。

内容和方法 里证属于八纲辨证范畴，按八纲分类有里寒证、里热证、里实证、里虚证，是中医特有的宽泛性纲领证候，因其涉及的证候与疾病较多，相对应的现代研究和动物模型研究更多地体现在具体的证候研究中。

实质性研究 现阶段对里寒、里热证实质性研究，主要通过制备证候单一寒热动物模型进行研究。有学者用清热剂三黄汤（黄连、黄芩、黄柏）和知石汤（知母、石膏）复方制备大鼠里寒证模型，发现里寒证大鼠模型丘脑下部促甲状腺激素释放激素（TRH）释放减少，即垂体-甲状腺系统受抑制。有学者通过用附子、干姜和肉桂喂养大鼠制备里热证大鼠模型，发现里热证模型大鼠垂体内促甲状腺激素（TSH）合成加速释放增多，丘脑下部促甲状腺激素释放激素（TRH）释放增多，垂体内促肾上腺皮质激素（ACTH）释放活跃，血清内促黄体生成激素（LH）升高。现阶段对于里实和里虚证的研究，主要体现在具体的气、血、阴、阳以及脏腑的研究中，研究对象为患病人群。如在血瘀证冠心病患者研究，代谢组学研究发现血瘀证患者 L-缬氨酸、甘氨酸、丙氨酸、L-丝氨酸明显降低。另有研究发现血虚证患者红细胞内超氧化物歧化酶（SOD）活性明显低于健康人及实证患者，虚证各型的 SOD 活性均降低，

模型研究 在里寒证或者里热证动物模型制备中，多以方或药致证，指运用寒热偏性的方剂制作相应的动物模型，如用清热剂三黄汤（黄连、黄芩、黄柏）和知石汤（知母、石膏）复方制备大鼠里寒证模型，用附子、干姜和肉桂喂养大鼠制备里热证大鼠模型。里实、里热证动物模型的制备亦是体现在具体的证型中，如有学者应用先冰水后高岭土灌胃方法制作寒积里实证大鼠模型，而多采用冠状动脉结扎法制备心气虚动物模型。

临床研究 里证的具体证候辨别，必须结合脏腑辨证、六经辨证、卫气营血辨证等分类方法，才能进一步明确。里证的范围极为广泛，病位虽然同属于里，但仍有浅深之别，一般病变在腑、

在上、在气者,较轻浅;在脏、在下、在血者,则较深重。有学者研究表明清热口服液可缩短小儿感冒表热里实证的退热时间,降低患儿痛苦。清热口服液含有金银花、大黄、板蓝根、蝉蜕等成分,可专门用于内蕴伏热、邪气外入表热里实证的治疗,可有效清热排毒,对表热里实证患儿退热疗效显。有学者采用自身粪便法制造里实证便秘模型,并用三承气进行干预,三承气汤对里实热证动物肠道菌群均有影响,抑菌谱有所不同,调胃承气汤对于恢复肠道微生态平衡有明显作用。有学者运用大黄、枳实、槟榔、当归、生地、赤芍,治疗骨折早期里实证,发现通泄二便、祛瘀生新具有较好的临床疗效。

由于里证的病因复杂,病位广泛,病情较重,故治法较多,一般不如表证之较为简单而易于取效,临床需要根据具体病情的不同采取相应的治则治法。

指导意义 里证范围广泛,可以说凡不是表证(及半表半里证)的特定证候,一般都可属于里证的范畴,即所谓“非表即里”。掌握里证的表现和临床特征,对治疗手段的选择、疾病性质以及患者的预后转归的判断均有重要意义。

(雷 燕 姜 明 杨 静)

zhìzé yánjiū

治则研究 (study on therapeutic principle)

针对中医治疗学理论进行的研究。包括中医学的治疗观、治疗原则、治疗方法,以及治则治法在临床各科的应用研究。

中医治则是中医治疗疾病时所必须遵循的基本原则。它是中医学通过长期临床实践,在认识疾病发生发展的普遍规律的基础

上,逐步总结出来的治疗规律,对中医临床立法、处方、用药具有普遍的指导意义。

中医治则通常分为两类:一类是治疗所有疾病的总原则或治疗某一类疾病的总原则,如“治病求本”“急则治其标,缓则治其本”“三因制宜(因时、因地、因人)”“因势利导”“治未病(未病先防,既病防变)”等;另一类是专论各种不同病证的治疗原则,如“虚则补之”“实则泻之”“寒者热之”“热者寒之”“劳者温之”“燥者濡之”等。中医治则研究主要有三种思路:一是理论研究;二是临床研究;三是基础研究。中医治则研究是中医理论体系研究的重要内容,其内在机制的现代研究,主要体现在通过治法和方药的研究来探讨中医治则的生物学基础方面。

(谢雁鸣 贾冬梅)

fāngzhèng duìyìng yánjiū

方证对应研究 (study on the corresponding of formula and syndrome)

方证对应是基于方药和证候之间有高度的相关性,方剂的主治病证范畴及组方之理法与患者的主要病症或病机相符合的治疗理论,也是临床最常用的思维模式之一。又称方证相应。

内容和方法 文献研究对方证研究中的基本概念,从内涵、外延、层次、结构、特性等方面进行分析、归纳,并进行了理论探讨。现代研究对方证量化进行了探讨。

研究结果 东汉张仲景在《伤寒杂病论》提出方证相应的思想,唐代孙思邈建立了“方证同条,比类相附”的方证体系。并经朱肱、刘宗厚、柯琴、吉益东洞等历代医家不断演绎发展而成为中医方药学专门的学术名词。

“方证”的含义有三种:一是指方的证据,即使用方剂的证据,或谓安全用方的临床指征或依据凭证。二是指方剂的适应或适配证,指方剂能够发挥功效的证候,如经方“桂枝汤证”。三是方与证(方-证)之并称,通常含有特定方剂与其适应病证之间的对应或绑定,蕴含辨证论治中病证与方药的相互关系。方证关系中有“一方多证”和“一证多方”的特殊形式。方证对应直指病证与方药之间的对应关系,思维过程简单具体而明确,带有触发性“直觉思维”的特征。

指导意义 方证相应是临床中最常用的辨证方法之一,是诸多辨证方法的核心和精髓。“方”与“证”之间存在的相关性及其现代生物学内涵,不仅成为诠释中医方证治验的逻辑基础,而且正在成为揭示中医药科学内涵的前沿领域。

(谢雁鸣 刘 峘)

zhìwèibìng yánjiū

治未病研究 (study on preventive treatment of disease)

治未病是中医学重要的治疗思想,包括养生保健(属于医学养生学范畴)和早期治疗(治疗原则)两个方面。治未病是中医学颇具原创性的观点,代表着中医学的特色和精髓,其内涵与现代医学模式从治疗疾病向预防疾病、维持健康转变的战略思想有着异曲同工之妙。

内容和方法 通过中医文献和理论研究梳理了“治未病”的概念、内涵、理论渊源和科学内容,进行了科学阐释、文献计量、方法研究,并在临床各科医疗实践中广泛应用。

研究结果 首见于《黄帝内经》,中医学关于“治未病”的

含义可以概括为以下几个方面。①未病养生，防病于先。②欲病救萌，防微杜渐。如重视中风病先兆症状的观察，并积极进行治疗，是预防中风病发生的关键。③已病早治。④掌握规律，防其传变。⑤瘥后调摄，防其复发。治未病科学内容可分为中医养生保健与及早干预两大部分理论及技术，极具中华文化特征，内容十分丰富。前者包括如顺应天时，调和阴阳；积精全神，保养精气；饮食起居有常，劳逸适度；形体运动，气功导引；虚邪贼风，避之有时等重要理念；后者则涵盖了内伤病、外感病及临床各科。

指导意义　治未病是中医学原创性预防思想的高度概括，在疾病的预防和诊治上具有重要的意义，对医疗卫生政策、健康理念、中医机构发展模式产生了积极影响。

（谢雁鸣　刘　峘）

fúzhèng qūxié yánjiū

扶正祛邪研究（study on reinforce the healthy Qi and eliminate the pathogenic factors）　扶正祛邪是通过药物或其他疗法扶助机体的正气，以增强体质，提高机体抗邪、抗病能力；祛除或削弱病邪，减少邪气侵袭和损害，使邪去正安，从而战胜疾病、恢复健康的一种治疗原则。

内容和方法　文献研究梳理了扶正祛邪治则的理论源流和发展，本法在临床各科广泛应用，并从人体微生态及免疫功能的平衡角度研究了中医邪正发病学理论模型。

研究结果　邪正内涵阐发于战国时期的《黄帝内经》，扶正祛邪治则落实于东汉张仲景的《伤寒杂病论》，其精蕴继承于后世医家，"扶正祛邪"于古今医家临证

实践中一脉相承。治病应注重保养正气，即无论外感病、内伤病，正气充盛，机体抗病能力强，不易致病或不易传变，正气盛衰对发病和疾病转归有决定性影响。扶正尤其注重健脾、补肾。扶正包括使用扶助正气的药物及其他疗法如针灸、推拿、食养、精神调摄、体育锻炼等。重在扶助人体阳气、健运脾胃。对邪留成实之病机，应以祛邪为先，施以解表、活血、祛湿等法。扶正祛邪法广泛应用于肿瘤、乙型肝炎、类风湿性关节炎、艾滋病、哮喘、慢性阻塞性肺疾病等疑难病、免疫性疾病以及老年性疾病等。

指导意义　扶助培补正气、祛除邪气是治病的最重要原则。临证应辨别邪正主次，或保养正气，或祛除邪气，或先补后攻，或先攻后补，灵活施治。作为辨证论治的重要组成部分，扶正祛邪对疾病的预防、诊断、治疗、预后有着重要的指导意义。

（谢雁鸣　刘　峘）

gōngbǔ jiānshī yánjiū

攻补兼施研究（study on simultaneous elimination and reinforcement）　攻补兼施是祛邪与扶正治法联合应用的治疗原则。在攻邪的同时，运用扶正之药，使得邪气去，而正气不伤，或扶助、振奋正气以抵抗邪气，使邪去正安。

内容和方法　攻补兼施法兼顾扶正与祛邪，理论研究通过对攻补兼施治则的内涵、方法进行阐释，指导临床实践。攻补兼施法广泛应用于临床各科，开展了大量的临床应用研究。

研究结果　包括以下几个方面的内容。

理论研究　所谓攻补兼施即将补益药与祛邪药配伍同用，如

《伤寒论》中扶正与解表共用于表证兼里虚证；清补并用，根据病情的不同，又有养阴、益气与清热的不同；补利并用，将扶正药与淡渗利湿药并用；补消并用，即扶正药与行气消满药同用。《伤寒论》正是依赖攻补兼施之法治疗相关复杂病证，堪称是虚中夹实证治之典范。

临症治病当考虑地理、气候、人文、体质等特点，药因证用。如岭南人致病特点多虚实夹杂、寒热错杂，则治法宜寒温并用，攻补兼施。临床还应根据疾病的标本缓急、表里虚实的不同，详审邪正盛衰，采取相应的措施，使扶正与祛邪两者相互为用，相辅相成，扶正增强正气，有助于机体祛除病邪，阳微气虚而邪气不盛者，则应温补脾肾阳气以治本，以攻补兼施之法而取效。

临床应用　本法在现代临床应用于治疗各科虚实夹杂之证，如肿瘤、类风湿性关节炎、肝硬化腹水、肾功能不全等复杂性疾病多有效验。扶正即"补"的方法主要根据正虚侧重的不同，同时结合主要病变的脏腑而分别采用补气、补血、补阴、补阳的治法。祛邪即"攻"的方法主要针对病变采用理气行气、化痰散结、活血化瘀、清热解毒等法。如治疗癌症时清热解毒药大多选用半枝莲、半边莲、白花蛇舌草等；活血化瘀药常应用桃仁、红花、莪术、丹参、五灵脂等；软坚散结药常选用夏枯草、鳖甲、海藻、昆布等。补虚中，尤重补益脾肾，临床常予黄芪、人参、白术健脾益气，杜仲、鹿角胶、生地补益肾气。健脾益肾中药有助于显著改善患者的症状、减轻患者的全身毒副作用，提高生活质量，以及增强自身免疫力及耐受性。

指导意义 现代疾病多为多种病因所致的慢性复杂性疾病，更有老年人、儿童等特殊人群，常常既有人体正气不足，又兼有多种病邪为患，攻补兼施已成为应用最广泛的治则之一。

（谢雁鸣 刘峘）

biāoběn jiānzhì yánjiū

标本兼治研究 （study on addressing both symptoms and root cause）

标本兼治是治疗疾病时，将治标与治本相结合的治疗原则，是《黄帝内经》治则治法的核心内容之一。病有标本，其在标者求之于标，其在本者求之于本。"本"就是疾病的关键，是主要矛盾和根本矛盾，治本就是解决病证的关键；"标"则是影响全局的重点，治标就是解决病证的重点。治病求本是中医治法的原则性，急则治标是中医治法的灵活性，临床上治病求本的原则性常与急则治标的灵活性相结合，即为标本兼治。

内容和方法 从理论研究、临床应用和基础研究方面开展了广泛的研究和探索。理论研究从标本的概念、标本理论的源流、标本之辨析与运用等方面进行了系统梳理和论述。标本兼治是临床常用的治疗法则，在虚人外感、老年病、肿瘤以及冠心病、慢性支气管炎、慢性萎缩性胃炎、糖尿病、肾病综合征等多种慢性病的临床应用中再次印证了标本对立统一的关系。基础研究主要从标本兼治的临床疗效机制、疗效评价指标体系等方面开展了研究工作。

研究结果 包括以下几个方面的内容。

理论研究 本，原指草木的根及茎干，引申为根基，根本的东西，本原，本始等义。标，指末梢，末后，上端，外表。标本是一个相对概念，辨证论治，区分标本至关重要。标与本的划分可从以下几方面分析：①病理之标本。病因为本，病症为标；先病为本，后病为标；原发病为本，继发病为标；病证为本，症状为标。内在为本，外在为标；正气为本，邪气为标。见于战国时期的《素问·标本病传论》和《灵枢·病本》，这也是一般所论的标本。②经脉之标本。《灵枢·卫气》中云："能知六经之标本者，可以无惑于天下。"它以经脉起止的部位，指出重要的腧穴为标本，不一定是经脉起止之处。③运气之标本。《素问·至真要大论》《素问·六微旨大论》等篇中，从运气学的角度对标本关系及治则进行了细致的阐述。"本"指的是风热湿火燥寒六气，"标"指的是厥阴、少阴、太阴、少阳、阳明、太阳等三阴三阳气候变化的六个阶段，与标气互为表里的为中气。④医患之标本。《素问·汤液醪醴》说："病为本，工为标，标本不得，邪气不服。"从医患而论则患者为本，医生为标，医生的治疗必须通过患者的配合才能起作用。

《黄帝内经》非常重视标本之辨析与运用，多篇均有论及，并有《素问·标本病传论》及《灵枢·病本》两个专篇予以论述。如《素问·标本病传论》云："知标与本，万举万当，不知标本，是谓妄行。"《素问·至真要大论》言："夫标本之道，要而博，小而大，可以言一而知百病之害。言标与本，易而勿损；察本与标，气可令调，明知胜复，为万民式，天之道毕矣。"皆言标本之重要意义。历代医学家对于标本理论亦非常重视，明代张介宾在《景岳全书·传忠录》中说："故今之治病者，多有不知本末，而唯据目前，则最为斯道之大病。"痛感诸医治病不明标本，贻害无穷。临床运用标本理论必须谨慎的观察病情轻重缓急，来进行调治，病轻的可以标本兼治，即所谓"间者并行"也。病重的或治其标或治其本，应单独治疗，所谓"甚者独行"也。

临床应用 病势轻缓者，应标本兼治。从临床实际情况看，病证属纯阳纯阴、纯虚纯实者少，虚实夹杂、表里相兼、新旧同病者多。在病势不甚急危的情况下，多数应标本同治。当分析标本偏颇的侧重，或治标顾本，或治本顾标，或标本齐顾。如临床表现有身热、腹满硬痛、大便燥结、口干渴、舌红苔焦黄等症，此为邪热里结为标，阴液受伤为本，标本俱急，治当标本兼顾，可用养阴攻下的增液承气汤治疗，泻下与滋阴并举，泻其实热可以存阴、滋阴润燥则有利于通下，标本同治可收相辅相成之功。如素体气虚之人患感冒，治当益气解表，益气为治本，解表是治标。又如表证未除，里证又现，则应表里双解。这些都是标本同治之例证。

本虚标实是存在于一些难治性疾病漫长病程中最常见的证候特征，最常用的治疗法则是虚实标本辨治。如冠心病、老年性慢性支气管炎、慢性萎缩性胃炎、糖尿病、肾病综合征等许多中医中药疗效的优势病种，临床基本采用虚实标本辨治思维，实施补虚泻实、标本兼顾的干预措施都取得了较好的疗效。

中医学认为癌症发生的原因主要是由于机体的正气不足，以致邪毒留聚，因此，扶正祛邪是癌症治疗的根本法则，应贯穿癌症治疗的始终，并且扶正与祛邪相辅相成、辩证统一，扶正可以平衡阴阳、调和五脏、补益气血、增强机体免疫力，有助于提高祛邪能力，祛邪又可以解毒散结、活血化瘀，有利于机体正气的恢复。肾脏为先天元气之本，脾脏为后天元气之本，先天的元气需要后天元气的滋养和充实。保存元气和防止元气受损，可以增强骨髓的造血功能及机体的免疫功能，提高机体器官的抗病能力。血瘀、痰滞、毒踞等是癌症的常见病理，针对不同的症状选取活血化瘀、清热解毒、理气化痰、软坚散结类药物进行对症治疗也很重要。标本兼治是中医治疗癌症的特点和优势，既要扶正祛邪治其本，又要对症治疗血瘀、痰滞、湿凝等常见症状。调七情作为癌症的中医标本兼治治疗方法中的辅助治疗也是至关重要的。

例如抽动-秽语综合征的治疗，应从肝和风痰论治，标本兼顾。临证之时应辨清虚实之主次，分谲痰浊、平肝通窍；补不足、填精益智；补脾肾、充盈髓海三阶段治疗。临证强调辨别抽动的部位，对症用药，祛除诱因，且可行耳针辅助治疗增强疗效。

老年高血压的临床特点是血压波动大、脉压大，伴随的并发症多，也会出现直立性低血压。病机主要以虚为主，虚中夹实。由于年老体衰，气血不足，致络脉失养，鼓动无力影响血运，致脉络瘀阻；阻于心脉，胸阳不振，出现心悸、胸痹等；阻于脑络，出现头痛；脑络失养，髓海失充，出现眩晕等症。运用脑心同治理论，临床辨证施治。针对上盛的特点，以潜阳与除热并举，尤以除热为要。药物常常用交泰丸

天麻钩藤饮与黄连解毒汤、当归六黄汤等加减；针对下虚的病机特点，滋阴与安神并举是治疗关键，方用滋水清肝饮、镇肝息风汤、大补元煎等。心脑同治，心肾同调，肝肾同养既可平稳血压，又对靶器官有一定保护和治疗作用，体现了中医药的整体观念、标本兼治、治未病的理念和优势。

外感热病多实，实有六淫、疫疬之分，亦有体质素虚或因病致虚者之异，临床所见往往错综复杂，标本难明，虚实互见，必须分主次，辨缓急。一般病轻可标本兼治，应据情有所侧重，或治本而兼治标，或治标而兼治本；病重，则应择标本、先后分治。薛伯寿教授认为，治疗外感热病重视标本缓急以确定正确治则，实为治病救人的要妙之一；另外胃为卫之本，卫气来源于中焦，胃气强者卫气始固，故外感热病治疗当始终护胃气存津液。

基础研究 中医标本兼治对改善胃癌前病变中医证候、临床症状、病理状态、减轻胃黏膜异型增生等方面疗效均优于对照组，表明中医标本兼治能有效阻止胃癌前病变向胃癌的方向发展。基于虚实标本兼治疗效评价的多指标特点，其评价疗效的方法需建立在由一个立体化、多维的评价体系来体现，因此，要从整体水平上选择指标，如辨治类别标准、证候疗效指标、临床结局指标、临床相关事件、生存质量等信息资料广泛采集，进行筛选、赋权、量化、设计、评价，进行信度、效度检验，建立起包括胃癌前病变疗效评定、标本兼治疗效评定、生存质量评定等多维结构指标体系，制作相关量表，统计分析，以便对指标体系多维结构的全面把握。这对复杂性疾病

疗效评价指标体系的研究均有借鉴意义。

以《中医方剂大辞典》为线索，分别筛选治疗"脾气虚证""脾胃气虚证"的方剂54首、284首，采取"Excel 数据透视表""SQL Server 2005_DMAddin 关联规则""SPSS 17.0 因子分析"等方法，探讨"脾气虚证""脾胃气虚证"用药配伍规律的异同。结果显示，"脾气虚证""脾胃气虚证"其治疗方剂同中有异，两者均以补气、消食药配伍理气、温里、祛湿药等组成，均以白术、陈皮为基础方。但"脾气虚证"方剂以补脾治本为主，喜用"人参"；"脾胃气虚证"方剂以补脾、行气、渗湿、消食等同用，标本兼治，喜用"党参"。

指导意义 标本兼治的治则，充分体现了中医学针对疾病本质进行治疗和具体情况具体分析和处理的辨证论治精神，并在临床实践中不断丰富和发展，在复杂性疾病、特殊人群的疾病诊治等方面颇有指导意义。

(谢雁鸣 刘峘)

tóngbìng yìzhì yánjiū

同病异治研究（study on treating the same disease with different methods）

同病异治是同一种疾病，由于发病的时间、地区以及患者机体的反应性不同，或处于不同的发展阶段，而表现不同的证候，因而采用不同治法的治疗原则。

内容和方法 通过文献研究梳理了同病异治治则产生和发展的历史脉络，明确了其内涵，丰富了其理论。临床各科医学实践中的广泛应用，展示了同病异治在现代临床的生命力。实验研究尝试阐明同病异治的物质基础，主要根据基因多态性对疾病表型

的影响和中医学对体质与证候的认识，尝试通过中医辨证分型找到不同的关联基因，而从分子水平阐释同病异治这一治疗原则的物质基础。

研究结果 包括以下几个方面的内容。

理论研究 "同病异治"首见于战国时期的《黄帝内经》，有两种含义：一是同一种疾病采用不同的治疗工具，如《素问·病能论》篇："有病颈痈者，或石治之，或针灸治之，而皆已，其真安在？岐伯曰：此同名异亦者也，夫痈气之息者，宜以针开除去之，夫气盛血聚者，宜石而泻之，此所谓同病异治也。"二是同一种疾病运用不同的治疗原则，如《素问·五常政大论》篇："西北之气，散而寒之，东南之气，收而温之，所谓同病异治也。"

东汉时期张仲景的《伤寒杂病论》首创六经辨证，其中多种多样的治则，既有原则性，又有灵活性。如辨治少阴咽痛证，由于阳损及阴表现为阴液耗伤而虚火上炎而见咽痛、胸满、心烦等，治以猪肤汤滋肾润肺补脾，除烦利咽；热邪客于咽部导致咽痛，以甘草生用，清热解毒，缓急止痛，更加桔梗开肺利咽，故方为甘草汤、桔梗汤；咽中伤生疮，咽痛，声门不利，不能言语，声不出者，用消肿、敛疮、清音的苦酒汤主之；风寒之邪客于咽部，兼痰湿阻络所致咽痛，治用半夏散及汤，散寒通阳，化痰开结。充分体现了"同病异治"的辨证论治思想。

当代医家在"异病同治，同病异治"的基础上又进一步提出"辨病与辨证结合"。如1962年朱良春教授就曾提出"辨证与辨病相结合"的重要性，1973年，沈

自尹院士认为中西医结合的初步途径是"辨病与辨证相结合"，这一新观点是异病同治、同病异治的再深入、再提炼的理论概括。临床实践中采用辨病与辨证结合立法处方用药，确能提高疗效，操作可行，也符合现行医疗、科研、教学上的实际，有利于管理和规范。这是异病同治、同病异治在实践中的进一步提升和创新，至今还在发展中。

同病异治基础是证候不同，同一疾病过程中出现不同的证，所以要不同的治疗方法。形成同病异治的因素，有以下几种。①体质因素：病虽然相同，但因体质强弱有别，脏腑气血虚实各异，治法也即不同。同是温热之邪侵犯者，若患者素体阴虚，治法要滋阴发汗；素体气弱的，要用助阳发汗；但若体质不虚的，就可径用辛凉解表法。②病变部位：同一种疾病，因其病变部位不同，治法亦异。例如，"痰饮"是中医的病名，主要是指体内的水液运化失常，停积于某些部位所形成的疾病，但若水饮停于心下（胃脘部位），突出表现为心下满闷，呕吐清水，肠鸣辘辘，治法用温脾化饮，选择苓桂术甘汤加减；若水饮停于肠间的，突出表现为大便溏泄，而心下满硬或肠鸣等，治宜攻逐水饮，可选用已椒苈黄丸加减；若水饮停积下焦的，突出表现为小便不利，小腹胀满，甚至饮水辄呛等，治法则需温阳利水，可选用五苓散加减。③标本缓急：如同为腹胀的病，若因水湿积聚的，则水湿为标，宜先利水祛湿法治标；若因脾虚所致的，则宜健脾益气法治本。前者可选实脾散加减，后者可选五味异功散加减。④病程因素：例如，同为一种病，新病多

实，病情多轻；久病多虚，病情多重，故治法也多变化。此外，气候变化、地域的差别等，也是形成同病异治的因素。

总之，"证"是疾病发生和发展过程中某一阶段的病理变化，所以"证"是在一定的病理基础上形成的，但在同一疾病的不同发展阶段，其病理变化可以是不同的，或者虽然处在同一阶段，但由于各种内、外因素对人体的综合作用，可能出现不同的病理变化，这就形成了不同的"证"，因而也就要予以不同的治法。

结合证候及证候病机，"同病异治"原则具有普遍的适用性。有学者提出"同证异治"，从证的多元性、个体化特征和疾病的影响等方面阐述同证异治的理论基础，并以同证异方的现象论证其客观存在。提出同证异治的理论在临床上可以开拓辨证思路，在理论上可以促进辨证细化分型，对完善辨证论治体系有着十分重要的意义。

临床应用 古有"五脏六腑皆令人咳"，而治咳以异法。现代临床在胸痹的防治研究中，中医学创立了以治心为主，肺、脾、肝、肾兼调的五脏辨证整体综合调治的多途径治法，并积累了丰富的治疗经验。这些论点的提出和治法的创立，对更深入地开展病理机制研究和治疗创新方法均有启迪思维的先进性，拓展治法的多样性，提高疗效的科学性，更显示出了中医学的"同病异治"的特色和优势。

"同病异治"必是因"病"同，"证"不同的病理机制使然。近代医学泰斗秦伯未在论"种种退热治法"一文中，提出有发汗退热法、调和营卫退热法、清气退热法、通便退热法、催吐退热

法、和解退热法、表里双解退热法、清化退热法、清营解毒退热法、舒郁退热法、祛瘀退热法、消导退热法、截疟退热法、滋补退热法等 14 种，既包括了八纲里的阴阳、寒热、虚实，亦包括了八法里的汗、吐、下、和、温、清、消、补，这是"同病异治"的典范。

在治疗疑难重病以及解决临床新问题方面，同病异治也展示了新的应用思路。现代医学治疗系统性红斑狼疮（systemic lupus erythematosus，SLE）以糖皮质激素（Glucocorticoid，GCS）为主。中医认为，GCS 性属纯阳，长期大量使用多致伤阴耗气。在 SLE 使用 GCS 的首始阶段，患者多为热毒炽盛证，以清热解毒为主要方法，阴虚内热者以滋阴清热为法，瘀热闭阻证则用祛瘀解毒法；撤减阶段，患者多为气阴两虚，治以益气养阴为主；GCS 维持量阶段，患者多为脾肾阳虚，当从温肾补脾论治，同时，视血瘀、热毒之轻重，分别予以兼顾。SLE 使用 GCS 各个治疗阶段，要根据 SLE 病机发展变化的不同，辨证选用不同中药同病异治，以期取得增效解毒的临床效果。

基础研究　先天禀赋与遗传是决定与影响体质形成和发展的内在重要因素，分子生物学的发展发现，人类基因组的变异，即以点突变、插入、缺失及不同数目串联重复等不同形式的基因多态性，是造成临床症状、药物反应、体内活性物质等个体差异的重要原因。根据基因多态性对疾病表型的影响和中医学对体质与证候的认识，可以推测，中医体质类型与基因多态性存在着密切联系。一种基因多态性往往与多系统疾病的易感性有关，如

ACEI/D 多态性与冠心病、高血压、糖尿病、慢性阻塞性肺疾患等的关系均有很多报道，这种联系还可能构成以体质为背景的异病同证的物质基础，对于同一病种，通过中医辨证分型找到不同的关联基因，就是同病异治的根据。

肿瘤靶向治疗是针对肿瘤发展过程中的关键受体、基因、调控分子等为靶点并且纠正其病理生理过程的治疗。由于这类药物具有靶向性和非细胞毒性等特点，主要对肿瘤细胞起调控作用和稳定作用，与细胞毒性药物有很大区别。中医向来重视辨证论治，而分子靶向治疗在某种意义上真正体现了这种思路，只不过"辨"的是受体、基因和其他可能的靶。

指导意义　同病异治强调了个体化的医疗，主张根据疾病的不同阶段、患者的不同体质以及病症的轻重缓急，采取相应的方法，灵活地进行诊治。随着医学不断发展，对疾病认识的不断深入，治疗学理论和方法的进一步精细、分化，同病异治治则将会得到更广泛、深入的研究和应用。对其理论基础的研究不但有助于发现中医证候的物质基础，以现代科学语言明确体质这一古老概念的实质，而且将对现代医学发展也会有所促进，实现更深层次上的中西医结合。

（谢雁鸣　刘㵚）

yìbìng tóngzhì yánjiū

异病同治研究（study on treating different diseases with the same method）

异病同治是不同的疾病，在其发展过程中，由于出现了相同的病机，因而采用同一种治法的治疗原则。根据《素问》"同病异治"的精神和临床治疗的实际情况而提出的相对性

词语，已成为中医治疗上的一大特色。

内容和方法　现代研究就异病同治的理论渊源、在临床各科应用、内在机制进行了探讨。"异病同治"是指"病"不同，却有相似的病机和证候，故采取"同"治之法。如战国时期的《素问·至真要大论》所述"因火而致病者有五"，"然其病因，皆属于火，均可以清热泻火之法治之。"本法广泛应用于东汉时期张仲景的《伤寒杂病论》，后世医家将其分为《伤寒论》《金匮要略》。

《金匮要略》应用异病同治最常见的情况，便是不同疾病出现了相同的证候，使其具备了使用同一治法或同一方剂的条件。《金匮要略》用于异病同治的方剂一般组方简洁、药味偏少。药味最多的方剂仅八九味，如炙甘草汤、肾气丸、小青龙汤等；药味少者如瓜蒂汤、小半夏汤。这是因为一首方剂创制之初多为一种病证而设，具有较强的针对性，不但疾病的病机要切合，而且疾病本身的特殊性也需考虑在内。当一首方剂引申应用于其他病证时，其针对性往往受到削弱。由此可见，药物越少的方剂其适用的病证范围越宽，药物越多的方剂其适用的病证范围越窄，倘若一味追求复杂方剂的一方多用，势必造成药物的浪费，甚至导致毒副作用的产生。

随着医学的发展和中西医结合工作的开展，现在"异病同治"的含义较《黄帝内经》既有继承、发展，又有不同之处。"病"原是中医诊断的病名，而现在则多是西医诊断的病名，这既是时代的发展，也可看作建立新医药学理论体系的重要线索。其"治"，原指药物、针灸、外洗等不同的治

疗方法，现今多作为"方剂"或"药物"来理解，开广则应为治疗原则和治疗方法，不能局限于一方一药。

研究结果　包括以下几个方面的内容。

理论研究　"症"在现代一般是指疾病过程中机体内的一系列功能、代谢和形态结构异常变化所引起的患者主观上的异常感觉，也称为症状，如疼痛、不适、畏寒等异常变化所引起的现象如能用体格检查的方法检出，就称为体征，例如心脏杂音、肺部哮鸣音、血压升高、神经反射异常等，现今一般说的症状是广义之症状，包含症状和体征两个方面。"病"指在一定病因作用下，机体自稳调节发生紊乱，从而产生异常生命活动过程，并引发一系列代谢、功能、结构的变化，表现为症状、体征和行为的异常，这种异常的结局可以是康复（恢复正常）或长期残存，甚至导致死亡。"证"是指中医证候，是中医特有的，证候是疾病发生和演变过程中某阶段以及患者当时所处特定内、外环境本质的反映，它以相应的症、舌、脉、形、色、神等表现出来，能够不同程度地揭示病因、病位、病性、邪正盛衰、病势等病机内容，由诊察和思辨所得，为辨证论治提供依据。中医不同的疾病可以辨证为相同的证候，即所谓异病同证，尽管病不同，但只要证候相同，就可以用相同的理法方药进行干预，即所谓异病同证同治。另外，不同疾病的个性使其成为"病"，而不同疾病的共性则有可能成为"证"的部分基础，成为同法同方同药干预有效的科学基础。

异病同治中的证有着丰富的内涵，是基础证、复杂证、理论证、笼统证，属于总证或母证范畴。受疾病等诸多因素影响，临床运用时将形成具体证、细证或子证。必须进行细化分型，才能使辨证细致精确，具有针对性，有效地指导临床实践。

《黄帝内经》《伤寒杂病论》等经典不仅创立了各种辨证论治原则，还总结了大量具体疾病的诊治基本规律，可以说是"辨病"与"辨证"有机结合的典范。每一疾病都有其基本矛盾，该基本矛盾是决定"该病"之所以区别于"他病"的内在因素，它的发生、发展过程决定了"该病"的发生发展及转化的全部内容，所以它是对疾病的更深层次的认识。而对"证"的认识尽管全面权衡了机体患病时某阶段的全部状态，但毕竟是一种"现时"状态的认识，它只认识到疾病发展过程中一时期、一阶段的主要矛盾，而不顾及始终起决定性的基本矛盾。因而，它虽是"对症治疗"的深化，但并没有达到应有的深度。所以，是不够全面的。

无论是在同一疾病发展的某一阶段，还是在不同疾病发展的某一阶段，都因为相同的体质而产生相同的证，由于"证同治亦同、证异治亦异"是"同病异治、异病同治"治则的核心，那么在临床上运用"同病异治、异病同治"这一治则的关键还是要辨别患者体质的异同。

临床应用　异病同治的治疗原则在当今临床广泛应用，所治之"病"涉及临床各科，其"治"也包括药物、针灸、穴位敷贴等治疗方法，以及治疗原则或具体方药。应用报道最多的常为经方，如补阳还五汤、补中益气汤、肾气丸等。

一项对 2 004 例 5 种疾病血瘀证的分布调查显示，血瘀证在冠心病中占 62%，功能性子宫出血中 60%，脑梗死中占 54%，高血压中占 53%，糖尿病中占 51%，说明血瘀证见诸多种疾病并为常见证候。尽管疾病不同，鉴于主要病机或证候一致，应采用相同的治法。补中益气汤治疗 80 种左右的疾病或症状，血府逐瘀汤治疗 60 余种病症，均几乎涉及全身各个系统。主要是针对相同的证候或病机，为异病同证同治方式的临证体现。

检索"中国期刊网"（1979～2007）中"当归芍药散"为主要内容的文献 473 篇，总结 576 条病案报告，发现当归芍药散可广泛用于临床各科，多达 108 个病种，高频疾病为经前期综合征、更年期综合征、老年性痴呆等，并对特发性水肿、肠激惹综合征也常有特效。

伊马替尼在慢性髓性白血病（CML）和表达 CD117 的胃肠间质细胞瘤（GIST）这两种截然不同的肿瘤中取得非常突出的独特疗效，体现了靶向治疗和中医治疗理念上的互通，可以看作是"异病同治"的成功范例。

有学者认为"同"与"异"是相对的概念，常在异病同证而同治中存在着差异，有证同而病因不同、证同而病位不同、证同而病势不同、证同而主症不同、证同而病性不同、证同而程度不同、证同而兼证不同等等，治疗用药时必须兼顾到同证及同证中差异。实际上，异病类证更接近于疾病证的本质，对于这一类疾病的治疗，基于异病同治的治疗原则而拟订基本方药，并针对上述因素影响而出现证的差异进行药物加减，既遵循了针对同证而同治的原则性，又兼顾到同证中差异的灵活性。这适应了病的性质和证候的特点，提倡异病类证指导下的异病类治。

基础研究　哮喘、慢性阻塞性肺疾病、特应性皮炎、肺癌伴抑郁、衰老等炎症性疾病或状态临床十分常见，其发病机制及现代医学治疗等方面的共性明显，而现代医学干预能力有限。前述疾病或状态中医辨证往往同属肾虚气虚证型，异病同证同治采用补肾益气理法方药干预，疗效较为明显，其初步机制可能是补肾益气药能够作用于这些炎症性疾病或状态的共性化病理环节，主要是下丘脑-垂体-肾不腺（HPA）轴和炎性反应网络中心疗效靶位群，其中补肾药主要作用于 HPA 轴靶位群，而益气药主要作用于炎症反应靶位群，并能调节 HPA 轴功能和炎症反应之间的异常关系，且补肾药与益气药相互之间有协同作用。

在肿瘤治疗中，不同的疾病，由于具有相同的基因突变，而采用相同的方法进行治疗，这也就是肿瘤基于基因的"异病同治"。随着对肿瘤基因状况的认识，临床有多种疾病可以采用"异病同治"的方法进行治疗。作为不同肿瘤采用相同方案的个体化治疗的基础就是基因分型表达的相同，与中医"异病同治"具有相同的"证候"之间存在相似之处。

随着分子病理学的发展，将发现更多的不同疾病发生和发展过程中发挥作用的生物活性分子及其分子机制，从而将这些不同疾病在分子病理学的基础上统一起来。同时，基于分子病理学的异病同治理论研究，也将有助于从另外途径发现新的异病相同的分子及其分子机制，而基于异病同治的辨证论治方法，将为筛选以这些相同的分子和分子机制为靶向治疗许多不同疾病的有效药物的研究提供先导性方法和药物。

指导意义　异病同治是中医学治病求本治疗原则的鲜活体现，在临床实践中展示了丰富多彩的治疗思路和反复验证的疗效。研究认为，异病同治的"证"与不同肿瘤个体化治疗的基因存在着共性，"证"与基因改变之间可能会存在着一定内在的、本质联系，基因状况应是中医"异病同治""证"研究的核心，"同病异治"可以作为中西医结合的一个桥梁而深入研究。

（谢雁鸣　刘峘）

zhìfǎ yánjiū

治法研究 （study on therapeutic methods）

针对中医治疗疾病的基本方法（如"八法"）和具体方法进行的研究。

中医治法内涵非常丰富，概而言之包括了内治法、外治法。治法研究涉及不同层次的不同研究方法。包括文献研究、临床疗效和安全性研究，以及从整体、器官、系统、细胞、分子水平等不同角度阐明中医治法的作用机制。

中医治法的现代研究已取得了巨大成绩，使中医药的临床疗效不断提高，作用机制逐步阐明。若干常用中医治法如活血化瘀、通里攻下等治法研究取得了显著的成就。活血化瘀法不仅在心脑血管疾病等临床各科得到了广泛的应用，切实提高了难治病的疗效；而且逐步深入地阐明了其通过改善器官血液供应、提高循环血液流变性、保护血管内皮细胞、增强免疫功能、抗过氧化损伤等等作用机制而发挥治疗作用。通里攻下法应用于中西医结合治疗急腹症开创了非手术疗法治愈急腹症的先河；用于治疗成人呼吸窘迫综合征显著提高了抢救成功率；其机制被证明与保护肠屏障、抑制细菌或/和内毒素异位、减轻肠源性内毒素血症、抗炎性细胞因子、改善局部血液循环等环节有关。

治法研究丰富和发展了中医学治疗理论，提高了临床疗效，探索了疗效机制，有利于提高人民健康水平，对中医药学和中西医结合医学的发展起到了良好的推动作用。

（谢雁鸣　张一颖）

bǔqìfǎ yánjiū

补气法研究 （study on the TCM method of reinforcing Qi）

补气法是用补气药物治疗人体五脏气虚证的治疗法则。又称益气法。治疗学术语，系补法之一。根据气虚证在不同脏腑的临床表现特点，可采用不同的补气法，如补肺气、补脾气、补心气、补肾气等。

内容和方法　补气法为治疗气虚证的方法。近现代医家在秉承前人的基础上，根据中医基础理论并结合现代科学技术，对气虚证的实质、补气法的疗效与作用机制、补气方药等进行了更为深入的研究。现代研究方法包括流行病学调查、量表评价、药理学方法及代谢组学方法等等。深入研究补气法及其相关内容，可为临床运用补气方提供理论依据。

研究结果　包括以下几个方面的内容。

理论研究　现代医学无气虚的概念，根据中医学对气的概括，现代医学认为气虚多见于机体抗病能力的减低，中枢神经系统功能的失调，机体各种功能减退等。气虚是临床常见的一类病证，现代研究表明长期繁重的工作和精神紧张导致机体气血亏虚，能量消耗加快，代谢产物增多，使人产生疲乏感，出现亚健康的气虚状态。现代研究对气虚质的研究集中于流行病学调查方面，多采用量表评价，根据主观疲劳量表评价受试者疲劳程度，采用系统状态电子测量仪检测各组受试者体表左右十二原穴生物电信号值，对主观疲劳量表总分及十二原穴生物电信号值的相关性进行分析，表明气虚质和平和质人群十二原穴生物电信号值与主观疲劳量表总分有一定的相关性，原穴生物电信号检测可以为疲劳检测提供参考。

基础研究　20 世纪 90 年代，学者在免疫、代谢等方面对气虚证展开了研究，对气虚证与外周血中性粒细胞（PMN）化学发光值研究发现：气虚证患者 PMN 化学发光值明显降低，说明气虚证患者 PMN 吞噬功能发生障碍，处于抑制状态。中医认为，气是构成人体的具有很强活力的精微物质，对于人体具有温煦、激发、推动、防御等功能。其部分作用与现代医学的免疫功能具有相通之处，故气虚患者 PMN 吞噬功能下降。由于代谢组学研究在了解事物本质变化中具有重要的作用，基因和蛋白表达的微小变化还会在代谢物上得到放大，因此现代研究中常选择代谢组学对气虚质的代谢紊乱进行研究。

有关补气药药理学机制方面的研究越来越多，且研究思路广泛，涉及多学科、多领域，其中有关补气药免疫药理机制的研究始终占主导地位，已有大量文献报道显示补气药能够针对固有免疫与获得性免疫两个层次，分别从细胞、分子等不同水平，对人体免疫系统进行干预，从而发挥其防治疾病的作用。黄芪为补中益气要药，现代药理研究表明黄芪是具有广泛活性的中药，黄芪注射液主要成分是黄芪提取物，它的主要成分含皂苷、黄酮、多糖、氨基酸和微量元素，其中黄芪皂苷、黄芪多糖和黄酮为黄芪的有效部位。研究证实，黄芪注射剂具有抑制系膜细胞增生、保护足细胞、促进白蛋白合成、调节脂代谢紊乱、改善高凝状态、保护肾功能、调整免疫等广泛的药理作用。

临床应用　临床上应用补气法治疗属气虚范畴而西医治疗不理想的一些疾患，取得较好效果。常应用补气法治疗消渴合并痹证、慢性呼吸系统疾病、恶性肿瘤、妇科疾病、皮肤病、慢性肝病、慢性肾功能不全等各系统疾病。结合现代研究，补气法不仅可以对免疫系统进行干预，还对神经系统、呼吸系统及循环系统都有较好的保护作用。

应用最多、最广泛的领域为治疗恶性肿瘤。根据现代研究，每一种肿瘤疾病都有大致相同的生物学特征、发生发展规律及病理生理、生化改变规律，研究表明正气不足是贯穿恶性肿瘤病程始终的基本病机，补气法是中医药治疗恶性肿瘤的重要治法，包括健补脾胃之气、滋养肝肾之气、清润肺胃之气等方法。现代医学就中医药治疗肺癌开展了大量的基础及临床研究，表明中医药治疗肺癌作用机制是通过多靶点、多环节调节疾病过程中的病理生理变化而起到治疗疾病的目的。主要机制为增强免疫功能、抑制肿瘤细胞增殖、诱导肿瘤细胞分化和凋亡、防止转移、逆转多药耐药、抑制自由基、调节神经内分泌、放疗增敏作用和化疗减毒作用等。随着相关研究的深入，业内学者认同"肺主皮毛"理论不能简单地理解为肺主管体表皮肤、黏膜、汗腺、发须等生理功能上的皮毛，而是对抗病邪时与"肌表"相似，是呼吸道和皮肤免疫功能相互影响相互协调的免疫反馈机制，大量临床观察表明肺与皮毛在发病机制和免疫机制上可能有相似之处，临床同一药物既可治疗肺系病变，也可治疗皮肤疾患。现代医学研究表明，人类肿瘤特异性免疫治疗的重要物质基础是肿瘤抗原的存在，肺癌和黑色素瘤表达共同的黑色素瘤抗原，提示这两种疾病可能有相似的抗肿瘤免疫应答机制。因此，从中医理论和现代医学两个层面支撑，应用补气法不仅对治疗肺癌有效，可能对治疗皮肤肿瘤亦有较好疗效。应用补气法治疗恶性肿瘤，在选方用药时要尽可能既考虑患者的证型，辨证用药，又结合现代药理研究，选择对肺癌患者有提高免疫力或抗癌甚至双重作用的补气药物。

指导意义　中医"气"之相关理论，博大精深，是构建中医学的核心内容之一。中医"气"之概念的科学内涵、补气法的临床应用及补气方药的药效机制研究已成为中医现代化研究的关键点。补气法在临床得到广泛应用，其疗效确切。补气法的物质基础和作用机制研究表明，补气法与调节机体神经内分泌、免疫、循环等环节有关，深入研究有着重要意义及价值。

（谢雁鸣　张一颖）

xíngqìfǎ yánjiū

行气法研究 （study on the TCM method of activating Qi）

行气法是运用理气药物，使气机通畅、气血调和，从而达到调畅气机、解散郁结、消肿止痛目的的一种治疗方法。

内容和方法 近现代医家在秉承前人的基础上，根据中医基础理论并结合现代科学技术，对气滞证的临床表现及病理机制、行气法的临床应用、行气方药的作用基础进行了更为深入的研究。深入研究行气法及其相关内容，可为临床运用行气方药提供理论依据。

研究结果 包括以下几个方面的内容。

理论研究 气滞证是行气法的适用证候，指脏腑、经络之气阻滞不畅所致的病证。多因饮食邪气，或七情郁结，或体弱气虚不运所致，随所滞之处而出现相应症状。气滞过甚可致血瘀，气滞血瘀体质的发病倾向，大多具有明显的"不通畅"特征。常见于顽固性头痛、抑郁症、脑梗死、心肌梗死、胆囊炎、肠功能紊乱、乳腺增生、痛经、子宫肌瘤、恶性肿瘤等疾病。医学研究证实，微循环瘀阻，是许多疾病的发病基础，也是慢性病久治不愈的原因之一，所以又有"久病必有瘀"的说法。气滞导致的血瘀，气滞与血瘀往往同时并存，常见症状有：色泽改变、疼痛、月经失调、痈疮、麻木、瘫痪等。

临床应用 临床上常应用行气法治疗痛症、心血管疾病、肝脏疾病、妇科疾病、恶性肿瘤等疾病。行气法广泛用于西医诊为急性胃肠炎、胃十二指肠溃疡、胃肠神经症、消化不良症等引起的胃肠胀痛、恶心呕吐、食欲不振，以及胃肠、腹膜、纵隔、食管某些疾病所引起的膈肌痉挛。同时，还广泛用于急慢性肝炎、胆囊炎、胆石症所引起的胸胁胀痛，以及乳腺增生、乳腺肿瘤所引起的乳房胀痛、乳房结块，腹

股沟斜疝、腹股沟直疝、腹壁疝等所引起的疝气腹挛、牵引睾丸等。行气法还可用于心律失常、心脏神经症、心绞痛、心肌梗死等所引起的喘息短气、胸痛彻背。临床研究表明，黄褐斑的发病过程中，肝郁气滞是核心的病因也是主要证型，所以在临床治疗中，以行气法为治疗大法，结合"无瘀不成斑"的病机，治疗原则兼以活血化瘀，选用柴胡疏肝散加减治疗。

基础研究 现代研究表明：气滞血瘀证患者面部血流外周阻力普遍增加，其血管张力和弹性下降。其面部血流舒张波幅、流入时间指数、脉图弹性系数、弦度系数、心血管功能的外周阻力都明显增高，而动脉顺应性显著减小，其微循环管祥痉挛、呈絮状血流、血色暗红等改变，提示本证多因血液或血管异常，致使外周阻力增大，血流缓慢，影响组织血流的灌注而致血正常心输出量、高外周阻力是气滞血瘀证的病理生理特征。肝郁气滞证失眠患者的谷氨酸水平较正常健康人有所升高，提示谷氨酸水平的升高与肝郁气滞证失眠有正相关联，同时 γ-氨基丁酸水平较正常健康人的也有明显的升高，且谷氨酸的升高幅度要高于 γ-氨基丁酸的升高幅度，即谷氨酸/γ-氨基丁酸比值较正常人增高，提示肝郁气滞型失眠与谷氨酸、γ-氨基丁酸的抑制兴奋平衡破坏有关，这些研究从不同角度阐释了气滞证的病理机制。

行气药，以疏通气机、消除气滞、平降气逆为主要作用的一类中药。具有行气消胀，解郁止痛、降逆等功效，主要治疗气滞、气郁和气逆证。主要药理作用：可兴奋胃肠平滑肌、增强肠管蠕

动，这种双相调节作用有利于病理状态下胃肠功能的恢复。因其具有健胃、助消化的作用，还能促进胆汁分泌，有利胆作用，对预防胆石症、治疗黄疸型肝炎都有良好作用。部分行气药有升压、收缩血管及兴奋心脏的抗休克作用。

柴胡疏肝散是行气法的代表方剂，其中柴胡的有效成分柴胡皂苷在发挥疏肝解郁的功能中起着重要作用，乙酰胆碱能调节消化系统和神经系统的功能，可被胆碱酯酶水解，柴胡皂苷能抑制胆碱酯酶，从而使得乙酰胆碱的水解减少，发挥拟胆碱样作用，进而调节神经系统和消化系统，从而能疏肝解郁，达到治疗肝郁证的效果。香附能疏肝理气止痛，现代药理研究发现，香附乙醇提取物能显著延长由镇静催眠药引起的实验小鼠睡眠时间且呈剂量依赖性。通过小鼠醋酸扭体实验发现，香附能明显减少 1.2% 醋酸诱导的小鼠扭体次数，表明香附乙醇提取物有显著的镇痛作用。川芎能疏肝开郁，行气活血止痛，现代药理研究认为川芎中的有效成分川芎嗪对急性肝缺血再灌注损伤具有保护作用能改善急性肝损伤性脂肪肝中脂肪的堆积，有保护肝细胞的作用。方中大多药物具有抗氧化，抑制酪氨酸酶活性，减少黑素合成，以及抑制血栓形成的作用。柴胡和甘草具有一定的免疫调节作用。这些现代药理的研究从现代医学角度对行气法治疗黄褐斑提供了理论支持。

指导意义 中医"气、血"相关理论，博大精深，是构建中医学的核心内容之一。中医"气、血"概念的科学内涵、行气法的临床应用及行气方药的药效机制研究已成为中医现代化研究的关

键点。行气法广泛应用于临床，疗效确切。其所治疗的气滞证常导致血瘀，多因血液或血管异常致使外周阻力增大，血流缓慢而形成。因此，在治疗方面，行气法常与活血化瘀法联合应用。

（谢雁鸣　张一颖）

bǔxuèfǎ yánjiū

补血法研究 （study on the TCM method of enriching blood）　补血法是运用具有补血作用的药物为主组方，治疗各种病因引起的气血失和，脏腑失调及由此产生的血虚病证的方法。治疗学术语，系补法之一。

内容和方法　补血法为治疗血虚证的方法。近现代医家在秉承前人的基础上，根据中医基础理论并结合现代科学技术，对血虚证的实质、补血法的作用机制、补血方药研究、补血法的临床应用等进行了更为深入的研究。深入研究补血法及其相关内容，可为临床运用补血方提供理论依据。

研究结果　包括以下几个方面的内容。

理论研究　血虚证是血液亏虚，脏腑百脉失养，而表现全身虚弱的证候，主症有面色苍白，头晕眼花，唇舌色淡，脉细；次症有心悸失眠，月经愆期，量少色淡或闭经，手足麻木。中医血虚证不单纯属某一疾病，而是表现于临床各科的多种疾病过程中，可见于现代医学的缺铁性贫血、再生障碍性贫血、溶血性贫血、白血病各种失血等多种疾病。“虚则补之”，是虚证治疗的总则。中医根据血虚证的不同病因、病机、证型，辨证施以补血法。常用方有四物汤、当归补血汤、八珍汤、归脾汤等。补血药，又叫养血药，凡以滋补生血为主要功效，常用治疗血虚证的药物。补血法常应

用到的补血药物主要有当归、熟地黄、白芍、阿胶、何首乌、龙眼肉等。

现代医学从多角度、多层面对血虚证进行了研究，对血虚证的病因流行病学调查、病理改变、治疗方药及血虚与贫血的关系等方面进行了较为系统的探讨，认为血虚证的病因错综复杂，有单一原因引起者，亦有多种原因交织致病者，但不管病因如何复杂，其最终均致血虚不荣的病机。现代调查研究分析血虚证的病因依次为情志因素、不良饮食习惯、平素体质、疾病病程、失血史、生育因素、药毒损伤和出生时体质。与传统的血虚证的认识比较，增添了药毒损伤这个病因。由于现代社会迅速发展的同时也带来了不少的负面影响，如严重的环境污染，产生了许多新的致病因素。药毒损伤这个病因尤应值得现代人们的重视。

基础研究　血虚证的中医基本病理主要有气不生血、瘀血不去、新血不生等多种类型。现代研究血虚证病理改变主要反映在微观上：一些血虚患者会出现甲皱管襻血色淡红或苍白，管襻减少、排列不整齐，畸形管襻数增多，管襻长度变短，全血比黏度降低，还原黏度明显升高，血沉加快，血细胞比容降低，红细胞数量减少，血红蛋白含量降低，网织红细胞增多，红细胞变形能力降低，血流断线或粒流，管襻出血或瘀血；一些血虚患者脑血管血流阻力增高，血管的弹性和舒缩功能降低，颅底动脉两侧流速差值大，供血不平衡；还有一些患者的头发超微结构表现毛小皮纹络紊乱，边缘不整、缺损，毛小皮剥离，洞状损伤，毛干鼓状膨大以及毛干赘生物等。研究

认为肝血虚证患者存在外周交感-肾上腺髓质功能降低，副交感偏亢，卵巢功能减退，低T3综合征，舒缩血管的活性物质含量异常，水盐代谢紊乱及细胞内第二信使物质含量异常等病理生理变化。由此可见，血虚证患者机体为保持自身内环境的相对稳定，代偿性地作出了相应的适应性变化。

现代研究表明，许多补血方药都通过增强免疫，促进造血干祖细胞的增殖分化，促进血细胞的生成而发挥补血作用。研究认为四物汤可调节血清中蛋白质或骨髓蛋白质表达而促进骨髓造血、发挥补血作用。当归补血汤有促进免疫，促进血细胞的生成、保护心肌、抗自由基、耐缺氧等作用，并且当归补血汤多糖在补血的同时也有免疫增强作用。八珍汤能显著增强机体的免疫功能，促进骨髓造血干祖细胞的增殖，促进淋巴细胞活化及分泌等。

现代药理研究就熟地黄、当归等补血药中铁、铜和锌的含量分析，可以看出，它们的补血作用是有一定物质基础的。常用的补血药和补气药，如熟地黄、当归、黄芪、党参和白芍，其铁、铜和锌的含量均很高。四物汤由当归、熟地黄、白芍和川芎组成，四味药中所测定的三味均含有丰富的铁、铜和锌。无疑，四物汤可以纠正动物体内这些元素的不足，起到补血的功用。

临床应用　临床上常应用补血法治疗缺铁性贫血、再生障碍性贫血、溶血性贫血、白血病等多种失血性疾病，及属于血虚范围的妇产科疾病、皮肤病、顽固性头痛、恶性肿瘤及其相关疾病等。其中对补血法的临床应用研究最多最广泛的领域为治疗恶性

肿瘤及其相关疾病，现代研究用流式细胞术和免疫组织化学的方法发现炙甘草汤具有促进骨髓细胞增殖的作用，从而减少骨髓细胞因放、化疗而导致的细胞凋亡。癌症患者大多免疫功能低下，经过化疗毒物攻伐，脾胃生化气血和肾主骨生髓功能被严重影响，机体正气亏虚，以脏腑功能低下、阴阳失调为主，临床多表现为本虚标实，易出现正虚邪实之象。所以在化疗后，以补益气血之法固本生血、生津润燥，以缓解化疗药物对胃肠道的毒副作用。应用温肾健脾补血法治疗肿瘤相关性贫血，肿瘤相关性贫血是指肿瘤直接破坏引起的和肿瘤对机体的侵害和消耗而间接引起的以及在抗肿瘤治疗过程中因药物导致的贫血。西医针对肿瘤相关性贫血的治疗手段主要有输血和应用重组人红细胞生成素（EPO）。但是，输血会产生输血反应等诸多不良情况，EPO 价格昂贵，疗效亦不能令人满意。中医药治疗贫血一直以来具有较好的效果，在改善患者生活质量及预后、降低医疗成本等方面具有重要的作用，应用温肾健脾补血中药治疗后外周血中红细胞计数及血红蛋白的升高显著，说明温肾健脾补血中药治疗肿瘤相关性贫血疗效肯定；同时还发现温肾健脾补血中药能提高肿瘤患者免疫功能。

指导意义 中医"气、血"相关理论是构建中医学的核心内容之一。中医"气、血"概念的科学内涵、补血法的临床应用及补血方药的药效机制研究已成为中医现代化研究的关键点。临床补血法的广泛应用，其疗效确切，充分利用其丰富的物质基础，深入研究其作用机制，对补血法与调节机体神经内分泌、免疫、循

环等环节之间的关系做深入研究有着重要意义及价值。

（谢雁鸣 张一颖）

bǔqì huóxuèfǎ yánjiū

补气活血法研究（study on TCM method of invigorating Qi and promoting blood circulation） 补气活血法是将补气法和活血法同时用于治疗气虚血瘀之证，补消结合，补正祛邪的治疗方法。又称益气活血法。

内容和方法 补气活血法是针对气虚血瘀证的治疗方法。近现代医家根据中医基础理论并结合现代科学技术，通过微循环、血液流变学、血凝动力学、血管活性物质、自由基与脂质氧化、能量代谢、免疫功能等方面来阐释气虚血瘀证的病理基础，相关研究的开展为从微观领域揭示气虚血瘀证生物学基础提供了理论依据。同时，对补气活血法的作用机制的深入研究，为临床运用补气活血法治疗心脑血管病等疑难病症提供了理论依据。

研究结果 包括以下几个方面的内容。

病理基础 气虚血瘀，是一种气虚为本，血瘀为标，本虚标实的病机与病证的概括。气虚血瘀涉及心、脑、肺、肾、肝、生殖等多个系统疾病的不同病理阶段，现代对气虚血瘀的研究逐步趋向微观领域，微循环改变为临床研究气虚血瘀证的重要指标，相关研究涉及冠心病、高血压病、脑血管病等临床常见疾病，而微循环障碍为气虚血瘀证重要的生物学基础。血液流变学指标改变主要概括起来有浓、黏、凝、聚几个主要方面，血液的黏滞和流动性改变被视为中医血瘀证诊断的微观指标。临床常见病探讨的气虚血瘀证的血液流变学改变，

为临床诊断和治疗气虚血瘀证提供了客观依据。凝血与抗凝血平衡是机体抗损伤机制的重要组成部分，凝血与抗凝血之间平衡的维持与血浆成分、血细胞成分及血管内皮功能等指标密切相关。相关实验研究表明，凝血机制的异常可能是气虚血瘀证重要生物学基础。研究发现，中医虚证的发生与肝超氧化物歧化酶的活性下降有着密切的关系，而虚损及夹瘀的程度越重，肝超氧化物歧化酶的活性就越低。冠心病不稳定性心绞痛气虚血瘀证可能属于一种炎症反应，患者可能同时存在心肌损伤、凝血因子异常、脂代谢紊乱与氧运输障碍，这些方面相互影响，互为因果。总之，对气虚血瘀证及补气活血法的研究，主要是从实验与生物基础学等角度出发阐述了气虚血瘀证的本质。

作用机制 补气活血法由清代著名医家王清任提出，在补气方面，王氏用黄芪、党参二药为主，现代研究证明了血液流变学指标的改变能够客观反映中医的血瘀证，补气中药（人参、黄芪、黄精）可以改善气虚血瘀证患者的各项血液流变学指标，通过降低全血比黏度，血细胞比容，缩短红细胞电泳时间，改善血液的流动性和变形性。因此，补气药可以通过补气，改善血液流变学指标，增强血液流动性和红细胞变形性，促进血液运行，从而在临床上缓解"血瘀"的症状，起到"补气以活血"的作用。补气活血法名方补阳还五汤中单味药具有改善微循环、提高免疫功能、保护神经元、促进神经再生及延缓肌萎缩等作用，其中黄芪的作用最为显著。它在促进周围神经损伤修复，防治失神经肌萎缩方

面也有独特疗效。现代医学也认识到失神经肌萎缩的发生是多因子、多因素参与的复杂生理过程，补充单一因子对其防治的疗效不佳。而中药正是一种多因素复合物，有可能提供更多，比例更接近肌肉生理需求与生长活性因子的环境。通过补充微量元素硒、提高免疫功能、改善微循环障碍对萎缩肌肉生长的内环境从而发挥治疗作用。

临床应用 行气活血类方剂广泛应用于心脑血管、消化、泌尿、妇科等系统具有"气虚血瘀"病机特点的各类病证，如中风后遗症、冠心病、坐骨神经痛、多发性神经炎、糖尿病周围神经病变等，疗效显著，特别是应用于疑难杂症的治疗，如肝硬化、肾病综合征、肿瘤等。补气活血的代表方剂为补阳还五汤，方中重用黄芪补气，使气足而血行，经络通畅；归尾、赤芍、川芎、桃仁、红花活血祛瘀；佐地龙通络。主要用于治疗气虚血瘀所致之偏瘫后遗症，并对气虚血瘀所致的胸痹、坐骨神经痛、过敏性紫癜、血尿、慢性肺心病效果亦佳。因慢性病之血瘀证的产生从根本上来说是因久病多虚，气虚推动血行无力，而致血液停留而成血瘀。而补气活血法在应用活血药的同时应用补气药，使元气充盛，推动血液运行，从而达到周身之气畅通无处不至，血活而不瘀，气通血活，诸病自除。

指导意义 补气活血法的临床应用及其药效机制研究已成为中医现代化研究的热点。临床应用广泛，疗效确切，深入研究其作用机制，有助于阐明机体神经内分泌、免疫、循环等环节之间的关系，具有重要意义及价值。

（谢雁鸣 张一颖）

xíngqì huóxuèfǎ yánjiū

行气活血法研究（study on TCM method of promoting circulation of Qi and blood）

行气活血法是将活血祛瘀与行散气滞并用以治疗气滞血瘀证的治疗方法。此治法常用于心腹胁肋诸痛，跌扑劳损，月经不调，胀闷不舒等一切气血涩滞之证。又称理气活血法。

内容和方法 行气活血法为治疗气滞血瘀证的一种常用方法。深入研究行气活血法及其相关内容，可为临床运用行气活血法提供理论依据。近现代医家在秉承前人的基础上，根据中医基础理论并结合现代科学技术，对气滞血瘀证的实质、行气活血方药、行气活血法的临床应用进行了更为深入的研究。通过下丘脑-垂体-外周激素分泌功能紊乱角度阐释气滞血瘀证形成过程，研究了行气药与活血药对延髓呼吸中枢、血管运动中枢及脊髓反射中枢，以及改善微循环、抗凝、纤溶、抗缺氧等作用，并对行气活血法的临床主治病证进行了分析。

研究结果 包括以下几个方面的内容。

理论研究 气滞血瘀证是气机郁滞而致血行瘀阻所出现的证候，多由情志不舒，或外邪侵袭引起肝气久郁不解所致。常见临床表现为：胀痛或刺痛、痛处固定、有肿块或包块或肿块坚硬、性急易怒、疼痛拒按、胸闷不舒、出血、面色晦暗或黧黑、食少、肢体麻木、情志抑郁、局部青紫肿胀；舌紫暗或舌质暗红、有瘀点或瘀斑、苔薄白或薄黄或无苔，脉弦或弦涩或沉涩或细涩。气滞血瘀证主要是气的运行障碍，长期气机不畅导致血瘀。《素问·举痛论》中云："痛则不通，通则不

痛。"因此气滞血瘀证中会出现胀痛或刺痛、痛处固定、疼痛拒按的情况。夜间阳气内藏，阴气旺盛，血行缓慢不畅，瘀滞加重，故夜间疼痛加重。血行瘀滞，脉络瘀阻，故可出现面色黧黑或晦暗、舌紫暗或舌质暗红、有瘀点或瘀斑、脉弦或弦涩或沉涩或细涩。气机不畅，血液瘀滞不行，凝结成块，从而出现有肿块或包块或肿块坚硬的症状。气血运行不畅，瘀血阻滞经脉，血不循经，导致机体出血，反复不止。气机不畅，积聚在胸中，从而出现胸闷不舒、情志抑郁，郁久化火，从而出现性急易怒的症状。脾脏之气运化失常，则出现食少的情况。行气活血法是治疗气滞血瘀证的主要方法，常用方剂为血府逐瘀汤、柴胡疏肝散、失笑散等。

行气活血药，包括行气药与活血药。理气药中善于行散气滞的又称为行气药。经常用到的行气药包括：陈皮，青皮、木香、檀香、沉香、乌药、香附、佛手、香橼、薤白、甘松、九香虫、柿蒂、枳实、大腹皮、川楝子等。活血药根据药物作用的强弱和主治范围不同，分为活血化瘀药和破血消癥药两类。活血化瘀药包括川芎、乳香、没药、延胡索、郁金、姜黄、丹参、虎杖、益母草、鸡血藤、红藤、红花、桃仁、五灵脂、牛膝、穿山甲等；破血消癥药常用药有刘寄奴、虻虫、水蛭、蛴螂、斑蝥、三棱、莪术等。川芎是行气活血作用的代表药物，称之为"血中之气药"。

基础研究 在气病致瘀不同病机不同演化过程中对糖代谢与甲状腺功能对比中发现，血糖水平的糖化血红蛋白与促甲状腺激素（TSH）在气滞血瘀证患者中较高，说明气滞血瘀外源性应激

刺激引起的交感神经紧张，下丘脑-垂体-外周激素分泌功能紊乱可能是气滞血瘀证形成过程的主要病理改变。

现代研究表明，川芎有明显的镇静作用。川芎挥发油少量时对动物大脑的活动具有抑制作用，而对延髓呼吸中枢、血管运动中枢及脊髓反射中枢具有兴奋作用。川芎嗪能增加麻醉兔的肾血流量，并能利尿。现代药理研究表明，丹参、香附、当归、川楝子、延胡索具有抑制毛细血管通透性，增强抗渗出的能力和抑制结缔组织增生，增强纤维蛋白溶解酶活性。并能改善微循环，增加血流量，改善组织缺血缺氧，减少胶原纤维形成，促进组织的再生修复。水蛭具有抗凝、纤溶、抗缺氧等作用。在药物配伍中，有研究表明，当归配伍莪术活血行气作用增强，莪术配伍延胡索行气作用增强，三味药配伍显示药效作用的相加。

临床应用 气滞血瘀证不是某一种疾病的表现形式，而是在多种疾病有着不同的临床表现。文献研究表明关于气滞血瘀证的诊断标准共涉及疾病 36 种，分属内科、妇科、外科、生殖泌尿科、美容科、口腔科、耳鼻喉科和眼科。临床上常用行气活血法治疗多种疾病，如冠心病、前列腺炎、盆腔炎、痛经、糖尿病、强直性脊柱炎、外伤性头痛、视网膜病变等，其中，冠心病胸痹之气滞血瘀证以胸痛胸闷，胸胁胀满，心悸，唇舌紫暗，脉涩为主要证候。慢性前列腺炎之气滞血瘀证表现为会阴部、外生殖器区、下腹部、耻骨上区、腰骶及肛门坠胀，或以上部位疼痛；次症：尿后滴沥，尿刺痛，舌质暗或有瘀点瘀斑，脉弦或涩。在治疗膝骨

性关节炎（KOA）的过程中，研究者发现桃红四物汤能够降低该病气滞血瘀证临床症状体征计分与气滞血瘀证证候积分，增加吕斯霍尔姆（Lysholm）膝关节功能评分，是治疗 KOA 气滞血瘀证十分有效的方剂之一。中药药理学研究表明，桃仁的水提物还具有一定的抗炎作用，桃仁蛋白对炎症引起的血管通透性亢进具有抑制作用。红花黄色素对小鼠有较强而持久的镇痛效应，对锐痛及钝痛均有效，红花醇提物和水提物有抗炎作用。白芍总苷（TGP）可促进成骨细胞存活、增强成骨细胞的 AKP 活性，还具有抑制破骨细胞存活的作用。TGP 可能通过直接促进成骨细胞活性，抑制破骨细胞存活，从而调节骨吸收-骨重建动态平衡来防治骨质破坏。通过实验发现当归、阿魏酸钠对大鼠骨性关节炎（OA）软骨退变有明显的修复作用。川芎嗪可抑制血小板聚集，故可改善微循环，有利于疾病的痊愈。

指导意义 行气活血法临床应用广泛，是治疗气滞血瘀证的主要方法，其兼顾行散气滞和活血化瘀之功能，对于由气机不畅引起的瘀血阻滞尤其适合。故在治疗上应先行气，再化瘀，"气行则血行"，由因而施治，气机通畅则血瘀自化。

（谢雁鸣 张一颖）

qīngrè liángxuèfǎ yánjiū

清热凉血法研究 （study on TCM method of clearing heat to cool blood） 清热凉血法是运用具有凉血清热作用的方药治疗血热炽盛证、温病血分证的治疗方法。广泛用于临床各种出血病证，如吐血、衄血、崩漏、肌衄及急性传染性疾病的热入营血证。治疗学术语，系清法之一。

内容和方法 清热凉血法为治疗血热炽盛证的方法。深入研究清热凉血法及其相关内容，可为临床运用清热凉血方提供理论依据。近现代医家在秉承前人的基础上，根据中医基础理论对清热凉血法有关的证候、临床表现、病因病机、适用方药进行了梳理、论述；并结合现代科学技术，从微循环、血液流变学、炎症、抗氧化等方面进行了更为深入的研究。对血分实热证的病理基础、清热凉血方药的药理作用、清热凉血法的临床应用开展的研究，拓展了对清热凉血法的认识，为临床应用提供了理论基础。

研究结果 包括以下几个方面的内容。

理论研究 血热证是指脏腑火热炽盛，热迫血分，以出血、疮疖与实热症状为主要表现的证候，又称血分的热证。一般表现：心中烦热，失眠多梦，头痛目赤，口干便结，面颊赤唇红；舌红绛苔黄干或少苔，脉滑数。或有月经先期，量多色深质稠，或崩漏，经行吐衄；胎动不安等。多因外感温热之邪；或其他邪气化热；或情志过极，气郁化火；或过食辛辣燥热之品等致火热内炽，迫及血分。血热证的中医基本病理主要有阳盛血热、阴虚血热、肝郁血热等多种类型。清热凉血药，是以治疗营血分热证的药物，本来药物性味多苦寒或咸寒，偏入血分以清热，多归心、肝经。清热凉血法常应用的药物主要有生地、玄参、丹皮、赤芍等。

基础研究 现代研究血热证病理改变主要反映在微观上，其中对于白疕病血热证的研究已广泛展开，白疕病血热证常伴发血脂代谢异常、免疫球蛋白的异常、低胆红素血症、高尿酸血症等。

现代药理研究认为，清热活血类中药能抗炎、增加血流速度、改善微循环、降低血液黏稠度、抗血小板聚集和防止血栓形成。赤芍具有清热凉血，祛瘀止痛，清肝泻火之功，主要用于温毒发斑、目赤肿痛、肝郁胁痛、痈肿疮疡、跌打损伤等症。研究人员从细胞水平、基因水平、整体水平对赤芍进行了深入研究，赤芍的主要成分为芍药苷，芍药苷具有中枢抑制、血管扩张、抗炎、抗过敏等药理活性。川赤芍主要成分与赤芍相似。牡丹皮功能清热凉血，活血散瘀，是临床常用清热凉血中药，治疗热毒发斑、吐血衄血、经闭腹痛、疮疡肿毒、肠痈等。现代实验研究以牡丹皮为研究对象，复制大鼠阑尾脓肿血瘀模型，研究显示牡丹皮清热凉血活血消痈作用的作用机制，可能与其能增强超氧化物歧化酶（SOD）的活性和降低丙二醛（MDA）的含量、抑制 NO 的活性，以及降低血液黏度、细胞的聚集程度，改善阑尾脓肿大鼠的血瘀状况，进而使阑尾脓肿变小，病理组织学病变减轻密切相关。

清热凉血代表方清营汤具有解热、镇静、抗炎抗感染、免疫调节、抗氧化、改善血液流变性、改善心肌损害等功能，还可以明显改善热盛阴虚证心力衰竭大鼠心肌组织病理变化，减低大鼠心肌组织中肿瘤坏死因子（TNF）-αmRNA、白细胞介素（IL）-1βmRNA 的含量，说明清营汤对损伤的心肌细胞有修复和保护作用。清瘟败毒饮能解热镇静、抗炎、解毒、抗血小板凝聚、拮抗高黏综合征，能减轻脂多糖（LPS）所致的肺损伤，减少炎症细胞渗出、浸润，减少肺组织中人核转录因子肽（NF-κBp65）的表达，从而抑制炎症反应。此外，丹参具有抗氧化作用，可抗动脉粥样硬化、抗心律失常，对保护心肌、抗血小板聚集有一定作用。

清热凉血法应用于肝脏疾病的治疗也较为常见。清热凉血药大黄、赤芍对 90% 肝叶切除后肝衰竭大鼠模型具有促进肝细胞再生作用，其机制可能与改善肝功能、诱导血清 IL-6 的水平上升、改善凝血功能有关。清热凉血法治疗慢性肝衰竭的主要机制可能是通过有效减少肠源性内毒素血症和 TNF-α 等炎性细胞因子、降低血栓烷素、改善微循环、利胆退黄减轻了"继发性肝损伤"的发生有关。对肝硬化的治疗作用，应用清热凉血法开发研制的肝康 II 号通过影响 H_2S 和 NO 浓度变化而具有治疗肝硬化的作用。

临床应用 临床上清热凉血法多应用于治疗皮肤病、妇科疾病、耳鼻喉疾病、心血管疾病、肝脏疾病、自身免疫性疾病等各系统疾病。其中对清热凉血法的临床应用研究最多最广泛的领域为治疗皮肤病，以银屑病为例，自古至今，历代医家均重视从"血"论治银屑病。大多医家以血热立论，运用水牛角、土茯苓、紫草、生地等清热凉血解毒之药物治疗银屑病，效果显著。研究发现银屑病患者的微循环血管形态改变，微循环的血管流态改变，更有研究者发现不同证型的银屑病患者血管内皮生长因子的表达有所不同，尤以"血热"型表达最高。基于历代医家经验及现代医学研究结果，以清热凉血重镇法为治疗法则，对血热型银屑病进行治疗取得较好的临床效果。

指导意义 中医清热凉血概念的科学内涵、清热凉血法的临床应用及凉血清热方药的药效机制研究已成为中医研究的热点。清热凉血法在临床得到广泛应用，疗效确切。在现有基础上，深入研究其作用机制，有利于阐明清热凉血法与调节机体神经内分泌、免疫、循环等环节的关系，对指导临床传染性疾病、疑难重症的救治具有重要意义及价值。

（谢雁鸣 张一颖）

huóxuè huàyūfǎ yánjiū

活血化瘀法研究（study on TCM method of activating blood circulation to remove blood stasis） 活血化瘀法是通过畅通血流，消散瘀滞，从而平衡气血，调和阴阳，治疗血瘀证的治疗方法。属于消法范畴。凡是临床表现以血行障碍为特点的血瘀证，均属于活血化瘀法的应用范围。活血化瘀法可分为和血、活血及破血逐瘀。

内容和方法 活血化瘀治法的研究非常丰富，可分为临床应用研究、活血化瘀药物研究、活血化瘀机制研究。为了深入研究活血化瘀治则和有关的理论问题，在中医理论指导下，密切结合临床，充分运用现代科学（特别是现代医学）的理论、方法、手段，开展多学科，多途径、多指标的综合研究。活血化瘀的基础研究，主要表现在对微循环、心功能和血管等的作用探讨。从最初的血液生物流变学、血小板功能已经逐渐深入到分子水平，在基因和细胞活性因子层面揭示了活血化瘀方药的分子调控机制。

研究结果 包括以下几个方面的内容。

临床研究 活血化瘀作为中医治则中一个重要方面，用于血瘀证。活血化瘀法应用在心血管疾病治疗方面取得了显著成绩，较传统的宣痹通阳法在临床治疗的有效性方面有了明显提高，活血化瘀法已成为冠心病辨病治疗的重要内容而得以在临床广泛应用，并促进了中西医结合探讨血瘀证的本质和活血化瘀方药作用机制的研究。中医辨证，心血管疾病的血瘀证表现较为多见；以现代医学病理生理观察，心血管疾病患者在不同的疾病阶段可能发生血流动力学、血液流变学及凝血机制的障碍，应用活血化瘀药可改善其异常程度，获得治疗效果。活血化瘀法在临床各科如急腹症、妇科病、风湿疾病、脑血管病、骨伤科疾病、五官科疾病和肿瘤等的应用已经得到普及，显著提高了中医临床疗效。

活血化瘀药物治疗血瘀证发生率较高的疾病时（如冠心病、血栓闭塞型脉管炎等）具有明显的疗效，而且在疗效出现的同时或先后，患者体内的微循环障碍有不同程度的改善。活血化瘀治法对冠心病、急性心肌梗死、急性脑梗死、血栓闭塞性脉管炎等疾病有效，而这些疾病，中医认为证属"瘀血"之证，且与血栓形成有关。因此，活血化瘀与防治血栓形成有密切关系。

概括活血化瘀临床应用，大致有3种范围；其一，活血化瘀法普遍肯定的病种，如心脑血管病等循环系统的病种。这类病种，血瘀往往作为主要病理机制而存在，且多具有典型指征，即均表现为中医宏观的典型的瘀血症状和体征，并均取得了肯定的疗效，影响也较广泛；其二，尚缺乏广泛认同，如呼吸、消化、泌尿、代谢系统等常见病、多发病，这类病种某些类型或某一病变阶段，活血化瘀取得了较好的疗效；其三，处于探索性研究的病种，多是一些疑难病证，没有明确的中医"血瘀证"特征，多是根据"久病多瘀""久病入络"的启示和现代研究认识，进行探索治疗，但为疑难的治疗提供了新途径、新方法。

基础研究 在微循环方面，活血化瘀法具有以下三个作用：①改善微循环障碍，具体表现为微血流速度的加快；②扩张血管，表现为对体内不同部位和不同类型的血管均有扩张作用，从而增加局部血流量；③恢复心功能，表现为调整心率，增加冠脉流量，对抗心肌缺血、缺氧的作用。活血化瘀药物还具有抑菌、抗病毒、抑制炎症反应，而且能调节免疫功能，加强机体免疫，提高抵抗力，适用于感染性疾患的治疗；该类药物还具有抑制免疫反应，用于免疫性疾患或器官移植等；抑制组织异常增殖，治疗恶性组织增殖（肿瘤）或良性组织增殖（息肉、瘢痕）等作用。临床药理学与实验药理学的研究提示，活血化瘀药物具有多方面的作用，不同的活血化瘀药物有不同的作用原理，同一种活血化瘀药物对不同对象也可发挥不同的作用。ABC 药（activating blood circulation herbs），即活血化瘀药，已经被美国医生所熟识，某些活血化瘀方药的临床疗效在一定程度上也得到了国际范围内的认可。

活血化瘀法的主要作用表现在活血脉（改善心脑血管功能、血液物理化学性状、血小板及凝血系统功能、微循环等），以及化瘀滞（抗心肌缺血、脑缺血，抑制血小板聚集，抗凝，抗血栓形成等）。活血化瘀临床疗效的基础研究也从最初的血液生物流变学、血小板功能逐渐深入到分子水平，在基因和细胞活性因子层面揭示了活血化瘀方药治疗冠心病以及预防介入治疗后再狭窄的作用机制。

指导意义 开展活血化瘀作用机制的研究，能为治疗痹证、脑卒中后遗症等血瘀病症提供实验和科学的依据，对进一步预防血瘀病及其引发症的发生有重要的意义。随着现代科技的不断发展及对中药药理学研究的不断深入，已发现多种中药有效成分、单体及复方制剂可以通过多途径、多靶点发挥抗血栓形成等作用，因其疗效确切且安全性好，在临床上应用广泛。活血化瘀法应用的原则，从中医病机理论和现代病理学上看，具有广泛性，加强活血化瘀治法机制的研究，是提高应用水平的重要前提。开拓活血化瘀研究的新领域，将为临床疗效的提高和现代疑难病症的治疗提供新途径、新方法。今后应进一步加深对活血化瘀法的理论研究，不断开展活血化瘀方药的研究，进而扩展活血化瘀法的应用范围，使活血化瘀法用于提高和改善人类健康水平，纠正亚健康状态，而达到治未病的目的，更好地服务于人民身体健康。

（谢雁鸣 刘峘）

jiànpí yìqìfǎ yánjiū

健脾益气法研究（study on TCM method of invigorating qthe spllen and replenishing Qi） 健脾益气法是通过健运脾胃，使水谷精微得以灌注五脏、六腑、四肢百骸，滋养周身以补充正气，治疗症见面色少华或萎黄，气短乏力，食欲不振，舌淡脉弱等脾气虚证的治疗方法。

内容和方法 健脾益气法的研究主要体现在临床应用和对其作用机制研究方面。健脾益气法的临床应用非常广泛，可用于多种脾虚证为主的疾病，这体现了中医"异病同治"的法则。对现代医学来说，脾虚证具有许多中医证候所共有的模糊的、全身性的、慢性的、虚性的与正常体质呈渐变关系的病理特点，这正是现代医学所缺乏的。在药理研究过程中，一方面注重单味健脾益气药的异同特征，说明临床选药的必要性和正确性；另一方面更为重要的是要注重健脾益气复方的研究工作，结合现代药理学研究的方法进行拆方研究，复方有效成分的研究，探讨了复方药理作用及机制。

研究结果 包括以下几个方面的内容。

临床研究 脾胃为人体后天之本，气血生化之源。正气充足有赖于脾胃滋养和化生，脾胃盛衰直接关系人体正气盛衰，正气存内，邪不可干。健脾益气法适用于脾气虚证患者，常用中药有党参、白术、黄芪、甘草等。以这些药物为主组成的益气健脾方剂有四君子汤、补中益气汤、小建中汤等，临床用于治疗消化性溃疡、慢性胃炎、慢性结肠炎、小肠吸收功能障碍、肠易激综合征等消化系统疾病，以及慢性低热、慢性肾炎蛋白尿、2型糖尿病、糖尿病胃轻瘫、痴呆等40多种病症。

脾气虚在肿瘤的发病中占有重要地位，在肿瘤的发病与治疗过程中，正气虚损是一个不容忽视的问题，肿瘤多表现为局部结块，整体脏腑，气血功能失调，久病必虚，虚处留邪，因而扶正治虚，提高机体抗病能力，调整免疫功能当贯穿于治疗的全过程。中医治疗癌症，一定要注意保存病者体内正气的抗病能力，切忌妄攻，特别是后天之本的脾胃功能非常重要。因此，当人体气血

失调时，邪气乘虚致病，罹患涉及面广，不管应用何种治疗方法，都应该调动患者自身的抗病能力和积极性，尤其是保持患者旺盛的消化能力，治疗恶性肿瘤，注重扶正祛邪，而扶正以健脾益气为先，脾胃健旺，则水谷精气灌注五脏、六腑、四肢百骸，滋养周身，机体的抗癌能力增强。治疗肿瘤以健脾益气为主，兼顾他脏。治疗肿瘤强调以食为先，健脾得食则胃气生。健脾益气法在放化疗中的应用可起到减毒增效作用。通过健脾益气，扶正培本，可以调整患者的全身状况，提高细胞免疫活性，增强机体固有抗癌系统的能力。药理研究显示，健脾益气方药能增强和调节消化系统的功能，对胃肠道黏膜具有增强屏障功能，加速上皮细胞再生，提高黏膜防护因子水平，调节血液循环等作用。健脾益气补髓法治疗 MGI、ⅡA、ⅡB 型重症肌无力（myasthenia gravis，MG）患者，治疗 3~12 个月后，中医证候积分、临床绝对记分、各个肌群临床绝对记分均显示改善。

基础研究 在重症肌无力的发病中起作用或起促进作用的肿瘤坏死因子（TNF)-α 及乙酰胆碱受体抗体（AChR-Ab），在患者血清中处于上升趋势。经健脾益气补髓方治疗后，TNF -α 及 AChR-Ab 含量降低。TNF-α 及 AChR-Ab 动态观测可作为重症肌无力的生物学指标之一。MG 患者血清细胞因子 γ 干扰素（IFN-γ）、白细胞介素（IL)-10、IL-12 含量水平升高，经过健脾益气补髓方的治疗，在 3 个月、6 个月、9 个月、12 个月呈现逐渐降低的变化，认为细胞因子 IFN-γ、IL-10、IL-12 是健脾益气补髓方发挥免疫调节作用的机制之一。

现代药理研究表明，健脾益气药人参、党参、太子参、白术、黄芪、黄精、当归、生地、枸杞子、菟丝子、山药、大枣等药具有免疫调节作用，刺激骨髓造血，及对肿瘤有防御作用，达到逆转癌前病变，而阻止或减少癌症的发生。放化疗期间，以健脾益气，调气和胃为主。放化疗后期，以健脾益气，滋肝和胃为主。健脾益气法在肿瘤手术治疗后应用，以减少手术的并发症和后遗症，增强机体的免疫力，防止复发和转移，提高远期疗效，手术后益气健脾为常法，使机体更快康复，常用参苓白术散加减。实践证明健脾益气、活血解毒类中药对逆转癌前病变有很好的作用。康复期以健脾益气，祛除余邪，预防复发为主。代表方常用参苓白术散、玉屏风散或参苏饮等方加减治疗，为长期与癌魔斗争打下坚实的基础。

计算机检索 PubMed、Cochrane 图书馆、CNKI、万方数据库，检索的时间均从创刊至 2012 年 6 月。按照纳入与排除标准选择文献，参照 Cochrane 系统评价的要求，对选择纳入的临床试验进行方法学质量的评估、数据的提取和 Meta 分析。结果共纳入 6 个 RCT，合计 608 例胃癌患者。方法学质量评价 6 个试验都为"高风险"。Meta 分析结果显示，与使用常规西药相比，健脾益气为主的中药结合化疗在改善生活质量、抑制肿瘤复发转移方面有明显的优势，在提高生存率方面并无明显的优势。一项健脾益气法防治化疗后白细胞减少的临床研究，表明健脾益气法防治化疗后白细胞减少临床疗效确切，值得推广应用。

指导意义 脾胃为后天之本，

防病、治病过程中以固护胃气为基本原则。古今临床实践以及大量现代研究表明，无论在常见病还是疑难重症的治疗中，健脾益气法都应全面贯彻。

（谢雁鸣 刘峘）

tōnglǐ gōngxiàfǎ yánjiū

通里攻下法研究（study on TCM method of obstruction-removing the interior with purgatives）

通里攻下法是通过荡涤肠胃、攻实祛瘀、泻热逐邪治疗实邪盘踞而正气未衰病证的一种治法。又称下法。

内容和方法　通里攻下法的研究主要包括理论研究、临床应用和通里攻下方药作用机制研究方面。首先通过古今文献梳理了通里攻下法的理论依据，从经络、生理、病理角度论证下法的科学性，论述了下法有寒温、峻缓、攻逐与润燥之分，以及用药的不同之处。临床以通里攻下法为主的中西医结合治疗多种危重症取得了良好疗效，遵循"肺与大肠相表里"，通降泄浊，以恢复全身气机和代谢的正常功能。在临床实践的基础上进一步开展的实验研究，为下法作用原理提供了科学的实验依据。

研究结果　包括以下几个方面的内容。

理论研究　《黄帝内经》曰："留者攻之""中满者泻之于内"。通里攻下法有寒下、温下、峻下、缓下、逐水、润燥之分。寒下法的代表方剂为大承气汤（大黄、芒硝、枳实、厚朴），温下法的代表药物为巴豆；峻下药有甘遂、大戟、芫花；郁李仁、火麻仁等则为润下药。在下法的药物中，大黄为最常用的药物。根据战国时期的《灵枢·经脉》，肺与大肠相表里是通过经络相互联系建立起来的："肺手太阴之脉，起于中焦，下络大肠，还循胃口，上膈，属肺""大肠手阳明之脉……下入缺盆，络肺，下膈，属大肠"。在生理状态下，肺主呼吸与大肠传导功能正常，有赖于两者的协调配合。肺气布散津液使大肠得以濡润，肺气宣发肃降促进大肠传导。而大肠之传导功能正常，浊气可降、糟粕下行亦利于肺气的肃降。当发生病变时，肺失宣降可致气不下行、津不下达，影响大肠传化物之功能，致秽浊填塞中焦而腹胀、纳差、便秘等，如明·秦景明《症因脉治·卷三》中所云："肺气不清，下移大肠，则腹乃胀。"另一方面，腑气不通，浊气上逆乘肺，可致使肺气壅塞而出现咳、痰、喘等症，如《灵枢集注·卷五》所提到的："大肠为肺之腑而主大便，邪痹于大肠，故上则为气喘。"肺气壅塞与腑气不通之间相互影响，形成恶性循环。因此，实喘经过"通腑"后，可促进肺气通畅，使喘咳易于缓解。

临床研究　在临床研究方面，通里攻下法主要用于救治急重症。内科急症如急性脑出血、重症肝炎肝昏迷、肺心病急性呼吸衰竭、流行性出血热、中毒性菌痢；外科急症急性胰腺炎、如肠梗阻、阑尾炎、破伤风等。通里攻下要药大黄能预防和治疗多器官功能障碍，改善胃肠黏膜的血流灌注，消除患者血浆内炎症性介质。临床采用通里攻下法为主的中西医结合非手术方法治疗急性胰腺炎，取得良好的临床疗效。大柴胡汤联合血液灌流治疗重症急性胰腺炎，有利于早期控制炎症反应，减轻临床症状，降低并发症发生率。应用通里攻下方药治疗急性化脓性腹膜炎的肠功能恢复时间、体温恢复正常时间、白细胞恢复正常时间显著缩短，治愈率明显高于常规治疗对照组。

基础研究　大量实验研究证实，通里攻下法能保护胃肠道的功能、对抗内毒素的作用及抑制全身过度炎症反应对组织器官的损害。通里攻下法治疗急性胰腺炎作用机制广泛，主要包括增强胃肠道运动功能；改善腹腔脏器血供和毛细血管通透性，促进炎症吸收；减少内毒素吸收，防治细菌移位；抑制全身炎症反应，保护组织器官；以及菌毒并治作用等。重症感染、全身性炎症反应综合征、呼吸窘迫综合征等引起的急性呼吸衰竭，属于中医"暴喘"范畴，属本虚标实之证，治疗当以祛邪清热为要，兼以宣肺化痰平喘。若单以清热宣肺之法难以收效，这时可根据"肺与大肠相表里"理论，适当通里攻下使邪有外泻之机，使热邪随之而下、肺气因之而降。

通里攻下法治疗急性呼吸衰竭取得良好效果可能与下列作用有关：①保持大便通畅，促进新陈代谢，减少毒素的吸收。据研究，燥屎内结可出现反应性肺损害，出现肺充血、水肿、出血以及肺泡壁Ⅰ、Ⅱ型上皮细胞肿胀变性。以大承气汤为基本处方通里攻下，可增强胃肠蠕动，促进肠道内容物排出，保持大便通畅，防止因燥屎内结而出现的胃肠内的大量细菌繁殖、毒素产生，缩短毒素停留体内的时间，同时改善胃肠血液循环，降低毛细血管的通透性，达到减少毒素吸收的目的。②保持大便通畅，降低腹压，改善呼吸。大承气汤促进胃肠蠕动、大便排出，可降低腹压，减轻对胸腔的压迫，增加潮气量而改善肺的通气功能，改善呼吸。

③消炎抑菌作用。现代药理研究表明，大黄、黄芩、金银花、鱼腥草等清热解毒泻下中药有抑菌消炎的效果，可减轻肺部炎症，从而改善肺通气换气功能，对呼吸衰竭起到治疗作用。

指导意义 临床应用通里攻下法治疗急性胰腺炎、急性呼吸衰竭、急性化脓性腹膜炎等疾病取得了良好的疗效，展现了中西医结合独特的优势，也是运用中医理论指导临床急症救治的成功典范，治疗时应用中医学原理，辨证施治，作到"方从法出，法随证立"，以求达到最大疗效。

(谢雁鸣 刘峘)

bǔxīnqìfǎ yánjiū

补心气法研究 （study on TCM method of tonifying the heart Qi）

补心气法是运用益气养血、养心安神类方药补益心气，治疗心气虚证的治疗方法。属于补法的范畴。

内容和方法 补心气法是治疗"心"病的重要治法，临床应用广泛，疗效显著。现代研究主要从理论研究、基础研究、临床应用等方面开展了研究。理论研究论述了补心气法主治证候、临床表现、形成的病理机制及立法组方原则。基础研究多从免疫学、血液流变学、微循环、内分泌、心功能等方面对心气虚证进行研究。临床从补心气法的不同方药、主治病证等方面开展了研究和实践。

研究结果 包括以下几个方面的内容。

理论研究 补心气法临床主治心气虚证。补法是通过补益人体正气，以治疗各种虚弱证候的一类治法。补法的目的，在于通过药物的补益作用，使人体气血阴阳虚弱或脏腑之间的失调状态得到纠正，复归于协调平衡。心气虚证的临床表现是：心悸，胸闷，失眠或多梦，健忘，气短乏力，懒言，自汗，舌质淡胖或有齿痕，脉虚或弱，或濡，或沉细，或结，或代。补心气法益气养血，补心安神。《难经·十四难》曰："损其心者，调营卫"，营卫者气血也，应以气血双补为基本法则，切莫偏执益气。阳气没有依附条件，不但不能生存，反而变生祸端。补气法的代表方剂：养心汤（《证治准绳》）。经曰："中焦受气取汁变化而来，是为血"，脾为气血生化之源，补益气血当以黄芪、党参益气健脾为君。

心主血脉而藏神，《灵枢·本神篇》曰："心藏脉，脉舍神，"可见心之血脉充盛是神明安守的物质基础，有曰："心藏血脉之气"，心气的盛衰与阴血的盈亏息息相关。血脉运行不息依靠阳气的推动，同时心之阴血又是阳气生长的本原和依附条件，气血相生，阴阳互长，心脏气血阴阳常宜平秘。心气的生长与盛衰不但以自身的阴血为依托，还需要宗气的贯充，正如《素问·平人气象论》所说："出于左乳下，其动应衣，脉宗气也"，指明了水谷精气、自然之气与心中阳气的密切相关。

基础研究 基础研究多从免疫学、血液流变学、微循环、内分泌、心功能等方面对心气虚证的病理机制进行研究。从物质结构和含量方面，通过定位、定性、定量的评价指标，为临床提供客观依据。研究提示左右寸脉与心肺脏气存在某些内在联系，进一步为寸口脉分候脏腑理论提出新的佐证。同时，对心系疾病的心气虚、非心气虚患者用生理记录仪进行了心功能检查，用所得数据建立了心气虚证诊断的判别函数，其判别准确度为85%，使心气虚证型诊断的计量化、标准化、客观化得以初步实现；并建立了中医心病气血辨证症征计量诊断指数表。

气的推动作用是气的生理功能之一，是指具有激发和推动作用。气是活动很强的精微物质，能激发和促进人体的生长发育和各脏腑经络等组织器官的生理功能等。心气虚证患者气的各项生理功能都有所减弱，当气的推动作用减弱时，可影响人体的生长、发育或出现早衰，亦可使脏腑、经络等组织器官的生理功能减退，出现一系列的病理变化，而反馈调节能力也属于人体的生理功能之一。

临床研究 全国第四批名老中医继承工作指导老师李七一教授治疗急性病毒性心肌炎注重补益心气，佐以解毒、养阴血、通脉络。认为该病的治疗原则是扶正祛邪，而以扶正为基础，以补心气为主导，其意义有四：其一是补其不足。因该病患者绝大多数均有不同程度的心气虚表现，心气一虚，瘀滞、水气、喘脱旋踵而至。其二益心气以达邪。补受损之气，即寓祛邪托毒之功，故治疗脏虚邪乘之病，"必先调其脏腑"，以达"正气足而邪气自退"之目的。攻邪亦必借正气发挥药力，所以即使邪毒甚，亦不可一味攻伐而应适当补气。其三为益心气以护心。护心就保护心脏尚未损伤的部分不受邪侵，以及促使已伤之心向愈之意。其四为益心气以固卫，益心气之药即具有补肺气之功，故可以增强肺卫抗邪之功能，预防外感。其治疗基本方药物组成：人参（或党参、太子参）、黄芪、生炙甘草、五味子、麦冬、当归、赤芍、炙桂枝、板蓝根等。本方立足于扶正补气，同时祛除邪毒并佐温通心阳、滋阴养血、活血，以期虚弱之心气得以恢复，不振之心阳得以伸展，不足之心血得以充养，亏耗之心阴得以滋生，深入之邪毒得以拔除，涩滞之血脉得以畅通，失调之心脉得以复常，不宁之心神得以安定的目的。

以三焦理论指导慢性心力衰竭的临床治疗。三焦以通为用，而慢性心力衰竭病因病机主要在于心气虚，以致气水瘀阻三焦，五脏相继而病，故在针对慢性心衰的治疗上，应当在温补心气的基础上，加以疏导三焦，行气利水。在临床治疗中各医家多以人参、黄芪补益心气，丹参、赤芍、桃仁活血祛瘀，桂枝、附子、干姜温通心阳，木香、大腹皮行气利水，另外"心者，君主之官也，神明出焉"，故可加龙骨、牡蛎、酸枣仁、柏子仁等镇惊养心安神之药，在此基础上，还应就其发病时间及部位的不同，对上、中、下三焦分而治之：治上焦如羽，非轻不举，故多用羌活、杏仁等，在心衰早期可行上焦之气机，有效防止疾病下传；治中焦如衡，非平不安，常用陈皮、白术等；治下焦如权，非重不沉，即对下焦治疗当以渗下为主，可用猪苓、茯苓使湿从下而解。

桂枝甘草汤出自《伤寒论》，有补心气、温心阳之功，多用于治疗心悸。现代研究证实，方中桂枝的主要成分能促进血液循环，改善冠状动脉循环等。该方可治疗心血管疾病、失眠、耳聋、眼病等，该方虽然药味简单，但却充分体现了中医的组方和配伍原则。研究表明，桂枝甘草汤对窦性心律失常、原发性低血压、心血管神经症、二尖瓣脱垂综合征、高度房室传导阻滞等疾病具有良好的治疗作用。虽然桂枝甘草汤的治疗范围不断扩展，但治疗各种病均因心阳受损而致，均以其补益心阳的功效为基础。临床研究显示，补心气口服液能有效改善心肌缺血和临床症状，并能提高患者的生活质量。

指导意义 心气是维持"心"发挥正常功能的重要条件，心气虚证常见于各种心系病证，临床实践中应该重视心气、养护心气、补益心气。心气虚证的实验研究为进一步开展中医心病气血辨证的客观化研究提供了依据。

（谢雁鸣　刘峘）

qīngrè jiědúfǎ yánjiū

清热解毒法研究 （study on TCM method of clearing heat and toxic materials）

清热解毒法是应用具有清热解毒作用的方药以清解热毒之邪，治疗温热性疾病的治疗方法。属于清法的范畴。

内容和方法 清热解毒法主要应用于各类热毒导致的病证，适用于温热病的各期。温热病，包括现代医学中许多感染性疾病。清热解毒法研究包括了本治法理论研究、作用机制研究、临床应用研究等。温病学卫气营血理论和选方用药法则为清热解毒法奠定了理论基础，基础研究从抗菌抗病毒、降解内毒素、解热及抗炎、清除自由基、调节机体免疫力等方面探讨了清热解毒法作用机制，临床对清热解毒法治疗感染性疾病、传染性疾病、脑血管病、抗癌抗瘤等进行了大量研究和实践。

研究结果 包括以下几方面的内容。

理论研究 清代叶天士将温热病分为卫、气、营、血四个阶段。在治疗大法上，病在表卫，宜辛凉解表；病在气分，宜清热泻火、泻下；病在营血则宜清热凉血、散血。清热解毒法不仅用于热邪入里，即使病在卫分，也必加银、翘，方能取得良效。可见清热解毒法在治疗温热病中地位之重要。清热解毒法常用的药物有金银花、公英、连翘、地丁等，此外败酱草、白花蛇、舌草、大青叶、鱼腥草、虎杖、黄芩、黄连、栀子、龙胆草等也常被使用。临床应用与实验研究时，常是选取某几味药组成药组而使用。有关清热解毒法的实验研究虽不及下法和活血化瘀法做得广泛，但现有的实验研究结果也已对其"清热"与"解毒"的作用原理作出初步的说明。

基础研究 中医应用清热解毒法，旨在清除邪热、解除火毒，属"祛邪"范畴。随着中西医结合事业的不断发展，大量试验研究表明，清热解毒法及其方药是通过调节机体的许多功能活动而表现出广泛的治疗和调理作用。清热解毒法主要有抗菌抗病毒、降解内毒素、解热及抗炎、清除自由基作用。其抗癌机制主要为：直接抑制肿瘤、诱导肿瘤细胞凋亡、调节机体免疫功能、抗炎、解毒、退热、阻断致癌和防突变、抗氧自由基、逆转肿瘤细胞的耐药性等。

中医清热解毒法虽为"祛邪"而设，但按现代医学研究发现，它还具有一定的"扶正"功能。主要表现在调节和增强机体的免疫功能、保护和修复组织器官、抗癌抗瘤防突变、抑制癌基因、调控基因表达等。清热解毒中药免疫调节作用包括：器官组织水平上的免疫调节作用（调节胸腺、脾脏指数，改善骨髓）；细胞水平上的特异性免疫调节包括：诱导淋巴细胞增殖与转化，活化免疫细胞、调节信号因子表达，对淋巴细胞增殖与活性双向调节；分子水平上的免疫调节包括增加抗体生成，促进和调节补体含量，清除自由基，促淋巴母细胞转化作用，调节细胞因子的分泌与活性，加强淋巴细胞信号转导作用。

临床研究　清热解毒类药物以及以该法组成的复方广泛用于感染性疾病和传染性疾病；同时清热解毒法对抗癌抗瘤的作用也日益受到重视。热毒蕴结是恶性肿瘤发生、发展的重要病因病理之一，所以清热解毒法在恶性肿瘤的预防和治疗中起着不可或缺的作用，并在肿瘤的临床治疗中得到广泛应用。

一项 Meta 分析显示，中医单纯清热解毒、利咽消肿法为主要治法或其联合治疗小儿急性化脓性扁桃体炎与西药治疗相比更具有优势。中药治疗轻型、普通型流行性乙型脑炎，临床有效率均优于西药组，降低体温、缓解抽搐、意识恢复、平均住院时间均优于对照组，疗效显著。一项多中心的中药治疗重型流行性乙型脑炎研究，对照组主要以对症、支持、综合治疗为主；治疗组在对照组治疗基础上加用清瘟败毒饮［羚羊角粉、生地黄、黄连、大青叶、栀子、黄芩、紫草、生石膏、知母、赤芍、玄参、牡丹皮、连翘、全蝎（研末冲服）、蜈蚣（研末冲服）］，药物剂量视病情而定，儿童根据体质量、年龄等酌情用药，水煎服或鼻饲。研究结果表明，清热解毒法治疗重型流行性乙型脑炎有显著疗效。

一项清热解毒法治疗急性缺血性中风有效性系统评价，治疗药物包括黄连解毒汤等清热解毒汤药、安宫牛黄丸、清开灵注射液、醒脑静注射液等。共有 39 项临床随机对照研究纳入，治疗患者 3480 人。分析结果显示，清热解毒治法指导下的中药治疗急性缺血性中风与对照组相比，疗效有显著优势，并在改善神经功能评分、调节炎症因子等方面有显著作用。另一项研究观察清热解毒法对动脉粥样硬化患者血脂、动脉硬化指数、纤溶指标的影响，结果表明清热解毒法具有调节血脂紊乱的作用，对纤溶系统无影响。实验研究发现，清热解毒药有增加脑血流，抑制、清除有害物质、自由基，保护神经细胞作用。清热解毒方药具有降低血液凝固度，抗血小板聚集，扩张血管，抑制体外血栓形成的作用。

随机对照单盲设计的临床研究表明，在基础治疗及对症支持治疗（即对照组）的基础上，针对患者中医证型运用应用清热解毒利湿法（即治疗组）防治慢性重型肝炎具有明显的临床疗效，较好地提高患者生存率。其治疗机制可能是通过降低白细胞介素（IL）-18、肿瘤坏死因子（TNF）-α 水平发挥作用，与抗病毒相关性不大。

指导意义　通过对中医清热解毒法的一系列研究，从细胞、分子水平初步阐明了其作用机制，诠释了中医清热解毒所解之"毒"的现代科学涵义，具有较显著的理论意义。而且，这些研究还为临床上有目的地与抗生素联合应用，以期"扶正祛邪""菌毒并治"一些重症感染性疾病，提供了理论依据，将具有较大实践意义和社会效益。随着以色谱，质谱等仪器分析、分离、提纯和计算机技术的迅速发展，清热解毒中药中各种有效作用成分将被进一步挖掘，各有效成分间的相互协同、拮抗作用和机体的有效结合点将得到阐述与发现，新型高效免疫调节剂的开发及利用将成为可能，清热解毒法将会发挥更大的作用。

（谢雁鸣　刘峘）

wēnjīngfǎ yánjiū

温经法研究（study on TCM method of warming meridians）温经法是通过温经散寒的方法，治疗少腹疼痛，痛经，虚寒不孕，筋脉拘急等里寒证的一类治疗方法。属于八法中的温法。

内容和方法　主要包括理论研究、临床应用、基础研究。通过文献研究对温经法主治病证的病因病机、临床表现、辨证要点、治法方药等进行了系统整理。现代临床常用于妇科疾病，如月经病、不孕症、功能性子宫出血等，也应用于内科杂病，如痹证、血栓闭塞性脉管炎、肿瘤等。基础研究主要通过动物模型探讨了温经方药对卵巢功能、胶原性关节炎、高尿酸血症的作用影响，研究温经法的治疗作用机制，为进一步的临床研究和新药研发奠定基础。

研究结果　包括以下几个方面的内容。

理论研究　梳理了温经法主治病证的病因病机。温法是通过温里祛寒的方法，以治疗里寒证的一类治法。里寒证有部位浅深、程度轻重的差别，故温法又有温中祛寒、回阳救逆和温经散寒的区别。东汉张仲景早在《金匮要略》中就对温经法的运用有所论述。"妇人年五十所，病下利（血）数十日不止，暮即发热，少腹里急，腹满……当以温经汤主之"（《妇人杂病脉证并治》第 9

条），论述冲任虚寒、瘀血内停之崩漏。方用温经汤温经化瘀，使虚寒得补，瘀血得行。《金匮要略·妇人妊娠病脉证并治第二十》第二条"妇人宿有癥病，经断未及三月，而得漏下不止，胎动在脐上者，为癥痼害。妊娠之月动者，前三月经水利时，胎也。下血者，后断三月衃也。所以血不止者，其癥不去故也。当下其癥，桂枝茯苓丸主之"。本条病机关键是寒痰内阻，气滞血瘀，血行欠畅，滞于胞宫。"气无形不能结块。结块者，必有形之血也"（《医林改错·膈下逐瘀汤所治之症目》）。其辨证要点是少腹有肿块，有时冷痛，经来有血块，咖啡色或暗红色，月经较多，经期延长，带下量多而清稀。证属寒痰凝滞，气滞血瘀，故用温经散寒，祛瘀消癥的桂枝茯苓丸为治。

临床应用 因妇科疾病的病机特点，故温经法在妇科中应用广泛，收效较佳。温经法能明显减轻青春期痛经。同时研究发现应用温经法治疗原发性不孕症可获得满意的疗效。不孕症合并痛经常系素体肾虚，寒凝胞宫之故，王清任《医林改错》认为活血化瘀有"种子如神"之功，故宜温经活血为主。裴玉鹏采用化瘀温经法治疗功能性子宫出血，通过辨其虚、实、瘀论治。关于痛经的病因，有研究者认为关键在于郁怒伤肝，肝气郁滞，气血运行不畅，经行涩滞，不通则痛。行经中的腹痛，多为气滞血瘀兼夹受寒邪客于冲任者居多，故应疏肝活血温经法为主治，结合辨证而施治。

在内科杂病的方面，《素问·举痛论》云："寒客于肠胃之间，膜原之下，血不得散，小络引急，故腹痛。"有研究根据"不通则痛"，自拟温经散寒，疏通止痛之法治疗腹型癫痫，病获痊愈。

温经活络汤熏洗外敷治疗慢性关节滑膜炎取得良效。药物组成：当归、麻黄、延胡索、海风藤、豨莶草、透骨草、水蛭、木瓜、防风。疼痛重者加川乌、草乌、附子、细辛；肿胀重者加防己、萆薢、薏苡仁；迁延不愈者加乌梢蛇、全蝎、白芥子、姜黄。将药物加工为粗末，装入布袋，煎汤熏洗足部，同时药袋局部外敷膝关节。

以温经通络、解毒散结中药（干姜、细辛、附子、干蟾皮、丁香、全蝎、浙贝母、生半夏、白芍、炙甘草）治疗癌性疼痛证属阴证者，外用于疼痛局部。结果表明，温经通络，解毒散结法疗效显著。

临床应用温经散寒除湿法治疗高尿酸血症疗效良好，优于对照别嘌醇组。温经散寒除湿，基本方：当归、桂枝、威灵仙、黄芪、汉防己、土茯苓、薏苡仁、苍术、黄柏、秦皮。加减：兼有瘀热者，加川芎、秦艽、川牛膝；肝肾阴虚者，加羌活、独活、桑寄生、狗脊、龟甲等。

基础研究 药理学研究结果表明，当归、威灵仙有抑制血小板聚集以及降血压、降血糖、降胆固醇等作用，可抑制血尿酸合成；桂枝扩张血管、镇痛、刺激性利尿，能够促进尿酸排泄；黄芪对胰岛素抵抗并高尿酸血症模型大鼠具有明显的降血尿酸作用，其作用可能与提高胰岛素敏感指数、降低空腹血糖及空腹胰岛素密切相关。土茯苓、薏苡仁等可降低高尿酸血症大鼠的血尿酸水平，并呈剂量依赖性。黄柏与苍术提取物能显著降低高尿酸血症小鼠血清尿酸水平，对正常动物

血清尿酸水平仅有一定降低的趋势，与别嘌呤组无显著性差异。秦皮的主要成分为香豆素类（秦皮甲素、秦皮苷等），秦皮甲素对小鼠有显著利尿作用，多种给药途径均能增加兔、大鼠尿酸的排泄；秦皮苷也有利尿作用，能促进兔及风湿病患者尿酸的排泄，并降低血尿酸。

温经汤可使寒凝血瘀模型大鼠卵巢血浆碳氧血红蛋白（CO-Hb）活性较模型组明显增强；卵巢颗粒细胞、黄体细胞血红素氧合酶1（HO-1）、血红素氧合酶2（HO-2）蛋白表达、HO-1mRNA、HO-2mRNA表达加强。温经汤治疗寒凝血瘀型妇科疾病的作用机制可能与调节HO-1、HO-2水平有关。实验研究显示，芍药甘草附子汤对胶原性关节炎（CIA）大鼠的炎性反应有明显的治疗作用，其机制可能与抑制血管内皮细胞生长因子（VEGF）及其受体表达有关。

指导意义 温经法应用于阴寒之证，无论寒在胞宫，还是寒在经脉，总以辨证为先；用药途径可以内服，也可以外用；其作用机制可以是多途径、多靶点的。除最初较多运用在妇科疾病的临床外，现今已运用在临床多科疾病的治疗，尤其是中西医结合基础的机制研究，对临床治疗机制的阐释和新药研发均有重大意义。

（谢雁鸣　刘　峘）

zhōngxīyī jiéhé dòngwù móxíng

中西医结合动物模型 （animal model of integrated Chinese and western medicine）

在中医理论的指导下，运用现代动物实验方法"仿造"的既符合中医证候的基本要点，又包含人类疾病的病因、病生理与形态等主要特征的活体动物。全称中西医结合动物

实验模型。其基本要求：①能模拟中医传统病因，既符合多因素，又符合自然致病原则；②模型与原型在体征上应当相似；③具有客观评价指标；④可重复。

中西医结合动物模型的制备方法大体分为三类：①利用致病因素造成病理模型。如结扎冠状动脉造成心肌缺血或梗死制备缺血性血瘀证动物模型；用内毒素造成弥散性血管内凝血与休克制备厥脱性血瘀证动物模型。②通过改变生理状况使动物出现类似患者证候表现。如注射甲状腺素引起动物甲状腺功能亢进，诱导阴虚证动物模型；反之，用抗甲状腺药物造成甲状腺功能减退，造成阳虚证动物模型。③利用大剂量中药的偏性造成相应的证候再叠加致病因素诱导病理变化的复合动物模型（载体动物模型）。需要指出的是，由于证候本质尚未阐明，这种模型制备方法造成的动物模型与临床实际的自然发病过程并不完全相同，应根据实验目的选择适当的类型。

(李 健)

zhènghòu dòngwù móxíng

证候动物模型（animal model of TCM syndrome）

以中医基础理论为指导，采用一定的致病因素制备具有中医病理及证候特征的实验动物。20世纪60年代，邝安堃等通过大量动物实验发现肾上腺皮质激素可以诱发小鼠出现类似中医阳虚的证象，首次提出证候动物模型的概念。

基本内容 证候动物模型用于证候相关的在体研究，如证候的科学内涵，中药的药效评价和作用机制等的研究。证候动物模型的建立有助于解决单凭人体观察不足以解决的问题，也弥补了疾病模型的缺陷。用动态可视化的方法，可以观察建模因素引发模型的过程，用形态学、功能学、分子生物学、系统生物学等方法可以分析证候发生的内外因素和机制，可以评价中药和针灸的效果，探讨其作用机制，创新诊断和治疗方法。

意义 中医动物模型研究经60年的发展，已逐步成熟，并走入正轨。邝安堃、陈小野、孙孝洪、张启元、梁月华等老一辈科学家在中医证候模型的塑造和评价研究方面作出了巨大的贡献，建立了一系列中医证候模型，用于中医药基础理论研究。证候动物模型已成为中医方法、理论、实践体系中不可缺少的一部分，在中医药现代化中发挥着重要的作用。

(李 健 谭 勇)

shènxūzhèng dòngwù móxíng

肾虚证动物模型（animal model of kidney deficiency syndrome）

中西医结合动物模型研究中建立的具有中医肾虚证候模拟表现的动物。属于病理模型的范畴，是建立最早的中医证候动物模型。根据中医理论，肾虚常见证候包括肾精不足、肾气虚、肾阴虚和肾阳虚。

制备方法 根据已有资料，被同行广泛认可的肾虚模型制备方法很多，被同行广泛认可的模型如下。

肾上腺皮质功能改变肾虚证动物模型 ①氢化可的松致肾虚模型：实验研究中最常用。原理：干扰肾上腺功能。通常认为激素使用早期（包括使用期）为肾阴虚；停止使用激素后动物体呈肾阳虚。模型评价：动物行为学观察，肾虚证动物毛色无光泽、拱背少动、反应迟钝、呼吸深迟、竖毛、体重下降或增长缓慢、体温下降、耐寒能力降低等。血生化检测，可见皮质酮含量降低、而皮质醇含量升高、睾酮浓度降低、雌二醇浓度无变化或降低。病理学观察，肝脏、脾脏、胸腺体积缩小、心脏、肾脏体积增加、精子活动度下降。②氨基导眠能（氨鲁米特）法：属于肾阳虚证模型。原理：氨基导眠能通过抑制胆固醇向孕烯醇酮转变而抑制肾上腺皮质激素合成，同时它能影响皮质激素的降解代谢，使全部类固醇激素的合成受阻，导致胆固醇大量堆积。模型评价：动物行为学观察，肾虚证动物摄食减少、毛发失去光泽、拱背、畏寒。血生化检测，环磷酸腺苷（cAMP）含量增加、皮质酮水平降低。病理学观察，肾上腺重量增加。

甲状腺功能改变肾虚证模型 ①甲状腺激素法：属于肾阴虚证模型。有学者认为该模型为气阴两虚或阴虚火旺；也有学者认为早期为阴虚，后期则为阴阳两虚。原理：连续给予甲状腺激素，使动物体呈现甲状腺功能亢进和高基础代谢状态。模型评价：动物大便干结，饮水量及食量增多，活动频度增加，多汗，毛色失去光泽，体重下降或增长缓慢，体温升高，尿量减少。血生化检测：甲状腺激素（T_3、T_4）浓度增高，皮质醇水平升高，cAMP水平增高。②甲状腺切除法：属于肾阳虚，有学者认为属脾肾阳虚或气虚阳虚证。原理：手术切除（或部分切除）动物双侧甲状腺，造成不可逆性病理损害。模型评价：动物食欲降低，嗜睡，蜷缩，竖毛，毛色无光泽，舌质淡或青紫，体温下降，呼吸频率减少。血生化检测：总T_3、T_4水平降低，促甲状腺激素释放激素（TRH）及促甲状腺激素（TSH）含量增加。③硫脲类药物法：属于肾阳虚证，有学者认为接近脾肾阳虚。方法：用甲基和丙基硫脲类药物，如丙硫氧嘧啶、甲硫氧嘧啶、甲巯咪唑、卡比马唑等，抑制甲状腺内过氧化酶系，抑制碘离子转化为新生态碘或活性碘，从而妨碍甲状腺激素的合成。

甲状腺及自主神经功能改变肾虚证动物模型（利血平法） 利血平能引起实验动物食量减少、体重下降、聚堆懒动。该模型制备的原理是利用利血平对自主神经功能的影响，深入的机制尚不明确。属于脾肾阴虚证模型。

性腺功能改变肾虚证动物模型 ①腺嘌呤法：应用腺嘌呤对睾丸生殖细胞及间质细胞的直接毒性作用和对下丘脑-垂体-性腺（HPA）轴的影响，诱导雄性动物出现生精功能及雄激素生成功能障碍（男性不育动物模型），属于肾阳虚证。②手术切除性腺法：如切除雄性大鼠睾丸。③雌激素法：给雄性动物服用或注射雌激素，造成机体环境雌激素/睾酮（E2/T）比值增高，属于肾阳虚证模型。

DNA 合成抑制肾虚证动物模型（羟基脲法） 应用抗肿瘤药物羟基脲，抑制 DNA 还原酶活性而致使 DNA 合成率降低。该模型常出现脱毛、消瘦、体重下降、精神状态差、体温降低、cAMP/cGMP 显著降低等表现。该模型属于肾阳虚动物模型。

老年性肾虚证动物模型 依据《黄帝内经》观点，动物体随年龄的增长肾气由盛转衰。采用自然老龄大鼠（小鼠）、O_3 促衰老动物或遗传性衰老加速动物来模拟老年性肾虚状态。该模型动物的肛温和甲状腺素（T_3，T_4）水

平均较正常动物显著降低。部分动物出现毛发枯萎、畏冷、聚堆的状态。属于肾阳虚动物模型。

肾脏功能损害肾虚证动物模型 根据中医肾"司水液……合三焦"的理论，与解剖学中的肾脏有一定联系。通常采用腺嘌呤、卡那霉素等药物诱导肾脏损伤。该方法诱导的模型动物性激素（睾酮或雌二醇）含量显著降低；雄性动物的生精能力显著降低。该模型类似于肾阳虚、肾气虚证。

模型研究 肾虚证动物模型的研究推动了中医理论科学内涵的研究。尽管如此，肾虚证的物质基础及科学内涵仍需深入研究。

（李 健）

píxūzhèng dòngwù móxíng

脾虚证动物模型（animal model of spleen deficiency syndrome）

中西医结合动物模型研究中建立的具有中医脾虚证候模拟表现的动物。该动物模型是开展研究较早的中医动物模型，也是文献量最多的证候动物模型，是脏腑虚证的代表模型之一。中医理论认为，脾为后天之本，主运化，升清，主肌肉四肢，主统血，开窍于口，其华在唇。临床脾虚可分为脾气虚、脾阳虚、脾阴虚和脾不统血等，多由饮食失调、劳倦损伤、吐泻太过、肝气乘脾、过服寒凉食物、久病体弱、禀赋不足等因素引起。现代医学研究表明，脾虚证与自主神经功能紊乱（副交感神经亢进）、免疫功能下降、消化功能障碍、营养不良等病生理机制有关。

制备方法 造模方法包括以下几种。

苦寒中药泻下法脾虚证动物模型 最常用的脾虚证造模方法，属于脾阳虚证。有学者认为该模型属脾气虚、脾肾阳虚或脾气虚

兼脾阳虚。常用的药物有大黄、芒硝、番泻叶、蓖麻油等。原理：《卫生宝鉴·泻火伤胃》：苦寒泻土。土，脾胃也。脾胃，人之所以为本者。用苦寒之药损其脾胃，引起泻下过度、阴液亏失，可模拟临床脾阳虚、脾气虚、脾肾阳虚等证。模型评价：动物食欲减退、食量减少、体重下降、游泳耐力下降且与造模时间呈负相关。动物蜷缩、眯眼、四肢无力、动作迟缓、毛色枯槁。体温下降、胸腺及脾指数下降。

耗气破气脾虚证动物模型 从苦寒泻下法演化而来，常用大承气汤（大黄、枳实、厚朴、芒硝）、小承气汤（大黄、厚朴、枳实）、厚朴三物汤等给动物灌胃进行造模。模型评价：动物精神萎靡、倦怠懒惰、拱背消瘦、乏力畏寒、毛色粗糙无光泽、体重增长缓慢、无便溏；血清 IgG 水平下降、巨噬细胞吞噬活力降低、超氧化物歧化酶（SOD）含量及活力下降；肠黏膜或有溃疡、糜烂的病理改变。

副交感神经功能亢进脾虚证动物模型（利血平法） 属脾阳虚证。原理：用利血平影响交感神经末梢内去甲肾上腺素的贮存和释放、降低脑内和外周神经中单胺类递质含量，从而使副交感神经功能亢进，伴随腹泻而耗气。因其造模理论来源不是传统中医理论，故实际运用中多有争议。

劳倦伤脾及饮食不节，饮食失常法 胁迫动物长时间游泳，结合蔬菜（多为甘蓝或白菜）和猪油交替饲养等方法伤及动物脾气。该方法符合中医病因病机学说，有明显中医证候特征，模型稳定性及可重复性较强。

其他小众造模方法 如胆汁氢氧化钠溶液脾虚证模型、环磷

酰胺脾虚证模型、气候伤湿脾虚证动物模型、青皮耗气破气脾虚证模型等。

病证结合脾虚证动物模型 实际研究工作中，某类疾病状态下的脾虚证模型的制备和应用更为广泛。常见的病证结合模型有：①脾阳虚型腹水型肝癌模型；②脾阳虚型实体型肝癌模型；③脾阳虚型 S180 肉瘤模型；④脾阳虚型肝损伤模型；⑤脾气虚型创伤愈合模型；⑥脾阳虚型胃溃疡模型；⑦脾气虚型慢性萎缩性胃炎模型；⑧脾气虚胃溃疡模型。

模型评价常依据全国中西医结合虚证老年病防治学术会议制定的"中医虚证参考标准"及北京师范大学造脾虚模型标准：①大便溏泄；②食少纳呆；③消瘦，体重减轻；④神态萎靡，毛色无光泽；⑤蜷缩聚堆；⑥易疲劳。第 ①、② 项为主症，第 ③~⑥ 项为兼项，具备两项主症及两项兼症时，即可认为脾虚造模成功。

模型研究 ①脾虚证动物模型的造模方法多、杂且不规范，如在实验动物的选用上包括小鼠、大鼠、豚鼠、地鼠、家兔、犬、驴、猪，种类、品系繁多，缺乏系统的比较医学研究。在造模方法的创新研究中，同一脾虚证型不同造模方法之间，不同证型之间，不同物种之间比较研究不够。在造模方法的选用上，在一些中药新药的研制中以及在某些科研问题的研究中，存在许多混乱现象，如无视中医理论对某些造模法的生搬硬套；在造模结果上，对脾气虚证的界定缺乏客观、系统、公认的评价体系，通过某些指标对模型的诊断仍呈现出敏感性高、特异性低的特点，如脾气虚与脾阳虚，脾阴虚，脾虚夹湿或夹瘀，肾虚等。缺乏相关研究与客观界定以及脾虚向肾虚证候的转化或相兼等，也缺乏动态系统的比较研究。②在新的医学研究背景下，应从临床实践出发，具有包容的研究态度和长远的科研眼光，而不应故步自封，因循守旧，如对采用秋水仙碱、环磷酰胺或放射线照射等理化因素建立脾气虚证模型。在造模时间、给药量、给药途径等方面进行规范，并将其纳入中医新生疾病之中，以丰富中医病因学说，扩大中医药的治疗范围。③鉴于中医证候动物模型研究的专业性、复杂性和客观存在的困难，为避免杂、乱、错的现象发生，笔者建议能够建立专门的研究机构，实行专业化研究与管理而又采用商业化运作模式，提供规范、标准的动物模型与相关服务。④在今后的研究中，在遵循中医药理论的前提下，当进一步紧扣应用的要求，运用现代科学技术对动物模型的建立方法，对评价手段进行完善，从而进行长期的、动态的、对比性的研究。在模型的特征化、稳定化、标准化上更进一步，使之为中医理论和临床的研究奠定基础是模型研究将做出的最大贡献。

（李 健）

gānyùzhèng dòngwù móxíng

肝郁证动物模型（animal model of liver depression syndrome） 中西医结合动物模型研究中建立的具有中医肝郁证候模拟表现的动物。是中医情志致病的代表证候，是应用药物制备动物模型向情志因素制备动物模型的成功案例。最早的肝郁证动物模型采用艾叶注射剂注射的方法（1979 年），至今仍存争议。随后，中国中医科学院的陈小野、吕爱平等人依据中医理论"怒伤肝""怒而不已亦生忧"等成功制备了肝郁证动物模型。

制备方法 ①夹尾法急性激怒所致肝郁证动物模型：属肝郁证或肝郁气滞血瘀证。模型评价：动物饮水、食量减少，困倦，毛发枯黄，体重下降；血浆黏度显著增高；血沉显著加快；红细胞聚集指数升高；血小板聚集增高；血中肾上腺素、去甲肾上腺素、多巴胺含量明显增高。②模具法激怒肝郁证动物模型：属肝郁气滞血瘀证。原理：给大鼠颈部带上枷锁型模具，影响动物理毛、挠痒等动作，从而引起情志变化而激怒动物。模型评价：动物眼睛眯小、有眼屎、毛色枯黄、粪便干且小而少。尾巴呈现棕红色并有鳞片出现。消瘦、体重减轻。全血黏度明显升高。③夹尾叠加肾上腺素应用法慢性激怒肝郁证动物模型：是夹尾法急性激怒肝郁证动物模型的改进。④肝郁型胃溃疡动物模型（病证结合动物模型）：临床常见胃病患者多属肝郁脾虚证，因此有学者在夹尾叠加肾上腺素造模的基础上，用冰醋酸法建立胃溃疡动物模型。

模型研究 以上这些模型与中医肝郁证的临床发病特点仍有较大差异，如今还没有建立一个合理的中医学特有的评价标准。建立肝郁证动物模型，有助于解决单凭人体观察不足以解决的问题，也弥补了疾病模型的缺陷。

（李 健）

xīnxūzhèng dòngwù móxíng

心虚证动物模型（animal model of heart deficiency syndrome） 中西医结合动物模型研究中建立的具有中医心虚证候模拟表现的动物。中医理论认为，心为君主之官，具有主血脉和主神明的生理功能，故心之阴阳气血失调是心脏病变的基础。依据中医心主血脉、藏神的理论制备的以心功能降低为特征的中西医结合动物模型。

制备方法 心虚证与心功能、血流动力学、血液流变学、血小板、血管活性物质、神经免疫等方面均有关系。代表性造模方法如下。①睡眠剥夺法心虚证动物模型：由中国科学院生物物理研究所孙福立教授于1987年创制。由于睡眠剥夺可引发动物心率加快、血压降低，与心阴虚、心气虚或心气明两虚偏气虚证类似。模型评价：模型动物心率逐渐加快、血压逐渐下降。②高脂性免疫损伤加慢性放血法心虚证动物模型：由浙江中医学院金雁于1989年首次报道。该模型的原理是动物心血管慢性损伤的基础上通过多次少量放血导致心脏功能失常，属于心气虚证。模型评价：食量减少，活动减少、舌质出现斑点、体重下降、血清总胆固醇升高、心电图心肌有缺血缺氧表现、全血黏度及血浆黏度升高。

模型研究 中医对"证"动物模型的研究已有许多年历史，但仍存在许多问题。如心虚证候动物模型多处于各种心脏病心功能不全的较严重阶段，常多脏病变并见，病位并不单纯在心，故造模定位标准较难把握。难以界定单一脏腑证候模型的病变范围。此外，模型动物证（症）轻重程度很难做到均衡，急需引入一套客观、稳定、灵敏的评价指标。

（李　健）

fèixūzhèng dòngwù móxíng

肺虚证动物模型（animal model of lung deficiency syndrome） 中西医结合动物模型研究中建立的

具有中医肺虚证候模拟表现的动物。中医认为肺脏有众多生理功能：包括肺主气、司呼吸、肺与大肠相表里，肺司肃降，通调水道，肺主皮毛，开窍于鼻，并有抵御外邪、助心行血等作用。现代医学则认为肺既是一个呼吸器官，也是一个内分泌器官，它的功能已从主管呼吸，扩展到参与机体的物质代谢与防御机制，制备的动物呼吸道功能改变为主的证候动物模型。

制备方法 ①烟熏法肺虚证动物模型：通过锯末、刨花、香烟烟熏形成呼吸道炎症而模拟肺气虚证。模型评价：动物出现咳痰、涎、气短、喘促、精神萎靡、不思动，行动迟缓，蜷伏不动等行为特征。同时伴有消瘦、便溏、毛发脱落、皮肤弹性差、静脉血压升高、左室内压降低、内压上升速率下降等。组织病理学观察可见鼻、气管、支气管呈炎症改变。②二氧化硫熏法肺虚证动物模型：采用 SO_2 熏动物，造成肺气虚证。模型评价：动物出现食欲不振、精神萎靡、活动极差、竖毛怕冷、动物生长缓慢、脱毛、脱须、体重减轻、舌色变淡、咳嗽、气急，支气管呈慢性炎症病理改变。可与无载体碘-131、泼尼松、甲状腺粉和利血平、氢化可的松、利血平和甲状腺素联合应用。③油酸法肺虚证动物模型：通常选择兔子为实验对象。经由耳静脉一次性注射油酸（0.08mL/kg体重），使动物肺组织内微血管强烈收缩，形成肺微循环障碍。该模型属于肺气虚证。模型评价：呼吸频率呈渐进性增加，食管内压变化幅值维持在较低水平，呼吸气容量维持在较注射前减少的水平；肺动态顺应性在注射油酸30分钟后呈渐进性下

降，呼吸气流速维持在较高水平；气道阻力也维持在较高水平。

模型研究 学者对肺虚证的研究虽然取得了一些成就，但研究结果仍难以揭示中医肺虚证的生理病理本质。如何利用现有的研究和现代先进的技术及方法，系统地解释肺气虚证本质，并制订客观的诊断标准，实现中医肺虚证的定性及定量诊断，使证的诊断客观化和标准化，进而制定出肺虚证相对系统、统一、科学的诊疗方案，是下一步需要努力的方向。

（李　健）

qìxūzhèng dòngwù móxíng

气虚证动物模型（animal model of Qi deficiency syndrome） 中西医结合动物模型研究中建立的具有中医气虚证候模拟表现的动物，属于动物全身性功能减退为特征的证候动物模型。气虚泛指身体虚弱、面色苍白、呼吸短促、四肢乏力、头晕、动则汗出、语声低微等一系列临床证候状态。其主要原因是元气、宗气、卫气的虚损，以及气的推动、温煦、防御、固摄和气化功能的减退，从而导致机体的某些功能活动低下或衰退，抗病能力下降等衰弱的现象。气虚多因先天不足、营养不良、年老虚弱、久病未愈、大手术后及疲劳过度等引发，包括肺气虚、心气虚、脾气虚、肾气虚诸证。

制备方法 ①疲劳致虚：依据"劳则气耗"的中医理论，采用长时间、负重游泳；强迫跑步等方法造成实验动物过度疲劳，是气虚证最常用的模型制备方法。②慢性失血法：用各种方法每天从实验动物动脉/静脉血管抽取一定量血液，如眼球内眦静脉丛采血、锁骨下动脉置管定时放血、

动物每天剪断尾巴并置入 37℃ 水中缓慢失血，属于心气虚证模型。③苦寒泻下致虚：利用苦寒泻下中药（单味药或方剂）致使实验动物连续腹泻，属于脾气虚证模型。④烟熏、低压氧致肺气虚：点燃刨花、锯末、烟叶，释放烟雾熏实验动物，或将实验动物置入低氧环境中，属于肺气虚证模型。⑤其他方法：如 X 射线照射法、综合因素造模法等。对上述模型的评价：精神萎靡、嗜睡、四肢蜷缩、肌肉张力下降、体温稍高、耳根温度较热、大便量有逐渐增多趋势、体重有轻度下降（但看起来很胖）、指压皮肤无凹陷；网织红细胞增多、血细胞比容下降、血总蛋白略降低、球蛋白相对增高、白球比例略有下降。病理学指标检测：心、肺组织心钠素（ANP）含量下降；心肌细胞线粒体明显增生；肌原纤维中明带、暗带模糊，肌丝排列扩散；核周多见不规则腔隙和髓鞘样小体，即所"缺氧性线粒体"，肺毛细血管收缩变窄，血细胞阻塞管腔，血流不畅，局部见红细胞渗出到肺泡。Ⅱ型上皮中板层小体增多，小体空化，肾上皮细胞线粒体呈典型髓样变。

模型研究 气虚证动物模型的研究总体上以采用疲劳方法为主，劳则耗气，此法符合中医理论，在疲劳的基础上加用限食、泻下的方法，可使气更不足，气虚证候更明显。各种脏腑气虚证中脾气虚证的造模方法最多，形式多样化。

(李 健)

xuèxūzhèng dòngwù móxíng

血虚证动物模型（animal model of blood deficiency syndrome）中西医结合动物模型研究中建立的具有中医血虚证候模拟表现的

动物。中医理论认为，血虚多因失血过多，血液生化之源不足，或因瘀血阻滞，新血不生等原因引起。故中医血虚证动物模型一般是使动物外周血红细胞减少，血红蛋白含量降低，或使动物骨髓抑制，使造血干细胞及祖细胞数量减少，从而减少外周血细胞的生成等。

制备方法 制备血虚证动物模型的方法很多，常用的有以下几种。①失血性血虚证动物模型：本类模型多为急性失血性血虚证，一般采用放血法制备，但放血量难以精确控制，模型动物之间有较大差别。②化学损伤性血虚证动物模型：贲长恩等于 1977 年首先采用具有溶血作用的乙酰苯肼（APH）制备血虚证动物模型。另一种常用造模药物是环磷酰胺（CTX）。CTX 是细胞毒制剂，其作用机制是抑制骨髓功能，使血细胞生成减少。或采用 APH 与 CTX 联合使用的复合血虚证模型，从双重环节上造成动物血虚。③放射性损伤血虚证动物模型：放射性损伤是利用 ^{60}Coγ 射线等照射动物全身，可使动物造血干/祖细胞减少，造成白细胞数量下降和骨髓损伤，造模效果明显，但需要特殊设备，而且照射量的控制有一定难度，过小达不到损伤要求，过大又会造成动物死亡。

模型评价：上述方法诱导的血虚证动物多数出现被毛粗乱、蓬松而无光泽、弓背、活动减少、眼睛无神、唇鼻苍白无华、尾巴颜色苍白、精神萎靡，倦卧少动，嗜睡血红蛋白含量及红细胞计数明显降低，团缩拱背，明显消瘦，饮水增多。

模型研究 血虚证模型制备方法较多，每种模型都有其特点和局限性、片面性。尽管如此，

血虚证动物模型的制备方法在不断改进，为阐明血虚证的发生、发展机制，阐明补血方药的现代药用机制，为补血新药的开发和血虚证的临床治疗奠定基础。

(李 健)

xuèyūzhèng dòngwù móxíng

血瘀证动物模型（animal model of blood stasis syndrome）中西医结合动物模型研究中建立的具有中医血瘀证候模拟表现的动物。是一类基于丰厚临床实验研究基础，研究较多，机制较明确的证候动物模型之一（文献量仅次于脾虚和肾虚证，居第三位）。血瘀证动物模型的内涵和诊断标准相对于中医原有概念有明显的更新和扩大。

制备方法 血瘀证的动物模型有 4 类。

病因模型 复制原理依据传统中医理论，模拟临床病症形成的原因，将该病因施加于模型动物。模型制备方法：将实验动物置于 -15℃ 冰箱 4 个小时，模拟寒邪伤阳、阳虚而致瘀；采用物理、化学的方法诱导实验动物衰老，或用老年动物模拟自然衰老等方法复制血瘀证模型。模型评价：这类模型的优点是符合中医理论，缺点是模型动物个体差异很大，给后续动物模型的评估带来困难。

病理型模型 复制原理是采用手术、物理、化学方法模拟西医学的心血管病理。①通过开胸结扎冠状动脉左前降支或其他分支，或同时结扎几处冠状动脉的分支，以形成一个梗塞的区域，造成该区域的心肌缺血。②使用 Ameroid 缩窄环，模拟临床缺血性心脏病中粥样硬化斑块的渐进性阻塞，直至闭塞冠脉的慢性进程及缺血引起的病理改变。③采用心导管介入技术，运用自体血栓，

或采用微球注射造成实验动物冠状动脉栓塞。④通过注射异丙肾上腺素（肾上腺素）或脑垂体后叶素诱导心内膜下组织病理改变、心律不齐、心缺血性改变。⑤饲喂高脂饲料诱导实验动物高血脂、动脉粥样硬化等。模型评价：上述方法可诱导血管阻塞、内皮损伤、微循环障碍和血液病理生理如血液流变学和血流动力学障碍等，较好的复制心血管疾病的病生理改变的过程。但是不能很好地反映中医致病因素和证候之间的联系，对于解释血瘀证中医理论存在一定差距。

症状型模型　复制方法是应用物理、化学刺激等方法，使实验动物表现出某一证候的症状和体征，此类模型也称生物表征模型。这类模型表现出来的往往不是单一证候，给实验观察和研究带来一定困难。

病症结合动物模型　复制原理是将西医疾病模型与中医病因的处理因素叠加起来，使动物模型既有西医疾病的病生理过程，又较好地符合中医基础理论，是血瘀证相关研究中应用最多。模型制备方法：高脂饮食+脑垂体后叶素皮下注射+寒冷刺激叠加使用，复制冠心病血瘀证大鼠模型。模型评价：模型大鼠血脂升高、心肌缺血显著、心功能不全。

模型研究　无论哪一类血瘀证动物模型都把上述生物化学和生物指标作为血瘀证模型的评价依据，而忽视血瘀证模型建立所应该具备的生物表征如局部肿痛、眼结膜血管明显扩张充血、唇周发黑、耳郭唇周暗红、爪甲尾部紫暗、舌暗红，以及动物行为等符合人体血瘀证临床表现的指标。这一现状势必对中医基础理论产生一定的冲击。因此，建立血瘀

证生物表征模型，将是血瘀证研究亟待解决的关键科学问题。

（李　健）

hánzhèng dòngwù móxíng

寒证动物模型（animal model of cold syndrome）
中西医结合动物模型研究中建立的具有中医寒证候模拟表现的动物。中医理论认为，寒证是由阴盛或阳虚所致的以寒冷表现为主要特征的证候类型。

制备方法　根据中医理论，采用寒性药物喂养动物，可获得寒证动物模型。常用的造模方法是百白破三联疫苗注射叠加寒性方药法制备寒证动物模型。造模方法：大鼠腹腔内注射三联疫苗1ml，每日1次，共2次，然后灌胃给予知母、胆草、黄连、黄柏、银花、连翘、石膏等寒凉药物水煎液。模型评价：动物安静少动，蜷缩，畏寒，腹泻，行动迟缓，目光无神欲闭；氧耗量降低。自主活动减少，心率减慢。尿量增多，尿内儿茶酚胺及17-羟皮质类固醇排出量减少。基础体温降低。基础痛阈升高，属于虚寒证。此外，有研究者采用食醋灌胃法制备脾胃虚寒证模型，用低温冷冻实验动物的方法制备寒凝血瘀证模型。

模型研究　寒证动物模型的研究还存在许多问题，突出表现在，虚寒模型相对较多，而实寒模型较少，尤其缺乏二者的对照研究；寒证动物模型的评价标准尚不统一，很大一部分模型以病代证，与中医的"证"存在着一定的差别。

（李　健）

rèzhèng dòngwù móxíng

热证动物模型（animal model of heat syndrome）
中西医结合动物模型研究中建立的具有中医

热证候模拟表现的动物，中医基本体质病理模型之一，为中医热证本质的研究提供到了坚实的基础。中医理论认为，阳盛生热、阴虚生热、气虚生热。热证又分为实热、虚热等。

制备方法　①热性方药法制备热证动物模型：临床观察表明：过多服用热性方药的患者可出现热证。造模方法：用附子、肉桂、干姜、仙茅、淫羊藿等热性中药水煎液对大鼠灌胃。模型评价：心率加快，体重降低，竖毛，活动增加或少动，精神萎靡，饮水量增加，尿量略少，尿内肾上腺素、去甲肾上腺素、17-羟皮质类固醇排出量增加。血、肾上腺、脑干多巴胺β羟化酶活性增加，氧耗量增加。属于虚热证。

模型研究　中医热证的造模方法及评价指标已经取得很大的进展，但借鉴西医造模方法为多，模型评价也多以细胞因子、激素水平、免疫状态等指标，缺少符合中医理论的评价参数。

（李　健）

bìzhèng dòngwù móxíng

痹证动物模型（animal model of impediment syndrome）
属于典型的中西医结合动物模型。中西医结合动物模型研究中建立的具有中医痹症证候模拟表现的动物。痹证是由于风、寒、湿、热等外邪侵袭人体、痹阻经络、气血运行不畅所致的，以肌肉、筋骨、关节发生酸痛、麻木、重着、屈伸不利，甚或关节肿大灼热等为主要临床表现的病证。根据感受邪气的相对轻重，常分为行痹（风痹）、痛痹（寒痹）、着痹（湿痹）。若素体阳盛或阴虚火旺，复感风寒湿邪，邪从热化或感受热邪，留驻关节，则为热痹。

制备方法　①免疫损伤性痹

症动物模型：常用的是佐剂性关节炎动物模型（简称 AA 模型）和"Ⅱ型牛胶原蛋白+弗氏不完全佐剂"二次免疫法（简称 CIA 模型）。模型评价：肢端关节红肿，受累部位主要是腕、踝、中节趾间关节，可通过关节肿胀度测量进行初步评价。此外，可通过外周血炎症因子、类风湿因子水平检测，关节组织病理学检测以及小动物医学影像（磁共振成像、CT），评价关节炎发病程度。②免疫损伤加气候因素痹证动物模型：中医认为虚体不与风寒湿合不为痹。造模方法：在 AA 或 CIA 模型的基础上叠加风寒、湿热等气候因素。模型评价：毛发失泽，懒动，体重减轻。部分动物踝关节明显红肿，触及时可见逃避反射。

模型研究　虽然 CIA 和 AA 关节炎动物模型应用非常广泛，但是这类模型与中医痹证之间存在一定差异。复合造模的方法则缺少统一的标准和操作规范，人为因素造成的影响相对较大。总之，中医痹证的动物模型尚不完善，怎样才能造出与中医痹证更相符的动物模型仍是值得探讨的问题。

（李　健）

juétuōzhèng dòngwù móxíng

厥脱证动物模型　（animal model of syncope and prostration）　中西医结合动物模型研究中建立的具有中医厥脱证候模拟表现的动物。中医厥脱证非单纯厥或脱证，是指邪毒内陷或内伤脏气或亡津失血所致的气血逆乱正气耗脱的一类病症，相当于各种原因引起的休克。厥脱证是厥证和脱证的合称，大约相当于休克，是典型的中西医结合动物模型。早期轻度休克类似于"厥证"，严重休克则多归于"脱证"。

制备方法　感染性休克法致厥脱证动物模型：该方法是模拟临床感染性休克患者的中毒过程。造模方法：采用小剂量重复递增静脉注射大肠杆菌内毒素（LPS）。模型评价：动物各部位体温同步上升；动物的呼吸稍显短促、双耳发热发红、舌质淡红、舌面有津液。随着造模时间延长，动物肛、胸温仍继续上升或持续高热；趾、耳温开始下降；心率增快但不超过基础值的 15%；血压开始下降，但不低于 90mmHg（收缩压）；尿量明显减少，但不少于基础值的 1/2；动物出现拒食拒饮、时而蹬足、躁动；球结膜充血发红，呼吸深、大、微短促，可见鼻翼煽动，舌面干燥，脉搏变弱。该阶段类似于热厥证。当温差大于基础值的 30%，趾、耳温明显下降，心率增快大于基础值的 30%，血压（收缩压）在 70~90mmHg 之间，尿量明显减少但不低于基础值的 1/5，耳垂毛耸，神识淡漠，眼喜闭流泪，鼻尖湿冷、鼻内有白色分泌物，呼吸浅促、舌面干燥、有紫气，脉搏微弱等表现时，则属于热厥气脱证。当温差大于基础值的 50%，心率开始变慢但仍快于基础值，收缩压低于 70mmHg，尿极少或无，外观见萎靡不振、对刺激反应迟钝、四肢瘫卧，耳垂毛耸、两耳冰冷，眼闭不睁、泪多；呼吸困难、频率减慢、喉有痰声、鼻内白色分泌物增多，舌淡紫，最后多发抽搐而死亡，则属于元气外脱证。

除此之外，失血性休克法复制厥脱证动物模型（又称心源性休克/厥脱证）也较常见。模型复制方法：连续放血。采用法。模型评价：实验动物眼闭不睁、耳朵和鼻尖温度低、抽搐（甚至死亡）。本模型属虚脱亡阳、气血暴脱证。

模型研究　厥脱证（休克）动物模型制备方法尚存在很多不足，与中医临床厥脱证之间存在较大差距，但是通过存活时间、心率、血压、体温等参数的监测，对研究改善厥脱类中医特色疗法的疗效及作用机制具有重要意义。

（李　健）

bìngzhèng jiéhé dòngwù móxíng

病证结合动物模型　（animal model of integrated disease and syndrome）　在同一动物体上同时复制具有相互联系的现代医学的病及中医证候，其实质是一类中西医结合动物模型。又称证病结合动物模型。病证结合动物模型增加了模型的变量，使研究的复杂性及提供的信息量均大幅度增加，促进了证候模型与临床的紧密结合及应用。

病证结合动物模型以疾病模型为基础，引入中医理论关于"证"的影响因素，即西医疾病模型的基础上，复合采用中医病因造模的处理因素，以期望模拟某一疾病的某种证型的特征。该造模方法严格遵循现代医学疾病的造模思想，制作某一疾病的病理模型；对该模型动物进行动态的观察，采集宏观表征、检测理化指标，同时参考该疾病临床证候诊断标准，对动物的证候进行判定，有可能发现该类疾病动物模型的证候分布及其演变规律。因此，病证结合动物模型既较好的符合中医基础理论，又符合西医疾病的病生理过程，同时具有相对稳定性，有可能成为证候研究当中具有发展前景的一类动物模型。

病证结合动物模型制备的制备思路主要有五个方面：①病和

证重叠，病中包含证。如甲状腺功能亢进病与阴虚证相似；慢性溃疡性结肠炎与脾虚证相近。②同一个病的不同造模方式会造成不同的证。研究发现，不同方法造成的消化性溃疡病模型对不同辨证施治的方剂有不同的反应，因此属于不同的证候。③由病而产生证候。如感染性休克在不同病理过程中分别对应热厥证、热厥气脱证、元气外脱证。④由证致病。如虚证、痰湿、血瘀等证候得不到有效的缓解可诱发多种疾病。⑤病与证分别发生，但在时间上交叉重叠。如建立脾虚模型的基础上对动物接种肿瘤细胞，则造成脾虚型肿瘤模型。

建立病证结合动物模型意义在于：①病证结合动物模型的建立对于在深层次研究探讨中西医理论的内在联系有重要意义。②病证结合动物模型有助于中药、方剂作用机制的研究并满足新药开发的需要，对推动中医药走向世界起到了积极作用。

中医强调辨证论治，其中"证"的判定是基于中医"四诊"资料的采集，这些信息采集在动物模型有一定困难。所以，如何将从动物模型上所得到的信息进行抽象概括，进而归属其证候类型，是最关键问题。

（李　健）

索 引

条目标题汉字笔画索引

说 明

一、本索引供读者按条目标题的汉字笔画查检条目。

二、条目标题按第一字的笔画由少到多的顺序排列，按画数和起笔笔形横（一）、竖（丨）、撇（丿）、点（、）、折（乛，包括丁乚く等）的顺序排列。笔画数和起笔笔形相同的字，按字形结构排列，先左右形字，再上下形字，后整体字。第一字相同的，依次按后面各字的笔画数和起笔笔形顺序排列。

三、以拉丁字母、希腊字母和阿拉伯数字、罗马数字开头的条目标题，依次排在汉字条目标题的后面。

一 画

乙型肝炎病毒相关性肾炎（hepatitis B virus-associated glomerular nephritis，HBV-GN） 133

二 画

七情致病研究（study on pathogenesis of seven emotions） 325

人感染高致病性禽流感（human infection of highly pathogenic avian influenza A） 27

儿科疾病（pediatric diseases） 286

儿童癫痫（children epilepsy） 296

三 画

干燥综合征（sicca syndrome，SS） 188

下肢静脉炎（phlebitis of lower extremities，PLE） 261

大肠癌（colorectal carcinoma） 108

上消化道出血（upper gastrointestinal hemorrhage，UGH） 78

小儿厌食症（infantile anorexia） 289

小儿肾病综合征（infantile nephrotic syndrome） 292

小儿肺炎（infantile pneumonia） 287

小儿急性肾小球肾炎（infantile acute glomerulonephritis） 292

小儿遗尿症（infantile enuresis） 301

小儿感染性休克（infantile septic shock） 294

子宫内膜异位症（endometriosis） 273

子宫肌瘤（uterine myoma，hysteromyoma，uterus myoma） 276

四 画

无症状血尿和/或蛋白尿（asymptomatic hematuria with or without proteinuria） 125

支气管扩张症（bronchiectasis） 44

支气管哮喘（bronchial asthma） 49

巨幼细胞性贫血（megaloblastic anemia，MA） 152

中西医比较（comparison between TCM and western medicine） 303

中西医结合正骨（bone setting of integrated Chinese and western medicine） 15

中西医结合动物模型（animal model of integrated Chinese and western medicine） 373

中西医结合医学（integrated Chinese and western medicine） 1

中西医结合医学研究（study on integrated Chinese and western medicine） 302

中西医结合医学临床研究（clinical study on integrated Chinese and western medicine） 328

中西医结合医学基础（basis of integrated Chinese and western medicine） 3

中西医结合医学基础研究（basic study on integrated

Chinese and western medicine） 304

中西医结合医学基础理论（basic theory of integrated Chinese and western medicine） 4

中西医结合体格检查（physical examination of integrated Chinese and western medicine） 7

中西医结合诊断（diagnosis of integrated Chinese and western medicine） 6

中西医结合治疗（therapeutics of integrated Chinese and western medicine） 8

中西医结合治疗观（therapeutic principle of integrated Chinese and western medicine） 8

中西医结合临床（clinical intergrated Chinese and western medicine） 16

中西医结合病史采集（medical history collection of integrated Chinese and western medicine） 7

中西医结合辅助检查（assistant examination of integrated Chinese and western medicine） 7

中西医结合辨证（syndrome differentiation of integrated Chinese and western medicine） 5

中西疗法联用（combinatory treatment of TCM and western medicine） 10

中西药协同作用（synergism of TCM and western drugs） 11

中西药相互作用（drug interaction between Chinese herbal medicines and western drugs） 10

中西药联用禁忌（contraindication between TCM and western drugs） 12

中医体质研究（study on TCM constitution） 326

中药西用（application of TCM drugs in the theory of western medicine） 13

贝赫切特综合征（Behcet syndrome） 187

内分泌与代谢疾病（endocrine and metabolic disease） 163

气血生理研究（study on physiology of Qi and blood） 313

气血研究（study on Qi and blood） 312

气虚血瘀证研究（study on Qi deficiency and blood stasis syndrome） 339

气虚证动物模型（animal model of Qi deficiency syndrome） 377

气虚证研究（study on Qi deficiency syndrome） 335

气虚研究（study on deficiency of Qi） 314

气滞血瘀证研究（study on the stagnation of Qi and blood stasis） 340

气滞证研究（study on Qi stagnation syndrome） 337

气滞研究（study on Qi stagnation） 315

手足口病（hand-foot-mouth disease, HFMD） 25

反复呼吸道感染（recurrent respiratory tract infection） 286

月经病（emmeniopathy） 282

风湿性疾病（rheumatic disease） 182

六淫致病研究（study on pathogenesis of six excesses） 323

方证对应研究（study on the corresponding of formula and syndrome） 352

心力衰竭（heart failure, HF） 68

心气虚证研究（study on the heart Qi deficiency syndrome） 344

心血管系统疾病（cardiovascular system disease） 53

心肌病（cardiomyopathy） 58

心房颤动（atrial fibrillation, AF） 57

心律失常（arrhythmia） 53

心绞痛（angina pectoris） 64

心虚证动物模型（animal model of heart deficiency syndrome） 376

心藏象研究（study on the viscera-state doctrine of heart） 304

五 画

功能失调性子宫出血（dysfunctional uterine bleading, DUB） 281

功能性胃肠病（functional gastrointestinal disorders, FGIDs） 79

功能性便秘（functional constipation, FC） 80

功能性消化不良（functional dyspepsia, FD） 79

甲状腺功能亢进症（hyperthyroidism） 177

甲状腺功能减退症（hypothyroidism） 178

甲状腺炎（thyroiditis） 176

甲状腺癌（thyroid carcinoma） 179

甲型 H1N1 流感（A H1N1 influenza） 28

生殖道炎症（genital tract inflammation） 279

失眠（insomnia） 214

白内障（cataract） 225

白癜风（vitiligo） 251

外伤血瘀证研究（study on trauma caused blood stasis） 342

外阴硬化性苔藓（vulua lichen sclerosis, VLS） 280

头痛（headache） 205

皮肤病（dermatosis） 240

六　画

动脉硬化性闭塞症（arteriosclerosis obliterans，ASO）
　260

动脉粥样硬化（atherosclerosis） 62

耳鼻咽喉疾病（otorhinolaryngologic disease） 231

再生障碍性贫血（aplastic anemia，AA） 154

扩张型心肌病（dilated cardiomyopathy，DCM） 59

西药中用（application of western drugs in the theory of
　TCM） 13

过敏性紫癜性肾炎（Henoch-Schonlein purpura nephri-
　tis） 137

同病异治研究（study on treating the same disease with
　different methods） 355

年龄相关性黄斑变性（age-related macular degenera-
　tion，AMD） 224

舌诊仪（apparatus for TCM tongue inspection） 329

舌诊研究（study on TCM tongue diagnosis） 329

传染病（infectious disease） 16

伤寒（typhoid） 31

自发性细菌性腹膜炎（spontaneous bacterial peritoni-
　tis，SBP） 90

自身免疫性肝病（autoimmune liver disease） 94

自然流产（spontaneous abortion） 271

血吸虫病（schistosomiasis） 37

血热血瘀证研究（study on blood heat and stasis syn-
　drome） 341

血虚证动物模型（animal model of blood deficiency
　syndrome） 378

血虚证研究（study on blood deficiency syndrome）
　337

血虚研究（study on deficiency of blood；study on
　blood-insufficiency） 317

血液系统疾病（hematological system disease） 151

血瘀证动物模型（animal model of blood stasis syn-
　drome） 378

血瘀证研究（study on blood stasis syndrome） 339

血瘀研究（study on syndrome of blood stasis） 319

血管性痴呆（vascular dementia，VaD） 210

行气法研究（study on the TCM method of activating
　Qi） 360

行气活血法研究（study on TCM method of promoting
　circulation of Qi and blood） 364

肌萎缩侧索硬化（amyotrophic lateral sclerosis，ALS）
　217

多发性肌炎（polymyositis，PM） 186

多发性硬化（multiple sclerosis，MS） 201

多囊卵巢综合征（polycystic ovarian syndrome，
　PCOS） 269

闭经（amenorrhoea） 282

异位妊娠（ectopic pregnancy） 274

异病同治研究（study on treating different diseases with
　the same method） 357

收缩性心力衰竭（systolic heart failure） 69

妇产科疾病（obstetrical and gynecological disease）
　269

七　画

扶正祛邪研究（study on reinforce the healthy Qi and e-
　liminate the pathogenic factors） 353

攻补兼施研究（study on simultaneous elimination and
　reinforcement） 353

抑郁症（depressive disorder） 219

严重急性呼吸综合征（severe acute respiratory syn-
　drome，SARS） 17

里证研究（study on interior syndrome） 351

围绝经期综合征（perimenopausal syndrome） 272

男性不育症（male inferlitity，MI） 267

男性生殖系统疾病（male reproductive system disease）
　262

针刺麻醉（acupuncture anesthesia） 14

近视（myopia） 222

肝郁证动物模型（animal model of liver depression syn-
　drome） 376

肝肾综合征（hepatorenal syndrome，HRS） 87

肝性脑病（hepatic encephalopathy，HE） 86

肝硬化（liver cirrhosis） 84

肝硬化腹水（ascites due to cirrhosis） 88

肝瘀血证研究（study on liver blood stasis syndrome）
　343

肝藏象研究（study on the viscera-state doctrine of liv-
　er） 306

肠易激综合征（irritable bowel syndrome，IBS） 81

肠梗阻（intestinal obstruction） 114

肠源性内毒素血症（intestinalendotoxemia，IETM）
　117

免疫性不孕（immune infertility） 275

卵巢早衰（premature ovarian failure, POF） 270

系统生物学研究（systems biology research） 304

系统性红斑狼疮（systemic lupus erythematosus, SLE） 182

系统性硬化病（systemic sclerosis, SSc） 189

间质性肾炎（interstitial nephritis） 131

良性前列腺增生症（benign prostatic hyperplasia, BPH） 265

证（syndrome） 5

证候动物模型（animal model of TCM syndrome） 374

证候实质研究（TCM syndromes research） 333

证候标准研究（study on standardization of TCM syndrome） 332

证候研究（study on TCM syndrome） 332

证候量化诊断研究（study on quantitative diagnosis of TCM syndromes） 331

证候量表（TCM syndrome scale） 332

补气法研究（study on the TCM method of reinforcing Qi） 359

补气活血法研究（study on TCM method of invigorating Qi and promoting blood circulation） 363

补心气法研究（study on TCM method of tonifying the heart Qi） 370

补血法研究（study on the TCM method of enriching blood） 362

诊法研究（study on TCM diagnostic methods） 328

尿石症（urolithiasis） 145

尿路感染（urinary tract infection, UTI） 141

尿酸性肾病（uric acid nephropathy） 138

阿尔茨海默病（Alzheimer's disease, AD） 211

八 画

表证研究（study on exterior syndrome） 350

抽动秽语综合征（Tourette's syndrome, TS） 213

非小细胞肺癌（non-small cell lung carcinoma, NSCLC） 51

非酒精性脂肪性肝病（nonalcoholic fatty liver disease, NAFLD） 99

肾小球肾炎（glomerular nephritis, GN） 122

肾结石（renal calculus） 145

肾病综合征（nephrotic syndrome, NS） 128

肾虚证动物模型（animal model of kidney deficiency syndrome） 374

肾虚证研究（study on kidney deficiency syndrome） 346

肾藏象研究（study on the viscera-state doctrine of kidney） 307

呼吸系统疾病（respiratory system disease） 37

帕金森病（Parkinson's disease, PD） 207

贫血（anemia） 152

肺结核（pulmonary tuberculosis） 33

肺虚证动物模型（animal model of lung deficiency syndrome） 377

肺藏象研究（study on the viscera-state doctrine of lung） 305

肺癌（lung cancer） 50

肥厚型心肌病（hypertrophic cardiomyopathy, HCM） 60

肥胖症（obesity） 173

周围血管疾病（peripheral vascular disease, PVD） 259

变应性鼻炎（allergic rhinitis, AR） 234

疟疾（malaria） 35

炎症性肠病（inflammatory bowel disease, IBD） 82

泌尿系统疾病（urinary system disease） 121

治未病研究（study on preventive treatment of disease） 352

治则研究（study on therapeutic principle） 352

治法研究（study on therapeutic methods） 359

性早熟（sexual prematurity, progenesis, sexual precosity） 300

定性研究（qualitative research） 303

定量研究（quantitative research） 303

实证研究（study on excessive syndrome） 350

视网膜静脉阻塞（retinal vein occlusion, RVO） 228

视神经萎缩（optic atrophy） 229

屈光不正（refractive error） 222

细菌性皮肤病（bacterial dermatosis） 241

细菌性痢疾（bacillary dysentery） 32

细菌感染性传染病（bacterial infectious diseases） 29

经络与声研究（study on sound conduction and channel） 312

经络与脏腑相关研究（study on relationship between channel and ZangFu） 312

经络化学特性研究（study on the chemical characteristics of channels and collaterals） 310

经络生理物理特性研究（study on the biophysics characteristics of channels and collaterals） 310

经络研究（study on channels and collaterals） 310

九　画

带状疱疹（herpes zoster，HZ） 244

荨麻疹（urticaria） 248

药物性肝病（drug-induced liver disease） 91

药物性肾损伤（drug-induced renal injury） 135

标本兼治研究（study on addressing both symptoms and root cause） 354

勃起功能障碍（eretile dysfunction，ED） 266

胃下垂（gastroptosis） 77

胃炎（gastritis） 75

胃食管反流病（gastroesophageal reflux disease，GERD） 73

胃癌（gastric cancer） 107

咽喉炎（pharyngolaryngitis） 237

骨伤疾病（orthopedic diseases） 252

骨关节炎（osteoarthritis，OA） 192

骨坏死（osteonecrosis） 258

骨折（fracture） 252

骨质疏松症（osteoporosis，OP） 180

骨髓增生异常综合征（myelodysplastic syndromes，MDS） 161

重症肌无力（myasthenia gravis，MG） 208

重症肝炎（severe hepatitis） 22

食管癌（esophageal carcinoma） 105

盆腔炎性疾病（pelvic inflammatory disease，PID） 277

盆腔炎性疾病后遗症（sequelae of pelvic inflammatory disease） 278

胆石症（cholelithiasis） 104

胆汁淤积性肝病（cholestatic liver disease） 95

胆道感染（infection of biliary tract） 101

胆管癌（cholangiocarcinoma） 113

脉诊仪（TCM pulse pattern diagnostic system） 331

脉诊研究（study on TCM pulse diagnosis） 330

急性上呼吸道感染（acute upper respiratory tract infection） 38

急性气管-支气管炎（acute tracheobronchitis） 39

急性心肌梗死（acute myocardial infarction，AMI） 66

急性白血病（acute leukemia，AL） 158

急性肾小球肾炎（acute glomerulonephritis） 122

急性肾盂肾炎（acute pyelonephritis，APN） 142

急性肾损伤（acute kidney injury，AKI） 148

急性重症胆管炎（acute cholangitis of severe type，ACST） 116

急性胆道感染（acute infection of biliary tract） 101

急性胰腺炎（acute pancreatitis，AP） 118

急性病毒性肝炎（acute viral hepatitis） 20

急性阑尾炎（acute appendicitis，AA） 120

急性腹膜炎（acute peritonitis，AT） 119

急腹症（acute abdomen） 114

类风湿关节炎（rheumatoid arthritis，RA） 183

前列腺炎（prostatitis） 263

活血化瘀法研究（study on TCM method of activating blood circulation to remove blood stasis） 366

室上性心动过速（supraventricular tachycarrhythmias） 55

室性期前收缩（premature ventricular beat） 54

突发性耳聋（sudden deafness，SD） 231

冠状动脉粥样硬化性心脏病（coronary atherosclerotic heart disease，CHD） 63

神经系统疾病（nervous system disease） 193

十　画

热证动物模型（animal model of heat syndrome） 379

热证研究（study on heat syndrome） 347

获得性免疫缺陷综合征（acquired immunodeficiency syndrome，AIDS） 18

真菌性皮肤病（fungal dermatosis） 245

桡骨远端骨折（fracture of distal radius） 253

原发性血管炎（primary vasculitis） 187

原发性肝癌（primary hepatic carcinoma，PHC） 111

原发性肾病综合征（primary nephritic syndrome） 128

原发性痛经（primary dysmenorrhea） 284

原虫感染（protozoan infection） 34

缺铁性贫血（iron-deficiency anemia，IDA） 153

特发性血小板减少性紫癜（idiopathic thrombocytopenic purpura，ITP） 157

特发性肺（间质）纤维化（idiopathic pulmonary fibrosis，IPF） 46

特发性炎症性肌病（idiopathic inflammatory myopathy，IIM） 185

特发性面神经麻痹（idiopathic facial paralysis） 193

特应性皮炎（atopic dermatitis, AD） 246

健脾益气法研究（study on TCM method of invigorating qthe spllen and replenishing Qi） 367

胰腺癌（pancreatic carcinoma） 110

脏腑关系研究（study on the interrelationship of viscera） 309

脑出血（intracerebral hemorrhage, ICH） 196

脑血管疾病（cerebrovascular disease） 195

脑性瘫痪（cerebral palsy, CP） 295

脑梗死（cerebral infarction） 198

脓疱疮（impetigo） 242

狼疮性肾炎（lupus nephritis, LN） 139

高血压（hypertension） 71

高血压性肾损害（hypertensive renal damage） 134

高脂血症（hyperlipidemia） 174

病（disease） 5

病机理论研究（study on pathogenesis） 322

病因病机研究（study on etiology and pathogenesis of disease） 320

病因理论研究（study on etiology） 322

病证结合（combination of disease and syndrome） 4

病证结合动物模型（animal model of integrated disease and syndrome） 380

病毒性心肌炎（viral myocarditis, VMC） 61

病毒性皮肤病（viral dermatosis） 243

病毒性肝炎（viral hepatitis） 19

病毒性角膜炎（herpes simplex keratitis, HSK） 227

病毒感染性传染病（virus infectious diseases） 16

疾病证候分类研究（study on syndrome differentiation of diseases） 335

脊柱关节炎（spondyloarthritis, SpA） 190

脊柱相关性疾病（Spine related disease） 257

脊髓炎（myelitis） 215

酒精性肝病（alcoholic liver disease, ALD） 97

消化系统疾病（digestive system disease） 73

消化性溃疡（peptic ulcer, PU） 76

消化道出血（hemorrhage of digestive tract） 78

流行性乙型脑炎（epidemic encephalitis B） 24

流行性出血热（epidemic hemorrhagic fever） 23

流行性脑脊髓膜炎（epidemic meningitis） 30

流行性感冒（influenza） 26

通里攻下法研究（study on TCM method of obstruction-removing the interior with purgatives） 369

继发性肾病（secondary kidney disease） 133

十一　画

梅尼埃病（Meniere disease, MD） 233

排卵障碍（ovulation failure） 285

虚证研究（study on deficient syndrome） 348

眼部疾病（oculopathy） 221

婴幼儿腹泻（infantile diarrhea） 290

银屑病（psoriasis） 249

偏头痛（migraine） 206

减毒（reducing toxicity; attenuation effect） 11

清热凉血法研究（study on TCM method of clearing heat to cool blood） 365

清热解毒法研究（study on TCM method of clearing heat and toxic materials） 371

淋巴瘤（lymphoma） 160

颈椎间盘突出症（herniation of cervical disc） 254

十二　画

椎间盘突出症（protrusion of intervertebral disc） 254

厥脱证动物模型（animal model of syncope and prostration） 380

紫癜性疾病（purpura disease） 156

蛛网膜下腔出血（subarachnoid hemorrhage, SAH） 200

短暂性脑缺血发作（transient ischemic attack, TIA） 195

焦虑症（neurotic anxiety） 218

循经感传研究（study on propagated sensation along channel） 311

舒张性心力衰竭（diastolic heart failure） 70

脾虚证动物模型（animal model of spleen deficiency syndrome） 375

脾虚证研究（study on spleen deficiency syndrome） 345

脾藏象研究（study on the viscera-state doctrine of spleen） 307

痛风（gout） 172

普通感冒（common cold） 38

温经法研究（study on TCM method of warming meridians） 372

溃疡性结肠炎（ulcerative colitis, UC） 83

寒证动物模型（animal model of cold syndrome） 379

寒证研究（study on cold syndrome） 348

强直性脊柱炎（ankylosing spondylitis，AS） 191

十三 画

输尿管结石（uretaral calculus） 146

睡眠呼吸暂停低通气综合征（sleep apnea hypopnea syndrome） 48

腰椎间盘突出症（prolapse of lumbar intervertebarl disc） 256

痹证动物模型（animal model of impediment syndrome） 379

痴呆（dementia） 210

新生儿缺血缺氧性脑病（neonatal hypoxie-ischemic encephalopathy） 299

新生儿黄疸（neonatal jaundice） 298

十四 画

鼻炎（rhinitis） 233

鼻窦炎（sinusitis） 235

膀胱炎（cystitis） 141

慢性肝炎（chronic hepatitis） 93

精神病（psychosis） 218

慢性阻塞性肺疾病（chronic obstructive pulmonary disease，COPD） 41

慢性肾小球肾炎（chronic glomerulonephritis） 124

慢性肾盂肾炎（chronic pyelonephritis，CPN） 144

慢性肾衰竭（chronic renal failure，CRF） 149

慢性呼吸衰竭（chronic respiratory failure） 45

慢性肺源性心脏病（chronic pulmonary heart disease；chronic cor pulmonale） 43

慢性胃炎（chronic gastritis，CG） 75

慢性胆道感染（chronic infection of biliary tract） 103

慢性前列腺炎（chronic prostatitis，CP） 264

慢性病毒性肝炎（chronic viral hepatitis） 21

十五 画

增效（enhancing efficacy；synergistic effect） 12

十六 画

糖尿病（diabetes mellitus；diabetes，DM） 164

糖尿病足（diabetic foot，DF） 168

糖尿病肾病（diabetic nephropathy，DN） 165

糖尿病周围神经病变（diabetic peripheral neuropathy，DPN） 166

糖尿病视网膜病变（diabetic retinopathy，DR） 169

糖尿病胃轻瘫（diabetic gastroparesis，DGP） 171

十七 画

藏象研究（study on the viscera-state doctrine） 304

二十 画

蠕虫感染（helminthic infection） 36

二十一 画

癫痫（epilepsy） 203

拉丁字母

IgA 肾病（IgA nephropathy，IgAN） 126

条目外文标题索引

A

acquired immunodeficiency syndrome，AIDS（获得性免疫缺陷综合征） 18

acupuncture anesthesia（针刺麻醉） 14

acute abdomen（急腹症） 114

acute appendicitis，AA（急性阑尾炎） 120

acute cholangitis of severe type，ACST（急性重症胆管炎） 116

acute glomerulonephritis（急性肾小球肾炎） 122

acute infection of biliary tract（急性胆道感染） 101

acute kidney injury，AKI（急性肾损伤） 148

acute leukemia，AL（急性白血病） 158

acute myocardial infarction，AMI（急性心肌梗死） 66

acute pancreatitis，AP（急性胰腺炎） 118

acute peritonitis，AT（急性腹膜炎） 119

acute pyelonephritis，APN（急性肾盂肾炎） 142

acute tracheobronchitis（急性气管-支气管炎） 39

acute upper respiratory tract infection（急性上呼吸道感染） 38

acute viral hepatitis（急性病毒性肝炎） 20

age-related macular degeneration，AMD（年龄相关性黄斑变性） 224

A H1N1 influenza（甲型 H1N1 流感） 28

alcoholic liver disease，ALD（酒精性肝病） 97

allergic rhinitis，AR（变应性鼻炎） 234

Alzheimer's disease，AD（阿尔茨海默病） 211

amenorrhoea（闭经） 282

amyotrophic lateral sclerosis，ALS（肌萎缩侧索硬化） 217

anemia（贫血） 152

angina pectoris（心绞痛） 64

animal model of blood deficiency syndrome（血虚证动物模型） 378

animal model of blood stasis syndrome（血瘀证动物模型） 378

animal model of cold syndrome（寒证动物模型） 379

animal model of heart deficiency syndrome（心虚证动物模型） 376

animal model of heat syndrome（热证动物模型） 379

animal model of impediment syndrome（痹证动物模型） 379

animal model of integrated Chinese and western medicine（中西医结合动物模型） 373

animal model of integrated disease and syndrome（病证结合动物模型） 380

animal model of kidney deficiency syndrome（肾虚证动物模型） 374

animal model of liver depression syndrome（肝郁证动物模型） 376

animal model of lung deficiency syndrome（肺虚证动物模型） 377

animal model of Qi deficiency syndrome（气虚证动物模型） 377

animal model of spleen deficiency syndrome（脾虚证动物模型） 375

animal model of syncope and prostration（厥脱证动物模型） 380

animal model of TCM syndrome（证候动物模型） 374

ankylosing spondylitis，AS（强直性脊柱炎） 191

aplastic anemia，AA（再生障碍性贫血） 154

apparatus for TCM tongue inspection（舌诊仪） 329

application of TCM drugs in the theory of western medicine（中药西用） 13

application of western drugs in the theory of TCM（西药中用） 13

arrhythmia（心律失常） 53

arteriosclerosis obliterans，ASO（动脉硬化性闭塞症） 260

ascites due to cirrhosis（肝硬化腹水） 88

assistant examination of integrated Chinese and western medicine（中西医结合辅助检查） 7

asymptomatic hematuria with or without proteinuria（无症状血尿和/或蛋白尿） 125

atherosclerosis（动脉粥样硬化） 62

atopic dermatitis，AD（特应性皮炎） 246

atrial fibrillation，AF（心房颤动） 57

autoimmune liver disease（自身免疫性肝病） 94

B

bacillary dysentery（细菌性痢疾） 32

bacterial dermatosis（细菌性皮肤病） 241

bacterial infectious diseases（细菌感染性传染病）29

basic study on integrated Chinese and western medicine（中西医结合医学基础研究）304

basic theory of integrated Chinese and western medicine（中西医结合医学基础理论）4

basis of integrated Chinese and western medicine（中西医结合医学基础）3

Behcet syndrome（贝赫切特综合征）187

benign prostatic hyperplasia, BPH（良性前列腺增生症）265

bone setting of integrated Chinese and western medicine（中西医结合正骨）15

bronchial asthma（支气管哮喘）49

bronchiectasis（支气管扩张症）44

C

cardiomyopathy（心肌病）58

cardiovascular system disease（心血管系统疾病）53

cataract（白内障）225

cerebral infarction（脑梗死）198

cerebral palsy, CP（脑性瘫痪）295

cerebrovascular disease（脑血管疾病）195

children epilepsy（儿童癫痫）296

cholangiocarcinoma（胆管癌）113

cholelithiasis（胆石症）104

cholestatic liver disease（胆汁淤积性肝病）95

chronic gastritis, CG（慢性胃炎）75

chronic glomerulonephritis（慢性肾小球肾炎）124

chronic hepatitis（慢性肝炎）93

chronic infection of biliary tract（慢性胆道感染）103

chronic obstructive pulmonary disease, COPD（慢性阻塞性肺疾病）41

chronic prostatitis, CP（慢性前列腺炎）264

chronic pulmonary heart disease；chronic cor pulmonale（慢性肺源性心脏病）43

chronic pyelonephritis, CPN（慢性肾盂肾炎）144

chronic renal failure, CRF（慢性肾衰竭）149

chronic respiratory failure（慢性呼吸衰竭）45

chronic viral hepatitis（慢性病毒性肝炎）21

clinical intergrated Chinese and western medicine（中西医结合临床）16

clinical study on integrated Chinese and western medicine（中西医结合医学临床研究）328

colorectal carcinoma（大肠癌）108

combination of disease and syndrome（病证结合）4

combinatory treatment of TCM and western medicine（中西疗法联用）10

common cold（普通感冒）38

comparison between TCM and western medicine（中西医比较）303

contraindication between TCM and western drugs（中西药联用禁忌）12

coronary atherosclerotic heart disease, CHD（冠状动脉粥样硬化性心脏病）63

cystitis（膀胱炎）141

D

dementia（痴呆）210

depressive disorder（抑郁症）219

dermatosis（皮肤病）240

diabetes mellitus；diabetes, DM（糖尿病）164

diabetic foot, DF（糖尿病足）168

diabetic gastroparesis, DGP（糖尿病胃轻瘫）171

diabetic nephropathy, DN（糖尿病肾病）165

diabetic peripheral neuropathy, DPN（糖尿病周围神经病变）166

diabetic retinopathy, DR（糖尿病视网膜病变）169

diagnosis of integrated Chinese and western medicine（中西医结合诊断）6

diastolic heart failure（舒张性心力衰竭）70

digestive system disease（消化系统疾病）73

dilated cardiomyopathy, DCM（扩张型心肌病）59

disease（病）5

drug-induced liver disease（药物性肝病）91

drug-induced renal injury（药物性肾损伤）135

drug interaction between Chinese herbal medicines and western drugs（中西药相互作用）10

dysfunctional uterine bleading, DUB（功能失调性子宫出血）281

E

ectopic pregnancy（异位妊娠）274

emmeniopathy（月经病）282

endocrine and metabolic disease（内分泌与代谢疾病）163

endometriosis（子宫内膜异位症）273

enhancing efficacy; synergistic effect（增效） 12

epidemic encephalitis B（流行性乙型脑炎） 24

epidemic hemorrhagic fever（流行性出血热） 23

epidemic meningitis（流行性脑脊髓膜炎） 30

epilepsy（癫痫） 203

eretile dysfunction，ED（勃起功能障碍） 266

esophageal carcinoma（食管癌） 105

F

fracture of distal radius（桡骨远端骨折） 253

fracture（骨折） 252

functional constipation，FC（功能性便秘） 80

functional dyspepsia，FD（功能性消化不良） 79

functional gastrointestinal disorders，FGIDs（功能性胃肠病） 79

fungal dermatosis（真菌性皮肤病） 245

G

gastric cancer（胃癌） 107

gastritis（胃炎） 75

gastroesophageal reflux disease，GERD（胃食管反流病） 73

gastroptosis（胃下垂） 77

genital tract inflammation（生殖道炎症） 279

glomerular nephritis，GN（肾小球肾炎） 122

gout（痛风） 172

H

hand-foot-mouth disease，HFMD（手足口病） 25

headache（头痛） 205

heart failure，HF（心力衰竭） 68

helminthic infection（蠕虫感染） 36

hematological system disease（血液系统疾病） 151

hemorrhage of digestive tract（消化道出血） 78

Henoch-Schonlein purpura nephritis（过敏性紫癜性肾炎） 137

hepatic encephalopathy，HE（肝性脑病） 86

hepatitis B virus-associated glomerular nephritis，HBV-GN（乙型肝炎病毒相关性肾炎） 133

hepatorenal syndrome，HRS（肝肾综合征） 87

herniation of cervical disc（颈椎间盘突出症） 254

herpes simplex keratitis，HSK（病毒性角膜炎） 227

herpes zoster，HZ（带状疱疹） 244

human infection of highly pathogenic avian influenza A

（人感染高致病性禽流感） 27

hyperlipidemia（高脂血症） 174

hypertension（高血压） 71

hypertensive renal damage（高血压性肾损害） 134

hyperthyroidism（甲状腺功能亢进症） 177

hypertrophic cardiomyopathy，HCM（肥厚型心肌病） 60

hypothyroidism（甲状腺功能减退症） 178

I

idiopathic facial paralysis（特发性面神经麻痹） 193

idiopathic inflammatory myopathy，IIM（特发性炎症性肌病） 185

idiopathic pulmonary fibrosis，IPF［特发性肺（间质）纤维化］ 46

idiopathic thrombocytopenic purpura，ITP（特发性血小板减少性紫癜） 157

IgA nephropathy，IgAN（IgA 肾病） 126

immune infertility（免疫性不孕） 275

impetigo（脓疱疮） 242

infantile acute glomerulonephritis（小儿急性肾小球肾炎） 292

infantile anorexia（小儿厌食症） 289

infantile diarrhea（婴幼儿腹泻） 290

infantile enuresis（小儿遗尿症） 301

infantile nephrotic syndrome（小儿肾病综合征） 292

infantile pneumonia（小儿肺炎） 287

infantile septic shock（小儿感染性休克） 294

infection of biliary tract（胆道感染） 101

infectious disease（传染病） 16

inflammatory bowel disease，IBD（炎症性肠病） 82

influenza（流行性感冒） 26

insomnia（失眠） 214

integrated Chinese and western medicine（中西医结合医学） 1

interstitial nephritis（间质性肾炎） 131

intestinalendotoxemia，IETM（肠源性内毒素血症） 117

intestinal obstruction（肠梗阻） 114

intracerebral hemorrhage，ICH（脑出血） 196

iron-deficiency anemia，IDA（缺铁性贫血） 153

irritable bowel syndrome，IBS（肠易激综合征） 81

L

liver cirrhosis（肝硬化） 84

lung cancer（肺癌） 50

lupus nephritis，LN（狼疮性肾炎） 139

lymphoma（淋巴瘤） 160

M

malaria（疟疾） 35

male inferlitity，MI（男性不育症） 267

male reproductive system disease（男性生殖系统疾病） 262

medical history collection of integrated Chinese and western medicine（中西医结合病史采集） 7

megaloblastic anemia，MA（巨幼细胞性贫血） 152

Meniere disease，MD（梅尼埃病） 233

migraine（偏头痛） 206

multiple sclerosis，MS（多发性硬化） 201

myasthenia gravis，MG（重症肌无力） 208

myelitis（脊髓炎） 215

myelodysplastic syndromes，MDS（骨髓增生异常综合征） 161

myopia（近视） 222

N

neonatal hypoxie-ischemic encephalopathy（新生儿缺血缺氧性脑病） 299

neonatal jaundice（新生儿黄疸） 298

nephrotic syndrome，NS（肾病综合征） 128

nervous system disease（神经系统疾病） 193

neurotic anxiety（焦虑症） 218

nonalcoholic fatty liver disease，NAFLD（非酒精性脂肪性肝病） 99

non-small cell lung carcinoma，NSCLC（非小细胞肺癌） 51

O

obesity（肥胖症） 173

obstetrical and gynecological disease（妇产科疾病） 269

oculopathy（眼部疾病） 221

optic atrophy（视神经萎缩） 229

orthopedic diseases（骨伤疾病） 252

osteoarthritis，OA（骨关节炎） 192

osteonecrosis（骨坏死） 258

osteoporosis，OP（骨质疏松症） 180

otorhinolaryngologic disease（耳鼻咽喉疾病） 231

ovulation failure（排卵障碍） 285

P

pancreatic carcinoma（胰腺癌） 110

Parkinson's disease，PD（帕金森病） 207

pediatric diseases（儿科疾病） 286

pelvic inflammatory disease，PID（盆腔炎性疾病） 277

peptic ulcer，PU（消化性溃疡） 76

perimenopausal syndrome（围绝经期综合征） 272

peripheral vascular disease，PVD（周围血管疾病） 259

pharyngolaryngitis（咽喉炎） 237

phlebitis of lower extremities，PLE（下肢静脉炎） 261

physical examination of integrated Chinese and western medicine（中西医结合体格检查） 7

polycystic ovarian syndrome，PCOS（多囊卵巢综合征） 269

polymyositis，PM（多发性肌炎） 186

premature ovarian failure，POF（卵巢早衰） 270

premature ventricular beat（室性期前收缩） 54

primary dysmenorrhea（原发性痛经） 284

primary hepatic carcinoma，PHC（原发性肝癌） 111

primary nephritic syndrome（原发性肾病综合征） 128

primary vasculitis（原发性血管炎） 187

prolapse of lumbar intervertebarl disc（腰椎间盘突出症） 256

prostatitis（前列腺炎） 263

protozoan infection（原虫感染） 34

protrusion of intervertebral disc（椎间盘突出症） 254

psoriasis（银屑病） 249

psychosis（精神病） 218

pulmonary tuberculosis（肺结核） 33

purpura disease（紫癜性疾病） 156

Q

qualitative research（定性研究） 303

quantitative research（定量研究） 303

R

recurrent respiratory tract infection（反复呼吸道感染） 286

reducing toxicity; attenuation effect (减毒) 11

refractive error (屈光不正) 222

renal calculus (肾结石) 145

respiratory system disease (呼吸系统疾病) 37

retinal vein occlusion, RVO (视网膜静脉阻塞) 228

rheumatic disease (风湿性疾病) 182

rheumatoid arthritis, RA (类风湿关节炎) 183

rhinitis (鼻炎) 233

S

schistosomiasis (血吸虫病) 37

secondary kidney disease (继发性肾病) 133

sequelae of pelvic inflammatory disease (盆腔炎性疾病后遗症) 278

severe acute respiratory syndrome, SARS (严重急性呼吸综合征) 17

severe hepatitis (重症肝炎) 22

sexual prematurity, progenesis, sexual precosity (性早熟) 300

sicca syndrome, SS (干燥综合征) 188

sinusitis (鼻窦炎) 235

sleep apnea hypopnea syndrome (睡眠呼吸暂停低通气综合征) 48

Spine related disease (脊柱相关性疾病) 257

spondyloarthritis, SpA (脊柱关节炎) 190

spontaneous abortion (自然流产) 271

spontaneous bacterial peritonitis, SBP (自发性细菌性腹膜炎) 90

study on addressing both symptoms and root cause (标本兼治研究) 354

study on blood deficiency syndrome (血虚证研究) 337

study on blood heat and stasis syndrome (血热血瘀证研究) 341

study on blood stasis syndrome (血瘀证研究) 339

study on channels and collaterals (经络研究) 310

study on cold syndrome (寒证研究) 348

study on deficiency of blood; study on blood-insufficiency (血虚研究) 317

study on deficiency of Qi (气虚研究) 314

study on deficient syndrome (虚证研究) 348

study on etiology and pathogenesis of disease (病因病机研究) 320

study on etiology (病因理论研究) 322

study on excessive syndrome (实证研究) 350

study on exterior syndrome (表证研究) 350

study on heat syndrome (热证研究) 347

study on integrated Chinese and western medicine (中西医结合医学研究) 302

study on interior syndrome (里证研究) 351

study on kidney deficiency syndrome (肾虚证研究) 346

study on liver blood stasis syndrome (肝瘀血证研究) 343

study on pathogenesis of seven emotions (七情致病研究) 325

study on pathogenesis of six excesses (六淫致病研究) 323

study on pathogenesis (病机理论研究) 322

study on physiology of Qi and blood (气血生理研究) 313

study on preventive treatment of disease (治未病研究) 352

study on propagated sensation along channel (循经感传研究) 311

study on Qi and blood (气血研究) 312

study on Qi deficiency and blood stasis syndrome (气虚血瘀证研究) 339

study on Qi deficiency syndrome (气虚证研究) 335

study on Qi stagnation syndrome (气滞证研究) 337

study on Qi stagnation (气滞研究) 315

study on quantitative diagnosis of TCM syndromes (证候量化诊断研究) 331

study on reinforce the healthy Qi and eliminate the pathogenic factors (扶正祛邪研究) 353

study on relationship between channel and ZangFu (经络与脏腑相关研究) 312

study on simultaneous elimination and reinforcement (攻补兼施研究) 353

study on sound conduction and channel (经络与声研究) 312

study on spleen deficiency syndrome (脾虚证研究) 345

study on standardization of TCM syndrome (证候标准研究) 332

study on syndrome differentiation of diseases (疾病证候分类研究) 335

study on syndrome of blood stasis（血瘀研究） 319

study on TCM constitution（中医体质研究） 326

study on TCM diagnostic methods（诊法研究） 328

study on TCM method of activating blood circulation to remove blood stasis（活血化瘀法研究） 366

study on TCM method of clearing heat and toxic materials（清热解毒法研究） 371

study on TCM method of clearing heat to cool blood（清热凉血法研究） 365

study on TCM method of invigorating Qi and promoting blood circulation（补气活血法研究） 363

study on TCM method of invigorating qthe spllen and replenishing Qi（健脾益气法研究） 367

study on TCM method of obstruction-removing the interior with purgatives（通里攻下法研究） 369

study on TCM method of promoting circulation of Qi and blood（行气活血法研究） 364

study on TCM method of tonifying the heart Qi（补心气法研究） 370

study on TCM method of warming meridians（温经法研究） 372

study on TCM pulse diagnosis（脉诊研究） 330

study on TCM syndrome（证候研究） 332

study on TCM tongue diagnosis（舌诊研究） 329

study on the biophysics characteristics of channels and collaterals（经络生理物理特性研究） 310

study on the chemical characteristics of channels and collaterals（经络化学特性研究） 310

study on the corresponding of formula and syndrome（方证对应研究） 352

study on the heart Qi deficiency syndrome（心气虚证研究） 344

study on the interrelationship of viscera（脏腑关系研究） 309

study on therapeutic methods（治法研究） 359

study on therapeutic principle（治则研究） 352

study on the stagnation of Qi and blood stasis（气滞血瘀证研究） 340

study on the TCM method of activating Qi（行气法研究） 360

study on the TCM method of enriching blood（补血法研究） 362

study on the TCM method of reinforcing Qi（补气法研究） 359

study on the viscera-state doctrine of heart（心藏象研究） 304

study on the viscera-state doctrine of kidney（肾藏象研究） 307

study on the viscera-state doctrine of liver（肝藏象研究） 306

study on the viscera-state doctrine of lung（肺藏象研究） 305

study on the viscera-state doctrine of spleen（脾藏象研究） 307

study on the viscera-state doctrine（藏象研究） 304

study on trauma caused blood stasis（外伤血瘀证研究） 342

study on treating different diseases with the same method（异病同治研究） 357

study on treating the same disease with different methods（同病异治研究） 355

subarachnoid hemorrhage，SAH（蛛网膜下腔出血） 200

sudden deafness，SD（突发性耳聋） 231

supraventricular tachycarrhythmias（室上性心动过速） 55

syndrome differentiation of integrated Chinese and western medicine（中西医结合辨证） 5

syndrome（证） 5

synergism of TCM and western drugs（中西药协同作用） 11

systemic lupus erythematosus，SLE（系统性红斑狼疮） 182

systemic sclerosis，SSc（系统性硬化病） 189

systems biology research（系统生物学研究） 304

systolic heart failure（收缩性心力衰竭） 69

T

TCM pulse pattern diagnostic system（脉诊仪） 331

TCM syndrome scale（证候量表） 332

TCM syndromes research（证候实质研究） 333

therapeutic principle of integrated Chinese and western medicine（中西医结合治疗观） 8

therapeutics of integrated Chinese and western medicine（中西医结合治疗） 8

thyroid carcinoma（甲状腺癌） 179

thyroiditis（甲状腺炎） 176

Tourette's syndrome，TS（抽动秽语综合征） 213

transient ischemic attack，TIA（短暂性脑缺血发作）
195

typhoid（伤寒）　31

U

ulcerative colitis，UC（溃疡性结肠炎）　83

upper gastrointestinal hemorrhage，UGH（上消化道出血）　78

uretaral calculus（输尿管结石）　146

uric acid nephropathy（尿酸性肾病）　138

urinary system disease（泌尿系统疾病）　121

urinary tract infection，UTI（尿路感染）　141

urolithiasis（尿石症）　145

urticaria（荨麻疹）　248

uterine myoma，hysteromyoma，uterus myoma（子宫肌瘤）　276

V

vascular dementia，VaD（血管性痴呆）　210

viral dermatosis（病毒性皮肤病）　243

viral hepatitis（病毒性肝炎）　19

viral myocarditis，VMC（病毒性心肌炎）　61

virus infectious diseases（病毒感染性传染病）　16

vitiligo（白癜风）　251

vulua lichen sclerosis，VLS（外阴硬化性苔藓）　280

内　容　索　引

说　明

　　一、本索引是本卷条目和条目内容的主题分析索引。索引款目按汉语拼音字母顺序并辅以汉字笔画、起笔笔形顺序排列。同音时，按汉字笔画由少到多的顺序排列，笔画数相同的按起笔笔形横（一）、竖（丨）、撇（丿）、点（、）、折（乛，包括丁乚𠃌等）的顺序排列。第一字相同时，按第二字，余类推。索引标目中夹有拉丁字母、希腊字母、阿拉伯数字和罗马数字的，依次排在相应的汉字索引款目之后。标点符号不作为排序单元。

　　二、设有条目的款目用黑体字，未设条目的款目用宋体字。

　　三、不同概念（含人物）具有同一标目名称时，分别设置索引款目；未设条目的同名索引标目后括注简单说明或所属类别，以利检索。

　　四、索引标目之后的阿拉伯数字是标目内容所在的页码，数字之后的小写拉丁字母表示索引内容所在的版面区域。本书正文的版面区域划分如右图。

a	c	e
b	d	f

A

阿尔茨海默病（Alzheimer's disease，AD）　211f

艾滋病　18d

B

白疕　249f

白驳风　251b

白癜风（vitiligo）　251b

白虎历节　172b，183f

白内障（cataract）　225f

白塞病　187f

白蚀　251b

白秃疮　245d

白淫　263d

白浊　263e，264b

百合病　220a

斑疹　137a

暴聋　231d

暴盲　169f，228d

暴暗　237d

贝尔麻痹（Bell palsy）　193c

贝赫切特综合征（Behcet syndrome）　187f

崩漏　281d，285c

鼻窦炎（sinusitis）　235f

鼻鼽　234b

鼻炎（rhinitis）　233f

鼻渊　235f

鼻窒　234a

闭经（amenorrhoea）　282f

闭证　45e

痹病　186c

痹证　138c，152e，183f，191b

痹证动物模型（animal model of impediment syndrome）　379f

痹症　172b，257d

髀枢痹　258e

变态反应性鼻炎　234b

变应性鼻炎（allergic rhinitis，AR）　234b

便秘　80e，81f，117c

便血　78e

标本兼治研究（study on addressing both symptoms and root cause）　354a

表证研究（study on exterior syndrome）　350e

病（disease）　5d

病毒感染性传染病（virus infectious diseases）　16f

病毒性肝炎（viral hepatitis）　19e

病毒性角膜炎（herpes simplex keratitis，HSK）　227b

病毒性皮肤病（viral dermatosis）　243d

病毒性心肌炎（viral myocarditis，VMC）　61a

病机　322e

病机理论研究（study on pathogenesis）　322e

病机学　321c

病理性骨折　252f

病邪　322b

病因病机研究 （study on etiology and pathogenesis of disease） 320f

病因理论研究 （study on etiology） 322a

病因学 321a

病证结合 （combination of disease and syndrome） 4c

病证结合动物模型 （animal model of integrated disease and syndrome） 380e

病治异同 9d

勃起功能障碍 （eretile dysfunction, ED） 266e

补法 370b

补气法研究 （study on the TCM method of reinforcing Qi） 359e

补气活血法研究 （study on TCM method of invigorating Qi and promoting blood circulation） 363c

补心气法研究 （study on TCM method of tonifying the heart Qi） 370a

补血法研究 （study on the TCM method of enriching blood） 362a

补血药 362b

不得眠 214d

不得卧 214d

不寐 214d

不仁 152e

不孕 269d，285c

C

嘈杂 76d

缠腰火丹 244c

产科疾病 269a

颤振 207e

颤证 207e

肠梗阻 （intestinal obstruction） 114e

肠积 108f

肠结 114f

肠澼 83c

肠覃 108f

肠易激综合征 （irritable bowel syndrome, IBS） 81f

肠痛 120e

肠源性内毒素血症 （intestinalendotoxemia, IETM） 117a

痴呆 （dementia） 210b

赤白痢 32a

赤秃疮 245d

赤沃 32a

充血性心力衰竭 70a

抽动秽语综合征 （Tourette's syndrome, TS） 213c

臭田螺 245d

出血性中风 196f

传染病 （infectious disease） 16c

传染性非典型肺炎 17a

喘嗽 287d

喘脱 45e

喘证 41a，43a，45e，58d，59c，60d，68b，70a，71a

疮疡 241b

疵痈 160a

D

大肠癌 （colorectal carcinoma） 108e

大脚风 259e

大偻 190d

呆病 210e，212a

带状疱疹 （herpes zoster, HZ） 244c

胆瘅 116c

胆道感染 （infection of biliary tract） 101e

胆管癌 （cholangiocarcinoma） 113a

胆石症 （cholelithiasis） 104b

胆胀 96f，101a，103b，104c，116c

胆汁淤积性肝病 （cholestatic liver disease） 95e

滴脓疮 242b

巅疾 203f

癫狂 218b

癫痫 （epilepsy） 203e

癫症 212a

吊线风 193e

定量研究 （quantitative research） 303e

定性研究 （qualitative research） 303d

动脉硬化性闭塞症 （arteriosclerosis obliterans, ASO） 260c

动脉粥样硬化 （atherosclerosis） 62d

短暂性脑缺血发作 （transient ischemic attack, TIA） 195e

断续 275f

对抗性治疗 9d

多发性肌炎 （polymyositis, PM） 186c

多发性肌炎-皮肌炎 185f

多发性硬化 （multiple sclerosis, MS） 201f

多囊卵巢综合征 （polycystic ovarian syndrome, PCOS） 269c

堕胎 271e

E

鹅掌风 245d

鹅爪风 245d

额角上痛 205d

恶核 160a

儿科疾病 （pediatric diseases） 286b

儿童癫痫 （children epilepsy） 296d

耳鼻咽喉疾病 （otorhinolaryngologic disease） 231e

耳眩晕 233a

F

发斑 131b, 137a

发病学 321b

发热 117c

烦躁 218e

反复呼吸道感染 （recurrent respiratory tract infection） 286c

反流性食管炎 73f

反胃 107b, 171a

方证对应研究 （study on the corresponding of formula and syndrome） 352d

方证相应 352d

房颤 57b

非酒精性脂肪性肝病 （nonalcoholic fatty liver disease, NAFLD） 99d

非糜烂性反流病 73f

非小细胞肺癌 （non-small cell lung carcinoma, NSCLC） 51e

肥疮 245d

肥厚型心肌病 （hypertrophic cardiomyopathy, HCM） 60c

肥胖 164a, 173c

肥胖症 （obesity） 173b

肺癌 （lung cancer） 50f

肺藏象研究 （study on the viscera-state doctrine of lung） 305d

肺毒疫 17a

肺积 51f

肺结核 （pulmonary tuberculosis） 33b

肺痨 33b

肺络张 44e

肺衰 45e

肺痿 46f

肺虚证动物模型 （animal model of lung deficiency syndrome） 377b

肺炎 287d

肺胀 41a, 43a

风热喉痹 237c

风湿病 182c

风湿性疾病 （rheumatic disease） 182a

风水 122f, 292a

风疹块 248a

伏梁 107b

伏暑 24e

扶正祛邪研究 （study on reinforce the healthy Qi and eliminate the pathogenic factors） 353b

妇产科疾病 （obstetrical and gynecological disease） 269a

妇科疾病 269b

妇人腹痛 277f, 278b

腹满痛 117c

腹痛 81f, 101a, 104c, 118c, 119d, 141d

G

干癣 249f

干燥综合征 （sicca syndrome, SS） 188f

肝藏象研究 （study on the viscera-state doctrine of liver） 306a

肝风 207e

肝腹水 88e

肝积 94c, 111d

肝绝 86c

肝癣 99d

肝肾综合征 （hepatorenal syndrome, HRS） 87d

肝性脑病 （hepatic encephalopathy, HE） 86b

肝硬化 （liver cirrhosis） 84c

肝硬化腹水 （ascites due to cirrhosis） 88e

肝瘀血证研究 （study on liver blood stasis syndrome） 343b

肝郁证动物模型 （animal model of liver depression syndrome） 376d

肝主藏血 306e

肝主疏泄 306b

感冒 38d

高尿酸血症 172a

高血压 （hypertension） 71f

高血压性肾损害 （hypertensive renal damage） 134d

高脂血症 （hyperlipidemia） 174f

功能失调性子宫出血 （dysfunctional uterine bleading，DUB） 281d

功能性便秘 （functional constipation，FC） 80c

功能性胃肠病 （functional gastrointestinal disorders，FGIDs） 79b

功能性消化不良 （functional dyspepsia，FD） 79e

功血 281d

攻补兼施研究 （study on simultaneous elimination and reinforcement） 353d

宫外孕 274f

狗皮癣 249f

股肿 259e

骨痹 180e，190d，192b，258e

骨关节病 192b

骨关节炎 （osteoarthritis，OA） 192a

骨坏死 （osteonecrosis） 258d

骨伤疾病 （orthopedic diseases） 252d

骨蚀 258e

骨髓增生异常综合征 （myelodysplastic syndromes，MDS） 161f

骨痿 180e，258e

骨性关节炎 192b

骨折 （fracture） 252f

骨质疏松症 （osteoporosis，OP） 180d

臌胀 70a，84e，87e，88f，90b，94c，133d

关格 87e，114f，131b，134e，138c，148c，149d，165f，265c

冠心病 63b

冠状动脉粥样硬化性心脏病 （coronary atherosclerotic heart disease，CHD） 63b

龟背风 191b

鬼风疙瘩 248a

过敏性鼻炎 234b

过敏性紫癜性肾炎 （Henoch-Schonlein purpura nephritis） 137e

H

鼾眠 48a

鼾证 48b

寒疟 35c

寒证动物模型 （animal model of cold syndrome） 379c

寒证研究 （study on cold syndrome） 348b

汉他病 23f

红蝴蝶疮 140a，182e

宏观辨证 6b

喉痹 237c

喉喑 237d

呼吸系统疾病 （respiratory system disease） 37c

狐惑病 188a

踝厥 190e

黄疸 20d，21c，22e，91d，93d，94c，95f，101a，103b，104c，113b，116c

黄胖 153e

黄水疮 242b

活血化瘀法研究 （study on TCM method of activating blood circulation to remove blood stasis） 366e

火带疮 244c

获得性免疫缺陷综合征 （acquired immunodeficiency syndrome，AIDS） 18d

J

肌痹 185f，186c，202b

肌衄 137a

肌萎缩侧索硬化 （amyotrophic lateral sclerosis，ALS） 217a

积聚 84e，97f，99d，107b，108f，110b，111d，113b

积滞 79e

基本病机 322f

即病防变 8e

急腹症 （acute abdomen） 114b

急黄 22e，86c

急性白血病 （acute leukemia，AL） 158d

急性病毒性肝炎 （acute viral hepatitis） 20d

急性胆道感染 （acute infection of biliary tract） 101d

急性胆管炎 101d

急性胆囊炎 101d

急性腹膜炎 （acute peritonitis，AT） 119d

急性阑尾炎 （acute appendicitis，AA） 120e

急性气管-支气管炎（acute tracheobronchitis） 39f

急性上呼吸道感染（acute upper respiratory tract infection） 38e

急性肾衰竭 148b

急性肾损伤（acute kidney injury，AKI） 148b

急性肾小球肾炎（acute glomerulonephritis） 122e

急性肾盂肾炎（acute pyelonephritis，APN） 142f

急性心肌梗死（acute myocardial infarction，AMI） 66b

急性胰腺炎（acute pancreatitis，AP） 118c

急性重症胆管炎（acute cholangitis of severe type，ACST） 116b

疾病 5d

疾病证候分类研究（study on syndrome differentiation of diseases） 335e

脊髓炎（myelitis） 215e

脊源性疾病 257d

脊柱关节炎（spondyloarthritis，SpA） 190d

脊柱相关性疾病（Spine related disease） 257d

继发性肾病（secondary kidney disease） 133a

甲减 178e

甲亢 177e

甲流 28e

甲型 H1N1 流感（A H1N1 influenza） 28e

甲状腺癌（thyroid carcinoma） 179d

甲状腺功能减退症（hypothyroidism） 178d

甲状腺功能亢进症（hyperthyroidism） 177e

甲状腺炎（thyroiditis） 176c

间质性肾炎（interstitial nephritis） 131a

减毒（reducing toxicity；attenuation effect） 11c

睑废 208f

健脾益气法研究（study on TCM method of invigorating qthe spllen and replenishing Qi） 367f

僵直性脊椎炎 191a

焦虑性神经症 218d

焦虑症（neurotic anxiety） 218d

结节性血管炎 187d

结胸 101e，103b，119d

结胸发黄 101a

结直肠癌 108f

筋疽 168c

筋瘤 259e，261f

筋瘰 160a

进行性系统性硬化 189f

近觑 223a

近视（myopia） 222f

经断前后诸证 272f

经络病机 323a

经络化学特性研究（study on the chemical characteristics of channels and collaterals） 310f

经络生理物理特性研究（study on the biophysics characteristics of channels and collaterals） 310b

经络研究（study on channels and collaterals） 310e

经络与声研究（study on sound conduction and channel） 312e

经络与脏腑相关研究（study on relationship between channel and ZangFu） 312b

经水不通 283a

惊风 299d

惊悸 54e，57b

惊震内障 226a

精癃 265b

精神病（psychosis） 218a

精室 263e

精浊 263e，264b

颈椎间盘突出症（herniation of cervical disc） 254e

痉病 207e

痉证 257d

九虫病 36e

久疟 35c

久喑 237d

酒疸 97f

酒癥 97f

酒精性肝病（alcoholic liver disease，ALD） 97e

酒癖 97f

巨幼细胞性贫血（megaloblastic anemia，MA） 152d

聚星障 227c

厥逆 101e

厥头痛 205d，206a

厥脱 60d

厥脱证动物模型（animal model of syncope and prostration） 380b

厥心痛 63c，66c

厥证 294c

菌痢 32a

K

咳嗽 41a

克洛奇金（Klatskin）肿瘤 113a

口僻 193e

溃疡性结肠炎（ulcerative colitis, UC） 83a

扩张型心肌病（dilated cardiomyopathy, DCM） 59b

L

狼疮性肾炎（lupus nephritis, LN） 139f

劳淋 131b

劳疟 35d

老年性黄斑变性 224b

类风湿关节炎（rheumatoid arthritis, RA） 183e

冷瘴 35d

里证研究（study on interior syndrome） 351c

理气活血法 364c

历节 138c, 183f

痢疾 34f, 83c

臁疮 261f

良性前列腺增生症（benign prostatic hyperplasia, BPH） 265a

量表 332a

裂体虫病 37a

临床试验 328d

淋 147b

淋巴瘤（lymphoma） 160a

淋巴细胞性血管炎 187d

淋证 131b, 138c, 141d, 142f, 144c, 145f, 147b

流感 26f

流脑 30a

流行性出血热（epidemic hemorrhagic fever） 23e

流行性感冒（influenza） 26f

流行性脑脊髓膜炎（epidemic meningitis） 30a

流行性脑膜炎 30a

流行性乙型脑炎（epidemic encephalitis B） 24e

六气 323d

六淫 323d

六淫致病研究（study on pathogenesis of six excesses） 323d

咯血 51f

癃闭 87e, 148c, 149d, 265b

卵巢早衰（premature ovarian failure, POF） 270d

罗兰多（Rolando）癫痫 296d

瘰疬 160a

M

麻木 167a

脉痹 62d, 259e-261f

脉诊研究（study on TCM pulse diagnosis） 330b

脉诊仪（TCM pulse pattern diagnostic system） 331b

曼氏病 37a

慢喉痹 237c

慢喉喑 237d

慢惊风 213c

慢性病毒性肝炎（chronic viral hepatitis） 21c

慢性胆道感染（chronic infection of biliary tract） 103a

慢性肺心病 43a

慢性肺源性心脏病（chronic pulmonary heart disease; chronic cor pulmonale） 43a

慢性肝炎（chronic hepatitis） 93d

慢性呼吸衰竭（chronic respiratory failure） 45e

慢性前列腺炎（chronic prostatitis, CP） 264a

慢性肾衰竭（chronic renal failure, CRF） 149d

慢性肾小球肾炎（chronic glomerulonephritis） 124b

慢性肾盂肾炎（chronic pyelonephritis, CPN） 144b

慢性胃炎（chronic gastritis, CG） 75b

慢性阻塞性肺疾病（chronic obstructive pulmonary disease, COPD） 41a

梅核气 218b, 220a

梅尼埃病（Meniere disease, MD） 233e

美尼尔病 233a

泌尿系感染 141b

泌尿系统疾病（urinary system disease） 121f

免疫性不孕（immune infertility） 275e

面瘫 193e

目不瞑 214d

目不能远视 223a

目眩 195f

N

奶癣 246e

男性不育症（male inferlitity, MI） 267f

男性生殖系统疾病（male reproductive system disease） 262f

脑出血（intracerebral hemorrhage, ICH） 196f

脑梗死（cerebral infarction） 198e

脑性瘫痪（cerebral palsy, CP） 295a

脑血管疾病（cerebrovascular disease） 195b

内耳眩晕症 233a

内分泌与代谢疾病（endocrine and metabolic disease） 163e

内伤发热 162a

"内生五邪"病机 322f

内障 202b

能近怯远症 223a

溺毒 138c，148c，149e

年龄相关性黄斑变性（age-related macular degeneration, AMD） 224b

尿路感染（urinary tract infection, UTI） 141b

尿路结石 145d

尿石症（urolithiasis） 145d

尿酸性肾病（uric acid nephropathy） 138a

尿血 122c，124c，126a，131b，136a，141d，292a

尿浊 122c，126a，136g，165f

牛皮癣 249e

脓疱疮（impetigo） 242a

女子不月 283a

疟疾 34f

疟疾（malaria） 35b

疟母 35c

O

呕吐 171a

呕血 78e

P

帕金森病（Parkinson's disease, PD） 207d

排卵障碍（ovulation failure） 285b

膀胱炎（cystitis） 141d

盆腔炎性疾病（pelvic inflammatory disease, PID） 277e

盆腔炎性疾病后遗症（sequelae of pelvic inflammatory disease） 278a

皮痹 189f

皮肤病（dermatosis） 240c

脾痹 185f

脾藏象研究（study on the viscera-state doctrine of spleen） 307a

脾虚证动物模型（animal model of spleen deficiency syndrome） 375c

脾虚证研究（study on spleen deficiency syndrome） 345d

痞块 113b

痞满 75c，77c，79e，171a

偏枯 196f

偏头痛（migraine） 206a

贫血（anemia） 152a

普通感冒（common cold） 38d

Q

七情 325c

七情致病研究（study on pathogenesis of seven emotions） 325b

气 314e

气不足证 335f

气虚血瘀证研究（study on Qi deficiency and blood stasis syndrome） 339e

气虚研究（study on deficiency of Qi） 314e

气虚证动物模型（animal model of Qi deficiency syndrome） 377e

气虚证研究（study on Qi deficiency syndrome） 335f

气血生理研究（study on physiology of Qi and blood） 313b

气血研究（study on Qi and blood） 312f

气滞血瘀证 364d

气滞血瘀证研究（study on the stagnation of Qi and blood stasis） 340e

气滞研究（study on Qi stagnation） 315f

气滞证 316a

气滞证研究（study on Qi stagnation syndrome） 337a

荨麻疹（urticaria） 248a

前列腺炎（prostatitis） 263d

强直性脊柱炎（ankylosing spondylitis, AS） 191a

青盲 229f

清热解毒法研究（study on TCM method of clearing heat and toxic materials） 371c

清热凉血法研究（study on TCM method of clearing heat to cool blood） 365d

清热凉血药　365f

情志相胜疗法　326a

屈光不正（refractive error）　222d

全不产　275f

缺铁性贫血（iron-deficiency anemia，IDA）　153e

缺血性卒中　198e

R

桡骨远端骨折（fracture of distal radius）　253c

热病　17a

热毒发斑　182e

热淋　263e，264b

热瘅　35c

热证动物模型（animal model of heat syndrome）　379d

热证研究（study on heat syndrome）　347a

人感染高致病性禽流感（human infection of highly pathogenic avian influenza A）　27f

人感染猪流感　28e

人禽流感　27f

日本脑炎　24e

肉芽肿性血管炎　187d

蠕虫病　36d

蠕虫感染（helminthic infection）　36d

S

三因制宜　9c

散光　222e

砂淋　145f，147b

善忘　210e，212a

伤寒（typhoid）　31b

上消化道出血（upper gastrointestinal hemorrhage，UGH）　78d

少腹瘀血　275a

舌诊信息　329e

舌诊研究（study on TCM tongue diagnosis）　329a

舌诊仪（apparatus for TCM tongue inspection）　329d

蛇串疮　244c

蛇丹　244c

舍格伦综合征　188f

射血分数保留的心力衰竭　70f

神呆　212a

神昏　86c

神经系统疾病（nervous system disease）　193a

肾痹　190d，192b

肾病综合征（nephrotic syndrome，NS）　128c

肾藏象研究（study on the viscera-state doctrine of kidney）　307f

肾风　122f，126f，128d，129g，148c，149d，292a

肾结石（renal calculus）　145e

肾劳　131b，148c，149d

肾小管间质性肾炎　131a

肾小球肾炎（glomerular nephritis，GN）　122a

肾虚证动物模型（animal model of kidney deficiency syndrome）　374c

肾虚证研究（study on kidney deficiency syndrome）　346b

肾阳虚证　346b

肾阴虚证　346c

肾综合征出血热　23f

生殖道炎症（genital tract inflammation）　279b

失眠（insomnia）　214c

失荣　160a

湿温　31b

石瘕　276f

石疽　160a

石淋　145f，147b

石瘿　179d

时气　27f

时行感冒　26f

实证研究（study on excessive syndrome）　350a

食管癌（esophageal carcinoma）　105d

食管瘅　74a

视歧　208f

视神经萎缩（optic atrophy）　229e

视网膜静脉阻塞（retinal vein occlusion，RVO）　228d

视瞻昏渺　169f，224c，228d

室上性心动过速（supraventricular tachycarrhythmias）　55f

室性期前收缩（premature ventricular beat）　54d

室性早搏　54d

收缩性心力衰竭（systolic heart failure）　69f

手足口病（hand-foot-mouth disease，HFMD）　25e

舒张性心力衰竭（diastolic heart failure）　70f

舒张性心衰　70f

输尿管结石（uretaral calculus）　146f

暑温　24e

水 肿　43a，58d，59c，68b，70a，71a，122c，124c，128d，129g，133d，134e，136g，140a，165f，178e，292a

睡眠呼吸暂停低通气综合征（sleep apnea hypopnea syndrome）　48a

斯-李综合征　269c

四弯风　246e

四诊　335b

松皮癣　249f

溲血　126f

髓毒劳　162a

锁肛痔　108f

T

胎瘕疮　246e

胎疸　298c

胎动不安　271e

胎患内障　226a

胎黄　298c

胎漏　271e

痰核　160a

痰饮　233a，356d

痰证　62d

糖尿病（diabetes mellitus；diabetes，DM）　164a

糖尿病肾病（diabetic nephropathy，DN）　165e

糖尿病视网膜病变（diabetic retinopathy，DR）　169e

糖尿病胃轻瘫（diabetic gastroparesis，DGP）　171a

糖尿病周围神经病变（diabetic peripheral neuropathy，DPN）　166f

糖尿病足（diabetic foot，DF）　168b

特发性肺（间质）纤维化（idiopathic pulmonary fibrosis，IPF）　46f

特发性间质性肺炎　46f

特发性面神经麻痹（idiopathic facial paralysis）　193c

特发性血小板减少性紫癜（idiopathic thrombocytopenic purpura，ITP）　157b

特发性炎症性肌病（idiopathic inflammatory myopathy，IIM）　185f

特应性皮炎（atopic dermatitis，AD）　246e

体检　7d

体虚感冒　286d

天行　27f

通里攻下法研究（study on TCM method of obstruction-removing the interior with purgatives）　369a

同病异治研究（study on treating the same disease with different methods）　355f

同证异治　356e

痛风（gout）　172a

痛风肾病　138c

痛经　273f，284c

经行腹痛　284c

痛证　167a

头风　205d，206a

头疼　205d

头痛　72a，200e，205d，206a

头痛（headache）　205d

突发性耳聋（sudden deafness，SD）　231d

吐酸　74a

吐血　78e

退化性关节炎　192b

退行性关节炎　192b

脱疽　168c，259e，260d

W

歪嘴风　193e

外感病机　322f

外感咳嗽　39f

外伤性骨折　252f

外伤血瘀证研究（study on trauma caused blood stasis）　342a

外阴白斑　280c

外阴硬化性苔藓（vulua lichen sclerosis，VLS）　280c

顽痹　183f

尪痹　183f

微骨折　252f

微观辨证　6c

围绝经期综合征（perimenopausal syndrome）　272e

未病先防　8d

胃癌（gastric cancer）　107a

胃缓　77c

胃食管反流病（gastroesophageal reflux disease, GERD） 73f

胃脘痛 75c, 76d, 77c, 79e, 107b, 119d

胃下垂（gastroptosis） 77c

胃炎（gastritis） 75e

萎黄 153e

痿躄 215f

痿病 186c

痿证 167a, 185f, 202b, 208f, 217c, 257d, 295c

温病 30b

温毒发斑 185f

温法 372f

温经法研究（study on TCM method of warming meridians） 372e

温疟 35c

温疫 24e

瘟黄 22e

瘟疫 17a, 25f, 27f, 28f

无嗣 267f

无症状血尿和/或蛋白尿（asymptomatic hematuria with or without proteinuria） 125f

无子 267f

五迟 295c

五软 295c

五硬 295c

五脏证候实质 334a

X

西药中药化 13f

西药中用（application of western drugs in the theory of TCM） 13e

息贲 51f

系统生物学研究（systems biology research） 304a

系统性红斑狼疮（systemic lupus erythematosus, SLE） 182d

系统性硬化病（systemic sclerosis, SSc） 189f

细菌感染性传染病（bacterial infectious diseases） 29e

细菌性痢疾（bacillary dysentery） 32a

细菌性皮肤病（bacterial dermatosis） 241a

下法 369a

下消化道出血 78b

下肢静脉炎（phlebitis of lower extremities, PLE） 261f

痫病 296d

痫证 203f

相加作用 11b

消化道出血（hemorrhage of digestive tract） 78b

消化系统疾病（digestive system disease） 73a

消化性溃疡（peptic ulcer, PU） 76d

消渴 131b, 164a, 165f

小产 271e

小儿肺炎（infantile pneumonia） 287d

小儿感染性休克（infantile septic shock） 294b

小儿急性肾小球肾炎（infantile acute glomerulonephritis） 292e

小儿肾病综合征（infantile nephrotic syndrome） 292a

小儿厌食症（infantile anorexia） 289a

小儿遗尿症（infantile enuresis） 301d

哮病 49b

胁痛 20d, 21c, 91d, 93d, 94c, 97f, 99d, 101a, 103b, 104c, 110b, 111d, 113b, 116c, 133d

泄泻 81f, 83c, 290c

心痹 64d

心藏象研究（study on the viscera-state doctrine of heart） 304f

心瘅 61d

心房颤动（atrial fibrillation, AF） 57a

心房纤颤 57b

心肌病（cardiomyopathy） 58c

心悸 43a, 53f, 58d, 61d, 68b, 70a

心绞痛（angina pectoris） 64d

心力衰竭（heart failure, HF） 68a

心律失常（arrhythmia） 53e

心气不足证 344b

心气亏虚证 344b

心气虚证研究（study on the heart Qi deficiency syndrome） 344b

心衰病 68b

心痛 63c, 64d

心虚证动物模型（animal model of heart deficiency syndrome） 376f

心血管系统疾病（cardiovascular system disease） 53b

心胀证 58d, 59c

新疟 35c

新生儿黄疸（neonatal jaundice） 298b

新生儿缺血缺氧性脑病（neonatal hypoxie-ischemic encephalopathy） 299d

新翳 227c

行气法研究（study on the TCM method of activating Qi） 360f

行气活血法研究（study on TCM method of promoting circulation of Qi and blood） 364a

行气活血药 364e

行气药 361d

性早熟（sexual prematurity, progenesis, sexual precosity） 300c

胸痹 60d，61d，63c，64d

修格连症候群 188f

虚火喉痹 237c

虚劳 51f，94c，124c，126a，129g，134e，136a，140a，144c，152e，153e，154f，158d，162a，165f，178e

虚人感冒 286d

虚损 153e，154f

虚则补之 362b

虚证研究（study on deficient syndrome） 348f

悬饮 70a

眩晕 72a，134d，195f

雪口疮 245d

血癌 158d

血痹 167a，259e

血管性痴呆（vascular dementia, VaD） 210c

血灌瞳神 169f

血枯 270e

血清阴性脊柱关节病 190d

血热搏结证 341c

血热血瘀证研究（study on blood heat and stasis syndrome） 341c

血栓形成性血管炎 187d

血吸虫病（schistosomiasis） 37a

血虚 152e，154f

血虚研究（study on deficiency of blood; study on blood-insufficiency） 317d

血虚证 362b

血虚证动物模型（animal model of blood deficiency syndrome） 378b

血虚证研究（study on blood deficiency syndrome） 337f

血液系统疾病（hematological system disease） 151c

血瘀研究（study on syndrome of blood stasis） 319b

血瘀证动物模型（animal model of blood stasis syndrome） 378e

血瘀证研究（study on blood stasis syndrome） 339a

血证 137a，154f，162a

循经感传研究（study on propagated sensation along channel） 311c

Y

咽喉炎（pharyngolaryngitis） 237b

严重急性呼吸综合征（severe acute respiratory syndrome, SARS） 17a

炎症性肠病（inflammatory bowel disease, IBD） 82f

眼部疾病（oculopathy） 221e

阳痿 266e

养血药 362b

腰痛 124c，126a，129g，131b，133d，138c，140a，141d，142f，144c，145f，147b

腰椎间盘突出症（prolapse of lumbar intervertebarl disc） 256b

药毒 91d

药物性肝病（drug-induced liver disease） 91c

药物性肝损害 91d

药物性肾损伤（drug-induced renal injury） 135e

噎膈 105d

胰瘅 118c

胰腺癌（pancreatic carcinoma） 110b

移情易性疗法 326a

乙脑 24e

乙型肝炎病毒相关性肾炎（hepatitis B virus-associated glomerular nephritis, HBV-GN） 133c

以平为期 9b

异病同治研究（study on treating different diseases with the same method） 357d

异位妊娠（ectopic pregnancy） 274f

抑郁症（depressive disorder） 219f

疫 27f

疫斑 23f

疫病 28f

疫疠 27f

益气法 359e

益气活血法 363c

溢饮 178e

阴水 292b

阴痛 280c

阴阳毒 140a，182e

阴痒 245d，279b，280c

暗痱 202b

银屑病（psoriasis） 249e

瘾疹 248a

婴幼儿腹泻（infantile diarrhea） 290c

瘿病 176d，177e，178e

瘿瘤 176d，177e，178e

瘿气 177e

瘿痈 176d

瘿肿 176d

硬皮病 189f

瘀热互结证 341c

瘀证 62d

郁证 178e，220a

郁症 212a

原虫病 34e

原虫感染（protozoan infection） 34e

原发性肝癌（primary hepatic carcinoma，PHC） 111c

原发性肾病综合征（primary nephritic syndrome） 128f

原发性痛经（primary dysmenorrhea） 284b

原发性血管炎（primary vasculitis） 187c

原发性支气管肺癌 50f

圆癣 245d

圆翳内障 226a

远视 222e

月经病（emmeniopathy） 282c

月经后期 269d

云雾移睛 169f

Z

再生障碍性贫血（aplastic anemia，AA） 154f

再障 154f

脏腑病机 323a

脏腑关系研究（study on the interrelationship of viscera） 309c

脏躁 218b

脏躁病 220a

燥病 189a

增强作用 11b

增生性关节炎 192b

增效（enhancing efficacy；synergistic effect） 12b

瘴疟 35c

针刺麻醉（acupuncture anesthesia） 14d

针麻 14d

诊法 328f

诊法研究（study on TCM diagnostic methods） 328f

真菌性皮肤病（fungal dermatosis） 245d

真头痛 200e

真心痛 63c，66c

振掉 207e

震颤 207e

怔忡 53f，54e，57b，68b

癥积 84e，110b，162a

癥瘕 108f，111d，273f，275a，276f

整体调治 9b

正疟 35c

证（syndrome） 5e

证病结合动物模型 380e

证候 5e

证候标准研究（study on standardization of TCM syndrome） 332f

证候动物模型（animal model of TCM syndrome） 374b

证候规范化研究 332d

证候基础性研究 332d

证候量表（TCM syndrome scale） 332a

证候量化诊断研究（study on quantitative diagnosis of TCM syndromes） 331d

证候实质研究（TCM syndromes research） 333a

证候研究（study on TCM syndrome） 332c

症 358a

支持性治疗 10a

支气管扩张症（bronchiectasis） 44d

支气管哮喘（bronchial asthma） 49b

知常达变 8f

肢体痹 172b

蜘蛛疮 244c

治本 354a

治标 354a

治病求本 8e，354a

治法研究（study on therapeutic methods） 359c

治未病 8d

治未病研究（study on preventive treatment of disease） 352f

治则研究（study on therapeutic principle） 352b

致病因素 322b

滞下 32a

瘰疬 213c

中风 196f，198f，200e

中风先兆 195f

中西疗法联用（combinatory treatment of TCM and western medicine） 10c

中西药联用禁忌（contraindication between TCM and western drugs） 12d

中西药相互作用（drug interaction between Chinese herbal medicines and western drugs） 10e

中西药协同作用（synergism of TCM and western drugs） 11b

中西医比较（comparison between TCM and western medicine） 303c

中西医结合辨证（syndrome differentiation of integrated Chinese and western medicine） 5f

中西医结合病史采集（medical history collection of integrated Chinese and western medicine） 7b

中西医结合动物模型（animal model of integrated Chinese and western medicine） 373f

中西医结合辅助检查（assistant examination of integrated Chinese and western medicine） 7e

中西医结合临床（clinical intergrated Chinese and western medicine） 16b

中西医结合体格检查（physical examination of integrated Chinese and western medicine） 7d

中西医结合医学（integrated Chinese and western medicine） 1a

中西医结合医学基础（basis of integrated Chinese and western medicine） 3e

中西医结合医学基础理论（basic theory of integrated Chinese and western medicine） 4a

中西医结合医学基础研究（basic study on integrated Chinese and western medicine） 304b

中西医结合医学临床研究（clinical study on integrated Chinese and western medicine） 328d

中西医结合医学研究（study on integrated Chinese and western medicine） 302d

中西医结合诊断（diagnosis of integrated Chinese and western medicine） 6f

中西医结合正骨（bone setting of integrated Chinese and western medicine） 15d

中西医结合治疗（therapeutics of integrated Chinese and western medicine） 8a

中西医结合治疗观（therapeutic principle of integrated Chinese and western medicine） 8d

中药西用（application of TCM drugs in the theory of western medicine） 13a

中医体质研究（study on TCM constitution） 326c

中医证候标准研究 333g

中医治则 352b

重伤风 26f

重症肝炎（severe hepatitis） 22e

重症肌无力（myasthenia gravis，MG） 208d

周围血管疾病（peripheral vascular disease，PVD） 259d

蛛网膜下腔出血（subarachnoid hemorrhage，SAH） 200d

竹节风 191b

椎间盘突出症（protrusion of intervertebral disc） 254b

子宫肌瘤（uterine myoma，hysteromyoma，uterus myoma） 276e

子宫内膜异位症（endometriosis） 273f

紫白癜风 245d

紫癜性疾病（purpura disease） 156d

自发性细菌性腹膜炎（spontaneous bacterial peritonitis，SBP） 90b

自然流产（spontaneous abortion） 271e

自身免疫性肝病（autoimmune liver disease） 94b

自身免疫性血小板减少性紫癜 157b

卒心痛 66c

卒喑 237d

卒中 196f，198f

藏象学说 304d

藏象研究（study on the viscera-state doctrine） 304d

拉丁字母

IgA 肾病（IgA nephropathy，IgAN） 126f

本卷主要编辑、出版人员

执行总编　　谢　阳

编　　审　袁　钟

责任编辑　陈　佩　李　慧　高青青

索引编辑　赵　健

名词术语编辑　陈丽丽

汉语拼音编辑　曾爱英

外文编辑　刘　婷

参见编辑　杨　冲

责任校对　苏　沁

责任印制　陈　楠

装帧设计　雅昌设计中心·北京